PATHOLOGIE DES TRAUMA

Von

Oberfeldarzt Dr. med. Dr. phil. HUBERT FISCHER
Akademie des Sanitäts- und Gesundheitswesens
der Bundeswehr, München

und

Prof. Dr. med. WOLFGANG SPANN
Direktor des Instituts für gerichtliche und
Versicherungsmedizin der Universität, Freiburg

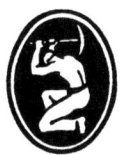

VERLAG
J. F. BERGMANN · MÜNCHEN
1967

ISBN-13: 978-3-642-87786-5   e-ISBN-13: 978-3-642-87785-8
DOI: 10.1007/978-3-642-87785-8

Alle Rechte, insbesondere das der Übersetzung in fremde Sprachen, vorbehalten.
Ohne ausdrückliche Genehmigung des Verlags ist es auch nicht gestattet, dieses Buch oder Teile
daraus auf photomechanischem Wege (Photokopie, Mikrokopie) oder auf andere Art zu vervielfältigen.
© by Bergmann-Verlag, München 1967
Softcover reprint of the hardcover 1st edition 1967

Library of Congress Catalog Card Number 67-22790

Titel-Nr. 1428

Vorwort

Unfälle aller Art, nicht selten mit tödlichem Ausgang, nehmen zahlenmäßig einen immer breiteren Raum ein, so daß eine zusammenfassende Darstellung notwendig erscheint, insbesondere für den auf diesem Gebiet speziell tätigen Arzt.

Im vorliegenden Buch wurde deshalb versucht, unter Auswertung der neueren und neuesten Literatur eine die modernen Probleme berücksichtigende Bearbeitung der Pathologie des Trauma zu geben. Die einzelnen Kapitel können keinen Anspruch auf Vollständigkeit und umfassende Darstellung erheben, doch versuchen sie die wichtigsten Tatsachen und Gesichtspunkte darzustellen und eine Grundlage für weitere Untersuchungen zu bieten.

Die Auswahl des Stoffes ist zwangsweise durch den Umfang des Buches beschränkt, so daß auf manche Einzelheiten, insbesondere aus der Grundlagenforschung und solche, die nur mit schwierigen Methoden zu verifizieren sind, verzichtet werden mußte. Verwendung finden vorwiegend die Befunde am Menschen, erst in zweiter Linie Tierversuche und Ergebnisse spezieller Methoden.

Die Literaturangaben sollen einen Zugang zu dem überaus reichen, auch internationalen Schrifttum über Traumatologie ermöglichen.

Inhaltsverzeichnis

Wirkung eines Trauma auf den Körper 1
A. Wundarten 1
    1. Geschlossene Verletzungen 1
    2. Offene Verletzungen 2
    3. Spezielle Verletzungen 2
B. Traumatischer Befall der Körperregionen und Organe 3
    I. Kopf und Hals 3
        1. Schädel 3
            a) Kopfschwarte 3
            b) Gehirnschädel (Kalotte) 4
            c) Schädelbasis 6
            d) Gesichtsschädel 9
        2. Gehirn 17
            a) Rindenprellungsherde 17
            b) Subependymäre und Balkenblutungen (ventrikelnahe Blutungen) . . . 19
            c) Marklagerblutungen 20
            d) Epidurales Haematom 21
            e) Subdurales Haematom 21
            f) Subarachnoidale Blutung 22
            g) Hypophyse 23
            h) Schädigung von Hirnnerven 24
            i) Schädigung von Gefäßen 24
            k) Spätfolgen von Hirnverletzungen 26
        3. Hals 30
    II. Thorax 33
        1. Brustwandverletzungen 35
           Frakturen 35
        2. Verletzungen im Schulterbereich 37
        3. Lungen 39
            a) Primäre Verletzungen 39
            b) Sekundäre Veränderungen 41
        4. Verletzungen des Herzens 43
        5. Verletzungen des Mediastinum 50
        6. Thoraco-abdominale Verletzungen (Zweihöhlenverletzungen) 58
    III. Abdomen 58
        1. Verletzungsarten und Häufigkeit 58
        2. Verletzungen der Leber und der Gallenwege 61
        3. Verletzungen der Milz 66
        4. Verletzungen des Pankreas 69
        5. Verletzungen der Nieren 72
        6. Verletzungen der Nebennieren 74
        7. Verletzungen des Magens 75
        8. Verletzungen von Dünn- und Dickdarm 75
        9. Verletzungen der großen Gefäße 79
        10. Verletzungen von Harnblase und Ureteren 80
        11. Verletzungen der männlichen Genitalorgane 81
        12. Verletzungen der weiblichen Genitalorgane 82
        13. Verletzungen des Zwerchfells 85
        14. Pfählungsverletzungen 87
        15. Traumatische Bauchwandhernien 88
        16. Verletzungen des knöchernen Beckens und des Hüftgelenkes . . . 88

Inhaltsverzeichnis

- IV. Verletzungen der Extremitäten ... 93
  - 1. Obere Gliedmaßen ... 93
    - a) Oberarm ... 93
    - b) Unterarm und Hand ... 94
  - 2. Untere Gliedmaßen ... 97
    - a) Oberschenkel ... 98
    - b) Unterschenkel und Fuß ... 101
- V. Verletzungen der Wirbelsäule und des Rückenmarkes ... 108
  - 1. Häufigkeit und Formen ... 108
  - 2. Halswirbelsäule ... 110
  - 3. Brust- und Lendenwirbelsäule ... 112
  - 4. Nucleus-pulposus-Prolapse ... 113
- VI. Verletzungen der Muskulatur ... 115
  - 1. Muskelrisse ... 115
  - 2. Quetschung (Crush) ... 115
  - 3. Myositis ossificans (Myopathia osteoplastica) ... 116
- VII. Verletzungen von Gefäßen ... 117
  - 1. Arten von Verletzungen ... 117
  - 2. Scharfe Verletzungen ... 118
  - 3. Stumpfe Verletzungen ... 119
  - 4. Posttraumatische Aneurysmen und arteriovenöse Fisteln ... 120
  - 5. Posttraumatische Varizen ... 121
- VIII. Verletzungen peripherer Nerven ... 122
- IX. Verletzungen des Knochens ... 124
  - 1. Bruchformen und ihre Entstehung ... 124
  - 2. Posttraumatische Osteolyse ... 125
  - 3. Ermüdungsfraktur ... 125
  - 4. Traumatische Schädigung der Epiphysen ... 126
  - 5. Ossifikation nach neurologischen Verletzungen ... 126
  - 6. Posttraumatische Osteomyelitis ... 126

C. Traumatischer Schock ... 128
  - 1. Vorkommen und Definition ... 128
  - 2. Veränderungen des Blutkreislaufes ... 130
  - 3. Schockniere ... 132
  - 4. Sludge-Phänomen ... 134
  - 5. Weitere Gewebsstoffwechselstörungen ... 135
  - 6. Bakterielle Faktoren ... 136
  - 7. Verbrennungsschock ... 136

D. Wundinfektion nach Trauma ... 139
  - 1. Aerobe und anaerobe Keime ... 139
  - 2. Bißverletzungen ... 144
    - a) Schlangenbiß ... 145
    - b) Immenstiche ... 146
    - c) Sonstige Gifttiere ... 148

E. Psychosomatische Reaktionen vor und nach einem Trauma ... 149
  - 1. Vor einem Unfall ... 149
  - 2. Nach einem Unfall ... 150

F. Vitale Reaktionen ... 153
  - 1. Zelluläre Reaktion ... 153
  - 2. Aspiration ... 154
  - 3. Fettembolie ... 155
  - 4. Gewebsembolie ... 159

G. Reparationsfähigkeit des Körpers ... 161

Arten von Traumen ... 165

A. Traumen bei Haus- und Betriebsunfällen ... 165
  - I. Häufigkeit von Unfällen allgemein ... 165
    - 1. Unfälle von Kindern ... 167
    - 2. Unfälle von alten Menschen ... 171
  - II. Elektrischer Strom; Blitzschlag ... 173
    - Blitzverbrennungen ... 179
  - III. Unfälle durch Chemikalien ... 182

B. Traumen bei Straßenverkehrsunfällen 187
    I. Art und Häufigkeit der Verletzungen 187
   II. Verletzungen beim Fußgänger. 190
      1. Anstoßverletzungen 190
      2. Überfahrung 191
  III. Verletzungen bei Radfahrern 193
  IV. Verletzungen bei Motorrad- und Mopedfahrern 194
   V. Verletzungen bei Insassen von Personenkraftwagen 195
      1. Durch Steuerrad, Lenksäule und Armaturenbrett 195
      2. Beteiligung des Schädels 196
      3. Schleuderverletzungen der Halswirbelsäule 196
  VI. Verletzungen bei Insassen von Lastkraftwagen 198
 VII. Plötzlicher Tod am Steuer 198
VIII. Überlebenszeiten bei Straßenverkehrsunfällen 199
  IX. Schutz durch Sitzgurte 200
C. Traumen bei Unfällen im Luftverkehr 203
    I. Unfälle mit Flugzeugen 203
      1. Vorgehen bei der Untersuchung 203
      2. Art der Verletzungen 205
      3. Untersuchung von Kleidung und Schutzausrüstung 210
      4. Vorher bestehende Krankheiten 210
      5. g-Kräfte beim Flug 211
      6. Vibrationen 212
      7. Desorientierung 212
      8. Einwirkung von Kohlenmonoxyd 212
      9. Nachweis einer Hypoxie 213
     10. Dekompression 213
     11. Nachweis von Medikamenten und Alkohol 216
     12. Identifizierung 216
   II. Unfälle bei Schleudersitzbetätigung und Fallschirmabsprung 219
D. Traumen bei Sportunfällen 223
    I. Verletzungsarten und Verletzungshäufigkeit 223
      1. Ballspiele (Baseball, Faustball, Handball) 229
      2. Bergsteigen, Klettern 229
      3. Bobfahren 230
      4. Boxen 230
      5. Eishockey 233
      6. Fallschirmspringen 234
      7. Fechten 234
      8. Fußball 234
      9. Hockey, Golf, Kegeln, Skurfing 236
     10. Leichtathletik 237
     11. Radsport 237
     12. Reiten 237
     13. Ringen 238
     14. Rodeln (Skeleton) 238
     15. Rudern (Paddeln, Segeln) 238
     16. Schlittschuhlaufen 238
     17. Schwerathletik 239
     18. Schwimmen (Wasserspringen, Wasserballspiel) 239
     19. Skilauf (Skispringen) 240
     20. Segelflug 245
     21. Tauchen 245
     22. Tennis 247
     23. Turnen (Bodenturnen, Geräteturnen) 247
   II. Plötzliche Zusammenbrüche bei körperlicher Belastung 247
E. Schußverletzungen 252
    I. Wirkung von Schußwaffen 252
      1. Geschosse und Geschoßwirkung 252
      2. Wundballistik 258
      3. Schußverletzungen allgemein 262
      4. Ein- und Ausschuß 265
      5. Bolzenschußgeräte 267

II. Organverletzungen durch Schußwaffen 269
   1. Schußverletzungen von Schädel und Hals 271
   2. Schußverletzungen des Thorax 275
   3. Schußverletzungen des Abdomen 279
   4. Schußverletzungen der Extremitäten 282
   5. Schußverletzungen von Wirbelsäule und Rückenmark 283
   6. Schußverletzungen von Gefäßen 284
F. Traumen bei thermischen Einwirkungen 292
  I. Hitze 292
   1. Verbrennung 292
   2. Verbrühung 300
   3. Hitzschlag 300
   4. Napalm-Verbrennung 305
   5. Phosphor-Verbrennungen 305
   6. Feuersturm 307
  II. Kälte 310
   1. Unterkühlung 310
   2. Erfrierung 315
G. Ertrinken 321
H. Schäden durch Luftdruck 324
  I. Verminderter Luftdruck in Höhenlagen 324
  II. Erhöhter Luftdruck; Caisson-Krankheit 325
  III. Barotrauma 327
  IV. Preßluft 327
  V. Druckstoß 328
I. Akustisches Trauma 333
K. Schäden durch strahlende Energie 338
  I. Ionisierende Strahlen 338
   1. Verlauf und Morphologie der Strahlenkrankheit 338
   2. Befunde an den Betroffenen von A-Detonationen 341
   3. Wirkungen der ionisierenden Strahlen auf Gewebe 345
   4. Pathologisch-anatomische Befunde an Geweben und Organen nach Bestrahlung (Gamma-Strahlen) 346
   5. Wirkung von Beta-Strahlen 354
   6. Inkorporation radioaktiver Stoffe 355
  II. Radarwellen 357
   1. Physikalische Vorbemerkungen 357
   2. Tierversuche 358
   3. Wirkungen beim Menschen 360
  III. Infrarot- und Ultraviolettstrahlung 363
  IV. Ultraschall 365
  V. Laser-Strahlen 367
L. Traumen durch Giftgase und Kampfstoffe 370
  I. Giftgase 370
   1. Kohlenmonoxyd 370
   2. Blausäure 371
   3. Nitrogase 371
  II. Kampfstoffe 372
   1. Einteilung in Gruppen 372
   2. Augenreizstoffe 373
   3. Lungenschädigende Kampfstoffe 373
   4. Hautschädigende Kampfstoffe 378
   5. Blutschädigende Kampfstoffe 380
   6. Nervenkampfstoffe 380
   7. Psychokampfstoffe 382
   8. Obduktion von Kampfstoff-Vergifteten 382
M. Schädigung durch biologische Kampfmittel 385
N. Traumen besonderer Art 387
  I. Verschüttung (Crush Syndrom) 387
  II. Traumen bei Suizid 389
  III. Selbstbeschädigung 394
  IV. Kohabitationsverletzungen 396

Inhaltsverzeichnis

V. Stierkampfverletzungen 397
VI. Verletzungen bei Naturkatastrophen 397
O. Traumen bei der Geburt 398
    I. Traumen des Neugeborenen 398
        1. Geburtsgeschwulst 399
        2. Kephalhaematoma externum 400
        3. Verletzungen 401
        4. Geburtsschäden des Zentralnervensystems 403
        5. Geburtstrauma der inneren Organe 409
        6. Asphyxie 411
    II. Traumen der Mutter 415
        1. Verletzungen der Geburtswege 415
        2. Fruchtwasserembolie 417
        3. Sonstige seltene Verletzungen 419
P. Schädigung durch Nahrungsentzug (alimentäre Dystrophie) 421
Q. Spezielle Nachweismethoden 429
    I. Identifikation 429
        1. Identifizierung durch Augenschein 430
        2. Persönliche Habe 430
        3. Ärztliche Identifizierung 430
        4. Zahnstatus 430
        5. Röntgenstrahlen 431
        6. Fingerabdrücke 431
        7. Serologische Untersuchungen 431
        8. Identifizierung durch Ausschluß 431
    II. Chemische Nachweise 431
        1. Kohlenmonoxydvergiftung 431
        2. Verätzung (Säuren und Laugen) 431
        3. Verkehrsunfall 431
        4. Tötung durch scharfe oder stumpfe Gewalt 431
        5. Stromtod 432
        6. Verbrennung 432
        7. Schußverletzung 432
        8. Ertrinken 432
        9. Erhängen 432
      10. Sexualdelikte 432
      11. Kindsmißhandlung 432
      12. Tod durch Unterkühlung 432

Trauma und Alkohol 433

Trauma und Geschwulst 436

Trauma und nachfolgende Erkrankungen 444
        1. Diabetes insipidus 444
        2. Diabetes melitus 444
        3. Gelenkrheumatismus 444
        4. Hochdruck 445
        5. Leukämie 445
        6. Lungenembolie 445
        7. Lymphogranulomatose 446
        8. Magengeschwür 446
        9. Multiple Sklerose 446
      10. Nierensteine 447
      11. Osteochondrose der Wirbelsäule 447
      12. Osteomyelitis 447
      13. Osteopathia fibrosa localisata 447
      14. Poliomyelitis 447
      15. Sepsis 448
      16. Spondylarthritis ankylopoetica 448
      17. Thrombose 448
      18. Tuberkulose 449

Sachverzeichnis 452

Literatur. Die einzelnen Literaturabschnitte wurden in den Text eingearbeitet.

Wirkung eines Trauma auf den Körper

A. Wundarten

Der menschliche Körper ist vielerlei Schädigungen ausgesetzt, die je nach Intensität zu schweren oder leichten, akuten oder chronischen Veränderungen führen können. Deshalb besitzt das Studium des Trauma und seiner Wirkungen nicht nur für Behandlung und Heilung, sondern auch für die Prophylaxe große Bedeutung. Die dabei aufgetretenen Fragestellungen sind bereits von mehreren Autoren bearbeitet worden (BÜRKLE DE LA CAMP-ROSTOCK, MORITZ, WILSON, ZETKIN-KÜHTZ).

Die mechanischen Läsionen lassen sich nach LOB prinzipiell unterteilen in geschlossene und offene Verletzungen. Das Wesen der geschlossenen Verletzung liegt darin, daß die Körpergrenze zur Umwelt, nämlich die Haut oder auch die Schleimhaut nicht durchbrochen wird, wodurch eine Invasion von Erregern der Wundkrankheiten meist vermieden wird und die Heilung unter dem Schutz der biologischen Grenze ungestört vor sich geht. Zu den geschlossenen Verletzungen gehören: Compressio, Contusio und Commotio im chirurgischen Sprachgebrauch.

Stumpfe Verletzungen werden im allgemeinen durch Druckkräfte gekennzeichnet, die plötzlich oder allmählich auf eine bestimmte Körpergegend einwirken. Neben Quetschungen, Dehnungen, Zerrungen und Zerreißungen spielen außerdem die Erschütterungen eine besondere Rolle.

Verletzungen der Haut können mechanischer, thermischer und elektrischer Art sein. WITT teilt die Verletzungsarten in geschlossene, offene und spezielle Verletzungen ein:

1. Geschlossene Verletzungen

— Teilnekrosen der Haut
— einfache Quetschung
— subkutanes Haematom
— stumpfe Verletzung
— Hautblasen
— subunguales Haematom
— subperiostales Haematom

In Anbetracht der Zunahme traumatischer Schädigungen durch Fußtritte, besonders bei tätlichen Auseinandersetzungen, ist nach TEARE daran zu denken, bei Verletzungen unklarer Genese Tritte in Erwägung zu ziehen. Hierbei ist das Ausmaß der innerlichen Schäden häufig größer als es die sichtbaren Verletzungen, die nicht selten vollständig fehlen können, erwarten lassen.

2. Offene Verletzungen

— Abschürfung. Die einfache Abschürfung ist auf das Epithel beschränkt; bei tieferem Eindringen wird das Korium oder die Subkutis mitgegriffen (oberflächliche und tiefe Abschürfung)

— Schnittwunde. Glatte Durchtrennung der Haut, welche die Oberfläche oder die ganze Haut betreffen kann; glatte Wundränder bis in die Wundwinkel.

Untersuchungen an Messern mit regelmäßig geformten Schneiden (Sägemesser, Wellenschliff und deren Kombinationen) in ihren Auswirkungen auf Schnittfläche und Stichkanal durch BOSCH ergaben, daß spezifische Aussagen möglich sind. Sägestrukturen lassen sich vom Wellenschliff abgrenzen, axialer (zentraler) Strich vom schrägen Schnitt. Zusätzliche Bewegungen bei Stich und Schnitt sind deutlich zu erfassen. Die Klingenbreite eines Messers kann zwar wie bisher auch nur relativ bestimmt werden, jedoch genauer.

— Schnitt-Quetschwunde. Sie geht meist mit größerem Substanzverlust einher als die gewöhnliche Schnittwunde. Die Quetschung des Gewebes zieht Gewebszerfall nach sich.

— Riß-Quetschwunde. Ist in ihren Auswirkungen noch schwerer als die Schnitt-Quetschwunde.

— Stichwunde. Sie kann oberflächlich sein oder sehr schwere Verletzungen in der Tiefe setzen. Auf die Bedeutung des Spaltenverlaufes der Haut bei einem Versuch der Identifizierung eines Tatmessers aus der Form der Stichwunde wird von RABINOWITSCH hingewiesen.

Auf zwei besondere Arten von Stichwunden, die Aufschlitzwunde, einem sekundär der Länge nach geöffneten Stichkanal, der dadurch zustande kommt, daß der Einstich durch kombinierte Stich- und Schnittbewegung der Klinge erweitert wird, und einem Stichkanal mit Fensterbildung, wies OKAJIMA hin. Diese Art der Hautverletzung ist von mehrfacher Durchtrennung, wie sie bei Abwehrverletzungen vorkommen, kaum zu unterscheiden. Ein derartiger Befund spricht für einen geschliffenen und eventuell aufgebogenen Klingenrücken.

— Pfählungsverletzung. Eine Art Stichwunde, bei der größere Gegenstände die Haut perforieren und innere Organe verletzt werden.

— Zerreißung und Zermalmung.

— Skalpierung.

— Schußverletzung.

— Bißwunde.

3. Spezielle Verletzungen

Zu den speziellen Verletzungen gehören die *thermischen* und *elektrischen* sowie die *Strahlenschädigungen*.

Auf die Bedeutung der gerichtsmedizinischen Untersuchung von Sugillationen wiesen SMOLYANINOV und BRONSHTEIN hin.

Literatur

BOSCH, K.: Über Stichverletzungen durch Messer mit geformten Schneiden. Dtsch. Z. ges. gerichtl. Med. 54, 273—285 (1963).
BOWERS, W.F.: Surgery of Trauma. Philadelphia: Lippincott 1953.
BÜRKLE DE LA CAMP, H., u. P. ROSTOCK: Handbuch der gesamten Unfallheilkunde. 3 Bände. 3. Aufl. Stuttgart: Enke 1966.
HOLMES, R.H.: Classification and Nomenclature of Wounds; in: BOWERS, W.F.: Surgery of Trauma. Philadelphia: Lippincott 1953.
LOB, A.: Mechanische, thermische und elektrische Verletzungen; in: Handbuch der ges. Unfallheilk. 1. Bd., S. 124—170. Stuttgart: Enke 1955.
McLAUGHLIN, H.L.: Trauma. Philadelphia: W.B. Saunders & Co. 1959.
MORITZ, A.R.: The Pathology of Trauma. Philadelphia: Lea-Febiger 1954.
— Physical agents in causation of injury and disease; in: W.A. Anderson: Pathology, p. 129—151. St. Louis: Mosby 1961.
MUELLER, B.: Gerichtliche Medizin. Berlin, Göttingen, Heidelberg: Springer 1953.

Okajima, M.: Über zwei Fälle von Stichwunden. Dtsch. Z. ges. gerichtl. Med. 53, 51—54 (1962).
Ponsold, A.: Stumpfe Gewalt; Lehrbuch der gerichtlichen Medizin. S. 326—339. Stuttgart: Thieme 1957.
— Scharfe Gewalt; in: Ponsold, Lehrbuch der gerichtlichen Medizin. S. 340—345. Stuttgart: Thieme 1957.
Rabinowitsch, A.: Medico-Legal Conclusions on the Form of the Knife Used. J. Forensic Med. 6, 160—165 (1959).
Smolyaninov, V.M., and E.Z. Brnshtein: On the medico-legal examination of bruises. Súd. med. Ekspert. 7, Nr. 1. 19—21 (1964). Ref. Dtsch. Z. ges. gerichtl. Med. 56, 136 (1965).
Teare, R.D.: Blows with the shod foot. Med. Sci. Law 1, 429—436 (1961). Ref. Dtsch. Z. ges. gerichtl. Med. 53, 137 (1962).
Wilson, J.V.: The Pathology of Traumatic Injury. Baltimore: Williams & Wilkins Co. 1946.
Witt, A.N.: Traumatische Schäden des Bewegungsapparates; in: Handbuch der Orthopädie. Bd. 1, S. 699—764. Stuttgart: Thieme 1957.
Zetkin, M., u. E.H. Kühtz: Die Chirurgie des Traumas. 4 Bände. Berlin: VEB Volk und Gesundheit 1956.

B. Traumatischer Befall der Körperregionen und Organe

I. Kopf und Hals

1. Schädel

a) Kopfschwarte

Der Mechanismus einer Skalpierungsverletzung ist so zu erklären, daß die Haare — es handelt sich vorwiegend um Frauen — von einem rotierenden Gegenstand erfaßt werden und durch den Zug der Haare an der Haut eine Skalpierung eintritt. Man unterscheidet bekanntlich die behaarte Kopfhaut und das Epikranium mit Galea von dem Perikranium oder der Periostschicht. Die Lösung der Kopfschichten voneinander erfolgt zumeist an der Grenze zwischen Galea und dem Perikranium mit der spärlichen Muskulatur des Schädels, also dort, wo trockenes Bindegewebe eingelagert ist. Der Einriß der Kopfhaut kommt im Bereich der dünnen Hautschicht, nämlich der Stirn, am Übergang zur Nasenwurzel und zu den Augenlidern zustande, so daß durch den Zug an den langen Haaren des Kopfes die Haut von vorn nach hinten abgerissen wird. Die Verletzungen des Ohres können mehr oder weniger ausgedehnt sein. Der totale Abriß erfolgt meist unterhalb der Protuberantia occipitalis (Ostapowicz).

Unter einer scheinbar harmlosen „Kopfschwartenwunde", kann sich eine offene Hirnverletzung verbergen, die besonders bei Kindern öfter übersehen wird. Bei Kindern sind auch Impressionsfrakturen möglich. Karimi-Nejad und Krenkel beobachteten nach einer verschmutzten, übersehenen und daher nicht frühzeitig und ausreichend versorgten offenen Hirnwunde einen Frühabszeß durch Gasbranderreger mit tödlichem Ausgang.

Die Behandlung einer Skalpverletzung durch freie Transplantation des durch einen Hundebiß abgerissenen Stückes führte Horovitz erfolgreich durch.

Bei der Beurteilung von Blutungen in der Kopfschwarte muß man berücksichtigen, daß zur Infiltration des lockeren Gewebes und der Galea ein Druck von mindestens 50 mm Hg nötig ist, während im Unterhautfettgewebe der Extremitäten zur blutigen Infiltration des Gewebes ein Druck von 10—30 mm Hg ausreicht (Dufková).

Die subaponeurotische Blutung unter der Kopfschwarte stellt nach KOCH eine Sonderform der Blutung in der Neugeborenenzeit dar. Das lockere Gewebe dieses Raumes erlaubt das Eindringen größerer Blutmengen.

Literatur

DUFKOVÁ, J.: Diagnostische Bedeutung der Gewebsbrücken bei gedeckten Rißwunden am Schädel. Soudní lék. **5**, 87 (1961). Ref. Dtsch. Z. ges. gerichtl. Med. **52**, 457 (1961/62).
HOROVITZ, S.L.: Scalp injury treated by free Graft of avulsed scalp. Lancet 939 (1964).
KARIMI-NEJAD, A., u. W. KRENKEL: Gasbrand-Hirnabszeß nach „Kopfplatzwunde". Dtsch. med. Wschr. **91**, 1231—1233 (1966).

b) Gehirnschädel (Kalotte)

Am knöchernen Schädel unterscheidet man im allgemeinen folgende Frakturformen:

Impressionen ohne Fraktur — finden sich nur bei sehr kleinen Kindern, deren Schädeldach noch biegsam ist.

Inkomplette (unvollständige Frakturen) — sind auf die Tabula interna oder externa beschränkt, wobei eine isolierte Fraktur der Tabula interna selten ist.

Komplette (vollständige Frakturen) — bilden die Regel; man unterteilt sie in:
— Sprünge oder Fissuren
— Splitter- oder Stückfrakturen, Trümmerfrakturen
— Lochfrakturen.

Hinsichtlich des Entstehungsmechanismus sind *Berstungsbrüche* und *Biegungsbrüche* zu unterscheiden. Berstungsbrüche entstehen durch breit einwirkende, den ganzen Schädel in seiner Gestalt verändernde Gewalt; Biegungsbrüche zeigen äquatoriale Bruchlinien zur Stelle der meist unmittelbaren, örtlich umschriebenen Gewalteinwirkung, wie sie beim Auftreffen von scharfen Gegenständen, Geschossen und Splittern gegeben ist. Es erfolgt ein Einbiegen des Knochens bis zur Überwindung der Elastizitätsgrenze.

Bei schweren Unfällen, insbesondere durch Überfahrung, sind häufig Trümmerbrüche zu beobachten, gelegentlich mit Enthirnung.

Bei Schädeltrümmerbrüchen fanden FINNEY und REYNOLDS folgende Verteilung:

Os parietale lk.	22	Os temporale re.	8
Os frontale re.	19	Os occipitale lk.	4
Os parietale re.	16	Os occipitale re.	3
Os frontale lk.	14	Stirnhöhlen	17
Os temporale lk.	11		

Über die topographische Verteilung von Schädelfrakturen unterrichten die Ergebnisse von ZORZOLI an 600 autoptisch untersuchten Schädelfrakturen. Es fanden sich alleinige Frakturen der Kalotte in 12%, alleinige Frakturen der Basis in 42,66% und Basisfrakturen kombiniert mit Schädeldachfrakturen in 45,34%.

Von den Schädeldachfrakturen betrafen das Stirngebiet 5,5%, das parieto-temporale Gebiet 50%, das Occipitalgebiet 5,5%, das fronto-temporo-parietale Gebiet 19,4%, das temporo-parieto-occipitale 11% und das fronto-temporo-parieto-occipitale 8,4%.

Die Unfallursachen und Häufigkeit der allgemeinen Symptome beim Schläfenbeinbruch im Greisenalter zeigte GLANINGER auf. Unter 156 Fällen von laterobasaler Fraktur befanden sich 21 Patienten (= 13%) jenseits des 65. Lebensjahres. Es handelt sich dabei ausschließlich um Längsbrüche der seitlichen Schädelbasis.

Bei 1367 stumpfen Schädelverletzungen fand FREYTAG in 70% Schädelfrakturen, und zwar in Form von kleinen Fissuren der Schädelbasis bis zur ausgedehnten Fraktur der ganzen Basis und des Daches. Im ersten Lebensjahrzehnt war der Anteil am geringsten, die höheren Altersgruppen wiesen keinen Unterschied mehr auf hinsichtlich der Häufigkeit von Schädelfrakturen.

Ein Bericht über 709 Fälle von Schädel- und Hirnverletzungen in Spanien stammt von ALCALDE.

Nach SCHMIDT ist es eine feste Regel, daß bei Kopf-an-Kopf-Zusammenstößen von zwei Menschen mit ausreichender Wucht, immer nur einer von beiden Schädeln zerbricht. Der andere Schädel bleibt unversehrt, und es kommt, abgesehen von Platzwunden, höchstens zur Gehirnerschütterung. Nach Beobachtungen an 12 Fällen konnte festgestellt werden, daß stets bei dem langsamer bewegten Unfallbeteiligten die schwereren Verletzungen eingetreten sind. Eine Relativgeschwindigkeit von mehr als 20 km/h dürfte ausreichen, um beim Kopf-an-Kopf-Zusammenstoß Impressions- oder Berstungsbrüche entstehen zu lassen. Die Unterscheidung der Anstoß- von Sturzverletzungen, die sich natürlich kombinieren können, ist auf Grund der Form, Größe, Anordnung und Verunreinigung häufig möglich. Es ist deshalb zweckmäßig, genaue Messungen bei der Befunderhebung zu machen. Sturzverletzungen verlaufen schwerer, wenn ein vorangegangener Anstoß mit Schädelbruch und Gehirnerschütterung die Widerstandskraft vermindert hat und der Sturz in momentaner Bewußtlosigkeit ohne reflektorische Schutzhaltung erfolgt ist.

Ein Bericht von FINNEY u. Mitarb. über 25 Patienten mit Trümmerfrakturen der Sinus frontales gab folgende Ursachen an:

Kraftfahrzeugunfälle	11
Angriff mit Waffen	11
Zusammenstoß mit anderen Personen	1
Fall	1
Getroffenwerden durch umstürzenden Baum	1

Mit der Diagnose Commotio cerebri wird ein klinischer Symptomenkomplex umrissen, bei dem die unmittelbar nach der stumpfen Gewalteinwirkung einsetzende Bewußtlosigkeit ein führendes Symptom ist. Die dem klinischen Bild der Commotio cerebri zugrundeliegenden Schäden im Gehirn sind nach SPATZ mit den heutigen Untersuchungsmethoden nicht nachweisbar, sie sind „spurlos".

Zur Frage, ob Fieber schon nach kurzem Intervall als Folge eines Schädeltrauma auftreten kann, bemerkt STURM, daß schwerste Stammhirnalterationen, z.B. durch Ventrikelblutungen, zu hyperpyretischen Temperaturen Anlaß geben können. Die Erfahrung lehre, daß die akute Phase einer Commotio oder Contusio cerebri vom vasomotorischen Kollaps mit Temperaturabfall beherrscht wird; erst sekundär, ein bis zwei Tage später oder in noch größerem Zeitabstand kann eine gegenregulatorische Fieberphase einsetzen. Wenn zwischen einem Hirntrauma und dem Auftreten von Fieber nur ein mehrstündiges Zeitintervall liegt, ist ein ursächlicher Zusammenhang sehr unwahrscheinlich, dagegen eine unfallunabhängige Körpertemperatursteigerung im Zusammenhang mit einem schon vor dem Unfall bestehenden Infekt naheliegend.

Die Untersuchungen von ILLINGWORTH und JENNETT bestätigen, daß eine Hypotension nach einer Schädelverletzung selten auf der intrakranealen Läsion beruht, auch wenn eine schwere Hirnschädigung vorliegt, sondern in der Regel auf Blutverlust aus den Begleitverletzungen.

Einen außerordentlich großen Schädel-Hirndefekt durch den Rotor eines Hubschraubers konnten DESCUNS u. Mitarb. beobachten.

Voss und Wünscher sahen eine ungewöhnliche Heilung einer frühkindlichen Schädelfraktur. Ein 25 jähriger Mann wies eine quer über den vorderen Bereich des Schädeldaches verlaufende, 14 cm lange und bis 2,5 cm breite Rinne auf. Das Trauma war im Alter von 1 Jahr eingetreten.

c) Schädelbasis

Vordere, mittlere und hintere Schädelgrube (frontobasale und laterobasale Verletzungen): Von den Basisfrakturen der Untersuchungsreihe von Zorzoli betrafen die vordere Schädelgrube 13,3%, die mittlere 9,3% und die hintere 18,7%, die vordere und die mittlere 12,5%, die mittlere und die hintere Schädelgrube 30,4%, die vordere und die hintere Schädelgrube 3,9% und die vordere, mittlere und hintere Schädelgrube 11,7%.

Die prozentuale Verteilung der Schädelbasisfrakturen, bezogen auf 528 Frakturen, betrug:

Querfrakturen	38,6%
Schrägfrakturen	17,1%
Längsfrakturen	15,9%
Längs- und Querfrakturen	8,7%
Schräg- und Längsfrakturen	7,5%
Schräg- und Querfrakturen	6,4%
Längs-, Schräg- und Querfrakturen	5,8%.

Über transorbitale Schädel-Hirntraumen durch Fremdkörper mit Eröffnung der vorderen oder der mittleren Schädelgrube, berichteten Unger und Umbach. Der Perforationsweg führte entweder durch das Orbitadach, durch den Orbitatrichter oder durch die Nasennebenhöhlen. Meist waren Kinder betroffen.

Durch Sturz oder Stoß mit einem Regenschirm oder Schirmstock kann ein Stab durch das Auge in die Orbita eindringen und weiter in den Frontallappen des Gehirns, evtl. bis in die Parietalregion (Lalla und Pillai, auch eigene Beobachtung).

Über Frakturen des Orbitabodens berichtete Rugiu.

Der dünne Knochen des Orbitadaches zeigt häufig eine feine Splitterung, wobei sich die Stücke etwas übereinander schieben können. Profuses Nasenbluten bei einer Fraktur durch den Boden der vorderen Schädelgrube und das Os sphenoides beobachtete Hitchcock.

Während es sich bei den Brüchen der hinteren Schädelgrube um geschlossene und somit unkomplizierte Frakturen handelt, werden die Brüche der vorderen und mittleren Schädelgrube bei einer Mitbeteiligung der Nasennebenhöhlen und am Felsenbein durch die Eröffnung der Mittelohrräume zu offenen, komplizierten Frakturen (Preibisch-Effenberger).

Bei Verkehrsunfällen kommt es durch die meist frontal einwirkende Gewalt häufig zu Verletzungen des Gesichtsschädels und der vorderen Schädelbasis mit Eröffnung der Nasennebenhöhlen. Dabei wird nach Grote fast immer die Dura verletzt. Fließt Liquor aus der defekten Stelle, so kann die Diagnose einer frontobasalen Liquorfistel leicht gestellt werden.

Anatomisch gesehen, findet man bei den fronto-basalen Schädelverletzungen 2 Entstehungsmechanismen (Unterberger, Preibisch-Effenberger):

Verletzungstyp I: Erfolgt die Gewalteinwirkung im Bereich der Supraorbital-Nasenwurzellinie unterhalb des Stirnbeins, im Grenzgebiet zwischen Hirn- und Gesichtsschädel, so kommt es hierbei zu einer Querfraktur des Stirnbeins, manchmal sogar mit einer Impression des abgesprengten Knochenmassivs gegen das Schädelinnere. Die obere Frakturlinie im Bereich des Stirnbeins verläuft bogenförmig nach oben konvex; die untere Frakturlinie geht durch die Orbitabögen und die Nasenwurzel.

Verletzungstyp II: Setzt die Gewalteinwirkung mehr am Vorderschädel an, entweder in der Mitte oder mehr seitlich, so erstrecken sich die Frakturlinien auf den ganzen Vorderschädel im Längs- wie Querverlauf, oft bis zum Os parietale und seitlich bis an das Os temporale, teilen den Vorderschädel in mehr oder weniger große Knochenstücke und laufen als lange Bruchlinien an die Basis weiter.

Eine Beteiligung der Schädelbasis findet meist bei beiden Verletzungsarten statt. Dabei kommt es zu einer Verletzung der Stirn-, wie Siebbeinhöhlen, seltener dagegen der massiveren Keilbeinhöhle. Während der Knochen im Bereich der Schädelkalotte grob gebrochen ist, oft mit einer Verschiebung der Knochen, tritt an der Schädelbasis und den ihr anliegenden, dünnwandigen Nasennebenhöhlen eine feinere Knochensplitterung auf.

Mit den Besonderheiten des Hirntrauma bei fronto-basalen Verletzungen befaßten sich FENDEL und WERNER. Sie unterscheiden nach Sitz und Ausdehnung des Verletzungszentrums:

a) hohe fronto-basale Frakturen: die einwirkende Gewalt traf etwa die Stirnhaargrenze (auch fronto-parietal), griff auf Nebenhöhlen und Basis über

b) mittlere fronto-basale Frakturen: besonders sind die Nebenhöhlen betroffen

c) tiefe fronto-basale Frakturen: Nase und Nebenhöhlen betroffen.

Die hintere Schädelgrube weist mitunter als Zeichen einer Einstauchung Frakturen im Bereich des Foramen occipitale magnum auf, die bis zu ringförmigen Aussprengungen gehen können (wie z.B. bei Sturz auf das Gesäß).

Felsenbein: Die latero-basalen Brüche treffen als Längs- oder Querfrakturen das Felsenbein. Splitterbrüche im Bereich des Felsenbeines finden sich seltener. Bei den Felsenbeinquerfrakturen geht die Bruchlinie meist durch das Innenohr (Labyrinth) und bei den Felsenbein-Längsbrüchen durch das Mittelohr sowie durch die pneumatischen Höhlen des Warzenfortsatzes (PREIBISCH-EFFENBERGER).

Auf die Probleme eines Felsenbeinbruches geht TRIBEL ein. Nach den Frakturlinien unterscheidet man:

Längsfrakturen. Diese eröffnen das Mittelohr, zerreißen das Trommelfell, aber verlaufen sehr oft vor dem N. facialis und dem Innenohr.

Querfrakturen. Sie können mehrere Frakturlinien bilden, bewahren das Trommelfell, verletzen aber den VII. Hirnnerv und das Innenohr.

Schrägfrakturen sind Kombinationen der vorher beschriebenen.

Frakturen der Spitze innerhalb des Verlaufes des inneren Gehörganges verletzen oft den VI. Hirnnerv.

Kombinierte oder atypische Frakturen. Besondere Beachtung verdienen die nur mikroskopisch sichtbaren Frakturen des Innenohres.

Die angeführten Frakturen sind oft von verschiedenen anderen Verletzungen begleitet, wie Zerreißen des Trommelfells und Frakturen der Gehörknöchelchen sowie ihrer Dislokation.

Ob es bei einem Felsenbeinbruch zu einer Fraktur oder Luxation im Bereich der Gehörknöchelchenkette kommt, hängt nach KLEY in erster Linie von den wirksamen Scherkräften und von der Dislokation der Knochenfragmente ab. Die Analyse von 20 operativ kontrollierten Fällen zeigte, daß für die Auswirkung an der Gehörknöchelchenkette auch die Einmündung der Bruchlinie in die Paukenhöhle und in den Margo tympanicus maßgebend zu sein scheint.

Weitere Folgen sind: Blut- und Liquorerguß in die Paukenhöhle, Zerstörung des Labyrinths, Risse in den Meningen usw.

Nach den Untersuchungen ZORZOLIS betrafen das Os ethmoides von den Frakturen des Stirn- und Schläfenbeines die Schrägfrakturen in 40,9%, von den Längsfrakturen in 47,7%, von den Längs- und Schrägfrakturen in 11,4% und das Felsenbein von den Schrägfrakturen in 35,3%, von den Längsfrakturen in 53,5% und von den Schräg- und Längsfrakturen in 11,2%. Sie führten häufig auch zu Frakturen der vorderen Wand der Kieferhöhle.

Die ganze Schädelbasis durchsetzende, mehr oder weniger weit klaffende Frakturen werden als *Scharnierbrüche* bezeichnet. Diese können sowohl in Längs- als auch in Querrichtung verlaufen. Am häufigsten findet man den Querbruch, der die Sella turcica und beide Felsenbeine betrifft.

Als Symptome der Schädel-Basisfraktur können einzeln oder zusammen auftreten:

1. Das Brillenhaematom, das Haematom hinter dem Ohr und das Haematotympanon
2. Eine Blutung aus der Nase, dem Nasen-Rachenraum und dem Ohr
3. Lähmungen von Hirnnerven.

Knochenvariationen am Schädel, denen man im Zusammenhang mit Hirnschädigungen eine gewisse Bedeutung zuschreiben könnte, wurden von KELEMEN in 2% aller Sektionen beobachtet, und zwar säbelartige bis höckerige Fortsetzungen am kleinen Flügel des Keilbeins, am Felsenbein, am Clivus, ein zuckerhutähnliches Tuberculum jugulare, Verdickungen des Processus intrajugularis bis zu einer Umformung in einen scharfen Stachel, Verschärfung und Vergröberung der Juga cerebralia sowie Asymmetrie der hinteren Schädelgrube. Solche Varianten können bei Schädeltraumen schnitt- oder stichwundenähnlich verletzen, besonders beim Gegenstoß oder später bei der Hirnschwellung ins Hirn getrieben werden.

Literatur

ALCALDE, S.O.: Traumatismos cranevencefalicos. Revista Clinica Espanola **102**, 174—180 (1966).
COURVILLE, C.B.: Forensic Neuropathology. II. Mechanisms of Craniocerebral Injury and their Medicolegal Significance. J. Forensic Sc. **7**, 1—28 (1962).
DESCUNS, P., et al.: Craniocerebral injuries. Surg. Gyn. Obst. **115**, 428—436 (1962).
ESCHER, F.: Die fronto-basalen Schädelverletzungen. Schweiz. med. Wschr. **90**, 1481 (1960).
FENDEL, K., u. R. WERNER: Besonderheiten des Hirntraumas bei fronto-basalen Verletzungen. Z. Laryngologie **45**, 631—639 (1966).
FINNEY, L.A., et al.: Comminuted Subfrontal Fractures. J. Trauma **4** 711—721 (1964).
— and D.H. REYNOLDS: Comminuted cranial fractures. J. Trauma **5**, 223—238 (1965).
FISCHER, H.: Verletzungen der Schädelknochen. In: Handb. d. spez. path. Anat. u. Histol. IX. Band. 7. Teil (in Vorbereitung).
FREYTAG, E.: Autopsy findings in head injuries from blunt forces: statistical evaluation of 1367 cases. Arch. Path. **75**, 402 (1963).
GLANINGER, J.: Der Schläfenbeinbruch im Alter. Wien med. Wschr. **115**, 748—753 (1965).
GROTE, W.: Traumatische, frontobasale Liquorfisteln. Chirurg 37 (1966) 102.
HITCHCOCK, E.: Profuse Epistaxis and Sphenoidal Sinus Fractures. Brit. J. Surg. **52**, 197—198 (1965).
ILLINGWORTH, G., and W.B. JENNETT: The Shocked Head Injury. The Lancet 511—514 (1965).
JACKSON, H.: Head injuries. Med. Sci Law **1**, 410 (1961). Ref. Dtsch. Z. ges. gerichtl. Med. **52**, 458 (1961/62).
KELEMEN, J.: Über die Rolle der Basisknochenvariationen bei Schädelverletzungen. Acta medicinae legalis soc. **15**, 61—65 (1962; Ref. Dtsch. Z. ges. gerichtl. Med. **55**, 20 (1964).
KLEY, W.: Frakturen und Luxationen der Gehörknöchelchenkette bei Schläfenbeinfrakturen. Z. Laryngologie **45**, 291—313 (1966).
LALLA, M., and S. PILLAI: Unusual Penetrating Injury of the Orbit. Brit. J. Ophtal. **49**, 54 (1965).
PREIBISCH-EFFENBERGER, R.: Zur Versorgung der fronto- und laterobasalen Schädelverletzungen bei Mitbeteiligung der Nasennebenhöhlen und der Mittelohrräume. Das Deutsche Gesundheitswesen **18**, 2277—2284 (1963).

Rowbotham, G. F.: Acute Injuries of the Head. London 1964.
Rugiu, P. S.: Le fratture del pavimento dell'orbita. Minerva Chirurgica 788—791 (1962).
Schmidt, G.: Unfallmechanismus bei Kopf-an-Kopf-Zusammenstößen im Straßenverkehr. Hefte z. Unfallheilk. **71**, 170—174 (1962).
Sturm, A.: Fieber nach kurzem Intervall als Folge eines Schädeltraumas? Dtsch. med. Wschr. **89**, 700 (1964).
Tribel, S.: Les fractures du Rocher. Acta Belgica Militari **117**, 9—13 (1964).
Unger, H. H., u. W. Umbach: Transorbitale Schädelhirntraumen durch Fremdkörper. Klin. Monatsbl. Augenheilk. **140**, 269—281 (1962).
Vondra, J.: Fractures of the Base of the Skull. London, Iliffe Books Ltd. 1965.
Voss, F., u. W. Wünscher: Ungewöhnliche Heilung einer frühkindlichen Schädelfraktur. Zbl. Path. **103**, 188—200 (1962).
Zorzoli, E.: Ricerche ed osservazioni sulla distribuzione topografica delle fratture del cranio (con particolare riguardo alle regioni interessanti la specialita O.R.L.). Minerva Otorinolaringologica **5**, 366—370 (1955).

d) Gesichtsschädel

Bei 1305 Verletzungen des Gesichtsschädels fanden Walden und Bromberg in 544 Fällen Frakturen der Nase, in 495 des Unterkiefers, in 135 multiple Frakturen, in 63 Frakturen des Jochbeinbogens, in 46 Jochbein- und Oberkieferfrakturen und in 22 des Oberkiefers allein. Sie waren verursacht in 608 Fällen durch Schläge, in 404 durch Autounfälle, in 276 durch Sturz, in 9 unbekannt, in 5 durch Zugunfälle, in 2 durch Schußverletzungen und in einem durch Stichverletzung.

Schwere Zertrümmerungen des Gesichtsschädels entstehen bei Auffahrunfällen auf herausragende Gegenstände (z.B. Langholzfuhrwerk). Gesichtsschädelverletzungen bei Kindern sind nach Panagopoulos und Mansueto nicht selten. Die wichtigste Fraktur ist die des Processus condyloides des Unterkiefers, weil sich durch Übersehen und unzureichende Behandlung eine Deformierung entwickeln kann.

Nase. Schwere Frakturen der Nase sind gewöhnlich kombiniert mit Frakturen des Oberkiefers und können auch den Intraorbitalraum betreffen. Dieser Raum liegt zwischen den Augenhöhlen und enthält die paarigen Cellulae ethmoidales. Die Frakturen dieses Gebietes vermögen auch das Gehirn zu verletzen durch Penetration von Knochensplittern direkt in die Stirnlappen. Bei Frakturen des Intraorbitalraumes können die Nasenknochen und die Stirnfortsätze der Maxilla in die Siebbeinzellen gestoßen werden mit einer möglichen direkten Fraktur der Lamina cribriformis, einem Durariß und einem Abfluß von Zerebrospinalflüssigkeit (Pickering und Moore).

Nasenbeinbrüche stellen ca. 1% der Knochenbrüche dar. Häufig tritt nach der Verletzung ein Septumhaematom auf (Gefahr der Infektion). Die Nebenhöhlen sind bei Schädelbrüchen und Schußverletzungen beteiligt. Barotraumen der Nebenhöhlen entstehen bei plötzlichen Luftdruckdifferenzen, besonders bei verlegten Ausführungsgängen; dabei kommt es zu Schleimhautablösungen und submukösen Blutungen. Die Frakturen des Nasenskelettes sind großteils Trümmerfrakturen mit Verschiebung der Fragmente. Zahlenmäßig geringer sind multiple Frakturen mit mehr oder weniger starker Verschiebung der Fragmente, ziemlich selten Infraktionen ohne Verschiebung (Zorzoli).

Bei direkten Brüchen der Nase kommt es nach Neuner gelegentlich zur starken Dislokation, wobei der Nasenrücken eingedrückt wird und die traumatische Sattelnase entsteht. Wird die Nase von der Seite disloziert, bildet sich die traumatische Schiefnase. Bei Auftreffen der Gewalteinwirkung auf den unteren Nasenbeinrand oder auf den knorpeligen Nasenrücken kommt es neben Aufsplitterung des Nasenbeins zum Einsinken des Dreieckknorpels, wodurch eine Stufenbildung entsteht. In solchen Fällen sind immer Teile des Nasenseptums eingebrochen und die Fragmente disloziert. Bei Brüchen in Verbindung mit Oberkieferfrakturen, liegt oft ein Querabriß der Nasenbeine vom Stirnbein in der Gegend der Nasenwurzel vor: Le Fort II und III. Sehr häufig sind auch die Nasenbeine frakturiert. Da der Bruch Siebbein und Tränenbein mit durchsetzt, ist bei dieser Form mit der Wahrscheinlichkeit einer Basisfraktur im Bereich der Siebbeinplatte zu rechnen.

Knochenbrüche im mittleren Drittel des Gesichts nehmen an Häufigkeit zu. Sie betreffen die Maxilla, das Jochbein, die Nasenknochen und häufig noch das Schläfenbein, dessen Processus zygomaticus die Fossa infratemporalis überbrückt und mit dem Jochbein in Verbindung steht.

Ein ausführlicher Beitrag zur traumatischen Pneumatozele infolge Verletzung der Nase und der Nebenhöhlen stammt von SEMERIA und BORIO.

Schweres Nasenbluten nach Ruptur eines posttraumatischen Aneurysma der Carotis interna konnten DECROIX u. Mitarb. beobachten.

Oberkiefer: Oberkieferfrakturen können nach PICKERING und MOORE folgendermaßen beschaffen sein:

a) einseitige Segmentfraktur
b) untere Querfraktur am Dorn, wobei das Bruchstück den Boden der Kieferhöhle mitbeteiligt
c) Pyramidenfraktur mit Beteiligung der Infraorbitalränder und der Nasenknochen
d) Fraktur durch beide seitliche Orbitaränder und durch die Nasenbeine, wobei der Schädel vollständig vom Gesichtsteil getrennt wird
e) Alveolarfrakturen mit Beteiligung einer oder mehrerer Zähne.

Frakturen des Jochbeins betreffen auch häufig die Umgebung wie den Processus zygomaticus der Maxilla und den unteren Orbitarand.

Bei 348 Beobachtungen von Jochbogenfrakturen unterscheidet MONTAKHAB zwischen einfachen Jochbogenfrakturen, Jochbogenfrakturen mit anderen Verletzungen des Schädels, Jochbogenfrakturen mit internen Verletzungen und Jochbogenfrakturen mit Brüchen der Wirbelsäule, des Beckens und der Extremitäten. Von seinen Beobachtungen waren 118 Fälle berufliche Jochbogenfrakturen und 230 Fälle nicht beruflich.

Bei 280 Patienten mit Wangenknochenfrakturen standen an erster Stelle Kraftfahrzeuginsassen sowie einzelne Fußgänger; dann folgte als Ursache das stumpfe Trauma und schließlich Sturz. Derartige Frakturen sind selten isoliert, sondern meist verbunden mit Frakturen des Jochbeinbogens, der Nase, des Oberkiefers und des Unterkiefers (HARRIS u. Mitarb.).

Die drei Haupttypen der Maxillafraktur sind:

1. Der Bruch nach Le Fort I (Guérin-Fraktur genannt) durchgesetzt die Apertura piriformis, die Fossa canina, die Kieferhöhlen und die Flügelfortsätze des Keilbeins. Im wesentlichen ist der harte Gaumen abgetrennt.

2. Mittelgesichtsfraktur (Le Fort II): Heraussprengung des mittleren Gesichtsskelettes. Hier sind die Nasenwurzel gegen das Stirnbein, die Jochbeinfortsätze bis zur Flügelgaumengrube gebrochen. Die Fraktur läuft in der Orbita in der unteren Augenhöhlenspalte.

3. Le Fort III: Heraussprengung des ganzen Gesichtsskelettes mit beiden Jochbeinen quer von der Nasenwurzel durch den Stirnfortsatz des Oberkiefers, Augenhöhle und Jochbeinbogen. Dieser Frakturtyp kommt mit Schädelbasisbruch zusammen vor.

Unterkiefer: Unterkieferfrakturen verlaufen in der Regel vertikal, wobei Aussprengungen nicht selten sind.

Die Frakturen des Processus muscularis des Unterkiefers gehören übereinstimmend zu den seltensten Lokalisationen in diesem Bereich. Die Frakturen treten in der Mehrzahl in Verbindung mit Gelenkhalsbrüchen auf und entstehen durch eine Abscherung an der Crista infratemporalis. Weiterhin werden sie als direkte Biegungsbrüche bei Jochbogen-Frakturen gefunden, wenn sich die einwirkende Kraft am Jochbogen nicht erschöpft (REICHENBACH und MÜLLER).

Haemorrhagische posttraumatische Zysten der Mandibula finden sich gewöhnlich bei jungen Menschen. Die zunehmende Ausdehnung des Haematoms nach einem Trauma ist wohl auf einen gedrosselten venösen Abfluß zurückzuführen (ACKERMAN).

Frakturen des Gesichtsschädels lassen sich nur bei Anwendung einer speziellen Sektionstechnik sicher nachweisen. Es empfiehlt sich, die Weichteile des Gesichtes sorgfältig, am besten vom Hals her, abzupräparieren und das Gesichtsskelett zu inspizieren.

Literatur

ACKERMAN, L. V.: Surgical Pathology. St. Louis: Mosby 1964.
DECROIX, G., et coll.: Epistaxis grave par fissuration d'un anévrysme posttraumatique de la carotide interne. Ann. Oto-Laryng. **13**, 581—583 (1966).
FISCHER, H.: Verletzungen der Schädelknochen. In: Handb. d. spez. path. Anat. u. Histol. IX. Band. 7. Teil (in Vorbereitung).
HARRIS, A. H., et all.: Fractures of the Malar Compound. Surg. Gynec. Obst. **122**, 541—544 (1966).
MONTAKHAB, H.: Contribution à l'étude des fractures de l'arcade zygomatique et de l'os malaire. Thèse Genève 1965 Nr. 2976. Praxis 1010—1019; 1032—1041 (1965).
NEUNER, O.: Frakturen der Nase. Chir. Praxis **10**, 83—88 (1966).
OLECH, E., et al.: Traumatic mandibular bone cysts. Oral Surg. **4**, 1160—1172 (1951).
PANAGOPOULOS, A. P., and M. D. MANSUETO: Treatment of fractures of the madibular condyloid process in children. Am. J. of Surg. **100**, 835—844 (1960).
PICKERING, P. P., and L. T. MOORE: Fractures of the Middle Third of the Face. J. Internat. College of Surgeons **40**, 265—275 (1963).
REICHENBACH, E., u. W. MÜLLER: Die Frakturen des Processus muscularis der Mandibula. Zbl. Chir. **89**, 1731—1735 (1964).
SACCO, M.: Considerazioni cliniche e terapeutiche sulle fratture traumatiche del terzo medio dello scheletro maxillo facciale. Minerva Chirurgica **18**, 779—782 (1963).
SEMERIA, C., u. P. BORIO: Contributo clinico allo studio dei pneumatoceli traumatici di origine rinosinusale. Minerva Otorinolaringologica **16**, 1—10 (1966).
WALDEN, R. H., and B. BROMBERG: Recent Advances in Therapy in Maxillofacial Bony Injuries in Over 1000 Cases. Amer. J. Surg. **93**, 508—516 (1957).
ZORZOLL, E.: Le fratture esposte dello scheletro nasale. Minerva Chirurgica **16**, 657—659 (1961).

Zähne: Ein schweres Trauma kann nach MÜLLER und OVERDIK nicht nur die Existenz des Milchzahnes beim Milchgebiß selbst gefährden, sondern darüber hinaus auch die Entwicklung des bleibenden Zahnkeimes schädigen durch Verwachsungen der Milchzahnwurzel mit der Alveolarwand und nachfolgender Persistenz (gestörte physiologische Resorption) oder durch Schädigung der Epithelscheide mit resultierender Hemmung oder Richtungsänderung des Wurzelwachstums. Neben dieser indirekten Traumawirkung auf das bleibende Gebiß kommen nach dem Zahnwechsel häufig direkte Insulte vor. Bei diesen sind in erster Linie die oberen Frontzähne gefährdet, worüber eine statistische Aufstellung von LIEBAN aussagt, daß auch ein Trauma die Zähne 1 + 1 in 67%, 2 + 2 in 18%, 1 − 1 in 10% und 2 − 2 in 4% der Fälle in Mitleidenschaft gezogen werden.

Bei den isolierten Verletzungen des einzelnen Zahnes stehen zweifellos die Zahnfrakturen an erster Stelle (REICHENBACH). Nächstdem kommt die Zahnluxation. Hierbei besteht eine Lageverschiebung der Wurzel innerhalb der Alveole mit Zerreißung der parodontalen Weichgewebe.

Literatur

MÜLLER, G. H., u. H. F. OVERDIK: Das parodontale Trauma beim Jugendlichen. Dtsch. zahn-
ärztl. Z. **20**, 94—105 (1965).
REICHENBACH, E.: Zähne, Kiefer, Gesicht. In: Handbuch der ges. Unfallheilk. 2. Band,
S. 106—131. Stuttgart: Enke 1955.

Augen: Stumpfe Verletzungen des Auges können z.B. durch Faustschlag oder Fußballschuß eintreten. Der Anprall wird durch den knöchernen Augenhöhlenrand bzw. die Lider abgefangen. Es kommt dann zum wohlbekannten blauen Auge mit Lidhaematom und aufgeplatzter Braue. Allerdings kann sich dahinter leicht eine Siebbeinfraktur (Hautemphysem) verbergen. Ein Bruch im Bereich des Canalis opticus oder ein Sehnervenscheidenhaematom führt häufig zur Erblindung (NOLL). Bei kleineren Gegenständen, wie Tennis- oder Golfbällen, welche den Augapfel direkt deformieren, komprimieren oder aus seiner normalen Lage verdrängen, sind folgende Verletzungsarten zu beobachten:

1. flächenhafte Blutung unter die Bindehaut (Hyposphagma)
2. Lederhautrisse konzentrisch um den Hornhautlimbus im Bereich des Schlemmschen Kanals; subkonjunktivaler Vorfall von Uveagewebe
3. Einrisse in die hintere Glasmembran der Hornhaut (Descemetsche Membran)
4. Blutungen in die Augenvorderkammer (Hyphaema) durch Gefäßzerreißung im Kammerwinkel; häufigste Prellungsform
5. Traumatische Myopie durch posttraumatische Herabsetzung des intraokularen Druckes, wodurch die Augenvorderkammer abgeflacht wird und das Iris-Linsendiaphragma nach vorne rückt
6. sekundäre traumatische Drucksteigerung (Glaukom)
7. Einrisse in den Musculus sphincter pupillae oder Abriß der Regenbogenhaut von ihrer Wurzel (Iridodialyse)
8. Verlagerung der Linse, Subluxation oder totale Luxation
9. Blutungen in den Glaskörper
10. Oedem der Netzhaut, Netzhautablösung, besonders bei den dafür disponierten Kurzsichtigen
11. Aderhautrisse; in typischer Weise halbbogenförmig um die Sehnervenscheide (NOLL).

Bei Verletzungen des vorderen Auges sind gewöhnlich Cornea, Iris und Linse betroffen, bei solchen der hinteren Sklera, Chorioides und Retina. Die Retinaablösung ist eine Komplikation infolge Resorption von Exsudat oder Blutung.

Direkte Verletzungen treffen den Augapfel dank seiner geschützten Lage nur etwa in einem Drittel.

Oberflächliche Verletzungen durch Fremdkörper mit verhältnismäßig geringer lebender Kraft führen zu Hornhauterosionen. Bei Infektion kann es zu einem Ulcus serpens kommen. Durchbohrende Verletzungen reichen von der nadelfeinen unauffälligen Perforation bis zur breiten Eröffnung des Bulbus oder seiner Zerfetzung. Scharfkantige Metallsplitter durchschlagen bisweilen unter Doppelperforation der Sklera den Bulbus ganz und gelangen in die Augenhöhle.

Bei 538 stationären Patienten mit Augenverletzungen konnte HEYDENREICH ein Sekundärglaukom nach Kontusion in 35% und nach Perforationstraumen in 8% beobachten. Pathogenetisch kamen folgende Faktoren in Frage: bei Kontusionen neurovaskuläre Störungen, rezidivierende Vorderkammerblutungen, Sub- und Luxatio lentis, Ziliarkörperspaltungen mit nachfolgenden Kammerwinkeldegenerationen; bei Perforationen Cataracta traumatica, Seclusio pupillae, Irisanlagerungen, Synechien, Gewebsschwarten, Fibrose und hyaline Membranbildungen im Kammerwinkel, Epitheleinwanderungen oder Zysten und Fremdkörper im Ciliarkörperbereich. Die Häufigkeit der verschiedenen Verletzungsarten war bei 461 Patienten:

perforierende Verletzungen	192	(41,7%)
stumpfe Verletzungen	160	(34,7%)
reine Lidverletzungen	32	(6,9%)
leichtere Verletzungen	31	(6,7%)
Verbrennungen	26	(5,6%)
Verätzungen	19	(4,1%)
Orbita-Verletzungen	1	

Die Verletzungsursachen waren:

Stoß mit verschiedenen Gegenständen des täglichen Lebens	160	(34,7%)
Schuß	81	(17,6%)
ins Auge geflogener Gegenstand (Splitter)	61	(13,2%)
Wurf mit Stein, Kugel usw.	53	(11,5%)
Explosion, Feuer	36	(7,8%)
Fall, Sturz	29	(6,3%)
Verätzung	19	(4,1%)
geschleuderter Gegenstand	11	(2,4%)
unbekannt	7	(1,5%)
Verletzung durch Tiere	4	(0,9%)

Die Häufigkeit der verschiedenen Verletzungsformen und der erforderlichen Enukleation bzw. Eviszeration bei 2309 Patienten ergab nach HOLLAND:

Perforationen	814	125	Enukleationen bzw.
Kontusionen	625	20	Eviszerationen
leichtere Verletzungen (Horn-, Binde- und Lederhaut)	365	1	
Verätzungen	301	2	
Verbrennungen	106	—	
reine Lidverletzungen	73	—	
sonstige Verletzungen (z. B. Orbita)	25	—	

Eine sofortige Enukleation erfolgte in 20,3%, eine frühe Enukleation während des ersten stationären Aufenthaltes in 51,3% und eine Spät-Enukleation in 28,4% der 148 Fälle.

Die Zahl der Augen- und Lidverletzungen durch Verkehrsunfälle nimmt in den letzten Jahren ständig zu. Die Verletzungen werden fast ausschließlich durch das zersplitternde Glas der Windschutzscheibe verursacht (HOLLAND).

Während Verletzungen des N. opticus besonders durch die Zunahme schwerer Schädel-Hirntraumen im modernen Verkehr relativ häufig beobachtet werden, sind traumatische Schädigungen des Chiasma opticum nach MEYER weniger bekannt.

Die Sehstörung nach Kopftrauma bei regelrechtem ophthalmoskopischen Befund ist keine seltene Erscheinung. Als Ursache wird allgemein eine Schädigung des Fasciculus opticus anerkannt (SUGITA u.a.). Bisher herrschte Übereinstimmung, daß Fälle von unmittelbar posttraumatischer Erblindung als prognostisch infaust zu gelten haben. Die Verfasser konnten jedoch 29 Patienten operativ durch transethmoidale Decompressio canalis optici komplikationslos heilen. Sie ziehen deshalb aus ihren Operationsresultaten den Schluß, daß bei der einseitigen posttraumatischen Sehstörung die Ursache meist in einer Zirkulationsstörung in den Gefäßen des N. opticus zu erblicken sei, die durch eine Verletzung des knöchernen Canalis opticus hervorgerufen ist und eine Opticusatrophie zur Folge hat.

Eine Depressionsfraktur des Os zygomaticum verursacht nicht selten eine Diplopie durch Verschiebung des Auges (MURPHY).

Das Eintreten plötzlicher Erblindung nach Schädelunfällen kann eine operative Freilegung der Frakturlinie im Bereich der vorderen Schädelgrube erforderlich machen sowie auch die intrakranielle Erweiterung des Canalis opticus (MERREM).

Als Ursache einer akuten irreversiblen und reversiblen Erblindung infolge stumpfer Schädelverletzungen fand SEITZ, daß sie nicht in einer Kompression des Fasciculus opticus von außen her liegt, sondern in einer Nervenfaserzerrung durch Druck und Stauchung. Er wies umschriebene Parenchymnekrosen mit Markscheiden- und Achsenzylinderzerfall nach und deutet im Zusammenhang mit den vorhandenen Kontusionen im Stirn- und Occipitalhirn den Mechanismus der Sehnervenschädigung in einer Zerrung bzw. Zerreißung der Nervenfasern als Folge einer kurzdauernden Massenverschiebung des Gehirns. Die Vulnerabilität des Fasciculus opticus im Bereich des Sehnervenkanals ist in seiner starren Fixation an das Kanaldach gegeben.

Lähmungen der Augenmuskeln sind bei Schädelfrakturen häufig und betragen nach THALABARD u. Mitarb. etwa 15%.

Ein konkommittierendes Einwärtsschielen kann nach Verletzung eines Auges entstehen (DARABOS).

Gelegentlich ist eine posttraumatische, intermittierende Pseudoparese des M. obliquus inferior zu beobachten (STEIN).

Nach schweren Schädel-Hirnverletzungen mit Commotio oder Contusio cerebri treten bei einem gewissen Anteil der Fälle Fusionseinbußen mit erheblichen subjektiven Störungen auf, die oft verkannt oder fehlgedeutet werden. Über 79 derartige Kranke berichteten DODEN und BUNGE.

Nach einer Contusio bulbi ist ein kurzdauerndes Ziliarkörper- und Aderhautoedem nicht selten anzutreffen. PAPE konnte innerhalb von 5 Jahren 3 Patienten mit einer postkontusionellen Ziliarkörper- und Aderhautabhebung beobachten.

Nach Untersuchungen der Universitäts-Augenklinik Kiel betrafen 20% aller Augenverletzungen Kinder, davon etwa $^4/_5$ Knaben. Am häufigsten sind perforierende Verletzungen (HOLLAND).

Über Augenverletzungen bei Kindern berichtete KOBOR, daß bei den Verletzungen durch Schuß an erster Stelle Pfeilschußverletzungen durch selbstgebastelte Pfeile stehen. Häufig sind jedoch auch Verletzungen durch Kinderpistolen und Kindergewehre, welche vorwiegend bei 10—14-Jährigen vorkommen; Verletzungen durch Wurf sind bei 9—14-Jährigen am häufigsten. Den größten Anteil an Verletzungen durch Stoß und Schlag haben die Stockverletzungen. Verletzungen durch Draht, Nadel, Schere, Messer, Gabel und Schreibzeug fügen sich die Kinder vorwiegend selbst zu. Bei Sturz stehen im Vordergrund Stürze vom Fahrrad und Roller, bei Skilauf und Verkehrsunfällen. Kalkverätzungen ereignen sich meist an Baustellen in der Umgebung der Wohnung, Säureverätzungen dagegen im Haushalt. Verletzungen durch selbst hergestellte Explosionsgemische und Feuerwerkskörper, Sprengpatronen und Fundmunition betreffen vorwiegend das 10.—15. Lebensjahr. Hundebisse verursachen vor allem Lid- und Tränenwegverletzungen. Verletzungen durch pickende Hühner führen zur Perforation.

Gehäuft auftretende Pfeilschußverletzungen der Augen bei Kindern zu Beginn des Jahres 1964 waren nach den Angaben von WALRAPH auf eine Fernsehsendung in Fortsetzungen zurückzuführen. 7 Kinder mit zum Teil schwersten, z.T. leichteren Augenverletzungen mußten behandelt werden; 2 davon haben auf einem Auge das Sehvermögen verloren.

LAZORTHES faßt die posttraumatische Mydriasis als Zeichen einer Hemisphären-Kompression und Schädigung kortikaler Zentren oder als Ausdruck einer Sympathikusreizung auf. Nach seiner Meinung sind in der Mehrzahl der Fälle nicht nur die vollständige Okulomotoriuslähmung, sondern auch die unilaterale Mydriasis auf eine Kompression des N. III gegen osteomeningeale Formationen zu beziehen. Am häufigsten soll die Schädigung am hinteren Clinoidfortsatz erfolgen. Ein plötzlicher Ausfall kann durch akute Gewalteinwirkung, besonders im Schläfenbereich eintreten.

Kälteschäden des menschlichen Auges sind nach STRAUB seit dem letzten Jahrhundert beschrieben. Sie gewinnen besondere Aktualität in Zeiten des Höhen- und Raumfluges. Er teilte die eigene Beobachtung einer Hornhauterfrierung bei einem jungen Mann mit.

Ausführlich beschäftigte sich mit den Schädigungen des Auges durch Nahschüsse aus Tränengaswaffen HOFFMANN. Die Umgebung des Auges war dabei meist in typischer Weise verändert. Je nach der Schußdistanz fanden sich mehr oder weniger viel Pulverpartikel in der Haut. Die Lider waren ödematös geschwollen. Ebenso war die Haut mehr oder weniger stark gerötet; gelegentlich kam Blasenbildung vor. Die Veränderungen an der Konjunktiva waren je nach Schwere der Verätzung verschieden und ließen sich in ein Stadium der Hyperämie, ein Stadium der Ischämie und Chemose sowie ein Stadium der Nekrose auf Grund stärkster Ätzwirkung einteilen. Bei sehr nahen Schußentfernungen kamen mechanisch bedingte Zerreißungen der Bindehaut vor. Bei 34 der 45 Patienten von HOFFMANN blieben Hornhauttrübungen bestehen; 8 Leukome, 11 Maculae und 15 Nubeculae.

Literatur

DARABOS, G.: Zur Ätiologie des posttraumatischen Einwärtsschielens. Klin. Monatsbl. Augenheilk. 148, 351—355 (1966).
DODEN, W., u. H. BUNGE: Fusionsstörungen nach Schädelhirntraumen. Klin. Monatsblätter f. Augenheilk. 146, 845—853 (1965).
HEYDENREICH, A.: Das traumatische Sekundärglaukom. Klin. Monatsbl. Augenheilk. 148, 161—174 (1966).
HOFFMANN, D. H.: Schädigungen des Auges durch Nahschüsse aus Tränengaswaffen. Klin. Monatsblätter Augenheilk. 147, 625—642 (1965).
HOLLAND, G.: Über Indikation und Zeitpunkt der Entfernung eines verletzten Auges. Klin. Monatsblätter f. Augenheilk. 145, 732—740 (1964).
— Augen- und Lidverletzungen bei Verkehrsunfällen. Zbl. Verkehr-Med. 208 (1965).
— Augen- und Lidverletzungen beim Kind. Pädiat. Praxis 5, 119—130 (1966).
KOBOR, J.: Augenverletzungen des Kindesalters. Klin. Monatsblätter Augenheilk. 5 (1965).
LAZORTHES, G.: La paralysie totale du III. La mydriase unilatérale dans les traumatismes craniens et dans l'engagement temporal. Neurochir. (Paris) 1, 52—69 (1955). Ref. Zbl. Neurochir. 15, 361 (1955).
MERREM, G.: Erblindung bei Schädelhirntraumen. Klin. Monatsbl. Augenheilk. 148, 382—383 (1966).
MEYER, H. J.: Das Chiasma-Trauma. Klin. Monatsblätter f. Augenheilk. 146, 833—845 (1965).
MURPHY, A. C.: Traumatic diplopia. Am. J. of Surg. 97, 518—521 (1959).
NOLL, G.: Stumpfe Verletzungen des Auges. Med. Bild-Dienst (Roche) 3, 3—7 (1958).
PAPE, R.: Postkontusionelle Ziliarkörperabhebung. Klin. Monatsblätter Augenheilk. 147, 730—741 (1965).
SEITZ, R.: Ätiologie und Genese der akuten Erblindung als Folge stumpfer Schädelverletzungen. Klin. Monatsblätter Augenheilk. 143, 414—429 (1963).
— Über die akute irreversible und reversible Erblindung als Folge stumpfer Schädelverletzung. Bericht über die 65. Zusammenkunft der Deutschen Ophthalmologischen Gesellschaft in Heidelberg 1963. München: J. F. Bergmann 1964.
STEIN, R.: Posttraumatische, intermittierende Pseudoparese des M. obliquus inferior. Klin. Monatsbl. Augenheilk. 147, 712—720 (1965).
STRAUB, W.: Mechanische Augenverletzungen. Münch. med. Wschr. 107, 1233—1237 (1965).
— Kälteschäden und Kältetherapie des Auges. Klin. Monatsblätter Augenheilk. 147, 167—190 (1965).
SUGITA, S., u.a.: Die Sehstörungen nach Schädeltrauma und ihre operative Behandlung. Klin. Monatsblätter Augenheilk. 147, 720—730 (1965).
THALABARD, et coll.: Paralysies oculaires traumatiques. Revue des Corps de Santé 6, 515—522 (1965).
WALRAPH, G.: Gehäuft auftretende Pfeilschußverletzungen der Augen bei Kindern zu Beginn des Jahres 1964. Das Deutsche Gesundheitswesen 20, 685—686 (1965).

Ohren: Verletzungen mit Rupturen der Trommelfelle können durch Zweige, Strohhalme, feine Drähte, Steinsplitter usw. entstehen. Auch nach schweren Verbrühungen des Kopfes durch kochendes Wasser oder ausströmenden Dampf entstehen schwere Gewebsnekrosen des äußeren Gehörganges und des Trommelfelles; ebenso können Kampfstoffe wirken.

Bei traumatischen Trommelfellperforationen unterscheidet man direkte und indirekte Verletzungen. Zu den direkten Verletzungen zählen nach BOENNINGHAUS:
1. die Pfählungsverletzungen durch Getreidehalme, Äste usw.
2. die Einsprengungen von kleinen glühenden Metallfremdkörpern beim Schweißen. Häufig kommt es bei den direkten Trommelfellverletzungen zu einer Infektion des Mittelohres; bei Mitverletzung des Innenohres besteht stets die Gefahr der Labyrinthitis und der labyrinthogenen Meningitis
3. Verbrennungen und Verätzungen durch dampfheißes Öl usw.

Indirekte Trommelfellverletzungen entstehen durch plötzliche Luftdruckschwankungen bei Schlägen auf das Ohr oder bei Explosionen (Überdruckrupturen). Die häufigste Ursache ist die Ohrfeige.

Das Trommelfell weist in frischen Fällen meist radiäre, selten zirkuläre Risse im vorderen oder auch hinteren unteren Quadranten der Pars tensa auf. Es können 2 oder mehr radiäre Risse nebeneinander entstehen. An den Rändern der frischen, oft zackigen Perforationen sieht man meist etwas eingetrocknetes Blut und in der Umgebung eine deutliche Gefäßzeichnung.

Trommelfellrupturen können auch im Rahmen einer Felsenbeinlängsfraktur, einer Schußverletzung, eines Elektrotrauma (Blitz, Hochspannung) oder einer Operationsverletzung entstehen.

Verletzungen des Ohres durch glühende oder stark erhitzte Körper (Schlacke, Stahl, Eisen), insbesondere aber durch Schweißperlen sind heute nicht mehr so selten (KECHT). Ein Trommelfell kann durch einen glühenden oder erhitzten Fremdkörper perforiert werden, ohne am äußeren Gehörgang eine nachweisbare Verletzung zu setzen. Der Verfasser teilte 11 derartige Trommelfell-Mittelohrverletzungen mit.

Zwei Beobachtungen einer Verletzung des Trommelfells mit traumatischen Frakturen des Steigbügels beschrieben ARRAGG und PAPARELLA.

Eine Schwerhörigkeit tritt meist im 3. Monat nach dem Unfall und in allen untersuchten Fällen vor dem 6. Monat auf und geht immer mit neurologischen Symptomen von seiten des Vestibularis einher. Als Folge einer labyrinthären Commotio tritt die Schwerhörigkeit wesentlich später, frühestens nach 6 Monaten, meist erst nach 1 Jahr auf, ihre Intensität nimmt langsam zu, und es bestehen ebenfalls vestibuläre Störungen.

Von 1000 Patienten mit Schädeltrauma lagen bei 61% subjektive Gleichgewichtsstörungen vor, in 44% eine Hörstörung, die zu 66% beidseitig nachgewiesen werden konnte (EY). Bei Untersuchung von 142 Schädelverletzten mit charakteristischen Angaben über Gleichgewichtsstörungen wurden in 50% der Fälle objektiv vestibuläre Störungen gefunden. Dabei lag das Schädeltrauma im Durchschnitt 3 Jahre zurück.

Über Taubheit infolge traumatischer Läsion des schalleitenden Apparates des Ohres berichtete BALLANTYNE.

Bei spät, meist erst Monate nach einem Unfall auftretender Schwerhörigkeit kann eine Zusammenhangsfrage nur bei peinlich genauer Untersuchung aller Umstände bejaht oder verneint werden. Als Ursache für eine solche verspätet auftretende Schwerhörigkeit findet sich nach MASPÉTIOL im Großteil aller Fälle eine Arachnitis des Kleinhirn-Brückenwinkels.

Schädelbasisbrüche mit Beteiligung der Warzenfortsätze bzw. des äußeren Gehörganges können in der Folge noch nach Jahren zu schweren otogenen Meningitiden führen (WIESER).

Traumatische Cholesteatome in Warzenfortsatz, Paukenhöhle und Gehörgang sind nach ECKEL recht seltene Spätfolgen von Verletzungen des Gehörorgans. Die auslösenden Verletzungsfolgen am Gehörorgan lassen sich in drei große Gruppen mit weitgehend charakteristischen Bildern gliedern, nämlich:

Weichteil- und Knochendefekte an Warzenfortsatz und Gehörgang nach Schußverletzung; Gehörgangsfrakturen und randständige Trommelfellverletzungen nach Schädelbasisfrakturen; zentrale Trommelfellrupturen nach stumpfen Schädeltraumen, Explosionen und sonstigen Verletzungen.

Literatur

ARRAGG, F.G., and M.M. PAPARELLA: Traumatic fracture of the Stapes. The Laryngoscope 74, 1329—1332 (1964).
BALLANTYNE, J.C.: Traumatic Conductive Deafness. Proc. Royal Soc. Med. 59, 535—554 (1966).
BOENNINGHAUS, H.G.: Traumatische Trommelfellperforationen. Med. Bild-Dienst (Roche) 4, 16—17 (1962).
ECKEL, W.: Das traumatische Cholesteatom des Gehörorgans. Z. Laryngologie 45, 265—274 (1966).
EY, W.: Zur Häufigkeit von Gleichgewichtsstörungen bei Schädeltraumen. Z. Laryngologie 45, 370—378 (1966).
KECHT, B.: Über sog. Schweißperlenverletzungen des Ohres. Wien. med. Wschr. 116, 572—574 (1966).
MASPÉTIOL, R.: Les surdités post-traumatiques d'apparition tardive. Ann. Méd. lég. 44, 42—47 (1964).
UFFENORDE, H.: Das Hör- und Gleichgewichtsorgan. In: E. Kaufmann, M. Staemmler. Lehrbuch der spez. pathol. Anat., Bd. 3, 2. Teil, S. 853—1000, Berlin: De Gruyter 1961.

2. Gehirn

Die Mechanismen, die zu einem Gehirnschaden führen können, lassen sich sinnvoll in scharfe und stumpfe Gewalteinwirkungen einteilen. Die Folgen scharfer Gewalteinwirkung sind meist offene, die Folgen stumpfer Gewalteinwirkung gedeckte bzw. geschlossene Verletzungen (SELLIER und UNTERHARNSCHEIDT). Die hauptsächlich nach stumpfer Gewalteinwirkung auf den Schädel vorkommenden primären Veränderungen sind die Kontusion der weichen Häute und der Hirnrinde (Rindenprellungsherde), die Kontusionen im Mark (Marklagerblutungen) sowie die epiduralen, subduralen und subarachnoidalen Blutungen.

Die nach einem stumpfen Schädeltrauma am Gehirn zu beobachtenden Veränderungen werden in primäre traumatische und sekundäre kreislaufbedingte eingeteilt.

a) Rindenprellungsherde

Die Prädilektionsorte der Rindenprellungsherde liegen an der Basis des Großhirns und am Übergang von der Basis zur Konvexität. Sie bevorzugen die Windungskuppen, wobei die Verletzungen am Gegenpol häufiger sind als an der Einwirkungsstelle der stumpfen Gewalt. Bei Beschleunigungstraumen finden sich nach SELLIER und UNTERHARNSCHEIDT die Verletzungen an der Gegenstelle, bei Impressionstraumen im wesentlichen an der Stoßstelle.

Die morphologischen Befunde bei Rindenprellungsherden bestehen nach SPATZ und PETERS (SELLIER-UNTERHARNSCHEIDT) in Blutungen und Nekrosen, Resorption und Organisation, End- oder Defektstadium.

Im Augenblick der Schädelverletzung treten schlagartig perivaskuläre Blutungen auf. Die Gefäße zeigen einen Wall roter Blutkörperchen, das umliegende Hirngewebe wird verdrängt. Die Blutungen bevorzugen die Windungskuppen, kleinere Blutungen beschränken sich auf die Rinde, größere reichen bis in das subkortikale Marklager.

Etwa vom 5. Tage an (Stadium der Resorption und Organisation) treten ausgedehnte progressive Erscheinungen auf. Vom Rande her beginnt eine ausgeprägte Wucherung des Gefäßbindegewebes. Das Maximum der resorptiven und organisatorischen Vorgänge wird etwa von der 4. Woche an erreicht. In den Netzmaschen der einwuchernden Gefäße liegen massenhaft

Makrophagen. Die Glia beteiligt sich in geringem Maße lediglich an den partiellen Nekrosen mit Proliferation von Mikro- und Makroglia. Von der 4. bis 5. Woche an lösen sich die Makrophagen allmählich auf. An den seitlichen Rändern des Herdes findet sich infolge Ablagerung von Hämosiderin eine rostbraune Verfärbung. Das Endstadium ist ein glattrandiger, keilförmiger Defekt, über dem leicht verdickte, rostbraun verfärbte, weiche Häute liegen. Das Innere ist mit Liquor gefüllt.

Die Veränderungen des Gehirns nach Einwirkung stumpfer Gewalt lassen sich also in primäre Läsionen wie Rindenprellungsherde, Rhexisblutungen und Gewebszerreißungen (meist herdförmige, jedoch multilokulär anzutreffende Läsionen) und sekundäre Läsionen unterteilen, welche Folge reaktiver Vorgänge sind. Sie setzen deshalb ein zeitliches Intervall zwischen Trauma und Ausbildung voraus (Ganglienzellveränderungen, anämische und haermorrhagische Nekrosen sowie diapedetische Blutungen).

Nach längerer Überlebensdauer stumpfer Schädel-Hirntraumen beobachteten SCHACHT und MINAUF im wesentlichen Nekrosen und Haemorrhagien verschiedenen Alters, teils in Form der seit langem als sicher sekundär bekannten Ringblutungen, teils als perivaskuläre oder diffuse Blutaustritte; daneben auch perivaskuläre und intramurale Blutungen, welche die Verfasser auf Grund ihrer Lokalisation der bereits eingetretenen Organisation für primäre Alterationen halten, die schon zur Zeit der Gewalteinwirkung entstanden waren.

Ferner erwähnen sie die seltene Beobachtung geschwollener Nervenzellen mit hochgradig geblähten Kernen bei einem Patienten mit 5stündiger Überlebenszeit.

In der Hirnrinde trifft man bei den sekundären Läsionen, von primären Zerstörungsherden unabhängig, auf Veränderungen von Ganglienzellen (Müller).

Die Zellkerne sind chromatinreich und zeigen die Form eines Zeltes (sog. ischämische Ganglienzellveränderung). An anderen Stellen sind die Ganglienzellen ganz ausgefallen, während die ortsständige Glia erhalten geblieben ist (elektive Parenchymnekrose). Auch vollständige Nekrosen des Rindenbandes, mitunter ganzer Nervenzellen und der Glia, sind anzutreffen. Die Nekrosen des Rindenbandes lassen sich schon makroskopisch von den Rindenprellungsherden durch ihre Lokalisation unterscheiden. Sie finden sich stets im Windungstal, während die Rindenprellungsherde die Kuppe der Windung zerstört haben.

Ausgedehnte Läsionen sind nach MÜLLER auch im Hemisphärenmarklager zu beobachten: Plaques, streifenförmige Nekrosen von z. T. großer Ausdehnung, wobei Markscheiden und Achsenzylinder zugrunde gegangen sind. Sekundäre traumatische Läsionen sind ferner häufig im Ammonshorn anzutreffen, welches bekanntlich gegenüber Sauerstoffmangel besonders anfällig ist. Weiterhin können streifenförmige und anämische Nekrosen im Balken beobachtet werden; ebenso auch in den Stammganglien und im Hirnstamm.

Im Kleinhirn sind neben Nekrosen im Marklager vor allem die Ausfälle der Purkinjeschen Zellen bemerkenswert. An ihrer Stelle findet sich dann häufig ein Glia-Strauchwerk. Zu den frühen sekundären Läsionen gehört das Ödem.

Diese sekundären Veränderungen unterscheiden sich nicht von den Befunden, wie man sie bei Sauerstoffmangel des Gehirns verschiedener Ätiologie beobachten kann. Sie sind also durch die zerebralen Kreislaufstörungen verursacht. Die ausgedehnten Degenerationsherde im Marklager hält MÜLLER für Folgen des allgemeinen Hirnödems.

Rindenprellungsherde entstehen nach SELLIER und UNTERHARNSCHEIDT infolge Kavitation überall dort, wo mindestens ein Unterdruck von 1 Atmosphäre besteht. Somit handelt es sich beim Rindenprellungsherd eigentlich nicht um die Folge einer Prellung der rindennahen Hirnteile gegen die Schädelwand, sondern um die Folge der Kavitation durch den negativen Druck (Sog). Auch der Ausdruck Gegenstoßstelle oder Contre-coup-Region ist nach SELLIER und UNTERHARN-SCHEIDT irreführend. Die Verfasser haben dargelegt, daß das Gehirn bei stumpfer Gewalteinwirkung auf der gegenüberliegenden Seite durch den negativen Druck geschädigt wird und ein nachfolgendes Wiederanstoßen wirkungslos ist.

Die subependymären Blutungen im Ventrikelbereich sind nicht mit der normalen Unterdrucktheorie zu erklären, sondern hier muß man nach SELLIER und UNTER-

HARNSCHEIDT die Deformation des Schädels mit heranziehen. Je größer die Intensität der einwirkenden Gewalt ist, desto mehr tritt der Unterdruck gegenüber einer allgemeinen Deformation des Gehirns (Scherung, Quetschung) als Schädigungsfaktor zurück. Multiple rhektische Blutungen im Bereich von Pons und Medulla oblongata lassen vermuten, daß die Intensität der einwirkenden Gewalt sehr groß war. Diese Intensitäten gehen mit erheblichen Deformationen einher. Nach SELLIER und UNTERHARNSCHEIDT ist es irreführend, von Duret-Bernerschen Blutungen zu sprechen. Man müsse vielmehr unterscheiden zwischen rhektischen Blutungen — nach Gewalteinwirkung auf den intakten Schädel — in Hirnstamm, Brücke und Medulla oblongata, die in der Regel zum spontanen Tod führen, und diapedetischen Blutungen, die in den gleichen Bereichen infolge Kreislaufstörung erst nach längerem Intervall entstehen.

Während die Gefäßläsionen im Bereich eines Rindenprellungsherdes von KRAULAND als Folge der Gegenstoßwirkung aufgefaßt werden, welche die Windungen verschieben, so daß die Arachnoidea über ihre Festigkeitsgrenze angespannt würde, nehmen SELLIER und UNTERHARNSCHEIDT die Gefäßruptur im Bereich eines Rindenprellungsherdes als reine Unterdruckwirkung an.

Nach den Untersuchungen von COURVILLE sind Contre-coup-Verletzungen des Schädels bei Kindern unter 3 Jahren ganz selten, auch in tödlichen Fällen. Über 3 Jahre steigt sie auf etwa 25% an und nach 4 Jahren rasch auf über 70%.

Die Befunde von 636 EEGs bei 395 Kindern mit frischen, meist leichteren Schädeltraumen wurden von LENARD beschrieben.

Den Frühverlauf und die Endresultate bei schweren kraniozerebralen Verletzungen im Kindesalter untersuchten aus chirurgischer Sicht KIENE und KÜLZ.

Bei der Auswertung von 250 Beobachtungen tödlicher Schädel-Hirnverletzungen (176 geschlossene, 74 offene) fanden sich Schädelbrüche in 92,2%, Rindenprellungsherde am Gegenpol in 19,2%. Als grobes Zeitschema der histologischen Befunde ergab sich:

        bei Tod nach 3 Stunden kapilläre Hyperämie
        bei Tod nach 2 Tagen Gliaschwellung
        bei Tod nach 4 Tagen Leukozyteninfiltrate und Gliamobilisation
        bei Tod nach 6 Tagen Hämosiderinphagozytose
        bei Tod nach 10 Tagen Kapillarsprossung
        bei Tod nach 15 Tagen Fettkörnchenzellen.

Hinweise auf Spätblutungen in der Umgebung von Kontusionsherden sowie traumatisches Hirnoedem bestanden bei 45% der Todesopfer vom ersten Tag. In 7 Fällen fand sich tödliche Blutaspiration infolge Schädelbasisbruches, bei 40 tödliche Bronchopneumonie infolge Aspiration und Atelektase in den nächsten Tagen, bei fast 12% Nekrosen im Hypophysenvorderlappen, bei 38% Entspeicherung der Nebennierenrinde (COURVILLE).

Einen weiteren kasuistischen Beitrag zum Vorkommen der traumatischen Schizogyrie lieferte LINK.

b) Subependymäre und Balkenblutungen (ventrikelnahe Blutungen)

Posttraumatische intrazerebrale bzw. intraventrikuläre Blutungen raumbeengenden Charakters sind nach TÖNNIS und FROHWEIN recht selten. Als geburtstraumatische Blutungen sind subependymäre im Gebiet der V. terminalis und besonders im Balken zu finden.

Symmetrische Pallidumnekrosen entstehen nach ADEBAHR durch Hypoxie oder Anoxie des Gehirns infolge allgemeiner Hypoxämie oder durch ungenügende Verwertbarkeit des Sauerstoffs bei Blockade zellulärer Atmungsfermente. Er fand sie bei protrahiert verlaufenden Kohlenmonoxydvergiftungen am häufigsten.

Einseitige Pallidumnekrosen beobachtete ADEBAHR bei Embolie, thrombotischem Verschluß der A. carotis communis oder interna nach Erhängungsversuch, protrahiertem Kollaps oder Gewalteinwirkung auf den Hals.

Blutungen und Erweichungsherde im Balken und im Uncus hippocampi sind durch Hirndruck bedingt, der beim Schädeltrauma durch Volumenvermehrung verursacht wird.

Bei 150 von SCHACHT und MINAUF untersuchten Schädeltraumen nach stumpfer Gewalteinwirkung lagen in 29 Fällen Läsionen im Balken vor. Als primär traumatische Veränderungen fanden sich in ventrikelnahen Balkenteilen perivaskuläre Blutungen mit lamellärer Aufsplitterung der Gefäßwände und Gefäßrupturen. Außerdem bestanden Gewebseinrisse in der dorsalen, unterhalb der Falx gelegenen Balkenetage. Die bevorzugte Lokalisation der rhektischen Blutungen in Ventrikelnähe wird physikalisch analog den Rindenprellungsherden durch den negativen Druck, der bei sagittaler Gewalteinwirkung im Ventrikelsystem auftritt (sog. „innerer Contre-coup-Effekt"), die Einrisse in den dorsalen Balkenetagen durch Zugkräfte und dadurch bedingte seitliche Dehnung erklärt.

Unter 150 Beobachtungen nach Einwirkung stumpfer Gewalt auf den Schädel fanden MINAUF und SCHACHT 43 mal (28%) Läsionen im Bereich der Stammganglien; 34 mal lag eine Schädelfraktur vor. Die besondere Aufmerksamkeit der Untersucher galt den Fällen mit kurzer, maximal einstündiger Überlebenszeit. Als primär traumatische Alterationen stellten die Verfasser im Bereich der Stammganglien Gewebszertrümmerungen und Blutungen verschiedener Ausdehnung, Form und Lokalisation fest. Diese variierten von Punktgröße bis zu einer Ausdehnung von 2—3 cm im größten Durchmesser. Sie waren vorwiegend kugelförmig in den grauen Kernen und mehr streifenförmig innerhalb der Faserbahnen oder im Grenzgebiet zwischen grauer und weißer Substanz. Als Prädilektionsstellen solcher Blutungen erwiesen sich die ventrikelnahen Teile der Stammganglien und der latero-basale Putamenrand. Im subependymären Gewebe fanden sich häufig Mantelblutungen und intramurale Haemorrhagien sowie diffuse Blutungen, die mitunter auch in das Ventrikellumen eingebrochen sind, am lateralen und basalen Putamenrand vorwiegend ausgedehnte perivaskuläre und intramurale Blutungen größerer Gefäße. Mehrmals konnte der ursächliche Zusammenhang zwischen Abriß kleiner Gefäße an Verzweigungsstellen und solchen intramuralen Haemorrhagien nachgewiesen werden. Eindeutige Gefäßwandrupturen sahen die Untersucher vor allem an ventrikelnahen Venen. Die erhobenen Befunde werden einerseits durch den „zentralen Kavitations-Effekt", andererseits durch mechanische Einwirkung im Sinne von Rotations-, Zug- und Scherkräften erklärt.

c) Marklagerblutungen

Wenn ein traumatisches intrazerebrales Haematom entsteht, hat gewöhnlich eine erhebliche Gewalteinwirkung stattgefunden, so daß neben der Blutung eine zusätzliche Substanzschädigung des Gehirns vorliegt. In einem Teil der Fälle steht die Zertrümmerung von Hirngewebe im Vergleich zu der Blutung aus eröffneten Gefäßen im Vordergrund; andererseits kann es primär zur Ruptur eines größeren Gefäßes kommen, so daß die Blutung verlaufsbestimmend und die Kontusion weniger ausgeprägt ist. Zwischen diesen beiden Formen sind alle Übergänge möglich.

Bei einem Trauma mit intrakranieller Blutung können Kombinationen von epiduralen, subduralen und intrazerebralen Haematomen beobachtet werden.

Hinsichtlich Häufigkeit und Art intrazerebraler Haematome nach Trauma fanden LARSON und MITTELPUNKT:

subdurale Haematome	319	(84,2%)
intrazerebrale Haematome	36	(9,5%)
extradurale Haematome	24	(6,3%)
insgesamt	379	—

d) Epidurales Haematom

Eine Übersicht über traumatische intrakranielle Blutungen von TÖNNIS u. Mitarb. ergab:

Epidurale Haematome	40	
subdurale Haematome	118	
einseitig		106
einseitig atypisch		1
doppelseitig		11
intracerebral	26	
kombiniert		14

In der Mehrzahl der Fälle entstehen die epiduralen Haematome durch einen Einriß der A. meningea media bzw. einer ihrer Äste, seltener durch eine Verletzung größerer Venen oder des Sinus. TÖNNIS unterscheidet frontale, parieto-temporale, occipitale und infratentorielle epidurale Haematome.

HEMMER weist darauf hin, daß Kliniker bei Schädeltraumen 3–5% epidurale Blutungen diagnostizieren, während bei gerichtlichen Sektionen 20–30% gefunden werden. Die Werte zwischen den klinischen Angaben und den Autopsie-Statistiken schwanken nach neueren Befunden zwischen 0,64–5% und 5,4 und 13,6%. Etwa ein Drittel der klinisch behandelten Patienten weist keine typische Symptomatik auf. Die atypischen epiduralen Haematome werden eingeteilt in „subakute" mit einer speziellen Symptomatik zwischen 12–48 Stunden und „chronische" mit einer solchen nach 48 Stunden und länger. Der protahierte Verlauf beruht auf der Eröffnung eines kleinen Astes der A. meningica media oder der Verletzung von Venen, Emissarien und evtl. eines Sinus.

Lokalisatorisch konnte HEMMER bei den atypischen epiduralen Haematomen keinen Unterschied gegenüber den akuten Formen finden. Sie sind meist temporal, seltener frontal und ganz selten occipital, als Rarität auch einmal in der hinteren Schädelgrube anzutreffen.

Über Ätiologie, pathologisch-anatomische Befunde und Symptomatologie traumatischer extraduraler Haematome, die vom mittleren Drittel des oberen Längsblutleiters ausgingen, berichteten DA PIAN u. Mitarb. Diese Verletzungsart beobachteten sie vorwiegend bei Männern mittleren Alters.

e) Subdurales Haematom

Für die Entstehung der subduralen Haematome kommen mehrere Ursachen in Betracht. Bei den akuten und subakuten Blutungen ist gewöhnlich eine schwere Schädel-Hirnschädigung vorausgegangen, so daß es durch die Kontusion des Hirngewebes und den Einriß der Hirnhäute oder gelegentlich auch durch eingedrückte Knochenstücke zu einer Blutung aus den dabei verletzten Gefäßen kommt. Meist sind arterielle Äste, seltener Venen oder einer der Sinus betroffen.

KRAULAND u. Mitarb. berichteten über 3 Fälle, bei denen Schlagaderverletzungen an der Mantelfläche des Großhirns Quelle einer tödlichen subduralen Blutung wurden. In 2 Fällen handelte es sich um akute Blutungen, im dritten Fall aber um ein abgekapseltes chronisches Haematom. Die Verletzungen saßen im parietotemporalen Übergangsgebiet, wo „Prellungen der Meningen" häufiger festzustellen sind. Schädelbrüche lagen nicht vor.

Über die klinisch schwierig zu diagnostizierenden traumatischen Haematome der hinteren Schädelgrube berichtete STROOBANDT. In einem Zeitraum von 15 Jahren fand CIEMBRONIEWICZ unter 1589 Hirntraumen 532 subdurale Haematome im Bereich der Großhirnhemisphären und nur bei 3 Patienten ein subdurales Haematom der hinteren Schädelgrube (0,57%).

Über die Entwicklung der chronischen subduralen Haematome sind die Ansichten geteilt. Die Befürworter einer unfallabhängigen Genese vermuten nach TÖNNIS z.T., daß die Haematombildung bzw. seine Größenzunahme durch intrakraniellen Überdruck oder ungenügende Liquorproduktion im Anschluß an ein leichtes Schädeltrauma begünstigt werde. Andere Autoren glauben eher, daß zunächst eine kleine subdurale Blutansammlung vorliege, deren Organisation bzw. Resorption durch sekundäre Blutungen aus Gefäßneubildungen des Organisationsgewebes behindert werde und die sich zusätzlich durch das osmotische Druckgefälle vergrößere.

Blutungen aus Brückenvenen können nicht durch Unterdruckwirkung erklärt werden, sondern nur durch eine relative Rotation des Gehirns gegenüber dem Schädel, wobei diese Brückenvenen angespannt und zerrissen werden.

Bezüglich der Frage, Pachymeningitis haemorrhagica interna oder chronisches traumatisches subdurales Haematom weist KRAULAND darauf hin, daß die ursprüngliche Blutungsquelle auch bei chronischen Veränderungen noch aufgefunden werden kann.

Für die Begutachtung läßt sich nach KRAULAND folgern, daß bei „chronischen Subduralblutungen" und bei Pachymeningitis haemorrhagica interna mit sog. „Haematom der Dura mater" sorgfältig nach extraduralen Blutungsquellen zu forschen ist. Bei nachgewiesener Blutungsquelle ist eine klare Grundlage für die Begutachtung vorhanden.

Wurde die Blutungsquelle nicht gefunden und fehlen krankhafte Veränderungen vor allem an der Dura, so ist bei einem entsprechenden Trauma in der Vorgeschichte dennoch zunächst an eine traumatische Entstehung zu denken (KRAULAND).

Zur Pathogenese und Begutachtung des chronischen Haematoms der Dura mater bemerkt WEPLER, daß das chronische Haematom der Dura mater immer intradural liege und aus dem als Pachymeningiosis dissecans bezeichneten Vorstadium hervorgehe. Der gesamte Prozeß sei Folge lokaler Durchblutungsstörung mit erhöhter Gefäßpermeabilität, die durch unspezifische Reize verschiedener Art ausgelöst werden. Unter diesen Reizen spiele das einmalige, meist leichtere bis mittelschwere Schädeltrauma eine wesentliche Rolle. Nach den heutigen Vorstellungen könne Pachymeningiosis dissecans und chronisches Haematom der Dura durch ein Trauma sowohl ausgelöst als auch verschlimmert werden. Eine einwandfreie Beurteilung der sich daraus ergebenden gutachtlichen Konsequenzen ist nach WEPLER nur bei genauester Kenntnis der Vorgeschichte und nach eingehender histologischer Untersuchung möglich.

f) Subarachnoidale Blutung

Bei erheblichen Kopftraumen, die mit Verletzungen der Schädelknochen und des Gehirns einhergehen, lokalisiert sich die subarachnoidale Blutung entweder an der Stelle des eigentlichen Aufschlagherdes oder um die Stelle des Gegenschlagherdes – Contre-Coup. Solche Blutungen sind immer scharf umschrieben und dem Trauma adaequat (AVDEJEV).

Spontane basale subarachnoidale Blutungen bilden sich hauptsächlich infolge Ruptur eines Aneurysma an der Hirnbasis. Subarachnoidale Blutungen entstehen entweder per diabrosin, per rhexin oder per diapedesin. Wenn die Möglichkeit einer Blutung per diabrosin und die Diagnose einer Blutung per rhexin nicht berechtigt ist, dann kann der Gutachter nach AVDEJEV eine Blutung per diapedesin nicht ausschließen; solche Blutungen sind niemals traumatischer Natur. Nach AVDEJEV kann gesagt werden, daß basale subarachnoidale Blutungen mit einheitlicher Morphologie und rasch eintretendem Tod durch eine pathologische Alteration der Gefäßwandung bedingt sind und kein ursächlicher Zusammenhang zwischen einer solchen Blutung und einem vorangegangenen Trauma besteht.

g) Hypophyse

Traumatische Hypophysenschäden sahen BOLTZ und SKALA in 56 Fällen nicht ausgewählter Schädeltraumen bei histologischen Untersuchungen 34 mal, d.h. $^3/_5$ aller Fälle hatten Anzeichen einer traumatischen Mitbeteiligung des Organs.

Extrakapsuläre Blutungen sind nicht mitgerechnet. Subkapsuläre Blutungen fanden sich in einem Viertel der traumatischen Hypophysenschäden als alleinige Verletzungsfolge; bei schweren Traumen auch diffuse Blutungen bei makroskopisch unauffälliger Beschaffenheit. Die Adenohypophyse ist allein nur selten befallen, selbst wenn solche Schäden überlebt werden. Sie gewinnen erst klinische Bedeutung, wenn mehr als die Hälfte des Vorderlappens zerstört ist. Die frische Verletzung der Hypophyse ist nach den Untersuchungen vorwiegend durch Blutungen charakterisiert, die selten in der Adenohypophyse allein auftreten. In der Hälfte der Fälle fanden sich Kombinationen mit Schädigung der Neurohypophyse, die bei einem Drittel allein betroffen war. Man ist jedoch nicht berechtigt, jede histologisch nachweisbare frische Blutung im Hypophysenbereich, besonders wenn sie nur intra- oder gar extrakapsulär liegt, als Ausdruck eines Trauma oder auch nur einer Zirkulationsstörung aufzufassen.

Die reichliche Versorgung der Hypophyse mit Blutgefäßen sowie ihre Beziehung zum Sinus cavernosus und den Sinus intercavernosi führt leicht dazu, daß beim Entfernen des Organs kleine Blutungen erzeugt werden. Zu den schwersten traumatischen Schäden des Hirnanhanges gehört der Abriß des Stieles.

So gut wie regelmäßig offenbart die Sektion bei Hirntraumen und Tumoren ein Oedem des Gehirns und dabei nach den Untersuchungen von WANKE und KRICKE an der Hypophyse eine Hyperämie und ödematöse Durchtränkung sowohl des Vorder- als auch des Hinterlappens. Diese Veränderungen werden von den Verfassern als funktionelle Kreislaufstörungen infolge Versagens des Vasomotorenzentrums im Hirnstamm gedeutet. Am Lebenden sind bei protrahiertem Verlauf eines traumatischen Hirnschadens derartige Durchblutungsstörungen vorhanden. Sie sind im allgemeinen reversibel, können jedoch, je länger sie anhalten, um so stärker einen Untergang von parenchymatöser und nervöser Substanz (Entparenchymisierung) und eine bindegewebige Umwandlung und Schrumpfung (Sklerose, Atrophie) der Hypophyse zur Folge haben. Die Verfasser beschreiben entsprechende Befunde an Spättodesfällen.

Wenn das Schädeltrauma eine zeitlang überlebt wurde, können sekundäre Schäden der Hypophyse eintreten, und zwar oedematöse Veränderungen, Thrombosierungen und Nekrosen, die schon nach verhältnismäßig kurzer Überlebenszeit ansehnliche Ausdehnungen erreichen können. Nicht jeder Sellabruch führt zwangsläufig auch zu einer Schädigung der Hypophyse, welche aber andererseits nicht unbeträchtliche traumatische Veränderungen ohne Bruch des Türkensattels aufweisen kann, wie die Autoren in der Hälfte ihrer Fälle sahen.

Als Zufallsbefund bei der Obduktion eines einige Tage später im Schock nach den erlittenen schweren Verbrennungen verstorbenen Mannes konnte KERKHOVEN eine Hypophysenvorderlappen-Nekrose entdecken. Der entscheidende Faktor für die Auslösung der Nekrose in der Adenohypophyse dürfte im Schock und nicht in der Verbrennung an sich zu suchen sein.

Im Schock wird der Vorderlappen der Hypophyse nach den Untersuchungen von DE FARIA u. DE OLIVEIRA sehr häufig vernichtet; deutliche, verschieden starke Nekrosen bzw. ihre Folgen wurden bei 38 von 48 Fällen festgestellt. Die Hinterlappen wurden nur bei 3 Fällen mit ausgedehnter Nekrose im Vorderlappen deutlich geschädigt. Die Vorderlappennekrose wurde in den verschiedenen Entwicklungsstadien bis zur Vernarbung gefunden. Entzündliche Zellreaktionen nach Nekrose waren nur leicht. Vernarbte Stellen sind durch ihre Lokalisation und Zusammensetzung (Retikulinfasern und keine elastischen Elemente) von den normalen bindegewebigen Gefäßsträngen zu unterscheiden.

Schock oder akute Hypoxämien können nach Ansicht der Verfasser auch verantwortlich sein für die folgenden Veränderungen im Hypophysenvorderlappen:
— Nekrosen beim Routineobduktionsgut
— Sklerosen und Atrophien unbekannter Ursache oder unbekannter Mechanismus
— Insuffizienz nach Infektionen.

h) Schädigung von Hirnnerven

Bei Schädeltraumen sind Schäden der Hirnnerven möglich, und zwar des N. facialis auf seinem ganzen Weg, des N. acusticus im inneren Gehörgang und des VI. Hirnnervs im Bereich der Felsenbeinspitze.

i) Schädigung von Gefäßen

Bei den komplizierenden Folgen gedeckter kraniozerebraler Traumen kommt den funktionellen Gefäßverschlüssen eine nicht zu unterschätzende Bedeutung zu. Sie reichen nach ISFORT vom spastischen Verschluß einzelner peripherer Schlagaderzweige bis zum vollständigen cerebralen Zirkulationsstillstand infolge akuter maximaler intrakranieller Drucksteigerung. Die Differentialdiagnose gegenüber den traumatischen Haematomen des Schädelinneren und sonstigen Unfallfolgen ist nur angiographisch zu klären.

Isolierte Verletzungen der basalen Hirnarterien ohne nennenswerte Läsion des Gehirns und des Knochens sind wenig bekannt. Einen derartigen Fall veröffentlichte WASL.

Einen weiteren kasuistischen Beitrag zur Frage des Verschlusses der A. cerebri media durch ein stumpfes Schädeltrauma lieferte BUSHART.

Über 6 Fälle tödlicher Komplikationen bei Schädel-Hirnverletzten berichtete PATSCHEIDER. 4 Patienten starben durch venöse Luftembolie, welche durch Verletzung größerer Blutleiter der harten Hirnhaut eingetreten war.

Eine Thrombose der re. A. cerebri posterior und der A. basilaris nach einer Schädelverletzung beobachteten LOMBARD u. Mitarb. Bei dem Patienten bestand eine anatomische Mißbildung des Circulus Willisii und des zuführenden vertebrobasilaren Abschnittes. Ferner lagen pathologische Veränderungen in Form von Atheromatose und Thrombose der re. A. cerebralis posterior vor.

Trotz ihrer relativ geringen Zahl sollten die posttraumatischen Aneurysmen nach TÖNNIS und FROHWEIN noch mehr Interesse finden. Neben den weniger bedeutsamen Aneurysmen der Vasa meningea und den recht seltenen der A. vertebralis sind es vornehmlich die Aneurysmen der A. carotis interna und des Sinus cavernosus, die Interesse beanspruchen müssen. Bei Brüchen des Keilbeins oder des Felsenbeins kann ein Knochensplitter durch den Sinus cavernosus hindurch die von diesem umhüllte A. carotis verletzen. Nicht immer kommt es zu einem sofortigen Einbruch des arteriellen Blutes in die Sinusräume. In diesen Fällen reißt eine wandgeschädigte Carotis erst einige Tage oder Wochen nach dem Unfall.

Die indirekte traumatische Ruptur einer Hirnbasisarterie konnte BRASS beobachten und eine Aneurysmaruptur im Subduralraum in Verbindung mit einem Trauma SADIK u. Mitarb.

Den seltenen Fall einer traumatischen arteriovenösen Fistel der A. meningica media sahen LUDIN und MÜLLER. Bei der Autopsie bestätigte sich der räumliche Zusammenhang der parietalen Frakturlinie, welche sich bis in das Foramen lacerum fortsetzte, mit der arteriovenösen Kommunikation. Es bestand eine Verletzung der A. und V. meningica media sinistra.

Über eine traumatische Fistel zwischen A. vertebralis und V. jugularis interna nach Stichverletzung berichteten DOST und KÜMMERLE.

Literatur

ADEBAHR, G.: Zur Genese traumatischer Pallidum-, Balken- und Marknekrosen. Dtsch. med. Wschr. **88**, 2097—2103 (1963).

AVDEJEV, M.J.: Über subarachnoidale Blutungen und ihre gerichtsmedizinische Bedeutung; Acta medicinae legalis et socialis **15**, Heft 3, S. 13—16 (1962).

BOLTZ, W., u. O. SKALA: Zur Entstehung traumatischer Hypophysenschäden. Acta med. leg. soc. **15**, 45—59 (1962). Ref. Dtsch. Z. ges. gerichtl. Med. **55**, 20 (1964).

BRASS, K.: Über indirekte traumatische Rupturen der Hirnbasisarterien. Frankfurt. Z. Path. **68**, 254—260 (1957).

BUSHART, W.: Kasuistischer Beitrag zur Frage des Verschlusses der A. cerebri media durch ein stumpfes Schädeltrauma. Mschr. Unfallheilk. Hefte Unfallheilk. **78**, 225 (1964).

CIEMBRONIEWICZ, J.E.: Subdural hematoma of the posterior fossa. J. Neurosurg. **22**, 465 (1965).

COURVILLE, C.B.: Contrecoup Injuries of the Brain in Infancy. Arch. Surg. **90**, 157—165 (1965).

DA PIAN, R., et coll.: Ematomi extradurali traumatici del terzo medio del seno longitudinale superiore. Osped. Ital.-Chir. **8**, 667—676 (1963). Ref. Dtsch. Z. ges. gerichtl. Med. **56**, 26 (1965).

DE FARIA, J.L., u. DE OLIVEIRA, N.R.: Hypophysennekrose nach Schockzuständen. Beitr. pathol. Anat. **127**, 213—231 (1962).

DOST, K., u. F. KÜMMERLE: Traumatische Fistel zwischen Arteria vertebralis und V. jugularis interna. Chirurg **34**, 412—414 (1963).

HEMMER, R.: Über atypische posttraumatische epidurale Blutungen und die Ursachen ihrer Fehldeutung. Dtsch. med. Wschr. **90**, 1945—1948 (1965).

ISFORT, A.: Funktionelle traumatische Hirngefäßverschlüsse im Angiogramm. Fortschr. Röntgenstrahlen **101**, 624—630 (1964).

JACKSON, D.C., and DU BOULAY, G.H.: Traumatic arteriovenous aneurysm of the middle meningeal artery. Brit. J. Radiol. **37**, 788 (1964).

JELACIC, O.: Anatomie et pathologie histologiques des lésions cérébrales traumatiques. Ann. Méd. lég. **43**, 43—49 (1963). Ref. Dtsch. Z. ges. gerichtl. Med. **56**, 237 (1965).

KATZENSTEIN, E.: Das Schädelhirntrauma. Basel: Schwabe 1956.

KIENE, S., u. J. KÜLZ: Schwere kraniozerebrale Verletzungen im Kindesalter. Frühverlauf und Endresultate aus chirurgischer Sicht. Bruns Beitr. **210**, 224 (1965).

KRAULAND, W.: Verletzungen der A. carotis interna im Sinus cavernosus und Verletzungen der großen Halsschlagadern mit Berücksichtigung der Aneurysmenbildung; Handb. spez. path. Anat. u. Hist. Band XIII; 3. Teil; S. 170—176. Berlin, Göttingen, Heidelberg: Springer 1955.

— Verletzungen des Gehirns und die traumatischen intracraniellen Blutungen.

— In: Ponsold, Lehrbuch der gerichtlichen Medizin, S. 346—360. Stuttgart: Thieme 1957.

— Über die Quellen des akuten und chronischen subduralen Haematoms. Stuttgart: Thieme 1961.

u.a.: Subdurale Blutungen aus isolierten Verletzungen von Schlagadern an der Hirnoberfläche durch stumpfe Gewalt. Virch. Arch. **336**, 87—98 (1962).

— Pachymeningitis haemorrhagica interna oder chronisches traumatisches subdurales Haematom. Acta medicinae legalis et socialis **15**, Heft 3, S. 17—21 (1962).

— Traumatische intrakranielle Blutungen aus pathologischer Sicht. Mschr. Unfallheilk., Hefte Unfallheilk. **78**, 213 (1964).

LARSON, S.J., and A. MITTELPUNKT: Posttraumatic Intracerebral Hematoma. J. Trauma **5**, 482—490 (1965).

LENARD, H. G.: EEG-Veränderungen bei frischen Schädeltraumen im Kindesalter. Münch. med. Wschr. **107**, 1820 (1965).
LINK, K.: Zum Vorkommen der traumatischen Schizogyrie. Zbl. alg. Path. **108**, 345—350 (1966).
— SCHLEUSSING, H.: Die offenen Verletzungen der Dura mater cerebralis und spinalis sowie der Blutleiter; Handb. spez. path. Anat. u. Hist. Band XIII; 3. Teil; S. 1—21. Berlin, Göttingen, Heidelberg: Springer 1955.
— — Die offenen Verletzungen des Gehirns und des Rückenmarkes; Handb. spez. path. Anat. u. Hist. Band XIII; 3. Teil; S. 22—83. Berlin, Göttingen, Heidelberg: Springer 1955.
LOMBARD, G. F., e coll.: Un caso di trauma cranico con trombosi dell'arteria cerebrale posteriore destra e della basilare. Minerva chirurgica **21**, 174—178 (1966).
LUDIN, H., u. H. R. MÜLLER: Traumatische arteriovenöse Fistel der Arteria meningica media. Fortschr. Röntgenstrahlen **103**, 102—104 (1965).
MINAUF, Ü., u. L. SCHACHT: Zentrale Hirnschäden nach Einwirkung stumpfer Gewalt auf den Schädel. II. Mitteilung: Läsionen im Bereich der Stammganglien. Arch. Psychiatr. **208**, 162—176 (1966).
MÜLLER, N.: Die sekundären morphologischen Veränderungen des Gehirns nach Verletzung durch stumpfe Gewalt. Dtsch. med. Wschr. **91**, 1126—1131 (1966).
PATSCHEIDER, H.: Seltene tödliche Komplikationen bei Schädel-Hirnverletzten. Mschr. Unfallheilk. **65**, 267—271 (1962).
PETERS, G.: Die gedeckten Gehirn- und Rückenmarkverletzungen. In: Handb. spez. path. Anatomie u. Histol., Bd. 13, 3. Teil, S. 84—143. Berlin, Göttingen, Heidelberg: Springer 1955.
RICKER, G. — DÖRING, G.: Commotio cerebri; Handbuch. spez. path. Anat. und Hist. Band XIII; 3. Teil; S. 177—225. Berlin, Göttingen, Heidelberg: Springer 1955.
SADIK, A. R., et al.: Rupture of an intracranial aneurysm within the subdural space, in association with trauma. J. Neurosurg. **20**, 609—612 (1963).
SCHACHT, L., u. M. MINAUF: Zentrale Hirnschäden nach Einwirkung stumpfer Gewalt auf den Schädel. Arch. Psychiatrie **207**, 416—427 (1965).
SELLIER, K., u. F. UNTERHARNSCHEIDT: Mechanik und Pathomorphologie der Hirnschäden nach stumpfer Gewalteinwirkung auf den Schädel. Hefte zur Unfallheilkunde **76** (1963).
STROOBANDT, G.: L'hématome traumatique de la fosse postérieure. Acta Neurologica et Phychiatrica Belgica **65**, 525—535 (1965).
TÖNNIS, W., u. R. A. FROWEIN: Die Versorgung frischer Kopfverletzungen. Wien. Med. Wschr. **106**, 933—937 (1956).
— u. a.: Die traumatischen intrakraniellen Haematome. Documenta Geigy 1963. Series chirurgica Nr. 6.
VIGOUROUX, R., et coll.: Les hematomes extraduraux frontaux post-traumatiques. Neurochirurgie **9**, 197—218 (1963).
WANKE, R., u. E. KRICKE: Histologische Veränderungen der Hypophyse bei traumatischen Hirnschäden und Hirntumoren. Bruns Beitr. **200**, 165 (1960).
WASL, H.: Zur Kenntnis der isolierten traumatischen Läsion der basalen Hirnarterien. Zbl. Path. **101**, 184—187 (1960).
WEPLER, W.: Zur Pathogenese und Begutachtung des chronischen Haematoms der Dura mater. Zbl. Path. **91**, 406—412 (1954).
— Hirn- und Rückenmarkstraumen. In: KAUFMANN, E. — STAEMMLER, M. Lehrb. der spez. path. Anat. III. Band, 2. Teil, S. 651—690. Berlin: De Gruyter 1961.

k) Spätfolgen von Hirnverletzungen

Liquorfisteln, Zelen und Zysten. Liquorfisteln findet man nach Frakturen im Bereich der Stirnhöhle, des Siebbeins, der Keilbeinhöhle oder des Felsenbeins. Die Dura sitzt an diesen Stellen sehr fest auf dem Knochen, kann schwer abgelöst werden und reißt deshalb bei Frakturen immer mit ein. Über ungewöhnliche Verletzungen im Bereich des Kopfes, mit besonderem Hinweis auf Liquorfisteln und die seltenen Aerozelen, berichtete JACKSON, über eine ungewöhnlich große traumatische subarachnoidale und ventrikuläre Hydropneumatozele GASSMANN und über eine posttraumatische leptomeningeale Zyste des Gehirns bei einem 9 Monate alten Kind HIGAZI.

Sog. traumatische Hirnleistungsschwäche. Über den Begriff der sog. traumatischen Hirnleistungsschwäche bestehen nach BRESSER Unklarheiten. Von einigen Autoren wird unter diesem Begriff eine Dauerfolge nach Hirntrauma bzw. ein irreversibles seelisches Zustandsbild gesehen, das in die Gruppe der exogenen Reaktionstypen bzw. in den Formenkreis der körperlich begründbaren Psychosen einzuordnen sei. Im Mittelpunkt stehe ein Persönlichkeitsabbau oder eine organische Wesensveränderung bzw. ein Intelligenzabbau oder eine Demenz. Auch von einem traumatischen Allgemeinsyndrom (FÖRSTER) wird gesprochen, bei dem man bemüht sei, einen vegetativen und psychischen Anteil abzugrenzen. Es sei sicher, daß die vasomotorischen und vegetativen Regulationsstörungen große Bedeutung für die traumatischen Folgezustände haben. Eine exakte Erfassung der vegetativen Störungen sei aber nicht möglich. Auch der psychische Anteil der traumatischen Hirnleistungsschwäche könne nur schwer erfaßt werden. Zu berücksichtigen seien Gedächtnisstörungen, vorzeitige Ermüdbarkeit und Überempfindlichkeit gegenüber verschiedensten Reizen. BRESSER stellte fest, daß man für die Beurteilung traumatischer Spätschäden folgende Syndrome zu erfassen suchen müsse:

1. ein neurologisches Defektsyndrom
2. ein irreversibles psychopathologisches Syndrom, das die Bezeichnung der organischen Wesensveränderung verdiene und mit einer Demenz verbunden sein könne
3. ein Allgemeinsyndrom, das als Ausdruck einer vegetativen Labilität anzusehen sei, wobei der anlagebedingte Faktor und mögliche andere Ursachen Berücksichtigung finden müssen.

Am besten sei es, den Begriff der traumatischen Hirnleistungsschwäche ganz fallen zu lassen.

Eine Langzeituntersuchung von Patienten mit schweren Schädelverletzungen führten MILLER und STERN durch. 21 von 25 Patienten mit spastischen Paresen zeigten einen unerwartet guten Fortschritt. 16 Patienten hatten psychiatrische Symptome, 10 davon Zeichen einer Demenz und 4 einer Psychoneurose. 19 Patienten bekamen eine posttraumatische Epilepsie.

Bei allen Verkehrsunfällen Motorisierter überwog die Gewalteinwirkung von vorn und deshalb prävalieren hier die Frontalhirnschädigungen (KETZ). Occipitale Gegenstoß-Hirnsymptome fand KETZ nur in einem auffallend geringen Prozentsatz. Durch das Überwiegen Stirnhirngeschädigter herrschte bei den psychischen Dauerveränderungen (in 75,5% aller Fälle) eine spezielle Form der seelischen Alternation vor. In einem hohen Prozentsatz fand KETZ ein sog. Hirn-lokales Psychosyndrom in Gestalt ethischer Entgleisung, Senkung des Persönlichkeitsniveaus, Steuerungsstörung der Affekte, Bagatellisierung und Enthemmung.

Die von NEUGEBAUER mitgeteilten Verlaufsanalysen von 150 Jugendlichen, die ihre Hirnverletzung zwischen dem 15. und 20. Lebensjahr erlitten hatten, zeigen, daß Jugendliche wegen der großen Plastizität des Gehirns die neurologischen Ausfälle und Zeichen sehr gut kompensieren und einengen können. Demgegenüber haben aber die psychischen Veränderungen nach einer Hirnverletzung, wie Hirnleistungsschwäche und Wesensänderung, Tendenz zur prozeßhaften Verschlimmerung. NEUGEBAUER weist besonders auf die schweren Folgen bei nicht ausreichender Behandlung und Nachbehandlung einer Hirnverletzung für den Jugendlichen hin, die einschneidend das weitere Schicksal des Verletzten bestimmen.

Als Folge einer Schädel-Hirnverletzung kommen voll ausgebildete Demenzen nach MIFKA nur selten zur Beobachtung. Pseudoparalytische Demenzen sind als Folge zahlreicher kleinerer Schädeltraumen bei Boxern bekannt.

Einen klinischen Beitrag zur traumatischen Enzephalopathie lieferten BUONDONNO und FABIANI.

Bei 2 Menschen, die einen Genickschuß überlebt hatten, konnte HOHORST nicht allein eine Modifikation in der Persönlichkeitsentwicklung beobachten, sondern auch eine Introversion mit dem Verlust des Vermögens, eine harmlos oberflächliche Haltung zum Leben einzunehmen. Die Persönlichkeitsentwicklung war im weitesten Sinne als neurotisch zu bezeichnen.

Über ein Frührehabilitationsbeispiel eines Jungen, der im Alter von 8 ½ Jahren durch einen Autounfall mit schwerstgradiger Hirnstammkontusion eine Regression bis zur Stufe eines Neugeborenen und jungen Säuglings erlitten hatte, berichtete PAUL. Nach 9 Wochen Bewußtseinsverlust erfolgte eine sehr verkürzte und geraffte Wiederholung der ontogenetischen Entwicklung auf allen Lebensgebieten bis zur Stufe eines 5—6 jährigen.

Traumatische Spätapoplexie. Ausführlich hat sich ISFORT mit der Frage apoplektischer Insult und Unfallzusammenhang beschäftigt.

Zur Frage des traumatischen zerebralen Spätinfarktes teilen SOLLBERG und OBERLÄNDER mit, daß es nach schweren stumpfen Hirntraumen intervallär auftretende Hirninfarkte zu geben scheine, für deren Entstehung echte traumatogene Faktoren maßgebend seien. Einer Störung der Hämodynamik mit hypotoner Kreislaufkrise, dem „posttraumatischen Spätkollaps", dürfte dabei die Bedeutung eines wesentlichen, auslösenden Mechanismus zukommen.

Mit der Genese der posttraumatischen Spätapoplexie beschäftigte sich auch RUCKES.

Weitere Spätschäden. Durch offene oder geschlossene Schädel-Hirntraumen kann eine chronische Arachnoiditis mit und ohne Zystenbildung hervorgerufen werden.

Histologisch ist die Arachnoidea fibrös verdickt, zellarm, faserreich, hyalinisiert und vereinzelt finden sich Reste einer abgelaufenen Entzündung in Form herdförmiger Infiltrate aus Plasmazellen, Histiozyten oder Lymphozyten. Daneben bestehen makroskopisch sichtbare Verwachsungen zwischen Arachnoidea und Pia mit Mono- oder polylokulären zystischen Abschnürungen im Subarachnoidalraum, die expansiven Charakter besitzen (SOLLMANN).

Eine lange Überlebensdauer nach schwerem gedeckten Schädel-Hirntrauma führte autoptisch nach den Untersuchungen von JELLINGER u. Mitarb. bei 14 untersuchten Fällen zu einer groben Erweiterung des gesamten Ventrikelsystems, in 3 Spätfällen zur Totalatrophie des Großhirns. An 5 Fällen mit längerer Überlebensdauer imponierte eine diffuse Marklageratrophie mit unregelmäßig begrenzten Totalnekrosen im Windungsmark und einzelnen Markblutungszysten. Neben typischen Rindenprellungsherden lagen ausgedehnte, bis ins Subkortikalmark reichende Kontusionen vor.

Ein Fall von MERLI spricht dafür, daß ein längeres zeitliches Intervall an und für sich nicht gegen die Annahme eines Kausalzusammenhanges zwischen einem Schädelhirntrauma, einem Hirnabszeß und dem Tode spricht. Es handelte sich um einen posttraumatischen Späthirnabszeß nach 12 Jahren.

UENO und MUKAI beobachteten eine progressive Degeneration der Medulla oblongata nach einem stumpfen Schädeltrauma eines 12 jährigen Mädchens durch Sturz vom Fahrrad. Nach 30-tägigem Überleben fanden sich histologisch multiple disseminierte perivaskuläre Entmyelinisierungen im Bereich des Zentrum semiovale mit auffallender lymphozytärer Infiltration bei intakten Achsenzylindern. Der pathogenetische Entstehungsmechanismus wird im vaskulären Geschehen vermutet.

In 3 Fällen posttraumatischer Enzephalopathie wurden von HOLLÄNDER die massenhaft auftretenden kristallinen Markzerfallsprodukte als Cholesterinester mit einem Schmelzpunkt zwischen 41,5 und 42° C identifiziert. Es wird darauf hingewiesen, daß bei Anwendung alkoholischer Farbstoffe Sudannegativität vorgetäuscht werden kann.

Über posttraumatische Temporallappen-Epilepsie, unter besonderer Berücksichtigung der temporalen Synkope, berichtete SCHOBER und über geistige Späterscheinungen nach Schädelverletzungen MILLER.

Statistische und therapeutische Beobachtungen an 517 Schädel-Hirntraumen veröffentlichte CROZZOLI.

Die Bedeutung von Stoffwechselveränderungen des Gehirns beim Spättod nach Schädeltraumen untersuchten DRAGO u. Mitarb. Die Übersicht über 1000 Verletzte von MIFKA zeigte, daß bei allen Schädelverletzungen mit 6—7% Anosmien zu rechnen ist.

Die posttraumatische Anosmie und das intrazerebrale posttraumatische Aneurysma sind bis heute pathologisch-anatomisch noch nicht zufriedenstellend geklärt. SCHMID gelang es, für beide Komplikationen einwandfrei die morphologischen Substrate zu erbringen. Er konnte den plötzlichen Tod einer 32jährigen Frau, 1 ½ Jahre nach stumpfem Schädeltrauma infolge Verkehrsunfall, durch eine apfelgroße, frische Massenblutung im linken Marklager im Sinne einer traumatischen Spätapoplexie beobachten. Das Substrat einer posttraumatischen Anosmie war die Einspießung zahlreicher Knochensplitterchen in die Tractus olfactorii sowie die hochgradige, traumatisch bedingte Atrophie der Bulbi und Tractus olfactorii mit weitgehendem Schwund der Bulbi olfactorii, letzterer wohl infolge traumatischen Abrisses von Fila olfactoria. Als anatomisches Substrat der traumatischen Spätapoplexie fand sich ein frisch rupturiertes, kleinpfefferkorngroßes, intrazerebrales, arterielles Aneurysma. Seine traumatische Genese konnte durch die histologische Untersuchung einwandfrei gesichert werden.

Die Zusammenhänge zwischen Trauma und Entstehung einer zirkumskripten Sklerodermie diskutierte HOCHLEITNER. Bei einem 7 Jahre alten Mädchen trat nach einem stumpfen Schädeltrauma eine zirkumskripte Sklerodermie mit Atrophie des Schädelknochens und Epilepsie auf.

Literatur

BRESSER, P.H.: Die Beurteilung der sog. traumatischen Hirnleistungsschwäsche. Fortschr. Neurol. Psychiat. **29**, 33 (1961).
BRUN, R.: Die Schädel- und Hirnverletzung. Anamnestische und katamnestische Untersuchungen über Verlauf und Spätfolgen von Schädel- und Gehirntraumen auf Grund eines Krankengutes von 1648 Fällen. Bern: Huber 1963.
BUONDONNO, E., and S. FABIANI: Encefalopatia traumatica. Contributo clinico. Minerva Medica **57**, 792—793 (1966).
CROZZOLI, N.R.: Considerazioni statistiche e di terapia su 517 traumatizzati cranio-encefalici. Minerva Medica (1964).
DRAGO, G., et coll.: Importance des altérations du métabolisme cérébral dans la mort tardive après traumatisme cranien. La Presse Medicale **73**, 1465—1469 (1965).
GASSMANN, W.: Traumatische subarachnoidale und ventrikuläre Hydropneumatozele. Zbl. Chir. **83**, 1665—1668 (1958).
HIGAZI, I.: Post-traumatic leptomeningeal cysts of the brain. Report of an unusual case. J. Neurosurg. **20**, 605—608 (1963). Ref. Dtsch. Z. ges. gerichtl. Med. **56**, 238 (1965).
HOCHLEITNER, M.: Zirkumskripte posttraumatische Sklerodermie als Anfallsleiden. Wien. klin. Wschr. **78** 460—463 (1966).
HOHORST, H.E.: Genickschuß und Neurose. Med. Welt **17**, 1486—1490 (1966).
HOLLÄNDER, H.: Histochemische Untersuchung von Markabbauprodukten bei der protrahierten Form der posttraumatischen Encephalopathie. Arch. Psych. **206**, 161—164 (1964).
ISFORT, A.: Apoplektischer Insult und Unfallzusammenhang. Hefte zur Unfallheilk. **69**, 1—91 (1962).
JELLINGER, K., u.a.: Die protrahierte Form der posttraumatischen Encephalopathie. Klinisch-morphologische Befunde nach schwerem gedeckten Schädel-Hirntrauma mit langer Überlebensdauer. Nervenarzt **34**, 145—159 (1963).
KETZ, E.: Statistische und klinische Erfahrungen an Hirndauerschäden nach Straßenverkehrsunfällen. Ther. Berichte **34**, 45—49 (1962).
MERLI, S.: Über einen Fall von posttraumatischem Späthirnabszeß nach 12 Jahren. Mschr. Unfallheilk., Hefte Unfallheilk. **78**, 217 (1964).
MIFKA, P.: Der traumatisch verursachte Verlust des Geruchsinnes. Wien. med. Wschr. **114**, 793—796 (1964).
— Erworbene Demenz bei traumatischen Einflüssen. Wien. med. Wschr. **116**, 396—397 (1966).
MILLER, H., and G. STERN: The Long-term Prognosis of Severe Head Injury. Lancet 225—229 (1965).
— Mental after-effects of Head Injury. Proc. Royal Soc. Med. **59**, 257—261 (1966).
NEUGEBAUER, W.: Hirnverletzungen im Jugendalter und deren Folgen. Wehrmed. Mitt. 145—149 (1963).
NICK, J., et CH. SICARD-NICK: Les céphalés post-traumatiques tardives. La presse médicale **73**, 2587 (1965).

PAUL, J.: Schwere hirntraumatische Unfallfolgen beim Kind. Ein Früh-Rehabilitationsbeispiel. Die Rehabilitation 5, 87—104 (1966).
RUCKES, J.: Zur Genese der posttraumatischen Spätapoplexie. Virch. Arch. 329, 214—223 (1956).
SCHMID, K. O.: Zur Morphologie der posttraumatischen Anosmie und des intrazerebralen posttraumatischen Aneurysmas. Fallbericht einer traumatischen Spätapoplexie. Virch. Arch. 334, 67—78 (1961).
SCHOBER, W.: Über posttraumatische Temporallappenepilepsie unter besonderer Berücksichtigung der temporalen Synkope. Wien. klin. Wschr. 77, 465—468 (1965).
SOLLBERG, G., u. P. OBERLÄNDER: Zur Frage des traumatischen zerebralen Spätinfarktes. Med. Welt 261—267 (1965).
SOLLMANN, H.: Die chronische Arachnoiditis als Spätfolge nach Schädel-Hirntraumen und ihre operative Behandlung. Zbl. Chir. 91, 485—489 (1966).
UENO, M., and N. MUKAI: An autopsy case of traumatic cerebral white matter degeneration following an accidental closed head injury. Jap. J. leg. Med. 15, 326 (1961). Ref. Dtsch. Z. ges. gerichtl.. Med. 52, 641 (1961/62).
WIESER, F.: Schwere otogene Meningitis als Folge einer unversorgten Schädelverletzung vor 8 Jahren. Z. Ohrenheilk. 97, 61—63 (1963).

3. Hals

Bei 5710 Verkehrsunfällen fanden BRAUNSTEIN und MOORE 144 Patienten mit einer Halsverletzung, bei der ein sog. Whiplash-Phänomen beobachtet werden konnte. Jedoch stellt diese Bezeichnung keine Diagnose dar. Weitere Artikel über die Whiplash-Verletzungen des Halses stammen von CAMMACK, JANES und HOOSCHMAND (siehe auch Kapitel: Straßenverkehrsunfälle).

Kehlkopfverletzungen sind selten; einfache Erschütterungen, Commotionen sollen ohne nachweisbare Veränderungen gelegentlich zum sofortigen Schocktod führen können. Bei einer Quetschung oder Kontusion finden sich mehr oder weniger ausgedehnte submuköse Blutungen, Luxationen, gemeinsam mit anderen schweren Halsverletzungen, Frakturen, vorwiegend bei älteren Personen mit verkalktem und verknöchertem Kehlkopfskelett (bei Jugendlichen sehr selten). Betroffen sind in erster Linie der Schildknorpel, seltener der Ringknorpel. Das begleitende submuköse Haematom, Oedem sowie Blutungen können zu einem raschen Tod führen. Bei Erhängten wurden neben Zungenbeinbrüchen häufig Frakturen der oberen Schildknorpelhörner beobachtet. Frakturen heilen meist durch fibröse Vereinigung.

Bei Kraftfahrzeugunfällen ist ein Trauma des Larynx nichts Ungewöhnliches. Über anschließende Larynxstenose berichtete MIDDLETON.

Im Gegensatz zum Kehlkopftrauma durch stumpfe Gewalt, welches infolge Zunahme der Kraftfahrzeug-, Arbeits- und Sportunfälle immer häufiger zu beobachten ist (HOLINGER und JOHNSTON), sind Verletzungen des Kehlkopfes infolge scharfer Gewalt, insbesondere Stichverletzungen, ausgesprochene Seltenheiten (ZECHNER). Er konnte einen Unfall durch einen von einer Kreissäge abgesprungenen Holzspieß beobachten. Die Verletzung hatte zu einem ausgedehnten interstitiellen Emphysem im Spatium praeviscerale und im oberen Mediastinum geführt.

Bei der Röntgenuntersuchung von 300 Kehlköpfen fanden HRISTICSOJIC u. Mitarb. dreimal verheilte Zungenbeinfrakturen. Derartige Frakturen treten bei Verkehrsunfällen mit Verletzung des Halses und auch beim Judosport auf.

HOHENWALD beobachtete 2 Fälle von Larynxblutungen, die durch Trauma der Halswirbelsäule entstanden waren.

Innerhalb von 15 Jahren sahen HARRINGTON u. Mitarb. 14 Patienten mit penetrierenden Verletzungen der Trachea im Halsbereich. Es handelte sich um 10 Stichverletzungen, 2 Schußverletzungen und zweimal um ein stumpfes Trauma.

Über 2 Fälle einer kompletten Ruptur der Trachea im Halsabschnitt bei Fehlen äußerer Wunden berichteten COETZEE und VAN NIEKERK.

Eine Rißverletzung der hinteren Pharynxwand vom Nasopharynx bis zum Hypopharynx mit Fraktur des Zungenbeines als Folge eines Autounfalles beobachtete KREKORIAN.

Frakturen des Zungenbeins kommen nach WEINTRAUB wesentlich häufiger vor als angenommen wird. Unter 17 Fällen betrafen 9 typisches Erhängen, 7 Erwürgen und 1 Erdrosseln.

Alleinige Verletzungen der Speiseröhre bei Stich- und Schnittverletzungen des Halses werden selten beobachtet. Gewöhnlich bestehen gleichzeitig Verletzungen der Trachea, der Gefäß- und Nervenscheiden, der Schilddrüse und — bei Verletzungen des Thorax — der Lungen und der Mediastinalorgane.

Thermische, chemische und mechanische Traumen der Tonsillen in Friedens- und Kriegszeiten werden nicht isoliert beobachtet. Dies trifft nur für Verletzungen im Zusammenhang mit chirurgischen Eingriffen zu.

Verletzungen der Glandulae submandibulares und sublinguales entstehen gewöhnlich bei gleichzeitigen Schäden benachbarter Partien des Gesichtes oder Halses. Häufiger werden Verletzungen der Glandula parotis beobachtet, nicht selten kompliziert durch eine Verletzung des N. facialis. Der Verlauf von Verletzungen der Speicheldrüsen hängt in erheblichem Grade von ihrer Infektion ab. Infizierte Verletzungen können zu Sialoadenitis, Thrombophlebitis und langwierigen Eiterprozessen führen. Dabei entstehen nicht selten Bedingungen, welche den Boden für eine Sialolithiasis abgeben. Die Regenerationsfähigkeit des Drüsengewebes ist sehr begrenzt.

Verletzungen der Speicheldrüsen sind nicht selten durch die Ausbildung von Speichelfisteln kompliziert. Die Fistel kann vollständig oder unvollständig sein. Bei einer vollständigen Fistel läuft der ganze Speichel aus der Drüse nach außen. Bei unvollständiger Fistel wird ein Teil des Speichels über den Ausführungsgang abgegeben (SIPOWSKI).

Eine abgerissene Fernsprechleitung verursachte bei einem Mopedfahrer eine 9 cm lange Halsschnittverletzung sowie eine isolierte und komplette Durchtrennung einer V. jugularis interna mit Tod durch Verblutung (WOLFF).

Über 25 Fälle einer penetrierenden Verletzung der Arteria carotis, von denen 20 überlebten, berichteten BEALL u. Mitarb.

Eine traumatische Ruptur der Carotis 4 cm oberhalb der Bifurkation beobachteten PROTEAU u. Mitarb. Im Bereich der Bifurkation fand siche in ausgedehntes atheromatöses, nicht ulzeriertes Beet. Über ein traumatisches Aneurysma des Endabschnittes der A. carotis externa berichtete CALEM.

Traumatische Karotisthrombosen können nach den Untersuchungen von ISFORT unter den Komplikationen der stumpfen Schädel-Hirn- und Halsverletzungen nicht selten zu finden sein. Sie können nach Intimaläsion sowohl in pathologisch veränderten als auch in gesunden Hirnarterien auftreten. Im Kindesalter scheinen sie infolge der verhinderten Thrombosebereitschaft lokal begrenzt zu bleiben und eher zur umschriebenen Stenose als zur völligen Arterienobliteration zu führen.

Karotisthrombosen nach stumpfer Gewalteinwirkung entstehen wohl meist auf dem Boden von Intimarissen, die den Ausgangspunkt der weiter wachsenden Thromben bilden. Die posttraumatischen Karotisthrombosen können nach ihren Entstehungsursachen in 2 Gruppen eingeteilt werden:

1. bei direkter Gewalteinwirkung auf den Hals kommt es zur Kontusion der Gefäßwand
2. durch brüske Drehung und gleichzeitige Lateralflexion des Kopfes kommt es zu einer Überdehnung der Arterie mit Schädigung der Wand (KOLLMANNSBERGER und MITTELBACH).

Die Anerkennung einer Karotisthrombose als Unfallfolge erfordert nach LÖBLICH besonders in Fällen posttraumatischer Spätthrombosen und bei Vorliegen anderer Thrombose-begünstigender Faktoren den Nachweis folgender Bedingungen:

1. das für die tödliche Thrombose angeschuldigte Trauma muß schwer gewesen und bei posttraumatischen Spätthrombosen noch durch alte Narben nachweisbar sein
2. die Thrombose muß im Bereich der Gewalteinwirkung entstanden sein
3. bei Vorliegen einer chronischen oder rezidivierenden Infektion als Ursache einer tödlichen Karotisthrombose muß der örtliche Zusammenhang zwischen alter Thrombose und frischer Zusatzthrombose nachgewiesen werden
4. ein enger zeitlicher Zusammenhang zwischen Thromboseentstehung und Tod und klinisch nachweisbare Brückensymptome können dagegen fehlen und gelten nicht als ausreichender Beweis gegen eine traumatische Entstehung.

Einen weiteren Fall einer traumatischen Thrombose der A. carotis konnte ZETTEL beobachten.

Weitere 2 Fälle einer posttraumatischen Thrombose der A. carotis interna veröffentlichten BERAUD u. Mitarb. Posttraumatische Thrombosen der Carotis interna nach geschlossenen Traumen des Schädels, des Gesichtes und des Halses sind ziemlich selten.

Auf den Zusammenhang zwischen Trauma und Karotisthrombose wiesen DOTZAUER und ADEBAHR hin.

Auch bei den nicht penetrierenden Traumen der Paratonsillargegend durch Gegenstände, die im Mund gehalten werden, können in seltenen Fällen Thrombosen der Carotis interna entstehen (PITNER).

Literatur

ASCHAN, G.: Closed traumatic rupture of the cervical trachea. Acta oto-laryng. **56**, 509 (1963).

BEALL, A.C., et al.: Penetrating wounds of the carotid arteries. J. Trauma **3**, 276—287 (1963).

BERAUD, R., et al.: Les thromboses traumatiques de la carotide interne. Canadian Med. Ass. J. **94**, 537—541 (1966).

BRAUNSTEIN, P.W., and J.O. MOORE: The fallacy of the term „whiplash injury". Am. J. Surg. **97** 522—529 (1959).

CALEM, W.S.: Traumatic (False) Aneurysm of the Terminal Portion of the External Carotid Artery. Am. J. Surg. **106**, 522—524 (1963).

CAMMACK, K.V., and A.ARBOR: Whiplash Injuries to the Neck. Am. J. Surg. **93**, 663—666 (1957).

COETZEE, TH., and J.P. VAN NIEKERK: Complete subcutaneous Rupture-Separation of the Cervical Trachea. J. Trauma **5**, 458—463 (1965).

DALLAS, W.M., JUN.: Rupture, separation of the cervical trachea as result of blunt trauma. Amer. Surg. **29**, 529 (1963).

DENECKE, H.J.: Trauma des Larynx und der Trachea, des Halses sowie die rekonstruktive Versorgung. Mschr. Ohrenheilk. **95**, 256 (1961).

DOTZAUER, G., u. G.ADEBAHR: Trauma und Carotisthrombose. Dtsch. Z. ges. gerichtl. Med. **55**, 237—241 (1964).

EDITORIAL: Whiplash Injury and Liability. Amer. J. Surg. **94**, 535—536 (1957).

FISCHER, A.J.: Traumatic rupture of cervical trachea. Arch. Otolaryng. **75**, 525 (1962).

HARRINGTON, O., et al.: Traumatic Injuries to the Cervical Trachea. Am. J. Surg. **103** 541—543 (1962).

HOHENWALD, H.: Stimmbandblutungen bei Halstraumen. Z. ärztl. Fortbild. **57**, 1063—1064 (1963).

HOLINGER, P.H., and K.C. JOHNSTON: Laryngeal trauma and its complications. Am. J. Surg. **97**, 513—517 (1959).

HRISTIC-SOJIC, L., et al.: A propos de fractures méconnus de l'os hyoide. Ann. Méd. lég. **43**, 575 (1963); Ref. Dtsch. Z. ges. gerichtl. Med. **56**, 29 (1965).

ISFORT, A.: Traumatische Carotisthrombosen. Mschr.-Unfallheilk. **65**, 257—267 (1962).

KIEHL, P., and J.S. MITSCHENER: Cervical esophageal diverticulum following trauma. Surgery **39**, 841—843 (1956).
KOLLMANNSBERGER, A., u. F. MITTELBACH: Beitrag zum Krankheitsbild der posttraumatischen Karotisthrombose. Münch. med. Wschr. **105**, 1941—1944 (1963).
KREKORIAN, E.A.: Perforation of the Pharynx with Fracture of the Hyoid Bone. Ann. Otology, Rhinology and Laryngology **73**, 583 (1964).
LÖBLICH, H.J.: Die gutachtliche Bedeutung posttraumatischer Thrombosen der Arteria carotis, insbesondere der Spätformen. Zbl. Path. **94**, 373—380 (1955/56).
MIDDLETON, P.: Traumatic laryngeal stenosis. Ann. Otology **75**, 139 (1966).
OJEMANN, R.G., and H.W.MOSER: Acute bilateral internal carotid artery occlusion. Neurology **14**, 565 (1964).
PITNER, S.E.: Carotid Thrombosis due to intraoral Trauma. An unusual Complication of a Common Childhood Accident. New England J. Med. **274**, 764—767 (1966).
PORTERFIELD, H.W., et al.: A severe Laringe Injury with Osseous Involvement. Am. J. Surg. **102**, 569—572 (1961).
PROTEAU, J., et coll.: Rupture traumatique de la carotide. Ann. Méd. lég. **42**, 158 (1962); Ref. Dtsch. Z. ges. gerichtl. Med. **53**, 342 (1963).
ROCHE, L., et coll.: Lésions traumatiques de la colonne cervicale et atteintes de l'artère vertébrale. Ann. de Méd. légale **43**, 232—235 (1963).
SIPOWSKI, P.W.: Die Speicheldrüsen. In: Mehrbändiges Handbuch der Pathologischen Anatomie (russisch). Bd. IV, Buch 1, S. 212—235. Moskau: Medgis 1956.
WEINTRAUB, C.M.: Fractures of the hyoid bone. Med.-leg. J. **29**, 209—216 (1961); Ref. Dtsch. Z. ges. gerichtl. Med. **53**, 137 (1962).
WOLFF, F.: Schnittverletzung des Halses als Folge eines ungewöhnlichen Verkehrsunfalles. Dtsch. Z. ges. gerichtl. Med. **56**, 14—19 (1965).
ZECHNER, G.: Gedeckte Konikotomie als Unfallsfolge. Mschr. Ohrenheilk. **98**, 412—415 (1964).
ZETTEL, H.: Traumatische Thrombose der Arteria carotis. Mschr. Unfallheilk. **63**, 248—254 (1960).
ZHLOBA, A.F.: Subcutaneous rupture of the trachea. Vestn. Oto-rinolaring. Moskva **24**, 94 (1962).

II. Thorax

Hinsichtlich des Unfallherganges gibt eine Statistik von AHRER bei 317 obduzierten Unfalltoten folgende Zahlen für Brustkorbverletzungen an:

Straßenverkehr	184	= 58,04%
Arbeitsunfälle	37	= 11,6 %
Suizid	28	= 8,83%
Bergunfälle	19	= 5,9 %
Eisenbahn	15	= 4,7 %
Hausunfälle	14	= 4,4 %
Sport	7	= 2,2 %
Mord	7	= 2,2 %
Flugzeug	4	= 1,2 %
unbekannt	2	= 0,6 %

Die stumpfen Thoraxtraumen lassen sich unterscheiden in:

1. Commotio thoracica
2. Contusio thoracica
3. Compressio thoracis (KUEMMERLE).

Von 265 Patienten mit Thoraxverletzungen waren 158 penetrierend (11 Todesfälle, 7%) und 107 nicht penetrierend (30 Todesfälle, 28%) (SCHRAMEL u.a.).

Die penetrierenden Verletzungen betrafen:

138mal Lunge und Brustwand mit 4 Todesfällen (2,8%)
 14mal Herz mit 5 Todesfällen (35%)
  2mal große Gefäße mit 2 Todesfällen (100%)
  3mal Interkostalgefäße und A. mammaria interna mit 0 Todesfällen und
  1mal Trachea mit 0 Todesfällen.

Die nicht penetrierenden Verletzungen waren 80 mal durch Kraftfahrzeugunfälle verursacht, 20 mal durch Sturz, 6 mal durch Raufereien und 1 mal durch eine andere Ursache. Dabei sind folgende Verletzungen aufgetreten:

Frakturierte Rippen	100 mal mit	26 Todesfällen (26 %)
einseitig	87 mal mit	20 Todesfällen (23 %)
doppelseitig	13 mal mit	6 Todesfällen (50 %)
Sternumfraktur	5 mal mit	3 Todesfällen (60 %)
Aortenriß	2 mal mit	2 Todesfällen (100%)
Riß des Oesophagus	1 mal mit	1 Todesfall (100%)
Zwerchfellriß	1 mal mit	0 Todesfällen
Kontusion des Herzens	1 mal mit	1 Todesfall (100%)

Bei den 22 Herzverletzungen lag der Riß im:

rechten Ventrikel	9 mal
nicht spezifiziert	6 mal
linken Ventrikel	2 mal
rechten Vorhof	2 mal
linken Vorhof	2 mal
rechten und linken Ventrikel	1 mal

Bei 58 Fällen einer Verletzung von Gefäßen des Thorax handelte es sich um:

Brustaorta	46 mal
V. cava inferior	7 mal
V. cava superior	5 mal
Pulmonalvenen	5 mal
Pulmonalarterie	4 mal
A. innominata	1 mal

Bei der Analyse von 1022 Thoraxverletzungen fanden CONN u. Mitarb. als Ursache:

in 318 Fällen Kraftfahrzeugunfälle
in 207 Fällen Stichverletzungen
in 172 Fällen Schußverletzungen
in 135 Fällen Quetschungen und Faustschläge
in 115 Fällen Sturz

Von den Patienten hatten 246 einen Haematothorax oder Haematopneumothorax. Ein Pneumothorax allein war bei 73 Patienten vorhanden, eine Verletzung der Speiseröhre 4 mal, eine des Tracheobronchealbaumes bei 10, eine Verletzung des Herzens bei 19, eine solche großer Gefäße bei 6 und eine Zwerchfellverletzung bei 22 Patienten.

Über seine Erfahrungen bei 472 penetrierenden Verletzungen des Thorax, 377 Stich- und 95 Schußverletzungen ohne Beteiligung des Herzens berichtete SHERMAN. Davon waren 238 durch Messer verursacht, 42 durch Eishaken, 73 durch Gewehr oder Pistole und 22 durch Schrot (bei den übrigen verursachendes Instrument nicht bekannt).

Klinisch sind folgende Symptombilder möglich:
1. Pneumothorax (einfacher und Spannungspneumothorax)
2. Haematothorax
3. Pneumo-Haematothorax oder jeder für sich gekammert (alte Adhaesionen)
4. Bronchusruptur, Bronchusabriß
5. Mediastinalemphysem
6. Stauungsblutungen
7. Verletzungen der übrigen im Thoraxraum liegenden Organe (Trachealruptur, Herzruptur, Ruptur der großen Gefäße usw.).

Pathologisch-anatomisch sieht man bei der Contusio thoracica Sternum- und Rippenfrakturen im mittleren Lebensalter häufig, dagegen bei Kindern äußerst selten. Die Lungen weisen alle Grade einer Schädigung von punktförmigen, meist subpleuralen Blutungen über zirkumskripte kleine und große Infarkte bis zu schwersten Lungenzerreißungen auf. Des weiteren sieht man Haematothorax mit

Verblutung in die Pleurahöhle, weiterhin Herzrisse (entweder Klappensegelrisse oder Wandplatzwunden, Haematoperikard) und Aortenverletzungen, Risse des Ductus thoracicus, Diaphragmarisse, Verletzungen des Bronchialsystems sowie Mitbeteiligung der Bauchorgane.

Bei der Untersuchung von 166 Patienten mit einem stumpfen Brustkorbtrauma fanden PERRY und GALWAY bei Autoinsassen 38 mal eine flail chest (eingedrückte Brustwand), 17 mal einen Haematothorax, 31 mal einen Pneumothorax, 3 mal eine Verletzung größerer Gefäße und 1 mal eine Zwerchfellruptur; bei Fußgängern 5 mal eine flail chest, 11 mal einen Haematothorax, 3 mal einen Pneumothorax, 3 mal eine Kontusion und 1 mal eine Zwerchfellruptur; bei Sturz 3 mal eine flail chest, 10 mal einen Haematothorax, 16 mal einen Pneumothorax und je 1 mal eine Verletzung größerer Gefäße und eine Zwerchfellruptur; bei Radfahrern 3 mal einen Haematothorax und 2 mal einen Pneumothorax, 1 mal eine Kontusion.

Von den Patienten mit flail chest, insgesamt 48, überlebten 62% mit Haematothorax (43) 40%, mit Pneumothorax (63) 94%, mit Kontusion (5) 60% und mit Zwerchfellruptur (3) 33%.

Die meisten penetrierenden Verletzungen des Brustkorbes werden in Friedenszeit durch Messer und andere scharfe Instrumente verursacht. Da die Länge der Waffe und der Weg des Wundkanals schwanken, ist die Richtung und Tiefe des Eindringens durch äußere Untersuchung nicht zu bestimmen. Deshalb kann ein Pneumothorax oder eine Herzbeuteltamponade durch Verletzungen entstehen, die äußerlich geringfügig erscheinen. Penetrierende Wunden durch Schußverletzungen sind in Friedenszeiten seltener; gewöhnlich werden sie durch Pistolen oder Kleinkalibergewehre hervorgerufen.

Eine durch Indianerpfeile verursachte Thoraxverletzung, wobei 2 ca. 40 cm lange Pfeilspitzen in der rechten Thoraxseite steckten, teilte BERNING mit.

Thoraxverletzungen liegen meist nicht allein vor. Gleichzeitig damit finden sich Schädelverletzungen wechselnder Schwere in über 80% bei den Untersuchungen von LLOYD u. Mitarb., intraabdominale Verletzungen in 4% und Frakturen langer Knochen in 26%.

Bezüglich Verletzungen der weiblichen Brust weist PANGMAN mit Nachdruck darauf hin, wie wichtig die Brüste für das psychologische Wohlbefinden der Frau sind. Ein Trauma des Menschen kann sowohl psychisch als auch physisch sein. Der Verfasser teilt nicht die Befürchtungen anderer, die sich vor der Anwendung von Prothesen wegen der Krebsgefahr scheuen.

1. Brustwandverletzungen

Frakturen

Bei den von AHRER ausgewerteten 317 Obduktionen war das Thoraxskelett 281 mal verletzt (88,64%), und zwar:

```
Rippenserienfraktur einseitig . . . . . . . . . . 107 = 38,1%
Rippenserienfraktur beidseitig . . . . . . . . . .  85 = 30,2%
Rippenserienfraktur und Sternum . . . . . . . .  32 = 11,3%
offener Thorax mit Skelettverletzung . . . . . .  18 =  6,4%
Rippenserienfraktur und Clavicula . . . . . . .  16 =  5,7%
Rippenserienfraktur einzeln . . . . . . . . . . .   9 =  3,2%
Thoraxzertrümmerung . . . . . . . . . . . . . .   7 =  2,4%
Fraktur des Sternum . . . . . . . . . . . . . .   4 =  1,4%
Fraktur der Clavicula . . . . . . . . . . . . .   3 =  1,0%
```

Eine isolierte Fraktur der ersten Rippe fand sich nur in einem Fall.

Clavicula. Frakturen der Clavicula liegen meist am Übergang des äußeren zum mittleren Drittel. Claviculafrakturen beim Neugeborenen sind häufiger als man allgemein annimmt. Bei Kindern handelt es sich meist um Grünholzfrakturen ohne wesentliche Dislokation.

Ihre Erfahrungen bei 116 Verletzungen des Acromio-Claviculagelenkes veröffentlichten JACOBS und WADE.

Bei frischen oder alten Frakturen sowie Dislokationen der Clavicula sind neurovaskuläre Komplikationen selten. HOWARD und SHAFER teilten 14 derartige Beobachtungen mit.

Bei Claviculafrakturen können Gefäßschäden auftreten, wie eine Mitteilung von PENN zeigt, wo nach einer geschlossenen Fraktur mit anschließender Osteomyelitis sich ein infiziertes falsches Aneurysma der A. subclavia ausgebildet hat. Manchmal manifestieren sich Gefäßkomplikationen 20—48 Jahre nach einer Claviculafraktur. Spätkomplikationen werden häufiger gesehen als frühe.

Über Frakturen der distalen Clavicula mit Ablösung der coracoclaviculären Bänder bei Erwachsenen berichtete NEER.

Scapula. Schulterblattbrüche werden in folgende Gruppen eingeteilt:

— Frakturen des Schulterblattkörpers (Fossa supra- und infraspinata, Angulus inferior und medialis)
— Frakturen des Angulus articularis
— Frakturen des Acromion
— Frakturen des Rabenschnabelfortsatzes
— Frakturen der Schultergräte
— Splitterbrüche, bei denen die Vielzahl der Bruchlinien die Einordnung in eine einzige Gruppe nicht gestattet.

Sternum: Frakturen des Sternum sind selten. Meist betreffen sie die Grenze zwischen Manubrium und Corpus sterni. Man findet sie häufiger im modernen Straßenverkehr durch Aufprallen auf die Lenksäule.

In 15 Jahren (1945—1959) konnten KAULBACH und KREBS 41 Patienten mit Sternumfraktur beobachten. Die entscheidende Zunahme dieser Verletzungsart geht zu Lasten der Verkehrstraumen. Von den 41 Fällen waren die Frakturen 30 mal (73,2%) am Corpus sterni und 11 mal (26,8%) am Manubrium lokalisiert.

Über Genese, Symptomatik und Therapie von Sternumverletzungen berichtete RICHTER.

KÖTELES u. Mitarb. veröffentlichen 2 Fälle von Sternum-Synchondrolysen im Kindesalter. Die Kontrolluntersuchungen haben bestätigt, daß im Kindesalter auch die traumatischen Veränderungen des Sternum spontan korrigiert werden, wie dies übrigens auch bei den Knochenbruchdeformitäten in diesem Alter im allgemeinen der Fall ist. Über eine Zerreißung der Synchondrosis berichtete STREHLI.

Rippen (Rippenserienfraktur). Rippenbrüche können neben direkter und indirekter Gewalteinwirkung auch durch plötzlichen, sehr heftigen Muskelzug entstehen und durch Mitverletzung von Lungen, Pleura oder Lymphgefäßen kompliziert sein. Am häufigsten betreffen Rippenfrakturen nach äußerer Gewalteinwirkung die 5. bis 8. Rippe. Der Bruchverlauf liegt am häufigsten in der vorderen axillar- und in der Mamillarlinie. Während beim kindlichen und jugendlichen Thorax infolge der großen Elastizität Rippenbrüche relativ selten sind, nehmen sie in höherem Alter zu. Eine Thoraxverletzung mit Abriß und Einstauchung der Rippen 1 und 2 links, Bruch des Köpfchens der 3. linken Rippe bei gleichseitig verschobenem Schlüsselbeinbruch konnte KRULL beobachten. Es bestand dabei eine Plexuslähmung.

Unstabiler Thorax. Auf die infolge der hohen Geschwindigkeit im Straßenverkehr zunehmenden Thoraxverletzungen mit Eindrücken der Brustwand (flail chest) und ihre Behandlung wiesen WILLIAMS und ZEITLIN hin.

Traumatische Brustwandhernien und auch echte posttraumatische Lungenhernien treten nach stumpfen Gewalteinwirkungen auf, die zu einer Zerreißung der interkostalen Weichteile, oft mit Pleurabeteiligung führen (BROCHHOFF und TIWISINA).

2. Verletzungen im Schulterbereich

Die Verrenkung des Schultergelenks ist mit 45,3% die weitaus häufigste Luxation aller Gelenke des Körpers (DAUBENSPECK). Bei Frakturen und Luxationen im Bereich der Schulter wird die A. axillaris verhältnismäßig selten mitverletzt (DAUBENSPECK). Dagegen ist bei Schulterluxationen und Oberarmkopfbrüchen eine Lähmung des N. axillaris nicht selten.

Die häufigste Ursache der Schädigung des Armplexus ist der Motorradunfall. Beim Neugeborenen spielen Geburtstraumen eine noch größere Rolle.

Es handelt sich dabei um geschlossene Verletzungen, bei denen es durch Stoß oder Schlag gegen die Schulter und zusätzliche Neigung des Kopfes nach der Gegenseite zu einer Zerrung des Plexus kommt. Hinzu können noch Schädigungen durch Fraktur der Clavicula, durch Quetschungen gegen die Querfortsätze der Halswirbelsäule oder die erste Rippe treten (RÖHLIG).

Die offene Läsion des Plexus brachialis durch Schuß- oder Stichverletzung kommt fast nur im Kriege vor. Es handelt sich um eine umschriebene Verletzung mit oft nur teilweiser Durchtrennung von Plexussträngen.

Die geschlossene stumpfe Läsion des Armplexus ist die häufigste Verletzungsart im Frieden. Direkte Gewalteinwirkung durch Schlag, Stoß oder Druck auf die Hals- und die Schultergürtelgegend führt zur Überdehnung und zu Einrissen an den Nervensträngen, unter Umständen sogar zur Zerreißung. Durch Einklemmen von Nervenstämmen zwischen Clavicula und 1. Rippe können ebenfalls schwere Schäden entstehen. Plötzliche Zerrungen am Schultergürtel führen eher zu Wurzelausrissen. Knöcherne Verletzungen des Schultergürtelskeletts, wie Claviculafraktur, Acromioclavicularluxation und Brüche der Halswirbelsäule, haben kaum jemals eine Schädigung des Plexus zur Folge.

Einen Beitrag zu der verhältnismäßig seltenen traumatischen Serratuslähmung lieferte BECKER.

Eine Zerreißung der Arteria subclavia kann bei starker direkter Gewalteinwirkung gegen die obere Brustapertur entweder durch einen Bruch der ersten Rippe durch einen Bruch des Schlüsselbeins eintreten (AHRER).

Verletzungen der A. thoraco-acromialis bei anteriorer Dislokation der Schulter sind nicht häufig (ARCHAMBAULT).

Zwei Rißverletzungen der Achsel mit Durchtrennung der A. brachialis und der Nervi radialis, medianus und ulnaris bei Kindern konnten SZECZPINSKI und FUERST erfolgreich behandeln.

Über eine doppelseitige traumatische Schulterluxation beim Versuch, im flachen Wasser einen Handstand zu machen, berichtete RÖDING.

Weitere traumatische doppelseitige Schulterluxationen beobachteten MARTI und VOIGTLÄNDER.

Fälle einer traumatischen Amputation des Armes und der Schulter teilten ALFORD und STEPHENSON mit.

Literatur

AHRER, E.: Verletzungen des Brustkorbes im Frieden. Hefte zur Unfallheilk. 77 (1964).
ALFORD, W.C., and S.E. STEPHENSON: Traumatic forequarter Amputation. A Report of Two Cases. J. Trauma 5, 547—553 (1965).
ARCHAMBAULT, R., et al.: Rupture of the thoracoacromial artery in the anterior dislocation of the shoulder. Am. J. Surg. 97, 782—783 (1959).
BECKER, TH.: Die traumatische Serratuslähmung. Ein Beitrag zur Ätiologie, Symptomatik und Begutachtung. Mschr. Unfallheilk. 58, 161—169 (1955).
BERNING, H.P.: Eine durch Indianer-Pfeile hervorgerufene Thoraxverletzung. Dtsch. med. Wschr. 80, 1147 (1955).
BROCKHOFF, V., u. TH. IIWISINA: Traumatische Brustwandhernie mit Riß und Prolaps der Lunge. Bruns Beitr. klin. Chir. 212, 206—211 (1966).
CONN, J.H., et al.: Thoracic trauma: analysis of 1022 cases. J. Trauma 3, 22—40 (1963).
DAUBENSPECK, K.: Verletzungen im Bereich des Schultergelenks. In: Handbuch der Orthopädie, Bd. III, S. 225—324. Stuttgart: Thieme 1959.
FAZAKAS, J., u.a.: Die Brüche des Schulterblattes. Zbl. Chir. 84, 134—142 (1959).
GRILL, W.: Die geschlossenen und offenen Verletzungen des Brustkorbs und der Brustorgane. Vorträge aus der praktischen Chirurgie. Heft 74. Stuttgart: Thieme 1966.
HOWARD, F.M., and S.J. SHAFER: Injuries to the Clavicle with Neurovascular Complications. A Study of Fourteen Cases. J. Bone Joint Surg. 47 A, 1335—1346 (1965).
JACOBS, B., and P.A. WADE: Acromioclavicular-Joint Injury. An End-Result Study. J. Bone and Joint Surg. 48 A, 475—486 (1966).
KAULBACH, W., u. H. KREBS: Sternumfraktur und Herztrauma. Mschr. Unfallheilk. 63, 321—327 (1960).
KÖTELES, GY., u. Mitarb.: Brustbeinfrakturen im Kindesalter. Chirurg 33, 373—374 (1962).
KRAUSS, H.: Brustwand. In: Handbuch der Thoraxchirurgie. Bd. 2, S. 1—90. Berlin, Göttingen, Heidelberg: Springer 1959.
KRULL, F.: Eine seltene Brustkorbverletzung. Mschr. Unfallheilk. 59, 119 (1956).
KUEMMERLE, H.P.: Die Contusio thoracis und ihre Folgen. Med. Bild-Dienst (Roche) 1, 11—15 (1958).
LLOYD, J.W., et al.: Classification of Chest Injuries as an Aid to Treatment. British Med. J. 1518—1523 (1965).
MARTI, TH.: Doppelseitige traumatische Schulterluxation. Mschr. Unfallheilk. 65, 288—289 (1962).
MAURER, G.: Plexusverletzungen und Wurzelausrisse am Arm. Langenbecks Arch. 301, 868—873 (1962).
NEER, CH.S.: Fracture of the distal clavicle with detachment of the coracoclavicular ligaments in adults. J. Trauma 3, 99—110 (1963).
PANGMAN, W.J.: Breast Trauma-Surgical and Psychic. Its repair and Prevention. J. Internat. Coll. Surgeons 44, 515—522 (1965).
PENN, I.: The vascular complications of Fractures of the Clavicle. J. Trauma 4, 819—831 (1964).
PERRY, J.F., and CH.F. GALWAY: Chest Injury due to Blunt Trauma. J. Thorac. and Cardiovasc. Surg. 49, 684—693 (1965).
RICHTER, W.: Genese, Symptomatik und Therapie von Sternumverletzungen. Mschr. Unfallheilk. 65, 402—412 (1962).
RÖDING, H.: Doppelseitige traumatische Schulterluxation. Mschr. Unfallheilk. 64, 110—113 (1961).
RÖHLIG, H.: Über Verletzungen des Plexus brachialis. Zbl. Chir. 85, 345—354 (1960).
SALEM, G., u. E. STRAHBERGER: Über die Rippenserienfrakturen durch Verkehrsunfälle und den derzeitigen Stand ihrer Behandlung. Klin. Med. (Wien) 19, 85—99 (1964).
SCHRAMEL, R., et al.: Analysis of Factors Affecting Survival after Chest Injuries. J. Trauma 1, 600—607 (1961).
SHERMAN, R.T.: Experience with 472 Civilian Penetrating Wounds of the Chest. Military Medicine 131, 63—67 (1966).
SPATH, F., u. J. EDER: Rippenfell. In: Handbuch der Thoraxchirurgie. Band 2, S. 91—190, Berlin, Göttingen, Heidelberg: Springer 1959.
STREHLI, R.: Ruptura Synchondrosis Sternalis. Chir. Praxis 91—100 (1960).
SZECZPINSKI, A.F., and E.J. FUERST: Accidental Severance of the Major Vessels and Nerves of the Axilla with Report of two Patients successfully treated. J. Trauma 4, 175—179 (1964).
VOIGTLAENDER, H.: Doppelseitige traumatische Schulterluxation. Mschr. Unfallheilk. 65, 20—21 (1962).
WILLIAMS, W.G., and G.L. ZEITLIN: The Management of Flail Chest. Brit. J. Chest 59, 15—22 (1965).

3. Lungen

a) primäre Verletzungen

Lungenverletzungen (nach MAYNARD u. Mitarb.)
I. Nichtperforierende Verletzungen
   a) Druckstoß
   b) Verbrennungen
      1. Brustwand
      2. Inhalation
   c) Verletzungen durch Einatmung
   d) Bestrahlung
   e) Quetschungen
II. Perforierende Verletzungen
   a) Fremdkörper
   b) Rippenfrakturen

Lungenkontusion (Haematom). Lungenblutungen sind bei offenen Thoraxtraumen selbstverständlich. Beim geschlossenen Trauma findet man nicht nur Blutungen in den Pleuraraum, sondern ebenfalls verschiedene Grade von intrapulmonalen Blutungen mit und ohne Haematothorax (LICHTENAUER und SPECHT). Intrapulmonale Haematome müssen keineswegs zu Haemoptoen führen, sondern können ohne wesentliche Bronchusdrainage durch Resorption zurückgehen.

Intrapleurale Blutungen bilden den Haematothorax. Endobronchiale Blutungen müssen nicht mit Haemoptoen einhergehen; es droht Erstickung. Ausgedehnte Zerreißungen des Lungenparenchyms können für sich allein und insbesondere bei gleichzeitigem Blutverlust an anderen Körperstellen zur Verblutung führen. Eine mangelhafte Sauerstoffversorgung kann lange verdeckt bleiben und ganz plötzlich die Dekompensation eintreten (LICHTENAUER-SPECHT).

Stumpfe Lungenverletzungen sind Lungenkontusionen und Lungenzerreißungen.

BRUGGER und SPENGLER berichteten über einen seltenen Fall von Lungenkontusion nach stumpfem Thoraxtrauma in Form eines intrapulmonalen Haematoms, oder welches im Röntgenbild als posttraumatischer Rundherd imponierte und erst retrospektiv richtig diagnostiziert werden konnte.

Ein durch stumpfe Brustkorbverletzung hervorgerufenes Lungenhaematom ist von GLAUDEMANS ausführlich besprochen worden.

Über einen vorgetäuschten Lungentumor durch ein subpleurales Lungenhaematom nach stumpfer Brustkorbkontusion berichteten PORTMANN und MUSSGNUG.

Die röntgenologischen Zeichen einer Lungenkontusion reichen von fleckförmigen Infiltraten verschiedener Dichte bis zu ausgedehnten Flächen homogener Verschattung, Veränderungen infolge der intraalveolären Haemorrhagien. Gelegentlich findet sich zusätzlich ein streifenförmiges perihiläres Infiltrat durch Blutung in die Interlobärsepten und peribronchialen Räume. Autoptische Untersuchungen zeigten hier intakte Alveolarsepten. Die Maximalbefunde treten gewöhnlich innerhalb von 6 Std nach dem Trauma auf. Das Erscheinen ausgedehnter Lungenveränderungen nach 48 Std muß den Verdacht auf einen intermittierenden Krankheitsprozeß erwecken.

Die pathologischen Veränderungen einer Lungenkontusion reichen von kleinen Bezirken von Extravasaten und Ödem des umgebenden Lungengewebes bis zu großen Bezirken einschließlich Ruptur von Alveolen, ausgedehnten Lungenblutungen und Ödem. Die Lungenkontusion ist eine wichtige Folgeerscheinung eines stumpfen Thoraxtrauma. Im Kriege gewinnt sie Bedeutung als Druckstoßverletzung der Lunge (ALFANO und HALE).

3 Fälle einer traumatischen Lungenzyste infolge eines stumpfen Thoraxtrauma beobachtete FAGAN.

Haematothorax und Pneumothorax, Haematopneumothorax. Thoraxverletzungen gehen in einem großen Prozentsatz mit erkennbaren Blutungen einher, insbesondere offene Traumen. Bei ihnen findet man zumindest in 50—60% einen Haematothorax, bei geschlossenem Trauma nicht nur Blutungen in den Pleuraraum, sondern ebenfalls verschiedene Grade von intrapulmonalen Blutungen mit und ohne Haematothorax (LICHTENAUER und SPECHT).

Anhand eines Beobachtungsgutes von 502 Fällen besprachen CORDICE u. Mitarb. das Brustkorbtrauma mit Pneumothorax und Haematothorax. Die Ursache lag in 70 Fällen in einem stumpfen Trauma und in 432 Fällen in perforierenden Verletzungen, und zwar 404 mal in Stichverletzungen und 28 mal in Schußverletzungen.

Als stumpfes Trauma wurden ermittelt:

Sturz	24 mal
Kraftfahrzeugunfall	22 mal
Tätlichkeiten	7 mal
Unbestimmt	14 mal
Verschiedenes	je 1 mal

Die klinischen Charakteristika der Perforationsverletzungen waren:

	Stichwunden 404	Schußwunden 28	insgesamt
Einschußwunde			
Thorax	372	25	397
Hals	25	1	26
Schulter	5	1	6
Abdomen	2	1	3
Multiple Verletzungen des Thorax	107	2	109
Doppelseitige Thoraxverletzungen			
doppelseitige Perforation	12	1	13
einseitige Perforation	24	0	24

	stumpfes Trauma	scharfe Verletzung	
		Schuß	Stich
insgesamt	70	28	404
Haematopneumothorax (238)	30	19	189
Pneumothorax allein (157)	23	0	134
Haematothorax allein (107)	17	9	81
beidseitige Thoraxverletzung (50)	13	1	36

Bei schweren, nicht penetrierenden Verletzungen des Brustkorbs fanden HARRISON u. Mitarb. in 49% einen Haematopneumothorax, in 21% einen Haematothorax und in 14% einen Pneumothorax.

Die Komplikationen bei Rippenbrüchen beruhen auf Einspießverletzungen durch Rippenfragmente. Die Folgen sind:

Haematothorax
Pneumothorax
Spannungspneumothorax bei Ventilwirkung.

Die Entstehung eines inneren Pneumothorax ist stets durch eine Verletzung der Pleura bedingt (KAHLE). Dieses Ereignis kann durch aktive neurovegetativ ausgelöste muskuläre oberflächennahe Kontraktionen des Lungenparenchyms mit passiver Dehnung der Pleura eintreten, wenn gleichzeitig bestimmte pleurale Veränderungen bestehen. Auf diese Weise sind auch die relativ häufig auftretenden Pneumothoraxfälle nach Eingriffen im Halsbereich, auch bei einwandfreier Technik, zu erklären. Über eine eigene Beobachtung, bei der es nach einem Schlag auf die linke Halsseite zu einem gleichseitigen Pneumothorax gekommen ist, berichtete KAHLE und schlägt die Bezeichnung indirekter traumatischer Pneumothorax für diese und ähnlich gelagerte Fälle vor.

Alle Verletzungen der Lunge durch blanke Waffen sind gekennzeichnet durch scharfe Wundränder, die an der kollabierten Lunge nicht, an der geblähten nur bei großer Tiefe und Länge klaffen. Bei Pfählungsverletzungen dagegen werden sich mehr oder minder ausgedehnte Zerreißungen und Quetschungen des Lungenparenchyms finden lassen (MAJOR).

Als hauptsächlichste Todesursache bei den Thoraxverletzungen fand AHRER die Verblutung in 36,6%; kombiniert mit zerebralen Schäden gingen weitere 23,7% zugrunde, und an dritter Stelle standen mehrfache konkurrierende Todesursachen bei multiplen Verletzungen. Relativ selten konnte als einzige Todesursache Fettembolie (2,8%) festgestellt werden.

Die Analyse von 400 Patienten mit intrathorakalen Verletzungen nach Straßenverkehrsunfällen durch PACE ergab, daß meist ein Haematopneumothorax auftritt.

Einen gastrogenen traumatischen Spannungspneumothorax konnten MAURER und WÜLFING beobachten. Ein linksseitiger Pneumothorax war durch allmählichen Luftaustritt aus dem traumatisch in die Brusthöhle verlagerten Magen entstanden. Der als Folge der Eröffnung der vorderen Fornixwand und Einschnürung des Corpus ventriculi im Zwerchfellriß resultierende Ventilmechanismus hat dann infolge des langsam entstandenen starken Überdrucks zu einer erheblichen Mediastinalverlagerung nach rechts geführt.

Ein 6,5 cm langer und an der Basis 1,8 cm breiter Glassplitter durchschlug nach einem Fall aus 3 m Höhe Weste, Hemd, Haut und Muskulatur eines Mannes und führte zu Verletzungen der A. mammaria interna, des N. phrenicus, des Perikards und des rechten Herzohres (JOLNIN).

Ein Riß der Arteria mammaria interna ist nach AHRER vor allem dann anzunehmen, wenn das Brustbein frakturiert und stark disloziert ist. Bericht über eine traumatische interkostale arteriovenöse Fistel von McLAUGHLIN u. Mitarb.

Lungenzerreißungen, häufig mit tödlicher Verblutung, entstehen u.a. bei Straßenverkehrsunfällen, wenn bei Aufschlagen von Autoinsassen an Steuerrad oder Karosserieteile Rippen frakturiert und die spitzen Enden in die Lungen gedrückt werden. Hierdurch können einfache und multiple, oft sehr tiefgehende Risse erzeugt werden.

b) sekundäre Veränderungen

Nach stumpfen Thoraxtraumen mit und ohne Rippenfrakturen werden in einem Teil der Fälle röntgenologisch Lungenverschattungen gefunden und häufig als posttraumatische Pneumonien oder als Kontusionspneumonien angesprochen (SCHACHERL). Wenig Beobachtungen dagegen liegen über das traumatische Lungenoedem vor. Ob es sich bei dem posttraumatischen Lungenoedem um ein zentrogenes Oedem handelt, ist nach SCHACHERL nicht sicher zu entscheiden.

An 110 Fällen von Pleuraergüssen nach Thoraxtraumen ließ sich keine strenge Beziehung zwischen Schweregrad des Trauma und der Pleuritis nachweisen (CHIESURA u. Mitarb.). In 15% der Fälle bestand eine Rippenfraktur. Nicht selten trat der Erguß erst in längerem zeitlichen Abstand auf (in 20% nach mehr als 26 Tagen). Vermutlich bildet sich als Kontusionsfolge oft ein röntgenologisch zunächst nicht faßbares subpleurales Haematom.

Über ein traumatisches, ohne erkennbare Fraktur entstandenes paramediastinales Haematom berichtete LONGIN.

Bei einem Lungenhaematom bestand ursprünglich eine Höhlenbildung, die sich dann verfestigte. Das resezierte Gewebe zeigte, daß ein Riß innerhalb des normalen Lungengewebes wohl als Ergebnis eines stumpfen Trauma bestanden hatte. Der Defekt füllte sich mit Blut, wobei sich eine offensichtliche Höhle in eine solide Gewebspartie umwandelte. Die histologische Untersuchung der Höhlenwand ergab keine Mukosaauskleidung oder den Nachweis einer Entzündung (THOMAS).

Als seltene Komplikation beobachtete ZYLKA eine akute haemolytische Anaemie, die im Gefolge einer Thoraxverletzung auf dem Wege einer Pneumonie auftrat. Die Ursache der Haemolyse war eine Autoagglutination des Blutes.

Über posttraumatische Atelektasen berichtete NOVAK.

Bei einem 22 Monate alten Kleinkind fand sich ein intrarenaler und intrapulmonaler Fremdkörper, und zwar eine Nadel, welche 8 Monate vorher verschluckt worden war.

An 2 Beispielen zeigte TRAUTMANN, daß eine Rippenfellverkalkung schon ein bis zwei Wochen nach einem schweren Brustkorbtrauma abgeschlossen sein kann.

Aufgrund der schnellen Entwicklung und der Lokalisation der Kalkeinlagerungen wurde angenommen, daß es sich bei diesen Fällen nicht um nachträgliche Verkalkungen von Pleuraschwarten, sondern um sofort nach dem Trauma einsetzende Abwehrreaktionen gehandelt habe.

Literatur

AHRER, E.: Verletzungen des Brustkorbs im Frieden. Hefte zur Unfallheilk. 77 (1964).
ALFANO, G.S., and H.W. HALE: Pulmonary Contusion. J. Trauma 5, 647—658 (1965).
BRUGGER, G., u. H. SPENGLER: Intrapulmonales Hämatom. Seltene Verletzung nach stumpfem Thoraxtrauma. Zbl. Chir. 88, 353—356 (1963).
CHIESURA, P., et coll.: Sulla pleurite traumatica e suoi esiti. Minerva medica 56, 2504—2513 (1965).
CORDICE, J.W., et al.: Chest Trauma with Pneumothorax and Hemothorax. J. Thoracic and Cardiovascular Surg. 50, 316—338 (1965).
FAGAN, CH.J.: Traumatic Lung Cyst. Am. J. Roentgenology 97, 186—194 (1966).
GLAUDEMANS, P.W.: Pulmonary Hematoma Caused by nonpenetrating Chest Injury. J. Belge de Radiologie 48, 730—742 (1965).
HARRISON, W.H., et al.: Severe Non-penetrating injuries to the chest. Am. J. Surg. 100, 715—722 (1960).
JOLNIN, O.P.: Ein Fall tödlicher Verletzung des Brustkorbes durch ein Stück Fensterglas. Sudebnomed. eksp. 4, 50—51 (1961); Ref. Dtsch. Z. ges. gerichtl. Med. 53, 260 (1963).
KAHLE, H.: Zur Pathogenese des traumatischen Pneumothorax. Mschr. Unfallheilk. 58, 119—123 (1955).
LICHTENAUER, F., u. G. SPECHT: Traumatische Lungenblutungen. Chirurg 36, 218—222 (1965).
LONGIN, F.: Traumatisches, paramediastinales Hämatom ohne nachweisbare Fraktur. Bruns Beitr. 190, 245—249 (1955).
MAJOR, H.: Verletzungen der Lunge. Handb. der Thoraxchir. Bd. 3, Spez. Teil II, S. 29—72. Berlin, Göttingen, Heidelberg: Springer 1958.
MAURER, H.J., u. D. WÜLFING: Gastrogener traumatischer Spannungspneumothorax. Fortschr. Röntgenstr. 103, 109—112 (1965).
MAYNARD, A. DE L., et al.: Traumatic Injury to Lung. Am. J. Surg. 90, 458—468 (1955).
McLAUGHLIN, J.S., et al.: Traumatic Intercostal Arteriovenous Fistula: Case Report. Ann. Surg. 161, 218—220 (1965).
NOVÁK, J.: Posttraumatische Atelektase. Z. ärztl. Fortb. 57, 837—840.
PACE, W.G., et al.: Experience with Intrathoracic Injury Following Automobile Accidents. Amer. J. Surg. 99, 827—832 (1960).
PAVLAKIS, J.: Corps étranger intrarénal et intrapulmonaire. Acta Urologica Belgica 33, 71—75 (1965).
PORTMANN, J., u. G. MUSSGNUG: Das traumatische Pneumomediastinum. Mschr. Unfallheilk. 66, 244—247 (1963).
— — Vorgetäuschter Lungentumor durch subpleurales Lungenhaematom nach stumpfer Brustkorbkontusion. Mschr. Unfallheilk. 67, 28—32 (1964).
SCHACHERL, M.: Über das traumatische Lungenoedem nach stumpfen Thoraxtraumen. Mschr. Unfallheilk. 63, 386—390 (1960).

STEFFENS, W.: Verletzungen der Lungen und des Brustkorbs. Arbeit und Gesundheit, Heft 44 (1951).
STEVENS, E., and A.W.TEMPLETON: Traumatic Nonpenetrating Lung Contusion. Radiology 85, 247—252 (1965).
THOMAS, D.E.: Pulmonary Hematoma. J. Thor. Card. Surg. 45, 741—744 (1963).
TRAUTMANN, H.: Beobachtungen über die Entstehungszeit der traumatisch bedingten Panzerpleura. Zbl. Chir. 81, 772—776 (1956).
ZYLKA, N.: Ungewöhnliche Komplikationen nach Thoraxtrauma. Mschr. Unfallheilk. 61, 43—51 (1958).

4. Verletzungen des Herzens

Commotio und Contusio cordis. Bei der Commotio cordis führen stumpfe, meist nicht sehr grobe Prellungen der vorderen Brustwand, besonders der Herzgegend, sofort oder nach kurzem Intervall zu schweren Funktionsstörungen des Herzens mit pectanginösen Beschwerden (STAEMMLER). Die Obduktion zeigt bei einem Teil wohl eine gewisse Erweiterung der Herzkammern, sonst aber keine eindeutigen makroskopischen und mikroskopischen Veränderungen. In anderen Fällen wurden Zeichen von Durchblutungsstörungen im Myokard (enge Arterien, weite Venen) mit Muskelnekrosen festgestellt sowie Blutungen im Myokard und subendokardiale Herzmuskelnekrosen, z.T. von infarktähnlichem Charakter, und schließlich Herzrupturen, meist ca. 1—2 Wochen nach dem Trauma, die als Folgen von Nekrosen anzusehen sind.

Man fand auch frische Thrombenbildungen in den Venen oder subendokardiale Blutungen, deren Bedeutung aber umstritten ist, sowie Blutungen im Herzmuskel, im Herzbeutel, in Adventitia und Media der großen Gefäße. Diese zunächst unscheinbar aussehenden Durchblutungsstörungen können später zu schweren Ernährungsschäden der Muskelfasern führen, wie ausgedehnten Muskelnekrosen, Schwielenbildung, Herzaneurysma und sog. Spätrupturen. Das Krankheitsbild der Commotio cordis beruht auf traumatisch bedingten Durchblutungsstörungen, die sich sowohl zurückbilden als auch zu Muskelnekrosen führen können. Zweckmäßig ist, zwischen einer Commotio ohne wesentlichen anatomischen Befund und einer Contusio cordis mit Schäden der Klappen, der Muskulatur oder Kranzarterien zu unterscheiden.

Über Rhythmusstörungen und andere pathologische Erscheinungen nach Contusio cordis berichteten ZANGANI und LOIACONO.

Ruptur. WILSON tritt der Auffassung entgegen, daß Herz und große Gefäße im knöchernen und knorpeligen Thorax wohl geborgen und darum nur selten von Verletzungen betroffen seien. In 2,6% von 3000 Obduktionen konnte er solche Verletzungen beobachten. Neben den perforierenden mißt er den nicht perforierenden Verletzungen im Hinblick auf die bei Benutzung moderner Verkehrsmittel auftretenden Gewalten besondere Bedeutung bei.

Stumpfe Traumen in der Herzgegend können schwere Funktionsstörungen nach sich ziehen, evtl. den Tod auslösen. Gröbere Verletzungen bestehen in Klappenzerreißungen, Rupturen der Kammern oder Vorhöfe oder Verletzungen der Herzmuskulatur. Es werden unterschieden:

1. Platzrupturen: Hierbei ist die innere Rißöffnung kleiner als die äußere.
2. Zerrungsrupturen mit zerfetzten Rändern, besonders an der Grenze zwischen Vorhöfen und Kammern sowie im Septum ventriculorum.
3. Quetschungsrupturen bei besonders starker Gewalteinwirkung mit Zerfetzung der Herzkammern. Der Herzbeutel bleibt dabei nicht selten unverletzt. Auch Abrisse von Papillarmuskeln oder Abriß eines Sehnenfadens können auftreten, ebenso traumatische Zerreißungen der Aortenklappen, häufiger der Mitralsegel; sehr selten werden Segel und Klappen des rechten Herzens betroffen.

Herzklappenverletzungen sind nach den Erfahrungen von SCHWEITZER nur in ca. 10% aller Herzverletzungen zu beobachten. Fast regelmäßig fanden sich gleichzeitig Muskelzerreißungen. Eine isolierte Zerreißung gesunder Pulmonalklappen bei Verletzung des Brustkorbs, besonders der linken Lunge, läßt der Vermutung Raum, daß diese Klappenzerreißung durch eine mit gewaltiger Kraft auftreffende Blutwelle verursacht wurde.

Die traumatische Mitralinsuffizienz infolge stumpfer Gewalteinwirkung auf das Herz entsteht durch Klappenzerreißungen oder Abriß von Sehnenfäden bzw. Papillarmuskeln. Ein durch Abriß eines Papillarmuskelteils bei einem 22jährigen Mann verursachte Mitralinsuffizienz konnte von BIRCKS u. Mitarb. erfolgreich 5½ Monate nach dem Unfall chirurgisch korrigiert werden.

Nach einem stumpfen Thoraxtrauma infolge eines Verkehrsunfalles konnte BJÖRK eine Ruptur des Perikards mit Zerreißung des N. phrenicus sowie einen Riß der Tricuspidalklappe mit Tricuspidalinsuffizienz und einem Rechtsschenkelblock beobachten. Vollständiger Ersatz der Klappe durch eine Kugelventilprothese führte zu eindeutiger symptomatischer Besserung des Zustandes.

Eine geschlossene traumatische Zerreißung des Herzens konnten SIDOROW und MARKARYAN beobachten. Der Herzbeutel war in einem Ausmaß von 11×10 cm zerrissen, die linke Herzkammer völlig zertrümmert, die rechte Kammer an der Spitze und dorsal zerstört. Eine zweimalige traumatische Muskelruptur der linken Herzkammer wird von BRYC und TOMASZEWSKA damit erklärt, daß es auf Grund eines stumpfen Brustkorbtrauma zu unvollständigen Rupturen der Kammerwand kam und daß diese erst durch die Herzkontraktionen komplettiert wurden, worauf der Tod durch akute Herzleistungsschwäche eintrat.

Einen pfennigstückgroßen, hochsitzenden Septumdefekt an Stelle der Pars membranacea als Folge eines Autounfalles, der 6 Monate überlebt wurde, konnte MEESEN beobachten. Er nimmt an, daß durch das stumpfe Brustkorbtrauma ein Einriß in der rechten Vorhofwand, direkt über dem Septum, erfolgt ist. MEESEN sah an dieser Stelle wiederholt Einrisse in der Vorhofwand. Die Perforation, d.h. die Verbindung von der linken Kammer in den rechten Vorhof, war sicher zunächst sehr klein und hat sich erst im Laufe der Zeit durch einen immer größer werdenden Blutstrom zur endgültigen Größe erweitert. Die histologische Untersuchung des Defektrandes zeigte nur wenige Hämosiderin-beladene Zellen, im übrigen schwieliges Gewebe.

Weitere Berichte über traumatische Ventrikelseptumdefekte stammen von CAMPBELL u. Mitarb., DUNSETH und FERGUSON.

GRUNDMANN beobachtete ein traumatisches Herzspitzenaneurysma bei einem Patienten, der 6 Monate nach stumpfem Thoraxtrauma mit Serienfrakturen der 5. bis 9. Rippe links verstarb. Histologisch ließen sich unmittelbar basiswärts des Aneurysma ein in narbiger Ausheilung begriffener, unvollständiger Querriß eines Muskeltrabekels und — bei zartem Kranzgefäßsystem — kleine perivaskuläre Narben nachweisen.

Aus Beobachtungen an 243 Unfallverletzten mit stumpfem Brustkorbtrauma ergibt sich nach ROSENKRANZ und FRITZE in 3% eine unmittelbare traumatische Herzschädigung. Sie entspricht klinisch und elektrokardiographisch besonders häufig dem Bild eines Herzvorderwandinfarktes.

Stich. Penetrierende Verletzungen des Herzens können den plötzlichen Tod hervorrufen infolge massiver Blutung, Herzbeuteltamponade, Verletzung des Reizleitungssystems, der Herzklappen oder Verletzung einer Koronararterie.

Gelegentlich werden Reste eines intrakardialen Defektes (Septumdefekt, Fistel zwischen der Aorta und dem rechten Vorhof oder Fistel zwischen der Aorta und dem rechten Ventrikel) bei Patienten beobachtet, die das ursprüngliche Trauma überlebt haben.

Über offene Herzverletzungen im Frieden berichtete BUCHBERGER. Als Ursache stand der Suizid im Vordergrund, dann folgten Raufhandel und Mordversuch. Es überwogen die penetrierenden Herzverletzungen (Durchtrennung einer Herzwand) gegenüber den perforierenden Herzverletzungen (Ein- und Ausstich bzw. Schuß an gegenüberliegenden Stellen).

Nach den Untersuchungen von BERG u. Mitarb. zeigten 102 Verletzungen des Herzens folgende Lokalisation:

        39 rechter Ventrikel
        37 linker Ventrikel
         6 rechter Vorhof
         6 linker Vorhof
         1 Aorta
         1 A. pulmonalis

(Es handelt sich dabei um die operierten Patienten).

Von den Verletzungen waren verursacht:

        90 durch Messerstiche
         9 durch Eishaken
         5 durch Schußverletzungen.

Von 1955—1963 konnten MAYNARD u. Mitarb. 64 Patienten mit penetrierenden Herzverletzungen beobachten. Davon überlebten 53.

Über weitere 399 Patienten mit Verletzungen des Herzens berichteten BEALL u. Mitarb.

Eine ausführliche Arbeit über penetrierende Verletzungen des Herzens und Perikards stammt von WILSON und BASSETT.

Scharfe Fremdkörper in Herz und Perikard finden sich in der chirurgischen Praxis sehr selten. Die Verletzung des Herzens und Perikards durch scharfe Fremdkörper, wie Nähnadeln, Drahtstücke, Pfriem und ähnliches, ist schwer. Die Häufigkeit derartiger Verletzungen schwankt zwischen 1 und 7% (WINOGRADOV und FIBRUS). Bei 9 Patienten dieser Verfasser wurden 6 mal Nähnadeln entfernt, 1 mal ein Stück Pfriem von 5 cm Länge und 1 mal ein Stück Knochen.

Über multiple Messerstichwunden des Herzens, welche operativ versorgt und ausgeheilt werden konnten, berichtete NAGIBIN.

Eine 45 Tage überlebte Messerstichverletzung des Herzens beobachtete HUNSTEIN. Als Besonderheit werden das Fehlen einer Blutung in den Perikardsack oder nach außen, die Ausbildung eines bei starker körperlicher Belastung schließlich rupturierten „Aneurysma" an der Einstichstelle (Spitze der rechten Herzkammer) sowie ein traumatischer Ventrikelseptumdefekt hervorgehoben. Das Vorkommen stark vergrößerter oder zahlreicher kleinerer Kerne in narbennahen Resten und Stümpfen von Herzmuskelfasern wird hier, wie an Infarkträndern, als Ausdruck eines Regenerationsbestrebens angesehen.

Über 2 Stichverletzungen des Herzens, welche durch Operation geheilt werden konnten, berichtete PORTNOI.

Ein weiterer Bericht über die erfolgreiche operative Behandlung einer Herzstichverletzung stammt von GANZ.

Durch eine 8 cm lange und 1,5 cm breite messerklingenartige Glasscherbe von einer zertrümmerten Fensterscheibe erlitt eine Frau eine Verletzung des rechten Ventrikels mit tödlichem Haematothorax (JOLNIN).

Eine Stichverletzung des Herzens mit Herzbeuteltamponade und interventrikulärem Septumdefekt konnten LUI u. Mitarb. beobachten und erfolgreich behandeln.

Die seltene Verletzung des rechten Herzvorhofes sah KORSCHYNOV. In 28 Jahren (1929—1956) wurde bei 109 Patienten mit Herzverletzungen nur 8 mal eine Verletzung des rechten Vorhofes gesehen. Der Patient konnte operativ geheilt werden.

Über die außerordentlich seltene Stichverletzung des linken Herzohres bei einem versuchten Suizid berichtete COLOMBO.

In der Verteilung der Verletzungen auf die einzelnen Herzabschnitte steht die Verletzung des linken Herzohres der Häufigkeit nach etwa an 10. Stelle. In der großen Sammelstatistik von DERRA war das linke Herzohr bei 1697 Schuß- und Stichverletzungen des Herzens nur 3 mal betroffen.

Hinsichtlich der forensischen Beurteilung der bei einer einzigen Eingangsöffnung entstandenen multiplen Herzstichwunden bemerkte FAZEKAS, daß die bei einer einzigen Hautwunde am Brustkorb als Eingangsöffnung und einem einzigen intakten Einstichkanal an der Vorder- und Hinterwand des Herzens sowie an der hinteren Herzbeutellamelle entstandenen, mehrfachen Stichverletzungen als Folge eines eigenhändigen Eingriffs, d.h. Selbstmordes, zustande kommen. Die verletzende Hand zieht das Instrument nach dem ersten Einstich zurück, jedoch nur so weit, daß es den Brustkorb nicht verläßt und es erneut in die Tiefe stößt, wobei dann die anderen Verletzungen resultieren.

Über ein traumatisches Aneurysma der rechten Herzkammer berichteten LEWINA und FEDTSCHENKO. Diese seltene Komplikation findet sich nur in 2—5% der Fälle eines Herzaneurysma. Das Aneurysma war durch eine operativ versorgte Messerstichverletzung entstanden.

Verletzung der Koronararterien. Bei Herzverletzungen können auch Schädigungen der Koronararterien auftreten, entweder rein funktioneller Art oder mit thrombotischem Verschluß von Ästen. Die Thrombose entwickelt sich besonders gern auf einem älteren, durch das Trauma verletzten sklerotischen Herd.

Schwerste erschöpfende Überanstrengungen können akute tödliche Koronarthrombosen hervorrufen, wobei geringfügige sklerotische Herdbildungen die Lokalisation bestimmen (STAEMMLER).

Bei einem schweren stumpfen Thoraxtrauma infolge Straßenverkehrsunfalles beobachtete BERGNES einen aus dem rechten Kranzgefäßostium ragenden Gewebspfropf, welcher sich als das eingestülpte proximale Ende des zerrissenen rechten Kranzgefäßes erwies. Eine versicherungsrechtliche Wertung traumatischer Schäden der Herzkranzarterien stammt von CORNELIUS.

Verletzung des Perikards. Bei schweren Traumen mit einem Anprall des Thorax kann eine Zerreißung des Perikards an typischer Stelle, links neben dem N. phrenicus, mit fast totaler Luxation des Herzens in den Thorax, eintreten (SCHIEBEL). Obgleich seine Entfernung durch Punktion bei der Mehrzahl der Patienten gute Ergebnisse zeitigt, kann zurückgebliebenes Blut im Herzbeutel zu weiteren Folgen Wochen oder Jahre nach dem Unfall führen.

Herzbeutelverletzungen nach stumpfen auf den Brustkorb einwirkenden Traumen sind nicht so selten. Ausgedehnte Perikardzerreißungen nach stumpfen Traumen mit tödlichem Ausgang sind bei gerichtlichen Sektionen nichts Außergewöhnliches. Dabei ist das Herz teilweise oder vollständig luxiert, in manchen Fällen sind zusätzlich die großen Gefäße abgerissen. Luxationen des Herzens durch Risse im Herzbeutel bei Überlebenden wurden mehrmals beschrieben. Auch BAUMGARTL und TARBIAT teilten eine eigene derartige Beobachtung mit und wiesen darauf hin, daß kleinere Perikardwunden bei konservativen Maßnahmen meist ohne Komplikationen abheilen, während für große Perikardzerreißungen mit Luxation des Herzens die Thorakotomie zu fordern ist. Nach einer Zusammenstellung war das Perikard bei der Hälfte der Fälle auf der linken Seite parallel zum N. phrenicus zerrissen. Bei einem Viertel der Fälle war der dem Zwerchfell zugekehrte Herzbeutelabschnitt rupturiert und bei den restlichen Beobachtungen waren die Verletzungen in den rechts gelegenen Herzbeutelabschnitten wiederum parallel zum N. phrenicus. Daß der Herzbeutel bei ¾ der beobachteten Fälle parallel zum N. phrenicus aufreißt, ist nach BAUMGARTL und TARBIAT verständlich, weil diese Partien am schwächsten sind und auch die Bandverbindungen des Herzens zu benachbarten Gebilden diesen Bereich nicht verstärken. Ursachen solcher Verletzungen sind schwere, kurz- oder langdauernde Thoraxkompressionen bei Überrollung oder Verschüttung, heftige Schläge gegen den Brustkorb bei Auffahrunfällen, Huf- oder Deichselschlägen oder Stürze aus großer Höhe. Dabei zerreißt der Herzbeutel in der Regel als Folge der beim Schleudern des Herzens auftretenden Kräfte, seltener als Folge von Anspießungen durch Rippenfragmente.

Traumatische Herzbeutelrupturen werden nach HOFMANN u. Mitarb. relativ selten beschrieben. Größere Risse können klinisch durch Einklemmen oder völliges Herausschlüpfen des Herzens gefährlich werden.

Auf die Spätfolgen eines Trauma des Perikards, insbesondere die Perikarditis constrictiva und die rezidivierende Perikarditis, wiesen GUEST u. Mitarb. hin. Ein penetrierendes oder nicht penetrierendes Thoraxtrauma kann ein Haemoperikard mit Herzbeuteltamponade hervorrufen.

Einen diaphragmatischen Herzbeuteldefekt mit Verlagerung von Colon und Netzanteil in den Herzbeutel bei einem Patienten, der vor 8 Jahren ein Brustkorbtrauma erlitten hatte, sah WINTER.

Herz-Gefäß-Fisteln. Bei einem 15-jährigen Jungen mit einer Messerstichverletzung des Herzens, wobei sich ein traumatischer Shunt zwischen den benachbarten Abschnitten der Aorta und Pulmonalarterie an ihrer Basis und dem distalen Teil und der Ausflußbahn des rechten Ventrikels ausgebildet hatte, konnten NORMAN u. Mitarb. beobachten. Die posttraumatische intrakardiale Fistel umfaßte Aorta, Pulmonalarterie und rechten Ventrikel.

Die chirurgische Wiederherstellung einer traumatischen Fistel zwischen der Aorta und dem rechten Herzventrikel gelang KING und SHUHMACKER.

Nach einer Stichverletzung sah MULDER eine Fistel zwischen der Aorta und dem rechten Ventrikel mit gleichzeitiger Verletzung einer Aortenklappe.

Traumatischer Herzinfarkt. Das Vorkommen von Herzinfarkten als Folge der Einwirkung stumpfer Gewalt auf den Brustkorb kann auf Grund pathologisch-anatomischer Befunde und durch die Ergebnisse tierexperimenteller Untersuchungen als gesichert angesehen werden (ROSENKRANZ und FRITZE). Trotzdem ist der traumatische Herzinfarkt ein seltenes Ereignis. Für die Annahme eines durch Brustkorbverletzung bedingten Herzinfarktes ist ein enger zeitlicher Zusammenhang zwischen Trauma und Manifestierung der ersten Symptome zu fordern. Bei der Obduktion solcher Fälle wurden Intimarisse an Herzkranzgefäßen mit nachfolgender Thrombose, intramurale Blutaustritte mit einem durch Vorwölbung in das Lumen bedingten Gefäßverschluß und Blutungen aus atheromatösen Geschwüren festgestellt.

Die Auswirkungen des stumpfen Brustkorbtrauma auf das Herz können geringfügig, kaum faßbar und für den Betroffenen ohne Belang sein, aber auch bleibende organische Schäden verursachen oder gar zum Tode führen (WEIGL). In der allgemeinen Unfallstatistik entfallen 0,1—0,2% auf den traumatischen Myokardinfarkt. Berücksichtigt man nur die stumpfen Brustkorbtraumen, so erhöht sich ihr Anteil auf etwa 3,5%. Die EKG-Veränderungen mit dem typischen Bild des Außenschichtschadens sind mehrdeutig. Es läßt sich nach WEIGL klinisch von vornherein meist nicht entscheiden, ob primär eine Muskelverletzung, eine Gewebsläsion mit nachfolgender Thrombose vorliegt oder eine traumatische Gefäßalteration genügt hat, um eine bereits sklerotisch veränderte Koronararterie sekundär zu thrombosieren.

Weitere 3 Fälle von Myokardinfarkten nach einem Thoraxtrauma veröffentlichte GRAEV.

GERBODE u. Mitarb. berichteten über einen Patienten, bei dem sich ein traumatischer Myokardinfarkt nach geschlossenem Thoraxtrauma entwickelte sowie eine Fistel zwischen dem Sinus valsalvae der rechten Koronararterie und dem rechten Ventrikel. Es gelang, den Patienten operativ zu heilen.

Einen weiteren Fall eines Herzinfarktes bei einem Arbeiter, der kurz vorher während eines Arbeitsunfalles ein Trauma des linken Brustkorbes erlitten hatte, beschrieben MOLE und PAPPALARDO.

Ausführlich befaßte sich mit der Bedeutung des Trauma für die Entstehung und Verschlimmerung von Herzkrankheiten und deren Begutachtung STAEMMLER. Auch MEESEN veröffentlichte pathologisch-anatomische Befunde bei Herztrauma.

Nach MEYERINGH kann nicht daran vorübergegangen werden, daß sowohl nach pathologisch-anatomischer wie klinischer Erfahrung organische Schädigungen des Herzens durch Trauma oder Überanstrengung außerordentlich selten sind.

Subendokardiale Blutungen. Subendokardiale Blutungen beruhen nach FASSBENDER auf einem zentralen oder peripheren Vagusreiz. Er fand derartige Blutungen

1. mit größter Regelmäßigkeit nach intrakraniellen Prozessen, wenn sie mit tödlichem Hirndruck enden
2. bei Eingriffen im Halsbereich, die zu plötzlichem Tod führen
3. nach fulminanter Lungenembolie
4. mit großer Regelmäßigkeit auch bei Patienten, die nach einer Bauchoperation oder an einer Peritonitis verstorben sind.

Diese erwähnten Blutungen liegen nur unter dem Endokard des linken Ventrikels, und zwar folgen sie streifenförmig der Ausbreitung des Reizleitungssystems und ziehen in den meisten Fällen in beide Papillarmuskeln hinein. Manchmal finden sie sich auch nur unter dem Endokard der Papillarmuskeln.

FASSBENDER sieht in den durch Vagusreiz ausgelösten subendokardialen Blutungen nicht nur ein Symptom, sondern vielmehr die Todesursache oder Mitursache. Er nimmt an, daß durch den zentral oder peripher ausgelösten exzessiven Vagusreiz schwerste Störungen im Reizleitungssystem auftreten, die ihren morphologischen Ausdruck in den subendokardialen Blutungen finden und die einer geordneten Herzaktion ein Ende setzen.

Nach unserer Beobachtung finden sich subendokardiale, meist streifenförmige Blutaustritte in der linken Kammer regelmäßig beim akuten Verblutungstod.

Literatur

BAUMGARTL, F., u. S. TARBIAT: Zur traumatischen Ruptur des Herzbeutels mit Luxation des Herzens; Zbl. Chir. **90**, 1854—1857 (1965).
BEALL, A.C., et al.: Penetrating Wounds of the Heart. J. Trauma **1**, 195—207 (1961).
BEELER, E.: Beitrag zur Frage des Herzschadens nach stumpfer Gewalteinwirkung. Arch. Kreislaufforsch. **27**, 236 (1957).
BERG, V.J. VON, et al.: Ten Years' Experience with Penetrating Injuries of the Heart. J. Trauma **1**, 186—194 (1961).
BERGNES, M.A.: Traumatic coronary artery intussusceptive occlusion. J. forens. Sci. **9**, 163—167 (1964). Ref. Dtsch. Z. ges. gerichtl. Med. **56**, 135 (1965).
BIRCKS, W., u.a.: Mitralinsuffizienz durch stumpfes Thoraxtrauma (Bericht über einen erfolgreich operierten Fall). Z. Kreislaufforschung **55**, 689—697 (1966).
BJÖRK, V.O.: Traumatic rupture of the tricuspid valves. Thoraxchir. **12**, 368—372 (1965).
BRYC, R., u. TOMASZEWSKA, Z.: Zweimalige traumatische Muskelruptur der linken Herzkammer. Arch. med. sadowej. **12**, 56 (1961). Ref. Dtsch. Z. ges. gerichtl. Med. **52**, 302 (1961).

BUCHBERGER, R.: Offene Herzverletzungen im Frieden. Thoraxchir. 14, 70—78 (1966).
CAMPBELL, G.S., et al.: Traumatic ventricular septal Defekt. J. Thor. Card. Surg. 37, 496—501 (1959).
CAMPO JESÚS, L.: Heridas en el corazon por arma blanca. Bol. Inform. Asoc. nac. Méd. forens. 43—45, 376—383 (1963). Ref. Dtsch. Z. ges. gerichtl. Med. 56, 24 (1965).
COLOMBO, O.: Über eine seltene Form von Herzverletzung. Zbl. Chir. 90, 2516—2519 (1965).
CORNELIUS, H.V.: Versicherungsrechtliche Wertung traumatischer Schäden der Herzkranzarterien. Zbl. Path. 97, 335—340 (1957).
DERRA, E.: Die Traumatologie des Herzens im Gesichtswinkel der Chirurgie. Langenbecks Arch. 282, 313—329 (1955).
— Traumatische Schäden des Herzens und seines Beutels. In: Handbuch der Thoraxchirurgie. Band 2, S. 1043—1133. Berlin, Göttingen, Heidelberg: Springer 1959.
DUNSETH, W., et TH.B. FERGUSON: Acquired cardiac septal defect due to thoracic trauma. J. Trauma 5, 142—149 (1965).
FASSBENDER, H.G.: Vagustod und subendokardiale Blutungen. Verh. dtsch. Ges. Path. 39, 373—375 (1956).
FAZEKAS, I.G.: Gerichtlich-medizinische Bewertung der bei einer einzigen Eingangsöffnung entstandenen multiplen Herzstichwunde. Dtsch. Z. ges. gerichtl. Med. 54, 235—239 (1963).
GANZ, P.: Über die erfolgreiche operative Behandlung einer Stichverletzung am linken Ventrikel des Herzens. Zbl. Chir. 91, 337—340 (1966).
GERBODE, F., et al.: A case of aortico-righ ventricular fistula following a closed chest injury. J. Thoracic and card. Surg. 48, 1016—1025 (1964).
GRAEV, M.: Trauma ed infarto del miocardio con 3 osservazioni personali. Riv. Med. leg. 3, 451 (1961). Ref. Dtsch. Z. ges. gerichtl. Med. 54, 19 (1963).
GROSSE-BROCKHOFF, F.: Herztrauma durch stumpfe Gewalteinwirkung. Langenbecks Arch. 282, 300—313 (1955).
GRUNDMANN, E.: Ein traumatisches Herzspitzen-Aneurysma. Beitr. path. Anat. 117, 473—476 (1957).
GUEST, J.L., et al.: Late Manifestations of Trauma to the Pericardium. Surg. Gynec. Obst. 120, 787—791 (1965).
GUPTA, R.L., and R.J. KEEN: An unusual case of cardiac injury. Lancet, I. 1157 (1958).
HOFMANN, K.TH., u.a.: Traumatische Perikardruptur mit Luxation des Herzens. Thoraxchir. 14, 62—69 (1966).
HUNSTEIN, W.: Über eine seltene Herzverletzung. Beitr. path. Anat. 121, 114—123 (1959).
JOLNIN, O.P.: Ein Fall tödlicher Verletzung des Brustkorbes durch ein Stück Fensterglas. Sudebn omed. eksp. 4, 4, 50—51 (1961). Ref. Dtsch. Z. ges. gerichtl. Med. 53, 260 (1963).
KING, H., and H. SHUMACKER: Surgical repair of a traumatic aortic-right ventricular fistula. J. Thor. Card. Surg. 35, 734—739 (1958).
KORSCHYNOV, A.W.: Der seltene Fall einer Verletzung des rechten Herzvorhofes. Westnik Chirurgii Imeni I.I. Grekov [russisch] 94, 98—99 (1965).
LEWINA, W.P., u. L.G. EDTSCHENKO: Traumatisches Aneurysma der rechten Herzkammer. Westnik Chirurgii Imeni I.I. Grekov [russisch] 94, 115—116 (1965).
LUI, A.H., et al.: Stab Wound of the Heart with Tamponade and Interventricular Septal Defect. J. Thoracic and Cardiovasc. Surg. 49, 517—522 (1965).
MAYNARD, A.D., et al.: Penetrating Wounds of the Heart. Arch. Surg. 90, 680—686 (1965).
MEESEN, H.: Pathologisch-anatomischer Befund bei Herztrauma. Langenbecks Arch. 282, 288—300 (1955).
— Traumatischer Einriß der Herzscheidewand. Dtsch. med. Wschr. 89, 50—52 (1964).
MEYERINGH, H.: Herz und Trauma. Münch. med. Wschr. 95, 1007—1010 (1953).
MILLER, D.R., et al.: Traumatic Interventricular Septal Defect. A Review and Report of Two Cases. Ann. Surg. 155, 72 (1962).
MOLE, R., et G. PAPPALARDO: Su di un caso d'infarto del miocardio di natura traumatica. Folia med. 44, 776—790 (1961). Ref. Dtsch. Z. ges. gerichtl. Med. 53, 25 (1962).
MULDER, D.G.: Stab Wound of the Heart. Ann. Surg. 160, 287—291 (1964).
NAGIBIN, L.M.: Über eine multiple Messerstichwunde des Herzens. Chirurgija 10, 79—80 (1964) [russisch].
NORMAN, J.C., et al.: Post-traumatic Fistula of the Aorta, Pulmonary Artery and Right Ventricle. Ann. Surg. 161, 357—360 (1965).
PIERCE, E.C., et al.: Isolated Rupture of the Ventricular Septum Due to Nonpenetrating Trauma. Arch. Surg. 77, 87 (1958).
PORTNOI, M.V.: Penetrierende Herzverletzungen unter Einbeziehung des Brust- und Bauchraumes. Chirurgija 38, 126—128 (1962) [russisch]. Ref. Dtsch. Z. ges. gerichtl. Med. 53, 132 (1962).

ROSENKRANZ, K. A., u. E. FRITZE: Herzschäden bei stumpfen Brustkorbtraumen. Z. Kreislaufforschung **49**, 832—841 (1960).
— — Herzinfarkt und Brustkorbtrauma. Hefte z. Unfallheilk. **75**, 29—34 (1963).
SCHIEBEL, A.: Stumpfe Perikard-Ruptur mit fast totalem Herzprolaps in den Thorax. Zbl. Chir. **88**, 1687—1692 (1963).
SCHWEITZER, H.: Isolierte Zerreißung gesunder Pulmonalklappen bei Verletzung des Brustkorbs. Mschr. Unfallheilk. **57**, 342—346 (1954).
SIDROV, S. M., u. O. J. MARKARYAN: Fall einer geschlossenen traumatischen Zerreißung des Herzens. Sudebno-med. eksp. **4**, 4, 54 (1961). Ref. Dtsch. Z. ges. gerichtl. Med. **53**, 264 (1963).
STAEMMLER, M.: Die Bedeutung des Traumas für die Entstehung und Verschlimmerung von Herzkrankheiten und deren Begutachtung. Münch. med. Wschr. **94**, 1793—1870 (1952).
— Die Kreislauforgane. In: KAUFMANN, E., Lehrbuch der spez. path. Anat. 1. Band, 1. Hälfte. Berlin: De Gruyter 1955.
THERKELSEN, F.: Surgical Repair of Traumatic Ventricular Septal Defects. Acta chir. scandinav. **119**, 372 (1960).
TILLMANN, A.: Autopsiebefunde nach stumpfen Herztraumen. Schweiz. med. Wschr. **86**, 648 (1956).
TRIAS, M., e A. VEJARANO: Sutura con exito de una comunicacion interventricular traumatica. Angiologica **15**, 98 (1963).
WEIGL, E.: Die Herzläsion als Folge stumpfer Brustkorbtraumen. Zbl. Chir. **90**, 2509—2516 (1965).
WILSON, G. E.: Mechanical injuries of the heart and great vessels. J. forensic. Sci. **3**, 330 (1958). Ref. Dtsch. Z. ges. gerichtl. Med. **48**, 615 (1958).
WILSON, R. F., and J. S. BASSETT: Penetrating Wounds of the Pericardium or its Contents. J. Amer. Med. Ass. **195**, 513—518 (1966).
WINOGRADOV, O. J., u. E. J. FIBRUS: Scharfe Fremdkörper in Herz und Perikard. Chirurgija **10**, 74—79 (1964) [russisch].
WINTER, H.: Diaphragmatischer Herzbeuteldefekt beim Erwachsenen mit Verlagerung von Kolon und Netzanteilen in den Herzbeutel: Zbl. Path. **94**, 470—479 (1955/56).
WOODHALL, J. P.: Traumatic laceration of the coronary arteries. Arch. Surg. **76**, 133 (1958).
ZANGANI, P., e LOIACONO, G.: Aritmia traumatica da contusio cordis. Zacchia **24**, 219—249 (1961). Ref. Dtsch. Z. ges. gerichtl. Med. **53**, 135 (1962).

5. Verletzungen des Mediastinum

Nach WEBER betrafen 3,4% der innerhalb von 20 Jahren in der Frankfurter Klinik behandelten 860 Thoraxverletzungen das Mediastinum. Nach Sektionsbefunden ergab sich folgende Verteilung:

1. Herz	191
2. Aorta	77
3. Trachea, Bronchus	30
4. Haemomediastinum	20
5. A. pulmonalis	12
6. Herzabriß	5
7. Oesophagus	5
8. A. carotis	4
9. V. cava inferior	3
10. V. cava superior	1
11. A. subclavia	1

Mediastinalemphysem. Isolierte Gewalteinwirkungen auf das Mediastinum sind nach VOSSSCHULTE weit seltener als begleitende Schädigungen bei Verletzungen des Halses, des Brustkorbes, der Lungen, des Zwerchfells und des Abdomen. Stärkere Blutungen in das Mediastinum führen bei Compressio thoracis zu einer Durchtränkung des zarten Mediastinalgewebes. Ausgedehnte Haematome findet man hauptsächlich bei Zerreißungen großer Venen.

Die penetrierenden, tief in das Mediastinum reichenden Verletzungen gewinnen häufig keine klinische Bedeutung, weil die Beteiligung lebenswichtiger Organe den Tod herbeiführt.

Durch Eindringen von Luft in das Mediastinum entsteht ein Mediastinalemphysem, jedoch nur unter bestimmten Bedingungen, nämlich:

1. auf direktem Wege bei offenen Mittelfellverletzungen, auch vom Halse aus (selten)
2. durch Übertritt aus Wandverletzungen des Oesophagus und der Trachea
3. bei Verletzung der Pleura mediastinalis oder Pleura costalis, wenn ein Pneumothorax vorhanden ist
4. bei einer Lungenverletzung im Bereiche von Pleuraverwachsungen
5. bei schwerem stumpfen Bauch-Brusttrauma mit Zwerchfellverletzungen auf retrogradem Wege von der Peritonealhöhle aus, wenn Hohlorgane des Bauches eröffnet sind (sekundäres Mediastinalemphysem).

Selten sind Mediastinalhernien, d.h. umschriebene Ausbuchtungen des Mittelfells, bei denen die mediastinalen Pleurablätter den Bruchsack, und Lungenteile den Bruchinhalt bilden (VOSSSCHULTE).

Von 14 Patienten mit einem Mediastinalemphysem nach einer Thoraxverletzung hatten 6 gleichzeitig Rippenfrakturen, 2 Patienten Stichverletzungen und 3 Schußverletzungen erlitten (RÉNYI und CZIKÓ).

Als Ursache eines Pneumomediastinum wurden penetrierende Brustkorbverletzungen, Rippenbrüche, Trachea- und Bronchuseinrisse sowie Speiseröhrenverletzungen bekannt (PORTMANN und MUSSGNUG).

Über das spontane Emphysem des Mediastinum nach Mikrotraumen berichteten MORERE u. Mitarb.

Verletzungen der Aorta. Die Aortenruptur bei Verkehrsunfällen kommt nach LUNDEVALL meist durch ein indirektes Trauma zustande. Betroffen ist in erster Linie die Isthmusregion. Die in der Intima beginnende Ruptur geht meist durch alle Wandschichten. Die Verletzung tritt unabhängig von bestehenden Gefäßveränderungen und häufig bei jungen Menschen auf.

In der Unfallmechanik der Aortenruptur spielen die Dezeleration und die Thoraxkompression die wesentlichste Rolle.

Nach ZEHNDER kommt es zu einer Hyperflexion des Aortenbogens, der an der Stelle seiner höchsten Biegungsbeanspruchung reißt. Diese ist fast immer über der Konvexität des hinteren Bogenteils lokalisiert.

Der häufigste Sitz einer Ruptur der Brustaorta liegt unmittelbar distal vom Ligamentum arteriosum (GERBODE u. Mitarb.). Die Fixation des Aortenbogens ist für die Lokalisation der häufigsten Risse verantwortlich. Der Bogenteil wird durch die Arteria innominata, die Karotiden und die Arteriae subclaviae fixiert. Diese Unterstützung wird verstärkt durch das Ligamentum arteriosum, welches an der Pulmonalarterie befestigt ist sowie auch am Diaphragma. Zwischen der linken Arteria subclavia und dem Zwerchfell halten nur Pleura sowie Interkostalarterien und verhindern ein Vorwärtsrücken der Thoraxaorta bei Dezeleration. Die blutgefüllte Thoraxaorta wirkt wie ein befestigtes Organ, hat Gewicht und wird nach vorne bewegt. Eine Ruptur oberhalb der Aortenklappen kann bei Dezelerationsverletzungen auftreten, da das Herz die Vorwärtsbewegung fortsetzt, während der Aortenbogen fixiert bleibt. Die Verletzungen können schwanken zwischen Intimarissen, welche gewöhnlich harmlos sind, und vollständiger Durchtrennung, die zum Tode führt.

Eine weitere ausführliche Arbeit über traumatische Rupturen der Thoraxaorta stammt von SPENCER u. Mitarb.

Nach einer Zusammenstellung von BINET und LANGLOIS überlebten 71 von insgesamt 128 Personen mit traumatischen Aortenrupturen das Ereignis länger als 10 Tage und 37 länger als 1 Jahr.

Traumatische Rupturen und Aneurysmen der thorakalen Aorta im Zusammenhang mit stumpfen Brustkorbtraumen wurden früher in der Regel erst auf dem Sektionstisch diagnostiziert und erschienen daher nur in den Statistiken der Pathologen (KÜMMERLE und RICHTER). Heute sind die chirurgisch-technischen Voraussetzungen für die operative Behandlung des traumatischen Risses der Brustaorta erfüllt, sofern der Verletzte rechtzeitig in eine geeignete Klinik eingewiesen wird. Sorgfältige histologische Untersuchungen konnten den eindeutigen Nachweis erbringen, daß bei Unfällen die Rißstelle im Bereich einer gesunden normalen Aortenwand verläuft. Die typische, weil weitaus häufigste Lokalisation der thorakalen Aortenruptur liegt in Höhe des absteigenden Aortenbogens, dicht unterhalb des Abgangs der linken Arteria subclavia. Der traumatische Einriß oder Abriß der Aorta erfolgt immer in querer Richtung. Partielle Einrisse liegen vorzugsweise über der Konvexität des Gefäßes, in dessen hinterem medialen Bogenanteil. Partialrisse und totale Querrisse mit Durchtrennung aller Wandschichten führen in der Regel zum schnellen Verblutungstod. Reißen nur Intima und Media und bleiben Adventitia und mediastinale Pleura als sichernde Schranke intakt, so liegt eine gedeckte Ruptur vor; der primäre Gefäßwandriß wird tamponiert. Ein Überleben ist möglich, die Gefahr einer sekundären Ruptur mit Durchbruch in die linke Pleurahöhle jedoch groß (zweizeitige Aortenruptur).

Risse in Intima und Media mit Erhaltung der Adventitia und Pleura verursachen die sackförmigen Aneurysmen, welche gewöhnlich bei den Patienten zu finden sind, welche das Trauma überleben.

Traumatische Rupturen der Aorta werden immer häufiger noch bei Lebzeiten des Patienten diagnostiziert und auch erfolgreich operiert (PASSARO und PACES). Auch REY-BALTAR konnte die erfolgreiche Operation einer kompletten traumatischen Ruptur der Brustaorta bei einem jungen Mann 8 Std nach dem Unfall mitteilen.

Nach BROMLEY u. Mitarb. wurden im Weltschrifttum bisher 14 erfolgreich durchgeführte Frühoperationen wegen traumatischer Aortenruptur mitgeteilt. Meist erfolgte der Einriß des Gefäßes distal des Ligamentum arteriosum, am Übergang des relativ beweglichen Aortenbogens zur A. descendens, die durch die Interkostalarterien fixiert ist. Dabei können folgende Situationen eintreten:

1. vollständige Ruptur mit Exsanguination in Mediastinum und linke Pleurahöhle
2. Ruptur von Intima und Media und unvollständige Ruptur der Adventitia, die zusammen mit der intakten parietalen Pleura ein expansives Aneurysma bildet, das dann innerhalb von Minuten oder Stunden in die Pleurahöhle perforiert.
3. erhaltene Adventitia und Pleura bilden sich zu einem permanenten bzw. langsam wachsenden Aneurysma aus, das irgendwann einmal zerreißt.

Penetrierende Verletzungen der Aorta müssen nicht unbedingt tödlich sein. So konnte auch BEALL weitere 23 Patienten erfolgreich behandeln. Eine stumpfe Gewalteinwirkung von vorne auf den Thorax führte zur Aussprengung eines spitzen Knochenstückes an der Innenseite des Sternum mit Perforation des Herzbeutels und der Aorta unmittelbar über der Herzbasis (VERESS).

Die Beobachtung einer traumatischen Ruptur des Isthmus der Brustaorta bei einem 32jährigen Mann als Folge eines schweren Verkehrsunfalles teilten LANGLOIS u. Mitarb. mit. Die Diagnose wurde erst 8 Std später bei der Thorakotomie zur Naht der traumatischen Zwerchfellruptur gestellt. Die Ruptur in der von der Adventitia entblößten Aorta hatte eine Länge von etwa 1,5 cm. Es bestand eine partielle, quere Durchtrennung fast im halben Umfang; sie lag am konkaven Teil der Aorta, 1 cm unterhalb des Ligamentum arteriosum.

Über einen 10 Tage überlebten, 1 cm langen, querverlaufenden Riß in der Aortenwand in Höhe des Isthmus berichteten ROMANO u. Mitarb.

Eine intraperikardiale Stichverletzung der Aorta konnte TARANIN beobachten.

Die Analyse von 90 Fällen mit kompletter Aortenruptur ergab als Hauptursache in 40% die Mesaortitis, in 24,4% die Arteriosklerose und in 13,3% die idiopathische Medianekrose; traumatisch war sie in 5,6% der Fälle bedingt (BECKER).

ALBAROSA beschrieb eine Aortenwandruptur von 27 mm Länge an der Stelle einer Gefäßwandanomalie. Es bestand eine Verengung der Aorta auf einen Durchmesser von 18,4 mm. Die Aortenwand trug hier reichlich atheromatöse Einlagerungen, die als Locus minoris resistentiae für die Entstehung der Ruptur besondere Bedeutung besitzen.

Über 5 erfolgreich operierte traumatische Rupturen der Aorta, davon 3 mit akutem und 2 mit chronischem traumatischen Aneurysma berichteten SLANEY u. Mitarb.

Ein traumatisches Aneurysma der Brustaorta, welches eine angeborene Stenose vortäuschte, konnten MALM und DETERLING erfolgreich operieren. 5 Fälle eines traumatischen Aneurysma der Brustaorta beobachteten JACKSON und MAZUR bei Patienten mit multiplen Verletzungen, welche vorwiegend neurologische Zeichen aufwiesen.

Über ein 11 Jahre nach einem Straßenverkehrsunfall plötzlich rupturiertes Aneurysma der Brustaorta berichteten POWERS u. Mitarb.

Ein mannskopfgroßes Aneurysma spurium der Aorta ascendens nach einem über 30 Jahre zurückliegenden stumpfen Bauchtrauma konnte DIEMER beobachten.

Eine 4 Jahre nach einer traumatisch bedingten und erfolgreich operierten Ruptur der A. descendens aufgetretene Aortenstenose wurde von NEWBY u. Mitarb. durch Einsetzen einer Dacron-Prothese beseitigt.

Verletzungen der A. und V. pulmonalis, der V. cava inferior und superior. Verletzungen der A. und V. pulmonalis kommen außer bei Schußverletzungen nach schwersten Traumen mit inneren Verletzungen zustande; meist handelt es sich dabei um Überfahrenwerden.

Ein asymptomatisches traumatisches Aneurysma der A. pulmonalis, welches erfolgreich operiert werden konnte, beobachteten SYMBAS und SCOTT. Bei Verletzungen der V. cava liegen immer direkte Gewalteinwirkungen mit schwersten Nebenverletzungen vor (AHRER).

Verletzungen der Trachea und der Stammbronchien. Als Ursache der intrathorakalen Luftwegsverletzungen, insbesondere der Bronchusruptur, steht heute nach RÖMER u. Mitarb. der Straßenunfall an der Spitze, sei es durch direkten Stoß, Anprall oder Überfahrenwerden. Brustkorbquetschungen, Verschüttung, Sturz aus großer Höhe, Schuß- und Stichverletzungen, Ein- und Abrisse durch Bronchoskopie sowie durch übermäßigen Zug an der Lunge während intrathorakaler Eingriffe spielen eine geringere Rolle.

Als Mechanismus der Bronchialrupturen kommen nach MAGGIORDOMO direkte Verletzungen durch Rippenfrakturen oder durch das Eindringen eines Fremdkörpers, z.B. eines Geschosses, in Frage, sowie Zerrung an der Lungenwurzel und Kompression. Meist, jedoch nicht immer, treten die Rupturen an der am stärksten alterierten Seite auf. Sitz des Abrisses ist meist der Hauptbronchus nahe der Bifurkation. Oft sind mit einem Bronchialabriß Gefäßrisse, Eröffnung des Herzbeutels, Oesophagusrupturen u.ä. vergesellschaftet. Nicht selten finden sich auch Risse des Lungenparenchyms.

Der Entstehungsmechanismus der Bronchusruptur wird von STREICHER so dargestellt, daß bei sagittaler Thoraxkompression die Lungen bei geschlossenem Thorax dem im queren Durchmesser verbreiterten Thorax nach der Seite hin folgen. Hierdurch entsteht ein Seitenzug der Lungen, der bei Zunahme des intratrachealen und intrabronchialen Druckes — durch gleichzeitigen Glottisverschluß — zur Ruptur dicht hinter der Bifurkation führt.

Unter 2345 unfallverletzten Kindern bis 15 Jahre fand DICK, daß jedes 18. verletzte Kind eine Thoraxläsion aufwies. Etwa die Hälfte aller Bronchusrupturen betrafen Kinder bis zu 15 Jahren. Die Häufigkeit der Ruptur bei Kindern wird mit der Elastizität des kindlichen Thorax erklärt, die eine Erweiterung im transversalen Durchmesser ermöglicht.

Eine weitere Arbeit über Rupturen der Trachea und Bronchien bei geschlossenem Brustkorbtrauma stammt von CHESTERMANN und SATSANGI.

Im Gegensatz zur Bronchusruptur stellt die stumpfe Verletzung der intrathorakalen Trachea eine absolute Seltenheit dar.

Bis vor kurzer Zeit hielt man Bronchusrupturen beim geschlossenen Brustkorbtrauma für selten und äußerst lebensgefährlich (BALASCHOV und MINKO). Spontanheilungen nach Bronchusein- und -abriß sowie nach Bronchusfrakturen (bei der ein Schleimhautzylinder erhalten bleibt) gehen immer mit Stenosen oder Totalverschlüssen einher.

Vier verschiedene Fälle von Trachealverletzungen beschrieben MESSERKLINGER und SERLES, und zwar eine gedeckte Konikotomie, eine Trachealfraktur, einen primär nicht erkannten zirkulären Trachealabriß mit derber, narbiger Interposition sowie eine Oesophago-Trachealfistel nach stumpfem Trauma des oberen Thorax mit Längsberstung der Trachealhinterwand. Bisher waren Verletzungen der Luftröhre ein ziemlich seltenes Ereignis, da die Halsorgane und damit auch die Trachea bei drohender Gefahr durch ein reflexartiges Neigen des Kopfes geschützt werden. Bei der ständig steigenden Zahl von Verkehrsunfällen mit großer Geschwindigkeit und der zunehmenden Verwendung von Arbeitsmaschinen mit hoher Beschleunigung werden vermehrt auch Trachealverletzungen entstehen, weil die Schnelligkeit des Ereignisses oder seine Gewalt den schützenden Reflex überholen oder durchschlagen.

SATO u. Mitarb. konnten bei 2 Patienten 2—3 Monate nach einem stumpfen Thoraxtrauma infolge Kraftfahrzeugunfalles eine Stenose der Trachea im Brustbereich feststellen.

ZSCHOCH und THIESS berichteten über einen 21jährigen Mann, bei dem im Anschluß an einen Motorradunfall nach einem verhältnismäßig freien Intervall eine Trachealstenose infolge Trachealruptur nach 25 Tagen zum Tode führte.

Als Beitrag zur Traumatologie von Kehlkopf und Halstrachea beschreiben MELIK und STRUPLER einen geschlossenen Abriß der Halstrachea, eine geschlossene Larynxfraktur, eine kombinierte offene Larynx- und Halstracheazerreißung sowie eine posttraumatische Larynxzyste nach schwerer Schnittverletzung.

Bei Abrissen der Hauptbronchien als nicht ganz seltene Folge schwerster komprimierender Thoraxtraumen kommt es in der überwiegenden Mehrzahl der Fälle sofort zur Ausbildung eines Spannungspneumothorax und bald zum Tode. Nur in wenigen bekanntgewordenen Fällen wurden die Bronchiallumina offenbar sofort durch interponiertes mesenchymales Bindegewebe abgedeckt, wobei dann eine narbige Stenose mit Atelektase des betroffenen Lungenflügels resultierte.

Einen solchen spontan geheilten Bronchusabriß konnte MARSCH nach 47 Jahren bei der Obduktion an einem Colonkarzinom verstorbenen Mannes aufdecken. Die Verletzung war durch Einklemmung zwischen zwei Eisenbahnwagenpuffer verursacht worden. Der auf Faustgröße geschrumpfte rechte Lungenflügel zeigte histologisch zarte Alveolarsepten, luftgefüllte Restlumina und mit bronchialem Schleim ausgefüllte Alveolen. Das Gefäßsystem war im Sinne einer Anpassungsfibrose stark verändert.

Verletzungen des Oesophagus. Traumatische Zerreißungen der Speiseröhre werden beobachtet bei Sturz aus größerer Höhe und bei starkem Zusammendrücken des Thorax (SIPOWSKI und KARPOV).

Der Oesophagus kann nur durch ein stumpfes Trauma von außerordentlicher Heftigkeit zerrissen werden. Da der Innendruck fehlt, besteht keine Möglichkeit einer Berstungsruptur.

Traumatische Rupturen des Oesophagus betreffen nach MATHEWSON bevorzugt den Halsabschnitt, dann folgt der obere Thorax- und schließlich der untere Thoraxabschnitt. Meist wird die Ruptur durch eine Oesophagoskopie hervorgerufen, dann erst folgen die Fremdkörper.

Perforationen des Oesophagus treten je nach Häufigkeit auf nach Dilatationsbehandlungen, Fremdkörperextraktionen, primärer Perforation durch Fremdkörper und Oesophagoskopien (RIETZ und WERNER).

Über eine frische traumatische Perforation des Oesophagus und die Verhinderung einer schweren Mediastinalphlegmone berichteten LORTAT-JACOB und FÉKÉTÉ.

Spätrupturen der Speiseröhre nach stumpfem Trauma sind möglich. So konnte es 3 Wochen nach einem schweren Autounfall, bei dem Oberbauch und Thorax komprimiert worden waren, zu einer Oesophagusruptur kommen (SCHAIRER).

3 eigene Beobachtungen einer Berstungsruptur des Oesophagus durch Kesselexplosion veröffentlichte BARTHEL.

Verletzungen der Speiseröhre können auch durch verschluckte Fremdkörper entstehen.

Über die Speiseröhrenverätzung im Greisenalter berichtete NOVOTNY.

Eine mehrzeitige Oesophagusruptur beobachtete LEHMANN. Die Ruptur trat erst ca. 48 Std nach einem Trauma auf, wobei 24 Std vor der eigentlichen Ruptur sich zuerst ein rechtsseitiger Pneumothorax entwickelt hatte. Der Sitz der Ruptur lag rechts im mittleren Oesophagusabschnitt mit einer Länge von mindestens 10 cm.

Über ein traumatisch bedingtes Divertikel des Halsabschnittes des Oesophagus berichteten KIEHL und MITCHENER.

Zum Entstehungsmechanismus der traumatischen Oesophago-Trachealfistel bemerkt KRONBERGER, daß in allen Fällen das jugendliche Alter der Patienten, die Schwere des Thoraxtraumas und das klinisch stumme Intervall von 3—8 Tagen bis zum Auftreten der Fistelsymptomatik charakteristisch sind. In Versuchsreihen an Leichenoesophagus bzw. -Trachea wurde bewiesen, daß bei gleichzeitigem Glottisverschluß durch Erhöhung des Innendrucks bei der Thoraxkompression und Anpressen der Trachea gegen die Wirbelsäule eine Längsberstung der Luftröhrenhinterwand auftritt. Dasselbe gilt sinngemäß für den dazwischen liegenden Oesophagus. So kann es durch korrespondierende Verletzungen dieser beiden Organe zur Ausbildung von traumatischen Oesophago-Trachealfisteln kommen.

Über eine Tracheo-Oesophagusfistel nach Autounfall durch Aufschlagen auf die Lenksäule berichtete STEPHENS.

Über weitere 2 Fälle einer Trachea-Oesophagus-Fistel als Folge eines stumpfen Thoraxtrauma berichteten KILLEN und COLLINS. In den meisten Fällen der Literatur wurde sie durch das Steuerrad eines Kraftfahrzeuges hervorgerufen. Charakteristische Symptome von seiten der Fistel können erst nach 3—5 Tagen auftreten.

Verletzungen des Ductus thoracicus. Die traumatische Ruptur des unter dem Zwerchfell gelegenen Anteils des Ductus thoracicus nach stumpfer Bauchverletzung ist außerordentlich selten. CARAYON u. Mitarb. kommen zu dem Schluß, daß eine unfallunabhängige Ausweitung der Lymphwege, sei es durch Infektion oder durch Anlage, die Ruptur bei stumpfem Trauma begünstige. Bei gedeckten Verletzungen bildet sich nicht selten ein Kollateralkreislauf der Lymphe.

Ein Chylothorax entsteht bei einer Verletzung des Ductus thoracicus in der Brusthöhle und im anschließenden Austritt des Chylus in die freie Pleurahöhle. Mit den Problemen einer derartigen Verletzung befaßte sich LAMPSON ausführlich.

Ein traumatischer Chylothorax kann entstehen durch:
1. stumpfe Thoraxprellung
2. Überstreckung der Wirbelsäule
3. Stich-, Hieb- und Schußverletzungen
4. Verletzungen von Oesophagus durch Fremdkörper
5. Ruptur eines Lymphganganeurysma
6. Operative Läsion bei Eingriffen im Thoraxraum (FRITSCHE und HUTH).

Über den traumatischen Chylothorax liegen nur ganz vereinzelte Beobachtungen in der Weltliteratur vor (LAMPSON). Er entsteht bei einem indirekten Trauma durch eine teilweise Ruptur des Ductus thoracicus oder einer seiner Äste. LAMPSON veröffentlichte die erste erfolgreiche intrathorakale Ligatur eines traumatischen Chylothorax; dieser konnte mittels Kontrastdarstellung im Röntgenbild gut sichtbar gemacht werden.

Über die 18. erfolgreich durchgeführte operative Ligatur des Ductus thoracicus wegen eines traumatischen Chylothorax berichtete WOODHALL; die Ligatur erfolgte im Halsbereich.

Literatur

AHRER, E.: Verletzungen des Brustkorbes im Frieden. Hefte zur Unfallheilk. 77 (1964).
ALBAROSA, U.: Rottura traumatica dell'aorta iniziale in soggetto di 20 anni, per incidente stradale. Med. leg. 10, 1061—1069. Ref. Dtsch. Z. ges. gerichtl. Med. 56, 27 (1965).
BALASCHOV, A.P., u. M.F. MINKO: Bronchusrupturen beim geschlossenen Brustkorbtrauma. Chirurgija 10, 110—113 (1964) [russisch].
BARTHEL, H.: Berstungsruptur des Oesophagus durch Kesselexplosion. Thoraxchir. 2, 314—320 (1954).
BEALL, A.C.: Penetrating Wounds of the Aorta. Amer. J. Surg. 99, 770—774 (1960).
BECKER, H.: Zur Häufigkeit, Genese und Symptomatologie der Aortenrupturen. Überblick über 90 eigene Fälle. Wien. med. Wschr. 115, 10—14 (1965).
BINET, J.P., et J. LANGLOIS: Les ruptures traumatiques de l'aorta thoracique a paroi saine. Rev. Prat. 13, 433—447 (1963). Ref. Dtsch. Z. ges. gerichtl. Med. 55, 312 (1964).
BLISNAKOV, CH.: Traumatische Rupturen der inneren Organe. Samml. wiss. Arb. Med. Inst. Plovdiv 14, 497—508. Ref. Dtsch. Z. ges. gerichtl. Med. 53, 136 (1962).
BROMLEY, L.L., et al.: Early repair of traumatic rupture of the thoracis aorta. Brit. med. J. 1965 II, 17.
CARAYON, A., et al.: Les ruptures du canal thoracique sous-diaphragmatique par contusions de l'abdomen. J. Chir. 86, 177—190 (1963).
CARTER, R., et al.: Rupture of the Bronchus Following Closed Chest Trauma. Amer. J. Surg. 104, 177—195 (1962).
CHESTERMAN, J.T., and P.N. SATSANGI: Rupture of the Trachea and Bronchi by Closed Injury. Thorax 21, 21—27 (1966).
DICK, W.: Thoraxverletzungen im Kindesalter. Langenbecks Arch. 304, 595—607 (1963).
DIEMER, K.: Traumatisches Aortenaneurysma mit ungewöhnlich langer Überlebensdauer. Zbl. Path. 94, 182—184 (1955/56).
FRITSCHE, P., u. J. HUTH: Der traumatische Chylothorax. Bruns Beitr. 199, 23—35 (1959).
GERBODE, F., et al.: Traumatic thoracic aneurysms. Surgery 42, 975—985 (1957).
HEBERER, G., u. H.J. CASTRUP: Die Oesophago-Trachealfistel nach stumpfem Thoraxtrauma. Thoraxchir. u. vask. Chir. 12, 384—393 (1965).
INTONTI, F., and V. BELTRAMI: Successfull Surgical Repair of Intrathoracic Rupture of the Inferior Vena Cava. J. Trauma 5, 433—435 (1965).
JACKSON, FR.E., and J. MAZUR: Traumatic Aortic Aneurysms in Neurological Patients. Military Medicine 130, 878—886 (1965).
KILLEN, D., and H. COLLINS: Tracheoesophageal Fistula Resulting from Nonpenetrating Trauma to the Chest. J. Thorac. Surg. 50, 104—110 (1965).
KRONBERGER, L.: Zum Entstehungsmechanismus der traumatischen Oesophago-Trachealfistel. Klin. Med. 17 288 (1962).
KÜMMERLE, F., u. G. RICHTER: Traumatische Ruptur der thorakalen Aorta. Dtsch. med. Wschr. 88, 422—425 (1963).
LAMPSON, R.S.: Traumatic chylothorax. J. thoracic Surg. 17, 778—791 (1948).
LANGLOIS, J., et al.: Un cas de rupture traumatique de l'isthme de l'aorte thoracique opéré avec succès huit heures après l'accident. Semaine des hôpitaux 41, 2385 (1965). Ann. chir. thor. 3, 412—423 (1964).

LEHMANN, H.: Oesophagusruptur. Schweiz. Med. Wschr. **95**, 912—915 (1965).
LORTAT-JACOB, J.L., et F. FÉKÉTÉ: Perforations traumatiques récentes de l'oesophage. Ann. Chir. Thoracique 498—509 (1965).
LUNDEVALL, J.: Traumatic rupture of the Aorta caused by traffic accidents. T. norske Laegeforen **83**, 440—444 (1963). Ref. Dtsch. Z. ges. gerichtl. Med. **55**, 227 (1964).
MAGGIORDOMO, I.: Sulla rottura traumatica dei bronchi. Nota casistica e considerazioni medico-legali. Fol. med. **40**, 1125 (1957). Ref. Dtsch. Z. ges. gerichtl. Med. **48**, 109 (1958).
MALM, J.R., and R.A. DETERLING: Traumatic aneurysm of the thoracic aorta simulating coarctation. A case report. J. Thor. Card. Surg. **40**, 271—277 (1960).
MARSCH, W.: Über spontan geheilten Bronchusabriß. Thoraxchir. **13**, 357—367 (1965).
MATHEWSON, C., et al.: Traumatic Rupture of the Esophagus. Amer. J. Surg. **93**, 616—622 (1957).
MELIK, A., u. W. STRUPLER: Beitrag zur Traumatologie von Kehlkopf und Halstrachea. Pract. oto-rhino-laryng. **28**, 95—107 (1966).
MENZI, P.: Aortenruptur bei stumpfem Thoraxtrauma. Schweiz. med. Wschr. **93**, 563 (1963).
MESSERKLINGER, W., u. W. SERLES: Trachealverletzungen. Mschr. Ohrenheilk. **99**, 289—292 (1965).
MORERE, P., et coll.: Les emphysèmes microtraumatiques du médiastin dits spontanés. La Presse Medicale **74**, 1653—1656 (1966).
NEWBY, J.P., et al.: Post-traumatic acquired coarctation of the descending thoracic aorta. J. Thor. Surg. **51**, 883—886 (1966).
NOVOTNY, O.: Über die Speiseröhrenverätzung im Greisenalter. Z. Alternsforschung **18**, 126—135 (1965).
PASSARO, E., and W.G. PACE: Traumatic Rupture of the Aorta. Surgery **46**, 787—791 (1959).
PERRIN, A., et coll.: Les anévrysmes traumatiques de l'isthme aortique. Archives des maladies du coeur et des vaisseaux **58**, 1108 (1965).
PORTMANN, J., u. G. MUSSGNUG: Das traumatische Pneumomediastinum. Mschr. Unfallheilk. **66**, 244—247 (1963).
POWERS, R.C., et al.: Traumatic aneurysm of thoracic aorta. Angiology **16**, 70—74 (1965).
RÉNYI, K., and L. CZIKO: Mediastinal Emphysem Following Thoracic injury. Acta Chirurgica hung. **5**, 199—206 (1964).
REY-BALTAR, E., and I. PEREZ-AGOTE: Traumatic Rupture of the Thoracic Aorta. Arch. Surg. **91**, 344—346 (1965).
RIETZ, K., and B. WERNER: Traumatic perforation of the esophagus. Acta chir. scand. **116**, 401 (1959).
RÖMER, K.H., u.a.: Die Bronchusruptur. Das Deutsche Gesundheitswesen **20**, 937—947 (1965).
ROMANO, C., e coll.: In tema di sopravivenza nelle lesioni aortiche secondarie a traumi non penetranti. Folia med. **46**, 651—660 (1963). Ref. Dtsch. Z. ges. gerichtl. Med. **56**, 239 (1965).
SATO, R., et al.: Stricture of thoracic trachea following closed chest injuries. J. thorac. cardiovasc. Surg. **47**, 566—571 (1964).
SCHAIRER, E.: Spätruptur der Speiseröhre nach stumpfem Trauma. Med. Klinik **54**, 2327—2329 (1959).
SIPOWSKI, P.W., u. N.A. KARPOV: Die Speiseröhre. In: Vielbändiges Handbuch der pathologischen Anatomie. Bd. IV, Buch 2, S. 236—280. Moskau: Medgis 1956 [russisch].
SLANEY, G., et al.: Traumatic Rupture of the Aorta. British J. Surg. **53**, 361—364 (1966).
SPATH, F., u. L. KRONBERGER: Bericht über eine durch stumpfes Thoraxtrauma erworbene Ösophagotrachealfistel. Radiol. Austriace **12**, 3 (1961).
SPENCER, F.C., et al.: A report of fifteen Patients with traumatic rupture of the thoracic aorta. J. Thor. Card. Surg. **41**, 1—22 (1961).
STEPHENS, T.W.: Traumatic tracheo-oesophageal fistula following steering wheel type of injury. British J. Surg. **52**, 370—372 (1965).
STREICHER, H.J.: Die Versorgung der traumatischen Bronchusruptur. Chir. Praxis 391—399 (1962).
SYMBAS, P.N., and H.W. SCOTT: Traumatic aneurysm of the pulmonary artery. J. Thor. Card. Surg. **45**, 645—649 (1963).
TARANIN, N.A.: Intraperikardiale Verletzung der Aorta. Westnik Chirurgii Imeni I.I. Grekov [russisch] **94**, 101 (1965).
VERESS, L.: Hauptschlagaderverletzung infolge eines Brustbeinbruches. Dtsch. Z. ges. gerichtl. Med. **56**, 10—13 (1965).
VOSSSCHULTE, K.: Die Verletzungen des Mediastinum. Handb. der Thoraxchirurgie. Bd. 3, Spez. Teil II 761—776. Berlin, Göttingen, Heidelberg: Springer 1958.
WEBER, W.: Die Verletzungen des Mediastinum. Langenbecks Arch. **287**, 192 (1957).
— Die Verletzungen des Mediastinum. Langenbecks Arch. **293**, 167—224 (1959/60).

WOODHALL, J. P.: Traumatic chylothorax. Surgery **42**, 780—786 (1957).
ZEHNDER, M. A.: Symptomatologie und Verlauf der Aortenruptur bei geschlossener Thoraxverletzung anhand von 12 Fällen: Thoraxchirurgie **8**, 1—46 (1960).
ZSCHOCH, H., u. J. THIESS: Trachealruptur mit Stenose. Mschr. Unfallheilk. **66**, 248—253 (1963).

6. Thoraco-abdominale Verletzungen (Zweihöhlenverletzungen)

Das thoraco-abdominale Trauma ist durch eine kombinierte Verletzung der Brust- und Bauchhöhle, mit oder ohne Beteiligung des dazwischen liegenden Zwerchfells, infolge äußerer Gewalteinwirkung charakterisiert (REITTER). Die als Brust-Bauch- oder Zweihöhlenverletzungen bezeichneten Ereignisse spielen vor allem in Kriegszeiten eine große Rolle. Aber auch im zivilen Leben und in Friedenszeiten tritt dieses Verletzungsbild vereinzelt immer wieder vor Augen. Bei Verkehrsunfällen, Verschüttungen, Stürzen aus einer gewissen Höhe, Messerstechereien und bewaffneten Überfällen kann es zu thoraco-abdominalen Verletzungen kommen. Am besten benützt man nach REITTER die alte Einteilung in die geschlossenen (subkutanen) und die offenen (perkutanen) Zweihöhlenverletzungen. Je nach Beteiligung des Zwerchfells wird man außerdem zwischen kommunizierenden und nicht kommunizierenden Zweihöhlenverletzungen unterscheiden können.

Literatur

REITTER, H.: Zweihöhlenverletzungen im Frieden. Med. Klinik **57**, 1082—1086 (1962).

III. Abdomen

1. Verletzungsarten und Häufigkeit

Ein stumpfes Bauchtrauma tritt selten isoliert auf; am häufigsten sind Mitverletzungen des Brustkorbes und des Beckens. Bei den Organverletzungen überwiegen nach den Beobachtungen von MAURER und SCHÄFER die Prellungen der Bauchwand (49,3%) und die Quetschung der Niere (17,0%). Eine Quetschung der Bauchdecken kann zu einem umschriebenen Bluterguß, zu Zerreißungen der Muskulatur, der Faszie und des Peritoneum führen. Weitere Befunde waren:

Milz	9,2%
Niere und Bauchwand	4,6%
Leber	4,6%
Harnblase	4,1%
Magen-Darmtrakt	3,7%
Pankreas	3,2%
Mesenterium	2,3%
Zwerchfell und Gefäße	2,0%.

Es handelte sich dabei um 217 Fälle.

Über 152 Patienten mit Bauchverletzungen berichtete PERRY. Diese betrafen:

Autoinsassen	37
Fußgänger	36
durch Messerstiche	30
durch Schußverletzungen	26
durch Sturz	13
durch Angriff oder Streit	4
Radfahrer	4
durch einen fliegenden Glasscherben	1
durch einen Schlitten	1

Die Häufigkeit der Organverletzungen waren:

Milz	50
Leber	40
Jejunum, Ileum	17
Harnblase	13
Colon	12
Magen	8
Mesenterium	6
Nieren	6
V. cava	5
Duodenum	4
Pankreas	4
Gallenblase, Uterus und Aorta je	1

Eine Analyse von 45 Fällen nicht penetrierender Abdominalverletzungen bei Kindern bis zu 12 Jahren veröffentlichten HALTER und GROSS.

Aufschlußreich sind auch die Untersuchungen von KLEINERT und ROMERO an 161 Patienten mit stumpfem Bauchtrauma. 137 wurden durch Kraftfahrzeugunfälle verletzt, 17 durch Sturz und 4 durch Stoß. Am häufigsten verletzt wurde die Milz (insgesamt 57 mal), dann folgten Niere 44 mal, Harnblase 32 mal, Leber 26 mal, Magen-Darmtrakt 14 mal und Mesenterium 10 mal; 7 mal bestand ein retroperitoneales Haematom und 6 mal eine Ruptur des Zwerchfells.

In der Mehrzahl lagen kombinierte Verletzungen mehrerer Organe vor. Nicht penetrierende Abdominalverletzungen sind nach einer Analyse von 200 Verletzten durch FITZGERALD u. Mitarb. in 167 Fällen (83,5%) durch Kraftfahrzeuge verursacht worden; davon waren 110 Insassen und 57 Fußgänger. Weitere Ursachen waren stumpfe Waffen 13 mal (6,5%), Sturz 10 mal (5,0%) und Verschiedenes 10 mal (5,0%). Folgende Bauchorgane waren dabei betroffen:

Leber	105 mal	(52,5%)
Milz	93 mal	(46,5%)
Dünndarm	18 mal	(9 %)
Mesenterium	16 mal	(8 %)
Zwerchfell	16 mal	(8 %)
Colon	10 mal	(5 %)
Niere	9 mal	(4,5%)
Harnblase	8 mal	(4 %)
Bauchwand	4 mal	(2 %)
Magen	2 mal	(1 %)
Pankreas	2 mal	(1 %)
Netz	2 mal	(1 %)
Nierenarterie	2 mal	(1 %)
V. cava inferior	2 mal	(1 %)
Gallenblase	1 mal	(0,5%)

An Begleitverletzungen fanden sich bei diesen 200 Patienten:

Rippenfrakturen	108 mal	(54 %)
Frakturen langer Röhrenknochen	74 mal	(38 %)
Schädelhirnverletzungen	62 mal	(31 %)
Lungenverletzungen	62 mal	(31 %)
Beckenfrakturen	40 mal	(20 %)
Wirbelsäulenfraktur	29 mal	(14,5%)
Verletzungen von Herz und großen Gefäßen	19 mal	(9,5%)
Harnröhre	4 mal	(2 %)

Zwischen 1946 und 1953 konnten ALLEN und CURRY bei insgesamt 297 Patienten 230 mal nicht penetrierende (77,5%) und 67 penetrierende Verletzungen (22,5%) feststellen.

Die penetrierenden Verletzungen waren verursacht durch:

37 mal Schußverletzungen
25 mal Stichverletzungen
3 mal Sturz auf scharfe Gegenstände

die nicht penetrierenden durch:

    Kraftfahrzeugunfälle 122mal
    Anfahren durch Fahrzeuge 31mal
    Sturz 19mal
    Arbeitsunfälle 18mal

Bevorzugt verletzt waren bei den penetrierenden Verletzungen Jejunum, Ileum, Colon, Leber, Magen, bei den nicht penetrierenden Verletzungen Nieren, Milz, Harnblase, Jejunum, Ileum und Leber.

Die offenen Bauchverletzungen sind in Friedenszeiten wesentlich seltener als die stumpfen; das Verhältnis beträgt etwa 1 zu 5 bis 1 zu 7 (GELEHRTER). In der Regel handelt es sich um Schuß- und Stichverletzungen. Pfählungsverletzungen sind weniger häufig und kommen vor allem bei Betriebsunfällen, Sportunfällen (z.B. Skistockverletzungen) und gelegentlich im Rahmen der Verkehrsunfälle vor.

Man hat es nach GELEHRTER fast durchwegs mit penetrierenden oder perforierenden Verletzungen zu tun, die durch einen engen Wundkanal charakterisiert sind. Breite Eröffnungen des Abdomen gehören zu den Seltenheiten. Hier ist eine Kombination der breit offenen Bauchverletzungen mit Läsionen der Hüfte oder des Beckenknochens, durch die topographische Lage bedingt, bis zu einem gewissen Grade typisch. Derartige Verletzungen werden vor allem im Kindesalter angetroffen, da das zarte kindliche Gewebe weniger widerstandsfähig und durch stumpfe Traumen leichter verletzbar ist als beim Erwachsenen.

GELEHRTER berichtete über ein 5jähriges Mädchen, welches von einem Lastauto überfahren wurde und Zerreißungen der Scheide und Blase mit Eröffnung der Bauchhöhle erlitt. Die Weichteile der linken Darmbein- und Hüftgegend waren breit zerrissen und das Hüftgelenk eröffnet, die A. iliaca externa durchtrennt. Weiterhin konnte er eine Kreissägenverletzung eines 8jährigen Knaben beobachten mit Magen- und multiplen Darmzerreißungen sowie offener pertrochanterer Durchtrennung des Oberschenkelknochens und Hüftgelenkseröffnung. Der Knabe konnte gerettet werden.

Die Analyse von 90 Patienten mit stumpfem Bauchtrauma durch BIKFALVI und RUILE zeigte folgende isolierte Organverletzungen:

    Milz 15mal
    Dünndarm 12mal
    Leber 6mal
    Pankreas 4mal
    Niere 4mal
    Harnblase 3mal
    Duodenum 1mal
    Aorta 1mal

Traumatische Rupturen der inneren Organe fand DLISNAKOV bei 100 Obduktionen in folgender Häufigkeit:

    Leber 60%
    Milz 37%
    eine Niere 17%
    Lungen 10%
    Darm 5%

Kombinierte Rupturen waren in 34% der Fälle vorhanden.

Die linke Lunge zerriß häufiger als die rechte. Bei Kindern sind Lungenrupturen zahlreicher. Erwähnt wird auch eine im Schrifttum bisher nicht beschriebene Ruptur der V. cava caudalis.

Eine weitere Arbeit über nicht perforierende Verletzungen des Abdomen stammt von HELSPER.

Die retroperitoneale Blutung ist in der Regel mit einer Bauchverletzung verbunden. BAYLIS u. Mitarb. fanden bei 25 Patienten, die einer Operation unterzogen wurden, bei 10 keine weiteren Befunde, bei 15 jedoch folgende:

Milzruptur	7
Harnblasenruptur	4
Nierenruptur	3
Ruptur der Urethra	1
Ruptur des Ileum	1
Riß von Leber und Gallenblase	1

Die Erkennung von Bauchverletzungen bei gleichzeitigen Schädel- Hirnverletzungen sind schwierig, da die gewöhnlichen diagnostischen Kriterien maskiert sind. So hatten nach den Beobachtungen von WILSON u. Mitarb. von 363 Patienten mit stumpfem Bauchtrauma 91 gleichzeitig Schädelverletzungen; davon 47% Koma und Schock.

Koma allein	13%
Schock allein	18%
weder Koma noch Schock	22%

Weiterhin bestanden Frakturen der langen Röhrenknochen, des Beckens und der Wirbelsäule sowie Thoraxverletzungen.

Die Mortalität war 4mal größer, wenn gleichzeitig eine Schädelverletzung vorlag.

Literatur

ALLEN, R. B., and G. J. CURRY: Abdominal Trauma. A Study of 297 Consecutive Cases. Amer. J. Surg. **93**, 398—404 (1957).
BAYLIS, S., et al.: Traumatic Retroperitoneal Hematoma. Am. J. Surg. **103**, 477—480 (1962).
BIKFALVI, A., u. K. RUILE: Das stumpfe Bauchtrauma unter besonderer Berücksichtigung der extraabdominellen Begleitverletzungen. Bruns Beitr. **209**, 330—354 (1964).
DLISNAKOV, CH.: Traumatische Rupturen der inneren Organe. Samml. wiss. Arb. Med. Inst. Plovdiv **14**, 497—508 (1960). Ref. Dtsch. Z. ges. gerichtl. Med. **53**, 136 (1962).
FITZGERALD, J. B., et al.: Surgical Considerations of Nonpenetrating Abdominal Injuries. An Analysis of 200 Cases. Am. J. Surg. **100**, 22—29 (1960).
FROMME, A.: Über stumpfe Bauchverletzungen. Chirurg **17**, 289 (1947).
GEISTHÖVEL, W., u. R. ZIMMERMANN: Die stumpfen Bauchverletzungen. Hefte zur Unfallheilk. **64**, 1—85 (1960).
GELEHRTER, G.: Zur offenen kombinierten Bauchverletzung. Chir. Praxis **9**, 387 (1965).
— Zur offenen kombinierten Bauchverletzung. Pädiatr. Praxis **4**, 547—549 (1965).
HALTER, B. L., and R. S. GROSS: Non penetrating Wounds of the Abdomen in Children. Am. J. Surg. **93**, 667—673 (1957).
HELSPER, J. T.: Non perforating Wounds of the Abdomen. Am. J. Surg. **90**, 580—587 (1955).
HOLLE, F.: Stumpfe Bauchverletzungen. Med. Klinik **58**, 293—312 (1963).
KLEINERT, H. E., and J. ROMERO: Blunt Abdominal Trauma. Review of Cases Admitted to a General Hospital Over a 10 Year Period. J. Trauma **1**, 226—240 (1961).
KÜMMERLE, F.: Die stumpfen Bauchverletzungen. Ihre Erkennung und Behandlung. Vorträge aus der praktischen Chirurgie, Heft 55. Stuttgart: Thieme 1959.
MAURER, G., u. H. SCHÄFER: Das stumpfe Bauchtrauma. Chirurg **36**, 263—267 (1965).
MORZON, J. H., et al.: Blunt Trauma to the Abdomen. Ann. Surg. **145**, 699—711 (1957).
PERRY, J. F.: A five-year survey of 152 acute abdominal injuries. J. Trauma **5**, 53—61 (1965).
POIGENFÜRST, J.: Stumpfe Bauchverletzungen bei Jugendlichen. Chir. Praxis 165 (1960).
WILSON, CH. B., et al.: Unrecognized Abdominal Trauma in Patients with Head Injuries. Ann. Surg. **161**, 608—613 (1965).

2. Verletzungen der Leber und der Gallenwege

Die Leber ist aufgrund ihrer Lage, Größe und Gewebsbeschaffenheit besonders anfällig für Verletzungen. Offene, direkte, penetrierende Verletzungen erfolgen durch Stich, Geschoß-, Granat- oder Bombensplitter. Dabei sieht man glatte Durchschüsse oder stärkere Zerreißungen.

Bei 111 Leberverletzungen fanden SHAFTAN u. Mitarb. folgende Ursachen:

Stichwunden . . . . 61 Patienten
Schußverletzungen . . . . 12 Patienten
Fußgängerunfälle . . . . 19 Patienten
Insassen von Kraftfahrzeugen . . . . 7 Patienten
andere stumpfe Traumen . . . . 12 Patienten

An Begleitverletzungen standen solche der Milz, des Zwerchfells, des Magens und der Nieren an erster Stelle.

Bei 77 Patienten mit Leberverletzungen beobachteten SELIWANOV und NIKITIN 24 alleinige und 53 mit anderen Verletzungen kombinierte. Die häufigsten Begleitverletzungen waren Rippenbrüche, Verletzungen von Magen, Gallenblase, Darm, rechter Niere, Bauchspeicheldrüse und Milz.

Am häufigsten sind stumpfe Lebertraumen als Folge von Überfahrung, Sturz, Hufschlag usw.; ebenso bei Neugeborenen durch den Geburtsakt. Subkapsuläre Haematome finden sich oft bei Neugeborenen durch Ablösung der unverletzten Kapsel.

Etwa 15—20% der Bauchtraumen führen zu einer Verletzung oder zu einer Beteiligung der Leber (MCCLELLAND und SHIRES). In über 80% war das stumpfe Trauma durch einen Kraftfahrzeugunfall hervorgerufen worden. Die Ursachen einer Leberverletzung fanden GLAS und andere 12 mal in einem Autounfall, 3 mal in Schußverletzung, 1 mal in Stichverletzung, 1 mal in Sturz und 1 mal Schlag auf den Bauch. Begleitverletzungen der Rippen waren in mehr als der Hälfte der Fälle vorhanden.

Berstungsverletzungen der Leber bei stumpfem Bauchtrauma waren nach ROBB u. Mitarb. verursacht worden durch Unfälle als

Fußgänger . . . . 8 mal
Kraftfahrzeuginsasse . . . . 8 mal
Sturz . . . . 2 mal
Stoß auf den Thorax . . . . 2 mal

In der Regel ist der Fußgänger durch ein Kraftfahrzeug angefahren worden, wobei die Frontbeleuchtung den Körper in Höhe der Leber getroffen hat.

Stumpfe Verletzungen der Leber konnten MAURER und SCHÄFER an ihrem Untersuchungsgut 10 mal beobachten. Die Verletzungen betrafen ausschließlich das Parenchym, eine subkapsuläre oder zentrale Ruptur wurde nicht gesehen. Die subkapsuläre Blutung kann eine zweizeitige Ruptur des Organs, ähnlich der zweizeitigen Milzruptur bedingen. Als Folge des autolytischen Leberzerfalls stellen sich traumatische Haemobilie und Ikterus ein.

Eine weitere Arbeit über Leberverletzungen im Zivilleben stammt von CROSTWAIT u. Mitarb. und eine Übersicht über 600 Leberverletzungen von KUBICEK und NOHEL. Selten kommen kombinierte Organverletzungen ohne schwere extraabdominale Nebenverletzungen vor. Die subkapsulären Leberläsionen können nach einem asymptomatischen oder symptomarmen Intervall plötzlich zu akut verlaufenden zweizeitigen Rupturen führen.

Leberverletzungen betreffen vorwiegend den rechten Lappen, verhältnismäßig selten liegt eine Verletzung der Leber allein vor. Gewöhnlich sind gleichzeitig die Nachbarorgane, wie Magen, Darm, besonders Colon transversum, Zwerchfell und rechter Rippenbogen betroffen.

WOLFF unterteilte die Verletzungen der Leber in echte, subkapsuläre, zentrale und sog. zweizeitige Rupturen. Zentrale Leberrupturen bestehen in Rissen und Höhlen, meist mit Blut gefüllt, inmitten des Lebergewebes, wobei die Kapsel unversehrt bleibt. Die eigentlichen Leberrisse sind oberflächlich oder auch tiefer mit Zertrümmerung des Parenchyms; dabei können gelegentlich ausgedehnte anämische Nekrosen entstehen. Leberzellembolien durch Verschleppung mit dem Venenblut sind möglich, ebenso Abrisse des linken Lappens. Als Folge von Leberverletzungen treten mitunter tödliche Blutungen auf; Galleaustritt aus der Wundfläche mit nachfolgendem Cholascos ist möglich. Bei offenen Verletzungen muß mit Infektion und evtl. Abszeßbildung gerechnet werden.

Kapselrisse findet man einzeln und multipel. Leberverletzungen ohne Beteiligung der Kapsel werden selten beobachtet (ABRIKOSOV). Bei derartigen Verletzungen können subkapsuläre Haematome entstehen.

Bei Leberrissen mit Beteiligung der Kapsel sowie auch bei ihrer Unversehrtheit lassen sich mikroskopisch öfter ischämische, entlang des Risses verlaufende Nekrosen des Parenchyms beobachten.

Die infolge des Trauma auftretende Blutung ist, wenn nicht die großen Gefäße betroffen sind, selten so stark, daß sie zum Tode führt. Gewöhnlich erfolgt die Blutung langsam. Mitunter besonders bei Verletzungen der ventralen Abschnitte und ihres Randes wird die Blutung durch Netztamponade angehalten. Hierbei werden auch zentrale Haematome beobachtet; besonders im rechten Lappen können sie ein großes Ausmaß erreichen. Dringt das Blut unter das Zwerchfell vor, so bildet sich dort ein subdiaphragmales Haematom.

Bei Verletzungen einer verfetteten Leber kommt es nicht selten zu Fett- oder auch Gewebsembolien.

Über eine schwere Leberverletzung mit Verlust eines Drittels des Organs, wobei der Patient nach Lebernaht und Transfusionen überlebte, berichteten L'EPÉ u. Mitarb. und über eine Lebersequestration nach einem geschlossenen Brustkorbtrauma DJUVARA und BURCHI.

Die bei einem geschlossenen Lebertrauma klinisch feststellbaren Begleitverletzungen sowie Obduktionsbefunde studierte HELLSTRÖM an insgesamt 192 tödlich Verunglückten.

Die Komplikationen nach Leberverletzungen brachten SPARKMAN und FOGELMAN in folgendes Schema:

I. Blutung
 1. unkontrollierbare Blutung aus Leberwunden
 2. Haemobilie
 3. Blutungsneigung mit Koagulationsstörung
II. Nekrosen oder Zerreißung des Lebergewebes
 1. zurückgebliebene Trümmer
 2. Sequestrierung
 3. Lebergewebs-Embolien in die Lungen
III. Infektion
 1. ohne Abszeßbildung
 2. mit Abszeßbildung
  a) subphrenisch
  b) intrahepatisch
  c) andere Abdominalabszesse
 3. Wundinfektion
IV. Gallenwegs-Drainage
 1. gallige Peritonitis
 2. gallige Pleuritis
 3. Gallenfistel nach außen
 4. intrahepatische Gallenzyste
V. Verschiedene Komplikationen
 1. Schock
 2. zerebrale Gefäßbeteiligung
 3. Lungenversagen
 4. Herzversagen
 5. Leberversagen
 6. Lower Nephron-Nephrosis
 7. Hepato-renales Syndrom
 8. Wundaufbruch.

Als Folge einer Leberverletzung kann sich eine intraperitoneale Gallenfistel ausbilden mit der Folge einer Gallenperitonitis.

Bei weniger schweren Verletzungen der Leber entwickeln sich reparative Prozesse, welche zur Bildung von Narben und Verwachsungen führen, die sich auch in der Tiefe der Leber vorfinden. Nicht selten sind dann Verwachsungen der Leber mit dem Zwerchfell, mit der vorderen Bauchwand und mit dem Dickdarm.

Sehr große Bedeutung für die Ausheilung einer Leberverletzung haben gleichzeitige Verletzungen anderer Organe der Bauch- oder Brusthöhle.

Es ist nach COLOMBO verständlich, daß die im Anschluß an ein Trauma einsetzenden Ab-, Um- und Aufbauvorgänge in der Leber durchaus geeignet sind, eine Steinbildung auszulösen bzw. bei bestehender Disposition zu fördern. Verfasser konnte bei 12 perforierten Verletzungen der Leber in 4 Fällen posttraumatische Steinbildung nachweisen. Nach den Beobachtungen scheint es vorwiegend nur bei schweren Reißrupturen der Leber zu einer posttraumatischen Gallensteinbildung zu kommen. Nachuntersuchungen von STEINER haben ergeben, daß die Prognose von Leberverletzten, wenn sie primär den Unfall- und Operationsschock überstehen, absolut gut ist.

Eine im Anschluß an ein stumpfes Lebertrauma entstandene Gallenfistel mit dem Pleuraraum beobachteten NURIJEV und KIRGISOV.

Gallenwege und Gallenblase. Die traumatische Ruptur des Ductus hepaticus ist nach SCHAER u. Mitarb. eine seltene Komplikation einer geschlossenen Abdominalverletzung. Verfasser beobachteten eine solche mit galliger Peritonitis. Weitere Fälle einer Perforation der extrahepatischen Gallenwege infolge stumpfem Bauchtrauma bringen BRICKLEY u. Mitarb. sowie FOMON und HINSHAW.

Zur Ruptur extrahepatischer Gallenwege als Folge äußerer Gewalteinwirkung kommt es nur selten und dann nach FORSGREN meist bei Jugendlichen anläßlich von Straßenverkehrsunfällen, Schlägereien oder Mißhandlungen. Die Lokalisation der Ruptur ist variabel; totale Rupturen des Ductus choledochus erfolgen zumeist am Übergang in den retroduodenalen Anteil.

Über 2 traumatisch bedingte Schädigungen des Ductus hepaticus dexter mit Unversehrtheit des linken Gallenganges berichtete DUBOIS.

Eine vollständige Durchtrennung des Ductus choledochus infolge stumpfen Bauchtrauma sahen FLETSCHER u. Mitarb., LEE und WHERRY.

Es gibt drei Formen der Gallenblasenverletzung: die einfache Kontusion, den Abriß der Gallenblase aus dem Leberbett, sog. traumatische Cholezystektomie, sowie die umschriebene oder ausgedehnte Zerreißung der Gallenblasenwand. Häufig zerreißen Leber und Gallenblase zusammen. Nach einem Trauma kann eine Fistelbildung entstehen.

Die Mehrzahl der stumpfen Verletzungen der Gallenblase werden durch Straßenverkehrsunfälle verursacht (MANLOVE).

Die traumatische Ruptur der Gallenblase eines 7 jährigen Knaben konnten DAVIS und GERMAN beobachten. Ein Bericht über einen Fall von isolierter Gallenblasenruptur durch stumpfes Bauchtrauma, der durch rechtzeitige Cholezystektomie geheilt wurde, stammt von BAUERS.

Isolierte stumpfe Rupturen einer gesunden Gallenblase sind äußerst selten. POWSTJANOI konnte 2 derartige Fälle beobachten.

Hämobilie. Unter traumatischer Hämobilie, einem Ausdruck, den SANDBLOM 1948 geprägt hat, versteht man eine Blutung in die Gallenwege im Anschluß an eine Verletzung der Leber. Bisher sind nur 19 Fälle berichtet. Einen weiteren fügten

SALIBA u. Mitarb. hinzu. Eine massive traumatische Hämobilie nach zentraler Leberverletzung beschrieb GOMBKÖTÖ.

Weitere Darstellungen der traumatischen Hämobilie mit Fallberichten stammen von BISMUTH, HEPP, MACVAUGH u. Mitarb., MOINE u. Mitarb., MOREAUX, STEICHEN und WRIGHT und ORLOFF.

Literatur

ABRIKOSOV, A.J.: Die Leber. In: Vielbändiges Handbuch der pathologischen Anatomie. Bd. 4, Buch 2, S. 216—403. Moskau: Medgis 1957 (russisch).
BAUERS, H.G.: Isolierte Gallenblasenruptur durch stumpfes Bauchtrauma. Zbl. Chir. **85**, 654—656 (1960).
BISMUTH, H.: Lés hémobilies et leurs causes. Ann. Chir. **20**, 357—358 (1966).
— et coll.: Les hémobilies d'origine vésiculaire. Ann. Chir. **20**, 376—380 (1966).
BRANZOVSKY, T.: Zur zweizeitigen Leberruptur bei Kindern. Zbl. Chir. **84**, 1629—1632 (1959).
BRICKLEY, H.D., et al.: Immediate and delayed Rupture of the extrahepatic biliary tract following blunt abdominal trauma. Am. J. of Surg. **108**, 107—109 (1960).
COLOMBO, O.: Leberverletzungen und Gallensteinleiden. Wien. med. Wschr. **115**, 265—267 (1965).
CROSTWAIT, R.W., et al.: The Surgical management of 640 Consecutive liver injuries in civilian practice. Surg. Gyn. Obst. **114**, 650—654 (1962).
DAVIS, W.C., and J. GERMAN: Traumatic Rupture of the Gallbladder without a Penetrating Wound of the Abdominal Wall. Amer. J. Surg. **99**, 103—105 (1960).
DJUVARA, R., u. P. BURCHI: Lebersequestration nach einem geschlossenen Brustkorbtrauma. Zbl. Chir. **89**, 1464—1466 (1964).
DUBOIS, FR.: Lésions traumatiques isolées du canal hépatique droit. A propos de deux observations. Ann. Chir. 191—196 (1965).
FLETCHER, W.S., et al.: Complete Division of the Common Bile Duct Due to Blunt Trauma. J. Trauma **1**, 87—95 (1961).
FOMON, J., and J.R. HINSHAW: Rupture of the hepatic ducts due to blunt trauma. Surgery **39**, 322—324 (1956).
FORSGREN, L.: Gallgangsskador efter yttre vald mot buken. Nordisk Med. 872 (1965).
GLAS, W.W., et al.: Hepatic injuries. Am. J. Surg. **89**, 748—752 (1955).
GOMBKÖTÖ, B.: Haemobilia traumatica. Zbl. Chir. **83**, 2054—2058 (1957).
HEPP, J., et coll.: Les hémobilies par lésion traumatique de l'artère hépatique dans les contusions de l'abdomen. Ann. Chir. **20**, 357—367 (1966).
HELLSTRÖM, G.: Closed Liver Injury. A Clinical and Experimental Study. Acta Universitatis Upsaliensis. Abstracts of Uppsala Dissertations in Medicine 26, (1965).
— Lesions Associated with Closed Liver Injury. A clinical study of 192 fatal cases. Acta Chir. Scand. **131**, 119—134 (1966).
KETTLER, L.H.: Die Leber. In: KAUFMANN, E.: Lehrbuch der spez. path. Anat. II. Band, 2. Teil. Berlin: De Gruyter 1958.
KUBICEK, M., u. I. NOHEL: Leberverletzungen. Soudni lék. **5**, 58 (1960). Ref. Dtsch. Z. ges. gerichtl. Med. **50**, 621 (1960).
LEE, J.G., and D.C. WHERRY: Traumatic Rupture of the extra-hepatic Biliary Ducts from external Trauma. J. Trauma **1**, 105—114 (1961).
L'EPÉ, P., et coll.: Sur un cas de lésion grave du foie avec perte anatomique du tiers de l'organe survie. Ann. Méd. lég. **42**, 495 (1962). Ref. Dtsch. Z. ges. gerichtl. Med. **55**, 22 (1964).
LONGMIRE, W.P.: Hepatic Surgery: Trauma, Tumors and Cysts. Ann. Surg. **161**, 1—14 (1965).
MADDING, G.F., and P.A. KENNEDY: Trauma to the liver. Major Problems in Clinical Surgery Vol. III. London: Saunders 1965.
MANLOWE, C.H., et al.: Non penetrating trauma to the biliary tract. Am. J. of. Surg. **97**, 113—116 (1959).
MACVAUGH, H., et al.: Traumatic hemobilia. Surgery **60**, 547 (1966).
MCCLELLAND, R.N., and T. SHIRES: Management of Liver Trauma in 259 Consecutive Patients. Ann. Surg. **161**, 248—257 (1965).
MOINE, et coll.: Un cas d'hémobilie traumatique. Mém. Acad. de chir. Séance du 27 okt. 1965. 839—844 (1965).
MOREAUX, J., et coll.: Les hémobilies post-opératiores par lésion artérielle pédiculaire. Ann. Chir. **20**, 368—375 (1966).
NURIJEV, N.A., u. S.I. KIRGISOV: Späte Galle-Pleurafistel nach stumpfem Lebertrauma. Westnik Chirurgii Imeni I.I. GREKOV (russisch) **94**, 108 (1965).

POWSTJANOI, N.E.: Isolierte stumpfe Verletzung der Gallenblase. Westnik Chirurgii Imeni I.I. GREKOV (russisch) 94, 109—110 (1965).
ROBB, H.J., et al.: Bursting Injuries of the Liver. J. Trauma 1, 555—559 (1961).
SALIBA, N., et al.: Traumatic Hemobilia. Arch. Surg. 82, 298—307 (1961).
SANDBLOM, P.: Hemorrhage into the Biliary Tract Following Trauma — ,,Traumatic Hemobilia". Surg. 24, 571 (1948).
SCHAER, S.M., et al.: Bile Duct Rupture from External Blunt Trauma. Am. J. Surg. 89, 745—747 (1955).
SELIWANOV, W.P., u. M.N. NIKITIN: Verletzungen der Leber nach dem Material einer Unfallklinik. Westnik Chirurgii Imeni I.I. GREKOV (russisch) 94, 34—38 (1965).
SHAFTAN, G.W., et al.: Injuries of the liver: a review of 111 cases. J. Trauma 3, 63—75 (1963).
SPARKMAN, R.S.: Massive Hemobilia Following Traumatic Rupture of Liver. Ann. Surg. 138, 899 (1953).
— u. M.J. FOGELMAN: Wounds of the Liver. Review of 100 Cases. Ann. Surg. 139, 690 (1954).
STEICHEN, F.M., and N.M. SHEINER: Traumatic Intrahepatic Hemobilia. Arch. Surg. 92, 838—847 (1966).
STEINER, H.: Das Spätschicksal der Leberverletzungen. Mschr. Unfallheilk. 65, 127—131 (1962).
STEWART, R., and W. SILEN: Traumatic Rupture of the Common Bile Duct. Arch. Surg. 82, 387—390 (1961).
WOLFF, H.: Verletzungen nach stumpfem Bauchtrauma. Z. ärztl. Fortbildung. Ref. Dtsch. Z. ges. gerichtl. Med. 54, 156 (1963).
WRIGHT, P.H., and M.J. ORLOFF: Traumatic Hemobilia. Ann. Surg. 160, 42—53 (1964).

3. Verletzungen der Milz

Bei Milzverletzungen kann man die Commotio, d.h. einfache Prellung mit Blutergüssen ohne Zerstörung der Substanz, unterscheiden von der Contusio, einer schweren Prellung mit ausgedehntem Bluterguß aufgrund einer Teilzerstörung des Organs. Blutungszysten, sequestrierende Abszesse oder verkalkte Knoten der Milz sind z.T. auf Organkontusionen zurückzuführen, zum anderen auf kleinere Einrisse ohne akute Blutung (GIESELER und WILHELM).

Bei Rupturen unterscheidet man einzeitige, zweizeitige und mehrzeitige. Die einzeitige Ruptur umfaßt alle Schweregrade eines einfachen Kapselrisses über eine Gewebsdurchtrennung an der Milzaußen- oder -innenfläche bis zur Abtrennung eines Organteiles und eines teilweisen oder vollständigen Abrisses des Milzstieles.

Verletzungen kommen allein oder in Kombination mit solchen innerer Organe vor, besonders beim stumpfen Bauchtrauma. Man kennt völlige Zerreißung oder Zertrümmerung des Organs sowie zentrale Parenchymblutungen und am häufigsten Kapselrisse. Nicht selten erfolgt die Ruptur zweizeitig, indem ein subkapsuläres oder perikapsuläres Haematom erst nach einem symptomfreien Intervall in die freie Bauchhöhle perforiert. Auch zunächst zentral gelegene Haematome können gelegentlich nach außen durchbrechen.

Während der letzten 10 Jahre hat die traumatische Ruptur der Milz zugenommen. Nach MAUGHON u. Mitarb. kann ein Milztrauma entweder in einer sofortigen Ruptur, in einer verzögerten Ruptur, in einer traumatischen Zyste oder in einer Ruptur der erkrankten Milz bestehen. Stumpfe Verletzungen der Milz beobachteten ECONOMY u. Mitarb. durch Straßenverkehrsunfälle in 78,3%. Davon waren in 40% Kraftfahrzeuginsassen betroffen und in 38,3% Fußgänger; Schläge auf Bauch oder Brust verursachten in 10% eine Ruptur, ein Sturz in 6,6% und ein Fall aus größerer Höhe in 5%.

Die Milzruptur ist eine der häufigsten intraperitonealen Organverletzungen. Sie beträgt bei dem Untersuchungsgut von MAURER und SCHÄFER 9,2%. Bei 6 Verletzten lag eine zweizeitige Milzruptur vor; das Ereignis trat 3—9 Tage nach dem Unfallgeschehen auf. Die Bauchkontusion führte in diesen Fällen zunächst zu einem subkapsulären Haematom der Milz, das keine auffallenden klinischen Symptome verursachte. Durch zunehmenden Binnendruck und Kapseldehnung kann es bei geringster mechanischer Belastung, Husten, Nießen, Erhöhung des Bauchinnendrucks bei der Bauchpresse oder reichlicher Nahrungsaufnahme, zur Kapselsprengung mit massiver intestinaler Blutung kommen (MAURER u. SCHÄFER).

Stumpfe Bauchtraumen mit Milzruptur konnte innerhalb von 9 Jahren WILLOX bei 100 Patienten beobachten. Im gleichen Zeitraum sah er 3 Schußverletzungen mit Milzverletzung. Der Prozentsatz von penetrierenden Verletzungen zu nicht penetrierenden mit gleichzeitiger Milzverletzung betrug 2,9%; bei CALAMEL u. Mitarb. 5 penetrierende Verletzungen bei 41 Fällen (12,1%); bei BYRNE 25 bei 101 Fällen (25,0%) und bei TERRY u. Mitarb. 48 bei 100 Fällen (48,0%). Von den 100 Fällen waren verursacht:

```
durch Schlag . . . . . . . . . . . . . . . . . . .      18
durch Sturz auf Eis oder von einem Zaun, Leiter oder Pferd  24
Autounfälle . . . . . . . . . . . . . . . . . . . .     58
davon 16 Fußgänger und 42 Insassen. Keiner der Insassen
trug einen Sicherheitsgurt.
```

Eine verzögerte primäre Ruptur trat bei 19% der Patienten auf. Weitere Beobachtungen an 83 Patienten mit traumatischer Ruptur der normalen Milz veröffentlichten DENNEHY u. Mitarb. Die genaue Analyse von 16 traumatischen Rupturen einer vorher normalen Milz, gab MANSFIELD. Eine weitere ausführliche Arbeit über traumatische Rupturen der Milz stammt von JUNG u. Mitarb.

Die häufigste Form der traumatischen Milzruptur bei Kleinkindern ist der Abriß des Gefäßstieles am Hilus. Die exstirpierten Milzen wiesen haemorrhagische Infarkte auf (CORNELEAC).

Mit der verzögerten Ruptur der Milz nach einem Trauma befaßten sich FULTZ und ALTEMEIER. Eine verzögerte Milzruptur 8 Tage nach dem Unfall beobachtete BINNS.

Drei sich sehr langsam entwickelnde traumatisch bedingte Hämatome lienalen Ursprungs teilten FORTÉSA u. Mitarb. mit. Sie führten zu schwerwiegenden Komplikationen lange Zeit nach dem anfänglichen Trauma, und zwar 1 mal nach 30 Monaten zu einer akuten schweren Blutung, und das andere Mal 25 Monate später zu einem großen dickwandigen Blutsack, der operiert wurde; schließlich in einem weiteren Fall nach 5 Monaten zu einem ebenfalls operativ behandelten umfangreichen Milztumor.

Über eine traumatische zweizeitige Milzruptur im I. Schwangerschaftsmonat berichteten KUNCZ u. Mitarb.

NGUYEN TRINH Co u. Mitarb. berichteten über 137 Milzrupturen in tropischen Gebieten (Nordvietnam). Bei den durch die Folgen von Tropenkrankheiten veränderten Milzen können schon relativ geringfügige Traumen Anlaß zu einer Milzruptur geben.

Bei 118 von 1960—1963 wegen stumpfem Bauchtrauma behandelten Patienten sah NIETLISPACH unter anderem zweizeitige Milzrupturen unter Thromboembolie — Prophylaxe mit Antikoagulantien, in einem anderen Fall unmittelbar nach Lokalanästhesie mit Adrenalinzusatz wegen einer Fraktur — Fälle, welche die Bedeutung zusätzlicher Faktoren für die zweizeitige Milzruptur demonstrieren.

Eine gleichzeitige traumatische Milz- und Magenruptur beobachtete JONASCH. Er wies darauf hin, daß man bei einer traumatischen Milzruptur auch immer an die Möglichkeit einer Verletzung des in der Nähe befindlichen Magen-Darmtraktes denken müsse.

Über eine traumatische Milzzyste berichtete Schwartz und über eine fußballgroße traumatische Milzzyste Glass.

Die Verteilung und Autotransplantation von Milzgewebe im Peritoneum nach einer Verletzung der Milz wird selten beobachtet. Manchmal werden multiple intraperitoneale Milzimplantate zufällig bei einer Operation oder Autopsie gefunden. Diese Milzautotransplantate dürfen nicht mit akzessorischen Milzen verwechselt werden (Davis und DeYoung).

Eine peritoneale Splenosis nach traumatischer Milzruptur konnte bei einer 32 jährigen Patientin anläßlich einer Cholezystektomie nachgewiesen werden. Die Patientin hatte vor 7 Jahren wegen traumatischer Ruptur eine Milzexstirpation durchgemacht. Nunmehr fanden sich etwa 25 rotbraune Tumoren im parietalen Peritoneum, Mesenterium und großen Netz von maximal 3 cm Durchmesser, die aus typischem Milzgewebe bestanden. Seit 1896 wurden in der Weltliteratur weniger als 50 Fälle von peritonealer Splenosis mitgeteilt (German und Davis).

Literatur

Binns, J. H.: A Case of Delayed Rupture of the Spleen. The Practitioner **195**, 82 (1965).
Byrne, R. V.: Splenectomy for Traumatic Rupture with Intra-Abdominal Haemorrhage-Report of One Hundred and One Cases. Arch. Surg. **61**, 273 (1950).
Calamel, P. M., et al.: Ruptures of Spleen. Surg. Clin. N. Amer. **43**, 445 (1963).
Corneleac, E.: Über traumatische Milzrupturen bei Kleinkindern. Zbl. Chir. **83**, 1927—1932 (1958).
Davis, Jr. C., and H. D. de Young: Splenosis: A Sequel to Traumatic Rupture of the Spleen. Arch. Surg. **86**, 523—533 (1963).
Dennehy, T., et al.: Traumatic Rupture of the Normal Spleen. Analysis of Eighty-Three Cases. Am. J. Surg. **102**, 58—65 (1961).
Economy, D., et. al: Non-penetrating Injuries to the Spleen. Amer. J. Surg. **99**, 646—650 (1960).
Fortésa, L., et coll.: Complications très tardives des hématomes traumatiques d'origine splénique. Ann. Chir. **19**, 1401—1405 (1965).
Fultz, C. T., and W. A. Altemeier: Delayed rupture of the spleen after trauma. Surgery **38**, 414—422 (1955).
Fuss, H.: Milzverletzungen beim Gesunden und ihre Folgen. Vorträge aus der praktischen Chirurgie. Heft 43 (1955).
Germann, J. D., and W. C. Davis: Peritoneal splenosis of following traumatic rupture of the spleen. Ann. Surg. **32**, 329 (1966).
Gieseler, H., u. A. Wilhelm: Traumatische Milzrupturen. Chir. Praxis 331—337 (1962).
Glass, W.: Bericht über eine fußballgroße, traumatische Milzzyste. Zbl. Chir. **86**, 1357—1361 (1961).
Jonasch, E.: Gleichzeitige traumatische Milz- und Magenruptur. Münch. med. Wschr. **100**, 1697 (1958).
Jung, O. S., et al.: Traumatic Rupture of the Spleen. Am. J. Surg. **101**, 357—365 (1961).
Kuluncsich, J.: Die stumpfen Milzzerreißungen. Zbl. Chir. **86**, 933—943 (1961).
Kuncz, D., u. a.: Traumatische, zweizeitige Milzruptur im 8. Monat der Schwangerschaft. Zbl. Gynäk. **79**, 1598—1600 (1957).
Mansfield, R. D.: Traumatic Rupture of the Normal Spleen. Am. J. Surg. **89**, 759—768 (1955).
Maughon, J. S., et al.: Splenic trauma: an increasing problem. Surgery **49**, 477—485 (1961).
Maurer, G., u. H. Schäfer: Das stumpfe Bauchtrauma. Chirurg **36**, 263—267 (1965).
Musconi, B.: Rottura traumatica contenporanea della milza e del rene sinistro. Clinica **23**, 3—11 (1963). Ref. Dtsch. Z. ges. gerichtl. Med. **55**, 123 (1964).
Ngnyen Trinh Co, et al.: Die traumatische Milzruptur in tropischen Gebieten. Bruns Beitr. **209**, 26—38 (1964).
Nietlispach, L.: Besonderheiten beim stumpfen Bauchtrauma. Gastroenterologia **103**, 209 (1965).
Parsons, L., and J. E. Thompson: Traumatic Rupture of the Spleen from Nonpenetrating Injuries. Ann. Surg. **147**, 214—223 (1958).
Schwartz, A. D.: Traumatic Cyst of the Spleen. Am. J. Surg. **89**, 1084—1085 (1955).
Terry, J. H., et al.: Injuries of Spleen. Surgery **40**, 615 (1956).
Willox, G. L.: Nonpenetrating Injuries of Abdomen Causing Rupture of Spleen. Arch. Surg. **90**, 498—502 (1965).

4. Verletzungen des Pankreas

Pankreasverletzungen gehören im Frieden zu den Seltenheiten (ca. 1–2% aller stumpfen Bauchverletzungen).

Die hauptsächlichsten penetrierenden Pankreasverletzungen sind Stich-, Schuß-, Zerreißungs- und Quetschwunden. Stumpfe Pankreasverletzungen entstehen durch Sturz, Quetschungen bei Verkehrsunfällen, Hufschlag, Fußtritt usw.

Offene Verletzungen, meist Schußverletzungen, führen zu den gewöhnlichen Folgen, wie Gewebszerstörung, Blutung, Eiterung, Abszeßbildung, sowie zu haemorrhagischer Nekrose, Zysten und Fisteln.

Verletzungen des Pankreas können also durch stumpfe oder perforierende Bauchtraumen verursacht werden und ernstliche Früh- oder Spätkomplikationen nach sich ziehen (EGGINK).

Es finden sich Ekchymosen, Haemorrhagien, Oedem, Fettgewebsnekrosen und Zytolysen; jedoch ist der Peritonealüberzug niemals verletzt. Nach Art und Schwere der Pankreasverletzung läßt sich eine Klassifizierung aufstellen, die von der Commotio über die Contusio zu den Rupturen, und zwar subkapsulär, partiell und total, reicht. Bei der Commotio handelt es sich um eine einfache Prellung mit Blutergüssen ohne Zerstörung der Substanz, bei der Contusio meist um eine Teilzerstörung des Organs mit Parenchymblutungen und Kapseleinrissen.

Bei partiellem oder inkomplettem Einriß der Kapsel geht der Riß bis auf den Hauptpankreasgang. Ein totaler oder kompletter Abriß führt zur vollständigen Zweiteilung des Organs.

40 Patienten mit Verletzungen des Pankreas, darunter 9 mit völliger Durchtrennung, beobachtete STURIM. Sie waren verursacht durch:

Kraftfahrzeuge	21
Schußverletzungen	11
Sturz	4
Stichverletzungen	3
Crush	1

Die häufigsten Begleitverletzungen waren solche der Leber, des Magens, der Nieren und des Colon.

Bei 85 Patienten mit Verletzungen des Pankreas stellten HOWELL u. Mitarb. als Ursache fest:

Schußverletzung	44 mal
Messerstich	25 mal
Schrotschußverletzung	5 mal
Sturz	6 mal
Autounfall	5 mal

Die häufigsten Begleitverletzungen waren solche der Leber, des Magens, der Nieren, des Duodenum, der Milz, des Dünndarms, großer Arterien und der Lungen.

Weitere Untersuchungen an 23 Fällen stammen von BARNETT u. Mitarb.

Insgesamt 28 Fälle von isolierter Ruptur des Pankreas konnten WEITZMANN und SWENSON aus der Weltliteratur zusammenstellen und die eigene Beobachtung eines 22 Monate alten Kindes hinzufügen. Der Kleine war gestürzt und mit seinem Abdomen auf einen Gegenstand aufgeschlagen. Bei der Operation fand man das Pankreas an der Verbindung vom Kopf zum Körper vollständig durchtrennt. Anschließend partielle Pankreatektomie und Splenektomie. In der Folgezeit normale exo- und endokrine Funktionen des Restpankreas.

Fünf isolierte Verletzungen des Pankreas durch stumpfe Gewalt bei Kindern beobachteten ADAMS u. Mitarb. Ursache war ein Schlag auf den Oberbauch, wobei das Pankreas gegen die Wirbelsäule gepreßt wurde.

Weitere Arbeiten über Verletzungen des Pankreas stammen von BETZEL, FOGELMAN und ROBINSON, SCHMID.

Die Durchtrennung des Pankreasganges nach stumpfem Bauchtrauma durch Sturz beim Radfahren konnte SCHWABE beobachten.

Eine Übersicht über die vorhandene Literatur bezüglich Verletzungen des Pankreas und Duodenum sowie Beobachtungen an eigenen Patienten veröffentlichten KERRY und GLAS.

Traumen der Bauchspeicheldrüse sind selten, insbesondere alleinige.

Öfter dagegen werden kombinierte Verletzungen bei Bauchtraumen beobachtet mit Beteiligung des Magens, der Leber, des Darmes, der Aorta, des Zwerchfells und der Milz. Dadurch wird die Pankreasverletzung überdeckt und verkannt (STUCKE).

Innerhalb von 13 Jahren beobachteten STONE u. Mitarb. 62 Fälle einer Verletzung des Pankreas, welche chirurgisch behandelt wurden. 56 Verletzungen waren perforierend, die restlichen 6 stumpf; von ersteren waren 41 Schußverletzungen. An Begleiterscheinungen konnten bei den Patienten folgende beobachtet werden:

Magen	35mal (63%)
Leber	30mal (54%)
Nieren	17mal (30%)
Zwerchfell	17mal (30%)
Milz	16mal (29%)
Duodenum	13mal (23%)
Lungen	12mal (21%)
Colon	8mal (14%)
Jejunum	6mal (11%)
V. cava inferior	6mal (11%)
große Arterien	6mal (11%)

Bei den nicht penetrierenden Pankreasverletzungen waren folgende andere Organe noch mitverletzt:

Milz	2mal (33%)
Leber	2mal (33%)
Nieren	2mal (33%)

Steht bei einer Pankreasverletzung die Blutung nicht im Vordergrund, so kann doch der Pankreassaft in die Bauchhöhle austreten und zu Fettgewebsnekrosen führen. Auch akute Pankreasnekrosen als Folge traumatischer Pankreasschädigung sind möglich.

Ausgehend von der Beobachtung einer operativ und autoptisch gesicherten akuten Steatonekrose der Bauchspeicheldrüse bei einem 35jährigen Arbeiter, die nachweisbar mit einem stumpfen Oberbauchtrauma im kausalen Zusammenhang steht, gab BARNI einen Überblick über die in der Literatur beschriebenen Fälle und besprach vor allem die Bedeutung auch geringer stumpfer Traumen.

Eine Pankreatitis durch direkte Verletzung des Pankreas ist bei der geschützten Lage des Organs relativ selten. Mit der zunehmenden Häufigkeit von Verkehrsunfällen erlangen aber auch die indirekten Pankreasverletzungen nach stumpfen Bauchtraumen größere Bedeutung. Nach Untersuchungen von WALTERS u. Mitarb. waren von 173 traumatisch verursachten Pankreatitiden 100 auf stumpfe Bauchtraumen zurückzuführen; in den restlichen 73 Fällen handelte es sich um Bauchschuß- oder Messerstichverletzungen im Oberbauch. Da bei 25% aller Patienten ein Alkoholkonsum vorausgegangen war, bzw. eine Alkoholanamnese bestand, betonen die Verfasser den disponierenden Faktor von Alkohol für die Anbahnung einer Pankreatitis.

Die Beobachtung einer posttraumatischen akuten Pankreasnekrose bei einem 6jährigen Jungen veranlaßte FIEDLER zu dem Hinweis, daß trotz des relativ seltenen Vorkommens dieses Krankheitsbildes im Kindesalter bei plötzlich auftretenden Beschwerden im Oberbauch auch an diese Erkrankung zu denken sei. Eine weitere traumatische Pankreatitis veröffentlichten PARKER und CHRISTIANSEN.

Als Unfallfolgen können nach HERVÉ und ARRIGH auftreten: die akute Pankreatitis, das Haematom der rückwärtigen Höhlung, eine Pankreasfistel und, als Spätfolgen, Blutzuckerstörungen und chronische Pankreatitis.

Eine besondere Bedeutung kommt den peripankreatischen Pseudozysten zu, die häufig nach unbehandelten Pankreasverletzungen gesehen werden. Der Anteil dieser traumatisch entstandenen Pseudozysten unter den Pankreaszysten ist hoch.

Pseudozysten des Pankreas sind als Rest- oder Ausheilungszustände eines früher erlittenen und nicht als solches registrierten Trauma anzusehen. Ca. 20—30% sämtlicher Pseudozysten sind traumatischen Ursprungs.

Eine Verletzung des Pankreas konnte von ANTHUBER in 10 Jahren 7mal beobachtet werden, 2mal trat eine Pankreaszyste auf. Der Begriff der Pankreaszyste ist nach ANTHUBER für einen peripankreatischen abgekapselten Flüssigkeitserguß nicht sehr glücklich und kann leicht zu falschen Vorstellungen und nicht sachgemäßem operativen Vorgehen führen. Schwere Pankreasverletzungen sind häufig sofort tödlich bzw. erfolgt der Tod sekundär nach eitriger Peritonitis, Nekrose oder chronisch-interstitieller Pankreatitis. Die Zystenbildung ist als ein geglückter Versuch des Organismus zu betrachten, gegen das austretende toxische Pankreassekret einen Schutzwall zu bilden. Durch Zerquetschung des Pankreas von hinten her durch die Wirbelsäule oder Zerrung und Zerreißung des Bandapparates vorne entwickeln sich aus den beschädigten Drüsenteilen und Blutergüssen nur in den seltensten Fällen intrakapsuläre echte Pankreaszysten, in der Regel sog. Pseudozysten, die nicht von Epithel ausgekleidet sind. Die Organe der Nachbarschaft bilden mit ihren Serosaüberzügen die „Wand" der Zyste. Die sog. traumatischen Pseudozysten enthalten Hämosiderin in der Wand.

Als Folge von 87 Verletzungen des Pankreas beobachteten THOMPSON und HINSHAW Pseudozysten in 11%, Pankreasfisteln in 5,5% und Duodenalverschluß in 2,8%.

Zu 16 in der Literatur veröffentlichten Fällen von traumatischen Pseudozysten des Pankreas bei Kindern fügten EBBESEN und SCHÖNEBECK 3 eigene Beobachtungen hinzu.

Mitteilung eines Falles von traumatischer Pankreaspseudozyste bei einem 6jährigen Mädchen durch Fall mit dem Roller erfolgte durch VON DER LEYEN.

Anhand von 3 Verlaufsanalysen stellte NEUGEBAUER die sich im Zuckerstoffwechsel nach Verletzung des Pankreas ergebenden Störungsmöglichkeiten dar.

Literatur

ABRIKOSOV, A.J.: Die Bauchspeicheldrüse. In: Vielbändiges Handbuch der pathologischen Anatomie. Bd. 4, Buch 2, S. 439—479. Moskau: Medgis 1957 (russisch).
ADAMS, J.T., et al.: Isolated Injury to the Pancreas from Nonpenetrating Trauma in Children. J. Trauma 6, 86—98 (1966).
ANTHUBER, F.: Über die traumatische Pankreaszyste. Med. Welt 1229—1232 (1965).
BARNETT, W.O., et al.: Pancreatic Trauma: Review of 23 Cases. Ann. Surg. 163, 892—901 (1966).
BARNI, B.: Su di un caso di steatonecrosi acuta del pancreas di attendibile natura traumatica. G. Med. leg. 7, 1—11 (1961). Ref. Dtsch. Z. ges. gerichtl. Med. 53 25, (1962).
BETZEL, F.: Pankreasverletzungen. Mschr. Unfallheilk. 59, 257—268 (1956).
BRACEY, D.W.: Complete rupture of the pancreas. Brit. J. Surg. 48, 575 (1961).
CULOTTA, R., et al.: Traumatic injuries of the pancreas. Surgery 40, 320—327 (1956).
EBBESEN, K.E., u. J. SCHÖNEBECK: Posttraumatic Pancreatic Pseudocyst in Children. Acta Chir. Scand 132, 280—288 (1966).

EGGINK, F. A.: Pancreatic injuries. Arch. Chir. Neerlandicum **16** 43—54 (1964).
FIEDLER, H. H.: Posttraumatische akute Pankreasnekrose im Kindesalter. Zbl. Chir. **88**, 1252—1258 (1963).
FOGELMAN, M. J., and L. J. ROBINSON: Wounds of the Pancreas. Am. J. Surg. **101**, 698—706 (1961).
HERVÉ, P. A., et J. P. ARRIGH: Les traumatismes fermés du pancréas (A propos de 9 observations). J. Chir. **89**, 69—82 (1965).
HOWELL, J. F., et al.: Surgical Management of Pancreatic Injuries. J. Trauma **1**, 32—40 (1961).
KERRY, R. L., and W. W. GLAS: Traumatic Injuries of the Pancreas and Duodenum. A Clinical and Experimental Study. Arch. Surg. **85**, 813—816 (1962).
LEYEN, U. E. VON DER: Die traumatische Pseudozyste des Pankreas beim Kind. Zbl. Chir. **88**, 1249—1252 (1963).
NEUGEBAUER, W.: Pankreasverletzung und Diabetes. Mschr. Unfallheilk. **62**, 258—263 (1959).
PARKER, W. S., u. K. H. CHRISTIANSEN: Traumatic Pancreatitis. Am. J. Surg. **101**, 370—372 (1961).
SCHMID, R.: Beitrag zur kompletten Pankreasruptur. Zbl. Chir. **82**, 1622—1626 (1957).
SCHWABE, H.: Durchtrennung des Pankreasganges nach Bauchtrauma. Mschr. Unfallheilk. **65**, 412—414 (1962).
STONE, H. H., et al.: Injuries to the Pancreas. Arch. Surg. **85**, 525—530 (1962).
STUCKE, K.: Pankreasverletzungen. Münch. med. Wschr. **103**, 688—694 (1961).
— Stumpfe Bauchtraumen. Med. Klinik **58**, 620—624 (1963).
STURIM, H. S.: The Surgical Management of Pancreatic Injuries. J. Trauma **5**, 693—702 (1965).
THOMPSON, R. J., and D. B. HINSHAW: Pancreatic Trauma: Review of 87 Cases. Ann. Surg. **163**, 153—160 (1966).
WALTERS, R. L., et al.: Traumatic pancreatitis. Amer. J. Surg. **111**, 364 (1966).
WATZLAWIK, H. W., u. J. HORNTRICK: Zur subkutanen traumatischen Pankreasruptur und ihrer operativen Behandlung. Zbl. Chir. **86**, 2107—2116 (1961).
WEITZMAN, J. J., and O. SWENSON: Traumatic rupture of the pancreas in a toddler. Surg. **57**, 309—312 (1965).

5. Verletzungen der Nieren

Verletzungen der Nieren entstehen bei stumpfen Traumen, wie bei Verkehrsunfällen mit Überfahrung; hier überwiegen die Querrisse, welche hauptsächlich vom Hilus ausgehen. Durchschüsse bedingen oft ausgedehnte Infarktbildungen. Bei Heilung von Rupturen entstehen bindegewebige Narben.

Die Statistiken zeigen nach CARNEIRO DE MOURA eine rasche Zunahme der Nierenverletzungen. Die Ursache einer isolierten Nierenkontusion waren nach seinen Beobachtungen:

Verkehrsunfall	30 (73,0%)
leichter oder schwerer Sturz	10 (24,0%)
Sportunfall	1 (2,5%)
	41

Dabei handelt es sich
23 mal um kleinere Verletzungen
17 mal um größere Verletzungen
1 mal um kritische Verletzungen.

Die Behandlung bestand 13 mal in Naht und Drainage, 4 mal in einer partiellen Nephrektomie und 1 mal in einer totalen Nephrektomie. 23 Patienten wurden nicht operiert.

Das Nierenparenchym blutet leicht, so daß bei geringsten Nierenschädigungen eine Hämorrhagie und im allgemeinen auch eine Hämaturie auftritt. In Anlehnung an HODGET u. Mitarb. empfiehlt CARNEIRO DE MOURA folgende Klassifikation für isolierte Nierenverletzungen:

1. *leichte Verletzung:* geringfügige Verletzung des Parenchyms ohne Verletzung der Kapsel und ohne Schädigung der Nierenkelche

2. *größere Verletzung:* bedeutende Verletzung des Parenchyms und der Kapsel, infolgedessen mehr oder weniger tiefer Riß bis zu den Kelchen mit Beteiligung von Gefäßen größeren Kalibers. Bildung eines mehr oder minder großen Haematoms

3. *kritische Verletzung:* sehr ausgedehnte Parenchymverletzungen, die den Stiel treffen können. Die Niere kann dabei völlig zerrissen sein.

Urologische Verletzungen bei Verkehrsunfällen fanden BALOGH u. Mitarb. bei 82 Patienten in folgender Aufschlüsselung:

```
Nieren . . . . . . . . . . . . . . . . . . . . . . . .  36
Harnblase . . . . . . . . . . . . . . . . . . . . . .  21
Urethra . . . . . . . . . . . . . . . . . . . . . . .  15
Genitalien . . . . . . . . . . . . . . . . . . . . .   10
```

Bei den Nierenverletzungen, durchweg stumpfen Traumen, handelte es sich 21mal um eine Kontusion, 4mal um eine Ruptur, 8mal um eine totale Zerstörung, 2mal um eine Haematuria perirenalis und 1mal um eine Haematuria subcapsularis.

Die subkutane Nierenverletzung hat nach MAURER und SCHÄFER in den letzten Jahren bei den stumpfen Bauchtraumen zugenommen. Die Verfasser konnten 35 Kontusionen, 10 Nieren- und Bauchwandkontusionen und 2 Nierenrupturen beobachten, 1 davon als Begleitverletzung bei Milzruptur.

Nach den Beobachtungen von FORSYTHE und PERSKY waren 53,5% der Verletzungen der Ureteren und der Nieren durch Stoß und Fall verursacht (einschließlich Sportverletzungen), 83,5% durch Kraftfahrzeugunfälle, 7,2% durch Schußverletzungen und 0,8% durch Stichverletzungen.

Nierengefäßverletzungen, insbesondere Verletzungen der Nierenarterien konnten von HEINRICHS in 28,9% von Unfallsektionen (meist als Nebenbefund) nachgewiesen werden. Die Gefäßwandverletzungen verlaufen zirkulär und treten häufig multipel auf. Als Folge der Wandeinrisse können degenerative Wandveränderungen, Gefäßstenosen und Aneurysmen auftreten.

Verletzungen des Gefäßstiels der Niere setzen die weitere Existenz des Organs in Zweifel (LUTZEYER). Das Operationspräparat einer traumatischen Schrumpfniere mit starker vikariierender Fettwucherung und fast völliger Atrophie der Nierenrinde zeigte histologisch ein thrombosiertes Gefäßlumen mit beginnender Rekanalisation, ein anderes Nierenpräparat eine deutliche Gefäßverletzung der A. renalis mit Intimaeinriß, Obliteration des Lumens und Thrombosierung des Gefäßes; im Parenchym eine typische Schrumpfnierenbildung.

Einen besonderen Fall von Nierenruptur veröffentlichten WOJTOWICZ u. Mitarb. Angiographisch ließ sich beobachten, daß es bei totaler Ruptur und beträchtlicher Entfernung beider Nierenteile voneinander nicht zur Nekrose kam, da der abgetrennte Nierenteil durch supplementäre Nierengefäße versorgt wurde.

Eine perirenale Riesenzyste nach stumpfem Nierentrauma konnten HIERHOLZER und REHN beobachten.

Als Spätbefund nach stumpfem Nierentrauma sahen PETZELT und PORTMANN röntgenologisch einen Abriß des hinteren unteren Nierenarterienastes rechts mit entsprechendem Ausfall der unteren Nierenhälfte.

Die Ruptur eines Varixknotens der V. renalis, welcher infolge eines Trauma entstanden war und bei neuerlichem Trauma rupturierte, konnte SCHWEIGHOFFER beobachten.

Die traumatische Thrombose einer Nierenarterie ist ein seltenes Vorkommnis. STEINESS und THAYSEN konnten eine bilaterale posttraumatische Nierenarterien-Thrombose aortographisch bestätigen.

Eine traumatische Thrombose einer Nierenarterie mit weitgehender Infarzierung des Organs nach einem Straßenverkehrsunfall beobachtete BECK.

LANGE u. Mitarb. beschrieben ein intrarenales arteriovenöses Aneurysma bei einem 19jährigen Mädchen nach Nierenquetschung und machten darauf aufmerksam, daß es unter 23 bisher mitgeteilten Fällen von arterio-venösen Aneurysmen der Nieren sich in 15 Fällen um angeborene Aneurysmen gehandelt habe, in 2 Fällen um Folgen eines Tumors und nur 6mal um traumatisch bedingte.

Die Zerreißung einer Hufeisenniere durch stumpfe Bauchverletzung konnte KLENGEL beobachten.

Vier Fälle eines Trauma einer hydronephrotischen Niere teilten DE BEER und HESSE mit. 3mal erfolgte eine Ruptur und 1mal eine Kontusion.

Die Frage, ob Niereninfarkte als Folge eines Unfalles vor 4 Monaten möglich sind, erörterte ROSOLLECK.

Eine echte metatraumatische Steinbildung ist nach BECKER selten. Sie kommt nur in Frage bei Brüchen der unteren Wirbelsäule (lediglich auslösender Faktor). Bei der jetzt so hohen Steinanfälligkeit ist das Zusammentreffen der Steinkrankheit mit einem derartigen Unfall wohl mehr zufällig. Einzelne Beobachtungen in dieser Richtung sollen nichts besagen. Handelt es sich dagegen um offene bzw. um operativ versorgte Brüche, kann ein Zusammenhang mit einem später auftretenden Steinleiden angenommen werden, wenn eine schwere Wundinfektion den Heilverlauf beeinträchtigt hat.

Literatur

BALOGH, F., u.a.: Über die Urogenitalverletzungen bei Verkehrsunfällen. Urologia 31, Fasc. 3 (1964).
BECK, W.: Traumatische Thrombose einer Nierenarterie mit weitgehender Infarzierung des Organes. Zbl. Path. 92, 260—265 (1954).
BECKER, W.H.: Das Nierensteinleiden in der Unfallbegutachtung. Münch. med. Wschr. 96, 887—889 (1954).
BEER, L. DE, and V.E. HESSE: Hydronephrosis and Renal Trauma. Brit. J. Surg. 53, 532—534 (1966).
CARNEIRO DE MOURA, A.: Innere Nierenverletzungen. Münch. med. Wschr. 107, 2631—2638 (1965).
FORSYTHE, W.E., and L. PERSHY: Comparison of ureteral and renal injuries. Amer. J. Surg. 97, 558—562 (1959).
HEINRICHS, L.: Verletzungen der Nierengefäße. Dtsch. Z. ges. gerichtl. Med. 58, 28—31 (1966).
HIERHOLZER, G., u. J. REHN: Perirenale Riesenzyste nach stumpfem Nierentrauma. Beitrag zum Problem der stumpfen Nierenverletzungen. Mschr. Unfallheilk. 67, 272—278 (1964).
KLENGEL, W.: Zerreißung einer Hufeisenniere durch stumpfe Bauchverletzung. Mschr. Unfallheilk. 62, 24—26 (1959).
LANGE, J., et coll.: Un cas d'anévrysme artérioso-veineux intra-rénal après contusion du rein. J. Urol. Néphrol. 69, 293—298 (1963).
LUTZEYER, W.: Nierenstielverletzungen. Chirurg 34, 220—224 (1963).
MAURER, G. u. SCHÄFER, H.: Das stumpfe Bauchtrauma. Chirurg 36, 263—267 (1965).
PETZELT, G., u. J. PORTMANN: Spätbefund nach stumpfem Nierentrauma. Fortschr. Röntgenstrahlen 102, 460—461 (1965).
ROSOLLECK, H.: Niereninfarkte — als Folge eines Unfalles vor 4 Monaten? Mschr. Unfallheilk. 68, 291—295 (1965).
SCHWEIGHOFFER, E.: Die Ruptur der traumatischen aneurysmatischen Nierenvene nach einem neuerlichen Unfall. Zbl. Chir. 86, 2004—2006 (1961).
STEINESS, J., and J.H. THAYSEN: Bilateral Traumatic Renal-Artery Thrombosis. Lancet 527—529 (1965).
WOJTOWICZ, J., u.a.: Ein Fall besonderer Nierenruptur. Fortschr. Röntgenstrahlen 102, 461—462 (1965).

6. Verletzungen der Nebennieren

Stumpfe Verletzungen der retroperitonealen Organe sind mit Ausnahme der Nierenverletzungen sehr selten (EHLERS und GRIMSEHL). Schädigungen der Nebennieren zeigen sich in Blutungen, wobei es zum Funktionsausfall bzw. zu einer

Funktionsminderung der Rinde kommen kann. WISE konnte einen Patienten mit Ruptur der rechten Nebenniere und gleichzeitigem Leberriß beobachten.

Eine Verletzung der Nebennieren wird gelegentlich durch ein stumpfes Bauchtrauma verursacht und ist typischerweise verbunden mit Verletzungen anderer Bauchorgane. Eine Verletzung der Nebenniere kann zu einer anhaltenden Blutung in den Bauchraum führen.

Die Ruptur einer großen linksseitigen Nebennierenzyste nach einem stumpfen Trauma konnten ROBINS und SULLIVAN beobachten.

Literatur

EHLERS, P.N., u. H. GRIMSEHL: Über stumpfe Verletzungen der retroperitonealen Organe. Langenbecks Arch. klin. Chir. 293, 80—83 (1961).
ROBINS, R.E., and L.D. SULLIVAN: Adrenal Cortical Cyst with Rupture and Hemorrhage Due to Blunt Abdominal Trauma: Case Report. Ann. Surg. 163, 315—318.
WISE, R.A., et al.: Adrenal Gland Injury in Blunt Abdominal Trauma. Ann. Surg. 160, 971—974 (1964).

7. Verletzungen des Magens

Verletzungen der Magenschleimhaut bestehen in Rissen verschiedener Länge mit ungleichmäßigen Rändern. Die Submukosa zeigt eine größere Widerstandsfähigkeit und wird weniger traumatisiert als die Schleimhaut infolge ihrer leichten Beweglichkeit und ihres Reichtums an elastischen Fasern. Risse finden sich häufiger parallel zur kleinen Kurvatur in der Vorderwand des Magens, seltener an der Rückseite und nur ganz selten im Cardiabereich. Zirkuläre Risse sind äußerst selten; sie liegen gewöhnlich im Pylorus- oder Praepylorusbereich und führen zur vollständigen oder fast vollständigen Durchtrennung des Magens.

Bei Kontusion des Magens entstehen Blutaustritte, deren Ausmaße und Lokalisation sehr verschieden sind.

Blutungen und akute hämorrhagische Erosionen der Schleimhaut finden sich auch bei schweren Schockzuständen und Schädelhirntraumen. Bekannt sind die frischen Ulzera bei schweren und ausgedehnten Verbrennungen.

Die Gefahr von Verletzungen des Magens liegt in der nachfolgenden Peritonitis. Wenn gleichzeitig eine Verletzung des Zwerchfells vorliegt, kann der Magen in die Brusthöhle eindringen.

8. Verletzungen von Dünn- und Dickdarm

Duodenum. Duodenalverletzungen machen in der Literatur etwa 3,8% aller Darmverletzungen aus. Nach anderen Angaben wird das Duodenum von etwa 7% aller Darmverletzungen betroffen, was einen sehr hohen Prozentsatz für diesen kurzen, relativ gut geschützten Darmabschnitt darstellt. Ventral werden direkte Gewalteinwirkungen durch den Rippenbogen und durch die überlagerten Organe, wie Leber, Quercolon und Mesostenium abgeschwächt, dorsal durch die großen Gefäße, die Wirbelsäule und die kräftige Rückenmuskulatur (FLACH und KUDLICH). Perforierende Duodenalverletzungen sind im Frieden relativ selten. Duodenalrupturen infolge eines stumpfen Bauchtrauma werden durch Schläge und Stöße gegen den Oberbauch oder durch Quetschungen hervorgerufen. Während es früher meist Pferdehuftritte waren, nimmt jetzt der Kraftfahrzeugunfall als Ursache die erste Stelle ein. Ferner findet man Verletzungen bei Fußballspielern durch Tritte gegen den Oberbauch, wobei nicht selten ein Totalabriß des Duodenum erfolgt. Der Abriß tritt ein, wenn der am Mesostenium aufgehängte Dünndarm mit großer

Gewalt nach abwärts gezogen wird, weil das Duodenum nicht folgen kann. Die Berstung kommt bei gasgefülltem Duodenum und geschlossenem Pylorus zustande infolge Platzens des Darmes durch den erhöhten Innendruck.

Bei 86 Verletzungen des Duodenum fanden BURRUS u. Mitarb. als Ursache:

Schußverletzung	56 mal
Messerstich	15 mal
stumpfes Trauma	9 mal
Schrotschuß	6 mal

Am häufigsten waren von anderen Organen Leber, Dünndarm, Magen, Colon transversum, Pankreas, rechte Niere und V. cava betroffen.

Die durch Trauma des Unterleibes verursachte Ruptur des Zwölffingerdarmes wird selten beobachtet (STULZ und KEMPF).

Zwei Fälle stumpfer Abtrennung des Duodenum vom Jejunum sah BARLOS.

Weitere 5 Fälle einer traumatischen retroperitonealen Ruptur des Duodenum veröffentlichte JOHNSON.

Eine retroperitoneale Ruptur des Duodenum infolge eines stumpfen Bauchtrauma mit akuter haemorrhagischer Pankreatitis konnten HANSEN und WILLIAMS beobachten. Der Patient genas.

Durch Hufschlag in die Magengegend ist bei einem Patienten von DEGRELL ein totaler Querriß der Pars descendens duodeni eingetreten.

Ein intramurales Haematom, welches einen Verschluß des Duodenum verursacht, ist eine seltene Folge eines stumpfen abdominalen Trauma. IZANT und DRUCKER berichten über 4 derartige Fälle bei Kindern.

Jejunum und Ileum.

1. Quetschung; die auf den Bauch auftreffende Gewalt komprimiert im Moment des Unfalls die zwischen Bauchdecke und Wirbelsäule oder Beckenschaufel gelegenen Darmschlingen; häufigste Ursache einer derartigen Verletzung.

2. Berstung; der Innendruck des Darmes wird durch das Trauma erhöht, er platzt dort, wo die Darmwand am meisten vorgebuchtet werden kann. Das zur Berstung führende Trauma wirkt sich lokal in der Form aus, daß die Ingesta und Darmgase durch Abknickung des Darmabschnittes oder aber bei flächenhaft und von 2 Seiten her einwirkender Gewalt nicht auszuweichen vermögen.

3. Abriß; bei Sturz aus der Höhe reißt der Darm bzw. das Mesenterium durch das Beharrungsvermögen an den Stellen ein, wo ein beweglicher Darmabschnitt an einen fixierten angrenzt, das heißt, einen Darmabriß durch Zug führen Gewalteinwirkungen nur an solchen Darmabschnitten herbei, die entweder physiologisch — wie die Flexura duodenojejunalis und das Ileocoecum — oder pathologisch — durch Adhäsionen — fixiert sind (STOLOWSKY).

MAURER und SCHÄFER beobachteten 13 Dünn- und Dickdarmverletzungen, davon 5 isolierte Dünndarmperforationen, 4 Mesenteriumrisse mit Dünndarmperforation, 2 isolierte Mesenteriumabrisse mit nachfolgender Darmgangrän und 2 Dickdarmperforationen.

Über stumpfes Bauchtrauma und Darmruptur im Kindesalter berichtete STOLOWSKY.

Colon. Perforierende Verletzungen des Colon im Zivilleben fanden ROOF u. Mitarb. in 94 Fällen bei insgesamt 186 Patienten durch Geschosse verursacht, in 57 durch Messerstiche, in 24 durch Schrot, in 5 durch ein stumpfes Trauma, in 4 durch verschiedene Objekte (Stöcke, Stangen) und in 2 durch verschluckte Fremdkörper.

Die Lokalisation von 58 Verletzungen des Colon lag nach PATTON und LYONS im:

Colon transversum	20mal
Sigmoid	9mal
Colon descendens	5mal
Coecum	5mal
Rectum	3mal
Flexura sinistra	3mal
Mesocolon	2mal
Flexura dextra	1mal
multiple Verletzungen	10mal

An Begleitverletzungen bestanden 22mal solche des Dünndarmes und je 5mal solche des Magens und der Leber. Dann folgten Duodenum, große Gefäße, Nieren, Gallenblase, Harnblase und Milz. Am gefährlichsten erwiesen sich Schrotschußverletzungen.

Infolge eines Straßenbahnunfalles erlitt ein Patient multiple Knochenbrüche und ausgedehnte Weichteilzerquetschungen. Dabei entstand auch eine Wurmfortsatz- und Mesenterialruptur (FIRGÁCS).

Auf die Berstung des Rectosigmoids durch stumpfe Gewalt wies VOIGTLAENDER hin.

Die Verletzungen von Colon und Rektum besprach auch WILDEGANS.

Den sehr seltenen Fall eines isolierten Abrisses des Wurmfortsatzes durch stumpfes Bauchtrauma infolge Verkehrsunfall (Sturz mit dem Moped) konnte SCHIMA beobachten. Diese Verletzung kam durch das Bestehen eines Coecum fixum und der Adhärenz der Appendix an der Beckenschaufel zustande. Histologisch lagen keine Zeichen einer akuten Appendicitis vor. Erst der infolge umschriebener Peritonitis entstehende paralytische Dünndarmileus gab Anlaß zur Operation am 3. Tag nach der Verletzung.

DRANOW u. Mitarb. berichten über die seltene akute Appendicitis nach stumpfem Bauchtrauma. Als Folge des Bauchtraumas entsteht ein reflektorischer Spasmus der Muskelschichten und Gefäße des Processus, welcher zu Ernährungsstörungen und dystrophischen Veränderungen seiner Wand mit Ischämie und Nekrose führen kann. Die Schleimhaut des Wurmfortsatzes wird durchgängig für Bakterien, und es entwickelt sich das Bild der Entzündung und Wandnekrose.

Eine Blinddarmruptur wurde nach einem Trauma beobachtet, das ausschließlich den Rücken betroffen hatte (NIETLISPACH).

Über Colon-Stenosen nach einem Bauchtrauma berichteten MAYS und NOEW.

Besondere Folgen von Darmverletzungen. Über eine traumatische Chylurie nach einer stumpfen bzw. gedeckten Brust-Bauchquetschung berichtete VALYI. Die Lymphgefäße und Hilusgefäße des Darms treten in das Retroperitoneum an der Wurzel des Mesenterium ein. In diesem Bereich laufen auch die Lymphgefäße der Nieren, Nebennieren und der unteren Zwerchfellfläche. So kann es erklärt werden, daß bei einer gemeinsamen Verletzung der retroperitonealen Hilusgefäße und des Lymphgefäßsystems der Niere ein Teil des Chylus nicht zum Ductus thoracicus hin entleert wird.

Einen weiteren Fall einer chylösen Peritonitis und chylösen Pseudozyste nach stumpfem Bauchtrauma veröffentlichten WONDRÁK und MINARIKOVÁ.

Zum Unfallzusammenhang von Ileus und stumpfem Bauchtrauma machte FRICKE Ausführungen.

Daß im Gefolge von Verletzungen der Bauchhöhle und des Rückenmarks ein paralytischer Ileus auftreten kann, ist bekannt. Weniger geläufig ist jedoch, daß dieses Ereignis gelegentlich auch nach Knochenbrüchen außerhalb des Bauchraumes vorkommt, wie LINK anhand von 4 einschlägigen Beobachtungen mitteilte.

Organische Darmstenosen sind nach SCHEGA außerordentlich selten zur Beobachtung kommende Spätfolgen stumpfer Bauchverletzungen. Sie stellen den narbigen Ausheilungszustand ischämischer Darmwandschädigungen durch den Abriß des Darmrohres von seinem Mesenterium dar.

NÖLLER teilte 3 Beobachtungen traumatischer Darmperforationen bei Hernienträgern mit. Hernienträger sind bei Traumen in zweifacher Hinsicht gefährdet. Die im Bruchsack liegenden Schlingen können infolge der oberflächigen Lage und ihrer behinderten Beweglichkeit im Bruchsack durch ein direktes Trauma, wie Stoß oder Taxisversuche, leicht perforieren, zumal, wenn es sich um ältere Personen handelt. Aber auch das indirekte Trauma kann bei Bruchträgern zu einer Darmperforation führen. Im Moment der Bauchpresse, aber auch bei einem Trauma auf den Bauch außerhalb der Bruchgegend, kann sich der Darm in die Bruchpforte vorbuchten und rupturieren (NÖLLER).

Eine traumatische Dünndarmstenose als Spätfolge einer stumpfen Bauchverletzung beobachtete NEY.

Nach KULOWSKI und ROST fuhr ein Soldat mit 60 Std/km auf einen rund 20 Std/km fahrenden Lastzug auf. Er erlitt dabei keine äußeren Verletzungen, gab jedoch nicht genau lokalisierte Beschwerden und Spannungsgefühl im Bauchraum an, ohne daß eine Ursache festgestellt werden konnte. 3 Monate später erneut akute Schmerzzustände im Bauchraum. Wegen Verdachtes auf Appendicitis wurde operiert; es zeigte sich eine lange und breite Adhäsion des Enddarms an den re. Beckenrand, als deren Ursache zweifelsfrei die Einwirkung des Sicherheitsgurtes im Augenblick des Unfalls gedeutet werden konnte.

Literatur

ABRIKOSOV, A.J.: Entzündungen des Darmes. In: Vielbändiges Handbuch der pathologischen Anatomie. Bd. 4, Buch 2, S. 77—168. Moskau: Medgis 1957 (russisch).
BARBIER, H.: Die stumpfen Duodenalverletzungen und ihre Behandlung. Zbl. Chir. **86**, 1563—1572 (1961).
BARLOS, K.: Zwei Fälle stumpfer Abtrennung des Duodenum. Zbl. Chir. **83**, 929—932 (1958).
BONILLA, K.B., and W.F. BOWERS: Traumatic rupture of the proximal jejunum. Am. J. Surg. **100**, 731—736 (1960).
BURRUS, G.R., et al.: Traumatic Duodenal Injuries: An Analysis of 86 Cases. J. Trauma **1**, 96—104 (1961).
DEGRELL, I.: Ein totaler Querriß der Pars descendens duodeni. Zbl. Chir. **82**, 1980—1983 (1957).
DRANOWA, M.I.: Stumpfes Trauma des Bauches und akute Appendicitis. Westnik Chirurgii Imeni I.I. GREKOV (russisch) **94**, 112—113 (1965).
FAURÉ, G.: Les lésions traumatiques du duodéno-pancréas. Revue des Corps de Santé **6**, 769—780 (1965).
FLACH, A., u. H. KUDLICH: Zur Klinik und Therapie der Duodenalverletzungen. Chir. Praxis **9**, 219—229 (1965).
FORGÁCS, S.: Wurmfortsatzruptur als Komplikation nach einem Straßenbahnunfall. Zbl. Chir. **81**, 2544—2546 (1965).
FRICKE, E.: Zum Unfallzusammenhang von Ileus und stumpfem Bauchtrauma. Mschr. Unfallheilk. **66**, 253 (1963).
HANSEN, R.W., and F.R. WILLIAMS: Retroperitoneal Rupture of the Duodenum Due to Blunt Trauma. Amer. J. Surg. **94**, 816—819 (1957).
HOROWITZ, I.: Traumatische Perforation des Rectums. Zbl. Chir. **84**, 1205 (1959).
IZANT, R.J., and W.R. DRUCKER: Duodenal Obstruction due to intramural Hematoma in Children. J. Trauma **4**, 797—813 (1964).
JOHNSON, M.L.: Traumatic Retroperitoneal Rupture of the Duodenum. Amer. J. Surg. **94**, 251—256 (1957).
KAMMEL, W.: Dickdarmzerreißung durch Preßlufteinwirkung. Zbl. Chir. **83**, 1823—1825 (1958).
KULOWSKI, J., and W.B. ROST: Intra-abdominal injury from Safety Belt in Auto Accident. Arch. Surg. **73**, 970 (1956).
LASOWSKI, J.M.: Der Magen. In: Mehrbändiges Handbuch der pathologischen Anatomie (russisch). Bd. IV, Buch 1, S. 281—551. Moskau: Medgis 1956.
LINK, K.: Dynamischer Ileus nach mechanischen Verletzungen außerhalb der Bauchhöhle. Münch. med. Wschr. **103**, 2421—2424 (1961).
MAYS, E.T., and R.J. NOER: Colonic Stenosis after Trauma. J. Trauma **6**, 316—331 (1966).
NEY, H.R.: Traumatische Dünndarmstenose als Spätfolge einer stumpfen Bauchverletzung. Bruns Beitr. **191**, 432—442 (1955).

NIETLISPACH, L.: Besonderheiten beim stumpfen Bauchtrauma. Gastroenterologia **103**, 209 (1965).
NÖLLER, F.: Traumatische Darmperforationen bei Hernienträgern. Zbl. Chir. **89**, 1690—1695 (1965).
PATTON, T. B., and CH. LYONS: The Treatment of Traumatic Injuries of the Colon. J. Trauma **1**, 298—305 (1961).
ROOF, W. R., et al.: Management of Perforating Injuries to the Colon in Civilian Practice. Amer. J. Surg. **99**, 641—645 (1960).
SCHEGA, W.: Die traumatische Darmstenose als Spätfolge einer stumpfen Bauchverletzung. Mschr. Unfallheilk. **60**, 293—300 (1957).
SCHIMA, E.: Isolierter Abriß der Appendix vermiformis durch stumpfes Bauchtrauma. Bruns Beitr. **208**, 343—345 (1964).
STOLOWSKY, H. J.: Stumpfes Bauchtrauma und Darmruptur im Kindesalter. Chirurg **36**, 4—11 (1965).
STULZ, E., et I. KEMPF: Les ruptures traumatiques du duodénum. Strasbourg méd. N. S. **10**, 512 (1959). Ref. Dtsch. Z. ges. gerichtl. Med. **50**, 310 (1960).
VÁLYI, S.: Ein Fall traumatischer Chylurie. Zbl. Chir. **86**, 997—1000 (1961).
VOIGTLAENDER: Berstung des Rectosigmoids durch stumpfe Gewalt. Mschr. Unfallheilk. **67**, 347—352 (1964).
WILDEGANS, H.: Verletzungen von Colon und Rectum. Hefte z. Unfallheilk. **66**, 165—172 (1961).
WONDRÁK, E., u. E. MINARIKOVÁ: Die chylöse Peritonitis und chylöse Pseudozyste als seltene Spätfolge eines stumpfen Bauchtrauma. Zbl. Chir. **86**, 1130—1134 (1961).

9. Verletzungen der großen Gefäße

Traumatische Aneurysmen sind außerordentlich seltene Spätfolgen stumpfer Bauchtraumen. BENZER teilte eine Beobachtung mit, wo auf Grund eines schweren Bauchtrauma in der Kindheit und der entsprechenden Brückensymptomatik nach einer Latenzzeit von 46 Jahren durch Verlagerung der Geschwulst Schmerzattacken auftraten. Die Operation zeigte eine 10 × 6 cm lange eiförmige Geschwulst mit Kalkeinlagerungen in der Aortenwand und beginnender Verknöcherung; in der Lichtung festhaftende Thromben und geronnenes Blut.

Ein unfallbedingtes Aneurysma der Bauchaorta konnte BÖTCHER beobachten. Der Zeitraum zwischen Verletzung und Tod betrug über 6 Jahre. Die klinischen Zeichen des Aneurysma wurden durch andere unfallbedingte, längere Zeit anhaltende Veränderungen überlagert, so daß die endgültige Diagnose erst bei der Obduktion gestellt werden konnte.

HERZOG berichtete über eine akute Thrombose der li. A. iliaca externa nach stumpfem Bauchtrauma ohne Fraktur mit ungenügender Ausbildung des Kollateralkreislaufs. Sie hatte bereits nach 30 min zu einem vollständigen Verschlußsyndrom geführt, so daß wegen höchster Gefährdung der Beindurchblutung 4 Std nach dem Unfall das gequetschte Arteriensegment reseziert und durch Dakron ersetzt wurde.

Stumpfe Gewalteinwirkungen auf den Oberbauch können nach HARDMEIER und HEDINGER neben Zwerchfellrissen auch zu Verletzungen am Ligamentum hepatoduodenale führen und dabei die Gefäße und die großen Gallenwege schädigen. Bei unvollständigem Riß der A. hepatica propria wurde ein Aneurysma beobachtet.

Bezüglich Verletzungen der V. cava caudalis bemerken OCHSNER u. Mitarb., daß von 37 Patienten, welche lebend zur Aufnahme kamen, bei zweien die Verletzung oberhalb des Zwerchfells lag, bei 4 in der Höhe des Zuflusses der Nierenvenen, bei 7 zwischen den Nierenvenen und der Bifurkation und bei 3 an der Bifurkation.

STARZEL konnte innerhalb von 5 Jahren 10 Schuß- und zwei Stichwunden der Vena cava inferior behandeln, wovon 11 Patienten überlebten und einer starb. Die Risse waren oberhalb des Abgangs der Nierenvenen in 4 Fällen und unterhalb in den anderen. Alle Patienten hatten zudem schwere Bauchverletzungen. In 11 Fällen wurde eine Naht vorgenommen und eine Ligatur beim 12.

Literatur

BENZER, H.: Traumatisches Aneurysma, seltene Spätfolge nach stumpfem Bauchtrauma. Chirurg **36**, 132 (1965).

BÖTTCHER, KL.: Über ein traumatisches Aneurysma der Bauchaorta. Zbl. Chir. **85**, 2405—2408 (1960).

BRAEDEL, H.V., u. J. PORTMANN: Unfallbedingter Verschluß der rechten A. ilica externa. Mschr. Unfallheilk. **67**, 145—149 (1964).

COHEN, A., and M.E. DE BAKEY: Successful Repair of Traumatic Arteriovenous Fistulas Between Hepatic Artery and Portal Vein and Right Renal Artery and Inferior Vena Cava. Surgery **48**, 548—553 (1960).

HARDMEIER, TH., u. CHR. HEDINGER: Seltenere, aber typische Oberbauchverletzungen bei Verkehrsunfällen. Schweiz. med. Wschr. **93**, 1621—1624 (1963).

HERZOG, W.: Akute arterielle Thrombose nach stumpfem Bauchtrauma. Mschr. Unfallheilk. **67**, 532—536 (1964).

OCHSNER, J.I., et al.: Injuries of the vena cava caused by external trauma. Surgery **49**, 397—405 (1961).

QUAST, C., et al.: Surgical correction of injuries of the vena cava. An analysis of sixty-one cases. J. Trauma **5**, 3—10 (1965).

STARZL, TH.E.: The Treatment of penetrating wounds of the inferior vena cava. Surgery **51**, 195—204 (1962).

10. Verletzungen von Harnblase und Ureteren

Verletzungen der Harnblase entstehen bei einem Trauma des Beckengürtels oder des unteren Abdomen. Die Größe der Harnblase variiert mit ihrem Inhalt. Bei einer vollen Harnblase tritt der Scheitel über die Symphyse und ist daher mehr verletzbar durch ein Geschoß oder einen Gegenstand und eher einer Ruptur ausgesetzt durch einen Schlag auf das untere Abdomen, als wenn sie leer ist. Die Ruptur einer vollen Blase kann intraperitoneal erfolgen, wobei der Riß sich durch die verdünnte Muskulatur, das perivesikale Gewebe und das Peritoneum zieht. Der Blaseninhalt ergießt sich dabei in die Bauchhöhle. Die Ruptur der leeren oder fast leeren Blase liegt meist extraperitoneal und erfolgt durch scharfe Knochenenden bei Beckenfrakturen. Verletzungen der Blase und Harnröhre durch stumpfe Traumen ohne Beckenfraktur sind selten (LORENZ). Die Berstungsruptur der Blase entsteht durch plötzliche intravesikale Drucksteigerung. Direkte Gewalteinwirkung auf den Damm führt zur Abquetschung der Harnröhre am Widerlager des Schambogens. Blase und hintere Harnröhre werden bei nahezu 10% der Beckenfrakturen durch Fragmente des Schambogens verletzt.

Die Berstungsruptur kommt durch Gewalteinwirkung auf die gefüllte Blase zustande und bevorzugt in ihrer Lokalisation den Blasenscheitel, eine Stelle, an der die Blasenmuskulatur normalerweise schwächer ausgeprägt ist.

Die Perforation in die Peritonealhöhle führt in der Regel zum Tod durch Urämie. Erfolgt sie extraperitoneal, so findet eine Urininfiltration des Beckenzellgewebes statt mit Urinintoxikation.

Blasenscheidenfisteln können bei langdauernden Geburten auftreten.

HARTMANN stellte in Bergmannsheil Bochum bei 879 frischen Beckenbrüchen 86 Blasen- und Harnröhrenverletzungen (10%) fest.

Bei Beckenfrakturen, insbesondere solchen des horizontalen Schambeinastes, wird die Blase meist von vorne eingerissen. Es kann auch die Urethramündung durch indirekte Gewalteinwirkung ausgerissen werden.

Die Verletzung der Harnblase kann somit extra- oder intraperitoneal erfolgen.

21 Blasenverletzungen (BALOGH u.a.) betrafen:

11 mal extraperitoneale,
 2 mal intraperitoneale und
 5 mal extra- und intraperitoneale Verletzungen.

Ein weiterer Artikel über intraperitoneale Harnblasenrupturen stammt von LICHTENHELD und LANCASTER.

Harnleiterverletzungen beim stumpfen Bauchtrauma sind selten (BUCHNER und POHL).

Es lassen sich mehrere Arten der Ureterverletzungen unterscheiden:
1. komplette Ureterruptur, wobei die Zirkumferenz der Wand durchtrennt ist und sich die beiden Enden retrahieren
2. inkomplette Ureterruptur, wobei eine schmale Gewebsbrücke bestehen bleibt, welche die Retraktion der Enden verhindert
3. totale Ureterruptur, wobei der Riß alle Schichten der Wand durchsetzt
4. partielle Ureterruptur, wobei der Riß nicht alle Schichten der Wand durchsetzt und der Harn folglich nicht in die Umgebung abfließen kann.

Der Sitz dieser Rupturen ist meist der oberste Ureterabschnitt, und zwar der Übergang zum Nierenbecken. Viel seltener wird der lumbale Abschnitt und äußerst selten der pelvine Ureter betroffen.

Zusammenhangstrennungen der Harnröhre können durch direkte Traumen, wie Stich, Schuß usw., entstehen. Besonders leicht zerreißt der oberflächlich am Damm gelegene Teil der Harnröhre. Sehr schwer sind sog. Pfählungsverletzungen. Auch bei Beckenfrakturen oder bei Fall auf das Gesäß kann die Urethra ganz oder teilweise zerreißen. Jede Verletzung trägt die Gefahr einer Urinphlegmone und periurethralen Abszeßbildung in sich.

Literatur

BALOGH, F., u. A.: Über die Urogenitalverletzungen bei Verkehrsunfällen. Urologia **31**, Fasc. 3 (1964).
BUCHNER, H., u. P. POHL: Harnleiterverletzungen beim stumpfen Bauchtrauma. Zbl. Chir. **86**, 2006—2010 (1961).
HARTMANN, K.: Blasen- und Harnröhrenverletzungen bei Beckenbrüchen. Langenbecks Arch. **282**, 943 (1955).
HEINRICH, G.: Zur traumatischen Blasenruptur. Zbl. Chir. **88**, 1068 (1963).
LICHTENHELD, F.R., and J.M. LANCASTER: Intraperitoneal bladder rupture. J. Trauma **2**, 457—464 (1962).
LORENZ: Verletzungen der Blase und Harnröhre durch stumpfe Traumen. Chirurg **30**, 377 (1959).
SCHMIEDT, E.: Unfallverletzungen der Harnorgane. Med. Klinik **58**, 315—319 (1963).
WERD, J.H. DE: Management of Injuries to the Bladder, Urethra and Genitalia. J. H. Surg. N. Amer. **39**, 973—987 (1959).

11. Verletzungen der männlichen Genitalorgane

Verletzungen der hinteren Harnröhre stehen meist in Verbindung mit Verletzungen der Harnblase bei Frakturen des Beckengürtels, besonders Fraktur eines Schambeinastes oder mehrerer oder bei Symphysensprengung.

Verletzungen der vorderen Harnröhre entstehen häufig bei Fall mit Einklemmung der Urethra zwischen Symphyse und dem betreffenden Gegenstand. Es treten dabei schwere Kontusionen, Rißverletzungen oder totale Durchtrennung der Urethra auf.

Penis, Scrotum und Hoden sind öfter einem stumpfen Trauma von verschiedener Intensität ausgesetzt.

Verletzungen der Hoden gelten als ziemlich selten. Bei genaueren Untersuchungen durch PRZYBYLSKA wurden jedoch unter 436 Todesfällen infolge grober stumpfer Gewalt (vorwiegend Verkehrsunfälle) 43mal Hodenverletzungen festgestellt, in einem Teil der Fälle allerdings erst bei histologischer Befundung. Schwere Hodenquetschungen können einen tödlichen Schock hervorrufen.

Die relativ seltene traumatische Luxation des Hodens besprach MORGAN und fügt 4 weitere Fälle hinzu.

Die Genitalverletzungen bestanden in den Fällen von BALOGH u.a.:
3 mal Verletzungen des Scrotum
3 mal Verletzungen des Penis und je
2 mal Scrotum- und Hodenverletzungen.

Bei Verletzungen des Scrotum muß die Möglichkeit einer Ruptur der Testes in Betracht gezogen werden (GOLJI und JAFFAR).

Über einen traumatischen Hautverlust des Penis und des Scrotum mit Amputation beider Hoden berichtete STREHLI. Ursache für ein derartiges Geschehen ist in der Regel das Erfassen von Kleidern und meistens der Hose von einem ungeschützten oder rotierenden Teil einer Maschine, wie z.B. Transmissionsriemen.

Die isolierten Hautdefekte am äußeren Genitale werden am zweckmäßigsten in partielle und totale Hautdefekte des Penis und partielle und totale Hautdefekte des Scrotum eingeteilt. Beim totalen Hautdefekt am Penis ist auch das Praeputium am Sulcus glandularis abgerissen.

Eine Abtrennung des Blasenhalses und der Prostata muß bei schweren Beckenverletzungen, insbesondere solchen durch seitliche Quetschung, immer in Betracht gezogen werden (ORKIN).

Durch Ruptur der Harnröhre und anschließende Narbenbildung kann es im Zusammenhang mit einem Prostata-Abszeß zu einer Störung im Entleerungsmechanismus der Ejakulation kommen, einer retrograden Ejakulation, die den Samen in die Harnblase leitet (SCHIRREN u. Mitarb.).

In mehr als 3 Jahrzehnten sind von 62574 in einer Universitätskinderklinik behandelten Kinder 36 stumpfe Bauchverletzungen und 41 Verletzungen des Urogenitaltraktes gesehen worden (OBERNIEDERMAYER).

Literatur

BALOGH, F., u.a.: Über die Urogenitalverletzungen bei Verkehrsunfällen. Urologia **31**, Fasc. 3 (1964).
GOLJI, H., and D.J. JAFFAR: Traumatic Rupture of the Testicle. Amer. J. Surg. **93**, 127—130 (1957).
MORGAN, A.: Traumatic Luxation of the Testis. British J. Surgery **52**, 669—672 (1965).
OBERNIEDERMAYER, A.: Die stumpfen Bauchverletzungen im Kindesalter. Langenbecks Arch. **304**, 583—594 (1963).
ORKIN, L.A.: Traumatic Avulsion of the Bladder Neck and Prostate Complicating Fractures of the Pelvis. Am. J. Surg. **89**, 840—853 (1955).
PRZYBYLSKA, G.: Blutergüsse in den Hoden bei Sturz aus der Höhe und bei anderer stumpfer Gewalt. Arch. med. sadowej **14**, 89—92 (1962). Ref. Dtsch. Z. ges. gerichtl. Med. **55**, 24 (1964).
SCHIRREN, C., u.a.: Unfallbedingte retrograde Ejakulation. Z. Haut- u. Geschl.-Kr. 344 (1965).
STREHLI, R.: Traumatischer Hautverlust des Penis und des Scrotums (mit Amputation beider Hoden). Chirurg **29**, 467—470 (1958).

12. Verletzungen der weiblichen Genitalorgane

Die Schädigungen des Beckens und der Genitalorgane bei schweren Unfällen sowie die Folgen für Fertilität, Gravidität und Partus hat BERKMANN bearbeitet. Verletzungen des Genitale sind im Vergleich zu den Verletzungen der Extremitäten der Brust- und Bauchorgane sowie des Kopfes beim Mann wie bei der Frau sehr selten. Kontusionen, Lazerationen oder Perforationen der Vulva oder Vagina durch Unfall sind selten. Kontusionen werden gelegentlich durch Fall rücklings auf einen harten Gegenstand verursacht. Die inneren Genitalorgane der Frau sind stumpfen Verletzungen gegenüber wenig anfällig, außer wenn sie durch Krankheit oder Schwangerschaft verändert sind. Bei Quetschungen mit Beckenbruch können Risse des Uterus, der Tuben oder Ovarien auftreten. Die traumatische Entstehung von Endometriosen durch Verschleppung von Uterusschleimhaut bei Uterusverletzungen wird anerkannt, wenn sie auch sicher sehr selten ist.

Die Gewebsquetschung von Vulva und Vagina führt zur Ausbildung großer Haematome.

Bei Pfählungsverletzungen, die hin und wieder besonders in der Landwirtschaft vorkommen, handelt es sich meist um Einspießung im Bereich des äußeren Genitale, des Dammes und Anus. In seltenen Fällen kommt es zu schweren Schädigungen bei Verkehrs-, Flugzeug- und Sportunfällen. Bei letzteren sind sie jedoch eine extreme Seltenheit, wie z.B. beim Rodeln oder Skifahren.

Traumatische Uterusrupturen durch Kraftfahrzeugunfälle sind von KROESEN und MISCHEL veröffentlicht worden.

Verletzungen, Quetschungen und Zerreißungen entstehen häufig als Geburtsverletzungen in der Scheide, entweder spontan oder bei Kunsthilfe. Dabei können sich puerperale Wundinfektionen und Entstehung von bleibenden Rissen oder Fisteln anschließen. Die Scheidenrisse entstehen am häufigsten durch den rasch durchtretenden kindlichen Kopf und setzen sich meist als Dammrisse oder Risse der Muttermundsränder fort. Sie verlaufen gewöhnlich in der Längsrichtung in der hinteren Wand, selten quer. Oft ergeben sich Mastdarm-Scheidenfisteln. Durch Gefäßzerreißungen können Haematome in der Vagina entstehen, welche bis mannskopfgroß werden und sogar den Verblutungstod nach sich ziehen. Besonders zur Ruptur neigen auch Varizen, die sich oft während einer Schwangerschaft ausgebildet haben.

Nach zentraler Luxation im rechten Hüftgelenk und einer Symphysensprengung kam es bei einer 20jährigen Frau im VIII. Monat (1. Schwangerschaft) zum Absterben der Frucht, dem 5 Tage später die Ausstoßung der mazerierten Frucht folgte (JALUVKA).

Mechanische Schäden des mütterlichen Abdomen, welche eine Verletzung des Foetus in utero hervorrufen, sind extrem selten (HINDEN). Er konnte ein Kind mit einer alten Verletzung an der Nasenwurzel beobachten, welche in Beziehung zu einer Verletzung der Mutter während der Schwangerschaft stand.

Bei einem Reitunfall einer 17jährigen Graviden erfolgte ein totaler Abriß des Uterus. Er hatte eine Größe von $13 \times 12 \times 8$ cm und wog 496 g. Der Kopf des 18 cm langen Feten war zerschmettert (THOMSEN).

Eine weitere Beobachtung stammt von WALLNEW und ROSEFELDT. Infolge eines Autounfalles kam es bei einer Graviden mens IX zu einem intrauterinen Fruchttod ohne Uterusruptur. Bei der Sektion des Kindes wurden eine bisher nicht beschriebene Fraktur der vorderen Schädelbasis sowie ein lochartiger Scheitelbeineinbruch bds. der Sagittalnaht mit bds. nach lateral zum Tuber ossis parietalis hin auslaufenden Frakturlinien nachgewiesen.

Der Fruchttod infolge mechanischer Traumen spielt zahlenmäßig nur eine geringe Rolle. Die Beurteilung, ob im Einzelfall ein ursächlicher Zusammenhang zwischen Trauma und Abort besteht, ist dadurch erschwert, daß häufig kleinere oder größere Unfälle, wie Ausrutschen auf der Treppe und Herunterfallen von der Leiter, angegeben werden, während es sich in Wirklichkeit um provozierte Aborte oder Abtreibungen handelt. Die heutige Ansicht ist, daß Abort und Frühgeburt nach einem Trauma eintreten können. Sie sind aber eine außerordentlich seltene Folge, und in den tatsächlichen Fällen wird sich in der Mehrzahl eine Abnormität beim Foet oder den Eihäuten zeigen. Eine Uterusblutung nach einem Trauma ist ebenfalls äußerst selten und bei Vorliegen eine bioptische Untersuchung angezeigt (NIENDORF).

Literatur

AHRER, E.: Traumatische Amputation eines nicht graviden Uterus. Chirurg **33**, 327 (1962).
BALTZER, H.: Schwangerschaft und Geburt nach traumatischer Symphysenruptur bzw. ausgedehnter Beckenfraktur. Geb. u. Frauenheilk. **16**, 924 (1956).
BERKMANN, H.: Unfälle der Frau mit besonderer Beteiligung des Beckens und der Genitalorgane. Inaug. diss. München 1966.
— Unfallverletzungen der weiblichen Genitalorgane und ihre Behandlung. Med. Klinik **62**, 150—153 (1967).
BOCHNER, K.: Traumatic Perforation of the pregnant Uterus. Obst. Gynec. **17**, 520 (1961).
BOLOT, F., et coll.: Plaie par coup de couteau d'un uterus gravide à terme et de l'enfant in utero. Mém. Acad. Chir. **83**, 578—579 (1957).
BOUXALA, J.M., et coll.: Poly-traumatisme grave et grossesse. Bull. Féd. Gynec. Obst. franc. **16**, 166—168 (1964).
BRÜNING, E.J.: Die Pathologie der weiblichen Urethra und des Parurethrium. Stuttgart: Enke 1959.
BURKE, J.A.: Traumatic vulvar hematoms. Am. J. Gynec. **71**, 929 (1956).
CARTER, J.J.: Penetrating Wounds of the gravid Uterus. A Case Report. J.M.A. Alabama **24**, 249—250 (1955).
CHOSSON, J., et coll.: Incidences des traumatismes graves sur la gestation. Bull. Féd. Soc. Gynec. Obst. franc. **14**, 172—176 (1962).
DYER, J., and D.L. BARCLEY: Accidental Trauma complicating Pregnancy and Delivery. Am. J. Obst. Gynec. **83**, 907 (1962).
FRICK, J., u. H. MARBERGER: Die Straddle-Verletzungen des äußeren Genitales bei der Frau. Klin. Med. 239 (1966).
HINDEN, E.: External Injury causing foetal deformity. Arch. Dis. Childhood **40**, 80—81 (1965).
HOFMANN, R.: Kasuistischer Beitrag zur traumatischen Atresie des Uteruskavum. Zbl. Gynäk. **87**, 1647—1651 (1965).
HOUEL, E., et coll.: Les plaies de l'uterus gravide. Rev. Franc. Gynec. Obst. **54**, 7—20 (1959).
HUDOCK, J.J., et al.: Traumatic vulvar hematomas. Report of six Cases and Review of the Literature. Am. J. Obst. Gynec. **70**, 1064—1075 (1955).
JALUVKA, V.: Zur Frage der Spontanentbindung nach zentraler Schenkelluxation und Symphysensprengung. Geb. Frauenheilk. **26**, 1062—1069 (1966).
KLEES, E.: Intrauterine Fruchtschädigung durch Trauma in der Gravidität. Zbl. Gynäk. **73**, 1294 (1951).
KROESEN, A.: Uterusruptur bei einer Erstgebärenden durch Autounfall. Geb. Frauenheilk. **26**, 973—975 (1966).
LACOMME, M.: Traumatisme et gestation. Pratique Obstétricale **2**, 1357—1364 (1960).
McCLURE, J.: Rupture of the pregnant Uterus due to non penetrating abdominal Trauma. Surgery **35**, 487—490 (1954).
MISCHEL, W.: Zur Pathogenese der traumatischen Uterusruptur nach Autounfall. Bericht von der 35. Tagung der Dtsch. Ges. Gynäk. in München vom 13.—17. Okt. 1964.
— Zur Pathogenese der traumatischen Uterusruptur nach Autounfall. Geb. Frauenheilk. **26**, 148—150 (1966).
NIENDORF, F.: Abort und Unfall. Med. Welt 85—89 (1965).
PARKINSON, E.H.: Perinatal Loss due to external Trauma to the Uterus. Am. J. Obst. Gynec. **90**, 1 (1964).
QUAST, C., and G.L. JORDAN: Traumatic Wounds of the Female Reproductive Organs. J. Trauma **4**, 839—844 (1964).
RUBOVITS, F.: Traumatic Rupture of the pregnant Uterus from „Seatbelt" Injury. Am. J. Obst. Gynec. **90**, 828 (1964).
SCHWALM, H.: Weibliche Genitalorgane. In: Handbuch der ges. Unfallheilk. Bd. II, S. 507—519. Stuttgart: Enke 1955.
SOMMER, K.H.: Die Verletzungen der weiblichen Geschlechtsorgane. In: ZETKIN, M., u. E.H. KÜHTZ: Die Chirurgie des Traumas. Bd. II, S. 636—657. Berlin: 1956.
THOMSON, W.J.: Traumatic Avulsion of the Uterus in a Four-Months Pregnancy. J. Am. Med. Ass. **196**, 597—598 (1966).
VERMELIN, H., et J. JACQ: Hémorrhagie rétroplacentaire d'origine traumatique à six mois. Bull. Féd. Soc. Gynec. Obst. franc. 117—118 (1956).
WACHSMUTH, W.: Puerperale Inversio uteri completa mit Inversio vaginae (Totalinversion) als Unfallfolge. Geb. u. Frauenheilk. **22**, 267—271 (1962).
WALLNER, H., u. H. ROSEFELDT: Beitrag zur intrauterinen Schädelfraktur und zum traumatisch bedingten intrauterinen Fruchttod. Geb. Frauenheilk. **26**, 980—985 (1966).
WRIGHT, C.H., et al.: Penetrating Wounds of the gravid Uterus. Am. J. Obst. Gynec. **67**, 1085—1090 (1954).

13. Verletzungen des Zwerchfells

Verletzungen des Zwerchfells können offen und geschlossen sein. Am häufigsten finden sich diese bei Penetrationen des Brustkorbes, die in die Bauchhöhle reichen. Man unterscheidet Stich- und Schnittwunden sowie Schußverletzungen. Die Verletzungen des Zwerchfells können zur Bildung einer sog. traumatischen Zwerchfellhernie führen. Praktische Bedeutung haben auch traumatische Risse des Zwerchfells bei Einwirkung stumpfer Gewalt. Sie entstehen ohne Beschädigung der Haut. Bei Druck auf den Bauch erfolgt der Zwerchfellriß hauptsächlich im Sehnenteil der Kuppel (SIPOWSKI).

Traumatische Zwerchfellrupturen wurden oft übersehen oder doch mißgedeutet. Nicht selten überlagerten auch stumpfe Verletzungen des Thorax oder Schädeltraumen mit Bewußtlosigkeit das abdominelle Geschehen (NIETLISPACH).

Traumatische Zwerchfellhernien haben 3 Ursachen:

1. äußere Gewalt
2. Erhöhung des inneren Druckes
3. sehr starke Kontraktion der Zwerchfellmuskulatur, wobei es zu einem Riß kommen kann (DWALI).

Traumatische Zwerchfellhernien werden häufiger links angetroffen, bedingt durch die schützende Lage der Leber. So können auch linksseitige gashaltige Organe, wie Magen und Darm, unter dem Einfluß eines erhöhten Druckes in der Bauchhöhle leichter in die Brusthöhle durch das Zwerchfell hindurchtreten. Eine traumatische Zwerchfellhernie hat keinen Peritonealüberzug (GRAIVIER und FREEARK).

Zwischen 1940—1958 beobachteten GRAGE u. Mitarb. in Minneapolis 26 traumatische Rupturen des Zwerchfells. Sie waren in der überwiegenden Mehrzahl durch schwere Verkehrsunfälle verursacht; es folgten dann direkte Verletzungen des Zwerchfells durch Stich- und Schußverletzungen. Bei 21 Patienten lag ein stumpfes Trauma, sehr häufig in Verbindung mit einer Beckenfraktur vor. Die linke Zwerchfellhälfte war in 23 Fällen rupturiert, die rechte 2mal und beidseitige Rupturen bestanden einmal.

Nach perforierenden oder perkutanen Zwerchfellverletzungen kommt es, wie KONRAD und TARBIAT angaben, nur in einer kleinen Anzahl der Fälle zu einer Verheilung des Defektes im Diaphragma. Bei dem Großteil der Patienten entwickelt sich mehr oder weniger rasch ein Zwerchfellprolaps, in seltenen Fällen, wenn nur der muskuläre Anteil der Zwerchfelltextur lädiert ist, ein Zwerchfellbruch.

Eine große Gefahr, der alle Träger traumatischer Zwerchfelldefekte ausgesetzt sind, bilden Obstruktion oder Strangulation der dystopischen Abdominalorgane.

Eine ausführliche Darstellung der traumatischen Zwerchfellrupturen stammt von FONTAINE u. Mitarb.

Weitere Arbeiten über die Ruptur des Zwerchfells beim stumpfen Trauma stammen von DEFFORGES, LUCIDO und WALL.

Von 44 Zwerchfellverletzungen waren 33 direkt hervorgerufen und die übrigen durch stumpfes oder indirektes Trauma (NELSON u. Mitarb.). Dabei konnten 9 Fälle einer posttraumatischen Zwerchfellhernie beobachtet werden. Meist betrafen die Begleitverletzungen Leber, Milz, Magen und Dickdarm sowie Lungen.

Eine traumatische Hernie der Bauchwand konnte WILSON beobachten.

3 Fälle einer rechtsseitigen traumatischen Zwerchfellverletzung mit Leberprolaps veröffentlichten KÜMMERLE und KLÖSS.

Eine beidseitige traumatische Ruptur des Zwerchfells konnten MANLOVE u. Mitarb. erfolgreich behandeln.

2 Fälle einer diaphragmatischen Hernie infolge eines thorakoabdominalen Kontusionstrauma beobachtete GATTA. Die Hernien enthielten Magen, Colon, Netz und Milz.

Über eine posttraumatische, 4 Monate symptomlos gebliebene Verlagerung der Milz in den Thorax mit senkundärem Infarkt und eitriger Pleuritis berichteten WITZ und BOECKEL.

Eine Nebenlunge bei traumatischer Zwerchfellhernie fand GRILL.

Inkarzerationen von Magen und Darm nach traumatischen Zwerchfellrupturen sind häufiger als bei Hiatushernien und anderen kongenitalen Hernien und Prolapsen (KÜMMERLE). Das Colon ist hinsichtlich der Einklemmung am meisten gefährdet.

Hiatushernien können manchmal gerichtsmedizinische Probleme darstellen, wie sie LORTAT-JACOB in 14 Fällen unter 500 operierten Hiatushernien vorfand. So trat 7mal eine typische Hiatushernie mit Refluxsymptom unmittelbar nach einem Trauma mit Kompression des Abdomen oder dorso-lumbaler Hyperextension auf.

Das Trauma schien hier wegbereitend gewesen zu sein. In 4 anderen Fällen traten die pathologischen Veränderungen ziemlich spät nach dem Unfall auf. Schließlich kann eine Hiatushernie mit einer Zwerchfellruptur verbunden sein, sei es, daß die Ruptur den Hiatus des Oesophagus beteiligt, sei es, daß die Ruptur und die Hiatushernie unabhängig voneinander bestehen.

Literatur

CARAYON, A., et coll.: Les ruptures du canal thoracique sous-diaphragmatique par contusions de l'abdomen. J. Chir. **86**, 177—190 (1963).

DESFORGES, G.: Traumatic rupture of the Diaphragma. J. Thor. Card. Surg. **34**, 779—799 (1957).

DWALI, L.G.: Diagnostik und chirurgische Behandlung traumatischer Zwerchfellhernien. Chirurgija **41**, Heft 3, S. 27—32 (1965) [russisch].

FONTAINE, R., et coll.: Les ruptures du diaphragme par traumatisme fermé et leurs conséquences. A propos de 11 observations personelles. Le Poumon **22**, 1—47 (1966).

GATTA, L.: Su due casi di ernia diaframmatica da trauma contusivo toraco-abdominale. Minerva Chirurgica (1964).

GRACE, TH.B., et al.: Traumatic Rupture of the Diaphragma. Surgery **46**, 669—681 (1959).

GRAIVIER, L., and R.J. FREEARK: Traumatic Diaphragmatic Hernia. Arch. Surg. **86**, 363—373 (1963).

GRILL, W.: Nebenlunge bei traumatischer Zwerchfellhernie. Thoraxchir. **5**, 144—149 (1957).

JENSEN, J., et al.: Traumatiske diaphragmarupturer. Nordisk Med. Nr. **14**, 347 (1965).

KONRAD, R.M., u. H. VON MALLINCKRODT: Die Zwerchfellruptur durch stumpfe Gewalteinwirkung. Zbl. Chir. **88**, 602—616 (1963).

— u. S. TARBIAT: Perforierende Zwerchfellverletzungen und ihre Folgen. Mschr. Unfallheilk. **64**, 41—55 (1961).

KOSS, F., u. H. REITTER: Erkrankungen des Zwerchfells. In: Handbuch der Thoraxchirurgie, Band 2, S. 191—297. Berlin, Göttingen, Heidelberg: Springer 1959.

KÜMMERLE, F.: Inkarzerationen von Magen und Darm nach traumatischen Zwerchfellrupturen. Dtsch. med. Wschr. **83**, 1544 (1958).

— u. J. KLÖSS: Rechtsseitige traumatische Zwerchfellverletzung mit Leberprolaps. Thoraxchir. **5**, 150—159 (1957/58).

LORTAT-JACOB, J.L., et coll.: Hernies hiatales et traumatismes. La Presse Medicale **73**, 873—876 (1965).

LUCIDO, J.L., and D.A. WALL: Rupture of the Diaphragm Due to Blunt Trauma. Arch. Surg. **86**, 989—999 (1963).

MANLOVE, CH., and I.D. BARONOFSKY: Traumatic rupture of both leaves of the diaphragm. Surgery **37**, 461—462 (1955).

NELSON, J.B., et al.: Diaphragmatic injuries and posttraumatic hernia. J. Trauma **2**, 36—58 (1962).

NIETLISPACH, L.: Besonderheiten beim stumpfen Bauchtrauma. Gastroenterologia **103**, 209 (1965).

SIPOWSKI, P.W.: Das Zwerchfell. In: Vielbändiges Handbuch der pathologischen Anatomie. Bd. 4, Buch 2, S. 562—580 [russisch]. Moskau: Medgis 1957.

WALDHAUSEN, J. A., et al.: The Diagnosis and Management of Traumatic Injuries of the Diaphragma Including the Use of Marlex Prosthesis. J. Trauma **6**, 332—343 (1966).
WILSON, T. H.: Traumatic Hernia of the abdominal wall. Am. J. of Surg. **97**, 340—341 (1959).
WILSON, H., and R. SHERMAN: Civilian Penetrating wounds of the Abdomen. I. Factors in mortality and Differences from Military wounds in 494 Cases. Ann. Surg. **153**, 639—649 (1961).
WITZ, J. P., et R. BOECKEL: Migration thoracique post-traumatique de la rate. Ann. Chir. thoracique **5**, 147—148 (1966).

14. Pfählungsverletzungen

Bei Pfählungsverletzungen handelt es sich um Einspießung meist grober Gegenstände in den sich bewegenden Körper (RÖDING). Ihre Gefährlichkeit liegt in der Mitbeteiligung von Organen der großen Körperhöhlen, evtl. in schwerer Blutung, Infektion und Schockwirkung.

Ursprünglich bezeichnete man als Pfählung nur Verletzungen des Unterleibes, wobei sich der Pfahl in den in Bewegung befindlichen Körper vom Damm her in diese Körperhöhle einbohrt. LEXER unterteilte in typische und atypische Verletzungen. Bei der typischen Pfählung dringt der stumpfe oder stumpf-spitze Pfahl vom Damm, der Scheide, dem Rectum oder dem Scrotum in den Unterleib ein. Atypische Pfählungen sind hingegen Verletzungen durch pfahlartige Gegenstände, die andere Körperteile betreffen und bei denen zum besseren Verständnis der Ort des Eindringens genannt wird, wie Pfählung des Kopfes, des Halses, des Thorax usw. (HÖRHOLD).

Zwei Beobachtungen von HÖRHOLD betreffen einmal das Eindringen eines Eisenstabes unter Mitnahme von Kleiderfetzen durch die Bauchhöhle hindurch mit 2 maliger Durchbohrung des Mesenterium, wobei der Dünndarm im Bereich der vorderen Mesenterialperforation eröffnet wurde. Bei der anderen Pfählungsverletzung trat ein Hammerstiel vom rechten retroperitonealen Raum an der hinteren Leberfläche entlang, unter Eröffnung der Bauchhöhle und Zertrümmerung der 10.-12. re. Rippe, durch das Zwerchfell hindurch in die re. Brusthöhle ein, riß den re. Lungenhilus ein, durchstieß unter Frakturierung der 3.-7. Rippe die vordere Brustwand, streifte den rechten Unterkieferwinkel und riß noch das rechte Ohrläppchen ein. Beide Patienten konnten am Leben erhalten werden.

Eine retroperitoneale Duodenalruptur durch Pfählung, welche operativ versorgt werden konnte, veröffentlichte RÖDING.

Weitere Mitteilungen über Pfählungsverletzungen durch ALACS u. Mitarb.

Eine ungewöhnliche Pfählungsverletzung des Scrotum mit isolierter partieller querer Zerreißung des Pankreaskörpers, welche operativ zur Ausheilung gebracht werden konnte, berichtete BSTEH.

Daß auch ungewöhnlich schwer erscheinende Pfählungsverletzungen relativ glimpflich ausgehen können, zeigt die Mitteilung von TIEDJE. Auf Grund des Unfallgeschehens mußten schwerste innere Zerreißungen und demzufolge eine infauste Prognose angenommen werden. Wider alle Erwartung und Erfahrung lagen jedoch nur relativ geringfügige Verletzungen vor.

Literatur

ALACS, Z., u. T. NEMECSKAY: Ein Fall von Aufspießung mit glücklichem Ausgang. Zbl. Gynäk. **78**, 428—432 (1956).
BSTEH, F. X.: Isolierte Zerreißung der Bauchspeicheldrüse durch Pfählung vom Scrotum her. Zbl Chir. **89**, 1275—1279 (1959).
HELMIG, H.: Zum Problem der Pfählungsverletzung. Bruns Beitr. **196**, 32—42 (1958).
HÖRHOLD, K.: Pfählungsverletzungen. Chirurg **34**, 256—260 (1963).
LADWIG, A.: Pfählungsverletzungen. Zbl. Chir. **80**, 106—112 (1955).
RÖDING, H.: Retroperitoneale Duodenalruptur durch Pfählung. Mschr. Unfallheilk. **63**, 24—25 (1960).
TIEDJE, M.: Eine außergewöhnliche Pfählungsverletzung. Zbl. Chir. **82**, 1316—1317 (1957).

15. Traumatische Bauchwandhernien

Eine traumatische Hernie der Bauchwand (Peritoneum mit Bauchinhalt unter der unverletzten Haut) ist selten. Sind alle Schichten der Bauchwand gerissen und treten die Eingeweide bis unter die verletzte Haut, dann handelt es sich um einen subkutanen Darmvorfall.

Nach einer Beobachtung von KILIAN trat durch Einklemmung zwischen Bahnsteig und Waggon eine seltene traumatische Hernie auf, wobei die Bauchmuskulatur über der Crista iliaca, und zwar von der Spina iliaca ventralis bis zum Trigonum lumbale durchschnitten wurde. Der Bruchsack enthielt das Caecum, einen Teil des Colon ascendens und eine Schlinge des distalen Ileum.

Zur Begutachtung der traumatischen Leistenbrüche nahmen GUMRICH und FÄRBER Stellung.

Infolge schwacher Ausbildung von Muskulatur und subkutanem Fettgewebe ist das kindliche Abdomen bei stumpfen Bauchverletzungen besonders gefährdet, da die Bauchdecken nur einen geringen Schutz bieten. Nicht selten ist die stumpfe Bauchverletzung beim Kleinkind die Folge eines überraschend geringfügigen Trauma. Man unterscheidet den subkutanen Intestinalprolaps, bei welchem alle Schichten der Bauchwand, also Bauchfell, Muskulatur und Faszie gerissen sind, von der sehr seltenen echten traumatischen Bauchwandhernie, bei der das Bauchfell unverletzt bleibt, während Muskulatur und Faszie einreißen. Zwei Fälle von geschlossenen, isolierten Bauchdeckenverletzungen, die bei Kindern außerordentlich selten zur Beobachtung kommen, veröffentlichte ZWICKER.

Literatur

GUMRICH, H., u. M. FÄRBER: Die Begutachtung der traumatischen Leistenbrüche. Hefte zur Unfallheilk. **63**, 1—40 (1960).
KILIAN, V.: Eine seltene traumatische Hernie. Zbl. Chir. **81**, 621—623 (1956).
ZWICKER, M.: Stumpfe Bauchdeckenverletzungen bei Kindern. Zbl. Chir. **91**, 631—632 (1966).

16. Verletzungen des knöchernen Beckens und des Hüftgelenkes

Bei Beckenbrüchen unterscheidet man zwischen Beckenrandbrüchen und Beckenringbrüchen.

Beckenbrüche
    Abbruch der Beckenschaufel (Duverneysche Fraktur)
    Abrißfrakturen der Darmbeinstacheln und Sitzbeinhöcker

Beckenringbrüche
    einseitiger Ringbruch
        a) des vorderen Beckenringes
        b) des hinteren Beckenringes
    beidseitiger vorderer Ringbruch „Schmetterlingsbruch"
    doppelter vertikaler Ringbruch (Malgaigne' Bruch)

Brüche der Hüftgelenkspfanne
    Pfannenrandbruch
    Pfannengrund- oder bodenbruch

Luxationen des Beckens

Zu den Beckenrandbrüchen zählen

1. Frakturen der Beckenschaufel
2. Abrißbrüche der Spina iliaca anterior superior
3. Abrißbrüche der Spina iliaca anterior inferior
4. Abrißbrüche der Tuberositas ossis ischii

5. Pfannenrandbrüche
6. Frakturen des freien Teils des Kreuzbeins und Steißbeins
7. Die partiellen vorderen Beckenbrüche (ein Schambeinast oder das Sitzbein) (IMHÄUSER).

Beckenrandbrüche entstehen durch direkte Gewalt und nicht selten indirekt oder durch Muskelzug als Abrißbrüche. Bei ihnen wird die durchgehende Festigkeit des Beckenringes nicht gestört. Ihre Häufigkeit beträgt etwa 10% aller Beckenfrakturen. Eine typische Bruchform ist der Abbruch der Beckenschaufel, auch als Duverneysche Fraktur bekannt (WANKE u. Mitarb.).

Durch Muskelzug oder seltener am Tuberossis ischii durch Fall entstehen Abrißfrakturen der Darmbeinstachel und Sitzbeinhöcker, und zwar als typische Sportverletzung infolge plötzlicher unkoordinierter Muskelanspannung bei Läufern, Springern und Fußballspielern.

Bei den Abrißbrüchen der Spina iliaca anterior superior, der Spina iliaca anterior inferior und der Tuberositas ossis ischii müssen wir unterscheiden zwischen Apophysenabrissen bei Jugendlichen und Abrißfrakturen bei Erwachsenen.

Die seltene traumatische Epiphysenlösung am Os ischii (im Weltschrifttum bisher nur 15 röntgenologisch festgestellte Fälle) konnten LUSCHNITZ und BEYER beobachten.

Eine traumatische Lösung der Epiphyse des Os ischii kann nur zustande kommen, solange die Epiphysenfuge nicht verknöchert ist (Verknöcherung in unseren Breiten zwischen dem 20. und 25. Lebensjahr).

Die traumatische Lösung der Epiphyse des Os ischii kommt nach JONASCH immer durch eine indirekte Gewalteinwirkung zustande, und zwar durch eine plötzliche äußerste Anspannung der am Tuber ischiaticum entspringenden Oberschenkelbeuger.

Der Verfasser berichtete von einem 15 jährigen Schüler, der beim 100-Meter-Lauf plötzlich einen starken Schmerz im rechten Oberschenkel verspürte und der Länge nach hinfiel.

Eingehend hat POIGENFÜRST aufgrund der Erfahrung an 76 Fällen die Symphysenzerreißungen dargestellt.

Die *Beckenringbrüche* werden unterteilt in
1. vordere Ringbrüche
2. hintere Ringbrüche
3. doppelte Vertikalbrüche.

Der einseitige Ringbruch des vorderen Beckenringes zeigt eine vertikal durch den oberen und unteren Scham- bzw. Sitzbeinast verlaufende Frakturlinie.

Beim seltenen einseitigen Bruch des hinteren Beckenringes geht die Fraktur senkrecht lateral von der Articulatio sacro-iliaca durch das Darmbein.

Der doppelte vertikale Ringbruch verläuft vertikal durch die Darmbeinschaufel, die Scham- und Sitzbeinäste. Diese Fraktur ist nach MALGAIGNE benannt. Bei sehr schweren Traumen kann die Malgaigne-Fraktur als doppelseitige Vertikalfraktur auftreten, d.h. Brüche sämtlicher 4 Knochenäste im vorderen Beckenring, dazu beidseitige Durchtrennung des hinteren Beckenringes.

Bei der doppelseitigen Fraktur des vorderen Beckenringes handelt es sich um beidseitige Vertikalbrüche der Scham- und Sitzbeinäste, so daß gleichermaßen ein vorderes Mittelstück beiderseits der Symphyse von Schmetterlingsform herausgesprengt ist.

Bei allen Formen des vorderen Beckenringbruches und der Sprengung der Symphyse ist die Gefahr der Mitbeteiligung von Harnblase oder Harnröhre bzw. beider vorhanden.

Wenn man die Einzelfrakturen des Beckenringes nach ihrem Sitz aufschlüsselt, so zeigt sich nach VOLLMAR, daß die Brüche des vorderen Beckenringes mit ca. 60%

an erster Stelle stehen. Auf dem 2. Platz folgen aber sofort die Hüftpfannenverletzungen. Von 59 derartigen Verletzungen entfielen 14 auf den Pfannenrand, 56 betrafen den Pfannengrund, 11 zeigten eine kombinierte Verletzung von Pfannengrund und Pfannenrand; 46% der Pfannengrundbrüche gingen mit einer zentralen oder hinteren Verrenkung des Hüftkopfes einher.

Bei Verletzungen des Beckenringes ist der Bruch der Darmbeinschaufel, insbesondere das Abbrechen der Spina iliaca ventralis, selten (VOSTRČIL).

Der doppelte Vertikalbruch kommt nach IMMHÄUSER nicht nur in der von MALGAIGNE beschriebenen Form vor (Kombination des vorderen Ringbruches mit Fraktur in der Umgebung des Ileosakralgelenkes bzw. Ileosakralgelenkruptur), sondern die Fraktur kann im vorderen Bereich des Beckenringes auf der Gegenseite erfolgen oder die Trennung in der Symphyse stattfinden.

Nach einer schweren Verletzung des knöchernen Beckens mit doppelseitiger vorderer Ringfraktur und Bruch des oberen Kreuzbeinanteils entwickelte sich später eine beidseitige Koxarthrose sowie eine Torsionsskoliose an der Lendenwirbelsäule (RICHTER).

Kreuzbeinfrakturen begleiten meist andere Beckenverletzungen. Isolierte Kreuzbeinfrakturen sind sehr selten, sie machen weniger als ein Prozent aller Brüche aus (LUX und METYS). Es wurden transversale, vertikale und Splitterfrakturen gefunden. Am häufigsten kommen die transversalen Frakturen vor, deren Bruchlinie zwischen den Foramina sacralia vorwiegend in Höhe S 3—4 verläuft. Die ersten zwei Segmente werden selten verletzt. Die vertikale Bruchlinie verläuft in der Massa lateralis.

Beckenluxationen sind fast immer Subluxationen, d.h. Verschiebungen der Gelenkkörper gegeneinander, nicht aber völlige Trennungen. Man unterscheidet:
    a) Verrenkung einer Beckenhälfte
    b) Verrenkung beider Beckenhälften gegenüber dem Kreuzbein
    c) Verrenkungen aller drei Gelenke.

Die komplizierte Halbseitenluxation des Beckens, einen seltenen traumatologischen Befund, konnte SCHMIDT beobachten.

Als seltene Verletzungen beschreibt NICOLAI 3 Hüftgelenksluxationen mit gleichseitigem Oberschenkelbruch am Übergang vom oberen zum mittleren Schaftdrittel und eine zentrale Hüftgelenksluxation mit Oberschenkelbruch an der gleichen Stelle.

Bei *Brüchen der Hüftgelenkspfanne* werden zweckmäßig Pfannenrandbrüche und Pfannengrundbrüche unterschieden.

Der isolierte Bruch des Pfannenrandes ist eine typische Begleitverletzung der hinteren Hüftgelenksluxation.

Brüche des Pfannengrundes sind häufige Begleitverletzungen bei Beckenringfrakturen, besonders bei den lateral gelegenen vorderen Ringbrüchen des Schambeins (WANKE u. Mitarb.).

Die Einteilung der Brüche der Hüftgelenkspfannen ist nach KULOWSKI folgende:

  I. Lineare Frakturen ohne Verschiebung
    a) eine Bruchlinie
    b) sternförmige Bruchlinien
 II. Posteriore Frakturen
    a) schmale Randfraktur
    b) breite Fraktur des dorsalen Abschnittes mit Verschiebung
III. Innenwandfraktur
    Verschiebung der inneren Azetabulumwand in das Becken; das obere Azetabulumgewölbe bleibt intakt
    a) geringe Verlagerung in das Becken
    b) mäßige Verlagerung in das Becken
    c) starke Verlagerung in das Becken

IV. Obere und Berstungsfraktur
Diese kann mehrere Abschnitte des Azetabulum in verschiedenen Kombinationen betreffen
   a) Frakturen des oberen Gewölbes in annehmbarer Lage und in einem günstigen Verhältnis zum Femurkopf
   b) verschobene Frakturen des oberen Gewölbes
   c) vollständige Zerreißung der ganzen Gelenkspfanne.

MATHE richtete sein Augenmerk auf die Heilbedürfnisse sowie auf den Standpunkt des Mechanismus der Brüche der Hüftpfanne und teilte sie in 4 Gruppen ein:

1. Fissuren und Brüche der Hüftpfanne in den Grenzen der anatomischen Verbindungen der Beckenknochen ohne Dislokation
2. Fissuren und Brüche der Ränder der Hüftpfanne ohne Dislokation des Gelenkkopfes des Oberschenkels
3. Brüche der Ränder der Hüftpfanne mit Luxation des Gelenkkopes des Oberschenkels außerhalb der Hüftpfanne
4. zentrale Luxationen (Fractura impressiva acetabuli).

Die posttraumatische Hüftkopfnekrose tritt nach Frakturen des Schenkelhalses und der Rollhügel nach Luxationen und Luxationsfrakturen, ja selbst nach Distorsionen und Prellungen des Hüftgelenkes auf (HIPP). Sie kann vollkommen oder partiell sein und ist frühestens nach Monaten und spätestens nach 2—3 Jahren voll ausgeprägt. Die Nekrose ist immer als ernste Komplikation zu werten und bedeutet den Verlust des Hüftgelenkes. Die Nekrose wird mit einer Unterbrechung der Blutzufuhr in Zusammenhang gebracht. HIPP konnte durch Kontrastdarstellung der Hüftkopfgefäße die Nekrose als avaskuläre Nekrose näher definieren.

Zwischen 1954 und 1963 sind von JALUVKA und BYSTRICKÝ 243 Beckenfrakturen bei Frauen beobachtet worden. Von 14 Patientinnen im Alter unter 35 Jahren wurden später 7 Frauen schwanger. Ihre Schwangerschaft ging in 6 Fällen mit einer Spontangeburt zu Ende, und nur in 1 Falle wurde ein Kaiserschnitt ausgeführt.

Zwei Fälle schwerer Beckenfrakturen bei Tabes dorsalis veröffentlichte SCHRÖDER.

Die Hüftgelenksluxation entsteht durch die Hebelwirkung des Oberschenkelschaftes bei einer schweren indirekten Gewalteinwirkung. Dabei dient der Pfannenrand als Hypomochlion, so daß der Hüftkopf darüber aus der Gelenkpfanne herausgehebelt wird (CHAPCHAL).

Bei den Hüftverrenkungen unterscheidet man
1. die Verrenkung nach hinten oben (Luxatio coxae iliaca)
2. die Verrenkung nach hinten unten (Luxatio coxae ischiadica)
3. die Verrenkung nach vorn oben (Luxatio coxae pubica)
4. die Verrenkung nach vorn unten (Luxatio coxae obturatoria).

Bei der echten Hüftverrenkung hat der Oberschenkelkopf im Gegensatz zu der sog. zentralen Luxation die Hüftpfanne ganz verlassen und befindet sich seitwärts von ihr in den Weichteilen. Sie ist eine relativ seltene Verletzung und stellt etwa 2% aller Verrenkungen dar (WANKE u. Mitarb.).

Traumatische Luxationen und Luxationsfrakturen des Hüftgelenkes sind nach EBERLE keine häufigen Unfallfolgen, doch haben sie in den letzten Jahren durch die größere Verkehrsdichte und die gesteigerte Geschwindigkeit der Verkehrsmittel zugenommen. Eine besonders schwere Komplikation stellt die Femurkopf-Nekrose dar. Sie wird in erster Linie durch eine Verletzung der den Kopf ernährenden Gefäße verursacht.

Eine beidseitige gleichzeitige Verrenkung des Hüftgelenkes durch einen Kraftfahrzeugunfall konnte KULOWSKI beobachten.

Bei 83 nachuntersuchten frischen traumatischen Hüftverrenkungen und Hüftverrenkungsbrüchen (zentrale Hüftverrenkungsbrüche ausgenommen) wurden 10 Kopfnekrosen (12%) beobachtet (TROJAN). Sie waren selten nach reinen Hüftverrenkungen (4,4%), häufiger nach Hüftverrenkungsbrüchen (21,4%). Sie traten besonders unter folgenden 2 Voraussetzungen auf: erstens bei einer schweren primären Schädigung des Oberschenkelkopfes, insbesondere bei Verrenkungsbrüchen mit Bruch des Pfannendaches, und zweitens bei Fällen, die nicht innerhalb der ersten 24 Std reponiert wurden.

Zur veralteten traumatischen Hüftgelenksluxation kann es nach JUNGMICHEL kommen:
1. durch Übersehen der traumatischen Hüftluxation bei gleichzeitig bestehender Fraktur im Bereich der unteren Extremitäten
2. durch ein verprojiziertes Röntgenbild
3. durch die nicht sofortige Reposition der frischen traumatischen Hüftgelenksluxation.

Häufig sind dabei Komplikationen in Form der Myositis ossificans, posttraumatischen Arthrose oder Hüftkopfnekrose zu beobachten.

Die pathologisch-anatomischen Veränderungen einer veralteten traumatischen Hüftluxation und die darauf folgenden Störungen der Statik und Dynamik des ganzen Körpers bieten besonders schwierige Probleme bei der Behandlung dieser seltenen Verletzung.

Literatur

CHAPCHAL, G.: Traumatische Störungen des Hüftgelenkes. In: Handbuch der Orthopädie. Bd. IV, Teil 1, S. 508—541. Stuttgart: Thieme 1961,
— Orthopädische Chirurgie und Traumatologie der Hüfte. Stuttgart 1965.
EBERLE, H.: Traumatische Hüftgelenksluxation und Femurkopfnekrose. Schweiz. Med. Wschr. 95, 326—332 (1965).
HIPP, E.: Zur Entstehung der posttraumatischen Hüftkopfnekrosen. Fortschr. Med. 80, 553 (1962).
IMHÄUSER, G.: Die traumatischen und entzündlichen Erkrankungen sowie die Geschwülste im Bereich des Beckenringes. In: Handbuch der Orthopädie. Bd. II, S. 1047—1119. Stuttgart: Thieme 1958.
JALUVKA, V., u. Z. BYSTRICKÝ: Welche Auswirkungen haben Beckenfrakturen auf den Schwangerschaftsverlauf, die Menstruation und das Sexualleben? Z. Geb. Gynäk. 166, 45—59 (1966).
JONASCH, E.: Traumatische Lösung der Epiphyse des Os ischii. Mschr. Unfallheilk. 68, 288—290 (1965).
JUNGMICHEL, D.: Die veraltete traumatische Hüftluxation. Zbl. Chir. 88, 217—223 (1963).
KULOWSKI, J.: Automobile Collision with Simultaneous Bilateral Dislocation of the Hip. Amer. J. Surg. 94, 462—467 (1957).
LEVINE, J. I., and R. S. CRAMPTON: Major abdominal injuries associated with pelvic fractures. Surg. Gyn. Obst. 116, 223 (1963).
LUSCHNITZ, E., u. W. BEYER: Die seltene traumatische Epiphysenlösung am Os ischii. Fortschr. Röntgenstrahlen 105, 589—590 (1966).
LUX, K., u. R. METYS: Isolierte Kreuzbeinfrakturen. Zbl. Chir. 84, 1607—1610 (1959).
MATHÉ, E.: Die Brüche der Hüftpfanne (acetabuli). Sportarzt 10, 166 (1959).
NICOLAI, N.: Hüftgelenksluxation mit gleichseitigem Oberschenkelschaftbruch. Mschr. Unfallheilk. 65, 339—346 (1962).
POIGENFÜRST, J.: Symphysenzerreißungen. Erfahrungen an 76 Fällen. Hefte zur Unfallheilk. 70, 1—46 (1962).
RICHTER, J.: Ein Beitrag zu den Spätfolgen von Frakturen des Beckenringes. Mschr. Unfallheilk. 67, 307—312 (1964).
SCHMIDT, U.: Komplizierte Halbseitenluxation des Beckens — ein seltener traumatischer Befund. Zbl. Chir. 89, 839—844 (1964).
SCHRÖDER, A.: Schwere Beckenfrakturen bei Tabes dorsalis. Zbl. Chir. 83, 977—982 (1958).
TROJAN, E.: Hüftkopfnekrosen nach traumatischen Hüftverrenkungen und Hüftverrenkungsbrüchen. Mschr. Unfallheilk. 64, 330—343 (1961).
VOLLMAR, J.: Entstehungsmechanismus und Therapie der Hüftpfannenverletzungen. Hefte zur Unfallheilkunde 55, 257—264 (1957).
VOSTRCIL, M.: Seltene Beckenrandbrüche. Mschr. Unfallheilk. 60, 208—210 (1957).
WANKE, R., u. Mitarb.: Knochenbrüche und Verrenkungen. München: Urban & Schwarzenberg 1962.

IV. Verletzungen der Extremitäten

1. Obere Gliedmaßen

Humeruskopfbruch
Humerushalsbruch (subkapitale Humerusfraktur)
— Collum anatomicum
— Collum chirurgicum
— Tuberculum majus-Ausriß
Humerusschaftbruch
suprakondyläre Humerusfraktur
— Y und T-Fraktur
isolierte Brüche des Condylus medialis und lateralis
isolierte Brüche des Epicondylus medialis und lateralis
Fraktur des Capitulum und der Trochlea humeri
Trümmerbruch im Ellenbogenbereich
Lösung der distalen Humerusepiphyse
Luxationen und Distorsionen
Verletzungen von Muskeln, Sehnen, Nerven und Gefäßen.

a) Oberarm

Frakturen. Eine Luxationsfraktur des Collum anatomicum humeri durch elektrischen Strom konnte SIPOS beobachten.

Mit den Frakturen des medialen Epicondylus des Humerus befaßte sich McANSLAND.

Mit der Problematik gelenknaher Frakturen beschäftigte sich REHN.

Verletzungen von Muskeln, Sehnen, Nerven und Gefäßen. Bei einer Gesamtzahl von 743 Oberarmfrakturen fanden KLAR und KREBS eine Radialislähmung als Folge oder Spätfolge in etwa 80%. Auf die Verletzungen des N. radialis bei Frakturen des Humerusschaftes wiesen auch GARCIA und MAECK hin.

Die seltene Verletzungsform einer doppelseitigen traumatischen Luxatio humeri erecta konnte LANGFRITZ beobachten.

Wenn von Rupturen der langen Bizepssehne gesprochen wird, werden darunter nach BAUERS meist Risse am Ursprung der proximalen Sehne des langen Kopfes und im Bereich der distalen gemeinsamen Endsehne verstanden. Nach BAUERS handelt es sich bei den proximalen Rissen der Sehne des langen Bizepskopfes aufgrund der eingehend erhobenen Anamnese des sog. ,,Unfallherganges", der Symptomatologie sowie der operativen, Röntgen- und histologischen Befunde um Spontanrupturen.

Interessant ist dabei, daß schon in jüngeren Jahren Zerreißungen infolge alleiniger Degeneration der Sehne vorkommen.

Von einer Verletzung des Epicondylus ulnaris humeri werden vor allem Jugendliche betroffen (Apophysenlösung). Bei geschlossener Apophysenfuge ereignen sich Abrisse viel seltener. Ursache ist meist ein indirektes Trauma. Bei Sturz auf den ausgestreckten Arm kommt es zu einer gewaltsamen Abduktion des Vorderarmes, und das ulnare Seitenband reißt mit seinem knöchernen Ansatz am Epicondylus ulnaris aus. Infolge des Muskelzuges bleibt das Fragment disloziert und oft auch gekippt.

Auf die altersbedingten Unterschiede der Frakturen des Ellenbogenbereiches machten GIBEL und NOLTE aufmerksam.

b) Unterarm und Hand

Fraktur des Olecranon
Fraktur im Bereich des proximalen Radiusendes
isolierte Fraktur der Elle im proximalen Drittel
komplette Unterarmfraktur
isolierte Fraktur des Radiusschaftes
isolierte Fraktur der Radiusbasis
intraartikuläre Kahnbeinfraktur
intracarpale Luxationsfraktur nach De Quervain
Frakturen der Mittelhandknochen
Frakturen der Finger
Luxationen und Distorsionen
Verletzungen der Muskeln, Sehnen, Nerven und Gefäße.

Frakturen. Eine Klassifizierung der Ellenbogenverletzungen anhand von 414 Fällen brachten CONN und WADE.

Bei 40 Patienten mit Radiusfrakturen konnte HARTIG feststellen, daß sich im Anschluß an ein Trauma eine individuell unterschiedlich starke Hyperämie im frakturierten Arm entwickelt. Sie zeigt ihre stärkste Ausprägung nach 2—4 Wochen. Ungenügende Hyperämie ergab auch klinisch einen ungünstigen Befund. Daraus leitet HARTIG die Bedeutung der Hyperämie für die Frakturheilung ab.

Über ellenbogengelenksnahe Brüche im Kindesalter berichteten VON OERTZEN und MARWEGE. Die atypische Monteggiafraktur ist im Kindesalter häufiger als die typische. Der Bruch in der Elle liegt nahe dem Gelenk, die Elle ist aufgesplittert und zeigt Stufen und Knicke, aber keine eigentliche Verschiebung, wie sie von der typischen Monteggiafraktur bekannt ist.

Über 18 Fälle der seltenen hinteren Monteggiafraktur berichteten PAVEL u. Mitarb.

Im Kindesalter sind Frakturen der oberen Extremität und besonders im Bereich des Ellenbogengelenkes häufig; vielfach sind auch die Radio-Ulnargelenke mitbetroffen. Diese Unterarmbrüche im Wachstumsalter können nach EICHLER am distalen Radio-Ulnargelenk Spätschäden hinsichtlich Einschränkung der Unterarmdrehbewegung nach sich ziehen.

Frakturen beider Knochen des Unterarmes beim Kind lagen bei 213 Patienten nach den Untersuchungen von JUDET u. Mitarb. 100mal diaphysär und 113mal metaphysär. Von letzteren zeigten 21 eine große Dislokation.

Über die relativ häufige Komplikation einer Refraktur von Unterarmbrüchen bei Kindern berichteten LITTON und ADLER. Die Verfasser ziehen ebenso wie BÜTTNER 4 Möglichkeiten in Betracht, und zwar Kallusfraktur, Neubruch, Grenzzonenbruch und Bruch im dystrophischen Knochen.

Weitere Untersuchungen über Unterarmfrakturen im Kindesalter stammen von STEINERT.

Wegen verminderten Kalkgehaltes der Knochen und verzögerter Resorption des Frakturhaematoms nehmen die Radiusfrakturen älterer Frauen nach SCHWARZWELLER eine Sonderstellung ein. Trotz exakter Reposition kommt es häufig zum Vorschub der Ulna infolge Zusammensinterns der Fragmente. Durch den gestörten Kalkstoffwechsel und die verzögerte Resorption des Fraktur- bzw. Repositionshaematoms sind die Voraussetzungen für die Entstehung des Sudecksyndroms gegeben.

Über die anterioren Marginalfrakturen der unteren Epiphyse des Radius berichteten anhand von 13 Fällen SÉJOUR u. Mitarb.

Eine durch Knochennekrose komplizierte Verletzung des Unterarmes an einer Waschmaschine veröffentlichten POTERFIELD u. Mitarb.

Zur Frage der typischen Radiusfraktur und des Sudeckschen Syndroms nimmt WELLMITZ Stellung.

Kein anderer Körperteil ist so häufig Verletzungen ausgesetzt wie die Hand. Etwa ¾ aller Verletzungen betreffen Hand und Finger (WITT und RETTIG).

Die Gruppe der basalen Frakturen des 1. Mittelhandknochens umfaßt die Bennettsche Fraktur, Trümmerbrüche im Sinne de Rolandos sowie die basalen Schräg- und Querbrüche (GÜNTHER).

Bei 164 Frakturen des Os naviculare fanden BAUMANN und CAMPBELL
in 40,3% Querfrakturen
in 36,6% horizontale Schrägfrakturen
in 11,0% Frakturen des Tuberculum
in 9,2% Frakturen des proximalen Drittels
in 2,4% vertikale Schrägfrakturen.

Erbsenbeinbrüche gehören zu den seltensten Brüchen im Bereich der Handwurzelknochen. Sie können genau wie Kniescheibenbrüche durch direkte Gewalt und durch indirekte Einwirkung als Rißbruch bei maximaler Anspannung des M. flexor carpi ulnaris entstehen (MORDEJA).

2 Fälle von Frakturen des radialen Sesambeines am Metacarpo-Phalangealgelenk des Daumens wurden von STENER analysiert und die mechanische Grundlage solcher Brüche erörtert.

Auf die Frakturen der Mittelhand und der Finger am wachsenden Skelett und ihre Behandlung wies RETTIG hin.

Die Mitteilung eines Falles von traumatischer Fingeramputation mit Ausriß der tiefen Beugesehne an ihrem Ursprung durch Umschnürung bei gleichzeitiger Zugwirkung erfolgte durch SCHIMA und ARBEITLANG.

Handverletzungen von Kindern sind nach POSCH verursacht durch (von 187 Fällen):

Glas	33
Verbrennung	27
Waschmaschine	13
Türen	13
Mangel	12
Messer	9
Rasenmäher	6
Fleischwolf	5
Auto	5
Explosion	4
Ballspiele	4

Verletzungen von Muskeln, Sehnen, Nerven und Gefäßen. Hinsichtlich Fingerendgliedverletzungen bemerkte MITTELBACH, daß Verletzungen durch stumpfe Gewalt vom subungualen Haematom über die verschiedenen Sehnenabrisse, den Endgliedbruch und die offene Zerquetschung bis zur traumatischen Amputation mehr oder weniger großer Gliederanteile reichen. Hammerschlag, Quetschung in der Aufzugoder Autotür oder zwischen Maschinenteilen, Ballspiele und bei Hausfrauen Anschlagen beim Bettenmachen sind die häufigsten Ursachen. Bei scharfer Gewalteinwirkung handelt es sich neben einfachen Wunden in der Hauptsache um Abkappungen der Fingerspitze, und zwar von der reinen Weichteilverletzung bis zum Verlust der Fingerbeere mit großen Teilen des Endgliedknochens und des Nagels. Arbeiter an Stanz-, Hobel- und Abrichtmaschinen, an Fräsen und Sägen sind vornehmlich betroffen. Metzger und Waldarbeiter verletzen sich häufig die Daumen durch Beilhieb. Die Hausfrau ist durch Haushaltsmaschinen wie Fleischwolf oder

Mixgeräte gefährdet. Kinder büßen die Fingerspitzen oft beim ersten Umgang mit dem Brotmesser ein. Schließlich können Nadelstiche, kleine Fremdkörper, Manikureschäden zu Ausbildung einer Epithelzyste oder eines Panaritiums führen (MITTELBACH).

Eine weitere Arbeit über Fingerkuppenabrisse stammt von BENNETT.

Narbige Kontrakturen in der Hohlhand entstehen in erster Linie nach Kreissägenverletzungen, Sprengkörperverletzungen und Verbrennungen, d.h. nach großen Hautdefekten mit Zerstörung tieferer Gewebsbezirke (KÖHNLEIN).

Hinweis auf die posttraumatische Ruptur der Sehne des M. extensor pollicis longus durch MAULRATH und FRANKE.

Die Entstehung einer traumatischen Sehnenscheiden-Tuberkulose nach Stichverletzung eines Sektionsgehilfen ist möglich (FRÖLICH).

Anhand der Eigenschaften des Nagelbettes erklärten WINTSCH und RASCHLE verschiedene Deformitäten nach Verletzungen und legen die richtige Versorgung dieser Verletzungen sowie die Korrektur der Folgen dar.

Literatur

BAUERS, H.G.: Über Bicepssehnenrisse. Mschr. Unfallheilk. 67 (1956).
BAUMANN, J.V., and R.D. CAMPBELL: Significance of architectural types of fractures of the carpal scaphoid and relation to timing of treatment. J. Trauma 2, 431—438 (1962).
BENNETT, J.E.: Finger Tip Avulsions. J. Trauma 6, 249—261 (1966).
BLAUTH, W.: Ein Beitrag zum traumatischen Handoedem. Mschr. Unfallheilk. 63, 189—193 (1960).
CONN, J., and P.A. WADE: Jnjuries of the Elbow. A Ten Year Review. J. Trauma 1, 248—268 (1961).
EICHLER, J.: Spätschäden an den Radioulnargelenken nach Unterarmverletzungen am wachsenden Skelett. Chir. Praxis 10, 49—58 (1966).
EKSTRÖM, T., et al.: Dislocation and Subluxation in Fracture of the Humeral Neck. Acta Chir. Scand. 130, 25—34 (1965).
FRÖHLICH, W.A.: Ein Fall von traumatischer Sehnenscheidentuberkulose, zugleich ein Beitrag zur Frage der Infektion mit resistenten Tuberkelbakterien. Tuberkulosearzt 7, 228—230 (1953).
GARCIA, A., and B.H. MAECK: Radial Nerve Injuries in Fractures of the Shaft of the Humerus. Amer. J. Surg. 99, 625—627 (1960).
GIEBEL, M.G., u. G. NOLTE: Altersbedingte Unterschiede der Frakturen des Ellenbogenbereiches. Mschr. Unfallheilk. 67, 333—337 (1964).
GÜNTHER, H.: Frakturen im basalen Bereich des 1. Mittelhandknochens. Hefte Unfallheilk. 78, 100 (1964).
HARTIG, W.: Studie zur normalen und pathologischen Frakturheilung. Untersuchungen an 40 Patienten mit Radiusfrakturen. Bruns Beitr. 212, 489—505 (1966).
HOFMANN, S.: Die Fraktur des Condylus radialis humeri im Kindesalter. Chir. Prax. 9, 405, (1965).
JUDET, J., et coll.: Fracture des deux os de l'avant bras chez l'enfant. Etude critique à propos de 213 cas. La Presse Médicale 73, 833—838 (1965).
KLAR, E., u. H. KREBS: Über die Radialislähmung bei Oberarmfrakturen. Langenbecks Arch. 301, 921—925 (1962).
KÖHNLEIN, E.: Die chirurgische Behandlung von narbigen Kontrakturen in der Hohlhand. Zbl. Chir. 90, 2061—2064 (1965).
LANGFRITZ, H.V.: Die doppelseitige traumatische Luxatio humeri erecta, eine seltene Verletzungsform. Mschr. Unfallheilk. 59, 367—369 (1956).
LITTON, L.O., and F. ADLER: Refracture of the forearm in children: a frequent complication. J. Trauma 3, 41—51 (1963).
LUNGMUSS, F.: Die Sesambrüche des Daumens. Mschr. Unfallheilk. 56, 233 (1953).
MCANSLAND, W.R.: Fracture of the Medial Epicondylar Epiphysis of the Humerus. Am. J. Surg. 104, 77—81 (1962).
MATZEN, P.F.: Traumatische Veränderungen im Bereich des Ellenbogengelenkes. Frakturen im Ellenbogenbereich. In: Handbuch der Orthopädie. Bd. III, S. 378—418. Stuttgart: Thieme 1959.
MAURATH, J., u. D. FRANKE: Posttraumatische Ruptur der Sehne des Extensor pollicis longus — ihre Pathogenese und Therapie. Mschr. Unfallheilk. 63, 417—421 (1960).

MITTELBACH, H. R.: Fingerendgliedverletzungen. Chirurg 37, 306—311 (1966).
MORDEJA, J.: Frakturen des Os pisiforme. Zbl. Chir. 81, 2563—2569 (1956).
MORGER. R.: Frakturen und Luxationen am kindlichen Ellbogen. Bibliotheca Paediatrica Fasc. 83, 1965.
OERTZEN, S., VON u. H. MARWEGE: Ellbogengelenksnahe Brüche im Kindesalter. Zbl. Chir. 88, 1372—1378 (1963).
PAVEL, A., et al.: The posterior Monteggia fracture: a clinical study. J. Trauma 5, 185—199 (1961).
POSCH, J. L.: Injuries to the Hand in Children. Am. J. Surg. 89, 784—794 (1955).
POTERFIELD, H. W., et al.: A severe Laringe Injury with osseous Involvement. Am. J. Surg. 102, 569—572 (1961).
REHN, J.: Die Problematik gelenknaher Frakturen. Mschr. Unfallheilk. 68, 196—206 (1965).
REINISCH, H.: Über eine seltene Komplikation einer traumatischen Schultergelenksluxation mit tödlichem Ausgang. Arch. orthop. Unfall-Chir. 57, 190 (1965).
RETTIG, H.: Frakturen der Mittelhand und der Finger am wachsenden Skelett. Mschr. Unfallheilk. 63, 306—312 (1960).
SCHIMA, E., u. E. ARBEITLANG: Beugesehnenausriß am Unterarm bei traumatischer Fingeramputation. Zbl. Chir. 84, 29—30 (1959).
SCHWARZWELLER, F.: Über die Radiusfraktur bei der älteren Frau. Münch. med. Wschr. 107, 433—434 (1965).
SÉJOUR, DIONIS DU, H., et coll.: Fractures marginales antérieures de l'épiphyse radiale inférieure. A propos de 13 cas. Ann. Chir. 20, 238—245 (1966).
SEYSS, R.: Die Frakturen des Os multangulum majus. Mschr. Unfallheilk. 61, 86 (1958).
SIMON, H.: Der Kahnbeinbruch der Hand und seine Komplikationen. Materia Medica Nordmark 17, 561—574 (1965).
STEINERT, V.: Unterarmfrakturen im Kindesalter. Bruns Beitr. 212, 170—184 (1966).
STENER, B., and I. STENER: Two Types of Fracture of the Radial Sesamoid Bone of the Metacarpophalangeal Joint of the Thumb. Acta Radiologica 3, 49—54 (1965).
WELLMITZ, M.: Die typische Radiusfraktur und das Sudecksche Syndrom. Zbl. Chir. 84, 150—153 (1959).
WINTSCH, K., u. R. RASCHLE: Zur Versorgung von Fingernagelverletzungen und deren Folgen. Praxis 54, 916—920 (1965).
WITT, A. N., u. H. RETTIG: Unterarm und Hand. In: Handbuch der Orthopädie. Bd. III, S. 507—593. Stuttgart: Thieme 1959.
WITTICH, H.: Der Abrißbruch am Epicondylus ulnaris humeri bei Jugendlichen und seine Nachuntersuchungsergebnisse. Mschr. Unfallheilk. 67, 513—532 (1964).

2. Untere Gliedmaßen

Femurkopfbruch
Femurhalsbruch
    medialer
    lateraler
Trochanterbrüche
    pertrochanterer Bruch (pertrochantere Trümmerfraktur)
    isolierter Bruch des Trochanter major
    isolierter Bruch des Trochanter minor
subtrochanterer Bruch
Femurschaftbruch
    oberes, mittleres, unteres Drittel
Frakturen des Concylus lateralis oder medialis
Fraktur der Patella
Kniegelenk
    Meniskusverletzung
    Kreuzbandzerreißung
    Seitenbandzerreißung
Luxationen und Distorsionen
Verletzungen von Muskeln, Sehnen, Nerven und Gefäßen.

a) Oberschenkel

Frakturen. Unter 1003 Femurschaftfrakturen beobachtete DENKER 8 Fälle einer gleichzeitigen Fraktur des Femurschaftes und des Halses. Weiterhin veröffentlichte er 2 Fälle der ungewöhnlichen Kombination einer Fraktur des Femurschaftes mit Hüftverrenkung derselben Seite.

Bei Kindern fanden MÜLLER u. Mitarb. folgende Diaphysenfrakturen des Femur:

Alter	Längsfrakturen	Querfrakturen	Spiralfrakturen	insgesamt
von 0—2 Jahren einschließlich..	5	10	4	19
von 3—6 Jahren einschließlich..	24	33	41	98
von 7—13 Jahren einschließlich.	21	16	6	43
insgesamt..........	50	59	51	160

Eine laterale Schenkelhalsfraktur bei einem 6jährigen Mädchen nach relativ leichtem Trauma beobachtete JAKOBS.

Spätergebnisse beim Femurschaftbruch des Kindes teilte SCHENK mit.

Über Abduktionsbrüche des Schenkelhalses und ihre Komplikationen berichtete NOWIK. Die Zahl dieser Brüche schwankt von 4,6—15%.

Bei den 8 Fällen von Doppelbrüchen des Oberschenkelhalses von SPÄNGLER handelte es sich ausschließlich um Kombinationsverletzungen des Oberschenkelschaftes mit dem Oberschenkelhals bzw. dem Trochantermassiv derselben Seite. In 7 von 8 Fällen waren es Straßenverkehrsverletzungen.

Bei 346 Patienten fand KULOWSKI folgende Verletzungen des Femur und seiner Gelenke:

Frakturen 239
Fraktur-Luxationen. 48
reine Luxationen 16
andere Skelettverletzungen. 63
Weichteilwunden 18

Davon betrafen:

Hüfte und Gesäß 113
Oberschenkel und Femurschaft 97
Knie 184

Abrißbrüche des Trochanter minor sind typische Sportverletzungen der Wettläufer und Springer. OSTROWSKI beobachtete einen solchen bei einem Jugendlichen beim Start zum 100-m-Lauf als epiphysären Abriß und einen weiteren Fall beim Weitsprung.

Über 3 Fälle von isolierter Fraktur des Trochanter major, über eine Epiphyseolyse des Trochanter minor und einen Muskelriß des M. iliopsoas berichtete OTTO.

Auf die Schwierigkeiten der Behandlung der subtrochanteren Frakturen wiesen FIEDLING und MAGLIATO hin.

Zur Frage Hüftkopflösung der Jugendlichen und Unfall nahm PROBST eingehend Stellung. Die Hüftkopflösung der Jugendlichen stellt eine konstitutionelle Erkrankung dar, an der äußere Bedingungen nicht mitwirken. Genau zu unterscheiden von der Hüftkopflösung des Jugendlichen ist der — übrigens bemerkenswert seltene — Schenkelhalsbruch, der stets die typischen Kennzeichen der Gewalteinwirkung aufweist, die man bei der Hüftkopflösung vermißt.

Die traumatischen Absprengungen vom Oberschenkelknorren entstehen hingegen nur bei normal entwickelten Kniegelenken durch ein direktes Trauma auf ein gebeugtes Kniegelenk. Die traumatischen Absprengungen von den Oberschenkelknorren sind von einer Osteochondrolysis dissecans abzugrenzen.

Über einen seltenen Femurkondylenbruch, seine Entstehungsmechanik und Prognose berichtete TEICHERT.

Von 86 Patienten mit einer traumatischen Blutung in ein Knie hatten 66 Frakturen oder größere Bandverletzungen. Bei den restlichen 20 fanden sich keine gröberen Verletzungen.

KARNBAUM analysierte 475 Frakturen und Luxationen der Kniescheibe. Die Querfraktur stellte mit 72,5% die häufigste Bruchform dar. Ihr folgten die Stern- und Trümmerbrüche mit 17,7% und die Längsbrüche mit 2,4% sowie Fissuren mit 2,6%. Luxationen sind 5,3% beobachtet worden. 18 oder 3,8% der Kniescheibenfrakturen sind offene Knochenbrüche gewesen.

Die Kriterien der häufigen Patella partita und der seltenen Patella duplex stellte WÜTSCHKE gegenüber und besprach die Ursachen bisher erfolgter Fehldeutungen.

Neben den Kniescheibenfrakturen treten die anderen Knochenverletzungen im Bereich des Kniegelenkes zahlenmäßig deutlich zurück. Es gehören dazu noch die supra- und perkondylären Frakturen des Oberschenkels und die Tibiakopffrakturen des Unterschenkels, soweit sie eine Gelenkbeteiligung aufweisen (KARNBAUM).

Die traumatischen Knorpel-Knochenabsprengungen an der Kniescheibe können nach JONASCH nur dann auftreten, wenn eine angeborene Kniescheibenverrenkung vorliegt. Sie entstehen immer durch eine indirekte Gewalteinwirkung.

Zu den geschlossenen Verletzungen der Gelenke gehören Kontusionen und Luxationen. Bei Luxationen können Zerreißungen der Bänder, Blutungen in die Gelenkkapsel und Gelenkhöhle (Haemarthros) vorkommen sowie Zerreißungen und Einklemmungen der Menisken des Kniegelenkes, Schäden der Knorpel und Risse in den Epiphysen.

Stumpfe Gelenkverletzungen können zu einem Hydarthros oder zu einer weiterbestehenden Synovitis führen. Mit dem Austritt von Blut und Gewebssäften ist die Ursache eines chronisch-entzündlichen, resorptiven Reizzustandes gegeben. Blut ist für die Gelenkhöhle ein Fremdkörper, der eine reizende Wirkung auf die Gelenkinnenhaut ausübt. Verrenkungen im Kniegelenk sind sehr seltene Verletzungen. Sie machen nicht einmal 1% aller Verrenkungen aus (WANKE u. Mitarb.).

Nach einem Trauma findet sich eine Vermehrung der ribonukleinsäurepositiven Synovialzellen, wobei ihre Färbungsintensität erhöht ist (ROY et al.).

Zur Abgrenzung traumatischer, mechanischer Gelenkergüsse von Ergüssen anderer Genese ist die Bestimmung des Antistreptolysin-Titers im Gelenkpunktat und im Serum nach GREINEMANN nicht geeignet.

Verletzungen der Menisken. Bei Meniskusverletzungen liegt der Gipfelpunkt zwischen dem 20. und 25. Lebensjahr. Die meisten Verletzungen entstehen beim Sport, insbesondere beim Fußball. Schäden und Verletzungen der Menisci sind am rechten Knie häufiger als am linken. Dies beruht auf der stärkeren Inanspruchnahme des rechten Beines beim Rechtshänder und damit einer größeren Exposition. Von insgesamt 1360 Meniskus-Operationen waren 800 Läsionen auf Sportunfälle zurückzuführen, 206 auf Gelegenheitsursachen, 92 auf Arbeits- oder Betriebsunfälle, 16 auf Fahrrad-, 12 auf Motorrad- und 8 auf Straßenunfälle; 5 Patienten haben sich ihre Meniskusläsion beim Tanzen (4mal Volkstanz, 1mal Gesellschaftstanz) zugezogen (ZIPPEL).

Hinsichtlich der Sportart findet sich folgende Aufschlüsselung:

Fußball	526 Fälle	(65,75%)
Handball	63 Fälle	(7,87%)
Leichtathletik	59 Fälle	(7,37%)
Skilauf	48 Fälle	(6,00%)
Turnen	40 Fälle	(5,00%)
Ringen	19 Fälle	(2,38%)
Tennis	12 Fälle	(1,50%)
sonstige	33 Fälle	(4,13%)

2 Fälle von Meniskus- und Seitenbandläsionen des Kniegelenkes beim Twist-Tanzen beobachtete IMREH.

Von 1381 operativ entfernten Menisci waren 1257 makroskopisch teils einfach, teils mehrfach zerrissen. Die durchgehenden Längsrisse stehen mit 640 (42,5%) der Gesamtrisse an der Spitze. Davon waren 324 (21,7%) typische Korb- oder Eimerhenkelrisse. Die kleinen Längs- oder Schrägrisse zeigten in ihrer Verteilung auf Vorderhorngebiet, Meniskusmitte und Hinterhorn folgendes Bild (ZIPPEL):

Hinterhorngebiet	150 Risse = 10,1%
Vorderhorngebiet	147 Risse = 9,9%
Meniskusmitte	65 Risse = 4,4%

Meniskusquerrisse fanden sich 101 mal (6,8%). Abrisse des Hinterhorns waren in 162 Fällen (10,9%), Vorderhornabrisse in 119 Fällen (8,0%) nachzuweisen. Die restlichen 109 Fälle (7,4%) waren typische Zungen- oder Lappenrisse, davon 32 (2,2%) im Vorderhorngebiet, 37 (2,5)% in der Meniskusmitte und 40 (2,7%) im Hinterhorngebiet. Rißformen nach ihrer Häufigkeit geordnet (ZIPPEL):

durchgehende Längs- einschl. Korbhenkelrisse	640	(42,4%)
kleine Längs- oder Schrägrisse	362	(24,4%)
Hinterhornabrisse	162	(10,9%)
Vorderhornabrisse	119	(8,0%)
Zungenrisse	109	(7,4%)
Querrisse	101	(6,8%)

Bei der zystischen Meniskusdegeneration konnten von POPILKA histologisch 2 Stadien nachgewiesen werden, nämlich:
1. Prolaps des myxomatös-degenerierten Knorpels in das parameniskeale Gewebe
2. intrameniskeale Zysten (am häufigsten)
3. parameniskeale Zysten oder das parameniskeale Ganglion.

Die parameniskeale Zyste oder das parameniskeale Ganglion erscheint makroskopisch als ein verschieden großes Gebilde von warziger Oberfläche. Weiterhin ist ein Prolaps des myxomatös umgebildeten Knorpels in das parameniskeale Gewebe zu beobachten. Der Ursprung ist traumatisch und wird als Reaktion des Meniskus und seiner Umgebung auf die Verletzung angesehen.

Die intrameniskealen Zysten sind ohne parameniskeale Ganglien. Sie werden auch als multizystische Meniskusdegeneration bezeichnet.

Als typische Nebenverletzungen fand ZIPPEL neben der Meniskusläsion in 66 Fällen eine Kreuzbandverletzung (64mal das vordere, 2mal das hintere Kreuzband). Histologisch bestimmten im Meniskus mäßige bis ausgesprochen schwere degenerative Veränderungen das Bild, im übergroßen Teil der Fälle primäre Degenerationen in Form von Kernverarmungen, Spalt- und Höhlenbildungen bis zur völligen Gewebsnekrose in den nicht abgelösten Teilen.

Zur Kenntnis der beiderseitigen zweiseitigen Ruptur des Ligamentum patellae schreibt WENDT, daß es sich bei den gerissenen Kniescheibenbändern bereits um degenerativ geschädigte gehandelt habe.

Isolierte Kreuzbandzerreißungen sind selten. Beim vorderen Kreuzband entstehen sie durch Überstreckung, beim hinteren Kreuzband durch Vorschnellen des rechtwinkelig gebeugten Oberschenkels bei fixiertem Unterschenkel.

In der Mehrzahl sind Kreuzbandverletzungen mit Tibiakopfbrüchen- oder Seitenbandzerreißungen kombiniert. Der Sitz des Risses ist gewöhnlich das tibiale Ende, häufig unter Mitnahme einer Knochenschale (WANKE u. Mitarb.).

Posttraumatische Verkalkungen kommen im Kniebereich, im Gegensatz zum Schultergelenk, seltener zur Beobachtung. Oberhalb der Patella können solche nach Luxationen festgestellt werden, ebenso im dorsalen Kapselabschnitt. Im vorderen infrapatellaren Abschnitt lassen sich 2 Gruppen je nach der Lokalisation unterscheiden, und zwar

1. Verkalkungen innerhalb des Ligamentum patellae proprium und Verkalkungen im Bereich des Hoffaschen Körpers. Abzugrenzen sind die Verkalkungen innerhalb von Schleimbeuteln (SEYSS).

2. Verkalkungen des Hoffaschen Fettkörpers sind selten. Differentialdiagnostisch sind Verkalkungen der Schleimbeutel (vor allem der Bursa infrapatellaris profunda), Verkalkungen im Ligamentum patellae, Kalkherde bei Gelenkchondromatose und freien Gelenkkörpern auszuschließen (BUCHWALD).

Im Bereich der Gelenkkörper findet man nach oder bei Traumen Gewebsabsprengungen. Solche traumatisch-bedingten „Gelenkmäuse" bestehen nach LANG und THURNER vorwiegend aus Knochenfragmenten mit einem Knorpelbelag. Die zuerst scharfrandigen und kantigen „Gelenkmäuse" werden nach längerem Verbleib im Gelenkraum abgeschliffen und runden sich ab. Als Ursachen für traumatisch entstandene „Gelenkmäuse", zu denen auch Meniskusbestandteile zählen können, kommen vor allem Luxationen, Subluxationen und Distorsionen in Betracht.

Durch unmittelbares Trauma können freie Gelenkkörper entstehen in Form einer

epiphysären Absprengung von Knorpel- oder Knochenstücken
Abscherung von synovialen Zotten- oder Kapselteilen
Zerreißungen von Menisci und Bändern
Absprengung von Knochen und Knorpelauswüchsen verschiedenster Ätiologie.

Nach mittelbarem (zweizeitigem Trauma) bilden sich „Gelenkmäuse" als Form einer „Osteochondritis" dissecans (SONNENSCHEIN).

Luxationen und Distorsionen. Kniegelenksverrenkungen sind nach den Untersuchungen von JONASCH unter 92674 Verletzten 39 mal, d.h. in 0,04%, gesehen worden. Davon waren 17 vollständige und 22 nicht vollständige Kniegelenksverrenkungen. Je nachdem der Unterschenkel gegenüber dem Oberschenkel im Kniegelenk verschoben ist, unterscheidet man eine Verrenkung nach vorne, hinten, außen und innen. Meist erfolgt die Verrenkung in 2 Richtungen und in Kombination mit einer Ein- oder Auswärtsdrehung des Unterschenkels.

Auf die traumatische Kniescheibenverrenkung und ihre Folgen wies NIKOLAI hin.

Den seltenen Fall einer horizontalen Verrenkung der Kniescheibe konnte KAGER beobachten; als Nebenverletzung wurde eine Abscherung des hinteren Anteils vom medialen Femurkondylus ohne Verschiebung festgestellt.

Verletzungen von Muskeln, Sehnen, Nerven und Gefäßen. Eine doppelseitige Quadricepsruptur bei einem 72 jährigen Patienten nach Sturz konnte SCHULTZE beobachten.

b) Unterschenkel und Fuß

Tibiakopfbruch
Fraktur der Eminentia intercondyloidea
isolierte Fraktur des Tibiaköpfchens
isolierter Tibiaschaftbruch

isolierte Fibulafraktur
kompletter Unterschenkelbruch
sprunggelenksnaher Unterschenkelbruch (suprakondylärer Knöchelbruch)
Frakturen des oberen Sprunggelenkes
Gabelsprengung
Talusfraktur
Fersenbeinfraktur
Kahnbeinfraktur
Mittelfußfrakturen
Zehenfrakturen
Luxationen und Distorsionen
Verletzungen von Muskeln, Sehnen, Nerven und Gefäßen.

Frakturen. Über 122 Unterschenkelschaftbrüche, davon 77 geschlossene und 45 offene, berichteten BOURY u. Mitarb. Im oberen Drittel fanden sich 11 Frakturen (davon 5 Querbrüche, 3 Schrägbrüche, 1 Spiralbruch und 2 Trümmerbrüche), im mittleren Drittel 55 Frakturen (davon 21 Quer-, 19 Schräg-, 16 Spiral- und 9 Trümmerbrüche) und im unteren Drittel 51 Frakturen, davon 8 Quer-, 9 Schräg-, 18 Spiral- und 16 Trümmerbrüche). 5 Frakturen erfaßten 2 Abschnitte. Die isolierte Fraktur der Tuberositas tibiae ist die seltenste Verletzung des Streckapparates des Kniegelenkes (BRANDESKY und SALEM). Meist kommt es zu dieser Verletzung beim Sprung über das Langpferd oder den Bock.

Über 2 seltene Abrißfrakturen, nämlich eine Fraktur der Tuberositas tibiae und eine Entenschnabelfraktur des Fersenbeins, berichteten LANGE und ROSOLLECK.

Die außergewöhnlich seltene Verletzung, eine traumatische subkutane Epiphysenlösung am oberen Schienbeinende bei einem 15jährigen Jungen, konnte KRÄMER beobachten.

Die isolierten Schienbeinschaftbrüche entstehen meist durch eine direkte Gewalteinwirkung, wobei die elastische Fibula nicht mehr frakturiert. Es sind aber auch Drehmomente dazu heranzuziehen. Von den wichtigsten Frakturformen interessieren nach WITT und MITTELMEIER vor allem der Unterschenkelquerbruch, der Unterschenkel-Auswärtsdrehbruch, der als kurzer und langer nach L. BÖHLER unterteilt wird, der lange und halbe Einwärtsdrehbruch, der quere und schräge Biegungsbruch und vor allem die schweren Stückbrüche im medialen und am Übergang vom oberen zum mittleren Drittel der Tibia.

Über die Frakturformen im mittleren Drittel des Tibiaschaftes und ihre Behandlung referierten WEISSMAN u. Mitarb.

Die Heilungserfolge verschiedener Arten von Tibia-Schaftbrüchen bei Erwachsenen und Kindern verglichen mit den Behandlungsmaßnahmen STANFORD u. Mitarb.

Über 11 Brüche an Beinamputationsstümpfen bzw. amputierten Beinen berichtete REESE. Neben allgemeinen Ursachen sind Stürze direkt auf den gebrochenen Körperteil, Drehsturz-Mechanismen sowie Verklemmungs- und Hebelwirkungen über die Prothese hauptsächlich für das Zustandekommen von Brüchen verantwortlich.

Frakturen an amputierten Extremitäten sind durch folgende Faktoren begünstigt:

1. Hebelwirkung langer und schwerer Prothesen
2. größere Fallhöhe bei Stürzen ohne Prothese
3. Osteoporose und Atrophie des Stumpfes
4. Unbeholfenheit des Patienten.

Nach NAPIERALSKI empfiehlt sich eine Unterscheidung zwischen direkten und indirekten Amputationsstumpffrakturen. Zur ersten Gruppe sollten diejenigen Frakturen gerechnet werden, bei denen die Fraktur unmittelbar am amputierten Gliedmaßenabschnitt lokalisiert ist, z.B. Schenkelhalsfraktur oder subtrochantere Femurfraktur bei einem Oberschenkelamputierten bzw. Tibiakopf-Fraktur bei einem Unterschenkelamputierten.

Von einer indirekten Amputationsstumpf-Fraktur sollte gesprochen werden, wenn der nächsthöhere Gliedmaßenabschnitt von der Fraktur betroffen ist und nicht der amputierte Anteil, z.B. Femurschaft-Fraktur bei einem Unterschenkel-Amputierten bzw. subkapitale Humerusfraktur bei einem Unterarmamputierten.

Bei der Heilung hat die oft vorhandene Osteoporose der Stumpfknochen keine nachteiligen Folgen hinsichtlich Kallusbildung und Festigkeit der Fragmente.

Die Knöchelbrüche und Bandverletzungen des Fußgelenkes und des Fußes wie
Supinations-Adduktionsbrüche
Pronations-Abduktionsbrüche
Supinations-Eversionsbrüche
sowie Pronations-Eversionsbrüche untersuchte LAUGE-HANSEN experimentell und klinisch.

Anstelle von Frakturen der Malleolen und der hinteren Tibiakante können auch Ligamentablösungen auftreten. Gewöhnlich geschehen diese ohne erkennbare Knochenabsprengungen. Man spricht dann von

ligamentärem Supinations-Eversionsbruch
ligamentärem Supinations-Adduktionsbruch
ligamentärem Pronations-Abduktionsbruch
ligamentärem Pronations-Eversionsbruch.

Eine weitere Verletzungsform des Fußes sind Supinations-Inversionsverletzungen.

Die verschiedenen Formen der Bänderläsionen bei Knöchelgabelsprengungen zeigte JUNGMICHEL auf.

Verkehrsunfälle und sportliche Übungen mit Aufspringen aus größerer Höhe (Geländesport) waren Ursache von 6 Talusfrakturen, die FRANKE in den letzten Jahren beobachten konnte.

Eine der seltenen Talusfrakturen des Körpers, die im Sprunggelenk sekundär arthrotische Veränderungen aufwies und als Folge eines senkrechten Falles zustande gekommen sein mußte, konnte GERBER an einem Skeletfund aus slawisch-frühdeutscher Zeit (etwa 7. bis 12. Jahrhundert) beobachten.

Bezüglich vollständiger Verrenkungen und Verrenkungsbrüche im oberen Sprunggelenk siehe BRAUN.

Nach einer Arbeit über Calcaneusfrakturen von ROSENDAHL betragen

extraartikuläre Frakturen 18%
Gelenkfrakturen ohne Dislokation 14%
Gelenkfrakturen mit Dislokation 68%

Über 227 Frakturen des Calcaneus berichteten LANCE u. Mitarb.

Außer den bekannten Fersenbeinbrüchen gibt es noch eine seltene Form, den vorderen Fersenbeinbruch. Es handelt sich dabei anatomisch um jenen schnabelartig zulaufenden vorderen Anteil des Calcaneus, welcher gegen die Articulatio talo-calcaneo-navicularis gerichtet ist und mit dem Os cuboideum artikuliert (DAGHOFER).

Weitere Beobachtungen über Frakturen des vorderen Fortsatzes des Calcaneus stammen von GARVIN und ROMINGER.

Die Beobachtung einer traumatischen Entstehung eines „Os intermetatarseum" veröffentlichten STRAUCH und KÖHLER.

Luxationen und Distorsionen. Eine Talusverrenkung ist sehr selten (ILLYÉS und TOTH).

Von besonderer Wichtigkeit sind die Distorsionen im Bereich des Sprunggelenkes und des Fußes. Die Luxatio pedis talo bedeutet die Luxation der ganzen Fußwurzel unterhalb des Sprungbeins, wobei der Talus an seinem Platz innerhalb der Knöchelkammer verbleibt. Weiterhin sind bekannt: die Luxation im Chopartgelenk, die subnavikulare Luxation und die Luxation des Os cuneiforme sowie komplette und partielle Luxationen des Lisfrancschen Gelenkes.

Seltene Luxationen der Fußwurzelknochen sind die Fußgelenkluxation ohne Fraktur (das Sprungbein verläßt die Gelenkfläche der Tibia ohne Fraktur der Knöchelkammer), noch seltener entsteht die isolierte Luxation des Talus, bei welcher der Talus aus allen seinen Gelenken gleichzeitig ohne Fraktur luxiert wird.

Von besonderer Bedeutung sind Zerreißungen der tibio-fibularen Bandverbindung. Kombiniert damit ist nicht selten die Absprengung des Volkmannschen hinteren Dreiecks. Eine typische Skiverletzung ist die Schädigung des Ligamentum fibulo-calcaneale.

Verletzungen von Muskeln, Sehnen, Nerven und Gefäßen. Die Weichteile des Unterschenkels und des Fußes sind zahlreichen Verletzungsmöglichkeiten ausgesetzt. Die Muskelprellung und -quetschung ist ein häufiges Vorkommnis. Es kann zur mechanischen Schädigung des Muskels bis zum Einriß und zum oberflächlichen und tiefen Haematom kommen (WITT u. MITTELMEIER).

Totale Gastrocnemius-Durchrisse sind außerordentlich selten. Hinsichtlich anatomischer und physiologischer Faktoren bei der Heilung von Wunden unterhalb des Knies schrieben ROZNER und ASHBY, daß erstere verantwortlich sind für die relativ langsame Heilung. Bei Messung des relativen Blutstroms in den verschiedenen Gebieten zeigte es sich, daß der Blutstrom durch die Haut sich mit der Entfernung distal des Knies und mit zunehmendem Alter vermindert und sehr deutlich nach 24stündiger Bettruhe ansteigt.

Bei Sehnenrupturen folgern MACCIOCCHI und SCLAUSERO, daß der traumatische Faktor gewöhnlich auf eine schon vorhandene pathologische Gewebskomponente trifft, wobei regressive Veränderungen nicht nur im Rupturgebiet, sondern auch weiter entfernt bestehen. Strukturell intakte Sehnen rupturieren selten. Besonders ist dies bei der Achillessehne der Fall.

Die Achillessehne reißt entweder durch direktes Trauma ($\frac{1}{4}$ der Fälle) oder durch indirektes Trauma ($\frac{3}{4}$ der Fälle). Bei direktem Trauma trifft die Gewalt (Schlag, Tritt) die gespannte Sehne (SCHÖNBAUER). Beim indirekten Trauma wird die Sehne über die Grenze ihrer Dehnfähigkeit hinaus beansprucht: das Knie ist gestreckt, der Fuß dorsal gebeugt und gleichzeitig wird der Wadenmuskel ruckartig angespannt. Zum Riß sind degenerative Veränderungen Voraussetzung; eine gesunde Sehne reißt nicht. Die Reißfestigkeit der Achillessehne liegt nach Leichenversuchen bei 300—400 kg.

Bezüglich der subkutanen Achillessehnenruptur wird von vielen Autoren die Ansicht vertreten, daß diese nur bei vorhandenen degenerativen Veränderungen die Folge einer mittelbaren Schädigung sein kann (ARNOLD u. Mitarb.). Um wirklich sichere Angaben machen zu können, ist das Gewebe zu histologischen Untersuchungen am Unfalltage zu entnehmen.

Innerhalb durchrissener Achillessehnen finden sich nach LANG und VIERNSTEIN stets degenerierte Sehnenfaserbündel. Sie sind auseinandergewichen, ihre Fibrozyten fehlen. Durch histochemische Reaktionen läßt sich eine Verarmung an Mukopolysaccharidsäuren dieser Degenerationsherde nachweisen. Je stärker also eine degenerierte Sehne beansprucht wird, um so eher wird sie reißen. Das „Trauma" führt früher zum Riß, es ist nicht eine Ursache. Nach dem Riß wird degeneriertes Sehnengewebe abgebaut und durch junge, kollagene Fasern ersetzt. Auch im Dehiszenzraum entsteht junges kollagenes Bindegewebe. Die ab- und aufbauenden Kapillarkonvolute sprossen vom Epitonium und vom Verschiebegewebe in die zerrissenen Sehnen und den Dehiszenzspalt ein.

Die histologische Untersuchung rupturierter Achillessehnen zeigt eine Verarmung an elastischen Elementen, teilweise fehlende Kernfärbung und vorwiegend mukoide, hyaline oder fettige Degeneration. Bei 11 untersuchten Fällen fand sich 2 mal reines Narben- und 1 mal reines Fettgewebe.

Bei der Hälfte aller Fälle riß die Sehne 3—4 cm kranial ihres Ansatzes. Eine Sonderstellung nehmen die Fälle ein, bei denen die Achillessehne von ihrem Ansatz am Fersenbein mit einer zarten Knochenschale abgerissen wird.

Die Achillessehne reißt nach SCHÖNBAUER immer vollständig; unvollständige Risse können durch die nicht gerissene Sehne des M. plantaris vorgetäuscht werden.

Da die Achillessehne eine Belastung von 250—300 kg ohne weiteres aushält, muß mit Recht angenommen werden, daß die wirklichen traumatischen Rupturen außerordentlich selten sind. Es darf daher nach WITT und MITTELMEIER der Schluß gezogen werden, daß degenerative Vorschädigungen in fast allen Fällen von Achillessehnenrissen vorhanden waren. Die Verletzung ist vorwiegend an 3 Stellen lokalisiert:
1. am Übergang vom muskulären zum sehnigen Teil
2. kurz oberhalb des Ansatzes am Calcaneus, meist an der schmalsten Stelle der Sehne
3. am Tuber calcanei als Abrißverletzung.

Über 5 Fälle von beidseitigen, nicht gleichzeitigen Rissen der Achillessehne berichtete SCHÖNBAUER. Beidseitige Risse sind überaus selten.

Eine Knochenbildung in der Achillessehne nach Trauma beobachtete HESSE.

Die traumatische Dislozierung der Peroneussehne ist gewöhnlich das Ergebnis eines Skiunfalles. Obwohl statistisch nicht häufig, kann ihr Vorkommen doch zunehmend erwartet werden, infolge der Zunahme dieser Sportart. Die Dislozierung ist gelegentlich mit einer charakteristischen Abrißfraktur der distalen Fibula verbunden.

Überlastungsschäden treten auf Grund degenerativer Veränderungen an Sehnenansätzen, Sehnenscheiden und Gleitgeweben besonders bei statischen Fehlbelastungen auf (SEYFFARTH).

Im Bereich des Unterschenkels können der N. peroneus und der N. tibialis durch stumpfe oder scharfe Traumen, aber auch durch Überdehnung und bei Frakturierung der Unterschenkelknochen geschädigt werden. Motorische und sensible Ausfälle, welche die Funktion und Durchblutung des Gliedes oder des Beines beeinflussen, sind die Folgen.

Die Kontusion der Schienbeinvorderfläche kann mit Periostablösungen und Bildungen subperiostaler Haematome einhergehen.

Zwei Fälle schwerer Gliedmaßenstrangulation bei Schiffsjungen beobachtete FORST. Die Verletzungen erfolgten bei der Arbeit mit Drahtseilen durch unbemerktes Hineintreten in Schlingenbildungen und erforderten jedesmal die Gliedmaßenabsetzung. Die Kontinuität des Hautschlauches bleibt infolge der hohen Elastizität häufig erhalten. Die einwirkende Kraft hinterließ jedoch einen Abdruck in Form der charakteristischen Schnürfurche.

Ein Bericht über einen fast abgetrennten rechten Fuß bei einem 3½jährigen Mädchen, der mit voller Sensibilität und guter Durchblutung wieder angewachsen war und nach 12jähriger Beobachtungszeit bei gleichzeitig nach dem Unfall erforderlicher linksseitiger Unterschenkelamputation voll brauchbar ist, stammt von SCHMIDT.

Der distale Teil der Femoralarterie und A. poplitea sind infolge ihrer anatomischen Lage verletzungsgefährdet bei Frakturen des distalen Femur oder bei Verstauchung des Kniegelenks, worauf KLINGENSMITH u. Mitarb. hinwiesen. Dabei kann es zur Ablösung der Intima in der intakten Arterie kommen mit der Folge einer Verlegung des Gefäßes und Ausbildung einer Thrombose.

Literatur

ARNOLD, K., u. Mitarb.: Über die Verletzungen der Achillessehnen. Zbl. Chir. **90**, 2475—2480 (1965).
BÖHLER, L.: Bericht über die bei 3308 Unterschenkelbrüchen in den Jahren 1926—1950 im Wiener Unfallkrankenhaus erzielten Behandlungsergebnisse unter Benutzung des Hollerithverfahrens. Hefte zur Unfallheilkunde **54**, 1—257 (1957).
BOOS, O.: Traumatische Veränderungen des Kniegelenkes. In: Handbuch der Orthopädie. Bd. IV, Teil 1, S. 687—740. Stuttgart: Thieme 1961.
BOURY, G., et coll.: Etude analytique de 122 fractures diaphysaires de jambe chez l'adulte. Ann. Chir. **19**, 1624—1631 (1965).
BRANDESKY, G., u. G. SALEM: Die Fraktur der Tuberositas tibiae. Chirurg **32**, 517—519 (1961).
BRAUN, W.: Über vollständige Verrenkungen und Verrenkungsbrüche im oberen Sprunggelenk. Zbl. Chir. **85**, 1256—1267 (1960).
BUCHWALD, W.: Posttraumatische Verkalkung des Hoffaschen Fettkörpers. Fortschr. Röntgenstrahlen **103**, 230—231 (1965).
DAGHOFER, J.: Der vordere Fersenbeinbruch. Chir. Praxis 67—68 (1962).
DENCKER, H.: Femoral Shaft Fracture and Fracture of the Neck of the Same Femur. Acta Chir. Scand. **129**, 597—605 (1965).
— Traumatic Dislocation of the Hip with Fracture of the Shaft of the Ipsilateral Femur. Acta Chir. Scand. **129**, 593—596 (1965).
FIELDING, J. W., and H. J. MAGLIATO: Subtrochanteric fractures. Surg. Gynec. Obst. **122**, 555—560 (1966).
FRANKE, K.: Talusfrakturen. Dtsch. Gesundh.-Wes. **21**, 1063—1067 (1966).
FORST, H.: Gliedmaßenstrangulationen durch Drahtseile bei Binnenschiffern. Mschr. Unfallheilk. **60**, 78—83 (1957).
GARVIN, E. J., and C. J. ROMINGER: Fractures of the Anterior Process of the Calcaneus. Amer. J. Surg. **94**, 468—471 (1957).
GEISTHÖVEL, W.: Über mehrfache Knochenbrüche. Med. Welt **17**, 381—385 (1966).
GERBER, G.: Eine Fraktur des Sprungbeinkörpers aus slawisch-frühdeutscher Zeit (etwa 7.–12. Jahrhundert). Zbl. Chir. **87**, 443—446 (1962).
GRAF, R.: Pathologische Anatomie des Schenkelhalsbruches und seiner Komplikationen. Hefte Unfallheilk. **78**, 116 (1964).
GREINEMANN, H.: Einseitiger Kniegelenkerguß und Trauma. Zbl. Chir. **90**, 926—930 (1965).
HESSE, R.: Knochenbildung in der Achillessehne nach Trauma. Mschr. Unfallheilk. **61**, 283—285 (1958).
ILLYÉS, Z., u. I. TÓTH: Seltener Fall der Talusverrenkung. Zbl. Chir. **82**, 588—590 (1957).
IMREH, G.: Meniskus- und Seitenbandverletzung des Kniegelenkes nach „Twist". Zbl. Chir. **89**, 689—691 (1964).
IRVING, M. H.: Exostosis formation after traumatic avulsion of the anterior inferior iliac spine. Report of two cases. J. Bone Jt. Surg. **46 B**, 720 (1964).
JAKOBS, W.: Schenkelhalsfraktur bei einer Sechsjährigen. Zbl. Chir. **87**, 598—600 (1962).
JONASCH, E.: Traumatische Verrenkung des Kniegelenks. Hefte z. Unfallheilk. **68**, 1—98 (1961).
— Die traumatischen Knorpel-Knochenabsprengungen von der Kniescheibe und von den Oberschenkelknorren. Mschr. Unfallheilk. **65**, 191—197 (1962).
JUNGMICHEL, D.: Knöchelgabelsprengungen bei Fußdistorsionen. Das dtsch. Gesundheitswesen **21**, 754—757 (1966).
KAGER, A.: Bericht über einen seltenen Fall von horizontaler Verrenkung der Kniescheibe. Zbl. Chir. **82**, 111—114 (1957).
KARNBAUM, S.: Die Knochenverletzungen am Kniegelenk unter besonderer Berücksichtigung der Kniescheibenbrüche. Bruns Beitr. **210**, 84—94 (1965).
KLINGENSMITH, W., et al.: Arterial Injuries Associated with Dislocation of the Knee or Fracture of the Lower Femur. Surg. Gynec. Obst. **120**, 961—964 (1965).
KOSLOWSKI, L., u. H. RAUCH: Über Mehrfachbrüche an den unteren Gliedmaßen. Mschr. Unfallheilk. **62**, 263—270 (1959).

KRÄMER, H.: Über die traumatische (sog. subkutane) Lösung der Epiphysenfuge des oberen Schienbeinendes. Mschr. Unfallheilk. **66**, 68—72 (1963).
KULOWSKI, J.: Crash injuries. The integrated medical aspects of Automobiles. Springfield Thomas 1960.
LANCE, E. M., et al.: Fractures of the Os calcis; a Follow Up-Study. J. Trauma **4**, 15—56 (1964).
LANG, J., u. K. VIERNSTEIN: Degeneration, Riß und Regeneration der Achillessehne. Z. f. Orthopädie **101**, 160—186 (1966).
LANGE, P., u. H. ROSOLLECK: Zwei seltene Abrißfrakturen. Zbl. Chir. **83**, 1000—1005 (1958).
LAUGE-HANSEN, N.: Knöchelbrüche und Bandverletzungen des Fußgelenkes und des Fußes. I. Mitteilung. Zbl. Chir. **88**, 545—561 (1963).
MACCIOCCHI, B., u. G. SCLAUSERO: Rilievi catamnestici su 19 casi di rottura traumatica sottocutanea di tendini. Rév. Med. log. legislaz. sanit. Ref. Dtsch. Z. ges. gerichtl. Med. **50**, 497 (1960).
MATYSHEV, A.A.: On the possibility of traumatic amputation of body portions in car accidents. Sud. med. Ekspert. **6**, 40—41 (1963). Ref. Dtsch. Z. ges. gerichtl. Med. **56**, 29 (1965).
MOTTA, C.: Probleme der veralteten traumatischen Hüftverrenkung. Z. Orthop. **100**, 133—153 (1965).
MÜLLER, J.N., et coll.: Les fractures diaphysaires du fémur chez l'enfant. A propos de 160 observations. Ann. Chir. 367—376 (1965).
NAPIERALSKI, K.: Frakturen an amputierten Extremitäten. Zbl. Chir. **91**, 302—308 (1966).
NIKOLAI, N.: Die traumatische Kniescheibenverrenkung und ihre Folgen. Mschr. Unfallheilk. **63**, 215—224 (1960).
NOWIK, M.S.: Abduktionsbrüche des Schenkelhalses und ihre Komplikationen. Westnik Chirurgii Imeni I.I. Grekov [russisch] **94**, 50—55 (1965).
OSTROWSKI, S.: Zur Traumatologie des Trochanter minor. Zbl. Chir. **87**, 593—598 (1962).
OTTO, H.H.: Beitrag zur Diagnostik und Therapie der isolierten Abrißfrakturen des Trochanter major und minor. Mschr. Unfallheilk. **67**, 312—318 (1964).
PIRKER, H.: Üer Ursachen und Behandlung der Achillessehnenrisse. Münch. med. Wschr. **105**, 2587 (1963).
POPLIKA, J.: Seltene Veränderungen am verletzten äußeren Meniskus des Knies. Zbl. Chir. **83**, 991—997 (1958).
PROBST, J.: Hüftkopflösung der Jugendlichen und Unfall. Bruns Beitr. **210**, 318—349 (1965).
ROSENDAHL, S.: Fractura calcanei. Nordisk Medicin **74**, 1245—1248 (1965).
ROY, S., et al.: Synovial membrane in traumatic effusion. Ultrastructure and autoradiography with tritiated Leucine. Ann. Rheumatic Diseases **25**, 259—271 (1966).
ROZNER, L., and C.C. ASHBY: Anatomical and Physiological Factors in Below-Knee Wounds. Lancet 1362—1365 (1965).
SCHENK, K.H.: Der Femurschaftbruch beim Kind (Spätergebnisse). Langenbecks Arch. **286**, 144—154 (1957/58).
SCHMIDT, E.: Erstaunliche Regenerationsfähigkeit im Kindesalter bei schweren Extremitätenverletzungen. Zbl. Chir. **82**, 673—679 (1957).
SCHÖNBAUER, H.R.: Subkutane Achillessehnenrisse. Chir. Praxis 77—90 (1960).
— Beidseitige Achillessehnenrisse. Münch. med. Wschr. **102**, 722—723 (1960).
SCHULTZE, G.: Doppelseitige Quadrizepsruptur. Zbl. Chir. **87**, 408—411 (1962).
SEYFFARTH, G.: Die Überanstrengungsperiostosen und ihre Behandlung. Dtsch. Gesundh.-Wes. **12**, 369—374 (1957).
SEYSS, R.: Posttraumatische Verkalkungen unterhalb der Patella. Mschr. Unfallheilk. **63**, 428—431 (1960).
SIKAND. S.D., and O.C. HUDSON: Fractures of the Os Calcis. Amer. J. Surg. **94**, 601—603 (1957).
SOMOGYI, S., u. Mitarb.: Seltene Luxationen der Fußwurzelknochen. Zbl. Chir. **83**, 983—991 (1958).
SONNENSCHEIN, A.: Biologie, Pathologie und Therapie der Gelenke, dargestellt am Kniegelenk. Wien, Hollinek 1952.
SPÄNGLER, H.: Doppelfrakturen des Oberschenkels. Mschr. Unfallheilk. **66**, 275—284 (1963).
STANFORD, T.C., et al.: Tibial-Shaft Fractures in Adults and Children. J. Amer. Med. Ass. **195**, 1111—1114 (1966).
STOVER, C.N., and D.R. BRYAN: Traumatic Dislocation of the Peroneal Tendons. Am. J. Surg. **103**, 180—186 (1962).
STRAUCH, W., u. A. KÖHLER: Traumatische Entstehung eines „Os intermetatarseum". Zbl. Chir. **89**, 989—993 (1964).
TEICHERT, G.: Über einen seltenen Femurkondylenbruch, seine Entstehungsmechanik und Prognose. Mschr. Unfallheilk. **65**, 14—19 (1962).
WANKE, R., u. Mitarb.: Knochenbrüche und Verrenkungen. München Urban & Schwarzenberg: 1962.

WENDT, F.: Zur Kenntnis der beidseitigen zweizeitigen Ruptur des Ligamentum patellae. Mschr. Unfallheilk. **67**, 241—245 (1964).
WEISSMAN, S. L., et al.: Fractures of the Middle Two-Thirds of the Tibial Shaft. J. Bone and Joint Surg. **48-A**, 257—267 (1966).
WILKINSON, A.: Traumatic Haemarthrosis of the knee. Lancet 13—15, July 3, 1965.
WITT, A. N., u. H. MITTELMEIER: Unterschenkel und Fuß. Traumatische Veränderungen. In: Handbuch der Orthopädie. Bd. IV, Teil II, S. 1137—1215. Stuttgart: Thieme 1961.
WUTSCHKE, J.: Patella partita und Patella duplex (kritische Betrachtungen zur Differentialdiagnose). Fortschr. Röntgenstrahlen **104**, 260—263 (1966).
ZIPPEL, H.: Meniscusschäden und Meniscusverletzungen. Eine Untersuchung an 1360 Meniscusoperationen. Arch. orthop. Unfall-Chir. **56**, 236—247 (1964).

V. Verletzungen der Wirbelsäule und des Rückenmarkes

1. Häufigkeit und Formen

Wirbelsäulenverletzungen können durch direkte und indirekte Gewalteinwirkung erfolgen, wobei letztere überwiegt.

HOPF untersuchte 653 Wirbelsäulenverletzte mit insgesamt 872 einzelnen Verletzungsfolgen an der Wirbelsäule. Von diesen Verletzten hatten 561 Wirbelkörperbrüche, und zwar insgesamt 705. Mehrfache Körperbrüche bestanden bei 112, also bei 20% der Verletzten. Betroffen war die Halswirbelsäule 67mal, die Brustwirbelsäule 308mal und die Lendenwirbelsäule 330mal. Erhöht gefährdet ist der Brust-Lendenübergang. 94 Unfälle mit Verletzungen der Wirbelsäule durch stumpfe Gewalt analysierten HOLZER und KLOSS. Sie stellten dabei 27 Wirbelluxationen, 35 Wirbelfrakturen und 32mal Kombinationen fest, sowie eine totale Durchtrennung des Markes in 15 Fällen, eine komplette Querschnittsquetschung in 12, eine teilweise in 2 und eine Markkompression in 7 Fällen.

Als Hauptursache der Wirbelsäulenverletzung fand OSTAPOWICZ den Sturz aus der Höhe in 36% und den Fall auf ebener Erde in 25%. Es folgten direkte Gewalteinwirkung, Verschüttung, extreme Bewegung. Die Wirbelsäulenfrakturen kamen zu 50% zwischen dem 3. und 6. Dezennium vor, während die Prellungen in den ersten 30 Lebensjahren um das Doppelte (53,8%) häufiger waren als im Alter. Als häufigste Frakturlokalisation im Bereich der Wirbelsäule fand sich der Bruch des Wirbelkörpers in 76%. Von den Frakturen der anderen Teile des Wirbels waren 7 (1,5%) an den Bögen isoliert und von 104 Querfortsatzfrakturen 31 isoliert, nur ein einziger kam an der Halswirbelsäule vor, während die übrigen an den ersten vier Lendenwirbeln gleich häufig auftraten. 8 mal war der Querfortsatz des 5. Lendenwirbels frakturiert. Von 37 Dornfortsatzbrüchen fanden sich 60% an der unteren Hals- und der oberen Brustwirbelsäule, z.T. als Folge einer direkten Gewalteinwirkung und z.T. indirekt als Abrißfraktur bei ungewohnter Muskelbeanspruchung. 16 Dornfortsatzbrüche waren isoliert. Die Luxationen und Luxationsfrakturen kamen in 72% im Bereich der Halswirbelsäule vor, wogegen die Frakturen zumeist (60%) die ersten drei Lendenwirbel und den 12. Brustwirbel befielen. Kombinierte Wirbelkörperfrakturen fanden sich im Bereich der Hals- und Brustwirbelsäule fast doppelt so häufig wie an der Lendenwirbelsäule.

Der Unfalldienst in Oxford beobachtete von 1947 bis 1957 in 1% aller Brüche Frakturen und Dislokation der Wirbelsäule, wobei Verletzungen der Brust- und Lendenwirbelsäule über $^3/_5$ aller Fälle ausmachten. 10% dieser Patienten erlitten Verletzungen des Rückenmarkes und der Wurzeln, in der Mehrzahl beides. $^1/_5$ aller Patienten erlitt schwere mehrfache Verletzungen. Die jüngeren Patienten hatten ausgedehntere Frakturen, häufig multipel und oft Th VI betroffen. Die älteren Patienten zeigten leichtere Verletzungen und weniger ausgedehnte Frakturen, wobei sich die Häufigkeit auf Th XII konzentrierte. Hinsichtlich der Ursachen standen Verkehrsunfälle und Stürze an der Spitze (GRIFFITH).

Nach dem Schema von KOCHER unterscheidet man:
a) stumpfe Verletzungen ohne Knochenbeteiligung
b) Stauchungsbrüche mit der Unterteilung
 Vorderkantenabbrüche — Deckplatteneinbrüche — typischer Wirbelquetschbruch
c) Biegungs- und Abscherbrüche
d) Überstreckungsbrüche
e) Drehbrüche
f) Luxationen und Luxationsfrakturen
g) Brüche der Wirbelfortsätze (HOPF).

Neben Kontusionen und Distorsionen ohne röntgenologisch faßbare Folgen am Wirbelsäulenskelet unterscheiden wir nach LOB bei Wirbelbrüchen und Wirbelverrenkungen:

1. den *isolierten Wirbelkörperbruch ohne Bandscheibenverletzung*. Hierher gehören Rückenprellung und Rückenquetschung durch Stoß oder Schlag in den Rücken oder Fall auf vorstehende Ecken und Kanten.

2. den *isolierten Wirbelkörperbruch mit Bandscheibenverletzung*, Quetschung oder Zerreißung einer oder mehrerer Bandscheiben durch schwere Gewalteinwirkungen auf die Wirbelsäule, die Stauchungen mit Abscherwirkung oder auch Überstreckung. Der prall elastische Gallertkern tritt durch den zerrissenen Faserring nach vorn, seitlich oder seltener nach hinten.

3. die *schwere Kompressionsfraktur (Trümmerbruch) des Wirbelkörpers* mit Beteiligung der Bandscheibe der kleinen Gelenke, Bögen, Bänder und Muskeln.
Alleiniges Betroffensein des Wirbelkörpers ohne Beteiligung von Bandscheibenbögen und kleinen Wirbelgelenken. Er entsteht durch Hyperflexion der Wirbelsäule, wobei der Wirbelkörper im Seitenbild Keilform annimmt. Er ist am häufigsten an der Brustwirbelsäule.

4. *Verrenkungsbruch.* Die Bandscheibenverletzung erfolgt durch die Absprengung von Bruchstücken aus der oberen Deckplatte und Randleiste, ebenfalls keilförmige Gestalt des Wirbelkörpers. Sie ist wesentlich häufiger als der einfache Wirbelbruch.

5. die *reine Wirbelverrenkung*
6. den *isolierten Bogenbruch*
Fast ausschließlich an der Halswirbelsäule. Verschiebung eines Wirbelkörpers einschließlich seiner Gelenkfortsätze aus den Verbindungen mit den Nachbarwirbeln, ohne daß Knochenverletzungen zu beobachten sind.

7. den *isolierten Bruch der Gelenkfortsätze*
8. den *Querfortsatzbruch*
9. *Brüche und Verrenkungen des Kreuzbeins*
10. *Brüche und Verrenkungen des Steißbeins*
(WANKE u. Mitarb.).

Nach HOFF hat sich immer wieder die von MAGNUS aufgestellte Häufigkeitsfolge bestätigt:
1. I. Lendenwirbel
2. XII. Brustwirbel
3. II. Lendenwirbel
   (I.–III. zusammen $^2/_3$ aller Fälle)
4. V. Halswirbel
5. VI. Halswirbel
6. XI. Brustwirbel
7. III. Lendenwirbel

Schließlich folgen Atlas und Axis.

Die typische Bruchform des Kindesalters ist nach VINZ die Wirbelkompression mit keilförmiger Deformierung. Hierbei kommt es nicht zu einer echten Kontinuitätstrennung von Knochengewebe, sondern zur Ineinanderstauchung des Spongiosagerüstes. Die kompakte knöcherne Wirbelhülle wird dabei gewöhnlich an der ventralen Kante eingeknickt oder konkav verbogen. Auch die Deckplatten, die aus einer starken elastischen Knorpelschicht und einer nur dünnen Knochenlamelle bestehen, werden hierbei meist nicht verändert. Man kann diese Frakturen durchaus als Grünholzfraktur der Wirbelkörper bezeichnen. VINZ konnte bestätigen, daß die Hauptlokalisation im Bereich des unteren Drittels der Brustwirbelsäule sowie bei L I liegt.

Die Seltenheit kindlicher Wirbelbrüche ist durch die besonderen Festigkeits- und Elastizitäts-Eigenschaften der jugendlichen Wirbelsäule zu erklären. VINZ berichtete über 9 Fälle kindlicher Wirbelfrakturen.

2. Halswirbelsäule

Die Wirbelsäulenverletzungen, besonders Halswirbelsäulenverletzungen nach Straßenverkehrsunfällen nehmen zu. Sie entstehen, wie auch MÜLLER betont, im Gegensatz zur überwiegenden Mehrzahl der Kopftraumen meist durch indirekte Gewalteinwirkung. Über den Mechanismus bei Traumen der Halswirbelsäule unterrichtet folgende Übersicht von MÜLLER:

Retroflexion	Rammunfälle von hinten, Kinnhaken. Kopfhalteapparat passiv, Biegungskräfte
Anteflexion	Frontalzusammenstöße, Nackenschläge, aktive Abwehrspannung der Halswirbelsäule, Biegungs-, Scher-(Stauchungs-)kräfte
Schleuderung	= "Whiplash injury = Peitschenschnurverletzung Rammunfälle von hinten und frontale Bremsung, Kopfhalteapparat passiv; primäre Retroflexion, sekundäre Anteflexion, Biegungskräfte
mehrfache Schleuderung	Überschlagen
kombinierte Mechanismen	Rotationen, Distorsionen, Seitwärtsbiegung
Schädelprellung und Schleuderung	Frontalzusammenstöße und alle Traumen bei freibeweglichem Schädel, Stauchungs-, Scher-, Biegungskräfte, Kombination von Hirntrauma und zervikalem Trauma

Als Unfallmechanismus bei 170 Traumen mit besonderer Beteiligung des Kopfhalteapparates beobachtete MÜLLER:

```
Schädelprellung und Schleuderung  . . . . . . . . . . .  84
Schleuderung im engeren Sinn ("Whiplash Injury") . . . .  40
Anteflexion . . . . . . . . . . . . . . . . . . . . . .  17
Retroflexion  . . . . . . . . . . . . . . . . . . . . .  15
kombinierte Mechanismen . . . . . . . . . . . . . . . .  14
```

Eine traumatische Luxation der Halswirbelsäule bei 300 Angehörigen der US Armee führte zu folgenden Befunden:

Höhe und Nummer des Wirbels		keine Fraktur	Kompressionsfraktur	Fraktur von Lamina oder Pedicle	Fraktur des Processus spinalis
Atlas und Epistropheus	4	4	—	—	—
C I	8	1	—	—	7
C II	31	9	2	18	2
C III	23	17	1	5	—
C IV	35	22	5	8	—
C V	65	32	13	11	—
C VI	32	14	6	12	—
C VII	2	—	1	1	—
Insgesamt	191	99 (51,8%)	28	55 (23,6%)	9

Betroffen waren C IV, C V und C VI in insgesamt 64,4%.

```
In 129 Fällen (67,5%) war die Ursache ein Kraftfahrzeug- oder Flugzeugunfall
 „  31    „        ein Badeunfall beim Tauchen
 „  15    „        Sturz von der Höhe
 „   7    „        ein Sportunfall (BRAV u. Mitarb.)
 „   4    „        Schlag an den Kopf
 „   5    „        ein Fallschirmabsprung
```

Verletzungen der Halswirbelsäule können von schwersten Luxationsfrakturen mit Quadriplegie bis zu rein funktionellen Syndromen ohne besondere objektive Zeichen reichen (PADOVANI).

Bei 30 Frakturen der Halswirbelsäule beobachtete NOODT nur 6 Arbeitsunfälle, aber 12 Verkehrs- und 11 Sportunfälle als Ursache. Die 11 Sportunfälle entstanden 8mal beim Baden durch Kopfsprung in unbekanntes, seichtes Wasser, 2mal beim Turnen (Hechtrolle, Sturz vom Barren) und 1mal beim Fußballspiel. Bei den Arbeitsunfällen führten Stürze von Leitern oder Gerüsten zu diesen Verletzungen. Nach allgemeiner Erfahrung werden vorwiegend der V. und VI. Halswirbelkörper verletzt.

Die knöchernen Verletzungen der beiden obersten Halswirbel sind infolge schwerer Verkehrsunfälle immer häufiger zu beobachten. Die Frakturen des Atlas liegen nach HIPP und KEYL entweder in der Massa lateralis oder in den Atlasbögen. Der schwächere hintere Bogen bricht ungefähr 3mal häufiger als der vordere. Der Verletzungsmechanismus weist regelmäßig auf eine indirekte Einwirkung hin. Eine direkte Verletzung des Atlas ist wegen seiner geschützten topographischen Lage nur ausnahmsweise möglich, wie bei Schußverletzungen. Man kann unterscheiden:

Vorderer Bogenbruch
hinterer Bogenbruch
Jefferson-Fraktur (Bersten des Atlasringes im hinteren und vorderen Bogen)
laterale Einstauchung
Dens-Fraktur mit ventraler Verschiebung
Dens-Fraktur mit dorsaler Verschiebung
Sagittalfraktur des Axiskörpers
Dens-Fraktur mit seitlicher Verschiebung.

Bei den Brüchen der Axis (Epistropheus) liegt die häufigste Verletzungsstelle am Hals des Zahnfortsatzes. Der durch das Ligamentum transversum am vorderen Atlasbogen fixierte Dens erleidet bei übermäßiger Beugung und Streckung der oberen Halswirbelsäule durch die Anspannung des Ligamentum transversum, gegen das er sich als Hypomochlion stemmt, eine Fraktur an seinem Hals.

Frakturen des Epistrorpheus finden sich am häufigsten in Form eines Abbruchs des Zahnfortsatzes. Als Frakturmechanismus wird ein übermäßiger Bewegungsausschlag der oberen Halswirbelsäule in sagittaler oder horizontaler Richtung erkannt. Der Zahnfortsatz bricht in der Regel eher als das straffe Ligamentum transversum reißt oder der Atlasbogen frakturiert. In manchen Fällen bleibt der Dens an Ort und Stelle stehen. Meist verschiebt er sich aber infolge der häufiger vorkommenden übermäßigen Beugung nach vorne. Hinzuweisen ist nach HIPP und KEYL schließlich noch auf traumatische und pathologische Luxationen im Bereich zwischen Atlas und Axis. Die traumatische Luxation entsteht dadurch, daß das Ligamentum transversum bei der Hyperextension und Hyperflexion zerreißt, ohne daß der Zahnfortsatz dabei eine Fraktur erleidet. Dadurch wird das Rückenmark bei intaktem Dens stark gequetscht. Schwere Lähmungen oder der sofortige Tod sind meist die Folge. Als seltene Verletzung ist ein Vertikalbruch im Axiskörper zu nennen, der durch Einwirkung einer starken axialen Belastung entstehen kann.

JAHNA berichtete ausführlich über 36 Densfrakturen, davon 18 mit Verschiebung des I. Halswirbels. Er wies darauf hin, daß dem Verletzten noch nach Jahren und Jahrzehnten Spätlähmung und Tod durch sekundäre Verschiebung des I. Halswirbels drohen, wenn es nicht gelingt, eine Densfraktur zu knöcherner Heilung zu bringen.

Fissuren im Axisbogen kommen extrem selten vor, da Bogen und Dornfortsatz des II. Halswirbels besonders stark gebaut sind.

Auch AHLGREN lenkt die Aufmerksamkeit auf Frakturen der Atlanto-Occipitalgegend.

Daß es auch durch unmittelbare seitliche Gewalteinwirkung zu einem Bruch des Dens epistrophei kommen kann, konnte HARRFELDT bei einem 30jährigen Bergmann feststellen, dem ein 1 m langer Holzstempel mit schätzungsweise 30 kg Gewicht aus 2 m Entfernung gegen die linke Halsseite geflogen war.

Anhand eines Gutachtenfalles diskutierte SCHERZER den kausalen Zusammenhang zwischen einem Bruch des Dens epistrophei und einer am 13. Tage nach dem Trauma während des Schlafes erfolgten letalen Subarachnoidalblutung aus einem rupturierten Aneurysma der A. communicans anterior (congenitales Aneurysma).

KREMSER berichtete über Anomalien im Bereich der Halswirbelsäule z.T. mit, z.T. ohne Zusammenhang mit einem Unfall und stellt die Schwierigkeit der Deutung solcher Befunde heraus.

Anhand eines Falles von ausgedehntem Defekt in den seitlichen Anteilen des dorsalen Atlasbogens wiesen TREFFTZ und BERNHARD auf die Notwendigkeit der Kenntnis dieser seltenen Fehlbildung hin, die beim Vorliegen eines Trauma zu diagnostischen Irrtümern Anlaß geben könnte. Auf Dislokation und Rückenmarkschädigung bei Verrenkungen der Halswirbelsäule geht GELEHRTER ein.

Zur guten Darstellung der Halswirbelsäule gibt BECKER folgende Sektionstechnik an: Nach einem Sägeschnitt parallel zur Crista pyramidalis wird entlang der mittleren Schädelgrube ein occipitaler Schädelbasissektor zusammen mit der Halswirbelsäule herausgenommen. Es können so bei gutem kosmetischen Effekt an der Leiche die Articulatio atlanto-dentalis ventralis et dorsalis, die Membrana atlanto-occipitalis, Kleinhirnbrückenwinkeltumoren und das innere Ohr leicht dargestellt werden.

3. Brust- und Lendenwirbelsäule

Die Querfraktur eines Wirbels in seiner Gesamtheit ist eine ausgesprochene Seltenheit (WALKA).

Die außergewöhnlich seltene Fraktur eines Querfortsatzes des I. Brustwirbels konnte GRISOLIA beobachten. Sie war durch einen Kraftfahrzeugunfall erfolgt.

Beim horizontalen Wirbelbogenbruch, der überaus selten ist, sind die Wirbelbögen, die Quer- und Gelenkfortsätze in horizontaler Richtung gespalten und auseinandergerissen (zwei Beobachtungen von MARX).

Morphologische Kriterien der traumatischen Genese einer Spangenbildung zwischen Lendenwirbelquerfortsätzen sind nach REINERMANN:

1. Einseitigkeit des Auftretens
2. fehlende Anomalien anderer Wirbelfortsätze
3. Deformierung der Querfortsätze durch Stufen- und Knickbildungen als Zeichen alter Frakturen
4. Bandscheibendegeneration im Bewegungssegment der Brückenbildung.

Er vermutet, daß häufiger als bisher angenommen Knochenbrücken zwischen Wirbelfortsätzen traumatisch bedingt sein können.

SPERLING kommt zu dem Schluß, daß bei der Beurteilung von Spangenbildung im Bereich der Lendenwirbelsäule und ihrer Verursachung durch ein Trauma, auch bei Vorliegen eines typischen Trauma in der Anamnese, Röntgenbefunde bindende Rückschlüsse auf eine evtl. traumabedingte Entstehung der zur Diskussion stehenden Knochenspangen zwischen den Querfortsätzen der Lendenwirbelsäule nicht zulassen. Gutachterlich beweisend können hier nur die autoptischen Befunde bzw. histologische Serienschnitte sein.

Bei zwei Patienten mit Blockwirbelbildung kam es nach mäßigem Trauma zu Symptomen einer Rückenmarksschädigung. In einem Falle konnte operativ im

Bereich der Blockwirbel ein epidurales Haematom als wahrscheinliche Ursache festgestellt werden (RICHWIEN und HÜBNER).

Wenn auch hinsichtlich der Entstehung und Bedeutung der Knorpelknötchen eine sehr kritische Einstellung gefordert werden muß, so wird man nach heutiger Auffassung unter bestimmten Voraussetzungen auch eine traumatische Entstehung bisweilen in Betracht ziehen und anerkennen müssen (KRÜGER). Eine solche ist dann anzuerkennen, wenn eine einwandfrei nachgewiesene, geeignete Gewalteinwirkung im Sinne einer Stauchung die Wirbelsäule betroffen hat, sofortige Funktionsstörungen derselben mit starken Beschwerden vorlagen und der baldige röntgenologische Nachweis einer knöchernen Wirbelverletzung – insbesondere eines Deckplatteneinbruches – erbracht wird.

Mit dem Problem der traumatischen Spondylolyse befaßten sich eingehend SULLIVAN und BICKELL.

Die Zahl der Fälle, bei denen eine unfallbedingte Verschlimmerung des Gleitvorgangs bei Spondylolisthesis anzunehmen und beweisbar ist, muß nach FRANCILLON als außerordentlich klein angesehen werden. Er publizierte Befunde von 2 Patienten, die unterschiedlich schweren Traumen ausgesetzt waren und bei denen eine Spondylolisthesis jenseits des 20. Lebensjahrs nach dem Unfall deutlich zugenommen hatte.

Verletzungen des Rückenmarkes werden in zunehmendem Maße beobachtet. Obgleich eine Quadriplegie und Paraplegie einen frühen Tod bedeuten, haben die Verbesserungen in der Behandlung dieser unglücklichen Menschen die Möglichkeit gegeben, länger zu leben und ein angenehmeres Leben zu führen. Die Programme einer organisierten Rehabilitation haben eine Weiterbildung geschaffen, wie Beschäftigungsmöglichkeiten, Sport und Erholung, Unterricht im Autofahren und viele andere Tätigkeiten, welche diesen schwer behinderten Patienten einiges Lebensglück geben. Unglücklicherweise exponieren diese Tätigkeiten aber zu Verletzungen wie bei normalen Menschen. Da das Skelet bei Rückenmarkslähmung gewöhnlich atrophiert, ist ein hoher Anfall an Frakturen zu erwarten. Obgleich die Frakturheilung bei diesen Personen gewöhnlich rasch vor sich geht, stellen die Komplikationen mitunter eine große Gefahr für den Patienten dar. Das Vorkommen von Osteomyelitis, Druckgeschwüren, Infektionen der Harnwege und Infektion der Atemwege sowie anderen Komplikationen ist hoch. Mit diesen Problemen befaßten sich ausführlich FREEHAFER und MAST.

Ergebnisse einer Nachuntersuchung aus dem Jahre 1961 bei 50 Rückenmarksgeschädigten mit kompletten irreversiblen Querschnittslähmungen veröffentlichten WAHLE und PAMPUS.

4. Nucleus-pulposus-Prolapse

Auch BÖHLER neigt zur Annahme, daß die üblichen Nucleus pulposus-Prolapse durch den Anulus fibrosus nicht durch ein einmaliges Trauma entstehen, sondern daß eine degenerative Zerstörung der Bandscheibe vorausgehen muß und das angeschuldigte Trauma bestenfalls die letzte auslösende Ursache im Entstehungsgeschehen des Prolapses ist.

Eine Kompression des Rückenmarkes durch plötzliche Protrusion eines intervertebralen Diskus kann zu Verletzungen des Halsmarkes führen, ohne daß röntgenologisch eine Wirbelfraktur nachweisbar ist. Bei Beugestellung kann die Bandscheibe nach hinten austreten und den vorderen Anteil des Rückenmarkes verletzen. Bei Streckstellung kommt es durch Anschwellen des Ligamentum flavum nach vorn zu einem Rückenmarkstrauma (KESERT).

Literatur

AHLGREN, P.: Atlanto-okcipitale frakturer. Nordisk Medicin **73**, 255—258 (1965).
BECKER, V.: Zur Sektionstechnik der Halswirbelsäule. Virch. Arch. **332**, 384—388 (1959).
BÖHLER, J.: Traumatische Entstehung von Nucleus pulposus-Hernien. Mschr. Unfallheilk. **58**, 83—86 (1955).
BRAV, E.A., et al.: Traumatic dislocation of the cervical spine. Army Experience and Results. J. Trauma **3**, 569—582 (1963).
BÜRKLE DE LA CAMP: Die Unfallchirurgie der Wirbelsäule. Hefte zur Unfallheilk. **66**, 112—121 (1961).
DÖRING, G.: Commotio medullae spinalis; Handb. spez. path. Anat. u. Hist. Band XIII; 3. Teil; S. 231—238; Berlin, Göttingen, Heidelberg: Springer 1955.
FRANCILLON, M.R.: Spondylolisthesis und Unfall. Z. Orthop. **101**, 307—312 (1966).
FREEHAFER, A.A., and W.A. MAST: Lower Extremity Fractures in Patients with Spinal-Cord Injury. J. Bone and Joint Surgery **47**, 683—694 (1965).
GELEHRTER, G.: Dislokation und Rückenmarksschädigung bei Verrenkungen der Halswirbelsäule. Mschr. Unfallheilk. **59**, 71—76 (1956).
GRIFFITH, H.B., et al.: Changing Patterns of Fracture in the Dorsal and Lumbal Spine. British Med. J. **1**, 891—894 (1966).
GRISOLIA, A.: Fracture of the transverse Process of the First Thoracic Vertebra. J. Trauma **4**, 394—396 (1964).
GROGONO, B.J.: Injuries of the atlas and axis. J. Bone Surg. **36B**, 397 (1954).
HARRFELDT, H.P.: Seltene Ursache eines Bruches des Dens epistrophei durch seitliche Gewalteinwirkung. Mschr. Unfallheilk. **60**, 365—367 (1957).
HIPP, E., u. W. KEYL: Frakturen an Atlas und Axis. Fortschr. Med. **81**, 589—596 (1963).
HOLZER, F.J., u. K. KLOSS: Tödliche Wirbelsäulenverletzungen. Wien. klin. Wschr. **74**, 125 (1962).
HOPF, A.: Die Verletzungen der Wirbelsäule; in: Handbuch der Orthopädie, Bd. II, S. 458—536, Stuttgart Enke 1958.
JAHNA, H.: Brüche des Dens epistropheus. Hefte zur Unfallheilk. **68**, 99—148 (1961).
JANES, J.M., and H. HOOSHMAND: Severe Extension-Flexion Injuries of the Cervical Spine. Mayo Clin. Proc. **40**, 353—369 (1965).
KESERT, B.H.: Cervical spinal cord injury without fracture. Mod. Med. **25**, 125 (1957); Ref. Fortschr. Med. **77**, 151 (1959).
KREMSER, K.H.: Unfallgeschehen und Fehlbildung im Bereich der Halswirbelsäule. Zbl. Chir. **88**, 1366—1372 (1963).
KRÜGER, E.: Traumatische Knorpelknötchen und Wirbelspätzusammenbruch. Mschr. Unfallheilk. **59**, 76—81 (1956).
LOB, A.: Die Wirbelsäulenverletzungen und ihre Ausheilung. Stuttgart: Thieme 1954.
MARX, H.: Horizontale Bogenbrüche der Lendenwirbelsäule. Zbl. Chir. **80**, 1793—1796 (1955).
MÜLLER, E.: Das Schleudertrauma der Halswirbelsäule und seine verschiedenen Folgen. Dtsch. med. Wschr. **91**, 588—593 (1966).
NOODT, H.: Erfahrungen bei 30 Frakturen der Halswirbelsäule. Mschr. Unfallheilk. **67**, 18—25 (1964).
OSTAPOWICZ, G.: Rückenmarkbeteiligung bei Wirbelsäulenverletzung. Hefte zur Unfallheilk. **66**, 121—127 (1961).
PADOVANI, P.: Aspect médico — légal des traumatismes cervicaux. La Revue du Praticien **14**, 3257—3262 (1964).
REINERMANN, TH.: Kongenitale oder traumatische Knochenspangenbildung zwischen Lendenwirbelquerfortsätzen? Fortschr. Röntgenstrahlen **104**, 575—576 (1966).
RICHWIEN, R., u. K. HÜBNER: Beitrag zur Frage der traumatischen Rückenmarksschädigung bei Blockwirbelbildung. Zbl. Chir. **85**, 1142—1146 (1960).
SCHERZER, E.: Spätruptur eines intrakraniellen Aneurysmas nach Densfraktur. Wien. med. Wschr. **116**, 238—240 (1966).
SPERLING, O.K.: Spangenbildung im Bereich der Lendenwirbelsäule und Trauma. Mschr. Unfallheilk. **60**, 308—313 (1957).
SULLIVAN, C.R., and W.H. BICKELL: The problem of traumatic spondylosis. Am. J. of Surg. **100**, 698—708 (1960).
TÖNNIS, D.: Über die ischämische Entstehung von Spastik bei traumatischer Rückenmarksschädigungen. Fortschr. Neurol. Psychiatr. **29**, 445—463 (1961).
TREFFTZ, F., u. J. BERNHARD: Fehlbildungen am Atlasbogen und ihre Bedeutung für die Traumatologie. Zbl. Chir. **88**, 405—407 (1963).
VINZ, H.: Frakturen im Bereich von Brust- und Lendenwirbelsäule bei Kindern. Zbl. Chir. **89**, 817—827 (1964).

— Wirbelkörperbrüche bei Kindern — Ergebnisse einer Nachuntersuchung. Zbl. Chir. **90**, 626—636 (1965).

WAHLE, H., u. I. PAMPUS: Ergebnisse einer Nachuntersuchung aus dem Jahre 1961 bei 50 Rückenmarksgeschädigten mit kompletten irreversiblen Querschnittslähmungen. Die Rehabilitation **4**, 121—131 (1965).

WALKA, R.: Horizontale Fraktur des 2. Lendenwirbels. Zbl. Chir. **86**, 1680—1681 (1961).

WANKE, R., u.a.: Knochenbrüche und Verrenkungen. München Urban & Schwarzenberg 1962.

VI. Verletzungen der Muskulatur

Im Kapitel über Verletzungen der Gliedmaßen sind bereits topographische Besonderheiten besprochen worden, so daß hier nurmehr auf allgemeine Läsionen einzugehen ist.

1. Muskelrisse

Die anfänglichen Veränderungen bei Traumatisierung der Muskulatur, die bald nach der Verletzung auftreten, bestehen in keulenförmiger Anschwellung der Enden durchtrennter Muskelfasern. Das Sarkoplasma wird homogen, die Struktur der Myofibrillen verschwindet sowie auch die Längs- und Querstreifung, die Fasern verbreitern sich im Querdurchmesser und die Enden der gerissenen Muskelfasern verfallen der Nekrose (BRUMBERG). Der Umfang der Nekrose hängt von der Art des Trauma ab; bei Stich- und Schnittwunden betrifft sie nur die Enden der geschädigten Muskelfasern. Bei Riß-, Quetsch- und besonders bei Schußverletzungen kann die Nekrosezone sehr breit sein; hierbei erreicht sie oft 1—2 cm.

Nach PIRKER hat eine Muskelzugverletzung keine pathologischen Veränderungen zur Voraussetzung. Sie ereignet sich bei Funktion und Struktur, die in ihrer biologischen Leistung nicht unbedingt aneinander gebunden sind. Zu dieser besonderen Gruppe von Verletzungen gehören außer Muskel- und Sehnenrissen Abrisse der knöchernen Ansatz- und Ursprungsstellen der Muskeln und andere Knochenverletzungen, wie die Oberarmschaftfrakturen beim Handgranatenwurf.

Einen Ermüdungsriß der Muskulatur konnte VOGL beobachten.

2. Quetschung (Crush)

Bei Quetschung der Muskulatur (wie beim Crush-Syndrom) bildet sich ein Oedem, dem oft Blut beigemengt ist; mitunter findet man auch Haematome. Die Nekrose beginnt schon 3—6 Std nach der Druckeinwirkung. Die Muskulatur schwillt an und nekrotisiert herdförmig. Die Nekroseherde sind deutlich begrenzt, grau oder gelblich; manchmal haben sie die Form von Streifen, welche die Umrisse des Gegenstandes aufweisen, der eingewirkt hat. Die nekrotisierten Muskeln sind brüchig, und Myoglobin tritt aus den Muskeln im ganzen Bereich der Schädigung aus. Bei mikroskopischer Untersuchung findet man in einzelnen Bezirken inmitten normaler Muskelfasern nur einzelne kernlose Fasern, in anderen Abschnitten dagegen breite Felder nekrotischer, welche oft in Fragmente zerfallen. Im Stroma sind Oedem und Blutungen zu beobachten, in den Gefäßen eine Stase des Blutes mit Randständigkeit der Leukozyten. Um die Gefäße liegen schüttere, manchmal auch breite Leukozyteninfiltrate. In kleinen Venen finden sich manchmal Thromben. In späteren Zeitabschnitten bildet sich im Gebiet der Muskelschädigung Granulationsgewebe, welches die Nekrose ersetzt.

3. Myositis ossificans (Myopathia osteoplastica)

Bei der traumatischen Myositis ossificans kommen als auslösende Ursache sowohl einmalige stärkere Traumen als auch wiederholte traumatische Insulte oder Zerreißungen von Muskelgewebe oder/und Luxationen an den großen Gelenken und gelenknahe Frakturen der langen Röhrenknochen in Frage. Nach scharfen Verletzungen tritt kaum eine Muskelverknöcherung auf (HILLER).

Einen weiteren Beitrag zur Myositis lieferte MORGER. Ein 11¾ jähriger Knabe schlug beim Barrenturnen seinen rechten Oberschenkel mit der Innenseite heftig an. Es entwickelte sich in der Folge eine 11 × 3 × 4 cm große Neubildung von Faserknochen.

Nach histologischen Untersuchungen kommt es durch ein in die Reste des Blutergusses wucherndes Bindegewebe zu einer Degeneration und Atrophie der Muskelfasern. Dieses Stadium der bindegewebigen Induration ist durch vorwiegende Faserbildung und Gefäßneubildung gekennzeichnet. Die Knochenneubildung kann dann durch Metaplasie direkt aus dem Bindegewebe oder indirekt über ein Knorpelgewebe erfolgen. Dabei ist das Auftreten von hyalinem Knorpel möglich. In späteren Stadien wächst der Knochen nur noch durch periostale Apposition. Die Konsistenz des Knochens wird immer härter, bis schließlich eine richtige Corticalis und Spongiosa mit Knochenmark vorhanden ist (HILLER).

Die Entwicklung des Knochens dauert im allgemeinen mehrere Wochen. Frühestens 3 Wochen nach dem Trauma kann man röntgenologisch bei weicher Strahlentechnik in den Weichteilen wolkige strukturlose Verschattungen feststellen. Etwa 6—8 Wochen nach dem Trauma ist bereits eine charakteristische, gut organisierte Knochenstruktur mit trabekulärer Zeichnung erkennbar. Ein gewisser Höhepunkt der Knochendichte ist nach 4—6 Monaten erreicht. Später bleibt der Verknöcherungsherd stationär oder es tritt ein mehr oder weniger kontinuierlicher Abbau ein, so daß nach Monaten kaum noch Spuren eines Verknöcherungsprozesses nachweisbar bleiben. HILLER konnte ein 2½ jähriges Kind beobachten, das mit einer ausgedehnten Verbrühung von 50% der Körperoberfläche längere Zeit stationär behandelt wurde. Die später wegen Gehunfähigkeit angefertigten Röntgenaufnahmen ergaben schalenförmige Ossifikationen beiderseits paraartikulär der Hüftgelenke. Pathogenetisch wird ein Zusammenwirken von Trauma und allgemeiner Intoxikation angenommen.

Über die ungewöhnliche Lokalisation einer Myositis ossificans circumscripta im M. obturatorius externus bei einem Fußballspieler berichteten SCHNEIDER und BICK. Histologisch stellte sich ein stark sklerosierter spongiöser Knochen dar, überzogen von einem straffen Bindegewebe mit periostähnlichem Aufbau. In den Spongiosaräumen fand sich Fettmark mit wenig blutbildenden Strukturen.

Eine ausgedehnte traumatische Myositis ossificans der Unterschenkelmuskulatur als Folge einer Quetschung der linksseitigen oberflächlichen Unterschenkelstreckmuskulatur, deren Entstehung wahrscheinlich noch durch die Schädigung des N. peroneus und die dadurch bedingte Atrophie der langen Strecker gefördert wurde, konnten GÜLSDORFF und NEHRKORN beobachten. Einen Fall von Myositis ossificans traumatica nach Hüftgelenksluxation veröffentlichte SCHREIBER. Weitere Untersuchungen über die traumatische Myositis ossificans stammen von SCHILLING.

Literatur

BRUMBERG, A.S.: Pathologische Anatomie der Erkrankungen der Skelettmuskeln; in: Vielbändiges Handbuch der pathologischen Anatomie. Bd. 6, S. 361—422 (russisch). Moskau: Medgis 1962

GÜLSDORFF, E.F., u. O. NEHRKORN: Ausgedehnte traumatische Myositis ossificans der Unterschenkelmuskulatur. Mschr. Unfallheilk. **59**, 365—367 (1956).

HILLER, G.: Myositis ossificans nach Verbrennung. Zbl. Chir. **90**, 638—642 (1965).

MORGER, R.: Zur Myositis ossificans traumatica. Helvetica Chirurgica Acta **31**, 390—395 (1964).

SCHILLING, H.: Die traumatische Myositis ossificans. Bruns Beitr. **201**, 420—440 (1960).

SCHNEIDER, P.G., u. J.A. BICK: Ungewöhnliche Lokalisation einer Myositis ossificans circumscripta. Med. Klinik **61**, 297—298 (1966).
SCHREIBER, E.: Myositis ossificans traumatica nach Hüftgelenkluxation. Zbl. Chir. **84**, 1517—1519 (1959).
SCHÜTZ, W. u.a.: Die Myositis ossificans traumatica. Chirurg **32**, 97—101 (1961).
TERLEP, H.: Fremdkörperwanderung in den Weichteilen. Zbl. Chir. **85**, 120 (1960).
VOGL, A.: Ermüdungsrisse der Muskulatur. Bruns Beitr. **198**, 471—472 (1959).

VII. Verletzungen von Gefäßen

1. Arten von Verletzungen

Die Gefäßverletzungen lassen sich folgendermaßen klassifizieren:
I. Arterienverletzungen
  A. frühe
    1. Risse
      a) ohne Verlust der Gefäßkontinuität
      b) mit Verlust der Gefäßkontinuität
        — vollständige Durchtrennung
        — teilweise Durchtrennung
          — Verblutung
          — pulsierendes Haematom
    2. Kontusion mit oder ohne Thrombose
    3. Spasmus
    4. Kompression
  B. späte
    1. Kompression
    2. Thrombose, welche zur Embolie führen kann
    3. vasomotorische Symptome durch Irritation des sympathischen Nervensystems
    4. Aneurysmen
      a) echte
      b) falsche
      c) poststenotische

II. Venenverletzungen
  A. frühe
    1. Riß
      a) Verblutung
      b) Haematom
    2. Kompression
    3. Kontusion, die zur Thrombose und möglicherweise Embolie führt
  B. späte
    1. Kompression
    2. Thrombose, welche zur Embolie führen kann

III. Kombinierte Arterien- und Venenverletzungen
  Arteriovenöse Fistel

IV. Verletzungen des Ductus thoracicus

Komplikationen nach Gefäßverletzungen werden als früh bezeichnet, wenn sie innerhalb von Tagen nach der Knochenverletzung auftreten, und als spät, wenn sie Wochen oder Jahre später—auftreten (PENN).

Traumatische Schädigungen der Arterien bzw. ihre Spätfolgen teilen HOFFMANN und ROBERT ein in:
1. offene Verletzung der Gefäßbahn mit unmittelbarer Blutung nach außen
2. Folgezustände geschlossener Arterienverletzung mit Eröffnung der Gefäßbahn und Ausgang in ein Aneurysma bzw. arteriovenöse Fistel
3. stumpfe Traumen der Arterien ohne Eröffnung der Strombahn mit konsekutiver Thrombose.

Die Kontusionen des Arterienstammes stellen nach HOFFMANN und ROBERT heute eine wohl definierte pathologisch-anatomische und pathologisch-physiologische Einheit dar. Sie beruhen hauptsächlich auf einer Blutinfiltration in die verschiedenen Gefäßwandschichten, evtl. begleitet von longitudinalen oder transversalen partiellen Einrissen der Gefäße. Wenn auch bei partiellen Läsionen der inneren Wandschichten das Gefäß äußerlich nicht sonderlich verändert erscheint, so führt die Schädigung des Endothels und der unmittelbar darunter gelagerten Gefäßwandschichten jedoch rasch zu einer Thrombose mit nachfolgendem teilweisen oder vollständigen Verschluß. Bei den partiellen Kontusionen der äußeren Gefäßwandschichten wird besonders die Adventitia betroffen, während die Intima intakt bleibt.

Nach SAUTOT lassen sich folgende Arterienverletzungen unterscheiden:
1. Risse oder unvollständige Durchtrennung, quer oder schräg verlaufend. Das Gefäß hat nicht die Möglichkeit, sich zu kontrahieren, und so besteht auch keine spontane Blutstillung. Die operative Wiederherstellung ist jedoch leichter.
2. Vollständige zirkuläre Durchtrennung. Hierbei ist eine Retraktion beider Enden möglich infolge eines Gefäßspasmus oder der raschen Bildung eines Koagels, wodurch die Blutung aufhört. Diese Verletzungen bilden die große Gruppe, die im Französischen „trockene Verletzung" genannt wird (plaie sèche).

Die Bedeutung von Gefäßreaktionen für den Spontanverschluß verletzter Arterien wird von TRESKE herausgestellt. Er konnte an 14 Patienten mit schwerer arterieller Blutung als Ursache für das Ausbleiben der Haemostase in fast allen Fällen eine Gefäßerkrankung nachweisen oder wahrscheinlich machen. Das Ausbleiben der spontanen arteriellen Haemostase ist meist durch pathologische Veränderungen der Gefäßwand oder Störungen in der Vasomotorik bedingt, wobei die Invaginationsfähigkeit der betreffenden Arterien herabgesetzt ist.

Bei Arterienverletzungen sind Läsionen benachbarter Gewebe häufig wie:
1. Verletzungen der Begleitvenen, welche oft bestehen und für zirkulatorische Störungen Bedeutung haben. Sie können auch eine Thrombophlebitis nach sich ziehen und sind die Quellen von Lungenembolien. Ebenso ist die Bildung eines Aneurysma oder einer arteriovenösen Fistel möglich.
2. Verletzungen von Nerven; besonders leicht in der Achselhöhle und in der Kniekehle möglich.
3. Verletzungen von Muskeln. Sie begünstigen das Entstehen infektiöser Komplikationen.
4. Knochenverletzungen; können bis zur Zertrümmerung gehen.
5. Hautverletzungen. Verletzungen mit mehr oder weniger großem Substanzverlust begünstigen eine Verblutung nach außen.

Verletzungen der V. cava inferior waren bei 61 Patienten verursacht:
46 mal durch Stichverletzungen
12 mal durch Schußwunden
3 durch stumpfes Trauma

Die Lokalisation von 64 Wunden bei 61 Patienten war:
V. cava superior	4 mal
V. cava inferior oberhalb des Zwerchfells	4 mal
unterhalb der Lebervenen	8 mal
in Höhe der Nierenvenen	15 mal
im Bauchteil	22 mal
an der Teilungsstelle	11 mal (OCHSNER u. a.)

2. Scharfe Verletzungen

Bei scharfen Arterienverletzungen im Zivilleben fanden MORRIS u. Mitarb. bei 129 Patienten 33 mal Verletzungen der benachbarten Nerven, 22 mal Verletzungen der großen Venen, 18 mal Verletzungen der anliegenden Sehnen, 13 mal der anliegenden Knochen.

Ein weiterer Erfahrungsbericht über 220 scharfe Arterienverletzungen im Zivilleben stammt ebenfalls von MORRIS u. Mitarb.

Bezüglich der Lokalisation von scharfen Arterienverletzungen der oberen Extremität fanden SMITH u. Mitarb. an 54 Patienten folgendes:

Truncus brachiocephalicus (A. innominata)	1
A. subclavia	2
A. axillaris	6
A. brachialis	30
A. radialis	6
A. ulnaris	6
A. radialis und ulnaris	3

Den seltenen Fall einer Verletzung der Femoralarterie, wobei ein Stich bei einem Betrunkenen zu einem ausgedehnten retroperitonealen Haematom bis zum Zwerchfell, einer Blutdurchtränkung des Beckenbodens und Blutgerinnsel in den Faszienlogen der hinteren Oberschenkelmuskulatur bis zum Kniegelenk führte, beschrieb PUTINTSEW.

3. Stumpfe Verletzungen

Arterienverletzungen nach stumpfer Gewalteinwirkung an den Extremitäten und am Rumpf sind auch in Friedenszeiten nicht häufig. Nach einer vollständigen Arterienzerreißung kann die sofortige oder alsbaldige Amputation die Folge sein (DIMTZA). Handelt es sich aber nur um Teileinrisse in der Arterienwand, so bildet sich ein chronisch-ischämischer Zustand aus.

Die meisten Kontusionen entstehen bei Arbeiten in der Landwirtschaft (Wagenrad, Deichsel, Huftritt, Sturz vom Baum) und auf dem Bau (Stoß durch Balken, Maschinen, Krane, Sturz, Verschüttetwerden usw.).

Schwere Verletzungen mit totaler Arterienzerreißung, meist mit Frakturen oder Luxationen verbunden, wurden im Sport beobachtet bei Zusammenprall und Sturz, bei Fußball, Schlittenfahren, Ski- und Radfahren. Man spricht von chronischer Arterienkontusion, wenn nicht achsengerecht verheilte Frakturen oder große Kallusbildungen mit vorstehenden Knochenteilen benachbarte Arterien durch Verdrängung oder Abknickung funktionell oder anatomisch schädigen.

Zwei Fälle einer Durchtrennung der A. femoralis communis infolge eines stumpfen Trauma veröffentlichte FRASER.

Die vollständige Durchtrennung der A. poplitea infolge eines stumpfen Trauma beobachteten FISCH und HOCHHAUSER.

Eine weitere Arbeit über Arterienverletzungen im Zivilleben stammt von NEELY u. Mitarb.

An eindrucksvollen Beispielen zeigte VOGT, wie wichtig es ist, bei einem eine Extremität treffenden Trauma stets an eine Verletzung der Arterien, die unter Umständen nur die Intima betreffen kann, zu denken. Eine durch Intimariß der Arterie nicht selten komplizierte Thrombose kann nur durch Überwachung des Patienten festgestellt werden.

Auf traumatische Arterienverschlüsse als Komplikation bei Nervenläsionen nach stumpfen Traumen wies FELTEN hin.

Über arterielle Durchblutungsstörungen an den Extremitäten nach stumpfen Traumen berichteten auch DIMTZA und PÄSSLER und über die akute Ischämie traumatisierter Gliedmaßen NOLAN und McQUILLAN.

Über Arterienverletzungen bei Frakturen referierten BASSETT und SILVER.

Tödliche Verblutungen nach subkutanen Verletzungen sind sehr selten. FAULWETTER beobachtete eine subkutane Zerreißung der A. femoralis bei einer schweren Quetschung der rechten Beckenhälfte. Er wies darauf hin, daß die stärksten Gewebsblutungen bei Gefäßzerreißungen infolge stumpfer Gewalt beobachtet werden.

Ferner wird in dem Auseinanderreißen der Bindegewebsspalten und Muskelsepten infolge der einsetzenden stumpfen Gewalt eine begünstigende Möglichkeit zur ausgedehnten Hämatombildung erblickt.

Nach Quetschung des Unterschenkels kann es zur Entwicklung schwerster Durchblutungsstörungen mit dem klinischen Bild einer zunächst homologen, später bilateralen Arteriitis obliterans kommen (DÉROBERT und GUÉNIOT). Auch bei nicht penetrierenden Traumen kann durch adventitielle Reizung ein segmentärer Spasmus großer Arterienstämme eintreten, der einige Stunden andauert. Pathologisch-anatomisch ist die Adventitia der kontrahierten Arterie streckenweise von Blutungen durchsetzt.

Örtlich begrenzte Thrombosen können durch stumpfe Traumen mit Prellungen und Quetschungen ausgelöst werden, wobei Intimaeinrissen eine bedeutsame Rolle zugeschrieben wird. Für eine Begutachtung ist entscheidend, daß die Verletzungsstelle mit dem Sitz des Verschlusses übereinstimmt, der Unfall nach Art und Schwere für die Entstehung des Gefäßverschlusses in Betracht gezogen werden kann und zwischen Verletzung und Ausbildung der Arterienobliteration ein zeitlicher Zusammenhang besteht. Zusätzlich muß gefordert werden, daß das übrige Gefäßsystem keine krankhaften Veränderungen aufweist, bzw. daß bei degenerativen Alterationen diese das altersübliche Maß nicht überschreiten. Über einen unfallbedingten Verschluß der rechten A. ilica externa nach 20 Jahren berichteten BRAEDEL und PORTMANN.

Bei einem Patienten von LANGER u. VETHACKE hat ein über 2 Jahre lang streng lokalisiert einwirkendes Trauma eine lokale Schädigung einer subkutan gelegenen Arterie ausgelöst, die schließlich Ursache einer partiellen Gefäßwandruptur und einer sekundären verschließenden Thrombose wurde. Die nachweisbaren anatomischen Veränderungen an ihren Ästen entsprachen einer chronischen Entzündung mit Vorherrschen einer Fibrose der Intima, geringeren Grades auch der Media, Schädigung der Elastika und Verengung der Gefäßlichtung. Die Schädigung war durch ein chronisches Trauma ausgelöst worden, dem ein Gewindedreher bei seiner beruflichen Tätigkeit ausgesetzt war. Offenbar sind nach Ansicht der Verfasser auch niederfrequente Erschütterungen – sofern sie regelmäßig über längere Zeit erfolgen – geeignet, Gefäßschäden am Orte der Einwirkung zu verursachen.

In der Zusammenhangsfrage Trauma—periphere Durchblutungsstörung berichteten BISCHOF und JUDMAIER über 3 Fälle, bei denen Gefäßverschlüsse im Bereich der Arteria femoralis nachweisbar waren, die anamnestisch auf ein Trauma zurückgeführt wurden.

4. Posttraumatische Aneurysmen und arteriovenöse Fisteln

Unter Aneurysma versteht man gestaltliche Veränderungen arterieller Gefäße durch die Wirkung des Binnendrucks (BECKER). Entsprechend der Art und Stärke der Schädigung sind die Auswirkungen unterschiedlich. Sie reichen vom Aneurysma verum mit Beteiligung aller Gefäßwandschichten über das Aneurysma dissecans, bei dem das Blut sich zwischen die Gefäßwandschichten eingräbt, bis zum Aneurysma spurium, das als periarterielles Haematom aus einem Riß der Wandung in das angrenzende Gewebe eindringt. Analog unter gleichen Bedingungen entstandene Veränderungen an den großen Rumpf- und Extremitäten-Venen legen nach BECKER ihre Einbeziehung in den Begriff der Aneurysmen nahe. Sie als Phlebektasien zu bezeichnen, sei unzutreffend, weil diese als zylindrisch und spindelförmig beschriebenen Erweiterungen der Venen die für das Aneurysma kennzeichnenden Veränderungen der Gefäßwand vermissen lassen. Andererseits wiederum sei es nicht zweckmäßig, von Phlebektasien als aneurysmatische Erweiterungen zu sprechen.

Über posttraumatische Aneurysmen im Bereich der A. tibialis anterior, carotis interna und A. iliaca berichteten CECCHETTI und SIMEONE und über ein solches der A. radialis ERSKINE.

Eine weitere Arbeit über traumatische periphere Aneurysmen stammt von LLOYD.

Anhand von 190 traumatischen arterio-venösen Fisteln gibt VOLLMAR eine Übersicht über Ätiologie, Pathophysiologie, Klinik und Behandlung. 90% der beobachteten Fisteln kamen durch eine Kriegsverletzung zustande. Der femoropopliteale Gefäßabschnitt war mit 45% am häufigsten betroffen. An 2. Stelle folgten die Gefäße des Armes, einschließlich Schultergürtel (26%). Jene Patientengruppe, bei der die Fistel länger als 5 Jahre unbehandelt bestanden hatte, zeigte in 88% der Fälle eine Herzdilatation, in rund 70% eine Ektasie der zentralen Fistelgefäße. Traumatische arterio-venöse Fisteln an ungewöhnlichen Stellen veröffentlichten CREECH u. Mitarb. Darunter befanden sich Fisteln zwischen A. hepatica und Pfortader durch ein stumpfes Bauchtrauma, zwischen A. femoralis superficialis und profunda sowie zwischen der V. femoralis superficialis nach Explosion einer Dynamitkapsel, dann Fisteln durch Stichwunden des Halses (Fistel zwischen A. innominata und V. cava superior), eine Fistel zwischen li. Koronararterie und Koronarsinus durch stumpfes Bauchtrauma und schließlich eine Fistel zwischen der rechten A. vertebralis und der V. vertebralis durch eine Stichwunde des Halses.

Über arteriovenöse Fisteln und falsche Aneurysmen als Spätkomplikationen von Arterienverletzungen berichteten auch FOMON und WARREN.

Das Herzversagen nach traumatischer arteriovenöser Fistel untersuchten anhand der Befunde bei 14 Patienten PATE u. Mitarb.

5. Posttraumatische Varizen

Zur Frage der posttraumatischen Varizen bemerkt BAUMGÄRTEL, daß zwischen dem Trauma und der vollen Ausbildung des Syndroms eine mehrjährige symptomfreie oder sehr symptomarme Latenzzeit liegen kann. Auch Brückensymptome können fehlen. Dennoch muß in vielen Fällen eines posttraumatischen Syndroms mit Oedemen, Hautpigmentationen, Indurationen, Dermatitis, Ulcus cruris und Varizen die traumatische Genese als zweifelsfrei gelten. Seine Abgrenzung von einem evtl. gleichzeitig bestehenden, anlagebedingten Krampfaderleiden kann Schwierigkeiten bereiten.

Die genuinen Varizen, die bei Bindegewebsschwäche auf angeborener Grundlage bestehen, sind nach EYSOLDT von den sekundären Varizen des postthrombotischen Syndroms zu unterscheiden.

Literatur

BASSETT, F.H., and D. SILVER: Arterial Injury Associated with Fractures. Arch. Surg. **92**, 13—19 (1966).
BAUMGÄRTEL, H.: Posttraumatische Varicen. Hefte Unfallheilk. **78**, 276 (1964).
BECKER, TH.: Das traumatische Aneurysma venosum. Mschr. Unfallheilk. **59**, 145—149 (1965).
BISCHOF, W., u. F. JUDMAIER: Zur Ätiologie und Therapie thrombotischer Gefäßverschlüsse. Dtsch. med. Wschr. **78**, 1436—1437 (1963).
BRAEDEL, H.V., u. J. PORTMANN: Unfallbedingter Verschluß der rechten A. ilica externa. Mschr. Unfallheilk. **67**, 145—149 (1964).
CECCHETTI, P., et M. SIMEONE: Gli aneurismi post-traumatici (Contributo casistico). Riv. Infort. Malprof. 446—460 (1962); Ref. Dtsch. Z. ges. gerichtl. Med. **55**, 126 (1964).
CREECH., O. et al.: Traumatic Arteriovenous Fistula at Unusual Sites. Ann. Surg. **161**, 908—920 (1965).
DÉROBERT, L., et M. GUÉNIOT: L'artérite traumatique. Ann. Méd. lég. **37**, 9—17 (1957); Ref. Dtsch. Z. ges. gerichtl. Med. **47**, 346 (1958).

DIMTZA, A.: Über arterielle Durchblutungsstörungen an den Extremitäten nach stumpfen Traumen. Langenbecks Arch. **291**, 269—272 (1959).
DUBOST, CH., et TH. HOFFMANN: Plaies et traumatismes des gros vaisseaux; in: Handbuch der Thoraxchirurgie. Band 1, S. 593. Berlin, Göttingen, Heidelberg: Springer 1959.
ERSKINE, J.M.: Case Report: A true traumatic aneurysm of the Radial Artery at the wrist successfully treated by resektion and arterial Repair. J. Trauma **4**, 530—534 (1964).
EYSOLDT, K.G.: Unfall-Varizen-Thrombose. Dtsch. med. Wschr. **82**, 818 (1957).
FAULWETTER, F.: Tödliche Verblutung nach subkutaner Gefäßzerreißung. Mschr. Unfallheilk. **52**, 171—177 (1949).
FELTEN, H.: Traumatische Arterienverschlüsse als Komplikation bei Nervenläsionen nach stumpfen Traumen. Mschr. Unfallheilk. **62**, 171—179 (1959).
FISH, G.D., and M. HOCHHAUSER: Laceration of Popliteal Artery Due to Blunt Trauma. Amer. J. Surg. **94**, 651—652 (1957).
FOMON, J.J., and W.D. WARREN: Late Complications of Peripheral Arterial Injuries. Arch. Surg. **91**, 610—616 (1965).
FRASER, G.A.: Closed Traumatic Rupture of Common Femoral Artery. Ann. Surg. **161**, 539—544 (1965).
HOFFMANN, TH., u. F. ROBERT: Traumatische Schädigungen der Arterien und Spätfolgen. Zbl. Chir. **85**, 1709—1720 (1960).
KREMER, K., u. H. MOHR: Traumatische arterio-venöse Fisteln und Aneurysmen. Bruns Beitr. **198**, 484—504 (1959).
LANGER, E., u. W. VETHACKE: Gefäßveränderungen nach rhythmischen Erschütterungen. Mschr. Unfallheilk. **60**, 129—137 (1957).
LLOYD, J.T.: Traumatic Peripheral Aneurysms. Am. J. Surg. **93**, 755—764 (1957).
MORRIS, G.C., et al.: Acute Arterial Injuries in Civilian Practice. Am. J. Surg. **93**, 565—572 (1957).
— Surgical Experience with 220 Acute Arterial Injuries in Civilian Practice. Amer. J. Surg. **99**, 775—781 (1960)
NEELY, W.A., et al.: Arterial Injuries in Civilian Practice: A Current Reappraisal with Analysis of Forty-Three Cases. J. Trauma **1**, 424—439 (1961).
NOLAN, B., and W.M. MCQUILLAN: Acute Traumatic Limb Ischaemia. British J. Surg. **52**, 559—565 (1965).
OCHSNER, J.L., et al.: Injuries of the inferior Vena cava caused by external trauma. Surgery **49**, 397—405 (1961).
PATE, J.W., et al.: Cardiac failure following traumatic arteriovenous fistula: a report of fourteen cases. J. Trauma **5**, 398—403 (1965).
PÄSSLER, H.W.: Durchblutungsstörungen als Komplikation bei Unfallverletzungen. Mschr. Unfallheilk. **66**, 1—13 (1963).
PENN, J.: The vascular Complications of Fractures of the Clavicle. J. Trauma **4**, 819—831 (1964).
PROTEAU, J., and W. TABBARA: Ruptures vasculaires traumatiques. Arch. Anat. path. **11**, 108—112 (1963).
PUTINTSEW, A.V.: A rare case of femoral artery injury. Sud. med. Ekspert **6**, Nr. 47 (1963); Ref. Dtsch. Z. ges. gerichtl. Med. **56**, 132 (1965).
SAUTOT, J.: Plaies des artères. Le Médecin de Réserve **60**, 133—138 (1964).
SMITH, L.L., et al: Acute Arterial Injuries of the Upper Extremity. Am. J. Surg. **106**, 144—151 (1963).
TRESKE, V.: Die Bedeutung von Gefäßreaktionen für den Spontanverschluß verletzter Arterien. Dtsch. med. Wschr. **88**, 56—60 (1963).
VOGT, B.: Die Bedeutung des Intimarisses in der Arterientraumatologie. Praxis **52**, 1326—1330 (1963).
VOLLMAR, J.: Traumatische arteriovenöse Fisteln. Zbl. Chir. **89**, 1930—1939 (1964).

VIII. Verletzungen peripherer Nerven

Traumatische Läsionen peripherer Nerven finden sich unter Berücksichtigung eines größeren Materials nach PADOVANI in folgender Anzahl:

Plexus brachialis	4 %
N. medianus	19,5%
N. radialis	12 %
N. cubitalis	26,5%
N. ischiadicus	19 %
N. musculo-cutaneus	1 %
N. ischiadicus internus	18 %

Nervenläsionen können die Folge offener Verletzungen sein oder geschlossener. Im Frieden handelt es sich meist um Stichverletzungen, Schnittverletzungen oder Glassplitter. Die Nervendurchtrennung ist in diesen Fällen glatt; es besteht wenig Infektionsgefahr. Doch können minimale Verletzungen schwere Funktionsstörungen des Nerv nach sich ziehen.

Eine Beobachtung von HAACK zeigt, daß auch bei einer „einfachen Kontusion" eine Nervenzerreißung eintreten kann, insbesondere, wenn der Nerv an einer relativ ungeschützten Stelle getroffen wird, wie es beim N. peroneus in seinem Verlauf am Fibulaköpfchen der Fall ist.

Über 17 Fälle mit Schmerz und Parästhesien infolge einer Verletzung des sensorischen Astes des N. radialis und seiner Umgebung berichteten LINSCHEID.

Klinische und gerichtsärztliche Betrachtungen über das Syndrom der progressiven posttraumatischen Lähmungen und Atrophien stammen von TABBARA und PROTEAU.

Das traumatische oder Amputationsneurom ist eine Regenerationsgeschwulst und wird vorwiegend an peripheren Nerven beobachtet, mitunter jedoch auch an Nerven des vegetativen Systems. Das Amputationsneurom stellt keine echte Geschwulst dar, sondern eine geschwulstartige Überschußbildung. Sie besteht aus markhaltigen Nervenfasern und proliferierten Schwannschen Zellen und ist von Bindegewebssträngen sowie Nervengewebe umgeben und durchzogen.

Durch die beiden Weltkriege mit der großen Zahl von Nervenverletzungen sind die pathologisch-anatomischen Befunde vor allem an exzidierten Nervennarben und von Amputationsneuromen näher bekannt geworden. Abgesehen von der totalen oder partiellen Durchtrennung der Nerven kommen Lähmungen durch Prellung, Dehnung oder Druck zustande (KRÜCKE).

Bei einer totalen Durchtrennung der Nerven durch Schuß, Schnitt oder Zerreißung fehlen die gerichteten Wege der Endoneuralrohre als Leitweg für die auswachsenden neuen Nervenfasern.

Nach den Ausführungen von KRÜCKE wird die Lücke zwischen den beiden Nervenstümpfen durch Blutungen und Exsudatmassen gefüllt; destruktiv-degenerative Vorgänge beherrschen zunächst das Bild. Besonders bei Kriegsverletzungen führen Fremdkörpereinsprengungen und Infektionen zu entzündlichen Reaktionen. Es bildet sich ein Granulationsgewebe mit Fibroblasten aus, das später unter Neubildung zahlreicher ungeordneter retikulärer und kollagener Fasern zur bindegewebigen Narbe führt. Die Wallersche Degeneration läuft im distalen Abschnitt ab. Aussprossende Achsenzylinder wandern an der Oberfläche der Fibroblasten und der neugebildeten retikulären und kollagenen Fasern entlang. Unter günstigen Umständen können sie den distalen Stumpf erreichen, meist aber verlaufen sie in divergierender Richtung. Zusammen mit der Proliferation der Schwannschen Zellen tragen die einwachsenden Achsenzylinder zu der geschwulstartigen, keulenförmigen Anschwellung beim sog. Amputationsneurom bei.

Literatur

HAACK, K.J.: Über subkutane Verletzungen des N. peroneus. Mschr. Unfallheilk. **60**, 179—180 (1957).

KRÜCKE, W.: Die Erkrankungen der peripheren Nerven; in: Kaufmann, Lehrb. d. spez. path. Anat. III Bd., 2. Teil, S. 788. Berlin: De Gruyter 1961.

LINSCHEID, R.L.: Injuries to Radial Nerve at Wrist. Arch. Surg. **91**, 942—946 (1965).

PADOVANI, P.: Etiologie des lésions nerveuses traumatiques. La Revue du Praticien **15**, 393—397 (1965).

TABBARA, W., et J. PROTEAU: Le syndrome extenso-progressif. Considérations chimiques et médico-légales. Ann. Méd. lég. **43**, 303—318 (1963).

IX. Verletzungen des Knochens

1. Bruchformen und ihre Entstehung

subperiostale Fraktur (Grünholzbruch)
Infraktion (Fissur)
Biegungsbruch
Quer- und Schrägbruch
Torsionsbruch
Stauchungs- oder Kompressionsbruch
Abscherbruch
Rißbruch
Ausrißbruch
Impressionsbruch
Schußbruch

Aus der Kenntnis des Verletzungsherganges läßt sich nach Sjövall weitgehend auf die zu erwartende Form des Bruches der langen Röhrenknochen schließen, wie man umgekehrt aus der Frakturgestalt die Art der äußeren Gewalteinwirkung herleiten kann.

Nach den Untersuchungen von Sellier kann beim Knochenbruch auch ein Dreieck ausgesprengt werden, dessen Basis der Gewalteinwirkung gegenüberliegt. Die Basis eines „klassischen" Dreiecks liegt immer an der Seite der Gewalteinwirkung. Das Dreieck wird um so schmaler, je konzentrierter die Gewalteinwirkung ist und je schneller sie einwirkt. Beim „falschen" Dreieck liegt die Basis der Gewalteinwirkung abgelegen.

Über eine Zunahme multipler Frakturen und ihrer Ursachen berichtete Geisthövel.

Kryukov untersuchte 104 Schädel und 221 Becken in Beziehung zum Unfallgeschehen. Durch Druck entsteht am Ort der Einwirkung eine stärkere örtliche Deformierung (unabhängig, ob die Krafteinwirkung von außen oder von innen erfolgt). Abhängig von der Struktur des Knochens verlaufen Bruchlinien und Risse (mit Sägezahn-Form in Richtung der Gewalteinwirkung).

Mit den Knochenverletzungen im Kindesalter, insbesondere mit den Brüchen des Condylus radialis humeri, der suprakondylären Oberarmfraktur, dem Schenkelhalsbruch, den pertrochantären Oberschenkelbrüchen und den Oberschenkelschaftbrüchen beschäftigen sich Rehbein und Hofmann.

Über Diaphysenfrakturen bei Kindern berichteten auch Moesner und Ostergaard.

Die Refrakturen bei 63 Kindern im Alter von 2—15 Jahren, die innerhalb von 5 Jahren entstanden waren, untersuchte Frinta. Es ist dabei nie zu einer Refraktur in der alten, knöchern fest verwachsenen Bruchlinie gekommen. Es war immer wieder der Callus, der einer kurzen Ruhigstellung wegen noch unreif oder der durch unzweckmäßige Behandlung geschwächt war und zusammenbrach. Der Verfasser nennt deshalb solche wiederholte Unfälle Callusbrüche.

Knochenfrakturen bei Blutern werden als schwere Traumen angesehen, denen man die größte Aufmerksamkeit widmen muß. 5 Knochenfrakturen bei 3 Blutern beschrieb Svoboda.

Die ätiologischen und pathophysiologischen Theorien und Ergebnisse bei Sudeck bespricht Taubert. Nach seinen Untersuchungen fand sich ein Anteil von 2,7% bei Extremitätenfrakturen; am stärksten gefährdet waren Frauen im Alter von 41 bis 60 Jahren.

Die bei multiplen Frakturen auftretenden Früh- und Spätkomplikationen untersuchte Müller. Er fand unter den Frühkomplikationen an erster Stelle die

Fettembolie stehend; im späteren Verlauf ist mit Komplikationen wie Lungenarterienembolie, verzögerter Frakturheilung, Osteomyelitis und Harnwegsinfektionen zu rechnen.

2. Posttraumatische Osteolyse

Das Vorkommen einer posttraumatischen Osteolyse ist nach KNOCH äußerst selten. Der Verfasser hält diese nicht für eine Krankheit sui generis, sondern für ein Symptom einer Grundkrankheit. Technische Mängel der Röntgenbilder können bei der Diagnosestellung vorliegen. Durch diese Fehlerquelle entsteht der Eindruck eines zirkumskripten osteolytischen Bezirkes.

Zur Ursache der sog. posttraumatischen Osteolyse, besonders solcher der oberen Extremität, nimmt SCHROTH kritisch Stellung. Er ist der Meinung, daß der größte Teil dieser Osteolysen eine syndromarme Syringomyelie zur Ursache habe und begründet seine Auffassung.

Nach einem Überblick über die bisher beschriebenen Fälle einer traumatischen Osteolyse des lateralen Claviculaendes beschrieb DYCK einen weiteren Fall, der auf ein mehrmaliges embolisches Geschehen mit nachfolgendem Gefäßverschluß zurückgeführt wird.

Eine weitere Beobachtung einer posttraumatischen Osteolyse des Schlüsselbeins erfolgte durch GAERTNER und SCHWIER.

Zwei Fälle einer Osteolyse nach einem Trauma berichteten HALABY und DI SALVO.

Durch Gegenüberstellung von 2 Krankheitsgeschichten und Röntgenbefunden zeigte STENGG, daß bei Zusammentreffen von Knochennekrose und Trauma die Verschlimmerung zum wesentlichen Teil das Fortschreiten des Knochengewebstodes und nicht die Folgen des Trauma betrifft, andererseits bei Verletzung durchblutungsgestörten Knochens diese ohne weiteres und auch ohne wesentliche Verzögerung ausheilen kann.

3. Ermüdungsfraktur

Ermüdungsbrüche, d.h. Brüche, die ohne unmittelbare Gewalteinwirkung an einem gesunden Knochen entstehen, beschrieben auch GOUGEON und MOREAU-HOTTIN. Die klinischen Zeichen, Schmerzen und örtliches Oedem, treten in Erscheinung bei intensiver und ungewöhnlicher körperlicher Überanstrengung eines Knochens, der immer in dem gleichen elektiven Bereich getroffen wird. Die Röntgenaufnahme zeigt einen ganz eigenartigen Aspekt, bei dem der mehr oder weniger vollständige Riß mit einer randständigen Verdichtung, die dem Callus den Weg bereitet, vergesellschaftet ist.

Die radiologische Untersuchung einer Marschfraktur der Tibia erlaubt nach GARRETA u. Mitarb. praktisch nie, sie im Anfangsstadium zu erkennen. Das erste Zeichen besteht aus einer periostalen Auflagerung, die mit einem Verzug von mehreren Wochen erscheint. Die Entdeckung einer Knochenfissur erlaubt die Vermutungsdiagnose.

BASEK knüpft an die Arbeit von ZDENKOVIC aus dem Jahre 1958 an und bespricht weitere 27 Fälle von Ermüdungsschäden der Knochen bei Soldaten. Sie sind bei 25 Soldaten aufgetreten und ereigneten sich alle, mit einer Ausnahme, im 1. Jahr der Militärdienstzeit.

Insgesamt 13 Fälle von Ermüdungsfrakturen des Femurhalses, einer seltenen Lokalisation von Ermüdungsfrakturen, berichtete ERNST bei dänischen Soldaten, wobei 5mal eine vollständige Fraktur mit Verschiebung der Bruchstücke eingetreten war. Bei den anderen 8 bestanden unvollständige Frakturen.

Weitere Arbeiten über Streßfrakturen stammen von DEVAS, GILBERT und JOHNSON.

Die häufigste Ursache des Marschoedems ist die Marschfraktur am Metatarsale II, III oder IV. Weiterhin kann es sich nach einem mehr oder minder starken Trauma am Fußrücken entwickeln (DIETRICH).

4. Traumatische Schädigung der Epiphysen

Eine Schädigung der Epiphyse kann erfolgen durch:
1. Kontusion und Distorsion
2. Epiphysenlockerung
3. Epiphysenzerreißung mit partiellen oder totalen Verschiebungen (WITT).

Wachstumsstörungen nach Epiphysenlösungen und epiphysennahen Frakturen der langen Extremitätenknochen im Kindesalter treten entsprechend den Nachuntersuchungen von GREWE und NIEMANN selten auf. Grobe Funktionsstörungen und klinisch bedeutsame Restschäden infolge Störungen des Längenwachstums stellten die Verfasser bei insgesamt 127 nachuntersuchten Fällen 2mal fest.

5. Ossifikation nach neurologischen Verletzungen

Bei paraplegischen Patienten treten nach KÄUFER in etwa 50% der untersuchten Fälle eigentümliche, oft multiple Knochenneubildungen um die Gelenke oder in den Weichteilen der gelähmten Glieder auf.

Auch BENASSY u. Mitarb. konnten ungewöhnliche Ossifikationen bei verschiedenen neurologischen Verletzungen studieren. Außer den wohlbekannten Ossifikationen bei Querschnittgelähmten wurden auch Beobachtungen über Ossifikationen bei traumatischen und nicht traumatischen (z.B. intrakraniellen Operationen) Hirnverletzungen und nach Kohlenoxydvergiftungen beschrieben. In allen 13 Fällen von CARANDRIELLO war der Heilungsprozeß der Brüche durch eine reichliche und frühzeitige Callusbildung gekennzeichnet.

Einen Beitrag zur Kasuistik der posttraumatischen Calcinosis interstitialis lieferte SIELAFF.

Schwere Schädel-Hirnverletzungen sind häufig mit Brüchen der Gliedmaßen oder des Rumpfes assoziiert. CARANDRIELLO konnte beobachten, daß in einigen dieser Fälle eine Neigung zur schnellen und reichlichen Knochenneubildung im Bruchbereich bestand. Der Verfasser stellte eindeutig fest, daß nach Hirnverletzungen mit Bewußtlosigkeit die evtl. vorhandenen Brüche eine deutliche Neigung zur frühzeitigen und reichlichen Knochenneubildung zeigten.

6. Posttraumatische Osteomyelitis

Für die Haftung von Erregern im Knochenmark sind nach GRUNDMANN eine ganze Anzahl von Konditionen zu berücksichtigen. Es wird von der Aggressivität und der Masse der Erreger sowie von der Reaktionslage des Organismus abhängen, ob die in das Mark eingedrungenen Keime eine Osteomyelitis verursachen können. Ein Trauma löst entsprechend der Stärke der Verletzung gemäß der Rickerschen Stufenregel an der terminalen Endstrombahn Zustände wie Prästase und Stase aus, welche das Ansiedeln von Erregern im Knochenmark erleichtern. Es muß ein erhebliches Trauma nachgewiesen werden, wobei insbesondere der Nachweis eines Haematoms nützlich sein kann, da es beweist, daß überhaupt ein schwereres Trauma den Knochen getroffen hat.

Literatur

Basek, H.: Ermüdungsschäden der Knochen bei Soldaten. Rozl. v. Chir. 39, S. 821—822 (1960); Ref. Med. d. Sowjetunion 9, 278 (1962).
Benassy, J., et coll.: L'ostéogénèse neurogène. Revue chir. orthop. 49, 95—116 (1963).
Brückner, H.: Mehrfachfrakturen der Gliedmaßen. Mschr. Unfallheilk. 65, 101—110 (1962).
Carandriello, B.: Die Knochenneubildung in den Brüchen bei Patienten mit schweren Schädelverletzungen. Z. Orthop. 100, 21—25 (1965).
Delahaye, R.P., et coll.: L'ostéopathie fibreuse localisée posttraumatique du tibia. J. Radiologie 46, 1—10 (1965).
Devas, M.B.: Stress Fractures. The Practitioner 196, 70—76 (1966).
Dietrich, K. F.: Zur Problematik des sogenannten Marschoedems. Wehrmed. Mschr. 9, 187—188 (1965).
Dyck, P.: Traumatische Osteolyse des lateralen Klaviulaendes. Zbl. Chir. 88, 953—956 (1963).
Ernst, J.: Stress Fracture of the Neck of the Femur. J. Trauma 4, 71—83 (1964).
Freese, P.: Frakturen an Amputationsstümpfen und amputierten Gliedmaßen. Mschr. Unfallheilk. 68, 433—439 (1965).
Frinta, J.: Refrakturen im Kindesalter. Zbl. Chir. 82, 1241—1249 (1957).
Gaertner, W., u. V. Schwier: Die posttraumatische Osteolyse des Schlüsselbeins. Zbl. Chir. 80, 953—955 (1955).
Garreta, L., et coll.: Les fractures de marche du tibia. Ann. Radiologie 7, 839—857 (1964).
Geisthövel, W.: Über mehrfache Knochenbrüche. Med. Welt 17, 381—385 (1966).
Giebel, M.G., u. H.P. Gohde: Frakturen im Greisenalter. Mschr. Unfallheilk. 61, 161–172 (1958).
Gilbert, R.S., and H.A. Johnson: Stress Fractures in Military Recruits — A Review of Twelve Years Experience. Military Medicine 131, 716—721 (1966).
Grewe, H.E., u. Fr. Niemann: Wachstumsstörungen nach Frakturen im Kindesalter. Bruns Beitr. 212, 185—205 (1966).
Gougeon, J., et J. Moreau-Hottin: Les fractures de fatigue. La Semaine des Hopitaux 41, 1745—1756 (1965).
Grundmann, G.: Der Einfluß des Traumas auf die Haftung von Erregern im Knochenmark. Dtsch. med. Wschr. 78, 1183 (1953).
Halaby, F.A., and E. Di Salvo: Osteolysis: A Complication of Trauma. Report of 2 Cases. Am. J. Roentgenology 94, 591—594 (1965).
Holzhausen, G.: Gerichtsmedizinische Beurteilung von Messererbrüchen. Ref. Dtsch. Z. ges. gerichtl. Med. 55, 24 (1964).
Käufer, C.: Über knöcherne Neubildungen bei Paraplegikern. Dtsch. med. Wschr. 90, 1674—1676 (1965).
Knoch, H.G.: Über die posttraumatische Osteolysis. Zbl. Chir. 89, 1519 (1964).
Kryukov, V. N.: Some mechanismus of the flat bones injury in man. Sud. med. Ekspert. 7, 11—14 (1964) (russisch); Ref. Dtsch. Z. ges. gerichtl. Med. 56, 241 (1965).
Lang, F.J., u. J. Thurner: Erkrankungen der Gelenke; in: Kaufmann, Lehrbuch der spez. path. Anatomie. Band II, S. 1985—2264. Berlin: De Gruyter 1962.
Longhi, G.: Le Fratture articolari dell'adulto. Minerva medica 1—30 (1965).
Moesner, J., and A.H. Ostergaard: Diafyseraktur hos born. Den spontane korrektion af akseshaevhed. Nordisk Med. 75, 355—357 (1966).
Müller, E.: Früh- und Spätkomplikationen bei multiplen Frakturen. Zbl. Chir. 91, 291—302 (1966).
Permjakov, N.K.: Traumatische Veränderungen der Gelenke; in: Vielbändiges Handbuch der path. Anatomie. Bd. 6, S. 293—319. Moskau: Medgis 1962.
Rehbein, F., u. S. Hofmann: Knochenverletzungen im Kindesalter; Langenbecks Arch. 304, 539—562 (1963).
Schroth, R.: Beitrag zum Problem der sog. lokalisierten, posttraumatischen Osteolysen. Zbl. Chir. 81, 601—606 (1956).
Sellier, K.: Zur Mechanik des Knochenbruchs. Dtsch. Z. ges. gerichtl. Med. 56, 341—348 (1965).
Sielaff, G.: Beitrag zur Kasuistik der posttraumatischen Calcinosis interstitialis. Zbl. Chir. 89, 986—989 (1964). [(1957).]
Sjövall, H.: Die Formen der Frakturen der langen Röhrenknochen. Zbl. Chir. 82, 1234—1241
Smoljannikov, A.W.: Die Knochenbrüche; in: Vielbändiges Handbuch der pathologischen Anatomie. Bd. 6, S. 13—59 (russisch). Moskau: Medgis 1962.
Stengg, R.: Knochennekrose und Trauma. Wien. med. Wschr. 116, 189—190 (1966).
Svoboda, M.: Knochenfrakturen bei der Hämophilie. Fortschr. Röntgenstrahlen 103, 314—319 (1965).
Taubert, G.: Über das posttraumatische Sudeck-Syndrom. Zbl. Chir. 87, 1508—1515 (1962).
Witt, A.N., u. H. Mittelmeier: Unterschenkel und Fuß. Traumatische Veränderungen; in: Handbuch der Orthopädie. Bd. IV, Teil II, S. 1137—1215. Stuttgart: Thieme 1961.

C. Traumatischer Schock

1. Vorkommen und Definition

Nach äußeren Gewalteinwirkungen, wie Verletzungen, Knochenbrüchen, Verschüttungen, Verbrennungen, Verbrühungen, nach Operationen, Blutverlusten, Weichteilquetschungen und anderen, auch im Verlauf von manchen Erkrankungen, wie z.B. bei Peritonitis, Harnleitersteinkolik, akuter Pankreasnekrose usw., kennt man von alters her eine Allgemeinstörung des ganzen Organismus, die nicht für ein bestimmtes Trauma oder eine bestimmte Krankheit spezifisch ist (EUFINGER). Das hervorstechendste klinische Merkmal ist die Hypotension. Auch an relativ geringfügige Traumen können sich unter Umständen schwere, mitunter tödliche Kreislaufzusammenbrüche anschließen (FISCHER).

Nach KERN und WIMERS versteht man heute, abweichend vom früheren Sprachgebrauch, unter „Schock" ein schweres Kreislaufversagen, das infolge ungenügender Blutversorgung zu einer Hypoxie der Organe und damit zur Azidose führt.

In der Chirurgie versteht man nach den Ausführungen von LOB unter Schock einen reflektorisch über das sensible oder vegetative Nervensystem ausgelösten Zustand, der dem Kollaps in vielen Beziehungen ähnelt. Es ist zu unterscheiden:

1. primärer traumatischer Schock, der sich unmittelbar an das Trauma anschließt. Derartige Schockzustände sind

    a) der psychische Schock (Schreckreaktion)

    b) reflektorisch bedingte Schockzustände, wie Schmerzreize, reflektorischer Schock bei Lungenembolien und Schlag gegen den Carotis-inus

    c) Schockerscheinungen nach Commotio cerebri als Folge der direkten Schädigung regulatorischer Zentralstellen.

2. Sekundär traumatischer Schock. Dieser entwickelt sich erst im Anschluß an ein schweres körperliches Trauma, wobei der Zustand nicht reflektorisch oder psychisch ausgelöst wird, sondern durch die Folgen der schweren Verletzung.

RUSHMER u. Mitarb. geben eine sehr genaue Einteilung der verschiedenen Formen des Schocks und weisen darauf hin, daß bei einem Überblick über die den arteriellen Blutdruck regulierenden Mechanismen nahezu allen bekannten Faktoren, die theoretisch das Herzzeitvolumen oder den peripheren Gesamtwiderstand beeinflussen, für die Entstehung des Schocks von Bedeutung sein können.

FRIEDBERG und SCHÄFER folgen dem Einteilungsschema von BLALOCK und unterscheiden 3 verschiedene Schock- und Kollapsformen als Reaktion des Kreislaufs auf Schädigungen von außen oder innen:

    a) haemorrhagischer oder hypovolämischer Kollaps (Blut- oder Plasmaverlust), Quetschungen, Verbrennung oder Erfrierung, Hitze

    b) neurogener Schock oder primärer Kollaps als Reflexvorgang oder durch psychische Einflüsse (Orthostase, Stoß, Schmerz, Myokardinfarkt, Lungenembolie, Lumbalanästhesie, Eingeweideperforation)

    c) parayltischer (Infektionen, Intoxikationen, Anaphylaxie).

Schock im etymologischen Sinne heißt Stoß, Schlag, Erschütterung. Auf das menschliche Schockgeschehen übertragen bedeutet es nach SAEGESSER die plötzliche Herabsetzung aller körperlichen und geistigen Funktionen, wobei die auslösende Ursache ganz verschieden sein kann. Die wichtigsten Schockformen sind:

    1. chirurgischer oder Wundschock
    2. haemorrhagischer Schock
    3. Verbrennungsschock

4. septischer Schock
5. Dehydrationsschock
6. Narkoseschock
7. Operationsschock
8. Herzschock
9. psychischer Schock
10. allergischer Schock
11. toxischer Schock: Endotoxinschock (Toxine der Coligruppe), Insulinschock
12. Elektroschock.

Kardiogener Schock, d.h. Schock infolge akuten Herzversagens, kann unter verschiedenen Umständen auftreten, so bei Myokardinfarkt, perakuter Myokarditis, extremer paroxysmaler Tachykardie oder extremer Verlangsamung des Herzschlags, bei der Herzbeuteltamponade, nach Herzruptur und in der Endphase chronischen Herzversagens.

Der hypovolämische Schock bedeutet eine echte, akute Verkleinerung des zirkulierenden Blutvolumens. Unter diesen Begriff fallen der chirurgisch-traumatische, der haemorrhagische und der Verbrennungsschock.

Die Hypovolämie, d.h. das Defizit der peripheren Zirkulation, entsteht durch Verlust von Gefäßinhalt: Blut, Plasma, Wasser, Elektrolyte. Der Austritt erfolgt nach außen in die Gewebe oder in die Körperhöhlen. Die periphere Zirkulation nimmt ab (Hypovolämie), der Blutdruck fällt (Hypotension), die Gewebe erhalten zu wenig Sauerstoff (Hypoxydose): die 3 ,,H" des akuten Schocks. Nach SAEGESSER läßt der hypovolämische Schock primär eine Commotio vascularis und, zu einer Minusdekompensation des peripheren Kreislaufs führend, in seinem Ablaufe eine vasokonstriktorische, eine vasodilatatorische und eine vasoatonische Phase erkennen, welche meist klinisch deutlich abgrenzbar sind.

Ebenso versteht SCHNEIDER unter Schock eine akute, mehr oder weniger allgemeine Verminderung der Gewebsdurchblutung, so daß eine Hypoxydose eintritt. Es erscheint günstiger, nicht mehr eine Trennung in Schock und Kollaps vorzunehmen, sondern nur noch den Ausdruck Schock zu verwenden und gegebenenfalls zu unterscheiden zwischen einem Schock mit und einem Schock ohne Blutdrucksenkung.

Nach FREY ist der alte Streit über den Unterschied zwischen Kollaps und Schock überholt, zumal über die Pathophysiologie und die Therapie Einigkeit herrscht. Die Begriffe Kollaps und Schock werden von der modernen internationalen Literatur nicht mehr getrennt. Im angloamerikanischen Schrifttum wird vor allem der traumatische Schock genau definiert als Hypovolämie (Verminderung der zirkulierenden Blutmenge) aufgefaßt mit allen therapeutischen Konsequenzen des sofort notwendigen Blutersatzes. Einzelne Autoren halten allerdings an Kollaps als einem übergeordneten Begriff fest; unter Schock verstehen sie nur einen parasympathisch gesteuerten Kreislaufzustand.

Nach HOSSLI ist eine scharfe Trennung der beiden Zustände Schock und Kollaps klinisch kaum möglich. Es handelt sich lediglich um zwei kreislaufdynamisch verschiedene, in der Regel sich folgende, ineinander übergehende Situationen des gleichen pathophysiologischen Ablaufes.

Auch AHNEFELD und ALLGÖWER halten für die operativen Fächer sowohl aus diagnostischen als auch therapeutischen Gründen eine Abgrenzung des Schocks vom Kollaps für nicht möglich. In Anlehnung an die international übliche Nomenklatur sollte Schock als Oberbegriff zumindest für alle traumatisch bedingten hypotensiven Kreislaufdysregulationen Verwendung finden. Obwohl eine Abgrenzung verschiedener Verlaufsformen des Schocks nach pathophysiologischen und hämodynamischen Kriterien möglich ist, zeigen alle hypotonen Kreislaufveränderungen die gleichen Auswirkungen auf den Organismus, wobei lediglich Dauer und Intensität die Schwere der hämodynamischen und metabolischen Störung bestimmen.

Bei der Klassifizierung des Schocks unterscheidet man auch zwischen ,,primären" und ,,sekundären" und zwischen ,,reversiblen" und ,,irreversiblen" (NELSON).

Unter dem Begriff ,,Spätschock" versteht EUFINGER einen Symptomenkomplex, der durch Wasserausscheidungsstörungen, die bis zur Anurie gehen und tödlich enden können, und Reststickstofferhöhungen gekennzeichnet ist.

Bezüglich eingehender Darstellung über Pathophysiologie, pathologische Anatomie und die Grundzüge der Schocktherapie sei auf den Handbuchbeitrag von BUCHBORN im Handbuch der Inneren Medizin verwiesen und hinsichtlich Schock, Trauma und chirurgische Eingriffe auf SIMEONE. Neuere Gesichtspunkte zu Schock und Kollaps veröffentlichte UEBERMUTH.

Eine weitere Arbeit über den traumatischen Schock stammt von BERGMANN. Auch bei Kriegsverletzungen stehen nach Einführung der Antibiotika nunmehr die Schockzustände im Vordergrund der Todesursachen bei schweren Organtraumen, und insbesondere bei Schädelverletzungen besteht häufig ein irreversibler Schock. Die Antibiotika ermöglichten es, zusammen mit entsprechender chirurgischer Wundversorgung, die Gefahren schwerer Infektionen erheblich zu bannen (FISCHER).

2. Veränderungen des Blutkreislaufes

Der Kreislaufzusammenbruch ist immer der Ausdruck eines Mißverhältnisses zwischen Gefäßvolumen und zirkulierender Flüssigkeitsmenge mit Versagen der kompensatorischen Gefäßtonisierung.

Unter Einwirkung der den Schock auslösenden Faktoren entsteht nach den Ausführungen von AHNEFELD zunächst bei einem relativ geringen Volumenverlust eine lokalisierte Gefäßkonstriktion in der Peripherie. Die Arteriolen sind stark gedrosselt, der periphere Widerstand vergrößert, der Blutdruck dadurch weitgehend normalisiert, lebenswichtige Organe bis zu diesem Zeitpunkt maximal durchblutet. Durch einen weiteren Volumenverlust entsteht jedoch wiederum ein Mißverhältnis zwischen zirkulierender Blutmenge und Gefäßkapazität. Die bis dahin auf die Peripherie beschränkte Gefäßkonstriktion wird verstärkt. Der gesamte periphere Kreislauf sistiert schließlich zugunsten lebenswichtiger zentraler Gebiete (Zentralisation). Diese kompensatorische Gefäßregulation kann aber auch nur eine bestimmte Zeit bestehen bleiben. Während noch eine genügende Sauerstoffversorgung des Myokards und zentralen Nervensystems als der für das Leben wichtigsten Zentren sichergestellt ist, ruft die durch Abdrosselung schließlich auch in den Nieren und in der Leber entstehende Hypoxie schwere Schäden hervor. Ob allein der Sauerstoffmangel in den Zellen der Medulla oblongata, ob toxische Substanzen oder hormonelles Versagen schließlich zu einem Zusammenbruch führen, ist nicht sicher geklärt. Es läßt sich jedoch einwandfrei feststellen, daß die Gefäßkonstriktion meistens sehr plötzlich von einer Dilatation gefolgt wird. Ein durch körpereigene Regulation nicht mehr behebbares Mißverhältnis zwischen Gefäßkapazität und vorhandener Flüssigkeitsmenge wird offenbar. Das akute Gefahrenmoment entsteht, da der venöse Rückfluß, also das Blutangebot zum Herzen zu gering ist.

Bei einer Verminderung des venösen Rückflusses (z.B. bei Blutverlust) zum Herzen wird vorübergehend der Auswurf des Herzens vermindert. Es genügt jedoch schon eine Abnahme der Pulsamplitude, um über die Pressorezeptoren in Carotis-Sinus und Aorta die sympathischen Kreislaufzentren zu enthemmen. Es kommt über die Pressorezeptoren zu einer Steigerung der Frequenz und Kontraktion des Herzens, damit zur Mobilisierung von Blut aus der Lunge, weiter zu einer gewissen Konstriktion der Venen und so zu einem erhöhten Blutrückfluß zum Herzen und schließlich zu Vasokonstriktion in bestimmten arteriellen Gebieten. Diese Konstriktion betrifft vor allem Haut und Darm, weniger den Muskel, überhaupt nicht Herz, Gehirn und Nieren. Der arterielle Mitteldruck ist völlig gehalten, nur der diastolische Druck ist entsprechend der Erhöhung des peripheren Gesamtwiderstandes leicht erhöht, der systolische Druck leicht gesenkt, also die Druckamplitude verkleinert.

Geht die Ausblutung weiter, dann verstärken sich diese Reaktionen, aber der arterielle Mitteldruck kann nicht mehr voll gehalten werden und entsprechend sinkt nun auch die Gehirndurchblutung ab. Die Herzfrequenz steigt anfänglich rapide an; die Durchblutung der Leber sinkt etwa parallel zur Senkung des Herzminutenvolumens und des Blutdrucks.

Die Zentralisation verhindert ein weiteres Absinken von Herzminutenvolumen und Blutdruck; sie ermöglicht auch bei schweren Blutverlusten noch die Ausbildung eines Gleichgewichtszustandes.

Im Ablauf eines traumatischen Schocks tritt die Zentralisation des Kreislaufs dann ein, wenn ein Volumendefizit von 1—1,5 Liter erreicht wird (AHNEFELD). Die Zentralisation äußert sich zunächst vorwiegend durch die Abschaltung der Peripherie (Blässe, enggestellte Venen, verlangsamte Zirkulation), dann durch eine Tachykardie und oft erst mit erheblicher Verzögerung durch einen Blutdruckabfall. Letzterer wird durch die stark vermehrten Katecholamine häufig noch im Bereich der Norm gehalten, auch dann noch, wenn bereits ein erheblicher Volumenmangel und infolge der Zentralisation eine Minderdurchblutung der Organe bestehen.

Nach HOSSLI kommt es als Folge der Mangeldurchblutung bei maximaler Gefäßkonstriktion in der Peripherie vorwiegend zu hypoxischer Schädigung des empfindlichen Kapillarendothels, das seine Durchlässigkeit erhöht. Schließlich werden nur noch die geformten Blutbestandteile zurückgehalten, und es tritt reichlich Plasma in die Gewebe aus. Die damit verbundene „Bluteindickung" verlangsamt den Durchfluß in den Kapillaren weiter.

Einen letzten Versuch zur Aufrechterhaltung einer ausreichenden Zirkulation stellt die Erhöhung der Herzfrequenz dar. So werden Blutdruckabfall und Tachykardie die am zuverlässigsten objektivierbaren Zeichen der Krise. Im wesentlichen hat sich von den verschiedenen „Schocktheorien" die neuzeitliche Ansicht, welche die Bedeutung des Mißverhältnisses zwischen Gefäßinhalt und zirkulierender Flüssigkeitsmenge infolge Blutvolumenmangels in den Vordergrund stellte, am fruchtbarsten erwiesen. Die beiden vor Jahrzehnten hauptsächlich zur Diskussion stehenden Theorien der vorwiegend neurogenen oder der toxischen Schock- und Kollapsursachen müssen im Zusammenhang mit der stets vorhandenen gleichzeitigen Verminderung des intravasalen Flüssigkeitsvolumens gesehen werden.

Als auslösende humorale Stoffe von Schock und Kollaps wurden bekanntlich früher Histamin und ähnliche Substanzen betrachtet; zwischen dem Blut-Histamingehalt und dem klinischen Zustand besteht aber, außer vielleicht beim allergischen Schock, keine eindeutige Beziehung.

Klarer sind die Verhältnisse beim toxischen Vasomotorenkollaps bei Infekten, exogenen Vergiftungen und Stoffwechselstörungen und der sie oft begleitenden Asphyxie, wobei allerdings häufig auch eine Herzschwäche infolge der Myokardschädigung im Spiele ist. HOSSLI weist auf die außerordentliche Wirkung der infektiösen Toxine bei Enteritis, Typhus, Influenza, Diphtherie, Erysipel, Pankreatitis, Peritonitis, Ileus usw. hin. Als Gifte kommen ferner unphysiologische Stoffwechselprodukte aus hypoxischem Leber- oder anderem Gewebe, bei Quetschung und Verbrennung, toxische Eiweißfraktionen und proteolytische Fermente in Frage, die sich in den entsprechenden Oedemen in reichlicher Menge finden.

Doch darf man auch neurogene Schockfaktoren nicht außer Acht lassen. Intensive sensible Reize allein können wohl keinen Schockzustand hervorrufen, wohl aber tritt er nach geringeren Blutverlusten schon auf.

3. Schockniere

Bei einem haemorrhagischen Schock sinkt mit dem Blutdruck die Nierendurchblutung stark ab, so daß bei einem systolischen Blutdruck von 70—80 mm/Hg nach FRIEDRICH und SCHÄFER eine Durchblutungsverminderung der Nieren bis zu 50% eintritt, nach KRAMER bis zu 70%. Es kommt jedoch bei der Niere im Beginn des Schocks noch nicht zu einer Hypoxydose, da sie gegen Durchblutungsminderung sehr resistent ist (Autoregulation). Sie weist zudem eine hohe Regenerationskraft auf.

KRAMER vertritt die Auffassung, daß die überdauernde Vasokonstriktion der Nierengefäße eine glomeruläre Filtration verhindern würde.

Zur Pathogenese der Schockniere führt SPANN aus, daß dem unter verschiedenen Bezeichnungen bekannten pathologisch-anatomischen Veränderungen im Bereich der Nierentubuli ein gleicher Entstehungsmechanismus zugrunde liegen müsse. Diese Auffassung setzt sich neuerdings immer mehr durch, wenngleich der pathophysiologische Entstehungsmechanismus des tubulären Nierenschadens nach Schockzuständen bisher nicht geklärt werden konnte. Da das Nierengewebe bezüglich des Sekundärschadens mehr gefährdet wird als anderes Körpergewebe, ist anzunehmen, daß dem tubulären Nierenschaden neben den für alle Organe gleichen allgemeinen pathophysiologischen Bedingungen des Schocks ein weiterer Faktor hinzukommt, der wahrscheinlich in der Niere selbst zu suchen ist. SPANN denkt daran, die im Gefolge des Blutdruckabfalls zustandekommende Verminderung der Perfusionsmenge allein für die Entstehung eines tubulären Nierenschadens verantwortlich zu machen. Er weist besonders auf das zweite Kapillarsystem hin, welches die Aufgabe hat, den Tubulusapparat mit Sauerstoff zu versorgen. Die Glomerula können auch nach Absinken des Blutdrucks den Filtrationsvorgang weiterhin aufrechterhalten, da die Druckverhältnisse im Glomerulum über die kräftige Muskulatur in Vas afferens und Vas efferens steuerbar sind. Dagegen kann im zweiten Kapillarsystem — selbst bei ausreichender Zahl von sauerstofftragenden Erythrozyten — die Sauerstoffversorgung nicht aufrecht erhalten werden, da das für die Übertragung notwendige Plasma weitgehend vermindert ist. Für die Übertragung des Sauerstoffs vom Haemoglobin zur Zelle ist nämlich ein ausreichendes Plasmavolumen Voraussetzung. Nachdem die Tubulusepithelien die Aufgabe haben, aus dem in den Kanälchenlichtungen fließenden Ultrafiltrat Flüssigkeiten und nicht harnpflichtige Stoffe wieder in das Gefäßsystem, also in das zweite Kapillarsystem, zurückzubringen, kann bei einer infolge Sauerstoffmangel eintretenden Schädigung diese hochqualifizierte Fähigkeit zeitweilig oder permanent verlorengehen. Damit entstehen Anurie und Urämie. SPANN hält es für möglich, das Zustandekommen einer Schädigung des Tubulusapparates zu verhindern, wenn es pharmakologisch gelingt, die Autoregulation der Nierenrinde zu durchbrechen und den Druck auch im Glomerulum während des Schocks soweit zu senken, daß das zirkulierende Plasma die Glomerulumschlingen passiert, ohne zum Ultrafiltrat abgepreßt zu werden.

In überlebenden Fällen können Folgen einer Hypoxydose des Nierengewebes nicht nachgewiesen werden. Während der Niederdruckphase des Kreislaufschocks ist die Durchblutung des Nierenmarks ausreichend, um den osmotischen Gradienten, der durch das Gegenstromsystem der Henleschen Schleifen und Blutgefäße aufgebaut wurde, auszuwaschen, so daß ein konzentrierter Harn nicht mehr gebildet werden kann. Während der Erholungsphase nach akutem Kreislaufversagen kann der osmotische Gradient im Nierenmark nur dann aufgebaut werden, wenn genügend Filtrat das Schleifensystem erreicht. Je mehr Filtrat gebildet wird, um so schneller entwickelt sich der osmotische Gradient des Markes. Die Konzentrierungsfähigkeit der Niere ist daher an ein ausreichendes Glomerulumfiltrat gebunden.

Mit dem Ausdruck „Schockniere" hat VAN SLYKE schon 1948 Nierenfunktionsstörungen zusammengefaßt, die nach ausgedehntem Blutverlust, Verbrennungen, Trauma, Exsikkose und anderen Schädigungen auftreten, da sie sich klinisch, pathologisch-anatomisch und funktionell ähnlich verhalten. An Hauptursachen kann man zusammenstellen:

1. Blutdruckabfall, Blutvolumenverringerung
2. Hämolyse und Myolyse
3. Kochsalzmangel und Exsikkose
4. endogene Intoxikation mit Schock.

Die einzelnen Faktoren überlagern sich häufig, wie beim Crush-Syndrom die Myolyse mit dem Schock, beim postoperativen Nierenversagen der Schock mit den Mineralhaushaltsstörungen und bei der Verbrennungskrankheit Schock, Eiweißabbau und Exsikkose.

Die Rolle der Ischämie bei der Schockniere ist nach SARRE immer noch umstritten. Man muß annehmen, daß beim Menschen außer dem Kreislaufkollaps noch andere Faktoren hinzukommen müssen, da ja meist eine Kombination von Schock mit anderen schweren Störungen, wie Hämomyolyse, Mineralhaushaltsstörungen, Operation usw., beobachtet wird. Ferner muß eine Ischämie der Niere auch nach Wiederherstellung in der Niere weiterwirken. Der nervale Faktor bei der Gefäßkonstriktion ist wiederholt untersucht worden, und man hat gefunden, daß es bei Schock und Kollaps zu einer nervalen Konstriktion der Nierengefäße kommt, so daß im Kollaps die Niere weit weniger durchblutet wird als andere Organe. Zu der Minderdurchblutung der Niere bis etwa 70% kommt eine offenbar nerval bedingte Konstriktion des Vas afferens, die den intraglomulären Druck und damit den Filtrationsdruck soweit herabsetzt, daß das Glomerulumfiltrat sehr klein oder gleich Null wird. Diese kleinen Glomerulumfiltratmengen werden total rückresorbiert.

ENDES und SIMARSKY berichteten über die Veränderungen der juxta-glomerulären granulierten Zellen in der menschlichen Schockniere.

REMMELE u. Mitarb. wiesen auf Herkunft und Bedeutung der intravasalen Zellansammlungen in der Schockniere hin. Häufig lassen sich in venösen Schenkeln der Vasa recta des Nierenmarkes Ansammlungen kernhaltiger Zellen nachweisen. Die Morphologie der intravasalen Zellansammlungen ist vielgestaltig. Neben Lymphozyten — überwiegend vom Aussehen sogenannter Sinus- oder Pulpalymphozyten — kommen Plasmazellen oder Plasmazellvorstufen sowie Monozyten vor. Zellen der Myelopoese, vor allem Promyelozyten und Myelozyten, sind ebenfalls häufig; seltener werden Megakaryozyten oder Normoblasten angetroffen. Die Autoren konnten die Zellen sowohl in histologischen Schnittpräparaten, in 198 Fällen, als auch im Perfusat der Nieren frisch Verstorbener, in 11 Fällen, nachweisen. Die Autoren vertreten die Ansicht, daß die in den Nierengefäßen angetroffenen Zellen aus dem Knochenmark oder aus extramedullären Blutbildungsstätten stammen und auf dem Blutweg in die Niere gelangen. Dafür spricht, daß im Kreislaufkollaps das Kapillarbett der Niere erweitert ist und die Strömungsgeschwindigkeit beträchtlich absinkt. Dadurch werden die Voraussetzungen geschaffen, daß sich die auf dem Blutwege in die Niere eingeschwemmten Zellen in den Vasa recta der Marksubstanz ansammeln können. Da diese intravasalen Ansammlungen in etwa 20% aller Erwachsensektionen vorkommen, haben vergleichende Untersuchungen ergeben, daß der Kreislaufkollaps in der Pathogenese dieser Erscheinungen eine entscheidende Rolle spielt.

TEUBNER teilte den morphologischen Nierenbefund von Menschen mit, die im postoperativen oder posthaemorrhagischen, oligurisch-anurischen Schock verstorben waren. Als Ursache der Rindenischämie wird histologisch eine bisher nicht genügend beachtete, durch feingewebliche Indizien bewiesene Vasokonstriktion der mittleren und kleinen Nierenarterien ermittelt, so daß die oligurisch-anurische Phase des Schocks als präglomeruläre Blutzuflußstörung und die polyurische Phase als oligämische, hypoxisch-toxische Resorptionsinsuffizienz des Tubulusepithels erklärt werden kann.

Morphologische Untersuchungen der letzten Jahre haben nach SCHUBERT und KÖBERLE Kriterien geschaffen, die es ermöglichen, eine Schockniere (akutes Nierenversagen) auf Grund des pathologisch-anatomischen Bildes ohne Kenntnis des klinischen Befundes zu diagnostizieren.

Makroskopisch stützt sich die Diagnose „Schockniere" auf große, feuchte, blasse Nieren mit einem Gesamtgewicht von meist über 300 g, mikroskopisch auf:

a) Weite der Tubuluslumina, besonders der Hauptstücke bei Ausschluß anderer Ursachen, die ein histologisches Bild weiter Tubuli führen können wie osmotische Diurese zum Zeitpunkt des Todes und Hydronephrose in den ersten Tagen
b) herdförmige Tubulusnekrosen
c) hyaline mit oder ohne pigmentierte Zylinder (Hämoglobin, Methämoglobin, Myohämoglobin) in den distalen Nephronabschnitten
d) herdförmige rundzellige Reaktion des Interstitium und interstitielles Oedem („tubulo-interstitielle Nephritis")
e) Oxalatkristalle und andere doppeltbrechende Kristalle in Mittelstücken, Schaltstücken und Sammelrohren
f) herdförmige oder diffuse „osmotische Nephrose" im Bereich der Hauptstücke nach Infusionsbehandlung mit sog. Plasmaexpander.

Die Diagnose „Schockniere" wurde von den Verfassern nur gestellt, wenn mehrere der unter a)—f) aufgeführten Befunde gleichzeitig vorlagen, wobei als notwendige Voraussetzung das Vorhandensein weiter Tubuli oder herdförmiger Tubulusnekrosen angesehen wurde.

4. Sludge-Phänomen

Der Schock ist durch eine länger anhaltende kritische Verminderung des Herzminutenvolumens charakterisiert. Es besteht keine Erweiterung der peripheren Strombahn, sondern sogar ein erhöhter Strömungswiderstand. Dies beruht teils auf vermehrter Aussendung sympathischer Impulse und Ausschüttung von Katecholaminen, teils darauf, daß die elastischen Gefäßwandelemente bei vermindertem Innendruck sich kontrahieren. Zuletzt schließt sich eine Störung der Mikrozirkulation an, wobei Thrombozyten und in späteren Stadien auch Erythrozytenaggregate die Strömung in den Kapillaren behindern. In manchen Fällen können die Thrombozytenaggregate vielleicht auch primär auftreten, z.B. durch Freisetzung von Thrombokinase aus gequetschten Geweben. Man ist geneigt, den sogenannten zentrogenen Schock nach schweren Schädelhirnverletzungen so zu erklären.

Bei den verschiedenen Schockformen lassen sich Thrombozytenaggregate in den kleinen Gefäßen nachweisen. Treten die Aggregate im arteriellen Blut auf, dann können sie zu Mikroembolisierung in den einzelnen Organen führen. Eine zweite Störung der Mikrozirkulation ist weiter im Schock in Rechnung zu stellen, nämlich eine erhöhte Aggregationsneigung der Erythrozyten; sie ergibt sich erst in späteren Stadien des Schocks, parallel mit der Beschleunigung der Senkungsgeschwindigkeit.

Die beiden Vorgänge Thrombozytenaggregation und Erythrozytenaggregation führen nach SCHNEIDER zu schweren Störungen der Mikrozirkulation. Ist der Druck in den kleinsten Arterien noch hoch genug, dann können die Aggregate eliminiert werden; ist er jedoch, etwa durch allgemeine Blutdrucksenkung oder durch Konstriktion der vorgeschalteten Arterien abgesunken, so kann es dadurch zu Verlegungen in der terminalen Strombahn kommen und damit zur lokalen Anoxie, die zu Endothelschädigung und Plasmaverlust führt. Diese lokalen Stasen brauchen aber nicht unbedingt permanent zu sein und damit irreversible Schäden hervorrufen; sie können sich bei Normalisierung des Gesamtkreislaufs lösen.

Die Mikroembolien in der Pathophysiologie des Schocks studierte experimentell ROBB.

SCHNEIDER nimmt mit anderen Autoren an, daß bei allen Schockformen diese Mikroembolisierung durch Plättchenaggregate eine Rolle spielen kann, besonders bei der Entstehung des irreversiblen Zustandes, vor allem aber bei traumatischem Schock, so bei Tourniquet-Schock, beim Crush-Schock usw. GRUBER weist darauf hin, daß im sogenannten Sludgephänomen (= Pseudoagglutination von Erythro- und Thrombozyten) wohl einer der Gründe liege, weshalb einem Patienten im Schock unter Umständen bis zu 150% seines normalen Blutvolumens transfundiert werden müssen. Zum Sludge kommt es infolge der verminderten und verlangsamten Durchblutung in der Peripherie. Die Stase führt zu herabgesetzter Suspensionsstabilität des Blutes als Ausdruck anoxischer Schädigungen. Erythrozyten- und Thrombozytenaggregate werden vor allem in den postkapillären Venolen gefunden, wodurch große Stromgebiete aus der aktiven Zirkulation ausgeschlossen werden. Die Viskosität des Blutes nimmt gleichzeitig zu. Diese Veränderungen sind wiederum um so ausgeprägter, je länger und je stärker die verminderte Durchblutung anhält.

Im Zusammenhang mit den Störungen der Mikrozirkulation stehen eventuell auch gewisse Veränderungen der Gerinnungseigenschaften des Blutes. Unter bisher nicht genügend bekannten Umständen kann es wegen Veränderungen des Fibrinogens zu intravaskulärer Gerinnung kommen.

Bei 13 Patienten mit Unterschenkelfrakturen und 8 Patienten nach Operationen wegen einer Pseudarthrose des Unterschenkels wurden Erythrozytenaggregation, Plasmaproteine und Protein-gebundene Kohlenhydrate untersucht. ASÉN u. Mitarb. fanden dabei eine sichtbare Erythrozytenaggregation 12—24 Std nach den Frakturen und 24 Std nach den Operationen. Die Aggregation war nach 2—3 Tagen maximal und blieb dann mindestens 1 Woche auf gleicher Höhe. Die Erythrozytenaggregation stand in guter Beziehung zum Anstieg der Blutsenkung und zur Erhöhung der Alpha-2-Globuline, der eiweißgebundenen Kohlenhydrate und des Fibrinogens.

5. Weitere Gewebsstoffwechselstörungen

Bei allen Schockformen läßt sich eine Retention von Wasser durch die Nieren feststellen. Außerdem wird bei langanhaltender, nur langsam entstehender Hypovolämie extrazelluläre Flüssigkeit nach intravasal verlagert. Es steht eindeutig fest, daß die Verabfolgung von Vasopressoren bei hypovolämischen Zuständen niemals indiziert ist. Es besteht im Schock eine gesteigerte Aktivität des adrenergischen Systems mit massiver Ausschüttung von Katecholaminen, die bis zum Tode nicht nachläßt.

Die mangelhafte Durchblutung der Gewebe und damit das verminderte Sauerstoffangebot führt zu anaerobem Stoffwechsel. Die Folge davon ist eine metabolische Azidose, die oft wegen gleichzeitiger Einschränkung der Atmung durch eine respiratorische Komponente verstärkt wird.

Bezüglich Veränderungen der Aortenmedia nach Tod im akuten Kollaps konnte THIES bei 50 Patienten, die in einem Kreislaufkollaps verstarben, in 23 Fällen Nekrosen beobachten. Ein Oedem ohne Nekrose wurde in 16 Fällen gesehen; 11 Fälle zeigten keine Veränderung. Ebenso konnten zwischen Kollapsdauer und Intensität des Kollapses sowie der Schwere der Veränderungen an der Aortenwand eindeutige Beziehungen nachgewiesen werden.

6. Bakterielle Faktoren

Sehr starke Beachtung haben nach GRUBER in den letzten Jahren die bakteriellen Faktoren im Schockgeschehen gefunden. Einzelne Autoren möchten dem aus den gramnegativen Bakterien des Darmes freiwerdenden Endotoxin, das im Schock vom retikuloendothelialen System nicht mehr inaktiviert wird, die ganze Verantwortung für die Kreislaufinsuffizienz im Spätschock zuschreiben. Eventuell werden durch die Abnahme der Durchblutung im Gebiete der A. mesenteria superior, die von allen Stromgebieten am stärksten betroffen wird, noch andere Darmtoxine freigesetzt. Andererseits muß mit großer Wahrscheinlichkeit angenommen werden, daß bei septischen Schockzuständen gewissen Bakterienprodukten eine deletäre Kreislaufwirkung zukommt.

Bei Schock durch Endotoxin findet zum Unterschied vom reversiblen haemorrhagischen Schock im Gebiet des Splanchnikus und besonders im Darm eine bedeutend größere Blutansammlung statt.

Infolge der außerordentlich hohen Mortalität des septischen Schocks verdient nach LANSING das Studium seiner Pathogenese und seiner Behandlung erhöhtes Interesse. Der septische Schock stellt einen Zustand der Hypotension dar, welcher durch Bakteriämie verursacht ist, von Oligurie begleitet wird und durch eine verminderte periphere Durchblutung ausgezeichnet ist. Zum septischen Schock führen häufig Infektionen und Operationen des Urogenitaltraktes, gynäkologische Infektionen und Manipulationen, viele Arten von Gastrointestinaloperationen, Infektionen und Perforationen, Transfusionen mit kontaminiertem Blut und spezifische Infektionen wie Cholera und Dysenterie. Ein septischer Schock tritt häufig bei Patienten mit verminderter Widerstandsfähigkeit auf, wie bei ausgedehnten Karzinomen oder Lymphomen, besonders dann, wenn Radiotherapie, Steroide oder Chemotherapie Anwendung gefunden haben. Die Bakterien sind in $2/3$ der Fälle gramnegative, am häufigsten E. Coli, Proteus, Pseudomonas und Bacterioides; $1/3$ wird von grampositiven Organismen, wie Staphylokokken, Streptokokken und Clostridien ausgelöst. Der spezifische toxische Faktor bei gramnegativen Organismen ist ein Endotoxin, während grampositive Organismen ein Exotoxin produzieren. Beim E. Coli ist das Endotoxin ein Phosphorlipidpolysaccharidproteinkomplex, wobei das Phosphorlipid für die Toxizität und das Polysaccharid für das spezifische Antigen verantwortlich ist.

7. Verbrennungsschock

Nach CACCIALANCIA hat sich die bereits von verschiedenen Autoren vertretene Meinung bestätigt, daß beim Verbrennungsschock zwei grundlegende Momente eine Rolle spielen. Das eine besteht aus einer Reihe von hämodynamischen und hämochemischen Erscheinungen, das andere ist durch einen Komplex nervöser Mechanismen vasovagaler Reflexe charakterisiert. Dieses letztere Moment ist in Wirklichkeit die primäre oder neurogene Phase des Verbrennungsschocks, während die hämatogenen und hämodynamischen Erscheinungen die sekundäre, mittelbare Phase mit progressivem Verlauf bilden.

Existenz und Bedeutung der Verbrennungstoxine sind noch heute sehr umstritten (ALLGÖWER). Zwei hauptsächliche Schwierigkeiten stehen der experimentellen Prüfung im Wege. Bei experimentellen Verbrennungen läßt sich die Rolle von Bakterien und Bakterientoxinen schwer von der Wirkung der „reinen Gewebstoxine" trennen. Bei der Implantation erhitzter Gewebsbestandteile in gesunde Versuchstiere kommt es immer auch zu einem mehr oder weniger großen entzündlichen Flüssigkeitsverlust am Ort der Implantation. Die bisherigen Ergebnisse lassen vermuten, daß die schädigende Wirkung einer Wärmenekrose – abgesehen von ihrer Rolle als Bakteriennährboden – von den physikalischen Bedingungen der Verbrennung und von dem zeitlichen Abstand vom Verbrennungsereignis abhängt.

Bei der Therapie des Schocks sind nach EUFINGER vor allem 5 Faktoren zu berücksichtigen:
1. Auffüllung des Gefäßsystems
2. Wiederherstellung einer normalen Gewebsdurchströmung
3. Stützung des Herzens
4. Bekämpfung toxischer Faktoren
5. Dämpfung nervaler Faktoren

Literatur

AHNEFELD, F.W.: Einteilung und Behandlung des Schocks. Vortrag Elektrolytsymposion in Homburg/Saar am 21.Juli 1960.
— Wann kommt es nach Unfalltraumen zur Zentralisation des Kreislaufs und wie äußert sie sich? Dtsch. med. Wschr. **89**, 491 (1964).
— u. M. ALLGÖWER: Der Schock. Entstehung, Verlauf und Therapie. Dtsch. med. Wschr. **87**, 425 (1962).
ALLGÖWER, M.: Schock; in: Hellner-Nissen, Voßschulte Lehrbuch der Chirurgie. S. 104—118. Stuttgart: Thieme 1957.
— Der traumatische Schock. Ergebn. Chir. Orthop. **41**, 1—9 (1958).
— Toxische Faktoren beim Schock (unter besonderer Berücksichtigung von Verbrennungen); in: K. D. Bock: Schock. Pathogenese und Therapie. S. 268—276. Berlin, Göttingen, Heidelberg: Springer 1962.
ASÈN, P., et al.: Studies on Trauma; I. Intravascular aggregation of erythrocytes and changes in serum proteins and protein-bound carbohydrates. Acta Chir. Scand. **130**, 399—410 (1965).
BERGMANN, H.: Der traumatische Schock. Wien. klin. Wschr. **78**, 529—534 (1966).
BLALOCK, A.: Principles of Surgical Care: Shock and other problems. London: Klimpson 1940.
BOCK, K.D.: Schock. Pathogenese und Therapie. Berlin, Göttingen, Heidelberg: Springer 1962.
BUCHBORN, E.: Schock und Kollaps; in: Handbuch der inneren Medizin. Bd. 9; 1.Teil; S. 952—1184. Berlin, Göttingen, Heidelberg: Springer 1960.
BUCHBORN, E.: Pathophysiologie des akuten Nierenversagens. Verhandl. dsch. Ges. Path. **49**, 47—54 (1965).
CACCIALANCIA, P.: Der Schock bei Verbrennungen. Monatskurse für ärztliche Fortbildung **9**, 489—491 (1963).
DE FARIA, J.L., u. N. R. DE OLIVEIRA: Hypophysennekrose nach Schockzuständen. Beitr. pathol. Anat. **127**, 213—231 (1962).
ENDES, P., u. J. SIMARSZKY: Die Veränderungen der juxtaglomerulären granulierten Zellen in der menschlichen Schockniere. Virch. Arch. **336**, 33—39 (1962).
EUFINGER, H.: Schock und Kollaps. Ther. Ber. **30**, 275—280 (1958).
— Schock und Kollaps. Langenbecks Arch. **301**, 96 (1962).
— Schock und Plasmaexpander; in: K. HORATZ u. R. FREY: Schock und Plasmaexpander. S. 84—98. Berlin, Göttingen, Heidelberg: Springer 1964.
FINE, J.: Current Status of the Problem of Traumatic Shock. Surg. Gynec. Obst. **120**, 537—544 (1965).

Fischer, H.: Schockbekämpfung und Blutersatz; in: Wehrdienst und Gesundheit. Band I, 473—483 (1959). Darmstadt, Wehr und Wissen
— Plötzlicher Herz- und Kreislauftod bei jüngeren Menschen. Münch. med. Wschr. **106**, 493—495 (1964).
— Todesursachen bei den durch konventionelle Waffen verwundeten Soldaten. Vierteljahresschr. Schweiz. San. Offz. **42**, 72—83 (1965).
Frey, R.: Definition der Begriffe „Kollaps" und Schock. Dtsch. med. Wschr. **87**, 47 (1962).
Friedberg, V., u. M. Schäfer: Über den Einfluß des haemorrhagischen Schocks auf die Nierenfunktion. Geburtsh. u. Frauenheilk. **22**, 789 (1962).
Gloggengiesser, W.: Morphologische Untersuchungen über Schock, Kollaps und Fettembolie. Med. Klinik **44**, 235—238 (1949).
Gruber, U. F.: Neuere Resultate der Schockforschung und therapeutische Konsequenzen. Vierteljahresschr. Schweiz. San. Offz. **41**, 194 (1964).
Hossli, G.: Prophylaxe und Therapie des posttraumatischen Schockes. Praxis **48**, 1130—1134 (1959).
Howard, J. M.: Hämorrhagischer und posthämorrhagischer Schock; in: K. D. Bock: Schock. Pathogenese und Therapie. S. 208—217. Berlin, Göttingen, Heidelberg: Springer 1962.
Just, O. H.: Genese und Therapie des hämorrhagischen Schocks. Stuttgart: Thieme 1966.
Kerkhoven, P.: Hypophysenvorderlappennekrose bei Verbrennungsschock. Schweiz. med. Wschr. **95**, 1066—1071 (1965).
Kern, E., u. K. Wiemers: Schocktherapie in der Praxis. Dtsch. med. Wschr. **90**, 720—721 (1965).
Kramer, K.: Das akute Nierenversagen im Schock; in: K. D. Bock: Schock. Pathogenese und Therapie. S. 149—161. Berlin, Göttigen, Heidelberg: Springer 1962.
Lansing, A. M.: The Pathogenesis and Treatment of Septic Shock. The Indian J. of Med. and Surg. **30**, 100—108 (1965).
Lindner, J.: Morphologische Untersuchungen über das Schicksal von Plasmaexpandern; in: K. Horatz u. R. Frey. S. 23—64. Berlin, Göttingen, Heidelberg: Springer 1964.
Lob, A.: Mechanische, thermische und elektrische Verletzungen; in: Handbuch d. ges. Unfallheilk. 1. Bd., S. 124—170. Stuttgart Enke: 1955.
Nelson, R. M.: Current Concepts in the Pathophysiology of Shock. Am. J. Surg. **93**, 644—646 (1957).
Popov, W. J., u. A. F. Lepukal: Der Schock; in: Die Erfahrung der Sowjetmedizin im großen vaterländischen Krieg 1941—1945. Bd. 3, S. 313—455. Moskau: 1953.
Remmele, W., u. a.: Herkunft und Bedeutung der intravasalen Zellansammlungen in der sog. Schockniere. Verh. dtsch. Ges. Path. **48**, 179—184 (1964).
Rhoads, J. E.: Metabolic Response and Wound Shock; in: W. F. Bowers, Surgery of Trauma Philadelphia: Lippincott 1953.
Robb, H. J.: Microembolism in the Pathophysiology of Shock. Angiology **16**, 405—410 (1965).
Rushmer, R. F., u. a.: Definition und Einteilung der verschiedenen Formen des Schocks; in: K. D. Bock: Schock. Pathogenese und Therapie. S. 1—24. Berlin, Göttingen, Heidelberg: Springer 1962.
Saegesser, M.: Der hypovolämische Schock. Praktisch-klinische Beobachtungen. Schweiz. Med. Wschr. **95**, 95—101 (1965).
Sarre, H.: Die Schockniere. Monatskurse für ärztliche Fortbildung **9**, 484—488 (1963).
Schneider, M.: Zur Pathophysiologie des Schocks; in: K. Horatz u. R. Frey, Schock und Plasmaexpander. S. 1—22. Berlin, Göttingen, Heidelberg: Springer 1964.
Schoeppner, H.: Trauma, Schock und Elektrolythaushalt. Dtsch. Gesundheitswesen **16**, 1901 (1961).
Schubert, G. E., u. H. Köberle: Über die Häufigkeit des pathologisch-anatomischen Bildes der Schockniere und anderer Nierenerkrankungen im unausgewählten Obduktionsgut. Dtsch. med. Wschr. **91**, 147—153 (1965).
Simeone, F. A.: Wound Shock; in: W. F. Bowers:Surgery of Trauma. p. 58—79, Philadelphia: Lippincott 1963.
— Shock, Trauma and the Surgeon. Ann. Surg. **158**, 759—774 (1963).
Spann, W.: Zur Pathogenese der Schockniere. Münch. med. Wschr. **106** (1964) 981—984.
Teubner, E.: Beitrag zur Pathomorphologie der Schockniere und zur Therapie des akuten Nierenversagens im Schock. Bruns Beitr. **210**, 434—446 (1965).
Thies, W.: Veränderungen der Aortenmedia nach Tod im akuten Kollaps. Beitr. path. Anat. **116**, 461—477 (1956).
Uebermuth, H.: Neuere Gesichtspunkte zu Schock und Kollaps. Internist. Praxis **5**, 359—365 (1965).

D. Wundinfektion nach Trauma

1. Aerobe und anaerobe Keime

Ein Trauma kann die Entstehung einer Infektion begünstigen:
1. durch Schaffung des Bodens für eine Infektion und Einbringen der Keime.
2. durch Schaffung der Möglichkeiten zum Angehen von Keimen, die eine sekundäre Infektion hervorrufen.

Jede noch so geringe Gewebsbeeinträchtigung prädisponiert zur Infektion
1. durch direkte Verletzung mit nachfolgender Nekrobiose
2. durch Verminderung oder Unterbrechung der Blutversorgung sowohl lokal am Ort des Trauma als auch als Fernwirkung im Gefolge von Dysregulationen,
3. durch Hervorrufung von Oedem mit oder ohne Haemorrhagie,
4. durch Störung der natürlichen Abwehrmechanismen des Körpers infolge Einwirkung chemischer Toxine oder Gifte, die durch die Traumatisierung eingebracht werden (z.B. bei Schlangengiften).

Ferner ermöglicht sie Infektionskeimen, die sich im Blutstrom befinden, sich am Ort der Verletzung festzusetzen sowie bestehende örtliche Infektionen auszubreiten oder zu erschweren (MORITZ).

Bezüglich Wundinfektion bemerken BÜRKLE DE LA CAMP und HARTMANN, daß jede Gelegenheitswunde als infiziert zu betrachten ist. Schon kurze Zeit nach der Verletzung sind in und auf der Wunde große Mengen von Keimen festzustellen, die sich mit fortschreitender Zeit schnell vermehren. So gut wie immer finden sich Staphylococcus pyogenes albus, häufig Staphylococcus pyogenes aureus und citreus, Streptococcus pyogenes, Micrococcus tetragenes, Bazillus pyocyaneus, daneben eine große Zahl von Saprophyten, aber auch stark pathogene Keime, die keine Eiterung hervorrufen, wie z.B. Tetanus-Bazillen. Die mit Erde und Staub verunreinigten Wunden weisen eine vielfältige aerobe und anaerobe Flora auf.

Der Keimgehalt der Wunde hängt ab von der Beschaffenheit des verletzten Gegenstandes, von der Körpergegend, in der sich die Wunde befindet, und von der Örtlichkeit des Verletzungsereignisses. Daneben spielten für die Entwicklung der Infektion auch die Widerstandsfähigkeit des Körpers, der Allgemeinzustand und sein immunbiologischer Zustand eine nicht unwesentliche Rolle.

Im allgemeinen tritt eine Wundinfektion unter gewöhnlichen Bedingungen nicht vor Ablauf von 7 Std auf; durchschnittlich etwa 12 Std nach erfolgter Einimpfung ist sie soweit fortgeschritten, daß sie merkliche Beschwerden verursacht und erkennbar ist.

Bei der Wundinfektion muß man nach HOPPS unterscheiden zwischen einer Wundverunreinigung und einer Wundinfektion, da die meisten Wunden verunreinigt sind, d.h. Bakterien enthalten, aber relativ wenige infiziert sind, d.h. eine Krankheit auftritt als Ergebnis einer bakteriellen Entzündung. Die bakterielle Infektion einer Wunde birgt doppelte Gefahren. Erstens kann die Infektion zur Toxämie führen oder zur Hervorrufung eines ausgedehnten Gewebsschadens und auch einer Septikämie. Zweitens verzögert die lokale Infektion die Wundheilung und kann die Grundlage sein für eine ernsthafte Blutung oder Gewebsdehiszenz.

Die Art der vorgefundenen Mikroorganismen variiert, je nach der betroffenen Körperpartie. Große Wunden des Rumpfes, des Oberschenkels und des Gesäßes sind besonders empfänglich für schwere Infektionen mit koliformen Bazillen als Folge der meist bestehenden Verunreinigung dieses Gebietes mit faekalen Keimen.

In den letzten Jahren ist ein deutlicher Anstieg von Infektionen durch Antibiotika-resistenten Staphylococcus aureus besonders in Krankenhäusern zu verzeichnen gewesen. Früher waren 75—85% der pathogenen Staphylokokken penicillinempfindlich, nun ist das Gegenteil der Fall; 75—85% sind resistent. Auch Antibiotika-resistente Colibazillen und Paracoli sowie Proteusinfektionen werden immer zahlreicher.

Berufliche luetische Infektion bei Ärzten infolge Verletzungen, die sie sich bei Behandlung von Luetikern zugezogen haben, kommen nach GOTTRON immer wieder einmal vor (z.B. Stichverletzungen mit Injektionskanülen).

Die Frage, ob es einen Wandel im epidemiologischen Bild der Infektionskrankheiten gibt, läßt sich heute nach GÄRTNER ohne Einschränkung bejahen. Infektionskrankheiten durch „neue Erreger" spielen in der Epidemiologie z.Z. keine wesentliche Rolle.

Wundinfektionen lassen sich in Früh- und Spätinfektionen einteilen.

Die Zusammenstellung von ALTEMEIER zeigt:
1. Frühinfektionen:
   a) Staphylokokken
   b) Streptokokken einschließlich hämolytische Streptokokkengangrän und akute anaerobe Streptokokkeninfektionen
   c) nekrotisierende Faszienentzündung
   d) Mischinfektionen
   e) Clostridienphlegmonen
   f) nicht durch Clostridien verursachte Phlegmonen
   g) Clostridienmyositis (Gasgangrän)
   h) Tetanus
   i) Diphtherie
   j) chronische höhlenbildende Ulzerationen
   k) progressive Hautgangrän

2. Spätinfektionen und entsprechende Komplikationen:
   a) infiziertes nekrotisches Gewebe, welches nach der Wundexzision zurückbleibt
   b) infizierte granulierende Wunden
   c) septische Haematome
   d) zurückgebliebene Fremdkörper und Geschosse
   e) infizierte Höhlen mit derber Wand.

Streptokokkeninfektionen und Wunden neigen zu lokalisierter Einschmelzung mit Rötung, die einer zentralen Nekrose und Abszeßbildung anheim fällt. Die meisten Streptokokkeninfektionen werden durch aerobe haemolytische Streptokokken verursacht, manche auch durch nicht haemolytische, vergrünende Streptokokken, anaerobe Streptokokken oder den mikroaerophilen Streptokokken.

Fraglich ist es noch, ob die nekrotisierende Faszienentzündung ein besonderer Infektionstyp ist oder Manifestation einer pyogenen oder nicht durch Clostridien verursachten Art einer Phlegmone, bei der die Infektion fortschreitet zur Nekrose der darunterliegenden Faszie, ebenso zur Thrombose der ernährenden Gefäße der Haut.

Die Clostridienphlegmone wird durch eine Clostridienart verursacht, im besonderen durch Clostridium Welchii.

Die Clostridienmyositis (Gasgangrän) wird verursacht durch Clostridium Welchii oder Clostridium septique, Clostridium Sordellii, Clostridium oedematiens und Clostridium histolyticum.

Das chronische, höhlenbildende Ulcus ist eine seltene Komplikation von Punktions- oder Operationswunden in Gebieten mit Lymphknoten. Es wird hervorgerufen durch einen mikrophilen haemolytischen Streptokokkus und ist primär charakterisiert durch die fortschreitende Ausdehnung der höhlenbildenden Sinusgänge durch das subkutane Gewebe (ALTEMEIER).

Während des Krieges in Indochina untersuchte CARAYON 1948 und 1949 mehr als 200 Patienten mit Schädelverletzungen. Am häufigsten fand sich Staphylococcus aureus. Er war bei einer Reihe von Fällen Penicillin- und Streptomycin-resistent. Weiterhin fand sich Streptococcus haemolyticus und 1 mal Pneumokokken.

Bei den gramnegativen Bazillen, die infolge ihrer Resistenz gegenüber den im vorderen Frontbereich angewandten Antibiotika vorherrschend geworden sind, handelte es sich meistens um Enterobakterien, Stämme von Escherichia Coli, Aerobacter aerogenes, Klebsiella pneumoniae und Paracoli sowie Proteusstämme. In einzelnen Fällen wurden auch Pseudomonas und Alkaligenes faecalis gefunden. Vereinzelt kamen Bazillus Whitmore, ein ausschließlich asiatischer Keim, sowie Moraxella und Achromobacter vor; in etwa 6 Fällen Clostridien (CARAYON u. Mitarb.).

An pathogenen Clostridien konnten Clostridium perfringens, fallax, difficile, tetani und parabotulinum isoliert werden.

Einen beträchtlich höheren Prozentsatz von Clostridienbefall fanden LINDBERG u. Mitarb. im Sommer. Dies hing mit der Verbreitung der Clostridien im Gelände zusammen; denn diese Organismen benötigen zur Vermehrung unter anderem Feuchtigkeit und organische Substanzen. Bei Frost stehen diese Wachstumsfaktoren nicht zur Verfügung, und die Bakterien bleiben latent. Ferner stellten sie Staphylokokken und Streptokokken in den Wintermonaten häufiger fest, während Darmbakterien in den Sommermonaten zahlreicher waren.

Die Wundinfektion bei Kriegsverletzungen ist ein stets zu erwartender Befund und bleibt als Drohung bis zur abgeschlossenen Heilung bestehen. Auch während des Koreakonfliktes war die Verunreinigung von Wunden mit vielen Arten von Bakterien die Regel.

Hauptsächlich wurden 3 Arten gefunden, nämlich: sporenbildende Bakterien, nicht sporenbildende Darmbakterien und pathogene Kokken. Von den Clostridien konnten meist proteolytische nachgewiesen werden. Dabei traten relativ wenig Fälle mit klassischer Gasgangrän auf, während nekrotisierende Infektionen häufiger gesehen wurden. Pathogene Staphylokokken fanden sich in 22% der Wunden, Bakterien der Coligruppe in über $1/3$ der Fälle.

Die Art und Schwere der Infektion ist von verschiedenen Faktoren abhängig. Wunden durch Geschosse mit hoher Geschwindigkeit erzeugen die ausgedehntesten und fruchtbarsten Nährböden für Bakterienwachstum, insbesondere in Gebieten großer Muskelmassen. Eine Verunreinigung mit Mischflora ist die Regel.

Hinsichtlich der Infektionsentstehung sind 2 Arten zu unterscheiden, nämlich diejenige, welche bei der Verletzung eintritt und die erst später hinzukommende.

Die Aerobier bestanden in der Mehrzahl aus Mikrokokken und Streptokokken. Diese konnten grob in 60% Penicillin-resistente und 40% Penicillin-empfindliche Arten eingeteilt werden. Ein primäres Wachstum von betahaemolytischen Streptokokken (Gruppe A) war ungewöhnlich; sie traten im allgemeinen erst sekundär auf. Über 76% der Kriegsverletzungen beherbergten Clostridien (PULASKI).

TROUT und BROWN teilten 15 Fälle von Gasoedem bei 9000 Verwundeten mit. Sehr häufig breitete sich Gasgangrän in der unteren Extremität, insbesondere im Oberschenkel aus. Disponierend dazu sind:

1. ausgedehnter Muskelschaden
2. Verletzung eines größeren Gefäßes mit einem unter Spannung stehenden Haematom
3. enge zirkuläre Verbände
4. schlecht sitzende Schienen
5. unzureichende Wundexzision
6. Primärnaht von Kriegsverletzungen.

Bezüglich Staphylokokken-Infektionen in der Chirurgie schrieb IRMER, daß trotz einer Resistenzquote von 80—96% gegenüber Penicillin, Streptomycin und Tetrazyklinen in der Chirurgie noch keine alarmierende Zunahme von Staphylokokkeninfektionen im Sinne des Hospitalismus erlebt worden sei. Nicht zu leugnen sei aber das gruppenweise und vereinzelte Vorkommen von hochtoxischen Staphylokokkeninfektionen und auch der unter antibiotischer Therapie protrahiert verlaufenden subakuten Staphylokokkensepsis. Ausgesprochene Staphylokokken-Pneumonien und Endokarditiden sind für den Chirurgen neuartige Komplikationen.

Wenngleich Infektionen mit anaeroben Bazillen in Friedenszeit nicht so häufig sind wie im Kriege, so spielen sie doch mitunter eine wichtige Rolle. Hinsichtlich der pathologischen Anatomie und Histologie der Gasoedeme des Menschen wird auf das Werk von ZEISLER-KRAUSPE-RASSFELD-STERNBERG verwiesen.

Neuere Ergebnisse über Gasbrand-Toxine veröffentlichte HABERMANN.

Der Tetanus fordert in Deutschland jährlich etwa 200 Todesopfer und steht nach ROEMER hinsichtlich der Mortalität an 3. Stelle der Infektionskrankheiten. Trotz mancher Fortschritte der Behandlungsmethoden ist die Letalität des Tetanus mit 50–60% immer noch erschreckend hoch. Bei der Entstehung des Tetanus spielt nach SAEGESSER die Wundform eine besonders wichtige Rolle, vor allem die Stichverletzung im landwirtschaftlichen Gebiet und beim Barfußgehen.

Nach HÜBNER fehlt bei Tetanus keine Wundart von der kleinsten Splitterverletzung bis zur ausgedehnten Hautablederung. Holzsplitterverletzungen stehen mit 60 unter 265 Fällen an der Spitze, in 39 Fällen Tetanus nach Abort, in 34 Fällen Nabelinfektion und 30 Fällen postoperativ.

Die aktive Immunisierung hat nach HÜBNER nicht nur die völlige Überlegenheit gegenüber der Serumanwendung ergeben, sondern sie ermöglicht, eine feste und dauerhafte Immunität zu verleihen.

Heute wird von keiner Seite mehr bezweifelt, daß die aktive Schutzimpfung die beste Methode der spezifischen Tetanusprophylaxe ist (BECK u. BÜRKLE DE LA CAMP). Die Verfasser konnten Personen untersuchen, die 12–15 Jahre nach einer aktiven Tetanusimmunisierung noch Serumantitoxinkonzentrationen in einer Höhe aufwiesen, die als Ausdruck ausreichender Immunität anzusehen sind.

Die Wundstarrkrampf-Letalität ohne Serumprophylaxe wird nach BIANCHI auf 25–75% geschätzt. Von 32 Tetanusfällen nach Versagen der Serumprophylaxe bei leichten Verletzungen starben nur 5 (15,6%) gegenüber 70 (54,3%) von 129 Erkrankungen nach schweren Wunden.

Die Toxoidimpfung weist 2 Immunitätslöcher auf, und zwar während der ersten 4 Wochen nach Beginn der Impfung und 5–8 Tage nach der „Injektion de rappel". Eine Tetanus-gefährdete Wunde in dieser Zeit verlangt zusätzlich Tetanusserum (SAEGESSER).

Bezüglich der Inkubation bei Tetanus ergaben die Erhebungen von BERNARDI, daß sie von 75 Fällen tödlich verlaufender Infektion bei 55 Patienten 2–10 Tage, bei 17 der Kranken 11–20 Tage und nur bei 3 der später Verstorbenen mehr als 20 Tage, im Höchstfall 60 Tage betrug.

Infolge der aktiven Tetanusimmunisierung trat bei den amerikanischen Truppen in Korea nur 1 Fall von Tetanus auf. Er betraf nach LONG einen Soldaten, der nach einem Unglücksfall trotz ausreichender Grundimmunisierung nach der Verletzung keine weitere Booster-Dosis erhalten hatte; ein Zeichen für den überaus großen Wert dieser prophylaktischen Maßnahme.

Auch bei Untertageverletzungen ist mit Tetanuserkrankungen zu rechnen. Es handelt sich nach JEISMANN durchweg um sog. Spätfälle, die insbesondere nach schweren Gewebszertrümmerungen mit Nekrosen und offenen Knochenbrüchen an der unteren und oberen Extremität entstehen.

In der Weltliteratur sind nach BUATSCHIDSE 236 Fälle von Wirbelbrüchen bei Tetanus verzeichnet. Verfasser berichtet aus den Jahren 1941–1950 über 67 Kranke mit Tetanus, von denen in 44 Fällen (65,6%) Kompressionsfrakturen an der Brustwirbelsäule beobachtet werden konnten. Dabei handelte es sich um 32 Männer und 12 Frauen; am häufigsten war die Altersklasse von 10–15 Jahren betroffen (24 Fälle = 54,5%).

Kompressionsfrakturen durch Muskelspasmus sind nicht so selten und betreffen gewöhnlich mehrere Wirbelkörper im Bereich Th IV bis Th VIII, wo sie eine symmetrische Kompression mit anteriorer Keilbildung und Erweiterung der intervertebralen Räume hervorrufen (BOHRER).

Über Spätschäden nach überstandener Tetanusinfektion berichteten KAMPFHAMMER und SCHWEIKERT.

Die antitoxische Wirkung der wiederholten Serumprophylaxe wird nach den Beobachtungen von KROUPA geringer. Die Dauer des wirksamen Schutzes nach dem Verabreichen von 3000 IE TAT hat in keinem Fall 11 Tage überschritten.

Der früher üblichen passiven Serumprophylaxe gegen Tetanus haften, abgesehen von der kurzen Dauer der erreichbaren Immunität, Mängel an. In der Weltliteratur stellte MOSSBACHER 338 eingehend erörterte und weitere 1693 nur statistisch erfaßbare Fälle zusammen, bei denen die Serumprophylaxe versagt hatte; darunter befanden sich 107 Fälle mit mehrfachen Injektionen (HÜBNER).

Bezüglich der Möglichkeit einer Schädigung ist erwiesen, daß bei keiner Serumanwendung die Symptome der sog. Serumkrankheit so häufig auftreten wie bei Tetanusserum (ca. 20%), und zwar lokale und allgemeine Reaktionen. Von wesentlicher Bedeutung sind die Fälle von Serumneuritis mit anschließenden Lähmungen; hierbei kommt es nicht selten zu Dauerschädigungen (HÜBNER).

Nach HINSTORS sind im Laufe von 2 Jahren unter 147 Fällen von Serumschock 8 mit tödlichem Ausgang beobachtet worden (HÜBNER).

Anhand eines Todesfalles nimmt HARRFELDT Veranlassung, auf die sorgfältige Immunisierung bei Tetanus-gefährdeten Verletzten hinzuweisen. Nicht nur die Art der Verletzungen, sondern auch Angaben aus der Vorgeschichte eines Verletzten müssen bei der Wahl der Immunisierungsform berücksichtigt werden.

Literatur

ALTEMEIER, W. A., et al.: Wound Infections; in: W. F. Bowers: Surgery of Trauma. P. 80—104, Philadelphia: Lippincott 1953.
ARTZ, C. P., and P. E. TESCHAN: Infection — A major Unsolved Problem in Severe Trauma. Am. J. Surg. 93, 647—653 (1957).
BECK, W., u. a.: Über die Dauer der aktiven Tetanusimmunität und die Rolle des Impfintervalls. Chirurg 28, 193—196 (1957).
BERNARDI, L.: Sul tempo di incubazione dell'infezione tetanica; Riv. Med. leg. 4, 53 (1962); Ref. Dtsch. Z. ges. gerichtl. Med. 54, 158 (1963).
BIANCHI, R.: Zur Serumprophylaxe des Tetanus. Helv. med. Acta 29, 38—73, 101—142 (1962).
BIELING, R., u. M. NORDMANN: Kriegserfahrungen zur Pathologie und Therapie des Gasbrandes. Veröffentlichungen aus der Konstutions- und Wehrpathologie Heft 47, 1941.
BOHRER, ST. P.: Spinal Fractures in Tetanus. Radiology 85, 1111—1116 (1965).
BUATSCHIDSE, S. M.: Wirbelbrüche bei Tetanus. Chirurgija (Moskau) 33, 112—118 (1957); Ref. Med. Sowjetunion 5, 1658 (1958).
BÜRKLE DE LA CAMP, H., u. K. HARTMANN: Wunde und Wundinfektion; in: Handbuch der ges. Unfallheilk. 1. Bd., S. 202—224. Stuttgart: Enke 1955.
CARAYON, A., et coll.: Confrontation de la clinique et de la bacteriologie dans la p cérébralelaie de guerre en Extrême-Orient. Médecine Tropicale 16, 47 (1956).
GÄRTNER, H.: Gibt es eine Entstehung neuer Krankheitserreger? Dtsch. Med. Wschr. 84, 2066 (1959).
GIRGOLAW, S. S.: Die Infektionskomplikationen der Schußwunden; in: Die Erfahrung der Sowjetmedizin im großen vaterländischen Krieg 1941—1945. Bd. 2. Moskau: 1951.
GOTTRON, H. A.: Luesinfektion durch Stichverletzung mit Injektionskanüle? Dtsch. med. Wschr. 89, 534 (1964).
HABERMANN, E.: Neuere Ergebnisse über Gasbrandtoxine. Dtsch. med. Wschr. 89, 889 (1964).
HARRFELDT, H. P.: Aus Unfallakten: Todesfall nach aktiver und passiver Tetanusimmunisierung. Mschr. Unfallheilk. 66, 36—37 (1963).
HOPPS, H. C.: Bacterial Diseases; in: W. A. Anderson: Pathology. 4. Aufl., p. 197—242. St. Louis: Mosby 1961.
HÜBNER, A.: Aktive Tetanusprophylaxe durch kombinierte Immunisierung. Wehrmed. Mitt. 2—4 (1959).

IRMER, W.: Staphylokokkeninfektionen in der Chirurgie; in: L. Grün, Staphylokokken in Klinik und Praxis. Stuttgart: Thieme 1964.
JEISMANN, K.H.: Über Tetanuserkrankungen nach Verletzungen in Bergbaubetrieben. Mschr. Unfallheilk. 59, 268—276 (1956).
KAMPFHAMMER, V., u. C.H. SCHWEIKERT: Spätschäden nach überstandener Tetanusinfektion. Dtsch. med. Wschr. 89, 552—556 (1964).
KROUPA, J.: Einige Bemerkungen zur Tetanusprophylaxe. Mschr. Unfallhk. 68, 270—278 (1965).
LINDBERG, R.B., et al.: The Bacterial Flora of Battle Wounds at the Time of Primary Debridement. A Study of the Korean Battle Casualty. Ann. of Surgery 141, 369 (1955).
LONG, A.P.: Immunization to Tetanus. Recent Advances in Medicine and Surgery. Walter Reed Army Medical Center 1954, Vol. I.
PROUT, G.R., and R.B. BROWN: Gas Bacillus Infections. US-Armed Forces Med. J. 3, 797 (1952).
PULASKI, E.J.: Control of Infections in War Wounds. Military Medicine Refresher Course, Walter Reed Army Medical Center 1953, p. 227.
ROEMER, G.B.: Sind unsere Bemühungen um die Prophylaxe des Tetanus ausreichend? Dtsch. med. Wschr. 90, 296—299 (1965).
SAEGESSER, M.: Der Wundstarrkrampf in praktischer Sicht. Praxis 54, 1002—1009 (1965).
ZEISSLER, J., C. KRAUSPE u. L. RASSFELD-STERNBERG: Die Gasödeme des Menschen. 3 Bände. Darmstadt: Steinkopf 1960.

2. Bißverletzungen

Grundsätzlich ist jede Bißverletzung als primär infiziert anzusehen; denn im Maul, im Speichel sowie an den Zähnen der Tiere sind fast immer für den Menschen pathogene Bakterien nachzuweisen.

Bißverletzungen stellen meist eine Kombination aus Stich- und Rißquetschwunden dar, so daß sich vorwiegend zerfetzte Wundränder mit Taschenbildung und gequetschtes Gewebe finden, die einen idealen Nährboden für Bakterien abgeben (HÄRB und TSCHOLAKOFF).

Meist teilt man die Bißwunden in 3 große Gruppen ein, und zwar:

1. Wunden, die nur einen oberflächlichen Epithelverlust aufweisen
2. mehrere Zentimeter lange, tiefe Riß- und Quetschwunden, die Haut, Unterhautzellgewebe und Muskulatur betreffen, ohne jedoch zu ausgedehnten Gewebszerstörungen zu führen
3. schwerste Verletzungen mit ausgedehnten Gewebszerstörungen, Substanzverlust und Zertrümmerung.

Die Verletzung selbst hängt weitgehend von der Beschaffenheit des tierischen Gebisses ab. Tiere wie Hunde, Katzen sowie die Mehrzahl der säugenden Raubtiere, haben ein vorwiegend aus spitzen Zähnen bestehendes Gebiß, so daß die Riß-, aber auch die Quetschwirkung des Gebisses im Vordergrund steht. Bei Pferden, Rindern und Schweinen, mit einem Gebiß aus stumpfen Zähnen, entfaltet sich eine vorwiegend mahlende Wirkung. Es finden sich deshalb vor allem Quetschwunden. Das menschliche Gebiß, mit spitzen wie stumpfen Zähnen, führt zur Kombination von Stich-, Riß- und Quetschwunden.

Die Verfasser konnten in 11 Jahren insgesamt 185 Patienten mit Bißverletzungen beobachten. Davon waren verursacht:

durch Hund	154	83,2%
„ Katze	18	9,7%
„ Pferd	6	3,2%
„ Mensch	2	1 %
„ Ratte	2	1 %
„ Kaninchen	1	0,5%
„ Haifisch	1	0,5%
„ Affe	1	0,5%

Menschenbißverletzungen gelten seit jeher als besonders gefährlich. Charakteristisch ist, daß der Mensch in unbedeckte Stellen beißt. Die meisten dieser Bißwunden finden sich nach der Literatur an den Fingern und Händen.

Bei Verletzungen durch Nagetiere können auch Spirochäten übertragen werden. Es ist dabei zu denken an Tularämie, Morbus Weil und die Rattenbißkrankheit (Sodoku).

a) Schlangenbiß

Tropische Giftschlangen. Neuere Statistiken der WHO berichten von jährlich durchschnittlich 500000 Schlangenbissen mit 30—40 Tausend Todesfällen, wovon der weitaus größte Prozentsatz auf Asien fällt.

Nach einer Veröffentlichung von PARRISH wurden 1959 in den Vereinigten Staaten von Nordamerika etwa 6680 Personen wegen Schlangenbissen behandelt. Davon waren 0,21% tödlich.

Weitere Arbeiten über Schlangenbisse in den Vereinigten Staaten stammen von PARRISH und KHAN. In den Jahren 1962 bis 1965 einschließlich wurden in Florida nach den Angaben von Moseley insgesamt 1089 Menschen von Schlangen gebissen. Davon:

- 380 durch nicht identifizierte oder ungiftige Schlangen
- 257 „ Diamondback Rattler Crotalus Adamanteus
- 227 „ Pigmy/ground Rattler Sistrurus Miliarius
- 178 „ Cottonmouth Mocassin Agkistrodon Piscivorus
- 24 „ Coral Snake Micrurus Fulvius
- 23 „ Copperhead Agkistrodon Contortrix

MOSELEY berichtete auch über Bisse durch Korallenschlangen.

Nach anatomischem Bau und Giftzusammensetzung kann man 2 Hauptgruppen der etwa 400 Giftschlangenarten unterscheiden, nämlich:
1. Ottern oder Viperidae
2. Nattern oder Colubridae.

A. Viperidae
  1. Crotalinae
     a) Gattung Crotalus (Klapperschlangen)
     b) Gattung Lachesis (Buschmeister)
     c) Gattung Ancistrodon (Mocassin)
     d) Gattung Bothrops
     e) Gattung Trimeresurus
  2. Viperidae = Viper (Hornviper; hierzu gehören auch die europäischen Giftschlangen, Kreuzotter und Sandviper)
B. Colubridae (Venenosae naja; Brillenschlange Asiens).

Über die Schlangen der Welt und ihre Klassifizierung unterrichtet ausführlich DITMARS.

Mit der Zusammensetzung der Schlangengifte bei den einzelnen Arten befaßte sich RICHTER.

Das Schlangengift ist ein Gemisch und besteht vorwiegend aus Albuminen, Globulinen, Proteinen, Peptonen, Fermenten, Enzymen, Salzen und Farbsubstanzen.

Viperidae, zu denen auch die in Deutschland vorkommende Kreuzotter gehört, produzieren in ihrer der Glandula parotis ähnlichen Giftdrüse vorwiegend ein haemorrhagisch und haemolytisch, Colubridae hingegen ein hauptsächlich neurotoxisch wirkendes Gift.

Man unterscheidet 3 Giftgruppen:
1. Die Neurotoxine; sie finden sich vorwiegend bei den tropischen Giftschlangen und stellen den Hauptteil des Kobratoxins dar
2. Die Haemorrhagine; sie liegen vor allem bei den Bothrops- und Crotalusarten und auch bei den einheimischen Vipern vor
3. Die Haemolysine; sie bilden zusammen mit den Haemorrhaginen den Hauptanteil des Kreuzottergiftes (PROBST).

Die Bißmarken sind verursacht durch die im Oberkiefer sitzenden, feststehenden bzw. aufrichtbaren Giftzähne, welche entweder kaminartig durchbohrt sind oder am Vorderrand eine Längsfurche besitzen. Je nach Länge der beiden Giftzähne greift die Verletzung entsprechend in die Tiefe.

Die pathologisch-anatomischen Veränderungen nach tropischen Schlangenbissen sind, abgesehen von den groben makroskopischen Veränderungen örtlicher Art, relativ gering. So wurden Fälle von Hirnpurpura, Blutungen aus dem Magen-Darmkanal, fettige Leberdegeneration und haemorrhagische Nephritis festgestellt.

Am Beispiel einer tödlichen Bißverletzung durch eine gefangengehaltene Kobra weist Esch auf die vitale Bedeutung der sofortigen Serumtherapie hin. Die Kobra gehört mit der Mamba zur Familie der Elapidae und ist eine der giftigsten Schlangen.

Kreuzotterbisse. Wenn auch die Gefährlichkeit von Kreuzotterbissen nach LIESKE häufig überschätzt wird und diese in ihrer Giftigkeit nicht mit Bissen subtropischer und tropischer Giftschlangen zu vergleichen sind, so darf man sie jedoch keineswegs bagatellisieren, da Todesfälle vorkommen können.

In Schweden wurden in den Jahren 1915 bis 1944 15 Todesfälle verzeichnet, in England in den letzten 50 Jahren 7 und in der Schweiz von 1881 bis 1930 25 Todesfälle (LIESKE).

Der Biß der Kreuzotter kann lebensgefährlich werden, wenn ein kräftiges, gutgenährtes Tier vorher lange nicht gebissen hat. Die Mortalität der Kreuzotter-Bißverletzung beträgt 0,8—10%. Im Schlangengift finden sich Enzyme aller Art.

Die beiden Giftzähne der Kreuzotter liegen im Oberkiefer und sind 3—4 mm lang. Durch eine Hebevorrichtung liegen sie normalerweise dem Gaumen an und werden erst beim Biß aufgerichtet. Die Giftzähne sind spitz und hart, sie besitzen einen Giftkanal, der mit der Giftdrüse in Verbindung steht.

Die Bißmarke der Kreuzotter besteht aus zwei nebeneinanderliegenden Punkten, bei der Ringelnatter aus einem Oberkieferzahnkranz. Die Bißstellen sind aber nicht immer typisch. Es gibt Kreuzotterbisse, bei denen nur eine Bißstelle zu sehen ist, da die Kreuzotter bei ihrem Biß nicht sehr genau zielt und manchmal nur mit einem Zahn ihre Beute erwischt (KELLER).

Angaben über Verhalten bei Kreuzotterbiß und weitere Literaturangaben bei FISCHER, LIESKE.

b) Immenstiche

Immenstiche verlaufen sehr oft als Bagatellfälle. Der Tod des Verletzten oder eine langdauernde schwere Erkrankung können die Folge eines einzigen Stiches sein, worauf VON CLARMANN hinwies. Grundsätzlich sind die Folgen der selteneren Hornissen- und Hummelstiche dieselben wie die der Bienen- und Wespenstiche. Lediglich die Menge des mit dem einzelnen Stich eingeführten Giftes ist größer. Die ins Gewebe eingebrachte Giftblase enthält etwa 0,2—0,3 mg flüssiges Gift.

Aus den Giftgemischen konnten an bekannten Substanzen isoliert werden: Acetylcholin, Ameisensäure, freie Aminosäuren, Cholinesterase und Histamin.

Die eigentlichen Immengifte sind den Eiweißkörpern nahestehende, chemisch noch nicht restlos aufgeklärte Polypeptide von verhältnismäßig niedrigem Molekulargewicht.

Nach VON CLARMANN stehen bei der komplexen Wirkung im Vordergrund:
1. die zell-, kapillar- und gewebsschädigende Wirkung
2. die blutdrucksenkende Wirkung durch Lähmung der Vasokonstriktoren
3. die neurotoxische Wirkung durch primäre Erregung und sekundäre Lähmung des zentralen Nervensystems.

Die Symptome nach Stichen von Bienen, Wespen, Hummeln und Hornissen sind abhängig von der Zahl der Stiche, von der Lokalisation des einzelnen Stiches und von der individuellen Empfindlichkeit des Opfers. Die Folgen von Hymenopteren-Stichen beschränken sich meist auf eine lokale Reaktion. Gelegentlich kommt es jedoch darüberhinaus zu allgemeinen Störungen, die in seltenen Fällen sogar tödlich sind. Zu erwähnen sind die Stiche in die Zunge und in das Mundrachengebiet, die in kurzer Zeit zu bedrohlichen Schleimhautschwellungen und damit zur Erstickungsgefahr führen können.

Der Tod kann nach Immenstichen eintreten durch allergisch-anaphylaktischen Schock mit Kreislaufkollaps, durch mechanischen Konflikt mit der Respiration (Erstickung) infolge lokaler Oedeme im Bereich der oberen Luftwege und durch toxische Schädigung des zentralen Nervensystems mit Lähmung des Atemzentrums bei Massenstichen.

Auch KÄMMERER weist auf die hochgradigen Schocksymptome nach Bienen- und Wespenstichen hin.

Bei Allergikern sind sofortige Todesfälle durch Bienenstiche bekannt. Bei einem Bienenstich kann nach einigen Minuten der Tod eintreten. Es handelt sich nach STOERMER bei diesen akuten Fällen nicht um die chemisch-toxische Wirkung des Bienenstiches, sondern um eine stürmische Antigen-Antikörperreaktion bei vorangegangener Sensibilisierung durch frühere Stiche. Der schnelle Eintritt des Todes innerhalb einer Stunde ist charakteristisch für Immenstiche nach Allergisierung. Auch Blutungen und Nekrosen in der Zona reticularis der Nebennieren können schicksalhaft werden, worauf KUNA hingewiesen hat.

Bei der mikroskopischen Untersuchung einer Bienenstichstelle findet man typische Anzeichen einer akuten Entzündung. Es zeigt sich nach WALTER eine deutliche oedematöse Anschwellung infolge Durchtränkung des Gewebes in der Umgebung des Stichkanals, da die geschädigten Wände der Kapillaren durch das Gift sofort undicht werden und reichlich Plasma durchtreten lassen. Außerdem kommt es zu einer Anhäufung von Leukozyten im Entzündungsherd und seiner Umgebung.

Bei einem tödlichen Stich wurde im Stichbereich eine Nekrose einer Knäueldrüse gefunden. Die schweren Störungen nach einmaligen Hymenopterenstichen sowie die beobachteten Todesfälle beruhen in erster Linie auf einer massiven Kapillarschädigung. Es konnten multiple Blutungen im Bereich der Magen-, Duodenal- und Trachealschleimhaut sowie in der Leberkapsel bzw. lebenswichtigen Organen, insbesondere im Zentralnervensystem nachgewiesen werden.

WEGELIN verwies auf die Ähnlichkeit des histologischen Bildes des Bienenstiches mit allergisch-hyperergischen Entzündungen. Bei seinen 4 Beobachtungen eines raschen Todes nach Bienen- bzw. Wespenstich betont er die schnellen und starken Infiltrationen, Oedem und Verquellungen des Bindegewebes als Ausdruck der sofort einsetzenden Transsudation aus den Blutkapillaren. Als regelmäßigen Befund nennt er eine auffällige Hyperämie der inneren Organe, Lungenblähung, Oedeme der Lungen und des Kehlkopfes, Dilatation besonders des rechten Herzens, petechiale Blutungen in Haut, Schleimhäute, auch seröse Häute, regelmäßig auch in das Gehirn und die stark kapillarisierten Meningen.

Von SCHENKEN sind 10 Todesfälle nach einem einzigen Bienenstich publiziert worden. Auch KUNA beschrieb einen Fall von Überempfindlichkeit bei einem 47jährigen Mann durch Bienenstich, der 6 Monate vor seinem Tode erstmals gestochen wurde. Bei der Autopsie fanden sich histologisch punktförmige Blutungen in der Medulla oblongata und Zona reticularis der Nebennieren; außerdem Zeichen von Suffokation und Oedem der Lungen.

Die Schwere der allergischen Reaktion nach einem Bienenstich hängt nach SCHENKEN vom Grad der Überempfindlichkeit ab. Der Tod kann als Ergebnis eines anaphylaktischen Schocks eintreten. Die meisten tödlichen Fälle fanden sich bei Männern unter 40 Jahren, die früher Stiche mit nachfolgenden allergischen Reaktionen durchgemacht hatten. In tödlichen Fällen treten die Symptome von Zyanose, Schock und Atemschwierigkeiten auf und dauern gewöhnlich etwa 30 Minuten; bei der Sektion findet man in der Regel ein Larynxoedem mit Verschluß des Kehlkopfes.

c) Sonstige Gifttiere

Über Unfälle mit niederen Tieren, insbesondere giftigen Eidechsen, Spinnen, Fröschen, Fischen, Schnecken, Quallen und Skorpionen berichtete SACHS.

Coelenteraten oder Quallen. Bei Berührung der Nesselkapseln können bei Giftresorption Allgemeinsymptome wie Fieber, Schüttelfrost, Kopfschmerzen und allgemeine Schwäche auftreten, in schweren Fällen Oppressionsgefühl auf der Brust, Krämpfe der Extremitäten und Atemmuskulatur, Atemnot, Erbrechen, Durchfall und Kollaps. Die Giftstoffe sind Thalassin und Kongestin.

Skorpione. Ein Stich tropischer Skorpione führt zu starker örtlicher Entzündung, Anschwellung mit Schmerz und Fieber, seltener zu Abszessen oder Gangrän sowie Lymphangitis. Stiche können bei Kindern in 24 Std zum Tode führen. Das Gift heißt Buthotoxin.

Spinnen. Ein Stich der Dornfingerspinne (Chiracanthium natrex) führt zu brennendem Schmerz und Schwächegefühl.

Der Biß der *Tarantel* ist nicht gefährlicher als der anderer großer Spinnen (ORZECHOWSKI).

Fische mit giftabsondernden Stacheln kommen in der ganzen Welt vor. Die Tiere haben mit scharfen Strahlen durchsetzte, beim Druck auf den hinteren Teil des Kopfes sich aufrichtende Stacheln in den Rückenflossen, das *Petermännchen* auch an den Kiemendeckeln. Ausgesprochene Giftdrüsen sind an ihrem Grunde nicht von allen Autoren gefunden worden, wohl aber ein geschichtetes Epithel mit pigmentierten Zellen. Der Stich erfolgt beim Treten auf den im Sand liegenden, auf seine Beute lauernden Fisch oder auch bei Berührung der Stacheln mit der Hand. Gleich nach der Verletzung stellt sich ein heftiger kolikartiger Schmerz im ganzen betroffenen Glied ein mit nachfolgender Rötung und Schwellung der Umgebung, dazu Schweißausbruch, Blässe, Pulsbeschleunigung, gelegentlich auch Kollaps, Atemnot, Erbrechen und Durchfall. Es kann in der Folge zur Abszeßbildung, zur Nekrose und Gangrän mit nachfolgender Lymphangitis kommen (FISCHER O.).

Beim *Petermännchen* (Trachinus draco) kann Verletzung an den Stacheln der Rückenflossen zu schmerzhaften Wunden führen. Diese sind nach MOHR recht langwierig, wenn auch ausgesprochene Spätfolgen im allgemeinen nicht zu beobachten sind. Als Restzustand kann die Neigung zu Schwellungszuständen und Bewegungsbeeinträchtigungen in Gelenknähe bleiben.

Literatur

CLARMANN, M. von: Ärztliche Maßnahmen bei Immenstichen. Bayerisches Ärzteblatt, Heft 6 (1960).
DITMARS, L. R.: Snakes of the World. New York: Macmillan 1960.
ESCH, G.: Tödliche Kobra-Bißverletzung. Dtsch. med. Wschr. **90**, 261—264 (1965).
FISCHER, H.: Verhalten bei Kreuzotterbiß. Wehrmed. Mitt. **3**, 116 (1960).
FISCHER, O.: Fische mit Gift absondernden Stacheln. Münch. med. Wschr. **98**, 1001 (1956).

HÄRB, H., u. P. TSCHOLAKOFF: Über Bißverletzungen. Wien. klin. Wschr. 76, 908—910 (1964).
HOIGNÉ, R.: Allgemeinreaktionen auf Insektenstiche. Schweiz. med. Wschr. 95, 1731—1738 (1965).
JANSSEN, W.: Plötzliche Todesfälle durch Insektenstiche. Morphologie, Toxikologie und forensische Bedeutung; Dtsch. Z. ges. gerichtl. Med. 58, 3—17 (1966)
KÄMMERER, H.: Schocksymptome nach Bienen- und Wespenstich. Münch. med. Wschr. 99, 1792 (1957).
KELLNER, H.: Kreuzotterbisse. Medizinische Welt 1197—1203 (1965).
KUNA, J.: Todesfall bei einer überempfindlichen Person durch Bienenstich. Zbl. Path. 100, 461—463.
LIESKE, H.: Giftschlangenbisse. Med. Bild-Dienst Roche 1, 18—25 (1958).
— Klinik und Therapie des Kreuzotterbisses. Landarzt 35, 549—553 (1959).
MOHR: Spätschäden nach Verletzung durch giftige Fische? Dtsch. med. Wschr. 88, 2014 (1963).
MOSELEY, TH.: Coral Snake Bite: Recovery Following Symptoms of Respiratory Paralysis. Ann. Surg 163, 943—948 (1966).
N. N.: Zur Behandlung von Bienen- und Wespenstichen. Triangel 1, 176—180 (1952).
ORZECHOWSKI, G.: Unerfreuliche Reisebegegnungen — Giftige Tiere. Ärztliche Praxis im Bild. Nr. 3, S. 66—73 (1965).
PARRISH, H. M.: Incidence of Treated Snakebites in the United States. Public Health Reports 81, 269—276 (1966).
— and M. S. KHAN: Bites by Foreign Venomous Snakes in the United States. Am. J. Med. Sci 251, 150—155 (1966).
PROBST, H.: Kobrabiß mit letalem Ausgang. Dtsch. med. Wschr. 82, 2031—2032 (1957).
RAUDONAT, H. W.: Über Giftschlangen u. Schlangengifte. Therapie des Monats 225—229 (1958).
RICHTER, G.: Über Bißverletzungen durch eine Klapperschlange (Crotalus atrox). Zbl. Chir. 83, 2135—2147 (1958).
SACHS, W. B.: Neues über Unfälle mit Schlangen. Münch. med. Wschr. 108, 1464—1468 (1966).
— Neues über Unfälle mit niederen Tieren. Münch. med. Wschr. 108, 1575—1578 (1966).
SCHENKEN, J. R., et al.: Hypersensitivity to Bee Sting. Report of Fatal Case and Review of Literature. Am. J. Clin. Path. 23, 1216—1221 (1953).
SEITZ, W.: Todesfälle durch Bienenstiche. Münch. med. Wschr. 93, 1858 (1951).
STÖRMER, A.: Tod durch einen Bienenstich. Münch. med. Wschr. 103, 606 (1961).
WALTER, P.: Der Bienenstich, seine Folgen und seine Behandlung. Med. Mitt. 22, 91—96 (1961).

E. Psychosomatische Reaktionen vor und nach einem Trauma

1. Vor einem Unfall

Bei eingehenden psychologischen Untersuchungen in den letzten Jahrzehnten hat sich herausgestellt, daß neben flüchtigen krankheitsbedingten oder in der jeweiligen Situation und Kondition begründeten Faktoren auch persönlichkeitsstrukturelle Besonderheiten von entscheidender Bedeutung sind. Durch zahlreiche und umfangreiche Untersuchungen ist der Begriff der individuellen Unfallaffinität und „Unfällerpersönlichkeit" herauskristallisiert und definiert worden (KRISCHEK).

Die Besonderheit der Persönlichkeitsstruktur ist für das Zustandekommen von Unfällen und Schädigungen unter Umständen von entscheidender Bedeutung. Es gibt offensichtlich eine individuelle Unfallaktivität, die nichts mit verminderter Intelligenz, herabgesetztem Reaktionsvermögen zu tun hat, sondern mit der Labilität der Persönlichkeit in Verbindung steht.

Nach den Worten von KLAUS ist offensichtlich sowohl ein Mangel an Vitalität als auch ein Überschuß dazu geeignet, die Unfallgefährdung zu erhöhen.

Nach den Untersuchungen von WAXMAN u. Mitarb. besteht eine Beziehung zwischen der Zahl der Unfälle, welche ein Mensch erleidet und seinem Gesundheitszustand, und zwar keine direkte zu besonderen Erkrankungen oder Erkrankungsgruppen, sondern vielmehr kann jede Erkrankung in Betracht kommen, welche die Symptome einer Schwächung hervorzurufen vermag.

Gelegentlich begünstigen latente schwere Erkrankungen einen Unfall. So berichtete SIEBERNS über einen sicher als unfallauslösend anzusehenden Hirntumor, der 6 Wochen vor dem Exitus angiographisch nicht faßbar gewesen war.

Die psychologische Unfallforschung im Kindesalter hat nach STEINWACHS situationelle, phasenspezifische, konstitutionelle Faktoren sowie Reifungstempo-Variationen und Reifungs-Harmoniegrade bei der Klärung kindlicher Unfallursachen zu berücksichtigen.

Auf den Zusammenhang Menstruationspsyche und Unfall wies MAYER hin. Im Status menstruationis scheint eine seelische Bereitschaft zu Unfällen liegen zu können.

Wie HERGET anführt, ist es nach BORNEMANNS Untersuchungen an sich nicht möglich, schlechthin einen „Unfäller-Typus" herauszustellen. Dagegen steht außer Frage, daß es eine Reihe unfallbedingender seelischer Eigenschaften gibt, die sich in eindeutigen funktionellen Minderleistungen manifestieren können. Die konstitutionelle Disposition der Unfäller beruht nicht zuletzt auf ihrer hereditären Belastung. Jedenfalls ist bemerkenswert, daß die Unfalldisponierten eine unverhältnismäßig große Anzahl ausgeprägter schizothymer und zyklothymer Konstitutionstypen stellen.

Zur Psychologie des Verkehrsunfalles schreibt LEONHARD, daß man bei verschuldeten Verkehrsunfällen nicht nur an ein moralisches Versagen denken sollte, sondern öfter auch an ein Versagen aus menschlicher Eigenart heraus. Der Mensch kann seine Aufmerksamkeit nicht immer gleichzeitig wachhalten, sie sinkt auch gegen sein bestes Wollen gelegentlich ab. Der Kraftfahrzeuglenker lenkt sein Fahrzeug dementsprechend automatisch, ohne mit seinem bewußten Denken bei der Sache zu sein. In der Regel fährt er trotzdem richtig, weil er seine Fahrweise durch lange Gewöhnung bis zur Automatisierung eingeübt hat.

Die psychiatrischen Krankheiten fallen als Unfallursachen kaum ins Gewicht gegenüber den als noch normal anzusprechenden Charaktervarianten, wie LEMPP mitteilt. Der ungesteuerte, explosible und selbstwertschwache Charakter stellt eine viel größere Gefahr am Steuer eines Kraftfahrzeuges dar. Auch die Verminderung der Fähigkeit, die eigene Handlungsweise nach ihrer Wirkung auf die Umwelt zu beurteilen, ist ein persönlichkeitsbedingter Unfallfaktor. Es muß das Ziel sein, diese verkehrsgefährdenden, aber durchaus noch im Bereich der nicht krankhaft veränderten Persönlichkeitsstruktur liegenden psychischen Faktoren rechtzeitig zu erfassen und, wenigstens in ihren starken Ausprägungen, aus dem motorisierten Straßenverkehr auszuschalten.

Auch beim Sportler ist die Feststellung der Sportunfallhäufigkeit wichtig. Nach einer Auswertung von KLAUS ergibt sich, daß rund 66% der Sporttreibenden, und zwar 69% der verletzten Männer und fast 56% der verletzten Frauen, bereits 3 und mehr Verletzungen beim Sport erlitten hatten. Dieses Ergebnis spricht dafür, daß auch beim körperlichen Training und Wettkampf für die Entstehung von Verletzungen konstitutionelle Anlagen körperlicher und seelischer Art — die Unfallpersönlichkeit — eine große Rolle spielten; ähnlich wie dies bereits durch die Auswertung einer großen Zahl von Verletzungen bei Verkehrsunfällen nachgewiesen wurde. Über 21% der Sportverletzten — etwa 22% der verletzten Männer und etwa 18% der verletzten Frauen — hatten bereits 6 und mehr Sportverletzungen aufzuweisen.

2. Nach einem Unfall

Psychologische Momente sind nicht nur für das Zustandekommen von Unfällen von Bedeutung, sie sind auch maßgeblich für die Beurteilung des Verhaltens eines Verletzten nach dem Unfall und für die Bewältigung der Unfallfolgen. Eine besondere Rolle spielt dabei die Tatsache, daß ein sehr großer Teil aller Unfälle heutzutage entschädigungspflichtig ist.

Bei der Nachuntersuchung von 234 Kindern fand LAUX bei 171 (73,1%) keinerlei psychische Folgen mehr, jedoch bei 63 (26,9%) psychische Veränderungen, die mit dem Unfall dauerhaft eingetreten waren. Nur 40 Fälle (17,1%) hatten hirnorganische Psychosyndrome (Wesensänderung und Hirnleistungsschwäche). Die übrigen waren psychisch reaktive Störungen dauerhafter Art vom Gewicht abnormer Erlebnisreaktionen. Fast $1/_5$ der Fälle (46 Kinder; 19,7%) hatte psychisch reaktive Störungen von jahrelanger Dauer. Für die Angstentstehung nach Hirntraumen bei Kindern ist nach LAUX die Umwelt maßgeblich, und zwar die Einstellung der Erziehungspersonen zu dem traumatisierten Kind. Ungünstig ist das ängstlich einengende, überprotektive Verhalten der Eltern und die leistungsmäßige Überforderung der geschädigten Kinder.

Das Ergrauen des Kopfhaares durch einen neuro-vegetativen Schock ist im Schrifttum bekannt. Bei akuten Ereignissen wird von KIENLE und WAGNER (FRIEDRICH) ein zeitliches Intervall zwischen 2–14 Tagen vom psychischen Trauma bis zum Beginn des Haarverlustes angenommen. Nach ihrer Auffassung ist bei einer einmaligen psychischen Belastung ein enger zeitlicher Zusammenhang zu fordern. Ein Haarausfall solcher Art muß einige Zeit nach dem Insult beginnen oder aber im Verlauf einer durch den Insult ausgelösten progressiven Dekompensation. Als äußerste Zeitspanne sind bei einmaligen Insulten 4 Wochen zuzubilligen, bei längerdauernden Belastungen tritt der Haarausfall während der Ereignisse oder unmittelbar danach in der Entlastungssituation auf. Der Insult muß an Intensität, Zeitdauer oder durch die Umstände über den Rahmen dessen weit hinausgehen, was von der betroffenen Persönlichkeit noch verarbeitet und ertragen werden konnte. Bei wiederholten Ereignissen ist zu fordern, daß die äußeren Umstände keine Möglichkeit einer Anpassung zugelassen haben, wobei der Insult selbst mit der körperlichen Verfassung zu korrelieren ist. Nach Auffassung dieser Autoren ist der Haarausfall nur dann als Folge derartiger Erlebnisse anzuerkennen, wenn er ein Teilsymptom im Rahmen einer endokrinen, vegetativen oder zerebralen Dekompensation darstellt (vitaler Tonusverlust, vorzeitige Alterung, Basedow).

Die Unfallneurose ist eine Einstellung des betroffenen Menschen, die als eine durch den Unfall hervorgerufene Krankheit empfunden wird und sich in Krankheitssymptomen äußert. Ausführlich befaßte sich mit dem psychiatrischen Begriff in der Unfallheilkunde HAINZL. Er schreibt, je lebensgefährlicher ein Unfall, desto unwahrscheinlicher die Neurose, welche übrigens nach seinen Beobachtungen im Mittelosten bei Naturvölkern genau so häufig ist. Wenn ein schwerer Neurotiker in die Situation kommt, wirklich ums Leben zu kämpfen, verliert er häufig seine Neurose. Beim Leichtverletzten ist es anders. Eine psychogene Entwicklung heißt dann Neurose, wenn es zur Abspaltung von Konflikten und zur Verdrängung derselben gekommen ist. Wie sehr die Hysterie der Simulation nahekommt, hängt davon ab, wie weit das Bewußtsein bei der Darstellung der Symptome beteiligt ist. Oft ist nur der Anfang der hysterischen Vorführung bewußt gewollt, alles weitere vollzieht sich in den eingefahrenen Bahnen des unbewußten Reaktionsablaufes.

Die Voraussetzungen zum Zustandekommen einer metatraumatischen Psychose sind nach THÖRMER nicht geklärt. Teils wird eine Prädisposition (Alkoholiker, ältere Menschen, erheblich Belastete) verantwortlich gemacht, teils ein ursächlicher Zusammenhang mit der Schwere der Gewalteinwirkung, besonders wenn diese ein gealtertes und arteriosklerotisches Gehirn trifft. Es ist nach THÖRMER zweifellos anzunehmen, daß das Ausmaß der zerebralen Veränderungen von der Art, Schwere und Dauer der Schädigung abhängig ist. So dürften kurzfristige psychotische Zustandsbilder und angedeutete zentrale Ausfallserscheinungen vorwiegend auf funktionelle Vorgänge, wie vasoneurotische Zirkulationsstörungen oder ein flüchtiges Hirnoedem, zurückzuführen sein, Bestehenbleiben von Herdsymptomen und Chronischwerden psychischer Veränderungen eher mit Defektzuständen der Hirnsubstanz (Nekrosen, Narben, Ganglienzellen, Degenerationen) als Folge schwerer Gewalteinwirkung in Zusammenhang gebracht werden.

Psychosomatische Komplikationen nach einem Trauma, wie Bronchialasthma, Angina pectoris, Hypertonie und neurozirkulatorische Störungen, rheumatische Arthritis, Colica mucosa und peptische Ulcera des Verdauungssystems, Urinretention, Enuresis und Impotenz, Thyreotoxikose und Diabetes melitus sowie Neurodermatitis und Psoriasis, können nach MORITZ schwerlich als Folgen eines emotionellen Trauma angesehen werden. In den meisten, wenn nicht in allen dieser Fälle ist die durch ein Trauma hervorgerufene emotionelle Störung wahrscheinlich nicht mehr als ein Auslösungsmechanismus, durch den eine vorher bestehende latente Störung ans Licht gebracht wird. Die Analyse von 500 Fällen posttraumatischer Psychoneurose durch THOMPSON ergab folgende Arten:

Angstzustand	406 Fälle
Hysterie	73 ,,
Phobische Neurose	25 ,,
Mischtyp (Angstzustand und Hysterie)	21 ,,
Zwangsneurose	2 ,,
Krankheitswahn	2 ,,
Psychoneurotische Depression (überlagert)	156 ,,

Die Tatsache, daß seelische Ursachen eine Schwangerschaft vorzeitig zu unterbrechen vermögen, ist seit dem Altertum bekannt und wird heute nach ERBSLÖH kaum noch ärztlich bestritten.

Der Verfasser teilt die Beobachtung bei einer 37jährigen 8-Para mit habituellen Frühgeburten mit, bei der in der ersten Schwangerschaft eine seelische Erregung zum vorzeitigen Geburtseintritt führte. Bei den folgenden Schwangerschaften kam es jedesmal durch eine Erwartungsneurose in der kritischen Zeit wieder zur Frühgeburt. Psychotherapie ermöglichte zwar nicht ein völliges Austragen, führte aber zu einem lebensfähigen Kind, das um 1 Pfund schwerer war als alle vorhergehenden.

Auf Grund seiner Erfahrungen bei den Hamburger Bombenangriffen im 2. Weltkrieg hält HEYNEMANN derartige seelische Ursachen für sehr selten. Die Seltenheit dieser Vorkommnisse bestätigt auf Grund eigener Erfahrungen auch ERBSLÖH. Er konnte viele Frauen der verschiedensten Schwangerschaftsmonate beobachten, die während der Kriegszeit den größten seelischen Belastungen ausgesetzt waren, ohne daß es zu irgendeiner Störung der Schwangerschaft gekommen ist.

Nach HEYNEMANNS Ansicht kann es besonders bei Frauen mit überempfindlichem oder überreiztem vegetativen Nervensystem durch einen schweren psychischen Schock zu einer langanhaltenden Dauerkontraktion des Uterus kommen.

Literatur

DALTON, K.: Menstruation and Accidents. Brit. Med. J. 1425—1426 (1960).
ERBSLÖH, J.: Über das psychische Trauma als wehenauslösender Faktor und seine Behandlung. Zbl. Gyn. 73, 1270—1274 (1951).
FRIEDERICH, H.C.: Psychisches Trauma und Haarausfall. Dtsch. med. Wschr. 83, 1794 (1958).
HAINZL, H.: Psychiatrische Begriffe in der Unfallheilkunde. Unfallneurosen. Zbl. Chir. 84, 231—237, 267—274 (1959).
HALLEN, O.: Über isolierte Phobien nach Verkehrsunfällen. Nervenarzt 31, 454—462 (1961).
HERGT, W.: Über Unfallpsychologie; in: Handbuch der ges. Unfallheilk., 1. Bd., S. 114—123. Stuttgart: Enke 1955.
HEYNEMANN, TH.: Der Einfluß der Fliegerangriffe und Alarme auf die Entstehung von Fehl- und Frühgeburten und zeitbedingten Schwierigkeiten bei der Frühdiagnose der Schwangerschaft. Zbl. Gynäk. 69, 219—221 (1947).
KLAUS, E.J.: Über Sportverletzungen und Sportschäden unter dem Gesichtspunkt der Prävention. Wehrmed. Mschr. 9, 61—66 (1965).
KRISCHEK, J.: Unfallpsychologie. Psych. Neurol. (Basel) 144, 65—93 (1962).

LAUX, W.: Zur Genese der Angst nach Hirntraumen bei Kindern. Z. Psychother. u. med. Psychologie 31—38 (1965).
LEMPP, R.: Psychopathen und unausgeglichene Naturen im Straßenverkehr. Dtsch. med. Wschr. **88**, 1397—1402 (1963).
LEONHARD, K.: Zur Psychologie des Verkehrsunfalles. Zbl. Chir. **85**, 750 (1960).
MAYER, A.: Menstruationspsyche und Unfall. Mschr. Unfallheilk. **65**, 337—338 (1962).
MORITZ, A.R.: The Pathology of Trauma. Philadelphia: Lea-Febiger 1954.
SIEBERNS, H.: Zur Frage unfallauslösender Hirnveränderungen. Fortschr. Röntgenstrahlen **104**, 420—422 (1966).
STEINWACHS, FR.: Psychologische Probleme beim Zustandekommen der kindlichen Unfallverletzungen. Langenbecks Arch. **304**, 525—539 (1963).
STOECKEL, W.: Unfallpsychologie. Med. Welt 1271—1275 (1964).
THÖNNER, H.J.: Akute Psychosen als Komplikation nach Operation, Trauma und Narkose. Bruns Beitr. **198**, 473—483 (1959).
THOMSON, G.N.: Post-traumatic Psychoneurosis — A Statistical Survey. The Amer. J. Psychiatry **121**, 1043—1048 (1965).
WAXMAN, B.D., et al.: The Relationship of physical Health to the Incidence of Accidents. J. Trauma **1**, 536—546 (1961).

F. Vitale Reaktionen

1. Zelluläre Reaktion

Die Reaktion auf ein Trauma von seiten des Organismus besteht in
— Dilatation der Kapillaren mit Blutstase
— Oedem und Exsudation
— vitalen Reaktionen, wie Blutung, Emigration weißer Blutzellen
— Wiederherstellung durch Proliferation und Narbenbildung sowie Regeneration.

Die Haemorrhagie, wie sie bei Durchtrennung von Gefäßen im traumatisierten Gebiet entsteht, ist das bemerkenswerteste Zeichen einer vitalen Reaktion der Gewebe. Die Manifestationen der Blutung, wenn sie nicht sehr rasch zum Tode führen, sind allgemeiner und lokaler Art (PUCCINI). Die allgemeinen Manifestationen liegen in einer Anaemisierung, im haemorrhagischen Schock und in toxischen Phänomenen, welche bei der Resorption ausgedehnter Haematome (Ikterus, Fieber) auftreten und in bakterieller Infektion, die sich in einer Blutung als sekundäre Komplikation des Trauma entwickelt. Die örtlichen Manifestationen reichen von unerheblichen und vorübergehenden, wie Schmerz (durch Reizung der Nervenendigungen), bis zur mechanischen Zerstörung und Kompression oder Verlegung.

Eine zu Lebzeiten entstandene Gewebsblutung zeichnet sich durch Fibrin, losgerissene elastische Fasern und herdförmige Leukozytenansammlungen in Verletzungsnähe aus (MUELLER).

Bei der histologischen Altersbestimmung von Schnittwunden der menschlichen Haut läßt nach FRICK das Vorhandensein zahlreicher Leukozyten auf ein Alter der Verletzung bis zu 26 Std schließen. Plasmazellen weisen auf ein Alter von wenigstens 7½ Tagen und Makrophagen auf ein solches von 18 Std bis zu 4 Tagen hin. Die Wucherung der Fibroblasten beginnt 18 Std post läsionem und bleibt bis zum 15. Monat ohne wesentliche Remission bestehen. Wucherungen von Angioblasten weisen auf ein 18stündiges, ihre erste Sprossung auf ein 22stündiges, vollentwickelte, wenig zahlreich vorhandene Kapillaren auf ein 4tägiges und viele neugebildete Kapillaren auf ein mindestens 8tägiges Bestehen der Veränderungen hin. Argyrophile Fibrillen treten erstmalig nach 8 Tagen auf. Die erste Regeneration der elastischen Fasern zeigt ein 3monatiges Bestehen an. Zahlreiche elastische

Fasern sprechen für ein Alter von 7 Monaten. Das erste Auftreten von Hämosiderin in der Kutis zeigt sich nach 72 Std. Quantitative Zunahme der Eisenpigmentablagerung tritt ab 5. Tag in Erscheinung.

Agonale Verletzungen der Körperoberfläche, die als Folge verschiedenartigster Gewalteinwirkung gesetzt wurden, können aufgrund ihrer Farbe und Beschaffenheit kaum von denen unterschieden werden, die nach Eintritt des klinischen Todes in der supravitalen Phase entstehen (LEOPOLD-RÄMSCH). Die Untersuchungen zeigten, daß wenige Stunden nach Eintritt des klinischen Todes entstandene Gewebsblutungen von vitalen histologisch nicht zu unterscheiden sind. Die nach Abschluß der supravitalen Phase gesetzten Haematome lassen sich dagegen sehr wahrscheinlich von vitalen differenzieren. Auch PETERSON vertritt die Auffassung, daß die Abgrenzbarkeit vitaler und supravitaler Reaktionen von postmortalen Veränderungen problematisch sei, ebenso die Frage der Todes- bzw. der Überlebenszeit.

Histochemische Untersuchungen über die vitale Reaktion der verletzten Haut durch YOSHIMURA zeigten, daß Ketoenoltetynol-positive Granula nur bei vitalen Verletzungen beobachtet werden konnten. Diese Granula finden sich im Stratum granulosum, in den Haarfollikeln und in den Mm. arrectores pilorum.

Die Möglichkeit der Abgrenzbarkeit postmortaler Veränderungen der Zellen und der Gewebsstrukturen des Gehirns von intravital entstandenen Schädigungen ist nach PETERSON nur nach Kenntnis der Art und der Zeit und der Lagerung der Leiche sowie der möglicherweise in Betracht zu ziehenden postmortalen Schädigungen am Gehirn gegeben.

Die Sekundärwirkungen einer mechanischen Verletzung auf lebendes Gewebe umfassen unter den örtlichen Phänomenen die Haemorrhagie, die Sekundärnekrose, die Thrombose, die Embolie und die aseptische Entzündung.

Traumatische Nekrosen bilden sich infolge Anoxie durch Zirkulationsstörungen im traumatisierten Gebiet oder durch örtliche Stoffwechselstörungen (Sekundärnekrosen). Die devitalisierten Gewebe sind Folge autolytischer Prozesse infolge endozellulärer Fermente.

Arterielle oder venöse Thrombosen entstehen durch mechanischen Stillstand der Blutung und sind mindestens am Anfang beschränkt auf die verletzten Gefäße im Traumabereich.

Die aseptische Entzündung tritt nicht nur als Folge physikalischer Mittel wie Hitze, Bestrahlung oder chemischer Stoffe auf, sondern auch infolge eines Kontusionstrauma (PUCCINI).

Bezüglich weiterer Einzelheiten der vitalen Reaktion sei auf MASSHOFF verwiesen.

2. Aspiration

Die Aspiration von Blut oder Erbrochenem in den Tracheobronchialbaum spielt insbesondere beim Bewußtlosen eine oft verhängnisvolle Rolle. ZÜNDEL berichtete über die Aspiration beim tödlichen Straßenverkehrsunfall. Er fand bei insgesamt 66 Fällen in 34,8% eine Aspiration als Nebenbefund, in 1,5% als konkurrierende Todesursache, jedoch keinen Fall als alleinige Todesursache. Auch LÄUPPI wies auf diese Gefahr hin und fand bei seinen 300 untersuchten Fällen 157mal (52%) eine tödliche Aspiration; davon sekundäre Aspiration in 12%, Fälle mit Aspiration als konkurrierende Todesursache 26% und alleinige Todesursache 14,3%.

Mageninhalt im Tracheobronchialbaum spricht für Erbrechen, evtl. im bewußtlosen Zustand und ist als vitales Zeichen anzusehen. Jedoch ist auch daran zu denken, daß durch Transport und Umlagerungen der Leiche Mageninhalt, insbesondere in flüssiger Form, in den Schlund und den oberen Trachealabschnitt einlaufen kann.

Wird einem lebenden Menschen der Kopf abgetrennt, so findet man bei einem hohen Prozentsatz, etwa ¾, Bluteinatmungsherde in den Lungen (PROKOP). Das beweist, daß nach dem Tode noch einige Atembewegungen ausgeführt werden, wobei das aus den Carotiden und Vertebralarterien spritzende Blut in die eröffnete Trachea gelangt.

Auch die Aspiration von Steinen, insbesondere nassen Kieselsteinen, ist möglich, wie folgender Fall zeigt:

Ein 21jähriger Mann wurde rückwärts von einem Pkw angefahren und in einen wenig Wasser führenden Bach geschleudert, wo er verstarb. Bei der Obduktion fanden sich neben subarachnoidalen Blutungen und einer offenen Unterschenkelfraktur lks. zahlreiche Kieselsteine von Kirschkern- bis Erbsen- und Reiskorngröße in den Stammbronchien mit teilweiser Verlegung der abgehenden kleineren Äste. Weiterhin lagen multiple hirsekorngroße Steinchen weit in den peripheren Bronchien. Als Zeichen der Erstickung war ein erhebliches akutes Lungenemphysem, flüssiges, dunkelrotes Blut sowie einzelne Petechien auf der Pleura visceralis vorhanden.

Bei einem schweren Unfall mit hochgradiger Zertrümmerung von Schädeldach und Schädelbasis fand sich Hirnsubstanz in Rachen, Speiseröhre, Kehlkopf, Trachea und in den großen Bronchien, sogar im Magen der Leiche. Nach kritischer Würdigung kommt BERKA zu dem Schluß, daß bei schweren Schädelzermalmungen auch postmortal Hirngewebe in die Respirationswege und den Verdauungstrakt, sogar bis in den Magen gelangen kann. Es wird rein mechanisch hineingepreßt.

3. Fettembolie

Fettembolien treten nach starken Erschütterungen, multiplen Frakturen und auch einzelnen Frakturen sowie ausgedehnten Weichteilverletzungen auf. Bei der überwiegenden Mehrzahl der Verletzten lassen sich histologisch Fettembolien in den Lungen und mitunter auch im großen Kreislauf nachweisen, wenn auch in verschiedener Stärke. In etwa 5—10% handelt es sich um massive tödliche Fettembolien. Die Gefahr der Fettembolie hängt nicht allein von der Schwere der Verletzungen ab. Eine histologisch nachgewiesene Fettembolie ist in jedem Fall (Ausnahme: Verbrennung, fortgeschrittene Fäulnis) als sicheres vitales Zeichen anzusehen. Nicht nur durch das Verbrennen eines lebenden menschlichen Körpers, sondern auch durch das Verschmoren eines Leichnams kann es nach den Untersuchungen von SCHOLLMEYER zum Bilde einer Fettembolie des Lungengewebes kommen. Voraussetzung für eine Fettembolie sind einige Herzschläge bei weitgehend intaktem Kreislauf. Eine Fettembolie fehlt bei Herzzerreißung (SPANN).

Dem Problem der Fettembolie kommt nach HENN und SPANN in der Traumatologie in zweifacher Hinsicht besondere Bedeutung zu:

1. als embolisches Phänomen (sicheres Zeichen einer vitalen Reaktion) und
2. als posttraumatisches klinisches Geschehen, das bei letalem Ausgang als Todesursache in Betracht gezogen werden muß.

Diese beiden Aspekte werden durch die Termini diagnostische Fettembolie und klinisch relevante Fettembolie voneinander abgehoben.

140 posttraumatische Todesfälle wurden von den Autoren systematisch auf eine zerebrale Fettembolie untersucht. Abgesehen von einer Ausnahme konnten schwerere Grade von zerebraler Fettembolie erst nach Überlebenszeiten von Tagen festgestellt werden. In einem Teil der Fälle konnten auch die Lungen untersucht werden. Dort war embolisches Fett schon früher und in größerer Menge nachweisbar. 11mal wurden eine Hirnpurpura bzw. Ringblutungen festgestellt, doch nur 4mal auch gleichzeitig eine schwere zerebrale Fettembolie. Bei der mikroskopischen Untersuchung des Gehirns fanden sich embolische Fett-Tropfen am häufigsten in der

Hirnrinde, weniger zahlreich waren die Fettemboli in Thalamus und in der Medulla oblongata am wenigsten. Relativ selten fanden sich embolische Fett-Tropfen in den Gefäßen des Großhirnmarkes, mit Ausnahme einer schweren zerebralen Fetteinschwemmung.

Die Beurteilung der Fettembolie erfolgte bei 25facher Vergrößerung in Hirn und Lungen nach folgenden Gesichtspunkten:

1. minimale Fettembolie: bei systematischer Suche vereinzelt intravasale embolische Fetttropfen nicht in allen durchmusterten Schnitten
2. deutliche Fettembolie: gelegentlich mehrere Emboli in einem Blickfeld
3. massive Fettembolie: häufig zahlreiche oder massenhaft Emboli in einem Blickfeld.

Nach den Ergebnissen dieser Untersuchungen kann eine diagnostische zerebrale Fettembolie schon nach sehr kurzer Überlebenszeit auftreten.

Die Fettembolie muß als ein erschwerender Faktor bei Schock und weiterhin als konkurrierende Todesursache angesehen werden.

Von 448 im Straßenverkehr tödlich verunglückten Menschen starben 2 am Unfalltag infolge massiver Fettembolie, 9 innerhalb der ersten 48 Std und 9 weitere innerhalb der ersten Woche (FISCHER).

Bei Durchsicht von 643 Sektionsprotokollen tödlicher Verkehrsunfälle fand GREENDYKE in 95% der letalen Verkehrsunfälle eine Fettembolie der Lungen, in 59% in massiver Form und in 23% mit Beteiligung des großen Kreislaufs.

Nach statistischen Ermittlungen ereignen sich die häufigsten Fettembolien nach Frakturen der langen Röhrenknochen (KARCHER). Sie können jedoch auch nach Schädigung des Fettgewebes und von Organen auftreten.

Nach SHAPIRO findet man zufällig in über 50% der Obduktionsfälle ohne Frakturen oder schwerem Trauma eine Fettembolie der Lungenkapillaren.

EMSON untersuchte das Vorkommen von Fettembolien bei 100 Patienten, die an einer Verletzung verstarben und an 53 mit schweren Verbrennungen. Bei Kontrollfällen war die Fettembolie minimal und unbedeutend. Es fand sich auch niemals eine allgemeine Fettembolie. Bei den Verletzten bestand in 89% eine Fettembolie, in den übrigen 11% betrug die Überlebenszeit 40 Tage durchschnittlich, die kürzeste 12 Tage. Eine Fettembolie des großen Kreislaufs stellte EMSON in 24% der Patienten mit Verletzungen fest, in 11% wurde sie als bedeutungslos angesehen, in 6% von zweifelhafter Bedeutung, in 4% war sie eine Begleitursache des Todes und in 3% die Hauptursache. Eine Fettembolie der Lungen nimmt an Stärke mit dem Grad der Traumatisierung zu. Eine Fettembolie des großen Kreislaufs findet man im allgemeinen nur bei Patienten mit einer starken Lungenfettembolie. Eine zerebrale Fettembolie ist bedeutungsvoller als Ursache von Symptomen und Tod als gemeiniglich angenommen wird.

KLOOS berichtete über eine Fettembolie nach Bagatelltrauma. Als Quelle der Lipämie und Fettembolie kam eine exorbitante Fettleber von doppeltem Regelgewicht (3120 g) mit zahlreichen Fettzysten und Ausschleusung der Fettsubstanz in Blut und Lymphstrom in Betracht.

Die Fettembolie in der täglichen Unfallpraxis besprach vom klinischen Standpunkt SAEGESSER. Eine weitere eingehende Arbeit über die Fettembolie stammt von NÖLLER.

Nach den Untersuchungen von SAILER u. Mitarb. kommt es wenige Stunden nach Frakturen im Plasma zu einem ausgeprägten Absinken der Triglyceride sowie auch des Cholesterins und der Phospholipide. Ein Zusammenhang mit dem Auftreten von Fettembolien wird diskutiert.

Obwohl bei zahlreichen Verkehrsunfällen Fettembolien der Lungen, Herz, Gehirn und Nierenkapillaren oder allgemein in den peripheren Gefäßen vorhanden sind, erlaubt diese Feststellung nach JOSSA allein noch nicht die Behauptung einer tödlichen Fettembolie. Man muß annehmen, daß eine Verminderung eines Viertels des Blutfeldes der Lungen ein letaler Faktor ist, weil im allgemeinen eine Verminderung der Atemfunktion von 66% die Grenze der Lebensfähigkeit bedeutet. Wichtig ist, die Zahl der fettfreien mit den durch Fett verstopften Gefäßen in Beziehung zu setzen.

Die Fettembolie kann zur Entscheidung mithelfen, ob Frakturen und andere Verletzungen vor dem Tod oder nachher eingetreten sind. Ebenso kann sie bei massiver Ausbildung den Tod nach einem schweren Trauma erklären (SEVITT).

Geringe Grade einer Fettembolie der Lungen können nach SEVITT auch bei Patienten bestehen, die nicht an einem Trauma sterben. Die Verbindung einer allgemeinen Fettembolie mit Lungenembolie bekräftigt im beträchtlichen Maße, daß die Frakturen vor dem Tode eingetreten sind. Wenn gleichzeitig Knochenmarksembolien in den Lungen gefunden werden, so ist das ebenfalls ein sicherer Nachweis einer kürzlich vorangegangenen Knochenverletzung.

Über die Bedeutung der pulmonalen Fettembolie als Todesursache gehen die Meinungen beträchtlich auseinander. Deshalb haben FALZI u. Mitarb. das Vorliegen einer pulmonalen Fettembolie bei 201 posttraumatisch Verstorbenen untersucht. Es handelte sich dabei um 158 männliche und 53 weibliche Personen aller Altersstufen, bei denen der Tod verschieden lange Zeit nach dem Trauma eingetreten war. Die Beurteilung erfolgte bei 25facher Vergrößerung nach folgendem Gesichtspunkt:

0. Keine Fettembolie oder ganz vereinzelt embolische Fetttropfen bei systematischer Suche auffindbar
I. Leichte Fettembolie: einzelne bis mehrere embolische Fetttropfen in jedem Gesichtsfeld
II. Deutliche Fettembolie: zahlreiche Embolieen in jedem Gesichtsfeld
III. Massive Fettembolie: massenhaft Fett-Tropfen in jedem Gesichtsfeld; mehr als die Hälfte der Lungenkapillaren enthält Emboli.

Die Verfasser stellten bei einer Überlebenszeit von Minuten eindeutig ein Überwiegen der Fälle ohne pulmonale Fettembolie fest. Bei einer Überlebenszeit von Stunden sind die Fälle mit pulmonaler Fettembolie weitaus häufiger als die ohne und bei einer Überlebenszeit von Tagen überwiegen die Fälle pulmonaler Fettembolie wieder deutlich. Die pulmonale Fettembolie kann also sehr rasch entstehen, und es genügen offensichtlich einige Herzschläge, um das Fett vom Ort der Verletzung in die Lungen zu bringen. Die Ergebnisse sprechen dafür, daß das Zustandekommen einer pulmonalen Fettembolie nach Traumen in erster Linie von der Überlebenszeit und in zweiter Linie von der Schwere der eingetretenen Verletzung abhängt. Die pulmonale Fettembolie ist als sicheres Zeichen einer vitalen Reaktion anzusehen. Jedoch darf bei Fehlen einer solchen nicht gefolgert werden, daß die Verletzung erst post mortem zustandegekommen ist. Für die Annahme einer tödlichen pulmonalen Fettembolie ist nach Auffassung dieser Autoren zu fordern, daß zumindest $1/3$ bis zur Hälfte aller Kapillaren mit Fett verlegt ist.

Über Blutungen in der Lunge bei Fettembolie berichtete ADEBAHR. Neben massiver Fettembolie im kleinen und großen Kreislauf wurden Blutungen in Lunge, Haut und Konjunktiven sowie eine Purpura cerebri beobachtet. Als wichtige Bedingung für die Entstehung der Blutungen in der Lunge wird eine Fettembolie der Bronchialarterien und deren Kapillaren angesprochen. Es handelt sich nach ADEBAHR um kleine haemorrhagische Infarkte.

Obwohl dem Pathologen die Fettembolieschädigung des Herzens nicht unbekannt ist, liegen im Schrifttum keine näheren Untersuchungen vor. KAULBACH konnte bei 2 Verletzten mit schwerer Fettembolie schon 24—48 Std nach dem Trauma erhebliche EKG-Veränderungen registrieren, für die keine andere Ursache als die Fetteinschwemmung in die Kapillargebiete des Herzens sowie die Widerstandserhöhung im kleinen Kreislauf mit Überlastung des rechten Ventrikels in Frage kommen kann.

Auch die Fettembolie der Niere ist nach KAULBACH keineswegs belanglos. So gut wie alle Verletzten mit dem ausgeprägten Bild der Fettembolie erleiden eine Nierenschädigung, die klinisch dem Bild der Glomerulonephritis ähnlich ist. In 70% der Fälle kam es zu Niereninsuffizienz, die bei 40% dieser Kranken eine tödliche Urämie nach sich zog.

PALMOVIC und MCCARROLL stellten bei 300 Verunfallten u. a. fest, daß bei allgemeiner Fettembolie die Nieren mehr befallen werden als das Gehirn.

Eine massive Fettembolie der Leber kann ebenfalls zum Tode führen (RANSTRÖM). Die Autopsie zeigte neben Fettembolien der Lungen ausgedehnte Fetttropfen in den Lebersinusoiden. Diese Fettembolie entstammte wahrscheinlich einer Traumatisierung der Fettlager des Pfortadergebietes mit Fettübertritt in die Vena portae. Es bestanden allerdings nur kleine Blutungen im Mesenterium.

Bei der Fettembolie des Gehirnes liegt nach KRÜCKE kein einheitlicher makroskopischer Befund vor. Der einzige Hinweis auf das Vorliegen einer Fettembolie, aber keineswegs für sie pathognomonisch, besteht in der sog. Purpura cerebri, welche durch die im Verlaufe der Gehirnfettembolie auftretenden Ringblutungen der weißen Substanz bedingt ist. Ihr Auftreten ist aber keineswegs regelmäßig und vor allem kein Anhalt für die Schwere der Fettembolie des Gehirns und besonders der Hirnveränderungen. Mikroskopisch entsprechen der Hirnpurpura typische Ringblutungen mit zentraler perivaskulärer Nekrose, die im Kleinhirn auch in der Rinde vorkommen. Besonderen Wert legt KRÜCKE auf die kleinen multiplen Erweichungsherde, welche wahllos über die graue Substanz des Großhirns ausgebreitet sind.

Eine weitere ausführliche Bearbeitung der Embolie des Gehirns durch Luft- und Fetteinschwemmung erfolgte durch MEESEN und STOCHDORPH.

Die Gehirne von 85 Patienten, die in einem Zeitraum von wenigen Minuten bis zu 17 Tagen nach einem Unfall gestorben waren, untersuchte KRAUS auf das Vorliegen einer Fettembolie. In 32 Fällen (37,6%) konnte eine Fettembolie des Gehirns nachgewiesen werden. In 5 Fällen (5,9%) mußte die zerebrale Fettembolie als schwer bezeichnet werden und in 4 Fällen (4,7%) hatte sie zu kleinen Erbleichungen und Erweichungen geführt.

Die Verschleppung von Fett in die Gehirnkapillaren ist fast unabhängig vom Zeitfaktor. Stärkere Grade finden sich mehrere Stunden nach Unfällen mit schwerer Lungenfettembolie. Bei subakutem Verlauf der Fettembolie des Gehirns tritt der Tod 3—14 Tage nach dem Unfall ein. Die Fettembolie des Gehirns kann einmal den akuten Krankheitsverlauf nach dem Unfall bestimmen; außerdem muß damit gerechnet werden, daß Spuren einer überstandenen Fettembolie als kleine Erweichungen und feinste Narben zurückbleiben.

NEUGEBAUER weist darauf hin, daß nach einer zerebralen Fettembolie Dauerschädigungen des Gehirns bestehen bleiben können, die luftenzephalographisch als Hirnatrophie zu erkennen sind und Hirnleistungsschwäche wie Wesensveränderungen nach sich ziehen.

Für die Diagnose einer protrahierten Fettembolie in Klinik und Pathomorphologie stellte KÖNIG folgende Forderungen:

1. Kausalzusammenhang zwischen Trauma und Fettembolie
2. Brückensymptom einer passageren Lungenfettembolie
3. Progrediente psychische und schließlich neurologische Ausfälle
4. Bei Überlebenden Irreversibilität der psychisch-neurologischen Ausfälle

5. Bei letalem Ausgang ein langes zeitliches Intervall von 3—35 Tagen zwischen Trauma und Tod.

6. Bei der pathohistologischen Gehirnuntersuchung charakteristische Altersverschiedenheit der Ausfallsherde.

4. Gewebsembolien

Unter 40 Todesfällen nach Unfall fanden WOODRUFF und BENNINGHOFF 22mal aus Knochenmark bestehende Emboli in der Lungenstrombahn.

Eine Embolie von Hirngewebe in die Lungen nach einem schweren Schädel- und Hirntrauma, nach Sturz aus einer Höhe von etwa 6 m, konnte TACKETT beobachten. Bei der mikroskopischen Untersuchung fanden sich multiple Embolien von Hirnrindengewebe in Pulmonalarterienästen.

Bei einem schweren Webstuhlunglück konnte PIOCH eine Hirnembolie in den Lungen beobachten. Bei der Autopsie fanden sich im re. Ventrikel ein Stück Hirngewebe von etwa Nußgröße und ein Embolus, der aus Hirngewebe bestand; er lag im re. Hauptast der Lungenarterie. Bei der histologischen Untersuchung fanden sich im Lumen der Gefäße bis zur Lungenperipherie Hirngewebe und ebenso auch Hirngewebe in den Bronchien.

Die Embolisation von Lebergewebe in die Lungen ist ein seltenes Ereignis. JOHNSTON wertete 1310 Autopsien nach Straßenverkehrsunfällen, Sturz aus großer Höhe oder Quetschungsverletzungen aus und fand dabei 287 Verletzungen der Leber. Nur bei 6 von ihnen konnte er mikroskopisch Lebergewebe in Pulmonalarterienästen nachweisen. Die Überlebenszeit betrug dabei bis 49 Tage.

Literatur

ABELE, G.: Tod durch Unfall, Selbsttötung oder Mord auf dem Gleiskörper der Bahn. Dtsch. Z. ges. gerichtl. Med. **49**, 673 (1959/60).
ADEBAHR, G.: Blutungen in der Lunge bei Fettembolie. Zbl. Path. **96**, 267—274 (1957).
BERGENTZ, S. E.: Studies on the genesis of posttraumatic fat embolism. Acta chir. scand. Suppl. **288**, 1 (1961).
BERKA, VL.: Das Hirngewebe in Atmungs- und Verdauungswegen bei Schädelzertrümmerung. Soudni lék. **2**, 161—164 (1957); Ref. Dtsch. Z. ges. gerichtl. Med. **47**, 511 (1958).
BUCHNER, H., u. W. SCHABERL: Die Fettembolie bei Verkehrsunfällen. Wien. med. Wschr. **109**, 936 (1959).
CANEPA, G.: L'embolie graisseuse et son intérêt médico-légal. Acta medicinae legalis et socialis **15**, Heft 3, S. 87—91 (1962).
DOTZAUER, G.: Idiomuskulärer Wulst und postmortale Blutung bei plötzlichen Todesfällen. Dtsch. Z. ges. gerichtl. Med. **46**, 761—771 (1958).
EMSON, H. E.: Fat embolism studied in 100 patients dying after injury. J. clin. Path. **11**, 28—35 (1958).
FALZI, G., u.a.: Über pulmonale Fettembolie. Münch. med. Wschr. **106**, 978—981 (1964).
FISCHER, H.: Der tödliche Verkehrsunfall aus der Sicht des Pathologen. Mschr. Unfallheilk. **65**, 210—219 (1962).
FRICK, A.: Die histologische Altersbestimmung von Schnittwunden der menschlichen Haut. Schweiz. Z. allg. Path. **17**, 685—703 (1954).
GARDNER, W.P.: Massive Pulmonary Embolization of Cerebellar Cortical Tissue: Unusual Fetal Birth Injury. Stanford Med. Bull. **14**, 226—229 (1956).
GREENDYKE, R.M.: Fat embolism in fatal automobile accidents. J. forens. Sci. **9**, 201—208 (1964).
HENN, H. E., u. W. SPANN: Untersuchungen über die Häufigkeit der cerebralen Fettembolie nach Trauma mit verschieden langer Überlebenszeit. Mschr. Unfallheilk. **68**, 513—522 (1965).
JOHNSTON, E.H.: Liver Embolism to the Lung as a Complication of Trauma. US-Armed Forces Med. J. **10**, 1143—1151 (1959).
JOSSA, P.: Considérations sur les embolies graisseuses. Acta Med. lég. soc. **11**, 95 (1958).
KARCHER, H.: Die Fettembolie. Langenbecks Arch. **296**, 61—80 (1960).
KAULBACH, W.: Herzschädigung bei Fettembolie. Langenbecks Arch. **293**, 781—791 (1960).
— Nierenversagen bei Fettembolie. Bruns Beitr. **207**, 486—494 (1963).

KELEMEN, A.: Die Fettembolie. Acta medicinae legalis et socialis 15, Heft 3, S. 67—75 (1962).
KLOOS, K.: Fettembolie nach Bagatelltrauma. Hefte Unfallheilk. 78, 262 (1964).
KÖNIG, P.A.: Beitrag zur protrahierten Fettembolie. Mschr. Unfallheilk. 59, 289—294 (1956).
KOSEKI, T., and SH. YAMANOUCHI: The postmortem injury on the drowned bodies inflicted by aquatic animals, especially amphipods. Jap. J. leg. Med. 18, 12—20 (1964); Ref. Dtsch. Z. ges. gerichtl. Med. 56, 139 (1965).
KRAUS, A.: Über Fettembolie des Gehirns nach Unfällen. Mschr. Unfallhk. 58, 353—361 (1955).
KRÜCKE, W.: Über die Fettembolie des Gehirns nach Flugunfällen. Virch. Arch. 315, 481—498 (1948).
KÜHNE, H., u. K.H. KREMSER: Die klinische Bedeutung der traumatischen Fettembolie. Bruns Beitr. kli. Chr. 195, 385 (1957).
LÄUPPI, E.: Die Aspiration bei Opfern des Straßenverkehrs. Schweiz. med. Wschr. 87, 335 (1954).
LEOPOLD, D., u. R. RÄMSCH: Posttraumatische vitale und supravitale Blutungen. Med. Bild-Dienst Roche 4, 26—30 (1964).
MASSHOFF, W.: Vitale Reaktion; in: Ponsold. Lehrbuch der gerichtlichen Medizin. S. 297—305. Stuttgart: Thieme 1957.
MCMILLAN, J.B.: Emboli of Cerebral Tissue in Lungs Following Severe Head Injury. Amer. J. Path. 32, 405—415 (1956).
MEESEN, H., u. O. STOCHDORPH: Die Embolie durch Luft- und Fetteinschwemmung; in: Handbuch der spez. path. Anat. Bd. 13, 1.Teil, B S. 1420—1437.
MUELLER, B.: Gerichtliche Medizin. Berlin, Göttingen, Heidelberg: Springer 1953.
— Zur Frage der Unterscheidung von vitalen bzw. agonalen und postmortalen Blutungen. Excerpta med. Nr. 34, Wien (1961).
NEUGEBAUER, W.: Spätfolgen nach zerebraler Fett- und Luftembolie. Bruns Beitr. 196, 43—60 (1958).
— Über zerebrale Spätfolgen nach Fettembolie und Luftembolie. Dtsch. Z. ges. gerichtl. Med. 49, 638 (1959).
NÖLLER, F.: Die sogenannte Fettembolie. Bruns Beitr. 208, 162—175 (1964).
OPPENHEIMER, E.H.: Massive Pulmonary Embolization by Cerebral Cortical Tissue. Bull. Hopkins Hosp. 94, 86—93 (1954).
PALMOVIC, V. and J.R. MCCARROLL: Fat Embolism in Trauma. Arch. Path. 80, 630—635 (1965).
PETERSOHN, F.: Postmortale Veränderungen am Gehirn und ihre Abgrenzung zu intravital entstandenen Gewebsreaktionen. Acta medicinae legalis et socialis 15, Heft 3, S. 23—44 (1962).
PIOCH, W.: Embolie due à la présence de tissu cérébral dans poumons à la suite d'une contusion cranienne. Excerpta Medica Nr. 34 (1961).
PUCCINI, CL.: Fondamenti di Patologia traumatica dal Trauma alla malattia. Giornale di Medicina Militare 114, 353—366 (1964).
RANSTRÖM, S.: Massive fat embolism of the liver. Acta chir. scand. 113, 96 (1957).
RAEKALLIO, J.: Die Altersbestimmung mechanisch bedingter Hautwunden mit enzymhistochemischen Methoden; Arbeitsmethoden der med. und naturwissenschaftlichen Kriminalistik. Band 2. Lübeck: 1965.
SÄCKER, G.: Fettembolie bei Verkehrsunfällen. Münch. med. Wschr. 97, 625 (1955).
SAEGESSER, M.: Die Fettembolie in der täglichen Unfallpraxis. Münch. med. Wschr. 107, 763—765 (1965).
SAILER, S., u.a.: Über das Verhalten der Plasmalipide bei schweren Verletzungen, insbesondere Knochenbrüchen. Klin. Wschr. 44, 1193—1196 (1966).
SCHOLLMEYER, W.: Zur Frage der Fettembolie des Lungengewebes bei postmortal Verbrannten. Acta medicinae legalis et socialis 15, Heft 3, S. 77—79 (1962).
SEVITT, S.: Fat Embolism. London: Butterworth 1962.
SHAPIRO, H.A.: Death from Fat Embolism. Acta medicinae legalis et socialis 15, Heft 3 S. 81—85 (1962).
SPANN, W.: Das Flugzeugunglück in München-Riem am 6. 2. 1958. Pathologisch-anatomische Ergebnisse. Münch. med. Wschr. 101, 544—547 (1959).
TACKETT, L.R.: Brain Tissue Pulmonary Emboli. Arch. Path. 78, 291—294 (1964).
TITZE, A., u. W. FRIESS: Beitrag zum Problem der Fettembolie. Mschr. Unfallheilk. 57, 33—47 (1954).
WOODRUFF, R.S., and D.W. BENNINGHOFF: Pulmonary fat and bone marrow embolism. J. forensic. Sci. 4, 362 (1959).
YOSHIMURA, M.: The histochemical study on the vital reaction of the injured skin. Jap. J. leg. Med. 12, 107 (1958); Ref. Dtsch. Z. ges. gerichtl. Med. 49, 308 (1959).
ZÜNDEL, S.: Aspiration beim tödlichen Verkehrsunfall. Das dtsch. Gesundheitswesen 16, 152—153 (1961).

G. Reparationsfähigkeit des Körpers

Erneuerungsfähigkeit und Regenerationsvermögen wohnen nach den Worten von BURKHARDT den Geweben und Gewebsbestandteilen, ihren Zellelementen selbst, inne, hängen aber — von anderen Einflüssen zunächst ganz zu schweigen — in mannigfaltiger Weise ab von 2 Faktorengruppen:

1. den Funktionszuständen der Hormondrüsen und ihrem Zusammenwirken
2. dem vegetativen Nervensystem.

Diese beiden Gruppen stehen in Beziehung zum Lebensalter, zum Geschlecht und variieren von Mensch zu Mensch je nach der Konstitution, vor allem seines Gefäßbindegewebes (Mesenchyms) und nach der im wesentlichen anlagemäßig bestimmten Reaktionsnorm seines vegetativ-endokrinen Systems.

Dehydration, Anämie, Unterernährung mit schwerer Eiweißverarmung, Skorbut, frühere Verletzungen, Alter- und Hormonstatus sind allgemeine Faktoren, welche die Wundheilung beeinflussen (ACKERMAN).

Eine Verzögerung der Wundheilung tritt ein bei Infektion, Haematom, größeren gequetschten oder nekrotischen Gewebspartien, Fremdkörpern und schlechter lokaler Blutversorgung.

Eine Wundheilung per primam intentionem erfolgt ohne wesentliches Hervortreten von Granulationsgewebsbildung und ohne Eiterung, lediglich durch Wiederzusammenfügen der Wundränder, eine solche per secundam intentionem durch Bildung von Granulationen, entweder als Defektfüllung oder als Reaktion auf eine begleitende Wundinfektion (LETTERER).

Eine geregelte Wundheilung hängt nach LETTERER von einer gut abgestimmten zeitlichen Ordnung der Trümmerbeseitigungsphase und der Wiederherstellungsphase ab.

Katabole Phase Trümmerbeseitigungsphase	etwa ab 3. Tag	Granulationsgewebe, (Fibroblasten, Kapillaren), damit Zusammenziehung der Wunde
	bis zum 3. oder 4. Tag	Prozesse zur Entfernung von nekrotischem Gewebe, Blut, Fibrin und Bakterien. Das Oedem enthält Leukozyten, Histiozyten, Makrophagen und auch Riesenzellen sowie relativ viel Globulin. Wundschorf
anabole Phase Wiederherstellungsphase	etwa 4.–6. Tag	Hoher Retikulingehalt (Silber-Imprägnation)
	8.–9. Tag	Epithelisierung
	10. Tag	Abnahme des Retikulingehalts und Zunahme des Kollagens, welches bündelweise erscheint (Reparation)
	bis 14 Tage	Langsame Verminderung der Kapillaren bei zunehmender Ablagerung von Kollagen; Narbenbildung. Die Narbe ist infolge reichlicher Kapillarisierung noch rot; sie wird nun weiß. Faserverdichtung. Umbau der vorhandenen Gefäße in stärkere Typen
	2–3 Wochen	Maximale Kollagenbildung. Entstehung elastischer Fasern im Anschluß an die noch im Wundrandgebiet vorhandenen
	6 Monate bis 1 Jahr	Differenzierung und teilweise Beseitigung des überschüssigen Kollagens

Bis zum 3. oder 4. Tage bestehen die Vorgänge im traumatisierten Gewebe in Wegschaffung (Remotion), Auflösung und Aufsaugung (Resorption) oder Umwandlung in Bindegewebe durch Einwachsen von Zellen und Blutgefäßen (Organisation). Größere und nicht resorbierbare Gewebstrümmer werden aus offenen Wunden abgestoßen (Demarkation); kleinste Bruchstücke können durch phagozytierende Zellen beseitigt werden (LETTERER).

Zu beachten sind die grundlegenden Unterschiede der Regenerationsfähigkeit der einzelnen Gewebskomponenten.

Das Gefäßmesenchym im allgemeinen ist somit das eigentliche Substrat, das überall verfügbare Flickgewebe, das im Schadensfall der vorläufigen Wiederherstellung durch Narbenbildung dient, dessen Potenzen aber weiter reichen und gewisse spezifische Zell- und Gewebsdifferenzierungen möglich machen, wie etwa ersatzmäßige Neubildung von Sehnen, Fett oder blutbildendem Gewebe.

Wichtige Kriterien zur Beurteilung des Alters einer Narbe sind nach BURKHARDT einerseits ihr Zellgehalt, andererseits der Grad der Bindegewebsfaserbildung. Junges Narbengewebe während der ersten Wochen ist reich an Entzündungs- und jungen Bindegewebszellen sowie an Blutgefäßen. Nach Ablauf vieler Monate ist es in der Regel zellarm und besteht aus dichtgepackten Bindegewebsfasern, wenn die Heilung ohne weitere Störung verlaufen ist. Auch neugebildete elastische Fasernetze können in den Narben auftreten. Das Ende des Alterungsprozesses solchen Narbengewebes kann ein hochgradiger Gefäß- und Zellschwund und damit einhergehend eine weitgehende Homogenisierung des Gewebes mit diffuser Grundsubstanzdurchtränkung und -verdichtung sein, wobei der Stoffwechsel so gut wie erlischt, das Gewebe mehr und mehr verschlackt.

Alle Fragen, die mit der Untersuchung von Hautnarben und ihrer forensischen Begutachtung im Zusammenhang stehen, werden in der Monographie von SEREBRENNIKOV eingehend erörtert.

Eine abnorme Wundheilung liegt beim Keloid vor, einer übermäßigen Bildung von kollagenem Bindegewebe mit wenig Fibrozyten. Kalkablagerung in chirurgisch versorgten Wunden ist selten. Sie kann, evtl. mit Knötchenbildung, in Wunden entstehen, die mit Haematomen einhergegangen sind.

Die Leistung der *Muskulatur* ist in dieser Weise praktisch gleich Null. Ob nun ein Skelettmuskelriß vorliegt oder die Ruptur der Gebärmutter oder die Zerstörung der Herzmuskulatur, es erfolgt die Heilung durch Narbenbildung. Es gibt 2 Möglichkeiten des vollwertigen Ersatzes eines Muskeldefektes, und zwar entweder die Ergänzung aus dem vorhandenen, am Defektrand durch Aussprossen und Nachwachsen, und schließlich die Neubildung aus dem ursprünglichen Mutterboden heraus, dem allgegenwärtigen Gefäßmesenchym. Die erstgenannte Heilungsweise bleibt bei Skeletmuskeldefekten eigentlich stets in den Ansätzen stecken. Bei der glatten Muskulatur ist der Vorgang ebenfalls sehr beschränkt und beim Herzmuskel kaum beobachtet. Ebenso scheint es nach BURKHARDT Neubildung von quergestreifter Muskulatur aus dem Mesenchym kaum zu geben.

Das *Knorpelgewebe* ist ebenfalls wenig regenerationsfreudig. Unter Umständen, etwa an Orten abnormer mechanischer Beanspruchung oder besonderer Stoffwechselverhältnisse im Gewebe, kann sich Bindegewebe nach Art von Faserknorpel umwandeln. Dies ist jedoch knorpelähnlich gewordenes Bindegewebe, aber keine Neubildung jenes Knorpels, wie er für die Auskleidung der Gelenkflächen und für die elastische Verbindung zwischen Knochenteilen vorhanden ist.

Das *Knochengewebe* dagegen besitzt eine enorme Neubildungs- und Umbildungsfähigkeit. Die Neubildung geht aus von einem stets bereitstehenden Keimgewebe, dem zarten Gefäßbindegewebe, das den Knochen überall unmittelbar auskleidet. Dieses Gewebe liefert beständig und unter ganz normalen Bedingungen knochenaufbauende und -abbauende Zellen. Bei vermehrter funktioneller Beanspruchung überwiegt im allgemeinen Anbau (Apposition), Abbau (Resorption) dagegen bei dauernd verminderter Belastung und Zugbeanspruchung oder bei irgendwelcher Beeinträchtigung der örtlichen Gewebsernährung und -durchblutung.

Die Heilung einer Knochenfraktur geht nach SANDRITTER so vor sich, daß sich zunächst zwischen den beiden Frakturenden ein Frakturhaematom ausbildet. Am 2. Tag bereits wachsen Blutgefäße und Fibroblasten (Granulationsgewebe) in das Haematom ein. Ausgangspunkte der Gewebsneubildung sind das Periost, das Endost, d.h. Osteoblasten, die Haversschen Kanäle, die Blutgefäße des Markraumes und die Blutgefäße des Unterhautbindegewebes und der Muskulatur. Es bildet sich somit ein provisorischer bindegewebiger Kallus. Am Ende der ersten Woche beginnt bereits die Umbildung des bindegewebigen in den provisorischen knöchernen Kallus. Die jungen Bindegewebszellen bilden zunächst Grundsubstanz und kollagene Fasern. Die Fibroblasten wandeln sich zu Osteoblasten um und produzieren jetzt das Osteoid, die organische Matrix des Knochens. Aufgrund bestimmter chemischer Reaktionen entsteht eine lokal übersättigte Lösung von Kalzium- und Phosphationen, aus der das Mineralisierungsprodukt (Hydroxylapatit) ausfällt. Jetzt ist ein sogenannter Faserknochen entstanden, der durch erneuten Umbau durch Osteoklasten und Osteoplasten in lamellären Knochen umgestaltet wird. Erst dieser bildet den endgültigen Kallus.

Histologische Untersuchungen über die verzögerte und in der Regel nur bindegewebige Heilung der Schädeldachfrakturen stammen von FISCHER.

Bei Schenkelhalsbruch sind die frakturierten Enden der Corticalis und der Spongiosabälkchen nach den Untersuchungen von GRAF histologisch auf 1—6 mm in jedem Fragment nekrotisch.

Nach 4—5 Tagen dringt ein lockeres zell- und gefäßreiches Gewebe in das Haematom resorbierend und organisierend vor. Die Knochentrümmer und die toten Spongiosabälkchen werden resorbiert. Die erste Knochenneubildung findet sich nicht im Bruchspalt, sondern an und zwischen den abgestorbenen Spongiosabälkchen des Halsfragmentes ab 9. Tag. Frühestens nach 6 Wochen, meist aber erst nach 8—10 Wochen, war die Fraktur einigermaßen durch Kallus überbrückt.

Der Einfluß der Marknekrosen des Kopffragmentes auf die Bruchheilung besteht in ihrer Verzögerung. Kopfnekrosen sind histologisch in jedem Fall, klinisch jedoch nur in einem Drittel der Fälle nachzuweisen. GRAF beobachtete niemals eine durch den Nagel hervorgerufene Kopfnekrose. In der Umgebung des Nagels fanden sich lediglich kleinere Bälkchenfrakturen mit nekrotischen Bälkchenenden.

Nach den Untersuchungen von GEISERT, gibt es bei der Oberschenkelschaftfraktur keine Heilung per primam intentionem im Sinne einer End-zu-Endheilung oder „Soudure autogène" der Fragmente; auch dann nicht, wenn die Reposition sofort und die Fixation der Fragmente stabil durchgeführt wird. Die Heilung erfolgt immer auf dem Umwege der Kallusbildung, die in erster Linie von den Bindegewebszellen ausgeht, die dem Knochen unmittelbar anliegen, d.h. von der Kambiumschicht des Periostes und vom Endost des Knochenmarkes. Es gibt keine Anhaltspunkte dafür, daß sich die Zellen der Haversschen Kanäle der Fragmentenden an der Frakturheilung beteiligen. Findet die knöcherne Stabilisierung einer Fraktur durch eine periostale oder endostale Knochenbrücke innerhalb weniger (6—10) Wochen statt, kann man von einer ungestörten Heilung sprechen, ohne daß histologisch eine per-primam-Heilung vorliegt. Die Kallusbrücke kann primär knöchern sein, aber auch fibröse oder fibrokartilaginäre Vorstufen durchlaufen. Die Rolle des Frakturhaematoms ist nach wie vor unklar. GEISER faßt es als avaskulären Bezirk auf, der — wie die Fragmentenden — durch vitales Gewebe ersetzt werden muß. Es verhält sich somit bei der Frakturheilung, geweblich gesehen, passiv, vielleicht sogar störend. Die Voraussetzungen für die Heilung sind beim spongiösen Knochen günstiger als beim Schaftknochen, da die reaktive Oberfläche größer und die Vaskularisierung reicher ist.

Bei einer kritischen Analyse von 368 Frakturen des Oberschenkelschaftes weisen JACKSON und McNAB auf die Bedeutung des Periostes für den normalen Heilungsvorgang hin.

Die zelluläre Reaktion bei intraartikulären Frakturen ist nach BANKS charakterisiert durch eine Stromabildung, evtl. mit gleichzeitiger Osteoid- und Knochenbildung in ihrer Mitte. Diese Reaktion beginnt frühzeitig und an beiden Frakturseiten, wenn beide Frakturstücke lebensfähig sind. Sind die intraartikulären Bruchfragmente nicht lebensfähig, kann diese Reaktion von dem anderen lebensfähigen Fragment übergreifen.

Folgende Komplikationen können durch eine Fraktur und gestörte Frakturheilung auftreten (SANDRITTER):

1. Fettembolie (besonders bei Frakturen der langen Röhrenknochen)
2. Infektion des Frakturhaematoms (Osteomyelitis; besonders bei komplizierten Frakturen)
3. Ungenügende Kallusbildung; Interposition von Weichteilgewebe (Pseudarthrose)
4. Überschießende Kallusbildung (Callus luxurians; Druck auf Weichteile, Nerven usw.)
5. Bildung eines knorpeligen Kallus (bei Auftreten von Scherkräften; verzögerte Frakturheilung).

Eine eingehende Darstellung der chronischen Folgen traumatischer Schädigungen an Fasern und Grundsubstanz des Bindegewebes stammt von SCHALLOCK, eine solche der morphologischen Veränderungen bei chronisch-traumatischem Skelettschaden von UEHLINGER.

Literatur

ACKERMAN, L. V.: Surgical Pathology. St. Louis: Mosby 1964.
BANKS, H. H.: The Cellular Response to Injury in Intra-articular Fractures. Surg. Gynec. Obst. 122, 739—743 (1966).
BARON, H.: Grundgesetze der Wundheilung und Wundbehandlung. Wehrmed. Mitt. 206—207 (1959), 56—59 (1960).
BENASSY, J., et coll.: L'ostéogénèse neurogène. Revue chir. orthop. 49, 95—116 (1963).
BURKHARDT, L.: Pathologisch-anatomische und pathologisch-physiologische Grundlagen der Nachbehandlung; Tagung über Krankengymnastik bei Unfall und Berufserkrankungen im Hermann-Schramm-Haus, Murnau/Obb. 6. bis 8. Juni 1955.
CALANDRIELLO, B.: Die Knochenneubildung in den Brüchen bei Patienten mit schweren Schädelverletzungen. Z. Orthop. 100, 21—25 (1965).
FISCHER, H.: Über das morphologische Bild der Abheilung von Kalottenfrakturen des Schädels (in Vorbereitung).
GEISER, M.: Beiträge zur Biologie der Knochenbruchheilung. Beilageheft zu Bd. 97 der Z. f. Orthopädie. Stuttgart: Thieme 1963.
JACKSON, R. W., and J. McNAB: Fractures of the Shaft of the Tibia. Am. J. Surg. 97, 543—557 (1959).
LETTERER, E.: Allgemeine Pathologie. Stuttgart: Thieme 1959.
SANDRITTER, W., u. J. SCHORN: Histopathologie. Stuttgart: Schattauer 1965.
SCHALLOCK, G.: Chronische Folgen traumatischer Schädigungen an den Fasern und Grundsubstanzen des Bindegewebes. Verh. dtsch. Ges. Path. 44, 12—26 (1959).
SEREBRENNIKOV, J. M.: Gerichtsmedizinische Untersuchung von Hautnarben. Moskau 1962; Ref. Dtsch. Z. ges. gerichtl. Med. 53, 328 (1963).
UEHLINGER, E.: Der chronisch-traumatische Skelettschaden. Verh. dtsch. Ges. Path. 44, 27—42 (1959).

Arten von Traumen

A. Traumen bei Haus- und Betriebsunfällen

I. Häufigkeit von Unfällen allgemein

JOHANSEN bringt eine Tabelle, welche 75481 Unfälle aufschlüsselt. Davon ereigneten sich

im Haus	44,1%
im Beruf	31,0%
Verkehrs- und andere Straßenverkehrsunfälle	14,8%
Sport	8,8%
Tätlichkeiten	2,1%

Eine Analyse von 827 Unfalltodesfällen durch BRANDESKY und LORBECK ergab:

Fußgänger im Verkehr	237
Sturz in der Wohnung und auf der Straße	262
Motorrad- und Mopedfahrer	101
Schuß- und Stichverletzungen (Rauferei, Selbstmord)	70
Stürze aus größerer Höhe	63
Autoinsassen	41
Radfahrer	21
Straßenbahnunfälle (Sturz aus der fahrenden Straßenbahn oder durch Auf- und Abspringen)	17

Nach einer Analyse von 606 tödlichen Unfällen durch VAN WAGONER waren verursacht durch:

Fahrzeuge	376
Schußverletzungen	85
Sturz	73
Verbrennungen	24
übrige	48

Folgende Diagnosen wurden gestellt:

Kopfverletzungen	358
Schädelfrakturen	248
große Knochenfrakturen	127
Thoraxverletzungen	126
Bauchverletzungen	97
große Rißverletzungen	42
Verletzungen des Rückenmarks	36
Verletzungen großer Gefäße	30
Verbrennungen	24
„Schock"	60

Die tödlichen Unfälle in einem Kreiskrankenhaus analysierte SEYFFARTH und fand bei 50 tödlich Verletzten folgende Unfallursachen:

1. Verkehrsunfälle
   - Motorrad- oder Mopedstürze bzw. Kollision 6
   - über- oder angefahrene Fußgänger 6
   - Fahrradstürze oder Kollision 3
   - Autoanprall 1
   - Sturz aus dem fahrenden Zug 1
2. Betriebsunfälle
   - Quetschung 5
   - Absturz aus großer Höhe 4
   - Kopfsturz aus geringer Höhe 1
   - Verbrühung 1
   - Stromeinwirkung 1
3. Sonstige Unfälle
   - Sturz aus mittlerer Höhe 11
   - Sturz zur ebenen Erde 8
   - Sportverletzung (Fußball) 1
   - Verbrühung 1

Die Analyse von 950 tödlichen Unfällen in Philadelphia durch FITS u. Mitarb. zeigte, daß die häufigste Todesursache ein Sturz älterer Personen zu Hause war, meist mit einer Hüftgelenksfraktur.

Sturz	383	Personen	(40%)
Selbstmord	182	,,	(19%)
Kraftwagenunfälle	142	,,	(15%)
Mord	105	,,	(12%)
Verbrennungen	57	,,	(6%)
Verschiedenes	81	,,	(9%)

Die Todesursache bestand in:

Intrakranielle Verletzung	196	,,	(21%)
Multiple schwere Verletzungen	192	,,	(20%)
Pneumonie	162	,,	(17%)
Lungenembolie	143	,,	(15%)
Asphyxie (Erhängen, Kohlenmonoxydvergiftung, Ertrinken usw.)	87	,,	(9%)
Komplikationen infolge kardiovaskulärer und Nierenerkrankungen (Myokardinfarkt Schlag usw.)	58	,,	(6%)
Verbrennungen	55	,,	(6%)
Anderes (einschl 3 Todesfälle an Tetanus)	57	,,	(2%)

Bei 38% der Patienten, die an einer Hüftgelenksfraktur starben, wurde eine Lungenembolie gefunden.

Bei den Trägern der gesetzlichen Unfallversicherung der Bundesrepublik und im Lande Berlin wurden im Jahre 1964 2 990 975 Arbeitsunfälle angezeigt. Dabei sind folgende Körperteile verletzt worden (meist von Laien ausgefüllte Unfallanzeigen):

Körperteil	Verletzte	Tote
Hände	40%	
Arme	7%	13%
Beine	11%	
Füße	20%	
Kopf und Hals	8%	41%
Augen	5%	keine Angaben
Brustkorb	5%	28%
Rücken	4%	keine Angaben
Bauch	keine Angaben	6%

Mit den Problemen, die durch Unfälle der Fremdarbeiter in Frankreich entstehen, befaßten sich HOUSSET u. Mitarb.

Die Sonderstellung der Frau im Unfallgeschehen wurde sowohl durch MAYER als auch durch BERKMANN bearbeitet.

Nach GRÖZINGER betrafen 13,5% aller 1961 in der Chirurgischen Universitätsklinik Heidelberg beobachteten Arbeitsunfallverletzten Frauen. 567 Verletzungen von Weichteilen und Knochen, Gehirnerschütterungen, Verbrennungen und Verbrühungen standen 262 Verletzungen der Finger, als stärkster Gruppe, gegenüber.

Die bei freiem Fall aus größerer Höhe auftretenden Verletzungen analysierten LEWIS u. Mitarb. auf Grund der Untersuchungen an 53 Verunfallten. Die Sturzhöhe betrug mehr als 3 Stockwerke.

Die Verletzungen betrafen dabei:

Schädel	19 mal	Rippen	14 mal
Gehirn (Kontusion)	16 mal	Lungen	11 mal
Becken	16 mal	Tibia, Fibula	10 mal
Femur	16 mal	Gesicht	9 mal
Gehirn (andere Verletzungen)	13 mal	Milz	5 mal
Leber	12 mal	Humerus	5 mal
Wirbelsäule	12 mal	Schulter	4 mal

Die Widerstandsfähigkeit des menschlichen Körpers gegenüber Aufschlag auf Wasser untersuchte SNYDER.

1. Unfälle von Kindern

Nach EHALT werden in Anlehnung an die Weltgesundheitsorganisation bei Verletzungen im Kindesalter folgende Altersgruppen unterschieden:

1. Von der Geburt bis 2 Wochen . . . . Neugeborene
2. 2 Wochen bis 1 Jahr . . . . Säuglinge
3. 1 Jahr bis 4 Jahre . . . . Vorschulalter
4. 4 Jahre bis 14 Jahre . . . . Schulalter
5. 14 Jahre bis 18 Jahre . . . . Jugendliche

Die Unfälle im Kindesalter analysierte anhand von 17141 Fällen KEDDY. Es handelt sich dabei um:

Sturz: 5682 (33,1%)
    davon 589 von Möbeln
    587 von Treppen

Schnittverletzungen oder tiefere Verletzungen: 1902 (11,1%)
    davon 401 durch Glas
    271 durch Nägel, Stifte oder Schrauben

Vergiftungen: 1597 (9,3%)
    davon 630 durch Haushalts- oder Wirtschaftssubstanzen
    510 durch Salicyltabletten
    448 durch andere Tabletten

Transportunfälle: 1368 (8,0%)
    davon 828 durch Auto- und Lastkraftwagen
    449 durch Fahrräder oder Dreiräder

Schläge und Stöße: 1130 (6,6%)
    davon 464 durch fallende oder geworfene Gegenstände

Sportunfälle: 1122 (6,5%)
    davon 231 durch Spielbälle
    85 durch Schwimmunfälle

andere spezifizierte Unfälle: 943 (5,5%) (Quetschungen usw.)
    davon 33 durch Finger oder Hände an Türen
    122 durch Betätigen von Waffen

Fremdkörper: 823 (4,8%)
    davon 384 verschluckt
    150 in Augen
    136 in der Nase
    82 in Ohren
    53 eingeatmet

Tiere und Insekten: 702 (4,1%) davon 476 Hundebisse
98 Insektenbisse
sowie 1 Katzenfisch, Biß in das Gesäß

Verletzungen durch andere Personen:
604 (3,5%) davon 283 durch Raufen oder Ringen
140 durch Stöcke und Steine
60 durch sexuelle Angriffe

Verbrennungen: 554 (3,2%) davon 257 durch heiße Flüssigkeiten
66 durch Ofen oder Vorrichtungen
58 durch Chemikalien des Haushalts, z. B. Lauge

durch Maschinen: 152 (0,9%) davon 127 durch Waschmaschinen

selber zugefügte Verletzungen:
19 (0,1%) davon 12 durch Schlagen oder Stoßen anderer
4 versuchte Selbstmorde (davon 3 mit Tabletten und 1 mit einem Gewehr)

nicht spezifiziert: 543 (3,2%)

Die Altersverteilung betrug:

unter 6 Monaten 1%
über 14 Jahre 3%

Am häufigsten waren die Kinder von 2 und 3 Jahren mit 24% und die von 4 und 5 Jahren mit 17% beteiligt.

Weitere detaillierte Untersuchungen über Unfälle im Kindesalter in Amerika stammen von IZANT und HUBAY.

Innerhalb von 6 Jahren konnte GÄDEKE (STEINWACHS) bei 1999 Unfallverletzungen von Kindern feststellen:

Frakturen 39,4%
Weichteilverletzungen 15,8%
Schädeltraumen 13,3%
Thermische Schäden 11,9%
Augenverletzungen 8,1%
Fremdkörper 4,7%
Verätzungen 3,6%
Stumpfe Bauch- und Thoraxtraumen 1,9%
Vergiftungen 1,3%

Knaben erleiden doppelt so viele Unfälle (69%) wie Mädchen (31%). Das 3. Lebensjahr (Trotzperiode) ist bei beiden Geschlechtern am meisten belastet.

Unfälle stellen im Kindesalter nach den Untersuchungen von VEST prozentual die wichtigste Todesursache dar. Sie sind in der Schweiz bei den 1—19jährigen für 45% aller Todesfälle verantwortlich, d.h. für 500—600 pro Jahr. Bei rund der Hälfte aller tödlichen Unfälle handelt es sich um Verkehrsunfälle. In absteigender Häufigkeit folgen Ertrinken, Sturz, Verbrennungen, Vergiftungen, Ersticken usw., wobei Unterschiede zwischen verschiedenen Altersstufen bestehen.

Mädchen verunfallen wesentlich seltener als Knaben, besonders nach dem 10. Lebensjahr. Dies weist auf die Bedeutung der Persönlichkeitsstruktur für die Unfallgenese hin. Auf jeden Unfall-Todesfall kommen 100—200 nicht tödliche Unfälle; 10% aller Kinder erleiden somit jährlich einen Unfall, der unter Umständen zur bleibenden Invalidität führt.

Eine weitere Arbeit über Unfälle im Kindesalter stammt von MARTISCHNIG.

Nach der Übersicht von STREICHER über 1500 kindliche und jugendliche Frakturen ergibt sich, daß beim Kind vor allem der Schädel, und zwar der Gehirnschädel, sowie die langen Röhrenknochen betroffen werden, wogegen Gesichtsschädel, Schultergürtel, Rippen, Wirbelsäule und Becken seltener frakturieren.

Brüche im Bereich des Unterschenkels sind im Kindesalter häufige Verletzungen. Neben 109 isolierten einseitigen und einer beidseitigen Tibiafraktur sahen DREWES und SCHULTE 99 einseitige und 3 beidseitige Unterschenkelbrüche; 20mal handelte es sich um offene Frakturen. In ihrem Artikel über tödliche Unfälle im Kindes- und Jugendalter im Jahre 1963 schreiben MARCUSSON und OEHMISCH, daß von insgesamt 1047 tödlichen Unfällen verursacht wurden durch:

Kraftfahrzeugunfälle	6,8%
Trinken	4,8%
sonstige Verkehrsunfälle	2,1%
Vergiftungen (Unfälle)	1,8%
Unfälle durch Sturz	1,4%
Unfälle durch Maschinen	0,1%
Unfälle durch Feuer und Explosion brennbaren Materials	0,4%
Verbrennungen und Verbrühen (ausgenommen durch Feuer)	1,9%
Unfälle durch Feuerwaffen	0,3%
Sonstige Unfälle	3,2%

Die Verfasser weisen auf die vielen tödlichen Unfälle von Kleinkindern im Haushalt hin, vor allem verursacht durch Verbrennung, Verbrühung, Ertrinken, Ersticken im Bett oder in der Wiege, Vergiftungen und Sturz.

Kindliche Verbrennungen des Thoraxgebietes entstehen erstens durch Herunterreißen eines Gefäßes mit heißer Flüssigkeit und Verbrühung der Brust. Zwar sind die Hitzegrade meist nicht allzu hoch, doch ist die Einwirkungsdauer relativ lange, da sich die Kleider mit der heißen Flüssigkeit tränken. Eine zweite spezifisch kindliche Verbrennung erfolgt durch Trinken zu heißer Getränke. Verbrüht ist weniger der Oesophagus als hauptsächlich die Trachea, denn die heißen Flüssigkeiten führen zu einem reflektorischen Schluß des Oesophagusmundes, hingegen aspirieren die Kinder beim Schreien (DICK).

Vergiftungen im Kindesalter konnten von 1953 bis 1964 SIMON und BIEBACK 205mal beobachten. Am häufigsten waren Vergiftungen im Vorschulalter, besonders im 1. und 2. Lebensjahr. Unter den Giftarten dominierten die Haushaltschemikalien wie Reinigungsmittel, Polituren, Fleckenentferner, Farben usw. Es folgten dann Schädlingsbekämpfungsmittel, Giftpflanzen, Alkohol und Leuchtgas. Unter den medizinalen Giften kamen besonders häufig Hypnotika, Analgetika und Parasympathikolytika vor.

Auf die seltenen akuten Vergiftungen durch Flußsäureverbindungen im Kindesalter wies BRUGSCH hin. Alkalifluoride und Silikofluoride sind oft in beträchtlicher Menge in Imprägnierungs- und Putzmitteln sowie in Giftködern enthalten. Autoptisch können Zeichen von Ätzwirkung im Bereich der Halsorgane, im Oesophagus, insbesondere aber in der Magenschleimhaut in Form einer akut-hämorrhagischen Gastroenteritis nachgewiesen werden. Fettige und parenchymatöse Degeneration von Leber und Nieren sowie Blutgerinnungsstörung wurden nachgewiesen. Toxikologische Untersuchung von Erbrochenem, Mageninhalt und Urin sind notwendig (BRUGSCH).

Fremdkörper in den unteren Luftwegen bei Kindern bis zu 1 Jahr konnten SAVIC u. Mitarb. in 18,5% ihrer kleinen Patienten feststellen. Am häufigsten handelte es sich dabei um Bohnen.

Ein nicht allzu seltenes Vorkommnis im Säuglingsalter ist die Strangulation durch Haltegurte. Eine derartige Strangulation durch Ledergurte konnten DUMONT und DÉROBERT in 2 Fällen beobachten. Es fanden sich dabei keine oder nur kleine horizontale Strangulationsfurchen am Hals; keinerlei Läsion des darunterliegenden Gewebes; Lungen blutreich, ausgeprägte Blutunterlaufungen der Pleura und Stauungszeichen, multiple kleine Blutpunkte hinter dem Schildknorpel;

Blutunterlaufungen in beiden Karotiden; große Stauungsleber. Diese Befunde decken sich mit unseren eigenen Erfahrungen.

Auch bei Kinderbetten findet sich mitunter ein ungewöhnlicher Strangulationsmechanismus, wenn der Hals durch den Seitenholm des umgestürzten Kinderbettchens gedrückt wird. Es kann dabei zu einer Abklemmung der A. carotis bzw. zu einer weitgehenden Drosselung beider Karotiden mit nachfolgender Ischämie des Gehirns kommen (MALLACH).

KLEINT u. Mitarb. berichteten über den Tod eines knapp 1 Jahr alten Säuglings, der sich mit dem Hals in der Schlinge eines Spielzeugaufhängebandes verfangen hatte.

Weitere strangulationsartige Unfälle im Säuglingsalter teilte SZABÓ mit. Der Erstickungstod des Säuglings trat einmal durch Einklemmung des Halses in den Maschen des Bettnetzes auf, ein andermal durch Umwicklung des Halses mit der Schnur eines Spielzeuges. Die bei der Obduktion erhobenen spärlichen Befunde entsprachen den in der Literatur mitgeteilten. Nach diesen ist vielfach die Strangulationsfurche nicht ausgeprägt oder auch gar nicht vorhanden. Die Traumatisierung des Halses zeigte sich nur in Weichteilblutungen von geringer Ausdehnung. Die Spärlichkeit des Obduktionsbefundes wird nach SZABÓ verständlich, wenn man in Betracht zieht, daß beim Aufhängen von Erwachsenen eine Kraft von 3,5 kg zur Abklemmung der Kopfarterien und von 16 kg zur Abklemmung der Vertebralarterien ausreicht. Bei Säuglingen genügt hierzu eine wesentlich geringere Kraft. SZABÓ wies darauf hin, daß es sich bei seinen Fällen um atrophische, in ihrer Widerstandskraft herabgesetzte Säuglinge gehandelt hat.

Als Todesursache nach Kindsmißhandlung sind Blutungen in die Körperhöhlen aus zerrissenen Gefäßen oder aus zertrümmerten inneren Organen häufig, ebenso das Betroffensein der Schädelhöhle, wie auch die Untersuchungen von TRUBE-BECKER gezeigt haben. Bedingt durch die Elastizität des kindlichen Gewebes kommt es dabei oft nicht zu äußerlich erkennbaren groben Verletzungen. Deshalb gilt gerade bei der Untersuchung mißhandelter Kinder die Forderung, daß jeder Spur Bedeutung beizumessen und jede Blutunterlaufung solange kritisch zu betrachten ist, bis ihre harmlose Entstehung sicher nachgewiesen wird. TRUBE-BECKER betont, daß erst durch die Obduktion das Ausmaß der Blutungen mit Taschen- und Höhlenbildungen in Haut und Muskulatur festgestellt werden kann. Zerreißungen innerer Organe und Gefäße, die allein durch die Besichtigung des Körpers bei der Leichenschau nicht festgestellt werden können, sprechen für erhebliche Gewalteinwirkung, die das Kind zu Lebzeiten getroffen haben muß. Es kann im Verlauf von ständig sich wiederholenden Einwirkungen stumpfer Gewalt auf den Körper eines Kindes auch als Folge einer Fettembolie zu Tode kommen, ohne daß große Zerreißungen erkennbar sind. Die Todesursachen können so vielgestaltig sein wie die Mittel und Möglichkeiten, ein Kind zu mißhandeln. TRUBE-BECKER weist dabei auf die Lungenentzündung als Folge von Unterkühlung, Erfrierungen, Verbrennungen und Verbrühungen hin, um nur einige Todesursachen zu nennen.

Bei 14 zu Tode mißhandelten Kindern fand NIEDERMAYER:

4mal Schädelbruch und Hirnblutung
4mal Ersticken und Ertränken
6mal schwere Dystrophie infolge Vernachlässigung

Weitere 19 Fälle mißhandelter Kinder teilte GILLESPIE mit. Der Verfasser fand

Schädelverletzungen . . . . bei 8 Patienten
intrakranielle Haematome . . . . „ 4 „
Schädelfrakturen, Frakturen der langen
 Röhrenknochen . . . . „ 6 „
Unterernährung . . . . „ 8 „
ferner Verbrennungen und Erfrierungen.

Weitere Beiträge über Verletzungen im Kindesalter (pädiatrische Traumatologie) finden sich [bei den Kapiteln] unter folgenden Stichworten:

Abdominalverletzungen
  geschlossene
  offene
Apophysenlösung
Augenverletzungen
Bauchdeckenverletzung
Bauchverletzung, stumpfe
Bauchwandhernie
Bronchusruptur
Callusbrüche
Clavicularfraktur
Contre-coup
Darmruptur
Degeneration der Medulla oblongata
Diaphysenfrakturen
Duodenum
EEG-Befunde
Epiphysenlösung
Erfrierung
Fahradspeichenverletzung
Fermurfraktur
Fingerverletzungen
Fußabtrennung
Gallenblasenruptur
Gesichtsschädelverletzungen
Hirnstammkontusoin
Hyperthermie
intrapulmonale Fremdkörper
Karotisthrombose
Knochenverletzungen
Kopfschwartenwunden

kraniozerebrale Verletzungen
Lungenruptur
Milzruptur
Monteggia-Fraktur
Myositis ossificans
Naphthalinvergiftung
Pankreas, Pseudozysten
Pankreasnekrose
Pankreasverletzungen
Pfeilschußverletzung
psychische Folgen
Refrakturen
Rippenfrakturen
Schädelfraktur
Schädelimpression
Schädeltrauma und Skerodermie
Selbsttötung
Sternum-Synchondrolayse
Straßenverkehrsunfälle
Stromverletzungen
Tibiaschaftbrüche
tansorbitale Verletzung
Überfahrung
Unfallanfälligkeit
Unterarmfraktur
urogenitiale Verletzungen
Verbrennung
Verätzung
Verbrühung
Wirbelfraktur
Ziste, leptomeningeale

2. Unfälle von alten Menschen

Alte Menschen und besonders Greise sind erhöht unfallgefährdet, da ihre Anpassungsfähigkeit und Reaktionsgeschwindigkeit reduziert sind. Neben Stürzen zu Hause und Unfällen bei der Mithilfe im Familienbetrieb nimmt die Gefährdung durch den Straßenverkehr erheblich zu. Als Fußgänger besitzen sie nicht mehr die erforderliche Wendigkeit im häufig rücksichtslosen Straßenverkehr. Beiträge über Verletzungen des alten Menschen (geriatrische Traumatologie) finden sich unter folgenden Stichworten:

Darmperforation bei Hernie
Kehlkopfverletzung
Quadricepsruptur
Schläfeneinbruch
Selbsttötung

Speiseröhrenverätzung
Straßenverkehrsunfall
Sturz

Unterarmfraktur
Wirbelsäulenverletzung

Literatur

BERKMANN, H.: Unfälle der Frau mit besonderer Beteiligung des Beckens und der Genitalorgane. München: Inaug. Diss. 1966.
— Unfallverletzungen der weiblichen Genitalorgane und ihre Behandlung. Med. Klinik 62, 150—153 (1967).
BRANDESKY, G., u. W. LORBECK: Eine Analyse von 827 Unfalltodesfällen. Wien. klin. Wschr. 76, 712—715 (1964).

BRUGSCH, H.: Akute Naphthalinvergiftung im Säuglings- und Kleinkindesalter. tägl. Praxis 7, 409—412 (1966).
— Akute Vergiftungen durch Flußsäureverbindungen im Kindesalter. tägl. Praxis 7, 567—569 (1966).
— u. O. R. KLIMMER: Vergiftungen im Kindesalter. 2. Aufl. Stuttgart: Thieme 1966.
COLLINS, S.D., et al.: Accident frequency by specific cause and by nature and site of injury. Public Health Monogr. 14, 1—22 (1953).
DICK, W.: Thoraxverletzungen im Kindesalter. Langenbecks Arch. 304, 595—607 (1963).
DREWES, J., u. H.D. SCHULTE: Brüche im Bereich des Unterschenkels bei Kindern infolge von Fahrradspeichenverletzungen. Chirurg 36, 464—468 (1965).
DUMONT, G., et L. DÉROBERT: Strangulation par attache bébé. Ann. Méd. lég. 42, 475—477 (1962).
EHALT, W.: Verletzungen bei Kindern und Jugendlichen. Stuttgart: Enke 1961.
FITTS, W.T., et al.: An Analysis of 950 Fatal Injuries. Surgery 56, 663—668 (1964).
GILLESPIE, R.W.: The Battered Child Syndrome: Thermal and Caustic Manifestations. J. Trauma 5, 523—534 (1965).
GRÖZINGER, K.H.: Berufsverletzungen der Frau. Mschr. Unfallheilk. 65, 417—431 (1962).
HOUSSET, P., et coll.: Problèmes posés par les accidents du travail de la main — d'oeuvre étrangère. La Revue du Praticien 15, 155—159 (1965).
IZANT, R.I., and CH.A. HUBAY: The Annual Injury of 15 000 000 Children: A Limited Study of Childhood Accidental Injury and Death. J. Trauma 6, 65—74 (1966).
JOHANSEN, O.: Idrett og skader; Kirke og Undervisningsdepartementet. Oslo: 1955. Ref. Triangel 2, 295—296 (1957).
KEDDY, J.A.: Accidents in Childhood: A Report on 17 141 Accidents. Canadian Med. Ass. J. 91, 675—680 (1964).
KLEINT, W., u.a.: Selbstdrosselung eines Säuglings durch Spielzeug-Aufhängeband. dtsch. Gesundheitswesen 21, 1125—1126 (1966).
LEWIS, W.S., et al.: "Jumpers Syndrom". The Trauma of High Free Fall as Seen at Harlem Hospital. J. Trauma 5, 812—818 (1965).
MALLACH, H.J.: Über einen ungewöhnlichen Strangulationsmechanismus im Kindesalter. Beitr. gerichtl. Med. 22, 213—218 (1963).
MARCUSSON, H., u. W. OEHMISCH: Der tödliche Unfall im Kindes- und Jugendalter in der Deutschen Demokratischen Republik im Jahre 1963. Das dtsch. Gesundheitswesen 20, 1519—1528 (1965).
MARTISCHNIG, E.: Unfälle im Kindesalter. Pädiat. Praxis 5, 337—345 (1966).
MAYER, A.: Die Sonderstellung der Frau im Unfallgeschehen. Münch. med. Wschr. 95, 1169, 1198 (1953).
NIEDERMAYER, K.: Studien über Kindesmißhandlungen. Pädiat. u. Grenzgebiete 3, 1 (1964).
N. N.: Etwa drei Millionen Arbeitsunfälle. Deutsches Ärzteblatt 63, 866—870 (1966).
PETERSOHN, F.: Zur Frage der Gehirnveränderungen bei akutem Sauerstoffmangel im Säuglings- und Kleinkindesalter. Dtsch. Z. ges. gerichtl. Med. 51, 386—395 (1961).
SAVIC, D.: Les corps étrangers des voies respiratoires inférieures chez les enfants de moins d'un an. J. franc. Otorinlaryng. 15, 31—38 (1966).
SEYFFARTH, G.: Die tödlichen Unfälle in einem Kreiskrankenhaus. Zbl. Chir. 91, 800—807 (1966).
SIMON, CL., u. H. BIEBACK: Vergiftungen im Kindesalter. Münch. med. Wschr. 108, 1421—1424 (1966).
SNYDER, R.G.: Human Tolerance Limits in Water Impact. Aerospace Medicine 36, 940—947 (1965).
STEINWACHS, FR.: Psychologische Probleme beim Zustandekommen der kindlichen Unfallverletzungen. Langenbecks Archiv 304, 525—539 (1963).
STREICHER, H.J.: Bericht über 1500 kindliche und jugendliche Frakturen. Hefte z. Unfallheilk. 55, 129—134 (1957).
SZABÓ, M.: Strangulationsartige Unfälle im Säuglingsalter. Dtsch. Z. ges. gerichtl. Med. 56, 334—337 (1965).
TRUBE-BECKER, E.: Kindesmißhandlung mit tödlichem Ausgang. Deutsches Ärzteblatt — Ärztliche Mitteilungen 63, 1663—1670 (1966).
VEST, M.: Statistische Untersuchungen zur Unfallmortalität und -morbidität im Kindesalter. Möglichkeiten der Unfallverhütung. Schweiz. med. Wschr. 96, 687—694 (1966).
WAGONER, F.H. VAN: Died in Hospital. A Three Year Study of Death Following Trauma. J. Trauma 1, 401—408 (1961).

II. Elektrischer Strom; Blitzschlag

Ob und in welcher Ausdehnung Strommarken auf der Haut auftreten, ist, wie GROSSE-BROCKHOFF anführt, abhängig vom jeweiligen Widerstand der Haut und der Größe der Kontaktflächen. Bei großen Kontaktflächen (relativ geringe Stromdichte je Flächeneinheit) können Strommarken völlig fehlen, ebenso bei stark durchfeuchteter Haut (niedriger Hautwiderstand und daher geringe Entwicklung Joulescher Wärme).

Bei der Fahndung nach Strommarken an der Leiche kann es nach PROKOP erforderlich sein, zur besseren Übersicht über die Handflächen die Beugesehnen am Handgelenk zu durchtrennen. Dann werden auch kleine, evtl. in Beugefalten oder zwischen den Fingern liegende Stromdurchschlagsmarken sichtbar.

Bei Starkstromverletzungen entstehen infolge der großen Wärme elektrischer Verbrennungen flächenhafte und tiefgreifende Zerstörungen.

Die elektrische Strommarke und ihr intensivster Grad, nämlich die sich als Wunde manifestierende Gewebsveränderung, ist nach JELLINEK durch eine ungewöhnliche Polymorphie und eine besondere biologische Beschaffenheit charakterisiert. Beim mikroskopischen Schnitt durch eine elektrische Strommarke sieht man die unzähligen geraden und parallelen, in einer bestimmten Richtung ziehenden Linien als eine Versinnbildlichung des elektrischen Stromes (JELLINEK). Sie stellen die von ihm erfaßten und in die Länge gezogenen Zellen der Epidermis dar.

Bei den Strommarken durch Niederspannung handelt es sich in der Regel um kleine, umschriebene, oberflächliche Hautveränderungen. Die Hornschicht ist flach erhaben, opak, Ränder wallartig. Es findet sich eine scharfe Abgrenzung gegen die Umgebung. An Körperstellen mit kräftig entwickelter Hornschicht bildet sich durch den Stromdurchtritt eine Abhebung der Oberhaut aus. Sie ist nach SCHWARZ scharf begrenzt und gelegentlich von einem schmalen, blassen oder hyperämischen Saum umgeben. In ihrer Gesamtheit wird sie als warzen- oder stearintropfenförmig und Ausdruck einer Hitzekoagulation als trübe, grau-weißlich bis grau-bräunlich beschrieben. Die Ränder sind wallartig aufgeworfen, die zentralen Partien nicht kuppenförmig, sondern flach oder sogar eingesunken.

Ganz anders ist das Aussehen an Körperstellen mit dünn entwickelter Hornschicht. Die wallartig begrenzte Abhebung bleibt hier aus oder sie ist nur angedeutet. Die dünne Hornschicht wird mit der übrigen Oberhaut zusammen nicht nur abgehoben, sondern meist soweit zerstört, daß von ihr nur noch lamellenförmige, bräunlich bis schwärzlich verfärbte Reste am Rande der Warze übrig bleiben. Im Grunde liegt die Keimschicht oder das Korium frei, die durch Austrocknung derb und bräunlich-rot werden. Ist die Hitzewirkung gering, kann die Hornschicht als intakte Lamelle abgehoben werden.

Histologisch findet man bei intensiveren Veränderungen die Hornschicht als Folge einer Verdampfung oberflächlich wabig durchsetzt, durch Höhlen und Spalten aufgelockert oder teilweise sogar zerstört. Die Kerne können in solchen Bezirken chromatinarm, pyknotisch, die Zellgrenzen unscharf erscheinen. Die Ausführungsgänge der Drüsen sind von solchen Veränderungen mitbetroffen.

Ein charakteristisches Merkmal der Strommarke soll das Strichförmigwerden der Kerne und die Längsausziehung der Zellen unter Wahrung des gegenseitigen Zusammenhanges in der Basal-, evtl. Stachelschicht, besonders stark in den Retezapfen, sein. Die Basalzellen und ihre Kerne nehmen Spindel- bzw. Fadenform an; letztere können sich um das 3—4fache verlängern und zeigen eine intensivere Färbung. Die derart veränderten Zellkomplexe weisen büschel- oder wirbelförmige Anordnungen auf und liegen bald mehr im Zentrum, bald mehr in der Peripherie der Strommarke (SCHWARZ). Ähnliche Deformierungen kann man auch in den palisadenförmig angeordneten und festgefügten Zellverbänden der Nachbarschaft antreffen, d. h. in den Schweiß- und Talgdrüsen und in den Haarfollikeln, seltener in den Wandungen der Kutisgefäße.

Bei allen schweren Defekten ist die Kutis mitbeteiligt. Die Bindegewebs- und Muskelfasern werden undeutlich, verwaschen und zeigen veränderte Färbbarkeit der Kerne und der Zellen (Basophilie, Lichtungsbezirke und Schrumpfungen).

Bei 220 Volt Wechselstrom sind neben Wabenbildung und blasigen Abhebungen auch Gleichrichtungen namentlich der Basalzellen des Rete Malpighii zu sehen.

Bei der Einwirkung von Hochspannung sind die Veränderungen an den Durchtrittsstellen im allgemeinen viel intensiver als bei Niederspannung. Sie sind in der Regel so stark, daß man nicht von Strommarken, sondern von elektrischen Verbrennungen sprechen wird. In schweren Fällen reichen die Zerstörungen bis in die Muskulatur oder auf den Knochen. Die offen liegenden Weichteile sind verkohlt. Folgen der Hitzewirkung zeigen sich in der Muskulatur als graurot bis weißlichgraue Verfärbung, fischfleischartig, wie gekocht, d. h. Zeichen der Hitzekoagulation und Hitzenekrose. Mikroskopisch ist die Querstreifung der Muskulatur verwischt oder aufgehoben. Die Muskelfasern sind z. T. schollig oder körnig zerfallen. Der Körper kann in schwersten Fällen das Aussehen einer Brandleiche darbieten. Der Widerstand gegenüber Strom beträgt bei der trockenen Haut etwa 1000 Ohm, bei feuchter Haut 500 Ohm und bei der schwieligen Handfläche eines Arbeiters 1000000 Ohm (GATEWOOD und MCCARTHY). Bei trockener Haut ist, ist der Widerstand hoch, deshalb die Verbrennung größer und die allgemeine Wirkung geringer.

Die häufigsten Symptome einer Stromeinwirkung auf den Menschen sind Herzrhythmusstörungen, besonders Kammerflimmern. Ihr Ausmaß hängt weitgehend von der Stromstärke ab. Beim Erwachsenen führen Ströme von 5—50 mA eine Blutdruckerhöhung herbei, solche von 100 mA lösen Kammerflimmern aus. KOEPPEN hält technischen Wechselstrom (50 Hertz) schon ab 25 mA für möglicherweise tödlich. Beim Foetus dürften bereits geringere Stromstärken letal wirken; auch hier stehen die Herzfunktionsstörungen im Vordergrund.

KOEPPEN hat 4 Stromstärkebereiche für Wechselstrom aufgestellt:

Bereich I: Gesamtstromstärke bis 25 mA.

Ströme dieses Bereichs erregen die Muskulatur der Arme und bedingen einen nicht lösbaren Greifkrampf; der Mensch klebt am stromführenden Gegenstand fest.

Bereich II: Von 25—80 mA.

Es werden dabei wahrscheinlich nur diejenigen Myokardfasern erregt, die in der Richtung der Stromfäden liegen, die anderen nicht. Auf dieser partiellen Erregung nur vereinzelter Myokardbezirke beruht vermutlich der deletäre Effekt des Kammerflimmerns, doch reicht dieser Stromstärkebereich meist noch nicht aus, um Kammerflimmern zu erregen. Es treten jedoch Extrasystolen, auch schon Vorhofflimmern auf.

Bereich III: Über 80 mA — bringt die Gefahr des Kammerflimmerns.

Bereich IV: Über 4 A — bringt thermische Wirkungen zustande; die kardialen Wirkungen scheinen bei diesen Stromstärken jedoch wieder zurückzutreten. Nach KOSTKA haben sich zur Forschung und Begutachtung die von KOEPPEN aufgestellten Stromstärkebereiche I—IV gut bewährt. Von 20 mA aufwärts ist mit einem „Kleben" am stromführenden Leiter zu rechnen, infolgedessen auch mit längerer Durchströmungszeit. Bei Hochspannungsunfällen (Bereich IV) oft keine oder nur kurze Bewußtlosigkeit, bei Stromstärken aus dem Bereich III ist diese dagegen häufig und anhaltend.

Man unterscheidet zwischen 3 verschiedenen Spannungen, und zwar
1. Niederspannung bis 1000 Volt
2. Mittelspannung von 1000–30000 Volt
3. Hochspannung von 30000–220000 Volt.

Beim Wechselstrom kommt für die erregende Wirkung neben der Stromstärke auch der Periodenzahl Bedeutung zu. Am gefährlichsten sind Frequenzen zwischen 30 und 150, also gerade jene, die sich vom technischen Standpunkt aus als am brauchbarsten erwiesen haben (SCHWARZ). Der Haushaltsstrom hat meist 60 Schwingungen pro Sekunde und heute in der Regel 220 Volt. Wesentlich geringere Voltagen können bereits lebensbedrohlich wirken (bei entsprechender Stromstärke). Voltzahlen unter 50 sind als ungefährlich anzusehen.

Von 100 Patienten, die von 1952 bis 1962 in der Chirurgischen Universitätsklinik Heidelberg mit Starkstromverletzungen behandelt worden sind, hatten 35% eine nachweisbare Herzbeteiligung mit EKG-Veränderungen. Nach der Einteilung von KOEPPEN waren 42% der funktionellen und 57% der organischen Angina pectoris electrica zuzuordnen. Strommarken hatte über die Hälfte der Patienten; 2 von ihnen kamen ad exitum. 30% hatten leichte und 11% schwere Verbrennungen. Begleiterscheinungen waren von relativ geringer Bedeutung (KAULBACH und PORTELE).

Hinsichtlich Gleichstromunfälle berichtete KILLINGER, daß tödliche derartige Unfälle oder solche mit Schädigungen des Herzens nur bei Längsdurchströmungen des Körpers beobachtet worden sind.

Der Tod tritt beim Menschen infolge Herzkammerflimmern oder Atemlähmung auf oder als Verbindung beider sowie auch als anhaltender Krampf der Atemmuskeln. Der Patient kann nicht atmen, obgleich das Atemsystem nicht geschädigt ist.

Beim elektrischen Unfall ist der akute Herztod ein relativ häufiges Ereignis. Er hat seine Ursache in der Mehrzahl der Fälle im Herzstillstand mit oder ohne Kammerflimmern und -flattern. Im allgemeinen wird ein Strom von 8 mA oder mehr, der länger als ein Drittel Sekunde auf das Herz einwirkt, als tödlich angesehen. Dabei spielt die das Herz durchfließende Stromdichte eine entscheidende Rolle. Sie ist am größten und wirksamsten beim Durchfluß von kranial nach kaudal. Bei gleicher Spannung wirkt Wechselstrom stärker als Gleichstrom (KAULBACH und PORTELE).

KOEPPEN beschreibt die wichtigsten makroskopisch-anatomischen Befunde beim akuten Herztod folgendermaßen: Am auffallendsten ist die starke Blutüberfüllung des gesamten venösen Systems. Die kleinen Venen der Peripherie bis zu den Halsvenen, die Abdominalvenen und die großen Hohlvenen, die Hirnleiter und die Piavenen sind prall mit flüssigem Blut gefüllt. Die Herzkranzgefäße treten wie bei einem Injektionspräparat hervor. Besonders starke Erweiterung des re. Vorhofes und Blutfülle, während die Herzkammern leer oder nur wenig mit flüssigem Blut gefüllt sind.

An der quergestreiften Muskulatur kann es infolge der gleichzeitigen abrupten Innervation von Agonisten und Antagonisten zu Muskelrissen kommen; Sehnenrisse dagegen sind selten. Die elektrothermischen Muskelschädigungen sind durch Veränderungen im Fibrillengefüge, Aufquellung der Qu-Substanz, sodann durch Schwund der Fibrillisierung, diskusförmigen Zerfall der Fibrillenstruktur und hyaline Entartung gekennzeichnet.

Als Folge der Muskelkrämpfe können Frakturen in verschiedener Lokalisation als Abrißfrakturen, Kompressions- und Impressionsfrakturen beobachtet werden. Eine zweiseitige Frakturdislokation des Humerus nach einem Elektrounfall beobachteten BRINN und MOSELEY.

Bei den elektrothermischen Knochenschädigungen nach Einwirkung hochgespannter Starkströme oder Flammenbogen kann es zur Verkohlung oder Schmelzung der Knochensubstanz kommen mit Auftreten sog. Knochenperlen. Auch in Nachbarschaft von Weichteilverbrennungen finden sich im Knochen Fissuren und Spalten.

Bei der Einwirkung des elektrischen Stromes auf innere Organe sind nach SCHÄFER Todesursachen in der Regel Schäden durch Verbrennung oder Verkochung oder Tod durch Herzkammerflimmern. Alle anderen elektrischen Wirkungen (Elektrolyse, Jonenverschiebungen) sind für den Bestand des Lebens wahrscheinlich belanglos. Die Stromstärke ist für die Stromwirkungen weithin maßgebend, zumindestens in dem Sinn, wann und wo im Gesamtkörper für bestimmte Zellen die Erregungs- oder Tötungsschwelle erreicht wird.

Weitere Befunde über tödliche Elektrounfälle an Hochspannungsanlagen teilten BAUR und BISSIG mit. Im Gegensatz zum Obduktionsbefund, wo eine Erweiterung der rechten Kammer und eine starke Blutfülle beider Ventrikel festgestellt wurde, fand man bei Thorakotomie verschiedentlich ein stark kontrahiertes Herz in Systole.

NEUHOLD beschrieb einen Starkstromunfall, bei dem sich neben typischen Strommarken, ausgedehnten Skelettmuskelnekrosen auch eine Herzmuskelnekrose bei völlig unauffälligen Koronararterien fand. Diese Herzmuskelnekrose wird als eine direkte Folge des Stromdurchflusses durch den Körper aufgefaßt.

Die Todesursache bei den Lichtbogenverletzungen darf nach JELLINEK, soweit sie nicht durch die Verbrennung bedingt ist, wohl in den Auswirkungen der rein elektrischen Komponente des Trauma gesucht werden. Das Substrat für diese Auffassung liegt sowohl in den charakteristischen elektrogenen Veränderungen der inneren Organe, z.B. Gefäßwandveränderungen (korkzieherartige Verformungen der Mediakerne, Vakuolisierung der Endothelien, der Intima, wandständige Thrombosen), sofortigem oder spätem Oedem der Meningen, deutlichen Veränderungen elektrischer und magnetischer Herkunft, als auch in dem eigengesetzlichen Verlauf ohne Fieber, Eiterung und Mitbeteiligung des Allgemeinbefindens.

Leberschädigungen nach Starkstromverletzung werden gelegentlich beobachtet. Sie gehen nur in Ausnahmefällen mit Gelbsucht einher. Nach SIEDE ist das eigentliche hepatotrope Agens der Vorgang der Gewebszerstörung durch Verbrennung, wobei — im Kollaps- oder Intoxikationsstadium — durch das Freiwerden des toxisch wirkenden Myoglobins bzw. durch Eiweißabbauprodukte die Schädigung der Leberzellen hervorgerufen wird. Leberschädigungen infolge Verbrennung zeigen pathologisch-anatomisch ein Bild, das dem einer akuten Virushepatitis auffällig gleicht, nämlich Leberzellnekrosen in den zentralen Läppchenabschnitten und auch „hyalin bodies".

Die ausführlichen Untersuchungen von BOEMKE und PIROTH an 100 Stromtodesfällen ergaben keine einheitlichen charakteristischen Veränderungen, die man in jedem Falle als Folge der Einwirkung elektrischen Stroms beurteilen konnte. BOEMKE vertritt die Ansicht, daß keineswegs erwartet werden darf, der elektrische Strom führe auf seinem Weg durch den Körper in jedem Fall zu organisch faßbaren Veränderungen.

Über die symptomatischen und therapeutischen Probleme bei 295 Hochspannungsunfällen berichtete CUSTER.

3 Fälle von ausgedehnten Verbrennungen infolge Kontaktes mit Hochspannung veröffentlichten ALMGARD u. Mitarb. Dabei waren auch das Abdomen sowie intraabdominale Organe betroffen. Bei 2 Patienten wurde eine ausgedehnte Darmresektion notwendig.

Im allgemeinen läßt sich sagen, daß das mikroskopische Bild der elektrischen Strommarke und dasjenige der thermischen Verletzung nicht voneinander zu unterscheiden sind.

Umschriebene oberflächliche Hitzewirkung, z.B. erzeugt durch heiße, die Haut treffende Metallsplitterchen, kann gleichartige Deformierungen hervorrufen und ist wohl Ausdruck einer Wärmeausdehnung der palisadenförmig angeordneten Zellen in der Richtung des geringsten Widerstandes (sog. Hitzemarke). Es besteht nach SCHWARZ die Annahme, den Kern- und Zelldeformierungen liege keine einheitliche Ursache zugrunde, vorläufig zu Recht. Weiterhin vertritt er die Auffassung: „Was übrigens solchen Vorgängen auch immer zugrunde liegen mag, die Feststellung einer Strommarke in all ihren Einzelheiten darf für eine Stromwirkung nicht nur charakteristisch, sondern spezifisch angesehen werden."

Strommarken sind gegen Fäulnis ziemlich resistent. Sie lassen sich am beerdigten Körper noch längere Zeit nachweisen. Die Epithelabhebung erfolgt bei der Strommarke in der Regel an der Grenze zur Hornschicht oder in der Keimschicht, durch Fäulnis aber an der Grenze gegen die Kutis.

Eine Differentialdiagnose zwischen Strommarke und thermischer Verletzung wird durch den histochemischen Metallnachweis erbracht. Durch Verdampfung kann Metall in das Gewebe eindringen. Hierbei empfiehlt sich der histochemische Metallnachweis. Es sind allerdings Kontrolluntersuchungen aus benachbarten Hautbezirken nötig.

Die bei makroskopischen und lupenmikroskopischen Untersuchungen der Oberflächenbeschaffenheit von Strommarken erhaltenen Befunde hält BOSCH für ausreichend, um thermische und elektrische Verbrennungen differenzieren zu können. Bei Kupferdraht finden sich Grünverfärbungen und Kupferablagerungen auf der Haut, welche bei thermischen Verbrennungen fehlen.

Neue Untersuchungen von SCHÄFFNER ergaben, daß der bekannte Befund der Ausziehung der Epithelien des Stratum germinativum und Stratum basale außer bei Einwirkung von elektrischem Strom und von Hitze auch bei Einwirkung von Kälte und an der Grenze von Hautvertrocknungen zu erkennen sei. Bei Einwirkung von elektrischem Strom fehlt dieser Befund mitunter, besonders wenn großflächige Elektroden benutzt wurden. Die Metallisation nach Anwendung von Kupfer- und Eisenelektroden war eine oberflächliche. Eisen kann auf der menschlichen Haut ubiquitär sein. So fand SCHÄFFNER Eisenmetallisation an der leicht verschmutzten Fußsohle in größerem Umfang. Zur Feststellung der Einwirkung von elektrischem Strom ohne das Vorliegen einer brauchbaren Anamnese ist es nach SCHÄFFNER notwendig, nicht nur histologisch und chemisch oder histochemisch zu untersuchen, sondern auch Hautteile aus der Umgebung und unter Umständen auch Hautpartien, die von der fraglichen Veränderung entfernt liegen. Die Berliner Blaureaktion kann zum Metallnachweis bei fraglichen elektrischen Einwirkungen auf die Haut auch nach unseren Erfahrungen empfohlen werden.

Stromverletzungen des Mundes ereignen sich nicht so selten, und zwar besonders bei Kindern. Die Verbrennungen durch Strom können das Vestibulum oris im Bereich des Ober- und Unterkiefers betreffen und auch die Wange (SCHULTZ VAZIRANI).

Die typischen elektrischen Verbrennungen bei Kleinkindern betreffen die Mundecken, und zwar Haut, Muskulatur und Schleimhaut. Sehr oft sind 50% oder mehr der Mundöffnung zerstört.

Über die Besonderheiten elektrischer Verletzungen der Hand berichteten POTICHA u. Mitarb.

Bei den thermischen Schädigungen des Zentralnervensystems handelt es sich meist um Unfälle an Hochspannungsleitungen, insbesondere durch Flammenbogen oder durch Blitzverletzungen. Der Schädelknochen bietet dem Strom einen sehr hohen Widerstand, so daß es zu einer besonders starken Wärmeentwicklung im Bereich des Schädels kommt. Bei solchen Verbrennungen kann die Dura bzw. die Hirnsubstanz nach Zerstörung des Schädelknochens unmittelbar betroffen werden (GROSSE-BROCKHOFF).

Über die Wiederherstellung von elektrischen Verletzungen einschließlich Schädeldefekten mit einem vorläufigen Hinweis auf Kathodenstrahlverbrennungen berichteten BROWN und FRYER.

Zu den Eigentümlichkeiten der elektrischen Wunde gehört es, daß sie in der Regel keinerlei Zeichen von Entzündung und Eiterung aufweist. Ebenso auch, daß oft erst nach Tagen oder Wochen Spätnekrosen als Folge bis dahin latent gebliebener Stromeffekte das Wundgebiet erweitern.

Ein Bericht über 140 Todesfälle durch elektrischen Strom aus den Jahren 1962 und 1963 stammt von LEE.

Bei den Beobachtungen über spinal-atrophische Folgezustände nach elektrischen Unfällen fanden sich pathologisch-anatomisch Markscheidenausfälle in den Pyramidenbahnen, in der Brücke und in der Medulla oblongata. Die Veränderungen waren denen einer amyotrophischen Lateralsklerose sehr ähnlich (GROSSE-BROCKHOFF).

Eine Quadriplegie als Folge eines elektrischen Stromschlages von 75 000 Volt mit den entsprechenden makro- und mikroskopischen Veränderungen des Rückenmarks teilten JACKSON u. Mitarb. mit.

Über 5 Patienten mit Elektroinsult-bedingter Schwerhörigkeit, bei denen Hochtonverluste dominierten, berichtete KITTEL. Die zentralen Hörstörungen waren in allen Fällen mit zentralen Vestibularisläsionen vergesellschaftet.

Die Frage einer intrauterinen Fruchtschädigung durch den elektrischen Strom muß nach KIRCHHOFF und SCHMIDT-MATTHIESEN generell bejaht werden. Die Elektrizitätseinwirkung auf die Frucht setzt voraus, daß der Uterus im Stromkreis liegt. Der hochschwangere Uterus ist infolge seiner Gefäße, der Hyperämie und vor allem durch sein sehr gut leitendes Fruchtwasser geradezu als Stromleiter prädestiniert. Auch intrauteriner Fruchttod infolge eines elektrischen Unfalls der Mutter wurde beobachtet (DÖRDELMANN). Weitere 2 Fälle von intrauterinem Absterben der Frucht einer vom elektrischen Strom getroffenen Mutter veröffentlichte HROZEK.

Über eine Hochschwangere, die einen Blitzschlag erlitten und neben Hautverbrennungen, Gefäßschäden, Lähmungen und Hypästhesien auch eine linksventrikuläre Innenschichtschädigung gut überstanden hat, berichtete MARLESCHKI. Die Gravidität ist dabei erhalten geblieben, obwohl auch der Foetus eine reversible Lähmung hatte. Später erfolgte eine spontane Entbindung und die Geburt eines normalen gesunden Kindes.

BORNSTEIN beschreibt einen Fall, bei dem während einer Kaninchenjagd der Tod durch Starkstrom infolge Berührens der Leitung mit einer Metallröhre erfolgt ist. Der Tod wurde erst für Mord gehalten, dann aber durch Sektion und Tatortuntersuchung aufgeklärt.

Eine Dekapitation beim Unfall durch elektrischen Strom (Streichen eines elektrischen Mastes) beobachtete SCHIECHE.

EFFENBERGER lenkt die Aufmerksamkeit auf die Gefährdung des Menschen am Arbeitsplatz durch elektrostatische Aufladungen. Der Körper wird durch Reibungsvorgänge, Influenz, bei Berühren aufgeladener Gegenstände elektrostatisch belastet. Die Aufladung kann relevante Ausmaße annehmen. Moderne Bekleidung, insbesondere synthetische Fasern, begünstigen den Vorgang.

Blitzverbrennungen

Blitzunfälle sind seltene Ereignisse. Im Zeitraum von 1952–1960 kamen in Westdeutschland auf 331 tödliche 409 nicht tödliche Unfälle (SCHMEISER).

Nach IRANYI u. Mitarb. stellt der Blitzschlag eine selbständige Unfallform dar. Seine Mortalität ist hoch. Der Tod tritt durch irreversible Lähmung der vitalen Zentren ohne nachweisbare morphologische Veränderungen ein. An den überlebenden Verletzten kommt ein charakteristischer organisch-funktioneller, reversibler Symptomenkomplex zustande.

Die Komponenten des Blitzschlagsyndroms sind Bewußtseinsstörung, periphere Nervenschädigung und Blitzfiguren auf dem Integument. Die Verfasser lehnen eine Gleichstellung der technischen Hochspannungsstromverletzung und des Blitzunfalles ab.

IRÁNYI u. Mitarb. betrachten den Blitzschlag als den Effekt vielfacher Wirkungsfaktoren des disruptiven Gleichstrom-Bogenlichts von 25–50 Millionen Volt-Spannung, einer Stromstärke von 100 A–400 kA bei einer Wirkzeit von nur Mikrosekunden.

Bei Blitzschlagwirkungen finden sich die stärksten Veränderungen in der Regel an der Auftreff-, gelegentlich auch an der Absprungstelle. Die Haare sind in solchen Bezirken infolge der Hitzewirkung brüchig, gekräuselt und fallen bei Berührung auseinander. Auf der Haut findet man umschriebene, meist nur oberflächliche Verbrennungserscheinungen, rundlich, streifenförmig, selten sind die Wirkungen tiefergehend. Untersucht man verdächtige Stellen mikroskopisch, so stößt man auf die bei der Strommarke erwähnten Zell- und Kernausziehungen (SCHWARZ). Starken Hitzeeffekten entsprechen Befunde in der Tiefe. In einem rasch eingetretenen Todesfall fand PETERS in umschriebenem Bereich subarachnoidale Blutungen, lehmartige Beschaffenheit der Gehirnsubstanz mit Runzelung der Oberfläche, Gefäßdilatation und Kontraktion; mikroskopisch palisadenartige Stellung der Endothelkerne, perivaskuläre Hofbildung und Blutungen sowie spongiöse Auflockerungen des subkortikalen Marklagers. Ähnliche Befunde konnte SPAAR erheben.

Von den indirekten Auswirkungen des Blitzschlages sind die Strahlenschäden am Auge (Katarakt, Netzhautschäden), die Luftdruckwirkungen am Ohr (Trommelfellriß, Innenohrschädigung) und die Verletzungen durch Fall zu nennen, die durch die abrupte Innervation von Muskelagonisten und -antagonisten zustande kommen, wenn die Betroffenen stürzen oder weit durch die Luft geschleudert werden. In Abhängigkeit von der Wärmewirkung, also von Widerstand, Kontaktfläche und Wirkzeit entstehen Strommarken oder ausgedehnte Verbrennungen. Durch die thermische Energie treten schwere bis tödliche Zerstörungen im Zentralnervensystem mit Dauerausfällen auf, ebenso seltener auch spinalatrophische, meist reversible Prozesse.

Hinsichtlich der Todesursache teilt SCHWARZ mit, daß in jenen Fällen, in denen der Körper momentan oder innerhalb Sekunden leblos zusammenfällt, ein Kammerflimmern angenommen werden darf. Tritt der Tod später ein, wird man zur Erklärung weitere Momente in Erwägung ziehen müssen, z.B. einen Erstickungstod durch Tetanisierung der Atemmuskulatur. SCHMEISER konnte das seltene Frühstadium eines Blitzunfalles mit dem typischen Initialsyndrom, u.a. Schockzustand, ein infarktähnliches Myokardgeschehen und eine wochenlang anhaltende exogene Psychose beobachten.

Ein seltener, bei Überlebenden rasch schwindender Befund ist die Blitzfigur. KRAULAND beschrieb nach 3 tägigem Überleben Nekrose und Ablösung der oberflächlichen Epithelschichten mit Bildung einer neuen Zellschicht ohne Reaktion im Papillarkörper; in der untersten Lage der abgestoßenen Zellen war Pigment sichtbar.

Die als Blitzfiguren bezeichneten, flüchtigen, verzweigten, hellroten Hautzeichnungen beruhen auf einer umschriebenen Vasoparalyse, möglicherweise aufgrund einer Wärmewirkung. Lediglich die oberflächlichen Partien werden lädiert, die Papillarkörper bleiben intakt (SCHMEISER).

Die Blitzschlagfiguren zeigen makroskopisch verschiedene Formen. Charakteristisch ist die Dendritenform, feinstverzweigte Linien in der Haut, welche ruten- und straußförmig angeordnet sind.

Bei einem 74jährigen Mann, der ein Blitzschlagtrauma 24 Stunden überlebt hat, fanden sich nach den Untersuchungen von SPAAR Rindenprellungsherde am Orte der hauptsächlichen Gewalteinwirkung mit Gegenstoßherden und kleinfleckigen elektiven Parenchymnekrosen der benachbarten Hirnrinde, welche durch rein lokale Störungen des Rindenkreislaufs zu erklären sind; ferner großflächige, haubenartige Subarachnoidalblutungen und eine linksseitige Massenventrikelblutung. Histologisch waren keine markanten typischen Strukturveränderungen der Gefäßwandelemente selbst vorhanden. Die hauptsächlich und zuerst die Gefäße betreffende Elektrizitätswirkung drückte sich in den Anzeichen einer Permeabilitätsstörung – exsudative Vorgänge, allgemeine, aber auffällige perivaskuläre Gliazellvermehrung und interzelluläre Neubildung von Gliafasern – in allen Markteilen aus. Besonders auffällig war eine universelle akute Hirnschwellung. Der Patient hatte außerdem Verbrennungen 3. Grades erlitten.

Einen Schocktodesfall bei einer Blitzverletzung des rechten Fußes konnte SCHALLOCK beobachten.

Den Einfluß des elektrischen Schlages und des Blitzschlages auf die Entwicklung der Gravidität untersuchten SOMOGYI u. Mitarb. Durch den Unfall einer schwangeren Frau wird zugleich auch die Gravidität gefährdet. Es ist nicht richtig, zu behaupten, daß die Toleranz einer Schwangeren einer elektrischen Energie gegenüber größer sei als die einer nicht Schwangeren. Zweifellos ist aber die Resistenz der Frucht kleiner als die der Mutter. Nach den Ergebnissen der Autoren wird die Frucht vom Blitzschlag weniger gefährdet als vom elektrischen Schlag.

Literatur

ALMGARD, L. E., et al.: Electric Burns of the Abdomen. Acta Chir. Scand. 130, 550—559 (1965).
BAUR, E., u. H. BISSIG: Tödliche Elektrounfälle an Hochspannungsanlagen. Elektromedizin 7, 150 (1962).
BOEMKE, FR., u. M. PIROTH: Zur Pathologie des elektrischen Stromtodes. Pathologisch-anatomische und histologische Befunde bei 100 Todesfällen. Frankfurt. Z. Path. 70, 1—35 (1959).
BORNSTEIN, F. P.: Ein ungewöhnlicher Jagdunfall. Dtsch. Z. ges. gerichtl. Med. 56, 81—86 (1965).
BOSCH, K.: Makroskopische und lupenmikroskopische Untersuchungen zur Oberflächenbeschaffenheit an Strommarken. Dtsch. Z. ges. gerichtl. Med. 56, 318—323 (1965).
BRINN, L. B., and J. E. MOSELEY: Bone Changes Following Electrical Injury. Case Report and Review of Literature. Am. J. Roentgenology 97, 682—686 (1966).
BROWN, J. B., and M. P. FRYER: Reconstruction of Electrical Injuries. Including Cranial Losses. With Preliminary Report of Cathode-Ray Burns. Ann. Surg. 146, 342—356 (1957).
BROWN, K. L., and A. R. MORITZ: Electrical Injuries. J. Trauma 4, 608—617 (1964).
CUSTER, W.: Über Hochspannungsunfälle. Elektromedizin 4, 113, 175 (1959).
DÖRDELMANN, P.: Intrauteriner Fruchttod infolge elektrischen Unfalles der Mutter. Zbl. Gynäk. 79, 1647 (1957).
EFFENBERGER, E.: Gefährdung des Menschen am Arbeitsplatz durch elektrostatische Aufladungen. Berufsdermatosen 11, 270—280 (1963).
GATWOOD, J. W., and H. H. MCCARTHY: The Treatment of Electric Burns of the Skull. Amer. J. Surg. 93, 525—532 (1957).
GROSSE-BROCKHOFF, F.: Schädigungen durch elektrische Energie; in: Handbuch der Inneren Medizin. Bd. 6, 2. Teil, S. 106—126. Berlin, Göttingen, Heidelberg: Springer 1954.
HROZEK, D.: Intrauterines Absterben der Frucht einer vom elektrischen Strom getroffenen Mutter. Zbl. Gynäkol. 85, 203—204 (1963).

IRÁNYI, I., u. a.: Das Blitztrauma in neuer Sicht. Münch. med. Wschr. **104**, 1496—1500 (1962).
JACKSON, F. E., et al.: Delayed Quadriplegia Following Elektrical Burn. Military Medicine **130**, 601—605 (1965).
JELLINEK, S.: Biologische Effekte von Blitz- und Stromschlag. Triangel **3**, 104—110 (1957).
JELLINEK, ST.: Todesursache bei Lichtbogenverbrennungen. Münch. med. Wschr. **100**, 736 (1958).
JENNY, F.: Der elektrische Unfall als pathologisch-anatomisch-klinisches und unfallmedizinisches Problem. Bern-Stuttgart: Huber 1945.
KAULBACH, W., u. H. PORTELE: Starkstromverletzung und Herzbeteiligung. Bruns Beiträge **211**, 315—334 (1965).
KILLINGER, J.: Vergleichende Untersuchungen von elektrischen Unfällen durch Gleichstrom bei Spannungen bis 1200 Volt in technischer Sicht. Elektromedizin **4**, 137 (1959).
KIRCHHOFF, H., u. SCHMIDT-MATTHIESEN: Kann ein elektrischer Schlag in der Gravidität zu einer Schädigung der Frucht und vorzeitiger Geburt führen? Dtsch. med. Wschr. **84**, 2267 (1959).
KITTEL, G.: Hörstörungen nach Elektrotraumen. Z. Laryngologie **45**, 384—388 (1966).
KOEPPEN, S.: Erkrankungen der inneren Organe nach elektrischen Unfällen. Mschr. Unfallheilk. **52**, 289—310 (1949).
— Erkrankungen der inneren Organe und des Nervensystems nach elektrischen Unfällen. Berlin, Göttingen, Heidelberg: Springer 1953.
— Elektrischer Unfall — Erkrankungen des Nervensystems und der inneren Organe; in: Handbuch der ges. Unfallheilk. 1. Bd., S. 171—191. Stuttgart: Enke 1955.
— Klinische Elektropathologie. I. kritische Sammlung elektropathologischer Gutachten aus interner Sicht. Stuttgart: 1955.
— Personenschäden durch Blitzeinwirkung. Med. Klinik **60**, 1390—1393 (1965).
KOSTKA, F.: Erfahrungen mit Hochspannungsunfällen im elektrischen Eisenbahnbetrieb. Elektromedizin **4**, 19 (1959).
KRAULAND, W.: Schäden und Todesfälle durch Blitzschlag. Dtsch. Z. ges. gerichtl. Med. **40**, 298 (1950).
LANG, F., u. E. BAUER: Über Elektrounfälle. Helv. Chir. Acta **27**, 316—324 (1960).
LEE, W. R.: Deaths from Electric Shock in 1962 and 1963. British Med. J. **2**, 616—619 (1965).
LIEB, W. A., u. W. J. GEERAETS: Elektrische und Korpuskularstrahleneffekte am Auge. Klin. Mbl. Augenheilk. **134**, 769 (1959).
MARLESCHKI, V.: Blitzschlag während der Schwangerschaft. Zbl. Gynäk. **87**, 1512—1514 (1965).
MUELLER, B.: Gerichtliche Medizin. Berlin, Göttingen, Heidelberg: Springer 1953.
NEUHOLD, R.: Zur Morphologie und Histochemie der Herzveränderungen bei Starkstromeinwirkung. Beitr. path. Anat. **116**, 594—612 (1956).
OSYPKA, P.: Meßtechnische Untersuchungen über Stromstärke, Einwirkungsdauer und Stromweg bei elektrischen Wechselstromunfällen an Mensch und Tier. Elektromedizin **8**, 153—179, 193—214 (1963); Ref. Dtsch. Z. ges. gerichtl. Med. **56**, 243 (1965).
PETERS, G.: Über Gehirnveränderungen nach tödlichem Blitzschlag. Dtsch. Z. ges. gerichtl. Med. **44**, 743 (1955).
POTICKA, S. H., et al.: Electrical Injuries with Special Reference to the Hand. Arch. Surg. **85**, 852—861 (1962).
PROBST, A.: Über die Ursache der Kernverformungen in Strommarken. Frankfurt, Z. Path. **66**, 113—123 (1955).
PROKOP, O.: Lehrbuch der gerichtlichen Medizin. Berlin. VEB Verlag Volk und Gesundheit 1960
SACHS, H. W.: Tod durch elektrische Energie; in: Ponsold, Lehrbuch der gerichtlichen Medizin. S. 437—446. Stuttgart: Thieme 1957.
SCHAEFER, H.: Die Einwirkung des elektrischen Stromes auf wichtige innere Organe. Dtsch. Z. ges. gerichtl. Med. **47**, 5 (1958).
SCHÄFFNER, M.: Untersuchungen über Histologie und Metallisation nach elektrischen Einwirkungen auf die Haut. Dtsch. Z. ges. gerichtl. Med. **56**, 269—280 (1965).
SCHALLOCK, G.: Über eine ungewöhnliche Form von Blitzschlagfolgen. Zbl. Path. **88**, 245—246 (1952).
SCHEDEL, F.: Über elektrische Unfälle. Münch. med. Wschr. **101**, 2011 (1959).
SCHIECHE, M.: Dekapitation beim Unfall durch elektrischen Strom. Mschr. Unfallheilk. **66**, 239—243 (1963).
SCHMEISER, A.: Über die Blitzwirkung auf den Menschen. Das deutsche Gesundheitswesen **20**, 507—512 (1965).
SCHULTZ, L. W., and S. J. VAZIRANI: Electrical burns of the mouth. Am. J. Surg. **98**, 921—922 (1959).
SCHWARZ, F.: Die durch elektrischen Strom bedingten Veränderungen am menschlichen Körper; in: Handbuch allg. Path. Bd. 10, 1. Teil, S. 330—369. Berlin, Göttingen, Heidelberg: Springer 1960.

SIEDE, W.: Ikterus nach Starkstromverletzung? Dtsch. med. Wschr. 87, 1979 (1962).
SIPOS, J.: Luxationsfraktur des anatomischen Oberarmhalses durch Strom. Zbl. Chir. 81, 2304—2309 (1956).
SOMOGYI, E., u.a.: Einfluß des elektrischen Schlages und des Blitzschlages auf die Entwicklung der Gravidität. Dtsch. Z. ges. gerichtl. Med. 56, 101—110 (1965).
SPAAR, F.W.: Hirnbefund nach Blitzschlag. Virchows Arch. 326, 732 (1955).
STRELI, R.: Elektrothermische Schädelverletzungen. Chir. Praxis 461 (1960).
ZEMAN, W.: Elektrische Schädigungen und Veränderungen durch ionisierende Strahlen; in: Handb. spez. path. Anat. u. Hist., Bd. XIII/3, S. 327—362. Berlin, Göttingen, Heidelberg: Springer 1955.

III. Unfälle durch Chemikalien

Bei der Einwirkung von Chemikalien ist ihre Konzentration an der Einwirkungsstelle von erheblicher Bedeutung. Viele Chemikalien verursachen eine Schädigung unmittelbar bei Kontakt mit Gewebe. Meist sind die Schäden einfach, nekrotisierend und nicht spezifisch zu identifizieren, mit Ausnahme des kutanen Berylliumgranuloms.

Die Haut sowie die Schleimhaut des Magen-Darmkanals und der Atmungswege stellen die drei wichtigsten Lokalisationen dar, bei denen ein Kontakt mit chemischen Stoffen eintreten kann.

Ohne auf die Vielzahl der chemischen Stoffe und ihre verschiedenartigen Auswirkungen im menschlichen Körper einzugehen, sollen im folgenden einige der häufigsten angesprochen werden.

Verätzungen führen gewöhnlich zu stärkeren Veränderungen im Magen, wo die verschluckten Mengen länger bleiben als in der Speiseröhre.

Nach ADELSON machen Vergiftungen bei gerichtsmedizinischen Untersuchungen etwa 5% aus. Von 602 tödlichen Vergiftungen waren

    290 (48%) durch Selbstmord
    205 (34%) durch häusliche Unfälle
     94 (16%) durch anderweitige Unfälle
      9 (1,5%) durch Industrieunfälle
      3 (5%) durch Mord verursacht

An Mittel fanden dabei Verwendung:

    Kohlenmonoxyd . . . . in 46%
    Barbiturate . . . . „ 22%
    andere Stoffe . . . . „ 21%
    Quecksilberchlorid . . . . „ 7%
    Methylalkohol . . . . „ 4%

Bei manchen akuten Vergiftungen gibt der makroskopische Obduktionsbefund bereits Hinweise auf das angewandte Mittel.

Bei Verätzungen mit *Schwefelsäure* entstehen dunkelbraune-gelbliche Flecken, welche sich derb anfühlen. Je höher die Konzentration des auf die Wand des Verdauungstraktes einwirkenden Mittels, desto intensiver die Verfärbung. Im Magen ruft Schwefelsäure eine schiefergraue Farbe hervor sowie ausgedehnte Haemorrhagien, wodurch die Schleimhaut zimtfarben und dunkelbraun wird. Die Magengefäße, insbesondere die Venen der Submukosa sind paralytisch erweitert. Oft treten Perforationen ein; mitunter auch erst nach dem Tode. Die Unterscheidung zwischen vitaler Perforation und postmortaler Zerstörung der Wand bereitet häufig Schwierigkeiten. Das Fehlen einer entzündlichen Reaktion der benachbarten Organe dient als Anhalt für die postmortale Perforation des Magens.

Salzsäure ruft ähnliche Veränderungen hervor. Auch hier entsprechen Schwere und Ausdehnung nicht immer der aufgenommenen Menge, und es kann ebenfalls zur Perforation des Magens kommen. Die Schleimhaut nimmt einen grau-braunen oder grau-rötlichen Farbton an und schwillt.

Salpetersäure führt, ebenso wie andere Mineralsäuren, in hoher Konzentration zur Koagulationsnekrose des Magens. Die Schleimhaut nimmt eine gelbliche Farbe an infolge einer Xanthoproteinreaktion.

Chromsäureverätzung wird sehr selten beobachtet. Sie wirkt fixierend auf das Gewebe; deshalb werden die Schleimhautschichten des Magens gut erhalten, mit Ausnahme der Zellkerne, welche ihre Anfärbbarkeit verlieren.

Essigsäure (Essigessenz). Das pathologisch-anatomische Bild ist unterschiedlich, der aromatische Geruch jedoch charakteristisch. Auf der Schleimhaut bildet sich ein weißlicher, fest mit der Oberfläche der Schleimhaut zusammenhängender Belag. Er ist stärker ausgeprägt an den Stellen physiologischer Engen der Speiseröhre. Der charakteristische Geruch des Essigs läßt derartige Verletzungen unterscheiden von Karbolsäure, bei der die Schleimhaut einen grau-weißlichen Farbton annimmt und induriert wird.

Untersuchungen über die Schleimhautschädigungen durch Essigessenz verschiedener Konzentrationen führten DIETZEL u. Mitarb. durch.

Karbolsäure ruft eine Eiweißgerinnung hervor, deshalb wird die Schleimhaut dick, fast hart und erhält einen weißen oder grau-weißen Farbton. Als Reaktion des Gewebes kommt es zu Hyperämie und Oedem. Die grau-braune und dunkelbraune Farbe erinnert an Verätzungen mit Mineralsäuren, besonders Schwefelsäure. Indessen erlaubt der spezifische Geruch der Karbolsäure eine Unterscheidung.

Vergiftung mit *Oxalsäure* ruft lediglich Hyperämie, Oedem, punktförmige Blutungen und reichlich Schleimabsonderung hervor. Bei schwerer Vergiftung mit großen Mengen werden nekrotische Veränderungen im Pylorusbereich beobachtet.

Blausäurevergiftungen geben keinerlei charakteristische Veränderungen. Infolge Hemmung der Gewebsatmung bleibt der Sauerstoff im Blut, wodurch dieses seine hellrote Farbe behält.

Bei *Zyankalivergiftung* wird eine leichte Schwellung und Rötung der Schleimhaut beobachtet sowie eine reichliche Schleimabsonderung auf der Oberfläche.

Bei *Zyanidvergiftung* zeigen die Obduktionsbefunde eine Verzögerung der oxydativen Prozesse. Die Totenflecke sind häufig rot und nur bei überwiegender Asphyxie zyanotisch. Bei Eröffnung des Körpers, besonders des Schädels, ist gewöhnlich ein Geruch nach Bittermandeln wahrnehmbar. Die Eingeweide zeigen Veränderungen wie bei Asphyxie. Zyanidsalze verursachen eine Verätzung der Mund- und Magenschleimhaut. Die Inhalation gasförmiger Zyanide hinterläßt keine anatomischen Veränderungen (ADELSON).

Bei Vergiftungen mit *Ammoniak* ist der spezifische Geruch charakteristisch.

Die *Sublimatvergiftung* zeigt Verschiedenartigkeit und hängt von der Dosis und der Magenfüllung ab sowie von den eingeleiteten therapeutischen Maßnahmen. Bei raschem Verlauf entwickelt sich eine katarrhalische Gastritis mit beträchtlichem Oedem und deutlicher Hyperämie der Schleimhaut sowie einer begrenzten oder diffusen diphtherischen Entzündung. An der Niere kommt es zu den für diese Substanz charakteristischen Tubulusdegenerationen (Sublimatniere).

Bei akuter tödlicher *Quecksilbervergiftung* kann autoptisch eine Koagulationsnekrose sowie eine Ablösung der Schleimhaut des oberen Gastrointestinaltraktes festgestellt werden. Wird die Vergiftung kurze Zeit überlebt, so zeigt das Colon eine nekrotisierende, ulzerierte, hämorrhagische Entzündung. Derartige Veränderungen sieht man auch bei intravenöser Verabreichung von Quecksilber. Die Nieren zeigen klassischerweise eine schwere Veränderung des Epithels der proximalen Tubulusabschnitte, wo die maximale Quecksilberkonzentration erfolgt. Frühveränderungen bestehen in einer Koagulation des Cytoplasma, gefolgt von Fragmentierung der Kerne und einer Zelldissoziation mit schließlicher Desquamation. Gelegentlich sieht man Kalkablagerungen in den abgestorbenen Zellen. Bei Überleben tritt nach 2—3 Wochen eine regenerative Aktivität ein (ADELSON).

Laugen bewirken durch tiefe Denaturierung des Eiweißes Auflösung und Verseifung des Fettes. Dabei werden die Gewebe verquollen und erweichen. Laugen rufen tiefere Veränderungen als Säuren hervor, Quellung und Oedem mit ihrer gleichzeitigen Verschleimung.

Verätzungen durch Laugen führen also nicht zur Verhärtung und Brüchigkeit der Schleimhaut, sondern im Gegenteil, sie erhält eine gallertartige Konsistenz, fühlt sich glitschig an und ist infolge alkalischen Haematins braun gefärbt. Diese Zeichen erlauben die Diagnose der Vergiftung.

Verätzungen werden von Hyperämie und Gewebsoedem begleitet, die sich in der Umgebung ausbreiten, und von mehr oder weniger ausgeprägten Blutaustritten. Mikroskopisch sieht man entzündliche Infiltrate verschiedener Stärke. Werden derartige Verätzungen einige Zeit überlebt, so findet man im Oesophagus mehr oder weniger ausgesprochene Erscheinungen einer Oesophagitis, begleitet von Perioesophagitis mit Ausgang in Mediastinitis und Sepsis (SIPOWSKI und KARNOV). Als Folge kann eine Stenosierung oder vollständige Adhaesie auftreten.

Heilen derartige Veränderungen ab, so kann sich durch Narben ein „Sanduhrmagen" bilden. Die Vernarbungsprozesse führen zur Stenosierung des Magens. Die ersten Anzeichen treten gewöhnlich nach 3 Wochen, manchmal zwischen 11 und 14 Tagen nach der Verätzung auf. Die Stenosierung erfolgt bei Säureverätzungen 3mal rascher als bei Laugen.

Verätzungen des Oesophagus zeigen große Ähnlichkeit mit Verbrennungen, und man kann deshalb ebenso eine Gradeinteilung vornehmen (LESOINE):

1. Grad: Betroffensein von Schleimhaut und Submukosa. Meist Ödem der Mukosa; nach Abstoßen der oberflächlichen Zellen keine Strikturen.
2. Grad: Neben Schleimhaut und Submukosa ist auch die Tunica muscularis mitbefallen; Gewebsnekrosen, die sich abstoßen und einer 3—6 Wochen, bisweilen auch Monate lang dauernden Granulationsgewebebildung weichen. Nach Abheilung Narben und Strikturen.
3. Grad: Alle Schichten der Speiseröhre einschließlich des perioesophagealen Gewebes sind betroffen und fallen der Nekrose anheim. Nach Ausheilung ausgedehnte Narbenstrikturen und oft komplette Stenosen.

Die stärksten Verätzungsgrade finden sich bei Selbstmördern und Betrunkenen. Am Ort der Einwirkung des Giftes findet sich der typische Ätzschorf. Laugenschorf hat ein glasig-gallertiges Aussehen; Säureschorf hinterläßt trockene, brüchige Koagulationsnekrosen. Nach UNGERECHT (LESOINE) werden folgende Stadien der Verätzung unterschieden:

1. Stadium der primären örtlichen Oesophagus-Magen-Darm-Schädigung
2. Stadium der allgemeinen Intoxikation
3. Stadium der Oesophagitis acuta, subacuta und chronica
4. Stadium der Ausheilung der Oesophagitis mit einfacher Vernarbung oder Narbenstriktur
5. Spätkomplikationen wie Restenosierung, Spätstenose oder Kanzerisierung

In den von LESOINE mitgeteilten Beobachtungen fanden sich bei der Sektion Wandnekrosen der Speiseröhre sowie ausgedehnte Nekrosen der Schleimhaut und der Submukosa des Magens mit teilweise bis zur Serosa reichenden Ulcera. Duodenum und Jejunum waren durch eine schwere nekrotisierende Entzündung verändert, und es bestand eine erbsgroße Perforation des Duodenum. Der Larynx zeigte ein massives Oedem; die Nieren waren toxisch verändert. Bei einem anderen Patienten bestand 1 cm distal der Bifurcatio tracheae eine etwa 2 cm lange Fistel im Bereich der Pars membranacea des li. Hauptbronchus bis zum Oesophagus (Überlebenszeit 14 Tage). Ferner war eine Ruptur der Aorta mit Einbruch in den Oesophagus etwa 3 cm unterhalb der Oesophago-Bronchialfistel zu erkennen. Histologisch bot der Oesophagus eine nekrotisierende granulierende Entzündung mit Penetration bis ins umgebende Bindegewebe. Der Magen zeigte gleichfalls eine ausgedehnte nekrotisierende Entzündung.

Nach 1—2 Schluck einer 1%igen Natronlauge entstanden bei einem 10jährigen Jungen ausgedehnte Verätzungen des Oesophagus mit Fistelbildungen zum Mediastinum, zur Trachea und zur Aorta. Nach 10 Tagen Tod infolge Blutaspiration aus der arrodierten und rupturierten Aorta thoracica über die Oesophago-Trachealfistel (WALLER-RUMLER).

Verätzungen von Speiseröhre und Magen durch Laugen oder Säuren sind bei Kindern nahezu immer unfallbedingt. Schwere Zerstörungen im Bereich der Schlund- und Rachenschleimhaut heilen erfahrungsgemäß ohne Dauerschäden aus.

Bei Verschlucken kann es dagegen zu tiefgreifenden Zerstörungen der Oesophaguswand und manchmal auch des Magens kommen. Die schwersten Verätzungen werden durch konzentrierte Laugen und durch Essigessenz hervorgerufen. Dagegen passieren nach den Ausführungen von REHBEIN und REISMANN auch starke Säuren gelegentlich die relativ säureresistente Speiseröhre, ohne dort großen Schaden anzurichten. Infolge der langen Verweildauer der Säure im Magen bei fehlender Neutralisationsmöglichkeit im ohnehin sauren Milieu entstehen jedoch leicht ausgedehnte und tiefgreifende Nekrosen der Magenwand. Bei Überleben ist das Hauptaugenmerk auf die Verhütung einer Striktur zu richten.

Neben der Eintrittsstelle sind auch die Ausscheidungswege von Giftstoffen und Chemikalien von Bedeutung. Eine Anzahl Giftstoffe, wie Quecksilber, Wismuth, Uran, Bichromate und chlorierte Hydrokarbonate werden durch die Nieren ausgeschieden und führen dabei zu nicht spezifischer Degeneration und Nekrose der Tubulusepithelien.

Hepatotoxische Stoffe bewirken charakteristischerweise eine zentrale haemorrhagische Nekrose.

Bei *Arsenvergiftung* entsteht eine akute Gastroenteritis, häufig begleitet von raschem Kreislaufkollaps und Tod innerhalb einer Stunde. Bei Überleben von einigen Tagen treten fettige Degenerationen, herdförmige Lebernekrosen, Petechien und Ekchymosen auf. Ein längeres Überleben führt zu Transsudaten in die serösen Höhlen und schweren gastrointestinalen Schäden mit Magen- und Darmulzerationen. Infolge Endothelschäden kommt es zu perivaskulären hämorrhagischen Nekrosen des Gehirns.

Bei *Fluoriden* ist eine leichte bis schwere nekrotisierende Gastritis der hervorstechende anatomische Befund. Die Magenschleimhaut ist rot bis schwarz mit Verätzung und Schwellung. Petechien und andere Hämorrhagien entstehen als Folge der Hypokalzämie (ADELSON).

Bei *Methylalkoholvergiftung* finden sich auch die Zeichen der Anoxie wie Zyanose, dunkles flüssiges Blut und Hyperämie und Ödem der Eingeweide, der Lungen und des Gehirns. Die Retinaganglienzellen zeigen degenerative Veränderungen mit unregelmäßiger Anfärbbarkeit, exzentrisch liegenden Kernen, Vakuolisierung und Autolyse. Die Veränderungen beruhen auf direkter Einwirkung des Methylalkohols und nicht auf Kreislaufstörungen (ADELSON).

Bei *Barbituratvergiftungen* bestehen keine charakteristischen Sektionsbefunde. Die unspezifischen Erstickungszeichen wie Zyanose, Hyperämie der Eingeweide, Flüssigbleiben des Blutes sowie subendokardiale, epikardiale und subpleurale Petechien sind gewöhnlich vorhanden. Bei genügend langem Überleben kann eine Pneumonie auftreten. Ferner sind auch beidseitige symmetrische Nekrosen des Globus pallidus, herdförmige Nekrosen des Groß- und Kleinhirns sowie Gefäßschäden berichtet worden (ADELSON).

Die Verätzung mit *Flußsäure* unterscheidet sich nach SCHARIZER wesentlich von anderen chemischen Einwirkungen auf die äußere Haut. So harmlos sie auch am Anfang erscheinen mag, zeichnet sie sich dennoch durch ein ausgedehntes Fortschreiten an der Oberfläche und zur Tiefe hin aus.

Über Verletzungen mit Hochdruckschmierfett berichtete MÜLLER. Durch Abgleiten der spitzen Metalldüsen, die eine aus Mineralöl und Metallseifen bestehende Emulsion mit einem Druck bis 1000 Atü austreten lassen, kann das durch Straßenkot verunreinigte Fett in die Fingerweichteile und Sehnenscheiden eindringen. Der Verletzte bemerkt manchmal den Vorgang, der den Finger plötzlich anschwellen läßt nicht, so daß das Krankheitsbild verschleiert werden kann. Als Ursache der schweren Schädigungen ist die Gewebspressung durch das Hochdruckfett und die mechanisch oder reflektorisch gesetzte Durchblutungsstörung anzusehen.

Die Düse besteht aus einem an der Spitze durchbohrten Metallstück mit einem Durchmesser von etwa 1 mm. Sie läßt das Schmierfett mit großer Geschwindigkeit austreten. Schwere Gesichts- und Augenverletzungen sind durch einen derartigen Fettstrahl bereits häufig erfolgt.

Weitere Fälle über Hochdruckschmierfettverletzungen veröffentlichen KAUFMANN und WILLIAMS. Bei manchen Personen kann eine individuelle Sensibilität gegenüber den eingebrachten Stoffen bestehen. Ebenso kann bei größerem Druck mehr Fett eingepreßt werden als bei geringerem, so daß Allgemeinreaktionen des Körpers möglich sind.

Das Charakteristische der Spritzpistolenverletzung ist ein öliger Strahl, welcher unter hohem Druck die Haut perforiert und den subkutanen Raum perakut mit Spritzmaterial ballonisiert. Im angelsächsischen Schrifttum ist die Spritzverletzung an der Schmierölpresse oder Fettpresse als „Grease-gun Injury" schon länger bekannt.

BRUNNER und EGLOFF analysieren anhand von 2 Fällen Hergang und Folgen dieses typischen Arbeitsunfalles.

Über Augenverletzungen durch Ephyt, einem Antimykotikum berichtete GORNIG.

Bei akuter *Naphthalinvergiftung* im Säuglings- und Kleinkindesalter besteht meist typischer Naphthalingeruch des Leichnams, insbesondere des Darminhaltes und Harns; mitunter Hämoglobinzylinder in den Nierentubuli und toxische Nierenschädigung neben Zeichen der Hämolyse (BRUGSCH).

Literatur

ADEBAHR, G.: Die Niere bei Gehirnschäden infolge Barbiturat-Vergiftung und Schädeltrauma. Arch. Toxikol. **19**, 169—195 (1961).
ADELSON, L.: Pathologie Findings in Patients dead of Common Poisons. Am. J. Clin. Path. **22**, 509—519 (1952).
BRUGSCH, H.: Akute Naphthalinvergiftung im Säuglings- und Kleinkindesalter. Tägl. Praxis **7**, 409—412 (1966).
— Akute Vergiftungen durch Flußsäureverbindungen im Kindesalter. Tägl. Praxis **7**, 567—569 (1966).
BRUNNER, U., u. B. EGLOFF: Handverletzungen mit Spritzpistole. Schweiz. med. Wschr. **96**, 1087—1094 (1966).
DIETZEL, K., u.a.: Untersuchungen über die Schleimhautschädigungen durch Essigessenz verschiedener Konzentrationen. Das dtsch. Gesundheitswesen **21**, 687—691 (1966).
GORNIG, H.: Augenverätzungen durch Ephyt. Das dtsch. Gesundheitswesen **21**, 85—87 (1966).
JETTER, W.W.: Chemical Injury; in: W. A. Anderson: Pathology. P. 152—174. St. Louis: Mosby 1961.
KAUFMANN, H.D., and H.O. WILLIAMS: Systemic absorption from high-pressure spray-gun injuries. Brit. J. Surg. **53**, 57—58 (1966).
KÜHNE, H., u. K. LEIMSNER: Verätzungen an Oesophagus und Magen. Früh- und Spätschäden. Vorträge aus der praktischen Chirurgie, Heft 56. Stuttgart: 1960.
LESOINE, W.: Schwere Oesophagusverätzungen mit Todesfolge. Med. Klinik **60**, 2139—2141 (1965).

LETTERER, E.: Die pathologische Anatomie des Vergiftungstodes; in: Ponsold, Lehrbuch der gerichtlichen Medizin. S. 516—550. Stuttgart: Thieme 1957.
MÜLLER, K. L.: Verletzungen mit Hochdruckschmierfett. Wien. klin. Wschr. **77**, 770—771 (1965).
REHBEIN, F., u. B. REISMANN: Speiseröhren- und Magenverätzung bei Kindern. Langenbecks Arch. klin. Chir. **311**, 100—113 (1965).
SCHARIZER, E.: Verätzungen durch Flußsäure. Actuelle chirurgie **1**, 225—228 (1966).
SIPOWSKI, P. W., u. N. A. KARPOV: Die Speiseröhre; in: Mehrbändiges Handbuch der pathologischen Anatomie (russisch). Bd. IV, Buch 1, S. 236—280. Moskau: Medgis 1956.
WALLER, H., u. W. RUMLER: Über den ungewöhnlichen Ausgang einer Laugenverätzung. Med. Klinik **58**, 1719—1721 (1963).

B. Traumen bei Straßenverkehrsunfällen

I. Art und Häufigkeit der Verletzungen

Bei den Straßenverkehrsunfällen gilt die Regel, je höher die Geschwindigkeit, desto schwerer wiegen die Folgen eines Unfalles. Straßenverkehrsunfälle sind durch einen auffallend hohen Prozentsatz kombinierter Verletzungen charakterisiert. Durch die äußerst heftigen Gewalteinwirkungen finden sich viel häufiger schwere Haut- und Weichteilzerreißungen, Trümmer- und Splitterbrüche als bei Arbeits- und Sportunfällen.

Neben Frakturen mit ausgedehnten Weichteilverletzungen und Quetschungen, Kombination mit Schädel-, Brustkorb- und Bauchverletzungen, Zertrümmerungen ganzer Gliedmaßenteile sind es vor allem die Mehrfachfrakturen, welche die Behandlung der Knochenbrüche erschweren (BRÜCKNER).

Die Teilnehmer am Straßenverkehr gliedern sich in verschiedene Gruppen, welche eine unterschiedliche Gefährdung aufweisen und auch hinsichtlich Art und Schwere der Verletzungen gewisse Sonderheiten zeigen.

Nach Untersuchungen an tödlich verunglückten Straßenverkehrsteilnehmern ergaben sich folgende Einteilungen und Zahlenwerte:

Fußgänger	40% (FISCHER)	44,3% (HAAS)
Autofahrer	19,6%	12,3%
Motorrad- und Mopedfahrer	14,3 bis 14,9%	8,7 bis 19,4%
Radfahrer	10,9%	12,3%

Die Fußgänger stehen bei Zugrundelegung absoluter Zahlen unter den Straßenverkehrsopfern an erster Stelle, es folgen Autofahrer, Motorrad- und Mopedfahrer und schließlich die Radfahrer.

Die Beteiligung der einzelnen Körperregionen bei den Gruppen der Straßenverkehrsteilnehmer ergibt folgende Werte (448 tödlich Verunglückte; FISCHER):

	Fußgänger (180)	Autofahrer (88)	Mopedfahrer (67)	Motorradfahrer (64)	Radfahrer (49)	insgesamt
Schädel	115 (63,9%)	53 (60,2%)	52 (77,6%)	50 (78,1%)	36 (73,4%)	306
Hals	2 (1,1%)	8 (9,0%)	2 (3,0%)	—	—	12
Thorax	64 (35,5%)	55 (62,5%)	26 (38,8%)	22 (38,8%)	23 (46,9%)	190
Wirbelsäule	43 (23,9%)	18 (20,5%)	12 (17,9%)	11 (17,1%)	9 (18,3%)	93
Abdomen	31 (17,2%)	29 (32,9%)	14 (20,8%)	18 (28,1%)	11 (22,4%)	103
Becken	39 (21,7%)	10 (11,3%)	8 (11,9%)	7 (10,9%)	4 (8,2%)	68
obere Extremitäten	18 (10,0%)	12 (13,7%)	9 (13,4%)	7 (10,9%)	6 (12,2%)	52
untere Extremitäten	71 (39,4%)	15 (17,0%)	9 (13,4%)	10 (15,6%)	10 (20,4%)	115

Die schweren Verletzungen der Brustorgane verteilen sich (FISCHER):

	Fraktur des Sternum	Ruptur des Herzens	Aortenruptur	Ruptur eines Bronchus	Quetschung, Zerreißung der Lunge
Fußgänger	4 (2,2%)	4 (2,2%)	11 (6,1%)	1 (0,5%)	8 (4,4%)
Autofahrer	8 (9,0%)	9 (10,2%)	10 (11,4%)	3 (3,4%)	5 (5,7%)
Mopedfahrer	1 (1,5%)	3 (4,5%)	1 (1,5%)	1 (1,5%)	4 (6,0%)
Motorradfahrer	3 (4,7%)	7 (10,9%)	4 (6,2%)	1 (1,6%)	3 (4,7%)
Radfahrer	5 (10,2%)	3 (6,1%)	4 (8,1%)	1 (2,0%)	3 (6,1%)
insgesamt	21	26	30	7	23

und die von Bauchorganen:

	Ruptur der Leber	Ruptur der Milz	Ruptur der Niere	Riß im Mesenterium	Darmruptur	Haemascos
Fußgänger	15 (8,3%)	14 (7,7%)	3 (7,7%)	2 (1,1%)	6 (3,3%)	6 (3,3%)
Autofahrer	18 (20,5%)	7 (7,9%)	3 (3,4%)	3 (3,4%)	2 (2,2%)	11 (12,5%)
Mopedfahrer	6 (9,0%)	7 (10,4%)	2 (3,0%)	1 (1,5%)	1 (1,5%)	8 (12,0%)
Motorradfahrer	13 (20,3%)	7 (11,0%)	4 (6,2%)	—	1 (1,6%)	5 (7,8%)
Radfahrer	4 (8,2%)	6 (12,2%)	5 (10,2%)	1 (2,0%)	—	6 (12,2%)
insgesamt	56	41	17	7	10	36

Ein Vergleich dieser Zahlen mit klinischen Aufstellungen über verletzte Körperabschnitte zeigt eine annähernde Übereinstimmung bei den oberen und unteren Gliedmaßen, jedoch differieren die Werte bei den übrigen Regionen stark infolge der hohen Mortalität bei schwerer Verletzung.

Im Unfallkrankenhaus Graz sind 1950—1964 folgende durch Straßenverkehrsunfälle verletzte Patienten aufgenommen worden:

Motorradfahrer	34,5%
Fahrradfahrer	28,7%
Mopedfahrer	18,7%
Pkw (Insassen)	7,7%
Fußgänger	7,1%
Lkw (Insassen)	1,7%
Straßenbahn (Insassen)	0,9%
Sonstige (Zug, Fuhrwerk, Omnibus)	0,7%

Nach den Untersuchungen (1951—1960) von HEIKEL an 1831 Straßenverkehrsunfallpatienten ergab sich, daß 58% Schädelverletzungen hatten, 52% Beinfrakturen, 4% Gelenkverletzungen und 4% Verletzungen innerer Organe. Bei Fußgängern, Radfahrern und Motorradfahrern waren Verletzungen des linken Armes mehr als doppelt so häufig wie die des rechten.

Eine Analyse von 585 tödlichen Straßenverkehrsunfällen innerhalb von 5 Jahren in New Orleans von KEMMERER u. Mitarb. ergab bei 294 Opfern Thoraxverletzungen, von denen 133 als Todesursache angesehen wurden. Bei 40% waren Rippenfrakturen zu beobachten und bei 29 Patienten Frakturen des Sternum. Bei 13 dieser Patienten lag eine Verletzung großer Gefäße oder des Diaphragma vor. Weitere Verletzungen waren:

Rippenfrakturen	230 (30%)
Haematothorax	161 (28%)
Lungenrisse	60 (10%)
Ruptur großer Gefäße	58 (10%)
Lungenkontusion	35 (6%)
Zwerchfellriß	30 (5%)
Fraktur des Sternum	29 (5%)
Riß von Myokard	22 (4%)
Kontusion des Herzens	11 (2%)
Ruptur der Trachea	5 (1%)
Ruptur des Oesophagus	1 (0,2%)

Bei 30 Fällen einer Zwerchfellruptur bestand außerdem:

    Crushverletzung des Thorax 16
    Crushverletzung von Abdomen oder Becken 10
    Riß großer Gefäße 9
    Fraktur des Sternum 5
    Riß des Myokards 4
    Lungenriß 4

Etwa 2% der Fußgänger erleiden bei Straßenverkehrsunfällen Beckenfrakturen; dieser Prozentsatz steigt bis 10% bei manchen Zusammenstellungen (BRAUNSTEIN u. Mitarb.). Schwere Blutungen können Folge von Beckenfrakturen sein.

Bei 200 tödlich verunfallten Fußgängern fanden BRAUNSTEIN u. Mitarb.: 90 Beckenfrakturen, davon waren 69 mit anderen Körper- oder Organverletzungen schweren Grades verbunden. Bei 21 bestand eine Beckenfraktur allein. Von diesen 21 hatten 10 ausgedehnte Frakturen mit Verletzung der Beckenorgane, 11 jedoch eine Beckenfraktur ohne Verletzung von Beckenorganen. In diesen Fällen bestand eine beträchtliche Blutung. Die Untersuchung der Körperoberfläche zeigte bei den tödlich verunfallten Menschen häufig Ekchymosen an Skrotum, Leistengegend oder Lende, gelegentlich auch eine Schwellung der Gesäßbacken. Der Blutverlust wurde auf etwa 3000 ml geschätzt. Das Blut fand sich im Retroperitonealraum und in den Mesenteriumsblättern.

Bei 500 nicht tödlich verunglückten Fußgängern in New York fand man bei 20 (4%) Beckenfrakturen.

Eine genaue Analyse von 200 im Straßenverkehr getöteten Fußgängern gab McCARROLL.

Über die Verletzungen der Extremitäten und des Skeletts bei Straßenverkehrsunfällen berichtete RICHON u.a., über allgemeine Faktoren bei Straßenverkehrsunfällen unter schweizerischen Verhältnissen CUANY.

Weitere Ausführungen über die Straßenverkehrsunfälle, die „moderne Pest", unter Berücksichtigung der italienischen Verhältnisse stammen von POTOSSI.

Große Statistiken zeigen, daß die Verletzungen des Schädels bei Verkehrsunfällen weitaus an der ersten Stelle stehen. 53% aller Unfalltodesfälle des stationären Krankengutes gehen auf Konto des Schädels. Weiterhin gibt der unverhältnismäßig große Prozentsatz an kombinierten Verletzungen den Verkehrsunfällen eine Sonderstellung (GÖGLER).

Eine weitere Arbeit über den Straßenunfall aus chirurgischer Sicht stammt von TSCHERNE.

Unter den Schädel-Hirnverletzungen machten nach HEYDER das extradurale Haematom 2–5% aus. Verkehrsunfälle mit Motor- und Fahrrädern stehen an erster Stelle. Als häufigste Blutungsquelle konnte die A. meningica media festgestellt werden, und entsprechend ergab sich eine bevorzugte Lokalisation im Temporalbereich. Auf die Hirndauerschäden nach Straßenverkehrsunfällen wies KETZ hin. Er fand Hirnnervenausfälle, Lähmungen oder latente Paresen der Extremitäten, psychische Dauerveränderungen und zerebrale Krampfanfälle. Der überwiegende Anteil der Hirndauerschäden fiel auf Motorradunfälle.

GEMSENJÄGER berichtete über eine Hirnschädigung nach stumpfer Schädelverletzung durch Autounfall. Der Patient hatte starke Erregungszustände ohne Ansprechbarkeit über 8 Monate, bis zum Eintreten des Todes. Die pathologische Untersuchung des Gehirns zeigte keine mechanisch bedingten Narben auf den Windungskuppen, jedoch eine diffuse Atrophie im Großhirnmark und ausgedehnte Rindenausfälle, welche als Folge von Oedem und Hypoxie durch neurovasale Regulationsstörungen angesehen wurden.

Komplikationen durch Meningitis sind am häufigsten bei Frakturen mit Eröffnung der Nebenhöhlen. Posttraumatische Meningitiden sind selten geworden. Nach den Untersuchungen von ZIFFER lassen sich keine klaren Bevorzugungen des

Bruchtypes der Schädelbasis bzw. bevorzugte Bruchlinienverläufe erkennen. Auch die Sektionsbefunde von PERRY und McCLELLAN bei 127 Fußgängern, Autofahrern und Motorradfahrern ergaben, daß die Haupttodesursache die Schädelverletzung geblieben ist. Eine Blutung im Anschluß an Beckenfrakturen stellt ebenfalls eine wichtige Todesursache beim Fußgänger dar. Die Mehrzahl der Patienten, deren Tod im Krankenhaus infolge eines Thoraxtrauma eingetreten war, starb an den Auswirkungen einer Kompressionsverletzung mit Rippenbrüchen, Pneumothorax und paradoxer Atmung.

Bei seinen Untersuchungen in Schweden konnte HÄGGQUIST als Todesursache in 56% Schädelverletzungen feststellen und in 14% Thoraxverletzungen. Der Tod war in 38% sofort nach dem Straßenverkehrsunfall eingetreten, innerhalb von 24 Std in 28% und innerhalb einer Woche in 13% aller tödlichen Unfälle.

Der Straßenverkehrsunfall spielt heute auch für Frakturen im Greisenalter die Hauptrolle (GIEBEL und GOHDE). Die typischen Altersfrakturen betreffen den proximalen Oberarm und das proximale Oberschenkelende.

II. Verletzungen beim Fußgänger

1. Anstoßverletzungen

Wird ein Fußgänger von einem Kraftfahrzeug angefahren, so entstehen in der Regel Anstoßverletzungen. Diese bestehen in Hautabschürfungen, meist an der Außenseite des Ober- und Unterschenkels, zu denen durch einen nachfolgenden Sturz noch Frakturen der Gliedmaßen und des Schädels hinzutreten können. Wird der Fußgänger durch hervorstehende Teile des Kraftfahrzeuges, insbesondere der Beleuchtung, am Oberschenkel und Gesäß erfaßt, so entstehen hier bis auf den Knochen reichende Zerquetschungen der Muskulatur unter Ausbildung eines großen Blutergusses in der Wundhöhle.

Über Verkehrsunfälle bei Fußgängern und Radfahrern berichtete DÖRR. Er fand, daß jeder 4. verunglückte Fußgänger ein Kind unter 10 Jahren ist. Wie die motorisierten erleiden auch die nicht motorisierten Verkehrsteilnehmer in der Reihenfolge der Häufigkeit überwiegend Verletzungen des Kopfes, der unteren und oberen Extremitäten. Es sind beim Zusammenstoß drei verschiedene Verletzungsarten zu unterscheiden nämlich:

a) der primäre Anprall
b) der sekundäre Aufschlag
c) das nachfolgende Überfahrenwerden.

MATYSHEV berichtete über 2 Fälle von traumatischen Amputationen der Gliedmaßen beim Anfahren mit Kraftfahrzeugen und verwies auf die Schwierigkeiten, die bei der Unfallrekonstruktion entstehen können. Wird der Fußgänger auf das Fahrzeug geschleudert, so können durch Metallteile tiefgehende und klaffende Weichteilrißverletzungen entstehen, die bis auf den Knochen reichen. Derartige Verletzungen finden sich insbesondere am Schädel. In diesen liegen häufig kleine Lacksplitter der Fahrzeuge, deren Sicherstellung zur Identifizierung des Kraftfahrzeuges im Interesse der Aufklärung notwendig ist.

Wichtig und unbedingt zu fordern ist die Obduktion aller infolge eines Straßenverkehrsunfalles verstorbenen Menschen; denn nur so können eindeutige Befunde erhoben werden, wodurch späteren unrichtigen Einwendungen vorgebeugt werden kann. Zur Spurensicherung am Körper gehört bei der Obduktion eine gründliche Außenbesichtigung mit genauen Maßangaben und Feststellung der Höhe (Abstand von der Fußsohle). Zweckmäßig sind Skizzen (vorgedruckte Muster) sowie Fotos.

Bei Schleuderung des Fußgängers auf die Straße können Biegungs- und Berstungsbrüche des Schädels entstehen sowie oft ausgedehnte Schädelbasisfrakturen, insbesondere beim Aufschlagen des Hinterkopfes auf die Straße.

Eine weitere typische Verletzung sind die Stoßstangenverletzungen, wenn der Fußgänger mit der Stoßstange eines Kraftfahrzeuges erfaßt und niedergestoßen wird. Es sind charakteristische, meist offene ein- oder beidseitige Unterschenkelfrakturen in Höhe der Stoßstange des Unfallwagens. Dabei kommt es infolge der Form der einwirkenden Gewalt häufig zu keilförmigen Biegungsbrüchen, worauf nach WÖLKART genau zu achten ist, da sie gewisse Beurteilungskriterien darstellen. Beim Hinstürzen entsteht meist ein Spiralbruch und bei Überfahrenwerden ein Trümmerbruch.

Das Ausbrechen keilförmiger Bogenstücke an der konkaven Seite von Biegungsbrüchen langer Röhrenknochen ist seit den Versuchen von MESSERER als charakteristisches Kennzeichen dieser Bruchform anzusprechen (HOLZHAUSEN). In der Gerichtsmedizin spielen die Biegungsbrüche gerade bei Verkehrsunfällen eine wichtige Rolle, da sie am Knochen die Stelle einer umschriebenen Gewalteinwirkung (Anfahren) markieren. Form und Lokalisation des Bruches erlauben dann bei der Rekonstruktion sichere Rückschlüsse auf die Stoßrichtung. Anhand eines Materials von 70 Biegungsbrüchen ausschließlich von Verkehrsunfalltoten setzte HOLZHAUSEN Form des Bruches und Lage des Bruchdreieckes in Beziehung zu den entsprechenden Unfallberichten der Verkehrsunfallbereitschaft. Dabei konnten die bisherigen Erfahrungen voll bestätigt werden.

PATSCHEIDER betont auf Grund seiner Untersuchungen, daß die Ergebnisse statischer Bruchversuche nicht zur Deutung dynamisch bedingter Frakturen herangezogen werden dürfen. Die Bruchform bzw. die gestaltlichen Beziehungen der Bruchlinien zueinander lassen weder sichere Schlüsse auf die Richtung der das Schienbein treffenden Gewalt, noch auf deren Geschwindigkeit zu. Eine Rekonstruktion des Unfallherganges ist daher nur unter Verwertung sämtlicher als Anprallverletzungen festgestellter Schäden der Haut, der Weichteile und des Knochens sowie auch durch Beurteilung der Bekleidungsstücke mit Sicherheit möglich. Geschwindigkeiten von 35—40 km/h lassen das Fehlen einer typischen Stoßstangenverletzung unter Umständen erklären.

Ein Straßenverkehrsunfall, bei dem 2 Fußgänger von rückwärts durch ein Kraftfahrzeug angefahren wurden, führte zu dem einmaligen Befund, daß ein Mann eine offene Tibiafraktur mit Aussprengung eines Knochenstückes erlitten hat und dieses Stück dem anderen in den Thorax eingedrungen ist. Ersterer wurde nach vorwärts und über den vor ihm Gehenden geschleudert, und fiel mit der frakturierten Tibia in den Rücken des anderen, wobei das Tibiastück in den Thorax gestoßen wurde. Das bei der Operation aus dem Thorax entfernte Knochenstück entsprach dem mittleren Drittel der Tibia (ZIPERMANN und McGINTY).

2. Überfahrung

Nach Überfahrung können an der Körperoberfläche oft nur ganz geringe Verletzungen erkennbar sein, während die Sektion multiple schwere innere Verletzungen aufdeckt. Auf die Möglichkeit des Vorhandenseins vielfacher innerer Quetschungen bei fast fehlenden äußeren Verletzungen, insbesondere nach Straßenverkehrsunfällen, wies auch PICARD hin. Bei Überfahrung im Straßenverkehr ist meist eine Anprallverletzung vorhanden. Es kann vor dem Überfahren zum Sturz, zur Schleuderung sowie zu einem Schleifen, Rollen und Erdrücken des Körpers kommen.

Häufig finden sich bei Überfahrung multiple Rippenserienfrakturen beiderseits.

Eine Überfahrung der Beckengegend führt vielfach zum Eindrücken des Beckenrings und Sprengung der Sacroiliacalgelenke. Nach Überfahrung des Schädels finden sich auch Abplattungen einer Gesichtsseite häufig mit darauf abgeprägten Profilspuren. Eine Zertrümmerung des Schädels, insbesondere nach Überfahrung durch schwere Kraftfahrzeuge, ist relativ häufig und dabei eine Enthirnung nicht selten. Eine Querfraktur der Schädelbasis ist geradezu typisch für eine bitemporale Kompression des Schädels. Die bei Überfahrung eintretende Kompression des Kopfes auf harter Unterlage führt zu Berstungsfrakturen durch Abflachung des Schädelgewölbes infolge Übertretung der Elastizitätsgrenze sowie zur Biegungsfraktur durch Eindrücken von Knochenlamellen. Die Bruchlinien in der Schädelbasis verlaufen häufig in der mittleren Schädelgrube mit Fortsetzung durch die Keilbeinkörper und den Türkensattel auf die andere Seite. Bei schwerer Gewalteinwirkung sieht man vielfach auch ein scharnierartiges Klaffen der Schädelbasis in der Bruchlinie (Scharnierbruch).

Durch Schleuderung sind auch Sprengungen der Atlantooccipitalgelenke und Zerreißungen des Bandapparates der Halswirbelsäule nicht selten. KREBS berichtete über Schädelimpressionsfrakturen bei Kindern, die bei 76 Patienten in 37 Fällen durch Verkehrsunfälle verursacht waren. Für den tödlichen Ausgang ist eine Commotio bzw. Contusio cerebri verantwortlich gewesen. Man kann dabei eine offene und geschlossene Impressionsfraktur unterscheiden.

In zahlreichen Fällen besteht eine Kombination des Schädeltrauma mit einer anderen Körperverletzung. Häufigste Mitverletzungen sind Unterschenkel- und Claviculafrakturen.

Schwere Riß- und Weichteilwunden entstehen bei Überfahrung eines liegenden Menschen durch Teile des Unterbaues des Kraftfahrzeuges. Bei Mitschleifen können bis handtellergroße Rißquetschwunden verursacht werden.

Eine Verlagerung innerer Organe, insbesondere von Leber und Magen durch das rupturierte Zwerchfell in die Brusthöhle, spricht dafür, daß der Mensch in Richtung Fuß zum Kopf überfahren wurde. Wird auf einem liegenden Menschen gebremst, so entstehen sehr schwere Bauchverletzungen, Beckenzertrümmerungen, ausgedehnte Schürfwunden, ebenso auf dem Boden blutige Schleifspuren. Von den gebremsten Rädern kann ein Körper einige Meter mitgeschleift und dann erst überfahren werden. Dabei sind breite Eröffnungen der Bauchhöhle mit Austritt von Darmschlingen sowie ausgedehnte Schleif- und Schürfwunden an Brust, Extremitäten und Gesicht zu beobachten.

Bei Überfahrung können Profilspuren, also Abdrücke eines Autoreifens auf der Haut zurückbleiben. Profilspuren sind regelmäßig angeordnete Hautblutungen, entsprechend dem Muster des Autoreifens. Genaue Feststellung der Profilspuren und ihr Vermessen bzw. Fotografieren ist bei Fällen von Fahrerflucht oder Beteiligung mehrerer Kraftfahrzeuge an einem Unfall besonders wichtig.

ALEXANDER u. Mitarb. berichteten bei Unfällen durch Überfahrung im Straßenverkehr, daß auch beim langsamen Überfahren durch den Fahrzeugreifen auf der Haut bei Überleben 3 und 4 Tage lang deutliche Profilspuren nachzuweisen sind. Als sekundäre Wirkung einer Kompression des Abdomen oder Thorax treten Ekchymosen im Gesicht von diffuser Anordnung oder Druckstauungsblutungen auf. Bei weichem Untergrund kann sogar der Schädel eines Kindes, z. B. durch langsam drehende Räder, überfahren werden, ohne daß der Tod eintritt, wobei aber entsprechende Profilspuren zurückbleiben. Die Überfahrung kann erhebliche fleckförmige Hyperämie der Kapillaren des Gesichtes, des Halses und der Arme im Bereich der komprimierten Bezirke hervorrufen und auch eine Blutfülle im Gesicht und Nacken durch Thorax- und Abdomenkompression. Wird die Verletzung am Körper durch die Seitenfläche eines rotierenden Reifens hervorgerufen, so können ungewöhnliche Profilspuren entstehen.

Eine weitere charakteristische Veränderung für eine Radwirkung auf der Haut ist das Decollement, eine durch stumpfe Gewalteinwirkung entstehende, flächenhafte Loslösung der Haut von darunterliegendem Fettgewebe. FLEISCHMANN wies darauf hin, daß die traumatische Ablederung eine Verletzung darstelle, deren Zahl in der letzten Zeit anwachse. Sie entsteht durch tangentiale Gewalt auf die Körperoberfläche, meist an der Stelle, wo Weichteile auf harter Unterlage aufliegen, wie z.B. Kopf, über großen Gelenken und über der Wirbelsäule. Bei Decollement (Überrollung durch einen Autoreifen) kann die Haut einer Extremität oft ohne äußerlich wesentliche Veränderung von ihrer Unterlage abgerissen werden. Unter der Haut entsteht dann ein großer Wundhohlraum, der sich mit Fett und Blut anfüllt (PROKOP).

Ablederungsverletzungen (Denudation, Decollement traumatique) ist in der Unfallchirurgie nicht selten. In erster Linie werden die Extremitäten betroffen, und zwar meist Unterschenkel, Knie, dann folgen Hände, Unterarm, Oberschenkel und Oberarm (SCHIEFER). Typisch für die Entstehung einer ausgedehnten Ablederung ist das Überrollen einer Extremität durch die Räder eines Fahrzeuges. Besonders schwer wird die Verletzung bei bremsenden Rädern.

Eine Überfahrung durch die Straßenbahn ruft meist sehr schwere Verletzungen des Körpers hervor, die alle Arten von Frakturen und Weichteilverletzungen mit Beteiligung aller 3 Körperhöhlen umfassen kann, insbesondere dann, wenn der Körper unter das Fahrzeug eingeklemmt wird. Geraten Gliedmaßen unter ein Schienenfahrzeug, sind mehr oder weniger scharfe Abtrennungen möglich.

Überfahrung durch Eisenbahnzüge führt meist zu weitgehenden Zertrümmerungen des Körpers. Beim Hineinstürzen in anfahrende oder anhaltende Züge sind Abtrennungen von Gliedmaßen nicht selten sowie schwere Kompressionen der Körperhöhlen. Bei Einklemmung zwischen die Puffer erfolgt eine in der Regel tödliche Kompression des Rumpfes mit Zerreißung der inneren Organe, wobei die Haut unverletzt bleiben kann.

III. Verletzungen bei Radfahrern

Die Verletzungen bei Überfahren eines Radfahrers gleichen im wesentlichen denen des Fußgängers. Der Sturz eines Radfahrers kann auch durch plötzliche Übelkeit oder dergleichen ausgelöst werden. Zur Aufklärung eines Unfalles ist es dann notwendig, neben genauen pathologisch-anatomischen Untersuchungen auch chemische Untersuchungen auf Alkohol und Blutzucker vorzunehmen.

Eine besondere Art stellen die Fahrradspeichenverletzungen bei Kindern dar, die im Körbchen vor der Lenkstange, im Kindersattel auf dem oberen Rahmenrohr oder aber rücklings auf dem Gepäckträger sitzen. Dabei kann ein Fuß von den rotierenden Stahlspeichen getroffen und zwischen Radgabel und Rad eingeklemmt werden. Es entstehen bis in das Unterhautgewebe reichende Quetschungen und Schürfwunden, die mit Fremdkörpern und Krankheitskeimen stark durchsetzt sind.

Innerhalb von 5 Jahren sah STRAUCH 27 Fahrradspeichenverletzungen bei Kindern im Alter von 2½–13 Jahren. Davon erlitten 22 einen vollständigen Hautverlust im Bereich des Fußes und der Knöchelgegend.

Bei insgesamt 212 von DREWES und SCHULTE beobachteten Unfällen mit Frakturen bei Kindern bis zu 14 Jahren fanden sich 20 nach Radspeichenverletzungen (9,43%). Der größte Anteil, nämlich 17 Patienten, fiel auf die Altersgruppe der 1–4jährigen Kinder. Innerhalb dieser Gruppe machten die Frakturen nach Radspeichenverletzungen 33,3% aus. Wichtig erscheint der Hinweis, daß mehrmals nur geringgradige äußere Verletzungen bestanden, die kaum eine Fraktur vermuten ließen. Deshalb ist bei allen Radspeichenverletzungen die Anfertigung von Röntgenaufnahmen in 2 Ebenen unbedingt geboten.

IV. Verletzungen bei Motorrad- und Mopedfahrern

Bei Motorradfahrern ist nach den Untersuchungen von VOLLMAR die primäre Anprallverletzung von der sekundären Aufschlagverletzung zu unterscheiden.

Zu den Anprallverletzungen gehören Schürfwunden, Quetschwunden, Riß-Quetschwunden, Weichteilwunden, Knochenfrakturen, Amputationen mit Hautbrücken, Schädeldachfrakturen, Schädelbasisfrakturen, Commotio cerebri, Contusio cerebri, Contrecoup-Verletzungen und Wirbelsäulenverletzungen, zu den Schleuderungen die Zerreißung und Quetschung innerer Organe, Überbiegungsfrakturen, Schleuderblutungen, vor allem im Gehirn.

Nach RICHTER sind in etwa 80% die sekundären Sturzverletzungen Ursache für die Schädelfraktur. Es überwiegen also nicht die in der primären Unfallphase entstandenen Schädelfrakturen bzw. frontalen und frontobasalen Impressionsfrakturen. Bei Motorradfahrern finden sich am häufigsten Hirnschädel- und Halswirbelsäulentraumen.

Die Zerrung des Plexus brachialis oder seine Zerreißung sind eine für Motorrad- und Radfahrer geradezu typische Verletzung, welche durch Sturz auf die Schulter oder Aufprall auf ein Hindernis verursacht werden.

Schwere Gesichtsverletzungen, insbesondere Zertrümmerungen des mittleren Gesichtsbereiches, ereignen sich bei Auffahren auf Hindernisse.

Besonders bei Motorrad- und Autounfällen kommt es durch die vielfach frontal einwirkende Gewalt häufig zu Verletzungen des Gesichtsschädels und des frontobasalen Schädelgrundes mit Eröffnung der Nasennebenhöhlen sowie anschließender Ausbildung von Liquorfisteln. Die vorhandene anatomische Situation begünstigt die Ausbildung einer Liquorfistel, da der Knochen des vorderen Schädelgrundes und der Nasennebenhöhlen, besonders im Bereich der Siebbeinzellen und der Lamina cribrosa wesentlich dünner als an der Konvexität ist. Zusätzlich liegt hier die Dura dem Knochen fest an und wird deshalb bei Knochenverletzungen mitverletzt (GROTE).

Die Untersuchungen von SCHMIDT-ELMENDORFF zeigten, daß die Mopedfahrer – ähnlich wie die Motorradfahrer – mehrere Verletzungen an den verschiedensten Körperteilen aufweisen können. Der Schädel ist ebenfalls am häufigsten mitverletzt. Der Mopedfahrer wird bei Sturz und Zusammenprall meist nach vorne geschleudert, und zwar mit dem Kopf voran.

Von 613 Patienten mit insgesamt 869 Verletzungen hatten

- 209 Gehirnerschütterungen
- 58 Knieprellungen
- 41 Unterschenkelfrakturen
- 29 Schädelbrüche
- 20 Schlüsselbeinbrüche
- 17 Kniebandverletzungen
- 9 Rippenbrüche
- 9 Kniescheibenbrüche
- 9 Schienbeinkopfbrüche
- 7 Oberschenkelbrüche
- 7 Brüche der Knöchelgabel
- 6 Meniskusverletzungen
- 6 Schultergelenksverrenkungen
- 6 Oberarmkopfbrüche
- 6 Wirbelbrüche
- 4 Intrakranielle Blutungen
- 4 Speichenbrüche
- 4 Offene Kniegelenksverletzungen
- 3 Schulterblattbrüche
- 3 Kahnbeinbrüche
- 1 Mondbeinbruch
- 1 Nierenzerreißung
- 1 Milzzerreißung

Da es sich bei dem Patientengut um klinische und chirurgische Fälle handelte, sind die schweren Verletzungen innerer Organe selten.

In Amerika, wo 1965 über eine Million Motorräder gezählt wurden, stellen Unfälle ein wachsendes Problem dar. Nach einer Untersuchung von DILLIHUNT u. Mitarb. stand als Unfallursache im Vordergrund der Zusammenstoß mit Kraftfahrzeugen oder Verlust der Kontrolle über das Motorrad und Überschlagen. Die

Hauptverletzungen waren Frakturen der Extremitäten, besonders der unteren, dann Weichteilverletzungen verschiedener Art und schließlich schwere Verletzungen des Schädels und des Halses.

Die ungewöhnlich schwere Verletzung einer traumatischen Hemipelvectomie mit Beteiligung des Rektum konnten WADE und MACKSOOD 2mal beobachten.

Es handelte sich immer um Fahrer von zweirädrigen Fahrzeugen, welche mit abduziertem Oberschenkel an die Beleuchtungen entgegenkommender Kraftfahrzeuge anstießen. Durch die Gewalt wurde die Extremität nach rückwärts gerissen mit Abgetrennung von Beckenteilen.

V. Verletzungen bei Insassen von Personenkraftwagen
1. Durch Steuerrad, Lenksäule und Armaturenbrett

Für den Lenker eines Kraftfahrzeuges birgt das Lenkrad beim frontalen Zusammenstoß oder bei Auffahren mit höherer Geschwindigkeit große Gefahren in sich. 135 der 848 von BÜTTNER und FRIEDHOFF beobachteten verletzten Autoinsassen (also fast 16%) erlitten insgesamt 220 Verletzungen durch das Lenkrad. Erfolgt der Anprall von vorne links oder in die linke Seite, ist auch der vorne sitzende Beifahrer durch das Lenkrad gefährdet. Die Lenkradverletzungen führen zu schweren Läsionen des Brustkorbs, Rippenfrakturen, Frakturen des Sternums mit entsprechenden Schäden der inneren Organe. Durch Aufschlagen auf den Lenksäulenkopf kommt es zu Prellungen, Rippen- oder Brustbeinfrakturen und zu Verletzungen der inneren Organe. Die entstehenden Risse in Lungen und Pleura haben verschiedene Ausdehnung und Form, die der Pleura parietalis laufen meist entlang den Rippen.

In der Folge sind Pneumothorax, Spannungspneumothorax und Haematothorax zu beobachten, ebenso Bronchusabrisse, Zerreißungen des Perikards sowie Herzverletzungen und Rupturen der Aorta. Die direkten Brustbeinbrüche werden als typische Verletzungen des Autofahrers bezeichnet.

Die Entwicklung tastbarer Tumoren im Epigastrium 5—7 Tage nach einer stumpfen Verletzung des Oberbauches durch das Steuerrad beobachtete MARX bei 3 Patienten. Es handelte sich dabei um einen nach Ruptur des retroperitonealen Duodenum entstandenen Abszeß sowie 2 posttraumatische Pseudozysten des Pankreas.

Armaturenbrettverletzungen der Autoinsassen betreffen nach BÜTTNER und FRIEDHOFF vorwiegend die exponierten Knie. Die Kniescheibenbrüche stellen die schwerste Form einer Kontusionsverletzung der Knie dar.

SNILLIE unterscheidet 3 Frakturformen, welche durch die Höhe des Armaturenbrettes und die Länge des Unterschenkels bestimmt werden:

1. Eine zentrale oder Trümmerfraktur, wenn die Patella gegen die glatte Fläche des Armaturenbrettes stößt.

2. Eine Fraktur des unteren Pols der Kniescheibe, wenn dieser gegen die untere freie Kante des Armaturenbrettes schlägt.

3. Eine Fraktur des oberen Pols, wenn das freie Knie unter die freie Kante gestoßen wird.

Am häufigsten sahen BÜTTNER und FRIEDHOFF Querfrakturen im Bereich des oberen Pols.

Wirkt die Kraft in Längsrichtung des Oberschenkels auf das Knie, so wird sie über den Oberschenkelknochen auf das Hüftgelenk übertragen und kann dort je nach Stärke zu verschiedenartigen Verletzungen führen, wie Abbrüche des hinteren Pfannenrandes und Pfannengrundbrüche. In selteneren Fällen tritt der Kopf durch den Pfannenboden in das kleine Becken ein.

Nach den Untersuchungen von KULOWSKI sind bei Geschwindigkeiten zwischen 0 und 19 Meilen pro Stunde keine Frakturen des Femurschaftes aufgetreten.

Bei bestimmten Unfällen sollte nach KOSLOWSKI und RAUCH an gewisse typische Frakturkombinationen gedacht werden, wie z.B. bei Autofahrern mit Patella- und Sprunggelenkverletzungen auch an die Hüftluxation und bei Motorradfahrern mit Femurfrakturen auch an den Kniescheibenbruch.

2. Beteiligung des Schädels

Bei Hirnkontusionen kann es zum Abriß von Brückenvenen zum Längsblutleiter oder zur Läsion kortikaler Gefäße, zu Kontusionsherden und komprimierenden Haematomen kommen. Die Trümmerfelder an der Schädelbasis sind meist ausgedehnt und reichen in das Keilbein, wo sie Hypophyse und Hypothalamus gefährden Gelegentlich finden sich auch Läsionen der Hirnnerven.

Frontobasale Schädelverletzungen in Form von Rammverletzungen bei schweren Verkehrsunfällen betreffen vorwiegend den Stirnpol des Großhirns. Offene frontobasale Schädelverletzungen führen zur Liquorrhoe. FISCHER berichtete über die seltene Folge ausgedehnter frontobasaler Schädelfrakturen in Form einer Aspiration von Gehirn. Neben ausgedehnten Gehirnläsionen und massiver Blutaspiration kann auch die Abquetschung von Hirngewebe und seine Verlagerung durch aufgerissene Knochenlücken in die Nasenhöhle sowie ihre schließliche Aspiration in den Tracheobronchialbaum vorkommen. Das Eindringen von Gehirn in die Nasenhöhle setzt neben der Zerreißung der Dura mater die Zertrümmerung der Lamina cribriformis und der Siebbeinzellen voraus. Derartig schwere Verletzungen werden in der Regel wohl kaum überlebt, so daß sich die Aspiration nur auf die terminalen Atemzüge erstreckt. HATZFELD wies darauf hin, daß die faziale knöcherne Wand der Kieferhöhle oft sehr dünn ist und von scharfen Gegenständen, wie Glassplittern, durchschlagen werden kann. Man muß dabei daran denken, daß Glas und Kunststoff keinen auffallenden Röntgenschatten geben.

3. Schleuderverletzungen der Halswirbelsäule

Der 1953 von GAY und EADBOTT geprägte Ausdruck ,,Whiplash injury of the Neck" besteht nach BRAAF und ROSNER zurecht, denn auf diese Verletzung zurückzuführende Symptome der Halswirbelsäule werden nicht selten beobachtet. Die Läsion wird durch Hyperflexion oder Hyperextension des Halses hervorgerufen (weitere Fälle von CATES und CENTO).

Die Schleuderverletzungen der Halswirbelsäule bei Autoinsassen entstehen nach VOLLMAR dadurch, daß beim Auffahren eines Kraftwagens auf die Rückseite eines stehenden oder wesentlich langsamer fahrenden Fahrzeuges letzteres einen plötzlichen Beschleunigungszuwachs in seiner Fahrtrichtung erhält. Hierbei werden die Insassen des stehenden bzw. langsam fahrenden Wagens mit dem Ruck plötzlich gegen die Rücklehne ihrer Sitze gepreßt und ihr Kopf dabei ruckartig in den Nacken geschleudert. Wenn nun das nach vorne geschleuderte Fahrzeug auf einen weiteren Widerstand aufprallt, erfolgt der Impulsstoß in entgegengesetzter Richtung, d.h der Kopf wird nach vorne geschleudert und in maximale Beugung überführt. Diese Bewegungen sind Schleuderbewegungen mit der Folge einer Überstreckung der Halswirbelsäule. Hierdurch kommt es zur Zerreißung bzw. Einrissen der Haltebänder der Halswirbelsäule und Nackenmuskulatur, zu Bandscheibenvorfällen, zu Halsmarkschädigungen (auch ohne Fraktur) und sogar zu Halswirbelfrakturen.

Bei Schleuderverletzungen sind besonders die Halswirbel I, II, IV und VII gefährdet. Der kranio-cervicale Peitschenschlagmechanismus, Colpo di frusta craniocervicale der italienischen Autoren und Whiplash der angelsächsischen Autoren, ist ein für Verkehrsunfälle typisches pathogenetisches Geschehen (DAGRADI). Diese Verletzungsart ist am häufigsten bei einem Anprall von hinten, wobei mit größerer Wahrscheinlichkeit die Beifahrer betroffen werden. Das Überraschungsmoment spielt dabei eine wesentliche Rolle. Am häufigsten kommen musculoaponeurotische Läsionen vor, bei denen eine Röntgensymptomatik fehlt. Ferner sind osteoartikuläre Veränderungen, wie Frakturen, Luxationen sowie Läsionen der Bänder, vor allem der Bandscheiben, zu beobachten. Die bei diesen Unfällen auftretenden Verletzungen des 1. und 2. Halswirbels und Mitverletzung des Schädels im Bereich des Atlas werden nicht selten übersehen oder richtig erkannt. Ebenso können Bänderverletzungen im Bereich des Atlas und Epistropheus auftreten. Der Bogen des Atlas bricht meist an seiner schwächsten Stelle, am Sulcus oder canalis arteriae vertebralis. Dabei kann der Bruch auch durch die breiten oberen Gelenkflächen des Atlas hindurchgehen. Daher ist vom Obduzenten der Halswirbelsäule besondere Beachtung zu schenken, wobei sich neben sorgfältiger Präparation auch die Verwendung eines Röntgengerätes bewährt. Nicht selten fehlen Frakturen, und es bestehen dafür ausgedehnte Zerreißungen des Bandapparates der Atlantooccipitalgelenke.

Bei Autofahrern sind Kompressionsverletzungen des Thorax und Rippenreihenbrüche durch Schleuderung gegen das Armaturenbrett häufig und dabei Platzrupturen des Herzens an der Eintrittsstelle der unteren Hohlvene in den rechten Vorhof möglich. Morphologische Veränderungen nach stumpfen Herztraumen werden selten beobachtet, häufiger dagegen Aortenrupturen.

Bei 1259 gerichtsmedizinischen Autopsien innerhalb von 4 Jahren fand GREENDYKE 42 Fälle einer traumatischen Ruptur der Aorta. Ein Sechstel der Opfer tödlicher Autounfälle hatte eine Aortenruptur. 13 von 25 Autoinsassen (Fahrer und Mitfahrer) mit Aortenrupturen wurden aus den Fahrzeugen geschleudert.

Von 151 Fahrern und Mitfahrern wurden 49 herausgeschleudert und 102 nicht. Von den Herausgeschleuderten erlitten 13 Aortenrupturen (27%) und von den nicht Herausgeschleuderten 12 (12%).

In über der Hälfte der Fälle lag die Lokalisation unmittelbar distal des Abganges der A. subclavia im Bereich der Ductus Botalli Narbe. Es folgte dann die absteigende Aorta, die aufsteigende Aorta unmittelbar oberhalb der Aortenklappe und die Bifurkation der Bauchaorta.

Die Häufigkeit eines Aortentrauma steigt proportional mit Zahl und Geschwindigkeit der Kraftfahrzeuge. In der älteren Literatur sind nach GREENDYKE Einzelfälle veröffentlicht worden, da Berichte über traumatische Aortenrupturen selten waren. So fand STRASSMANN in den Jahren 1936—1942 in New York unter 7000 Obduktionen nur 72 Fälle einer derartigen Ruptur, davon 51 bei Kraftfahrzeugunfällen.

Die Unfälle in Kraftfahrzeugen können also, ebenso wie in Flugzeugen, zu einem Schleudertrauma führen, welches durch Einwirken von Beschleunigungs- und Trägheitskräften, wie positive, negative und transversale, auf Glieder oder Körperteile bei mehr oder weniger fixiertem Rumpf auftritt. Dezelerationsverletzungen findet man meist bei Insassen von Kraftfahrzeugen oder Flugzeugen, während Akzelerationsverletzungen gewöhnlich Fußgänger betreffen, welche von rasch fahrenden Fahrzeugen erfaßt werden.

Die Untersuchung von BABIONE bei Militärkraftfahrzeugunfällen zeigte, daß sich Fahrzeuge mit offenem Verdeck bei Zusammenstoß meist überschlugen, wodurch die Fahrer herausgeschleudert wurden und auf diese Weise schwersten Verletzungen oder dem Tode entgingen. Anders dagegen verhält es sich bei Fahrzeugen mit geschlossener Karosserie, wo die Beifahrer auf den Vordersitzen besonders gefährdet sind, da sie leicht durch die Windschutzscheibe geschleudert werden.

Nach MARCUS betrafen 40% aller Kraftfahrzeugunfälle im österreichischen Bundesheer Jeeps, davon 4% tödliche Unfälle. Kopf- und Gliedmaßenverletzungen kamen dabei ebenso häufig vor wie bei Motorradunfällen. Verletzungen der Wirbelsäule waren häufiger als bei anderen Motorfahrzeugen, weil die Sitzlehne niedrig ist und Wirbelbrüchen in der Mitte der Wirbelsäule Vorschub leistet. Weiterhin wurden die Fahrer aus dem offenen Jeep herausgeschleudert und unter dem umgestürzten Jeep eingeklemmt. Dagegen waren Steuerradverletzungen des Brustkorbs seltener als bei gewöhnlichen Kraftfahrzeugen.

Die Unfallhäufigkeit von Farbsinn-Gestörten prüfte GRAMBERG-DANIELSEN und fand, daß bei sonst praktisch gleichem Verhalten die Protogestörten mehr Auffahrunfälle als die Deuterogestörten und Trichromaten hatten.

VI. Verletzungen bei Insassen von Lastkraftwagen

Die Insassen von Lastkraftwagen werden bei schweren Unfällen häufig eingeklemmt, mitunter auch durch die beim Aufprall nach vorne rutschende Ladung. So kann es zu schweren Brustkorb-, Becken- und Bauchtraumen kommen. Stürzt das Fahrzeug um, wird der Beifahrer nicht selten herausgeschleudert und dabei ebenfalls schwer verletzt. Werden auf dem Lastkraftwagen Personen befördert, wie z.B. bei Militärfahrzeugen, so können bei Umstürzen Personen eingeklemmt und erdrückt werden. Dabei müssen, insbesondere bei weichem Untergrund, keine schweren Läsionen sichtbar sein. Häufig sind sogar kaum Verletzungen erkennbar. In seltenen Fällen kann der Hals unter eine Bordwandkante zu liegen kommen, wodurch eine Erstickung bzw. eine zerebrale Hyp- und Anoxämie verursacht wird. Manchmal läßt erst die Kenntnis dieses Unfallherganges die geringen, bei der Sektion zutage tretenden Befunde klären.

In Anbetracht der Tatsache, daß jährlich durch Traktorunfälle in England und Wales etwa 50 Menschen getötet und 1000 verletzt werden, befaßte sich REES eingehend mit dieser Unfallart. Er analysierte 14 Fälle und fand dabei, daß Traktorunfälle höhere Mortalität und schwerere Verletzungen als Straßenunfälle aufwiesen. Die Verletzungen sind vom Crush-Typ und betreffen mehr den Rumpf als den Kopf oder die Extremitäten. Eine besondere Gefahr besteht im Umkippen des Traktors und „Begraben" des Fahrers.

Ähnliche Befunde werden auch bei Umstürzen von Panzern und Schützenpanzern beobachtet, wenn Soldaten herausfallen und von Fahrzeugteilen eingeklemmt werden. Ist der Untergrund weich, stehen weniger Knochenzertrümmerungen im Vordergrund, sondern ebenfalls Erstickung durch Einklemmung. Man findet dann mitunter recht ausgedehnte Druckstauungsblutungen im Bereich von Gesicht, Hals und Schultergegend.

3 schwere Verletzungen bei der Feldarbeit mit Mistausstreumaschinen konnten SOURNIA und BOIVIN beobachten. Durch die mit Spitzen versehenen Rechen der Maschine werden schwere Quetschungen und Zerreißungen hervorgerufen.

VII. Plötzlicher Tod am Steuer

Als Ursache für einen plötzlichen Tod am Steuer kommt neben einer Apoplexie oder Ruptur eines Hirnbasisaneurysma in erster Linie ein koronares Geschehen in Betracht mit nachfolgendem Versagen von Herz und Kreislauf.

TAMASKA untersuchte 60 plötzlich verstorbene Berufsfahrer. Davon starben 30 vor oder nach dem Dienst plötzlich in der Wohnung, 2 auf dem Wege zum Dienst und auf der Straße, 12 in der Garage während der Inbetriebsetzung des Kraftfahrzeuges und 11 während des Lenkens am Steuer.

Die Todesursachen zeigten folgende Verteilung:

Koronarsklerose	16	rupturiertes Hirnbasisaneurysma	2
Koronarthrombose	11	Herzklappenfehler	2
Aortitis	7	Herzrupturen	2
Apoplexie	7	Myodegeneratio cordis	1
Aneurysma mit Ruptur	2		

Unter 44255 Straßenverkehrsunfällen in Schweden von 1959—1963 waren 41 durch eine plötzliche Erkrankung des Fahrers verursacht worden:

Epilepsie	10	Hustenanfall	7
Myokardinfarkt	7	kurzer Bewußtseinsverlust	5
plötzliche Bewußtlosigkeit	7	Adams-Stokes Anfälle	3
plötzliche Übelkeit	7	Diabetes mit Hypoglykämie	3

Es folgten dann Hirntumor mit epileptischem Anfall, Subarachnoidalblutung sowie Hirnblutung und akute Psychosen (HERNER u. Mitarb.).

Röntgenologische und autoptische Befunde bei plötzlichem Herztod im Straßenverkehr hat LAVES veröffentlicht. Es besteht also die allgemeine Übereinstimmung zu Recht, daß Koronartod und Herzinfarkt am Steuer als recht selten zu bezeichnen sind und noch seltener die durch sie bedingten Unfälle.

VIII. Überlebenszeiten bei Straßenverkehrsunfällen

Über den Todeszeitpunkt nach Verkehrsunfällen konnte MÜLLER folgendes feststellen:

Todeszeitpunkt nach dem Unfall	Personen	%
sofort	175	29,9
innerhalb einer Stunde	98	16,8
nach ein bis 24 Stunden	169	28,8
nach 24 bis 48 Stunden	46	7,9
nach 48 bis 72 Stunden	19	3,3
nach 72 Stunden bis 30 Tagen	76	13,1
nach 30 Tagen	2	0,2
insgesamt:	585	

Auffallend ist, daß bei Kindern bis zu 15 Jahren schwere Verletzungen durchweg nur in den ersten 24 Std zum Exitus führten, d.h. nach diesem Zeitpunkt eine recht große Überlebenschance bestand. Dagegen war bei den älteren Personen, namentlich bei denen über 60 Jahre, die Todesgefahr 24 Std nach dem Unfall noch nicht vorüber, vielmehr konnte zu diesem Zeitpunkt noch keineswegs sicher mit einer Heilung gerechnet werden. Die während des Heilungsprozesses auftretenden Komplikationen, wie Pneumonie usw., können nicht mit dem Hinweis ihrer Altersbedingtheit abgetan werden. Sie haben mit dem Unfall insofern etwas zu tun, als sie Folgen des durch den Unfall bedingten Krankenlagers sind und durch die Belastungen des Herzens und Kreislaufs im wesentlichen Maße hervorgerufen wurden. Ohne Unfall hätten sie keineswegs auftreten müssen.

In Hamburg starben nach CARSTENSEN von 131 obduzierten Verkehrstoten:

57 (34,5%) am Unfallort bzw. auf dem Weg ins Krankenhaus; davon war bei 31 (54,4%) eine schwere Hirnverletzung die Todesursache

44 (33,6%) innerhalb von 24 Stunden; davon 56,8% infolge schwerer Hirnverletzung, meist in Verbindung mit Schädelbasisfrakturen

30 (22,9%) im Verlauf von Tagen und Wochen an Unfallfolgen oder deren Komplikationen (Fettembolie, Lungenembolie, Querschnittslähmung).

Die Mehrzahl der Schwer- und Schwerstverletzten starb am Unfallort, auf dem Wege ins Krankenhaus oder innerhalb der ersten 24 Std. Die Überlebenszeiten waren nach der Untersuchung von FISCHER an 448 Straßenverkehrstoten:

Tod innerhalb von 24 Stunden	267	Tod nach 2–4 Wochen	62
Tod nach 48 Stunden	35	Nach 4 Wochen	23
Tod nach 1 Woche	61		

Die Todesursachen waren bei einer Überlebenszeit von

	48 Std.	1 Woche	2–4 Wochen	über 4 Wochen
Herz- und Kreislaufversagen, zentrale Lähmung	28	12	10	2
Thrombose, Lungenembolie	1	11	18	6
Pneumonie	8	27	32	10
Fettembolie	6	6	1	—
Peritonitis	1	2	1	1
Meningitis	—	1	—	1
haemoglobinurische Nephrose	1	—	—	—
Septicopyämie	—	2	—	—
Hirnabszeß	—	—	—	2
Lungenabszeß	—	—	—	1

Unter den Todesursachen während der ersten 48 Std standen Herz- und Kreislaufversagen infolge traumatischen Schocks, zentraler Lähmung oder irreversiblem postoperativen Schock im Vordergrund; Thrombosen und Lungenembolien traten erst später hinzu.

Die Gruppe der Pneumonien umfaßte sowohl putride Aspirationspneumonien als auch Bronchopneumonien bei eitriger Bronchitis und Bronchiolitis sowie hypostatische Pneumonien bei schlechten Kreislaufverhältnissen. Auf die große Bedeutung der Pneumonien, besonders für die durch den Unfall zur Bettruhe gezwungenen älteren Menschen, und den trotz aller Prophylaxe und Therapie hohen tödlichen Ausgang wies K. HAAS hin. Er fand sie u.a. als Todesursache bei 428 Verunglückten, wovon 32% am ersten Tage nach dem Unfall starben und 61,9% in der ersten Woche. An erster Stelle stand die Pneumonie mit 33,2% (57,8% dieser Personen waren über 60 Jahre alt), 39,4% starben in der ersten Woche. Dann folgte die zentrale Lähmung mit 31,8%, Lungenembolie mit 12,38%, Verblutung mit 6,8%, Fettembolie mit 6,07%, Herz- und Kreislaufversagen mit 5,56%, Aspiration mit 1,4%, Peritonitis mit 1,12%, Meningitis mit 1,12%, Urämie mit 0,23% und septische Allgemeininfektionen mit 0,23%.

Nach den Angaben von MÜLLER starben innerhalb der ersten 24 Std nach einem Straßenverkehrsunfall

in Karlsruhe	69,0%	in Bayern	67,0%
im Saarland	75,5%	in Düsseldorf	56,4%
in Nordrhein-Westfalen	65,0%		der Opfer.

Der von MÜLLER vertretenen Auffassung, daß trotz unterschiedlicher Bedingung der ärztlichen Versorgung, insbesondere des Krankentransportes, die Überlebenschance überall nahezu gleich sei, kann nach unserer Meinung nicht zugestimmt werden. Zweifellos bestehen Unterschiede hinsichtlich der Transportdauer sowie der Zahl und Qualität der Krankenhäuser.

IX. Schutz durch Sitzgurte

Einfache Schoßgurte vermeiden Verletzungen der lebenswichtigen Körperteile Kopf und Brustkorb nicht, weil es zu einem taschenmesserartigen Zusammenklappen des Körpers kommt. Beste Rückhaltewirkung wird durch kombinierte

Becken- und Schultergürtel erreicht. Du Bois fand bei 800 überlebenden Sitzgurtträgern nach schweren Unfällen nur 32 Quetschwunden in der Gegend der Gurte und in 23 Fällen Anzeichen für intraabdominelle Verletzungen. Innere Verletzungen durch Gurte können zwar vorkommen, doch sind derartige Verletzungen selten (KULOWSKI u. ROST).

Bei 944 Autoinsassen, die einen Sitzgurt trugen, fanden GARRETT und BRAUNSTEIN 26 mal ernsthafte Verletzungen. Intraabdominale Verletzungen wurden bei 7 Patienten beobachtet und Beckenfrakturen ebenfalls bei 7; 12 mal bestanden Verletzungen der lumbalen Wirbelsäule. Bei den Patienten fanden sich 77 mal Kontusionen der Bauchgegend und über den Knochenvorsprüngen der Hüfte ohne Verletzungen innerer Organe. Insgesamt ergaben die Untersuchungen, daß eine Wirkungslosigkeit des Sitzgurtes ebenso wie schwere Verletzungen des Unterbauches nur bei sehr hoher Geschwindigkeit und schweren Unfällen aufgetreten sind.

Wenngleich kein Zweifel daran besteht, daß Sicherheitsgurte oft dazu beitragen, Zahl und Schwere von Verletzungen bei Autounfällen zu vermindern, läßt sich doch umgekehrt mitunter eine Verletzung bei einem Unfall gerade darauf zurückführen, daß ein Sicherheitsgurt getragen wurde. 4 selbst beobachtete Fälle fügen WILLIAMS u. Mitarb. weiteren 16 im Schrifttum veröffentlichen hinzu. Bei einem über das Becken und untere Abdomen reichenden Gurt (in 15 Fällen) kam es relativ häufig zu Einrissen des Dünndarms und des Mesenteriums; daneben wurden Verletzungen von Duodenum, Pankreas, Rippen, Milz und schwangerem Uterus beobachtet. Oft vergingen mehrere Stunden oder Tage, bevor die Verletzungen erkannt und behandelt wurden; zu Todesfällen kam es nicht. Beim Schultergurtträger zeigten sich meist schwere, in dreien von fünf tödliche Verletzungen, welche die Lebervenen, Leber, Milz, Nieren und Nierenarterien betrafen.

Über die ungewöhnliche Verletzung in Form einer Ruptur des Zwölffingerdarms durch einen Sicherheitsgurt berichtete TOLINS.

Literatur

ALEXANDER, E., et al.: Run-over (Überfahren) Accidents. North Carolina Med. J. 22 (1961).
BABIONE, R. W.: Accidental Deaths in Military Vehicles (in Relation to the Use of Seat Belts. US-Armed Forces Medical Journal 7, 1500—05 (1965); Ref. Wehrm. Mitt. S. 44 (1957).
BAUER, K. H.: Verkehrsunfälle aus der Sicht des Chirurgen. Zbl. Chir. 79, 985 (1954).
BRAAF, M. M., and S. ROSNER: Whiplash Injury of Neck-Fact or Fancy. International Surgery 46, 176—182 (1966).
BRAUNSTEIN, P. W., et al.: Concealed Hemorrhage due to pelvic Fracture. J. Trauma 4, 832—838 (1964).
BÜTTNER, G., u. E. FRIEDHOFF: Das Lenkrad als Ursache von Autoinsassen-Verletzungen. Zbl. Verkehrsmedizin 5, 139—148 (1959).
— — Die Armaturenbrettverletzungen des Autoinsassen. Zbl. Verkehrsmedizin 5, 201—210 (1959).
— — Sicherheitsgurte für Kraftfahrzeuginsassen. Zbl. Verkehrsmedizin 6, 152—183 (1960).
CAMPBELL, H. E.: Deceleration, highway mortality, and the motor car. Surgery 36, 1056—58 (1954).
CARSTENSEN, E.: Eine Unfallstatistik aus der Chirurgischen Universitätsklinik Hamburg-Eppendorf. Mschr. Unfallheilk. 59, 65 (1956).
CUANY, W.: Les accidents de la circularion routière: le point de vue d'un agent de police. Praxis 55, 454—460 (1966).
DAGRADI, A.: Der kranio-zervikale Peitschenschlagmechanismus bei Verkehrsunfällen. Chir. Praxis 9, 43—57 (1965).
DILLIHUNT, R. C., et al.: The Increasing Problem of Motorcycle Accidents. J. Am. Med. Ass. 196, 1045—1047 (1966).
DÖRKEN, H.: Der Herzinfarkt am Steuer. Dtsch. Ärzteblatt 62, 17—19 (1965).
DÖRR, D.: Verkehrsunfälle bei Fußgängern und Radfahrern. Langenbecks Arch. 307, 238 bis 260 (1964).
Du Bois, E. F.: Safety-Belts are not Dangerous. Brit. Med. J. 2, 685—686 (1952).

EHALT, W.: Behandlung und Rehabilitation schwer und schwerst durch Straßenverkehrsunfälle Verletzter. Wien. klin. Wschr. **78**, 133—138 (1966).
FISCHER, H.: Der tödliche Verkehrsunfall aus der Sicht des Pathologen. Mschr. Unfallheilk. **65**, 210 (1962).
— Opfer der Motorisierung. Wehrmed. Mitt. 137 (1962).
— Gehirnaspiration in die Lungen als Folge schwerer frontobasaler Schädeltraumen. Mschr. Unfallheilk. **67**, 440—442 (1964).
— Pathologie des Straßenverkehrsunfalles; in: Laves; Der Straßenverkehrsunfall (2. Aufl. in Vorbereitung).
FLEISCHMANN, M.: Die traumatische Ablederung. Rozhl. v. chir., Prag **39**, S. 829—832 (1960); Ref. Med. d. Sowjetunion **9**, 278 (1962).
GARRETT, J. W., and P. W. BRAUNSTEIN: The Seat Belt Syndrom. J. Trauma **2**, 220—238 (1962).
GARWOOD, F., and R. L. MOORE: Pedestrian accidents. Med. Sci. and Law **3**, 416 (1962).
GATES, E. M., and D. CENTO: Studies in Cervical Trauma, Part 1. The So-called ,,Whiplash". International Surgery **1**, 218—222 (1966).
GEMSENJÄGER, E.: Über einen atypischen Fall von Hirnschädigung nach stumpfer Gewalteinwirkung auf den Schädel. Psychiat. et Neurol. **139**, 416—428 (1960).
GISSANE, W., and J. BULL: Injuries from road accidents. Practitioner **188**, 489 (1962).
GÖGLER, E.: Unfallopfer im Straßenverkehr. Documenta Geigy; Series chirurgica Nr. 5, (1962) (765 Literaturstellen).
GRAMBERG-DANIELSEN, B.: Die Farbentüchtigkeit im Straßenverkehr. Dtsch. med. Wschr. **88**, 1528—1530 (1963).
GREENDYKE, R. M.: Traumatic Rupture of Aorta. Special Reference to Automobile Accidents. J. Amer. Med. Ass. **195**, 527—530 (1966).
GROTE, W.: Traumatische, frontobasale Liquorfisteln. Chirurg **37**, 102—105 (1966).
HAAS, K.: Der Spättod nach Verkehrsunfällen. München: Inaug. Diss. 1960.
HAAS, P.: Todesursachen und Verletzungen bei Straßenverkehrsunfällen. München: Inaug. Diss. 1960.
HÄGQUIST, S. O.: Trafikskadoe — en socialmedicinsk undersökning. Nordisk Medicin **72**, 1213 (1964).
HÄNDEL, K.: Über die zeitlichen Zusammenhänge zwischen Unfall und Tod, das Ergebnis von 1000 tödlichen Verkehrsunfällen. Dtsch. Z. ges. gerichtl. Med. **55** 187—193 (1964).
HATZFELD, G.: Fremdkörper in der Kieferhöhle nach Unfallverletzungen. Zbl. Chir. **87** 1192 bis 1196 (1962).
HEIKEL, H. V.: Trafikolycksfallsskadornas förändingar under 10-arsperioden 1951—1960. Nordisk Medicin **73**, 125—133 (1965).
HERNER, B., et al.: Sudden Illness as a Cause of Motor-Vehicle Accidents. British J. Industr. Med. **23**, 37—41 (1966).
HEYTER, J. G.: Die epiduralen Haematome. Schweiz. med. Wschr. **94**, 2,46 (1964).
JANKNEGT, R. A.: Een typisch bromfietsongeval: de spaakverwonding (Speichenverletzung bei Moped). Ned. T. Geneesk. **108**, 1943—1944 (1964).
KEMMERER, W. T., et al.: Patterns of Thoracic Injuries in Fatal Traffic Accidents. J. Trauma **1**, 595—599 (1961).
KETZ, E.: Hirndauerschäden nach Straßenverkehrsunfällen. Schweiz. Med.Wschr. **91**, 270 (1961).
KOSLOWSKI, L., u. H. RAUCH: Über Mehrfachbrüche an den unteren Gliedmaßen. Mschr. Unfallheilk. **62**, 263—270 (1959).
KREBS, H.: Schädelimpressionsfrakturen bei Kindern. Mschr. Unfallheilk. **67**, 433—440 (1964).
KULOWSKI, J.: Crash Injuries. Springfield: Charles C. Thomas 1960.
— Accident injuries of the conjoined Femur. Springfield: Thomas 1964.
— and W. B. ROST: Intra-abdominal injury from Safety Belt in Auto Accident. Arch. Surg. **73**, 970 (1956).
LAVES, W.: Der plötzliche Herztod im Straßenverkehr. Dtsch. Z. ges. gerichtl. Med. **47**, 303 (1958).
— u. a.: Der Straßenverkehrsunfall. Ursachen-Aufklärung-Beurteilung. Stuttgart: Enke 1956.
MARCUS, H. G.: Gefährlicher Jeep. Zbl. Verkehrsmedizin **6**, 104 (1960).
MARX, FR. W.: Epigastric Masses Following Steering Wheel Injuries. Surgery **59**, 962—968 (1966).
MCCARROLL, J. R., et al.: The Pathology of Pedestrian automotive Accident Victims. J. Trauma, 5 421—426 (1965).
MÜLLER, E.: Über den Todeszeitpunkt nach Verkehrsunfällen. Zbl. Verkehrsmed. **11**, 25—27 (1965).
— Schleuderverletzungen des Kopfhalteapparates. Internist **7** 89—84 (1966).
MOORE, J. O., et al.: Child Injuries in Automobile Accidents. Automotive Crash Injury Research of Cornell University 1959; Ref. Zbl. Verkehrsmedizin **7**, 104 (1961).
NORMAN, L. G.: The driver and pedestrian. Med. Sci. and Law **3**, 411 (1962).
NUSSBAUMER, B.: Die Überfahrung im Rahmen des Straßenverkehrsunfalles. Basel/Stuttgart: Schwabe 1960.

PATSCHEIDER, H.: Über Anprallverletzungen der unteren Gliedmaßen bei Straßenverkehrsunfällen. Dtsch. Z. ges. gerichtl. Med. **54**, 336 (1963).

PERRY, J. F., and R. J. MCCLELLAN: Autopsy Findings in 127 Patients Following Fatal Traffic Accidents. Surg. Gynec. Obst. **119**, 586—590 (1964).

PETERSON, F.: Spurenkundliche Unfallrekonstruktion und verkehrsmedizinische Aufklärung bei Verkehrsunfällen mit konkurrierenden Tatbeständen. Zbl. Verkehrsmed. **10**, 84—96 (1964).

PICARD, E.: Multiples contusions internes presque sans lésions externes. Arch. belg. Méd. soc. et Hyg. **12**, 50—54 (1954); Ref. Ber. Path. **25**, 287 (1955).

POTOSSI, O.: Gli incidenti stradali, peste moderna. Minerva medica (1965).

PRIBILLA, O., u. K. ZÖLLNER: Chirurgische und pathologisch-anatomische Befunde bei Verkehrsunfällen. Dtsch. Z. ges. gerichtl. Med. **54**, 72 (1963).

REES, W. D.: Agricultural Tractor Accidents. A Description of 14 Tractor Accidents and a Comparison with Road Traffic Accidents. British Med. J. 63—66 (1965).

REICHELT, A.: Mehrfache Herzruptur nach typischer Steuerradverletzung. Mschr. Unfallheilk. **67**, 338, (1964).

REIMANN, W.: Zungenbein- und Schildknorpelbrüche beim Verkehrsunfallgeschehen. Dtsch. Z. ges. gerichtl. Med. **52**, 70 (1961).

RICHON, A.: A propos des traumatismes des extrémités et du squelette dans les accidents de la circulation routière. Praxis **55**, 461—466 (1966).

RICHTER, CH.: Schädelfrakturen und ihre Auswirkungen bei 100 Motorradunfällen. Chirurg **31**, 416—421 (1960).

ROSENTHAL, R.: Die „Fahrradspeichenverletzung" im Kindesalter. Ärztliche Praxis **29**, 1—2 (1956).

SCHIEFER, R.: Die Ablederungsverletzung. Zbl. Chir. **91**, 869—874 (1966).

SCHMIDT-ELMENDORFF, H.: Über Mopedunfälle. Mschr. Unfallheilk. **64**, 270—276 (1961).

SEIFER, K. E., u. C. FIEGLER: Der Unterschenkelschaftbruch als Verkehrsunfallverletzung. Mschr. Unfallheilk. **66**, 217 (1963).

SMILLIE, I. S.: Dashboard Fracture of Patella. Brit. Med. J. **II**, 203—205 (1954).

SOURNIA, J. C., et P. BOIVIN: Un Accident du travail aux champs. Plaies graves des membres par épandeuse à fumier. Ann. chirurgie 652—654 (1966).

STRAUCH, B.: Bicycle spoke injuries in children. J. Trauma **6**, 61—64 (1966).

TAMASKA, L.: Gesundheitszustand der Kraftwagenlenker im Spiegel des Obduktionsmaterials. Zbl. Verkehrsmedizin **7**, 22—30 (1961).

TOLINS, H. S.: An unusual injury due to seat-belt. J. Trauma **4**, 397—399 (1964).

TSCHERNE, H.: Der Straßenunfall. Wien. med. Wschr. **116**, 105—108 (1966).

VOLLMAR, J.: Die typischen Verletzungen des Auto- und Motorradfahrers. Langenbecks Arch. **286**, 54—90 (1957).

WADE, F. V., and W. A. MACKSOOD: Traumatic Hemipelvectomy. A Report of Two Cases with Rectal Involvement. J. Trauma **5**, 554—562 (1965).

WILLIAMS, J. S., et al.: The automotive safety belt: in saving a life may produce intraabdominal injuries. J. Trauma **6**, 303 (1966).

WÖLKART, N.: Der gerichtsärztliche Nachweis der Fahrerflucht nach tödlichen Verkehrsunfällen; in Laves, Bitzel-Berger; Der Straßenverkehrsunfall. 1. Aufl. Stuttgart: Enke 1956.

WYNEN, A.: La Traumatologie de la Route. Bruxelles: 1962.

ZIFFER, D.: Verletzungen und Todesursachen im Straßenverkehr tödlich Verunglückter. Inang. Diss. München 1964.

ZIPERMANN, H. H., and J. B. MCGINTY: Traumatic intrathoracic Tibia. Case Report. J. Trauma **4**, 400—407 (1964).

C. Traumen bei Unfällen im Luftverkehr

I. Unfälle mit Flugzeugen

1. Vorgehen bei der Untersuchung

Unfälle im Flugverkehr weisen einen außerordentlich hohen Prozentsatz an Toten und Schwerverletzten auf neben schwersten Zerstörungen des Materials. Bei der Aufklärung dieser Unfälle haben pathologisch-anatomische Untersuchungen wertvolle Mitarbeit geleistet und oft durch genaue Obduktion in Verbindung mit anschließenden histologischen und chemischen Untersuchungen die Ursache gefunden bzw. aufgetretene Verdachtsmomente ausgeschlossen. Gerade bei Flugzeugunfällen hat sich die Zusammenarbeit mehrerer Fachleute, Flugsachverständiger, Pathologen, Gerichtsmediziner und Toxikologen sehr bewährt und zu guten Ergebnissen geführt.

Zur Aufklärung eines Flugzeugunfalles ist die Besichtigung der Unfallstelle von großer Wichtigkeit; denn die richtige Beurteilung des Obduktionsbefundes durch den Obduzenten kann sehr von den am Unfallort getroffenen Feststellungen abhängen. Die Lage jeder Leiche ist genau durch Skizze und Fotografie festzulegen sowie die Beziehung zu den Bruchstücken, evtl. zum Fallschirm und der Schleudereinrichtung, ferner zu den Umständen, unter denen die Leichen aufgefunden wurden. Die Entfernung der Leichen darf erst dann erfolgen, wenn eine Lokalbesichtigung stattgefunden hat und Fotoaufnahmen gemacht worden sind.

Wie AUSBÜTTEL schreibt, erschöpft sich bei der Obduktion von abgestürzten Flugzeuginsassen die Arbeit des Obduzenten nicht auf die wesentlichen Traumen und die Feststellung der Todesursache. So wichtig auch diese Frage ist, so ist von größerem Wert, ihre Ursache und den Mechanismus ihres Zustandekommens zu klären. Dabei können auch kleine Verletzungen, wie Hautabschürfungen, Risse und oberflächliche Haematome, von Interesse sein, weil durch sie weitere Hinweise auf die Funktion von Rettungseinrichtungen gegeben werden und sich notwendige Abänderungen der Inneneinrichtung der Flugzeuge ableiten lassen.

Bei der Obduktion darf also der Pathologe keinen Unglücksfall unter der Voraussetzung betrachten, daß die Todesursache durch die Schwere der Verletzung allein erklärbar ist, sondern er muß auf das Vorliegen besonderer Zustände, wie Koronarthrombose, intrakranielles Aneurysma, Fett- oder Luftembolie usw., achten, welche dem Unfall vorausgegangen sein können.

Die genaue Außenbesichtigung hat sich auf alle Abschürfungen, oberflächliche und tiefe Wunden zu erstrecken. Dringend erforderlich sind auch Röntgenaufnahmen, da Frakturen, wie z.B. im Gebiet der Halswirbelsäule, besser röntgenologisch dargestellt werden können als durch direkte Präparation. Ebenso lassen sich kleine Metallsplitter durch Röntgenaufnahmen leicht nachweisen. Die Verletzungen bei der Außenbesichtigung müssen durch Fotografien, möglichst auch Farbaufnahmen, festgehalten werden. Teilsektionen sind abzulehnen, weil sie nur eine unzureichende Beurteilung gestatten. Für chemische und toxische Untersuchungen kommen Proben von Urin, Blut, Leber, Niere und Gehirn (unfixiert) in Betracht. Zur histopathologischen Untersuchung müssen — soweit möglich — Gewebsstücke aller Organe, einschließlich Haut, Knochen, Mittel- und Innenohr, das ganze Gehirn, Rückenmark, das ganze Herz und Aorta, sowie Organe, die eine größere Verletzung aufweisen, in 10%igem neutralen Formalin aufbewahrt werden.

NIESS u. Mitarb. vertreten die Auffassung, daß bedauerlicherweise nicht alle Flugzeugunfälle gründlich vom ärztlichen Gesichtspunkt aus untersucht werden. Im Jahre 1961 waren in den USA sowie bei den Luftstreitkräften in Übersee 1581 Todesfälle infolge von Flugzeugunfällen zu verzeichnen. Davon waren Privatflugzeuge in 437 tödliche und 4128 nicht tödliche Unfälle verwickelt. Die Leichen aller Besatzungsmitglieder — insbesondere der Flugzeugführer — und der Passagiere sollen obduziert werden. Verletzungen sind dabei in Einzelheiten zu beschreiben und Fremdkörper in den Wunden sorgfältig zu suchen, da sie Zeugnis ablegen können, welcher Flugzeugteil die Verletzung verursacht hat. Es können hier auch Reste von etwaigen Sprengkörpern gefunden werden. Für die Lokalisierung von Fremdkörpern haben sich Röntgenstrahlen als unschätzbar erwiesen.

Toxikologische Studien müssen routinemäßig bei den Besatzungsmitgliedern und einem Teil der Passagiere durchgeführt werden. Das für diese Untersuchung gesammelte Material sollte etwa 200 g Hirnsubstanz betragen, eine halbe Niere, 200 g Leber, eine Hälfte oder ein Unterlappen der Lunge, 100 ml Blut, der vorhandene Urin sowie der Mageninhalt. Dieses Material soll gefroren oder so kalt wie möglich gehalten werden, bis die Einfrierungsmöglichkeit zu weiteren Untersuchungen in Laboratorien gegeben ist. Untersucht wird der Gehalt an Kohlenmonoxyd, Alkohol, Arzneimittel und im zentralen Nervensystem die Milchsäure (Nachweis der Hypoxie).

Mit den gerichtsärztlichen Problemen bei Flugzeugunfällen hat sich SPANN eingehend befaßt. Die Aufgaben bestehen in Feststellung der Todesursache, Ermittlung des Todeszeitpunktes und der Identifizierung der Leichen, wobei in einem Fall eine Identifizierung am Unfallort möglich sein kann, während in anderen Fällen die Identifizierung erst nach Abtransport der Leichen erfolgen kann (siehe auch Kapitel Q, S. 429 ff.). Die verschiedenen Schlußfolgerungsmöglichkeiten für die Rekonstruktion des Unfallgeschehens sind immer in engster Zusammenarbeit mit dem Techniker zu erwägen.

In der Praxis hat sich die Beurteilung eines Flugzeugunfalles nach folgenden drei Hauptfaktoren bewährt (TOWNSEND):

A. *Umgebungsfaktoren*
  1. Höhe — (Hypoxie, Dekompression)
  2. Geschwindigkeit — (g-Kräfte, Raum-Desorientierung, Winddruck)
  3. Toxine — (Kohlenmonoxyd, Treibstoff, Gerüche)
  4. Temperatur — (excessive Hitze, Kälte, Feuchtigkeit)
  5. Lärm — (Wirkung auf das Gehör, Vibration)
  6. Stress — („Pathologie des Schreckens")

B. *Traumatische Faktoren*
  1. Schutzausrüstung
  2. Abspringen, Schleudersitz
  3. Flugzeugmuster

C. *Vorher bestehende Krankheiten*

2. Art der Verletzungen

Bei Flugzeugunfällen findet sich neben Zerreißungen von Körperorganen (Herz, Lungen, große Gefäße, Leber, Nieren, Milz usw.) nicht selten gleichzeitig eine mehr oder weniger ausgiebige Zertrümmerung des Schädels. Zusammenfassend kann festgestellt werden, daß bei der großen Mehrzahl der durch Flugzeugunfall Getöteten (die meisten der Verletzten werden tot geborgen) vielfältige Verletzungen vorliegen, so besonders mehrfache Knochenbrüche und die genannten Organzerreißungen. Die Gehirnverletzung ist oft nur eine der Todesursachen. In anderen Fällen, z.B. bei Wirbelbrüchen, ist die Gehirnverletzung eine unbedeutende Begleiterscheinung der zum Tode führenden Hauptverletzung.

MASON fand bei 153 tödlich Verletzten sowie 38 zertrümmerten Leichen folgende Skeletverletzungen:

Schädel
Kalotte allein 4
nur Schädelbasis allein 22
Kalotte und Basis 76
Gesichtsknochen 94

Wirbelsäule (Wirbelkörper)
Halsbereich 47
Thoraxbereich 54
Lendenbereich 35
Becken 77
Sternum 64

Rippen
- 4 oder weniger einseitig 26
- 5 oder mehr einseitig 11
- doppelseitig 80

Arme
- Humerus einseitig 48
- Humerus beide 23
- Unterarme beide 28

Beine
- Femur einseitig 60
- Femur beide 43
- Unterschenkel beide 49

Bei den 153 tödlich Verunglückten, mit Ausnahme der 38 zertrümmerten Leichen, fanden sich folgende Schädel- und Thoraxverletzungen:

Gehirn
- intrakranielle Blutung 21
- Hirnzertrümmerung 91

Herz
- Stichverletzungen durch Rippen 17
- Endokardrisse 15
- Wandrupturen 59

Lungen
- örtliche Blutungen 31
- ausgedehnte Blutungen 57
- kleine oder mittelgroße Risse 35
- ausgedehnte Risse 36

Zwerchfell
- einfache Ruptur 10
- Durchtritt von Eingeweiden 36

große Gefäße
- lokalisierte Verletzung 36
- ausgedehnte Verletzungen 28

Von 55 Aortenrupturen betrafen 10 die Abgangsstelle, 10 den aufsteigenden und Bogenteil, 12 das distale Ende des Bogenteils, 14 den Brustabschnitt und 3 den Bauchteil; 6mal lag eine ausgedehnte Zerreißung vor.

Verletzungen der Bauchorgane:
- Magenruptur 18
- Darmrisse 19

Pankreas
- geringfügige Verletzung 3
- schwere Verletzung 10

Nieren
- geringfügige Verletzung 36
- schwere Verletzung 40

Leber
- geringfügige Verletzung 15
- schwere Verletzung 79

Milz
- geringfügige Verletzung 23
- schwere Verletzung 59
- Leber, isolierte Verletzung 17
- Milz, isolierte Verletzung 6
- Nieren, isolierte Verletzung 1

MOSELEY berichtete über 8416 Angehörige der US-Luftstreitkräfte, die in größere Flugzeugunfälle verwickelt waren. Dabei endeten 18,7% tödlich, 5,2% erlitten größere, 76,1% kleinere oder keine Verletzungen. Bei den 1572 Getöteten überwogen multiple Verletzungen mit 1180 Fällen. Verbrennungen und intrakranielle Verletzungen mit 105 bzw. 104 Fällen, sowie Kombinationen von vielfachen traumatischen Verletzungen und Verbrennungen, einschließlich der Schädelverletzungen, folgten mit 150 in weitem Abstand.

Nach MOSELEY stehen bei den tödlichen Traumen von Angehörigen der Luftstreitkräfte, mit Ausnahme multipler Verletzungen, die des Schädels an erster Stelle. Derartige Läsionen reichen von der Hirnkontusion bis zur Dezerebrierung und Dekapitation. Die Mehrzahl weist so schwere Frakturen mit entsprechender Gehirnschädigung auf, daß ein chirurgischer Eingriff wenig Hoffnung bietet.

An zweiter Stelle folgen die Verbrennungen. Sie sind gewöhnlich sehr ausgedehnt; dazu kommt die Inhalation heißer Gase. Ferner gibt es eine Reihe anderer Verletzungen, die beachtet werden müssen und diagnostische Schwierigkeiten bieten können. Neben Zerreißungen oder Verletzungen von Bauch- und Thoraxorganen ist an Gefäßrisse zu denken. Durch den Aufprall kann das Organgewicht die Gefäße am Hilus, sei es Vene oder Arterie, zur Ruptur bringen und damit eine rasche Ausblutung verursachen.

1963 ereigneten sich in den USA 4690 Flugzeugunfälle, davon 428 schwere mit insgesamt 893 Todesopfern. Besondere flugmedizinische Faktoren wie Intoxikation des Piloten, körperliche Beeinträchtigung und körperliches Versagen des Piloten, Selbstmord, Schneeblendung, Sonnenblendung und Schwindel stellten 113mal ursächliche Faktoren dar, darunter 60 tödliche. KAPLAN weist darauf hin, die Charakter- und Verhaltensweisen verunglückter Piloten zu eruieren, die mitunter die Unfallursachen aufklären können. Er bringt dazu einen eindrucksvollen Fall.

Die Wirbelsäulenfrakturen bei Jet-Unfällen untersuchte im Zeitraum 1959 bis Ende 1963 bei der US-Marine EWING. In diesem Zeitraum waren 6975 Menschen in Flugunfälle aller Flugzeugtypen verwickelt, und zwar 36% bei Jet, 48% bei Prop und 16% bei Helikoptern. 174 Menschen erlitten Wirbelsäulenfrakturen, und zwar 60% in Jet, 29% in Prop und 11% in Helikoptern.

Über das Flugzeugunglück in München-Riem 1958 berichtete SPANN. Die Maschine raste beim Start gegen ein Haus und eine Baumgruppe und ging anschließend in Flammen auf. Bei den 21 Toten betanden 2 Verletzungsgruppen, nämlich alle Arten von mechanischen sowie thermischen Körperschädigungen. Die Getöteten wiesen mit wenigen Ausnahmen z.T. so schwere Verletzungen auf, wie sie in ihrer Mannigfaltigkeit bei Straßenverkehrsunfällen nicht beobachtet werden. Bei allen Leichen fanden sich durchweg Knochenverletzungen. Thermische Verletzungen, bis zu ausgedehnten Verkohlungen und Kalzinierungen, waren bei 8 Leichen feststellbar.

Folgende Verletzungen wurden beobachtet:

Vollständige Zertrümmerung des Schädels	2mal
Schwerste Berstungsbrüche mit Beteiligung des Schädeldaches und der Schädelbasis	12mal
Schädelbasisfraktur allein	3mal
Zerreißung des Atlanto-occipitalgelenkes	4mal
Quetschungsherde in Brücke und Medulla oblongata	6mal
Verletzungen des Herzens	7mal
Herzbeutelzerreißungen (in 4 Fällen war der Herzbeutel zerrissen, während das Herz unversehrt geblieben war)	10mal
Aortenrupturen	9mal
Zerreißung der Lungen	10mal
ein- oder beidseitiger Haematothorax	14mal
Leberzertrümmerung	12mal
Haemaskos	6mal

SPANN weist darauf hin, daß der Fettembolie in den Lungenkapillaren als Zeichen einer vitalen Fernreaktion auch bei sehr raschem Ablauf des Todesgeschehens große Bedeutung zukomme, vorausgesetzt, daß keine Verletzungen des Herzens vorliegen. Selbst Dezerebrierungen müssen daher, wie seit langem bekannt, keineswegs einen sofortigen Herzstillstand zur Folge haben.

Die chirurgischen Erfahrungen bei diesem Flugzeugunglück teilte GRESSER mit. Dabei konnten neben anderen schweren Verletzungen seltenere Frakturformen beobachtet werden, wie der Abriß einer Trochanterspitze bei 2 Patienten, der Abriß des Fibulaköpfchens oder eine Mittelfußluxation im Lisfrancschen Gelenk.

MOSELEY und ZELLER werteten 118 Flugzeugunfälle bei Transportmaschinen der US-Luftwaffe aus. Die verschiedenen Bewegungskräfte vom Beginn des Aufpralls bis zum Stillstand des Flugzeuges wurden genau analysiert und zur Schwere der Verletzungen der Insassen in Beziehung gesetzt. Dabei zeigte sich, daß bei einem Aufprall in Längsrichtung die Bedingungen wesentlich günstiger waren als bei seitlicher Abweichung. Die Dezelerationskräfte bewegten sich innerhalb der menschlichen Toleranz. Die schwersten Schäden entstanden bei Zerstörung der Pilotenkabinen durch Feuer, durch Anschlagen des Kopfes oder der Extremitäten bei angeschnallten Piloten.

Durch eine übermäßige Kompressionsbelastung der Oberbauch- und Brustorgane infolge plötzlicher Beugung des Körpers über dem Sitzgurt versuchte TEARE einen Teil der Verletzungen der 28 Todesopfer eines Flugzeugunfalles am 21. 10. 1950 bei London zu erklären. Er fand 8 Aorten-, 3 Lungen-, 3 Herz- und 2 Leber- und Milzrupturen.

Bei den Luftflotten der zivilen Fluglinien der Erde, welche gegen Ende des Jahres 1962, einschließlich der sowjetischen Zivilluftflotte, über etwa 6000 große Maschinen verfügten, sind in diesem Jahr 27 Unfälle mit dem Tod von 739 Passagieren und 140 Besatzungsmitgliedern vorgekommen. Insgesamt wurden 1962 74 Unfälle verzeichnet, die den Tod von 1511 Personen verursacht hatten, und zwar von 1227 Passagieren und 277 Besatzungsmitgliedern; 7 Personen sind auf dem Erdboden getötet worden (LAFONTAINE).

Die technische und medizinische Analyse eines zivilen Luftunfalles gaben HASBROOK und DILLE.

In den Jahren 1959/1960 und 1961 wurden vom Air Training Command der US-Luftwaffe 3 606 787 Flugstunden absolviert, davon $^2/_3$ auf Jet-Flugzeugen. In diesen 3 Jahren ereigneten sich nach MCCANN und SCHULZE 53 tödliche Unfälle, davon 51 in Jet-Flugzeugen. Bei 18 dieser Unfälle lag der Verdacht auf körperliches Versagen des Piloten vor, und bei 5 von diesen wiederum war das körperliche Versagen die wahrscheinliche Unfallursache.

Die gegenwärtige tödliche Unfallrate beträgt 1,4 auf 100 000 Flugstunden. Sie betrug 8 im Jahre 1947 und 55 im Jahre 1921.

Die wichtigsten pathophysiologischen Ursachen des körperlichen Versagens von Piloten bestehen in:
1. Hypoxie
2. Hyperventilation
3. Dysbarismus
4. Blackout (Bewußtlosigkeit).

Vom 1. Juli 1959 bis 1. Juli 1961 wurden bei über 2 400 000 Flugstunden 187 physiologische Zwischenfälle gemeldet, und zwar 69 von Hypoxie, 93 von Hyperventilation, 16 von Dysbarismus und 8 von Blackout. Für die meisten Zwischenfälle infolge Hypoxie waren schlecht passende Sauerstoffmasken oder fehlerhafte Sauerstoffzufuhr verantwortlich. Eine Hyperventilation ist meist durch Angst hervorgerufen. In der Regel sind Flugschüler auf ihren ersten Flügen oder bei Durchführung von Kunstflugfiguren betroffen sowie Flügen in Formation oder

Instrumentenflügen, die alle einen hohen Grad von Fähigkeit und technischem Können des Flugzeugführers voraussetzen. Infolge der respiratorischen Alkalose kommt es bekanntlich zu einer Abnahme der Gehirndurchblutung.

In 10 Fällen von Dybarismus traten Bends (Gelenkschmerzen) ohne ernsthafte Folgen auf. 3 Fälle eines neurozirkulatorischen Dysbarismus waren ernsthaft.

Die Bewußtlosigkeit (Blackout) tritt bei hohen g-Kräften auf, wenn der arterielle Blutdruck für eine entsprechende Durchblutung des Gehirns unzureichend ist.

4 Fälle intraabdominaler Verletzungen bei einem Flugzeugunfall veröffentlichten FISH und WRIGHT. Sie beziehen die Verletzungen auf den Sitzgurt. Die Verletzungen bestanden in Kontusionen der Bauchwand und der Lendengegend, Rupturen des Dünndarms und Mesenteriumeinrissen (die Sitzgurte lagen über dem Schoß).

Die Traumatologie von *Hubschrauberunfällen* ist beherrscht von der hohen Anzahl von Verbrennungen. Verletzungen der Wirbelsäule infolge der vertikalen Dezeleration nehmen den 2. Platz ein. Die kardiovaskulären Verletzungen betreffen Rupturen oder Risse des Myokards und der Aorta.

SCHIECHEL weist darauf hin, daß bei Flugzeugunfällen, insbesondere bei Hubschrauberunfällen, neben den klassischen vielfältigen Traumen die Schleudertraumen und die Kompressionstraumen der Wirbelsäule erhöhte Berücksichtigung finden müssen. Vor allem ist die Wirbelsäule als zentrales statisches Organ des Körpers diesem Trauma ausgesetzt.

Der leichteste Grad des Schleudertrauma wird durch das Bild der Wirbeldistorsion mit den reaktiven Muskelverspannungen gekennzeichnet. Der schwerere Grad ist die Stufe der Wirbelfrakturen.

Bei Unfällen mit Hubschraubern sind nach KIEL und BLUMBERG bei 187 tödlich verunglückten Personen folgende Verletzungen festgestellt worden:

Verletzungen des zentralen Nervensystems	47%
Verletzungen des Herz- und Gefäßsystems	39%
Verbrennungen	17%
Risse von Eingeweiden oder Gliedmaßen	17%
Multiple Extremitätenverletzungen	11%
Ertrinken	9%
Eviszeration	3%
Lungenembolie	2%
akute Koronarinsuffizienz	1%

Etwa die Hälfte der Opfer hatte tödliche Verletzungen des Schädels oder Gehirns. Dabei fanden sich:

schwere Hirnverletzungen	27 Fälle
Dekapitation mit Enthirnung	25 ,,
Zertrümmerung des Gehirns	19 ,,
Schädelfrakturen	8 ,,
Gehirnerschütterung	3 ,,
Subarachnoidalblutung	3 ,,
subdurales Haematom	2 ,,

Die Verteilung von 101 tödlichen Verletzungen des Gefäß- und Kreislaufsystems war folgende:

56 mal Herzruptur
22 mal Ruptur der Aorta descendens am Bogenteil
22 mal Ruptur der Aorta ascendens
6 mal Ruptur der Aorta im Bogenteil
4 mal Ruptur der A. pulmonalis nach Verlassen des Herzens
1 mal Ruptur der Aorta descendens im Bauchteil
1 mal Ruptur der Pfortader und der Vena cava inferior

Bei Hubschrauberunfällen sind etwa 6% der Todesfälle durch den Rotor verursacht. Nach einer Zusammenstellung von KIEL über 17 Todesfälle durch den

Rotor waren in der Hälfte zivile Hubschrauber beteiligt, und zwar kleine Maschinen mit einem Hauptrotor und einem kleinen Rotor am Schwanz der Maschine. In früheren Jahren waren Zuschauer die Hauptopfer, nunmehr sind es Angehörige des Bodenpersonals und aussteigende Passagiere, die vorwiegend betroffen werden. In 10 Fällen war der kleine Heckrotor die Ursache und in 5 Fällen der Hauptrotor über der Maschine.

Nach den deutschen Untersuchungen aus dem 2. Weltkrieg stellte das Überschlagen der Maschine bei der Landung einen besonderen Fall dar. Hier wurde oft das Kabinendach durch den heftigen Aufschlag auf die Erde eingedrückt. Wenn das Kabinendach nicht ausreichend abgestützt ist, erleidet der Flieger gewöhnlich eine Verletzung des Schädels.

Auch über Schußverletzungen im Flugzeug wurde berichtet, insbesondere über Verwundung fliegender Besatzungen durch englische Jagdflugzeug-Maschinengewehrmunition. Gelegentlich bestanden besondere Bedingungen bei Luftkämpfen, wenn die Geschosse innerhalb einer geschlossenen Kabine die Kabinenwand streiften und abprallten, oder wenn Kabinenteile losgerissen wurden und sich in Projektile verwandelten. Durch britische Jagd- oder Kampfflugzeuge verwendete Maschinengewehr-Munition hatte die besondere Eigenschaft, ihren harten Mantel beim Durchschlagen der Kabinenwand zu verlieren. Der schwere Kern, bestehend aus einer Bleilegierung, drang in den Schädelknochen ein und zersplitterte in mehrere oder sehr zahlreiche Fragmente innerhalb des Gehirns. Manchmal wurden Splitter auch an der Schädelöffnung gefunden. Röntgenstrahlen und Autopsie zeigten Splitter, die fast an allen Teilen des Gehirns steckten.

3. Untersuchung von Kleidung und Schutzausrüstung

Bei Beurteilung der traumatischen Faktoren ist die Kleidung und die Schutzausrüstung genau zu prüfen. Dabei ist auch festzuhalten, wieweit die Kleidung einen Schutz gegen Kälte gewährleistet. Es darf deshalb kein Teil der Bekleidung abgeschnitten oder entfernt werden, bevor sie durch den Obduzenten besichtigt ist. Ein guter Schutzhelm hat für den Flieger eine außerordentlich hohe Bedeutung. Bei Flugzeugunfällen betreffen nämlich etwa 25% der primären größeren Verletzungen den Schädel, und 14% der Todesfälle beruhen auf Schädelverletzungen.

Bei einer Reihe von Flugzeugabstürzen konnte der Nachweis erbracht werden, daß eine Korrelation bestand zwischen den von den Passagieren in Verkehrsflugzeugen erlittenen Verletzungen und den nach vorne gerichteten Sitzen. In der Mehrheit bestanden diese Verletzungen aus Schädelbrüchen und Frakturen der unteren Extremitäten, welche durch das taschenmesserartige Zusammenklappen des Körpers hervorgerufen werden, wenn dieser im Sitz durch den auf dem Schoß liegenden Sicherheitsgurt festgehalten wird.

Die Kälteeinwirkung auf den ungeschützten Piloten in großer Höhe ist gewaltig. So traten von August 1942 bis Januar 1944, also innerhalb 18 Monaten, bei den alliierten Bomberbesatzungen der 8. Luftflotte bei 2008 Fliegern Erfrierungen bei Kampfaufträgen ein. Während dieser Zeit wurden nur 1362 Flieger durch feindliches Abwehrfeuer verletzt (LEWIS).

4. Vorher bestehende Krankheiten

Die Beurteilung vorher bestehender Krankheiten für die Ursache eines Flugzeugunfalles stellt mitunter erhebliche Schwierigkeiten dar. Auch GLANTZ und STEMBRIDGE teilen mit, daß das Verhältnis von Coronarsklerose als Ursache oder zusätzlicher Faktor für Flugzeugunfälle mitunter schwierig zu analysieren ist. Bei einer Untersuchung des Autopsiematerials von 222 Flugzeugunfällen hatten 70% der Obduzierten im Alter von 19–53 Jahren Zeichen einer Coronarsklerose; 21% verschiedene Grade einer deutlichen Verengung des Coronarlumens, wovon in besonderem Maße die Altersgruppe von 30–40 Jahren betroffen war. In 3 Fällen konnte mit ziemlicher Sicherheit der Nachweis geführt werden, daß sich ein Herzinfarkt während des Fliegens ereignet hat. In einem weiteren Fall stand einwandfrei fest, daß es durch den Infarkt des Piloten zu einem Luftzwischenfall gekommen war.

Zu dem hochaktuellen Thema Coronarsklerose, Coronarinfarkt und Flugsicherheit lieferte KIRCHHOFF unter Auswertung der vorliegenden Weltliteratur einen Beitrag, in welchem er eine weitere diesbezügliche Beobachtung anführte. Klinische und autoptische Untersuchungen an einer größeren Zahl von Flugzeugführern haben ergeben, daß Coronarsklerose verschiedener Stärke bei einem erheblichen Prozentsatz vorliegt. Auch bei jüngeren Menschen in den 20iger Jahren sind Coronarsklerosen, sogar mit Verengung des Lumens, keine Seltenheit. Mit zunehmendem Lebensalter steigt der Prozentsatz an stärkeren Stenosierungen erheblich an.

In Einzelfällen kam es während des Fluges zum Infarkt bzw. zur Coronarinsuffizienz mit tödlichem Ausgang. Die Beurteilung eines unmittelbaren Zusammenhanges mit dem Flugzeugunfall ist allerdings außerordentlich schwierig und oft unmöglich. Zwar sind die Gründe für ein dadurch bedingtes Herzversagen naheliegend, doch keineswegs beweisend; denn selbst ein ausgeprägter pathologisch-anatomischer Befund erlaubt nicht, ohne weiteres die Hintergründe eines Flugzeugunfalls aufzuklären.

DE CILLA veröffentlichte einen Herzinfarkt bei einem 45 Jahre alten Fliegeroffizier während des Fluges.

Untersuchungen von MASON an 270 Soldaten (180 Piloten, 90 Soldaten des Bodenpersonals) im Alter von 17—42 Jahren, mit einem Durchschnittsalter von 27,3 Jahren, ließen bei der Obduktion in 21,9% der Gesamtzahl eine signifikante Einengung des Lumens einer oder mehrerer Coronararterien erkennen und zeigten in 34,5% bereits makroskopisch erkennbare Veränderungen im Sinne einer Koronarsklerose.

Für den plötzlichen Ausfall eines Besatzungsmitgliedes, mit oder ohne nachfolgenden Unfall, kommt noch eine Reihe weiterer Krankheiten in Betracht. So liegt ein Bericht vor über plötzliche Todesfälle bei Besatzungsmitgliedern infolge Kolloid-(Ependym)-Zyste des III. Hirnventrikels.

5. g-Kräfte beim Flug

Die g-Kräfte (1 g stellt die Bedingung dar, der ein Mensch normalerweise durch die Erdanziehung unterworfen ist) betragen z.B.

1. beim Fallschirmsprung 5 g beim Eröffnungsstoß während einer halben Sekunde und 2 g beim Aufsetzen auf den Boden
2. bei Betätigung des Schleudersitzes mit Hilfe einer explosiven Ladung schwankt sie zwischen 15 und 40 g und einer Dauer von 0,1 — 0,24 s
3. im Verlauf scharfer Wendungen oder eines Sturzfluges von 5, 6, 10 g und mehr, während 3—4 s
4. im Verlauf gewisser akrobatischer Figuren oder Kampfmanöver werden 2—5 g während 5—10 s erreicht.

Es handelt sich dabei um Trägheitskräfte, die in Richtung Kopf-Gesäß einwirken.

Transversale Beschleunigungen, also Trägheitskräfte in Richtung Bauch-Rücken, beobachtet man beim Start jedes Flugzeuges. Ihre Intensität beträgt im allgemeinen 0,5 g; beim Katapultstart eines Marineflugzeuges 2—6 g während 2—3 s je nach Flugzeugtyp und beim Abschießen eines Kosmonauten 6,5 g. Diese Beschleunigungen sind besser zu ertragen als die longitudinalen.

Trägheitskräfte in Richtung Rücken-Bauch werden während der Landung beobachtet. Entsprechend der Länge der Abbremsung der Geschwindigkeit betragen diese Dezelerationen 0,25—0,9 g in 7—15 s. Sie erreichen 5—8 g bei

Landung auf Flugzeugträgern mit einer Bremsung durch Kabel und 300—1000 g und auch mehr bei Auffliegen auf einen Berg.

6. Vibrationen

Wirkungen durch Vibrationen sind zu berücksichtigen. Sie stammen von den Flugzeugmotoren und stellen nicht direkt eine Gefahr für das Leben des Menschen dar, aber sie sind die Quelle von beeinträchtigenden Noxen und Unbequemlichkeit für die Passagiere und tragen zur Ermüdung und Indisposition des Flugzeugführers bei. Die in einem Flugzeug angetroffene Frequenz der Vibrationen schwankt zwischen 18 und 400 Hz oder Cycles/s. Am häufigsten finden sich die zwischen 40 und 120.

Für die bei Hubschrauberpiloten aufgetretenen lumbalen Schmerzen hat man eine mögliche Ursache verantwortlich gemacht, und zwar die mechanischen sowie die Luftschwingungen, worauf auch GUIBAL und BROUSSOLLE aufmerksam machen.

7. Desorientierung

Inwieweit räumliche Desorientierung zu Unfällen führen kann, ist sehr schwer zu beweisen. Es empfiehlt sich aber, das Innenohr des Piloten bei jedem tödlichen Flugzeugunfall zu entnehmen und zu untersuchen. In den letzten Jahren sind manche Veröffentlichungen über die Bedeutung der Desorientierung oder des ,,Pilotenschwindels" als Ursache von Flugzeugunfällen oder von Verwirrung des Piloten während des Fluges erfolgt. Es ist dabei betont worden, daß dies bei Jet-Flugzeugen infolge der hohen Geschwindigkeit besonders bedeutsam sei. Jedoch konnte dieses Phänomen auch bei Hubschrauberpiloten beobachtet werden. Nach Feststellung der US-Air-Forces trug Raumdesorientierung oder ,,Pilotenschwindel" an 14% der tödlichen Flugzeugunfälle bei einem großen Überseekommando Schuld und war zu 25% an den Fällen beteiligt, bei denen physikalische, physiologische und pathologische Faktoren mitspielten.

8. Einwirkung von Kohlenmonoxyd

Der Nachweis von Kohlenmonoxyd ist in der Regel nur in den Fällen positiv, in denen CO-haltige Luft entweder während des Fluges oder nach dem Aufschlag auf der Erde eingeatmet werden konnte. Eine postmortale Kohlenmonoxydbestimmung kann den praktischen Wert haben, festzustellen, ob der betreffende Mensch noch lebte, als z.B. ein Feuer ausbrach, oder bereits tot war. Zur Untersuchung wird gefrorenes Gewebe verwendet, häufig auch Blutextrakt aus dem Gewebe, da Blut nicht immer zur Verfügung steht. Am besten für die Herstellung eines derartigen Gewebsblutextraktes eignen sich Lungen, Nieren, Leber und Milz. Bei der Analyse wird die Kohlenmonoxydhaemoglobinsättigung festgelegt. Werte von weniger als 10% sind fraglich, da Raucher Werte bis 8% erreichen können. Der Nachweis einer Kohlenmonoxydmenge über 10% zeigt eine Überlebenszeit nach dem Ausbruch des Feuers an. Bei der Untersuchung muß man jedoch berücksichtigen, daß längeres Verweilen von Gewebe in Kohlenmonoxydatmosphäre eine Erhöhung der Gasmenge in den oberflächlichen Gewebsschichten verursachen kann.

Nach Untersuchungen weisen Kohlenmonoxydhaemoglobinspiegel zwischen 6 und 9% Sättigung auf die Möglichkeit hin, daß der Mensch zu Beginn des Feuers lebte. Hochgradige Zertrümmerungen und postmortale Verbrennungen des Gewebes nach der Aufschlagexplosion führten nicht zwangsläufig zu einer Erhöhung des Kohlenmonoxydhaemoglobins. Es konnte auch festgestellt werden, daß beim modernen Militärflugzeug das Kohlenmonoxyd keine Intoxikationsgefahr bildet. Bei 1389 Untersuchungen auf Kohlenmonoxyd im Blut betrug der Wert unter 10% COHb. Werte über 10% sollen nur solche Flugunfallopfer aufgewiesen haben, die noch zu Lebzeiten dem Feuer ausgesetzt waren (TOWNSEND u. DOMINGUEZ).

9. Nachweis einer Hypoxie

Der Nachweis einer Hypoxie kann an der Leiche durch Bestimmung der Milchsäure im zentralen Nervensystem geführt werden. Ein erhöhter Wert weist auf die Möglichkeit hin, daß der Betroffene ein akutes Hypoxiestadium vor dem Tode durchgemacht hat. Der postmortale Nachweis einer Hypoxie oder Anoxie ist jedoch recht problematisch, da die histo-pathologischen Veränderungen uncharakteristisch sind und somit wenig Wert für die Diagnose besitzen. Ein erhöhter Milchsäurespiegel im zentralen Nervensystem spricht wohl für eine Hypoxie, jedoch wird damit die Ursache einer solchen nicht geklärt. Wie bekannt, kann eine Reihe von Umständen, wie Sauerstoffmangel infolge Höhe, Betäubung, Aufnahme gewisser Arzneimittel, Schock usw., einen erhöhten Milchsäurewert hervorrufen. Weiter vermag Hyperglykämie, gleich welcher Ursache, einen Anstieg der Glukose im Hirn zu verursachen und somit nach dem Tode einen Anstieg der Milchsäure, da die Glukose einen Vorläufer der Milchsäure darstellt. Mit zunehmender Konzentration der Glukose im Blut geht ein Anstieg der Glukose im Gehirn einher. Nach dem Tod wird dieser Stoff anaerobisch in Milchsäure umgewandelt, so daß ein erhöhter Milchsäurespiegel im Gehirn nach einem Hypoxiestadium mit größerer Wahrscheinlichkeit von einer Hyperglykämie stammt, als von einer Hypoxie (DOMINGUEZ).

Nach den bisherigen Beobachtungen weisen Milchsäurespiegel über 200 mg% im Zentralnervensystem auf eine Hypoxie hin. Zur Bestimmung des Milchsäurespiegels im Gehirn wird gefrorenes, nicht fixiertes Gewebe verwendet.

TOWNSEND und DOMINGUEZ überprüften den Milchsäuregehalt in eingefrorenen, unfixierten Hirngewebsteilen abgestürzter Flieger. Bei 1063 Flugzeugunfällen, die vom Oktober 1956 bis September 1961 zur Untersuchung gelangten, zeigten sich bei 109 Fällen Werte über 200 mg%. In 8 dieser Fälle soll die Milchsäurekonzentration im Gehirn ein entscheidender Beweis für das Vorliegen einer vitalen Hypoxie gewesen sein. Doch gab es auch Fälle, in denen trotz dringenden Hypoxieverdachtes als Unfallursache die Milchsäurewerte im Gehirn der Opfer nicht signifikant erhöht waren.

10. Dekompression

Bei allen Höhenflügen stellt der Dysbarismus eine potentielle Gefahr dar.

Eine tödliche Dekompressionskrankheit (decompression sickness) während des Fluges ist selten. Beim Aufstieg ist ein Abfall des Barometerdruckes über $1/3$ des Bodendruckes notwendig, bevor Symptome einer Dekompressionskrankheit auftreten, das ist etwa um 25000 Fuß (etwa 7620 m). Bei nachlassendem Druck bildet der gelöste Stickstoff Blasen; weiterhin kommen dazu Sauerstoff, Kohlendioxyd und Wasserdampf.

Nach den Ausführungen von WIESINGER kann es in Blut und Gewebe ab 7000 m zu Blasenbildung kommen. Außerdem fördert Bewegung die Entstehung bzw. Vergrößerung der Blasen, weshalb bewegte Gelenke besonders häufig betroffen werden.

Sauerstoffblasen sind nicht gefährlich, da sie an Ort und Stelle verbraucht werden; dagegen bleiben die Stickstoffblasen liegen und konfluieren zu immer größeren Gebilden. Durch den Blutstrom werden sie mitgerissen, bis sie in den feineren Gefäßen steckenbleiben. Durch die verstopften Kapillaren kann schließlich auch kein Blut mehr fließen, und die Zirkulation steht still. Da sich der Stickstoff im Fett viel besser löst als im Wasser, geht die Denitrogenisation aus dem Fettgewebe langsamer vor sich. Hierdurch läßt sich der Spätschock nach Dekompression erklären.

Subjektive Symptome wie ,,Bends" und ,,Chokes" kann man schon bei einer Höhe über 18000 Fuß (1 foot = 30,47 cm) antreffen, obgleich diese Symptome im allgemeinen unter 30000 foot selten sind.

Es besteht eine größere Anfälligkeit mit zunehmendem Alter, erhöhter Leibesfülle und längerer Expositionsdauer. Klinisch zeigt der betreffende Flieger das Bild des klassischen posttraumatischen Schocks mit Angst, Unruhe, hinzukommendem Koma, flüchtigen neurologischen Störungen und starker peripherer Gefäßkontraktion sowie späterer Entwicklung einer Hypotension, eines Lungenoedems, Anurie und schließlich Tod an Herzstillstand. Das hauptsächliche klinisch-pathologische Merkmal ist bei den meisten Fällen eine sehr rasche und schwere Haemokonzentration. Sehr häufig werden 3 weitere Charakteristika angetroffen, wie eine fleckförmige Zyanose, besonders am Oberkörper, Fieber und neutrophile Leukozytose. Die pathologisch-anatomischen Befunde zeigten im allgemeinen keine spezifischen Veränderungen, lediglich solche des Todes in einem Schockzustand. Es bestanden Pleuratranssudat, Hyperämie und Oedem der Lungen und oft kleine Petechien in der Herzwand. Fettembolien, besonders in den Lungen, sind häufig gefunden worden und haben Bedeutung für den Mechanismus der Dekompressionskrankheit, aber der Grad der Embolie ist im Vergleich zu dem im allgemeinen als letal angesehenen Ausmaß nur gering (FREYER).

Weitere Beobachtungen bei der Druckfall-Krankheit teilten MALETTE u. Mitarb. mit. 25 Erkrankungsfälle traten bei simulierten Höhenflügen in der Unterdruckkammer und 10 in Flugzeugen auf. Die Symptome, die ,,Bends" (Stickstoffgasbläschen in Gelenken), Sehstörungen, ,,chokes" (Stickstoffgasembolien in den Lungen), Leibschmerzen, Taubheitsgefühl, Parästhesien, Brechreiz, Erbrechen und Kopfschmerzen lagen bei allen Patienten vor. Als häufigste klinische Zeichen wurden Schock, Bewußtseinsstörungen, Muskelerschlaffungen oder -lähmungen, profuser Schweiß, Blässe, lokalisierte oder generalisierte Krampfanfälle beobachtet.

An pathologisch-anatomischen Befunden, die jedoch nicht immer vorhanden oder besonders ausgeprägt sein müssen, wurden beobachtet: Hirnoedem, Hyperämie der Lungen mit Oedem, Verfettung der Leber, Petechien und Pleuraerguß sowie Hyperämie der Eingeweide.

Die histologischen Befunde zeigten: Degeneration der proximalen Tubulusabschnitte der Nieren. In beinahe der Hälfte der Fälle fand sich ein offenes Foramen ovale. Von Bedeutung sind die zahlreichen Fettembolien im kleinen und auch im großen Kreislauf, welche sekundär als Folge der Dekompression auftreten.

Der Nachweis von Fettembolien in den Lungen und geringeren Grades auch in Organen des großen Kreislaufs bei tödlicher Druckfallkrankheit, insbesondere bei raschem Druckfall, ist bei Ausschluß anderer Möglichkeiten einer Fettembolie ein sicherer Anhalt. Das Fett stammt aus Fettgewebszellen, welche Gas, in erster Linie Stickstoff, aber auch Sauerstoff, enthalten und bei Druckentlastung durch das sich ausdehnende Gas zerrissen werden. Dadurch können Gas und Fett in das Gefäßsystem übertreten. Während sich im allgemeinen der Stickstoff einem pathologisch-anatomischen Nachweis entzieht, gelingt der Fettnachweis in den Lungenkapillaren leicht und stellt zudem eine sichere vitale Reaktion dar (FISCHER).

Belastende Faktoren für das Auftreten einer Druckfallkrankheit sind Übergewicht des Fliegers, Fettleibigkeit und Tauchen vor dem Flug.

Die Tatsache, daß die Mehrzahl der Verunglückten ein offenes Foramen ovale hatte, läßt der Vermutung Raum, dieser Umstand trage zu einem deletären Ausgang besonders bei, weil somit Gas und Fett unter Umgehung des Lungenfilters in kürzester Zeit in den großen Kreislauf übertreten und hier in erster Linie am empfindlichen Gehirn schwere Störungen verursachen können. Eine für den Zusammenbruch des Lungenkreislaufs nicht entscheidende Gas- und Fettembolisation kann durch rasche Mitbeteiligung des Gehirns eine für den Piloten verhängnisvolle Leistungsminderung hervorrufen.

In dem von FISCHER mitgeteilten Fall war eine Fettembolie infolge von Knochenfrakturen durch die augenblickliche explosionsartige Zertrümmerung der Maschine und des Körpers des Flugzeugführers beim Aufprall mit Sicherheit auszuschließen; ebenso eine Verletzung während des Fluges in der Maschine oder durch Zusammenstoß mit einer anderen Maschine. Eine mitunter beobachtete Anwesenheit von Fett-Tröpfchen in Lungenkapillaren bei schweren Verbrennungen kam genau so wenig in Frage wie eine postmortale intravasale Fettwanderung bei faulen Leichen.

Auch HICKEY und STEMBRIDGE berichten über das Auftreten und den Mechanismus von Fettembolien bei tödlicher Unterdruckerkrankung sowie über vergleichende mikroskopische Untersuchungen von Obduktionsmaterial verschiedener Herkunft und von Flugzeugunfall-Leichen hinsichtlich des Vorkommens der Fettembolie.

Rapid decompression, früher auch als explosive Dekompression bezeichnet, ist das plötzliche und vollständige Entweichen des Druckes in der Kabine eines Flugzeuges.

Die möglichen Gefahren für Besatzung und Passagiere bei einer raschen Druckentlastung können folgende sein:

1. Verletzung infolge Hinausreißens aus der Maschine durch den Winddruck oder durch die Dezeleration des Flugzeuges.
2. Hypoxie, Gas- und Dampfblasenbildung bei großer Höhe und Ausdehnung der Gase, die sich in Körperhöhlen befinden
3. Verletzungen der Lungen durch Ausdehnung der intrapulmonalen Gase.

SPERRY berichtete über mechanische Traumen beim Verlassen des Flugzeuges mit hoher Geschwindigkeit in großer Höhe.

Ein weiterer luftfahrt-medizinisch interessanter Bericht liegt über das Auftreten einer Druckfallkrankheit in 18500 foot (etwa 6100 m) Höhe vor.

FRANTISEK berichtete über eine Luftembolie im Lungen- und großen Kreislauf nach einer Verletzung in großer Höhe. Neben einer Luftembolie durch Verletzung der Halsvenen habe jedoch auch infolge Dekompression die in den Lungen befindliche Luft die Alveolen gedehnt und die Lungenvenen verletzt. Die Luft sei dann in diese eingetreten und weiter in das linke Herz und den großen Kreislauf. Es liegt hier also sowohl eine Luftembolie durch Verletzung von Halsgefäßen vor als auch durch plötzliche Dekompression infolge einer Ablösung des Kabinendaches eines Flugzeuges in großer Höhe.

Todesfälle in der Unterdruckkammer weisen dieselben pathologisch-anatomischen Veränderungen auf. Nach einer Mitteilung von PIOCH fanden sich bei der Obduktion Stauungsblutfülle und Oedem der Lungen, Stauungszyanose der Bauchorgane, petechiale Blutungen subperikardial und subpleural, Blutungen in die Pauken- und Nebenhöhlen, Schleimhautblutungen, Blutfülle der Piagefäße und flüssiges Blut in den Gefäßen. Histologisch zeigten Herz, Muskel und Leber sogenannte fettfreie Vakuolen, im Herzmuskel fast ausschließlich in der Wand des linken Ventrikels. Im Gehirn, und zwar in allen Hirnteilen, konnten massive Kapillarverstopfungen durch sudanpositive Massen nachgewiesen werden, in geringerem Ausmaß auch im Herzmuskel. Bei Tod in der Unterdruckkammer, nach simuliertem Aufstieg auf eine Höhe von mehr als 14000 m in schätzungsweise 20 min, konnte HENN ausgeprägte zerebrale Fettembolien, feintropfige Fettspeicherung in den Endothelien der kleineren Hirngefäße, besonders der Rindenkapillaren, und z. T. ausgedehnte Speicherung sudanophiler Substanzen in mesenchymalen Elementen in den erweiterten perivaskulären Räumen mit Akzentuierung des subkortikalen Markes beobachten. Kugelige intraembolische Aufhellungen bzw. im Schnitt ringförmig erscheinende Fettembolie werden — gestützt auf entsprechende Beobachtungen im Tierexperiment — als Gasblasen angesprochen.

11. Nachweis von Medikamenten und Alkohol

Augenmerk ist auch darauf zu richten, ob von den Besatzungsmitgliedern irgendwelche Medikamente eingenommen worden sind, wie etwa Tranquilizer, Antihistaminika, Barbiturate, Alkaloide und Mittel zur Verhütung von Kinetosen. Die Abnahme von Blut für eine Alkoholprobe darf nicht vergessen werden.

Wenig Aufmerksamkeit ist nach den Worten von HARPER und ALBERS bisher der Rolle des Alkohols bei Unfällen der privaten Luftfahrt gewidmet worden. Bei 477 Unfällen in der amerikanischen privaten Luftfahrt 1963 sind 899 Personen getötet worden. Bei 158 von diesen wurden Blut- und Gewebsalkoholuntersuchungen durchgeführt, wobei sich überraschenderweise 56mal positive Alkoholbefunde ergaben, d. h. in 35,4%; dabei in fast der Hälfte Werte über 1,5 Promille.

Ein Vergleich mit dem Alkoholgehalt bei Fahrzeuglenkern ergab, daß die Flugfähigkeit bereits bei ¼ der Alkoholmenge beträchtlich vermindert ist, welche eine meßbare Abnahme bei Fahrzeuglenkern verursacht. Niedrige Alkoholspiegel beeinflussen bereits ungünstig die Flugfähigkeit.

12. Identifizierung

Zur Identifizierung der einzelnen Leichen, besonders wenn ein persönliches Erkennen nicht möglich ist, dienen Fingerabdrücke. Weiterhin hat sich die Untersuchung der Zähne bewährt, da der Zahnstatus ein ausgezeichnetes Mittel zur Identifizierung darstellt. Fernerhin können charakteristische Merkmale, Narben, chirurgische Narben oder bekannte innere Krankheiten als zusätzliche Hilfen zur Identifizierung dienen. Wertvoll ist auch die Herstellung von Zehenabdrücken (was bei bestimmten Personengruppen möglich ist), da die Füße sehr oft besser erhalten bleiben als die Hände, denn die Schuhe dienen als guter Schutz (STEVENS). Auf den Wert von Röntgenaufnahmen und Eigenheiten des Skeletts zur Bestätigung oder Ausschluß von Personen wies NEISS hin. Über weitere Einzelheiten beberichtet KREFFT.

Literatur

ARMSTRONG, J. A., et al.: Interpretation of Injuries in the Comet Aircraft Disasters: an experimental approach. Lancet **6875**, 268 (1955).
— et al.: Interpretation of Injuries in the Comet Aircraft Disasters. Flying Personnel Research Committee June 4, 1135—1144 (1955).
AUSBÜTTEL, FR.: Aufgaben der flugmedizinischen Pathologie. Wehrmed. Mitt. **1**, 20 (1962).
BERRY, CH. A.: Dysbarism: An Inflight Case and a Discussion of the Present Status. Aerospace Medicine **32**, 107 (1961).
BREITENECKER, R.: Problems of Mass Casualties in Aircraft Accidents. Aerospace Medicine **36**, 639—640 (1965).
CANNON, P.: Treatment of severe decompression sickness in aviators. British Med. J. **5377**, 278 (1964).
CLEMENT, J.: Traumatismes typiques des accidents d'hélicoptères. Acta Belgica Militari **117** 201—207 (1964).

DE CILLA, F.: Trombosi coronarica in volo. Riv. Med. aero. **20**, 689 (1957). Ref. Dtsch. Z. ges. gerichtl. Med. **48**, 449 (1958).
DILLE, J. R., and A. H. HASBROOK: Injuries due to Explosion, Decompression and Impact of a Jet Transport. Aerospace Medicine **37**, 5—11 (1966).
DOMINGUEZ, A. M., et al.: Significance of elevated lactic Acid in the postmortem Brain. Aerospace Medicine **31**, 897 (1960).
DOYLE, B. C., and R. A. ROEPE: A Study of United States Air Carrier Water Accidents, July 1954 — June 1964. Aerospace Medicine **36**, 648—658 (1965).
EWING, CH. L.: Vertebral fracture in Jet Aircraft Accidents: A Statistical Analysis for the Period 1959—1963, US-Navy. Aerospace Medicine **37**, 505—508 (1966).
FISCHER, H.: Pathologisch-anatomische Untersuchungen bei Flugzeugunfälllen. Münch. med. Wschr. **104**, 325—329 (1962).
— Beitrag zur Frage der Fettembolie bei tödlicher Druckfallkrankheit. Mschr. Unfallheilk. **66**, 318 (1963).
FISH, J. and R. H. WRIGHT: The Seat Belt Syndrome — Does it exist? J. Trauma **5**, 746—750 (1965).
FORNARI: Le lesioni corpore riscontrate sulle persone a bordo del Comet nell' incidente aereo a sud dell isola d'Elba. Rivista di Medicina Aeronautuica **18**, II, 231 (1955).
FRANTISEK, V.: Air embolism of the pulmonary and systemic circulation following the injury of the altitude (A case report). Riv. med. aero. **23**, 484 (1960); Ref. Dtsch. Z. ges. gerichtl. Med. **52**, 106 (1961).
FREYER, D. J.: Decompression Sickness at 18 500 Feet. A Case History with Comment. Aerospace Medicine **35**, 479—481 (1964).
— Pathological findings in fatal subatmospheric decompression sickness. Med. Sci. Law. **2**, 110—123 (1962).
GIESECKE, A. H., et al.: Spatial Disorientation as a Cause of Accidents in Army Cargo Helicopters. Aerospace Medicine **31**, 200 (1960).
GLANTZ, W. M., et al.: Carbon monoxide Determination in Aircraft accident fatalities. Aerospace Medicine **30**, 711 (1959).
— and V. A. STEMBRIDGE: Coronary Atherosklerosis as a Factor in Aircraft Accident Fatalities. J. Aviation Medicine **30**, 75 (1959).
GRESSER, A.: Das Flugzeugunglück vom 6. Februar 1958 in München-Riem. Chirurgischer Erfahrungsbericht. Münch. med. Wschr. **101**, 1596, 1606 (1959).
GUIBAL, et BROUSSOLLE: Etude des vibrations transmises aux équipages d'hélicoptères. Revue des Corps de Santé **6**, 51—62 (1965).
HARPER, CH. R., and W. R. ALBERS: Alcohol and General Aviation Accidents. Aerospace Medicine **35**, 462—464 (1964).
HASBROOK, A. H., and J. R. DILLE: Structural and Medical Analysis of a Civil Aircraft Accident. Aerospace Medicine **35**, 958—961 (1964).
HAYMAKER, W.: Decompression sickness. Handb. spez. path. Anat. u. Histol. Bd. 13/I, Teil B. S. 1600. Berlin: Springer 1955.
— and C. DAVISON: Fatalities resulting from exposure to simulated high altitudes in decompression chambres. J. Neuropath. exper. Neurol. **9**, 29 (1950).
HENN, R.: Gehirnbefunde nach Tod in der Unterdruckkammer. Mschr. Unfallheilk. **65**, 437 (1962).
HICKEY, J. S., and V. A. STEMBRIDGE: Occurrence of pulmonary fat and tissue emoblism in aircraft accident fatalities. J. Aviat. Med. **29**, 787 (1958).
HITCHCOCK, F. A.: Physiological and pathological effects of explosive decompression. J. Aviation Med. **25**, 578—586 (1954).
HOLZER, F. J.: Zur Aufklärung der Flugzeugkatastrophe bei Innsbruck. Zbl. Verkehrs-Med. **12**, 17—25 (1966).
KADE, H., and ABERNETHY, R. J.: Identification of noxious gases in postmortem pulmonary air, J. forensic. Sic. **6**, 125 (1961).
KAPLAN, PH. B.: Relationship between Character and Behaviour Disorder and Aircraft Accidents: An Illustrative Case. Aerospace Medicine **37**, 613—614 (1966).
KARSTENS, A. J.: Trauma of Rapid Decompression. Am. J. Surg. **93**, 741—746 (1957).
KIEL, FR. W.: Helicopter Rotor-Blade Injuries. Aerospace Medicine **36**, 668—670 (1965).
— and J. M. BLUMBERG: Survey of rotary Wing Accidents. Aerospace Medicine **34**, 42—47 (1963).
KIRCHHOFF, H. W.: Koronarsklerose, Koronarinfarkt und Flugsicherheit. Zbl. Verkehrs-Med. **11**, 72—76 (1965).
KREFFT, S.: Zum Problem der Identifikation beim Flugunfall. Zbl. Verkehrs-Med. **12**, 40—48 (1966).
KRÜCKE, W.: Über die Fettembolie des Gehirns nach Flugzeugunfällen. Virch. Arch. **315**, 481 (1948).

LAFONTAINE, E., et R. LAPLANE: Les accidents dans l'aviation civile. La Revue du Praticien **13**, 2145—2157 (1963).
LEWIS, R.B.: Thermal Trauma Incident to High Speed and High Altitude Flying. Am. J. Surg. **93**, 727—731 (1957).
LOVELL, F.W., et al.: Pathology as an Aid to Reconstruction of Aircraft Accidents. Aerospace Medicine **31**, 745 (1960).
MALETTE, W.G., et al.: Dysbarism — A Review of 35 Cases with Suggestions of Therapy. Bulletin School Aviat. Med. **1**, 17 (1961); Ref. Zbl. Verkehrsmedizin **9**, 100 (1963).
MASON, J.K.: Aviation Accident Pathology. A Study of Fatalities. London: Butterworths 1962.
— Asymptomatic Disease of Coronary Arteries in Young Men. Brit. Med. J. 1234—1237 (1963).
MCCANN, J.P., and V. E. SCHULZE: In - Flight Pilot Incapacitation. J. Amer. Med. Ass. **183**, 1088—1090 (1963).
MOSELEY, H. G.: Lethal Lesions Incurred in Aircraft Accidents. Am. J. Surg. **93**, 747—750 (1957).
— Aircraft accident injuries in the U.S. Air Force. A review of 2011 cases in 1953 and 1955. J. Aviat. Med. **29**, 271 (1958).
— and A. F. ZELLER: Relation of injury to forces and disecting of deceleration in aircraft accidents. J. Aviat. Med. **29**, 739 (1958).
NEISS, A.: Methoden und Ergebnisse der Röntgen-Identifikation. SWR-Nachr. Heft 14.
— Die Aufgaben der Röntgenologie nach Flugzeugunglücken. Z. f. Kriminalistik **15**, 343—344 (1961).
— Röntgen-Identifikation. Wehrmed. Mitt. 49—52 (1962).
NIESS, O. K., et al.: The Role of the Physician in the Investigation of Aircraft Accidents. J. Amer. Med. Ass. **184**, 115—118 (1963).
N. N.: The Incidence and Significance of coronary Artery Disease in Aircrew. Bull. Armed Forces Inst. Path. **7**, 1—4 (1959); Ref. Zbl. Verkehrsmedizin **9**, 97 (1963).
ODLAND, L. T.: Fatal Decompression illness at an Altitude of 22000 feet. Aerospace Medicine **30**, 840 (1959).
PETERS, G.: Die Gehirnveränderungen bei stumpfer Gewalteinwirkung von vorne (auf die Stirn). Luftfahrtmedizin **7**, 344 (1942).
PIOCH, W.: Beobachtungen bei Unterdruck-Höhentod. Dtsch. Z. ges. gerichtl. Med. **51**, 420 (1961).
PLATT, D. S., and F. M. TOWNSEND: The function of the pathologist in aircraft accidents. J. Trauma **3**, 312—316 (1963).
RIGAL, R. D., et al.: Pathologic Findings in the Cardiovascular Systems of Military Flying Personnel. Am. J. of Cardiology **6**, 19 (1960).
ROBIE, R. R., et al.: Pathological Finding in Three Cases of Decompression Sickness. Aerospace Medicine **31**, 885 (1960).
RUFF, S., u. H. STRUGHOLD: Grundriß der Luftfahrtmedizin. 3. Auflage. München: Barth 1957.
SCHIECHEL, F. A.: Das Pendel- oder Schleudertrauma. Zbl. Verkehrs-Med. **11**, 13—18 (1965).
SCHOLZ, W.: Veränderungen des Zentralnervensystems bei Sauerstoffmangel, insbesondere unter höhenflugähnlichen Bedingungen. Wehrdienst u. Gesundheit, Bd. IV, S. 67—90 Darmstadt: Wehr und Wissen 1962
SILLIPHANT, W. M., and V. A. STEMBRIDGE: Aviation Pathology. The Role of the Pathologist in Investigating Aircraft Accident Fatalities. US-Armed Forces Med. J. **9**, 207 (1958).
SINGLETON, A. C.: The roentgenological identification of victims of the „Noronic" disaster. Amer. J. Roentgenol. **66**, 375—384 (1951).
SPANN, W.: Das Flugzeugunglück in München-Riem am 6. 2. 1958. Pathologisch-anatomische Ergebnisse. Münch. med. Wschr. **101**, 544—547 (1959).
— Gerichtsärztliche Probleme bei Flugzeugunfällen. Dtsch. Z. ges. gerichtl. Med. **55**, 128 (1964).
SPATZ, H.: Gehirnpathologie im Kriege. Von den Gehirnwunden. Zbl. f. Neurochirurgie **6**, 162 (1941).
— Brain Injuries in aviation. German Aviation Medicine World War II **1**, 616 (1950).
SPERRY, E. G.: Mechanical Trauma of High Speed and High Altitude Bailout. Am. J. Surg. **93**, 732—733 (1957).
STEMBRIDGE, V. A., et al.: Medical Investigation of Aircraft Accidents with Multiple Casualties. J. Aviation Medicine **29**, 668 (1958).
STEVENS, P. J.: Identification in Aviation Pathology. Military Medicine **130**, 653—661 (1965).
— The role of the Air Force Pathologist in accident investigation. Zbl. Verkehrs-Med. **12**, 28—39 (1966).

STRUMZA, V.: Physiologie du vol aux différentes altitudes. La Revue du Praticien **13**, 2079 — 2103 (1963).
TEARE, D.: Post-mortem Examinations on Air-Crash Victims. Brit. Med. J. **2**, 707—708 (1951).
TOWNSEND, F. M., and A. M. DOMINGUEZ: Utilization of toxicology in aircraft accident investigation. Rev. Méd. aéronaut. **1**, 11 (1962); Ref. Dtsch. Z. ges. gerichtl. Med. **54**, 144 (1963).
— et al.: Experience of the Armed Forces Institute of Pathology in Aircraft Accident Investigation 1956—1960. Military Medicine **126**, 335 (1961).
— and V. A. STEMBRIDGE: Modern Concepts in Investigation of Aircraft Fatalities. J. Forensic Sciences **3**, 381 (1958).
WIESINGER, KL.: Mensch und Höhe. Physiologie und Pathologie der Höhe. Documenta Geigy. Mensch und Umwelt Nr. 1, 1956.

II. Unfälle bei Schleudersitzbetätigung und Fallschirmabsprung

Über die Beschleunigung bei Betätigung des Schleudersitzes und die dabei auftretenden Verletzungen berichteten JONES u. Mitarb. Von der US-Navy wurden 1958 bis zum 31. März 1963 165 überlebte Betätigungen des Martin-Baker-Schleudersitzes bekanntgegeben, wobei in 21% Wirbelsäulenverletzungen aufgetreten waren. Bei der britischen Luftwaffe betrugen sie 19% und bei der schwedischen 25% für FAAB-Sitze und 43% für Martin-Baker-Sitze.

Diese Frakturen sind wahrscheinlich durch etwa 20 g oder mehr verursacht worden. Berichte über 23 Schleudersitzbetätigungen mit 15—20 g zeigten keine Frakturen und 19 Schleudersitzbetätigungen mit 20—25 g hatten 12 Frakturen zur Folge.

Untersuchungen an 729 Piloten der amerikanischen Luftstreitkräfte durch CHUBB u. Mitarb. zeigten, daß für die Entstehung von Kompressionsfrakturen der Wirbelsäule die Körperhaltung während der Schleudersitzbetätigung der wichtigste Faktor ist. Es besteht wenig Gefahr, wenn die Wirbelsäule gerade und der Kopf sowie Hüften fest an den Sitz anliegen.

Bei insgesamt 447 Betätigungen des Schleudersitzes sind 91 Wirbelfrakturen aufgetreten. Dabei erlitten 36 Piloten eine Fraktur, 30 Piloten zwei, 11 Piloten drei, 6 Piloten vier, 2 Piloten fünf und je 1 Pilot sechs und sieben Frakturen der Wirbelsäule (JONES u. Mitarb.).

Die Höhe der frakturierten Wirbelkörper war:

C I	1		Th X	19
C II	1		Th XI	16
Th II	1		Th XII	32
Th III	3		L I	17
Th IV	4		L II	7
Th V	8		L III	4
Th VI	14		L IV	0
Th VII	8		L V	1
Th VIII	19		Os coccygis	4
Th IX	19			

Die Geschwindigkeit des Schleudersitzes beträgt bei der Lösung vom Flugzeug im Minimum 17—18 m/sec (DELAHAYE). Diese Geschwindigkeit wird durch Explosion einer Pulverladung oder mehrerer erzeugt. Bei Schleudersitzen mit einfacher Abschußvorrichtung beträgt die Beschleunigung 20—21 g 8—10 Hundertstel Sekunden; bei Schleudersitzen mit Teleskopabschluß beträgt sie 18—20 g 18—20 Hundertstel Sekunden lang. Vom Oktober 1951 bis Ende 1963 wurden in der französischen Luftwaffe 204 Schleudersitzbetätigungen durch Piloten beobachtet, davon verliefen 149 erfolgreich und 55 (27%) nicht. Bei den erfolgreichen Schleudersitzbetätigungen erlitten 13 Piloten folgende Frakturen der Wirbelsäule (9%):

Th VII	2	L I	5
Th VIII	3	L II	1
Th IX	0	L III	0
Th X	2	L IV	1
Th XI	0		
Th XII	3	insgesamt 17 Frakturen.	

Ein weiterer Bericht über pathologische Befunde bei Fallschirmabsprung und bei Betätigung des Schleudersitzes veröffentlichte FABRE.

Unfallstatistiken der französischen Fallschirm-Truppenschule Pau aus den Jahren 1952–1957 beziehen sich auf insgesamt 340000 Sprünge; dabei ereigneten sich folgende Verletzungen der unteren Gliedmaßen:

1382 Distorsionen im Sprunggelenk
588 Distorsionen des Knies
203 Frakturen des lateralen Knöchels.

Insgesamt sind 48 Wirbelsäulenfrakturen (1 Wirbelsäulenfraktur auf ungefähr 7000 Sprünge) zu verzeichnen gewesen. Eine einzige davon betraf einen höheren Abschnitt als Th XI, 5 lagen in Th XI – Th XII und die Mehrzahl, d. h. 42, betrafen die Lendenwirbelsäule, wobei fast die Hälfte der Gesamtzahl (23) den I. Lumbalwirbel brach.

Die Wirbelsäule bei Fallschirmabsprung ist beim Aufsetzen auf den Boden eine freibewegliche Säule; sie biegt sich um ihren natürlichen Angelpunkt, das thorakolumbale Gelenk.

Bei der Landung auf dem Boden beobachtet man am häufigsten eine Fraktur des I. Lendenwirbelkörpers, und zwar bei zu brüskem Aufsetzen.

Auch infolge des Öffnungsstoßes des Fallschirms kann es zu Wirbelfrakturen kommen. Unter gewissen Sprungbedingungen kann der Öffnungsstoß sehr bedeutend sein und die Belastungsgrenze von 22–25 g der Wirbelsäule überschreiten. Die Dezeleration beträgt bei der Öffnung normalerweise 5–7 g, aber bei Öffnung des Fallschirms nach sehr langem Sturz kann der Öffnungsstoß 25–30 und selbst 33 g erreichen.

Bei den unteren Gliedmaßen ist die anzutreffende Traumatologie abhängig von einer schlechten Lage bei der Herausschleuderung und von einer mit zu großer Schnelligkeit erfolgten Schleuderung. Schwere Luxationen des Knies und des Hüftgelenkes wurden dabei beobachtet. Die starke Beschleunigung des Sitzes bei der Abfeuerung kann unter gewissen Umständen zu bedeutenden Wirbelsäulenverletzungen führen, sehr oft Frakturen oder Kompressionen. Diese Frakturen, hervorgerufen durch eine zu starke Akzeleration, liegen im allgemeinen in Höhe des VII. Brustwirbels. Wenn man den I. Lumbalwirbelkörper als den besonders gefährdeten Wirbel des Fallschirmspringers bezeichnen kann, so stellen der VI. und VII. Brustwirbel bei der Schleuderung den schwachen Punkt der Wirbelsäule dar. Dieser Unterschied in der Topographie der Verletzungen erklärt sich durch die Verschiedenheit des pathogenetischen Mechanismus. Die Wirbelsäule des Fallschirmspringers ist eine freie Säule, die des herausgeschleuderten Piloten dagegen eine angebundene. Frei kann die Wirbelsäule des Fallschirmspringers um ihren natürlichen Angelpunkt, das Brust-Lendengelenk, schwanken. Auf dem unbeweglichen lumbalen Block wird sich der letzte Wirbel des Segments, der sich beugt, zermalmen, nämlich der XII. Brustwirbelkörper oder der I. Lumbalwirbelkörper. Die zusammengeschnürte Ausrüstung, die am Sitz des herausgeschleuderten Piloten festgemacht ist, verschiebt jedoch diesen Angelpunkt. Die festgehaltene Brustwirbelsäule bleibt unbeweglich wie die Lendenwirbelsäule. Der letzte Wirbel des beweglichen oberen Abschnittes ist nicht der XII. Brust- oder I. Lendenwirbelkörper, sondern der VI. oder VII. Brustwirbelkörper.

So bedeuten Schleudersitzbetätigungen bei Schall- oder Überschallgeschwindigkeit große Gefahren einer körperlichen Schädigung selbst im Falle eines idealen Funktionierens des Sitzes. Schleudersitzbetätigungen bei Überschallgeschwindigkeit sind bis jetzt nach FABRE 4 mit Überleben des Piloten bekanntgeworden.

Vom Experiment weiß man, daß der Luftstrom bei einer Geschwindigkeit von 700 km/h an Gliedmaßenverletzungen nach sich ziehen kann. Die Muskelkraft ist nicht im Stande, sie auszuhalten. Neben Wind und Dezeleration gehört als weitere Störung das Drehen des Sitzes um sich selbst. Diese Beschleunigungen, welche von den angelsächsischen Autoren „Tumbling" genannt werden, sollen eine Verschiebung der Blutmasse hervorrufen.

Wichtig ist auch die Festlegung der Beziehung von Verletzungen beim Landen nach Fallschirmabsprung und der Windgeschwindigkeit auf der Erdoberfläche, wie sie von CHUBB u. Mitarb. getroffen worden sind. Nach ihren Untersuchungen führte eine Landung im Wasser bei über 15% zum Ertrinkungstod. Größere Verletzungen, die vor dem Eintauchen ins Wasser erlitten wurden, erhöhten die Ertrinkungsgefahren, wie Verhängung an den Leinen, ungeeignete Wasser-Rettungstechniken und kaltes Wasser. Dagegen bestand kein meßbarer Unterschied zwischen dem Ergebnis einer Landung in Bäumen und einer normalen.

Bei Windgeschwindigkeiten von 15 Knoten oder weniger erlitten nur 7,5% tödliche oder schwerere Verletzungen. Bei Windstärken von 16—25 Knoten traten größere Verletzungen in 16,2% der Fälle auf; jedoch kein tödlicher. Bei Windgeschwindigkeiten über 25 Knoten betrugen die tödlichen Verletzungen 22,2% und weitere 29,6% der Piloten erlitten schwerere Verletzungen.

Von den 931 abgesprungenen Piloten erlitten 28 tödliche Verletzungen, 181 schwere und 136 geringere. Von 137 Landungen im Wasser führten 21 zum Tod, 22 zu schweren Verletzungen und 22 zu leichteren. Von 794 Piloten, die in Bäumen oder auf der Erde landeten, erlitten 7 tödliche Verletzungen, 159 schwere und 114 leichte. 586 Piloten erlitten keine besonderen Verletzungen.

An schweren und tödlichen Verletzungen traten bei 77 Piloten auf:

Kompressionsfrakturen der Wirbelsäule	18
Frakturen unterhalb des Knies	16
Dislokation großer Gelenke	12
Kontusionen	7
Wirbelfrakturen ohne Kompression	5
Beckenfrakturen	2
Femurfrakturen	2
Schädelfrakturen	1
Rückenfrakturen	1
Rückenverletzung ohne Fraktur	3
schwere Rißwunden	2
Hemiplegie	1

Wie MOSELEY mitteilte, benutzten von August 1949 bis März 1958 den Schleudersitz von Flugzeugen der US-Air-Force über 1400 Flieger. Von diesen wurden 20% tödlich verletzt und 14% erlitten schwere Verletzungen. Die Hauptursache des Todes war ein Aufschlagen auf Erde oder Wasser, wenn der Ausstieg in niederer Höhe versucht wurde. Bei den nicht tödlichen Verletzungen waren Frakturen vorherrschend und hierbei Wirbelfrakturen besonders bemerkenswert. Geringe Verletzungen erlitten 18% und 47% gelangten unversehrt auf die Erde. Obgleich die Erfahrungen über die Betätigung des Schleudersitzes in sehr großer Höhe (über 35000 Fuß) und sehr großer Geschwindigkeit (über 500 Knoten) begrenzt sind, scheinen diese Faktoren keine größere Bedeutung zu haben. Bei 35 Ausstiegen während sehr hoher Geschwindigkeit konnte nur 1 Todesfall der Geschwindigkeit allein zugeschrieben werden. Von ausschlaggebender Bedeutung für ein Überleben ist das Aussteigen in einer gewissen Höhe, welche dem Sitz die Trennung von der Maschine und dem Fallschirm seine Entfaltung gestattet. Die Ursache des Todes war in 223 Fällen der Aufschlag auf Erde oder Wasser, davon 126mal noch im Sitz, 88mal erfolgte wohl eine Trennung vom Sitz, aber keine Öffnung des Fallschirms, 3mal öffnete sich der Fallschirm nicht vollständig oder erst in zu geringer Höhe. Tod infolge Ertrinkens trat in 16 Fällen ein, durch Anstoßen an Leitwerk oder Flugzeugrumpf 5mal; eine Hypoxie kam 1mal in Frage.

Verletzungen können auch durch den Winddruck beim Aussteigen aus einem Flugzeug mit hoher Geschwindigkeit eintreten. Die Haut zeigt dann an der Oberfläche eine Ablösung der oberflächlichen Epidermisschichten, Kompression der übrigen Epidermis zu einer dünnen, lederartigen Masse, Verlust von Haaren und örtliche Hämorrhagien.

Der Sturz einer Fallschirmspringerin aus 1000 m Höhe, wobei sich der Schirm nicht öffnete, führte zu schwersten inneren Verletzungen, komplizierten Frakturen des li. Armes und des linken Beines, jedoch war die Integrität der Haut nirgends unterbrochen. Alle Knochen waren praktisch mehrmals frakturiert, insbesondere Schädelbasis und Schädeldach. Dagegen waren weder Magen – Darm noch Harnblase verletzt. ZECEVIC berechnete bei der 80 kg (mit Ausrüstung) schweren Springerin aus einer Höhe von 1000 m eine Geschwindigkeit von 140,02 m/sec, d.h. eine Geschwindigkeit von 504 km pro Stunde. Die Energie beim Erdaufprall betrug etwa 10440 PS/sec. Diese Werte beziehen sich auf ideale Umstände. Wird jedoch der Luftwiderstand beim Fallen mit 10% von den gewonnenen Werten in Abzug gebracht, ergeben sich immer noch enorme Resultate.

Über Todesfälle beim Sport-Fallschirmspringen berichtete KIEL. Während 1956 in den USA etwa 900 Fallschirmsprünge von Sportlern durchgeführt wurden, stieg diese Zahl 1963 auf etwa 600000. Bis Mitte 1964 sind bei diesem Sport 100 Personen (darunter 8 Frauen) ums Leben gekommen. Die häufigsten Ursachen dieser Unglücksfälle waren:

zu spätes Ziehen der Reißleine oder überhaupt nicht	in 34 Fällen
Landung auf dem Wasser	19 ,,
Verheddern der Leinen des Hauptfallschirms	16 ,,
Verheddern der Leinen des Reservefallschirms	7 ,,
Zusammenstoß von Springern in der Luft	5 ,,
Landung in einer Starkstromleitung	3 ,,
Landung auf einem fahrenden Zug	1 ,,
anderes	15 ,,

In 65 Fällen führte die abrupte Bremsung des freien Falles beim Aufschlag zu tödlichen Rissen oder Rupturen innerer Organe, sowie in 19 Fällen zum Tod durch Ertrinken, in 3 Fällen durch Starkstrom und in 1 Fall durch Herzschlag. ⅓ aller Todesfälle ereigneten sich im ersten Stadium der Ausbildung zum Fallschirmspringer.

Nach einem komplikationslos verlaufenen Fallschirmabsprung eines 60jährigen Mannes traten linksseitige Parästhesien und eine kurze Bewußtseinsstörung auf. Die Obduktion ergab einen Verschluß der Karotiden durch einen skleratheromatösen Thrombus mit ausgedehnten frischen Nekrosen im Gehirn (OJEMANN und MOSER).

Literatur

CHUBB, R. M., et al.: Parachute Landing Injuries and Surface Wind Velocity. Aerospace Medicine **35**, 962—965 (1964).
— Compression Fractures of the Spine during USAF Ejections. Aerospace Medicine **36**, 968—972 (1965).
DELAHAYE, R. P., et coll.: Les aspects radiologiques des lésions vertébrales du pilote „ejecté". J. de Radiologie et d'Electrologie **46**, 427—436 (1965).
FABRE, J.: Physiopathologie du Parachutisme et des Ejections. La Revue du Praticien **13**, 2105 (1963).

— et M. BALABAUD: Aspect médical des éjections survenues sur Mirage III. Rev. Méd. Aéro. 3, 565—569 (1964).
JONES, W. L., et al.: Ejection Seat Accelerations and Injuries. Aerospace Medicine 35, 559—562 (1964).
KIEL, F. W.: Parachuting for sport: study of 100 deaths. J. Amer. Med. Ass. 194, 264 (1965).
MASON, J. K.: The pathology of unsuccessful escape in flight. Med. Sci. Law 2, 124—133 (1962).
MOSELEY, H. G.: Injuries sustained in Ejection Seat Escape. Joint Committee on Aviation Pathology. Memorandum 10, p. 41 (1959).
OJEMANN, R. G., and H. W. MOSER: Acute bilateral internal carotid artery occlusion. Neurology 14, 565 (1964).
ZECEVIC, D.: Absturz aus 1000 Meter. Dtsch. Z. ges. gerichtl. Med. 55, 134—135 (1964).

D. Traumen bei Sportunfällen
I. Verletzungsarten und Verletzungshäufigkeit

Bei einzelnen Sportarten können Verletzungen so häufig auftreten, daß man von typischen Sportverletzungen spricht. Andererseits sind BADER und KLOTZ der Meinung, daß es im Gegensatz zu den *Sportschäden* kaum typische *Sportverletzungen* gibt. Als deren Kriterium wäre nämlich zu fordern, daß sie in gehäufter Zahl bei bestimmten Sportarten immer wieder vorkämen, sonst aber in sehr geringer Zahl. Dies ist aber bei kaum einer Verletzung der Fall, weder bei den eigenen Beobachtungen der Verfasser noch in der umfangreichen Literatur.

Die Anzahl der bei den einzelnen Sportarten auftretenden Verletzungen ist recht verschieden. Eine Aufgliederung von 6057 Sportunfällen aus Norwegen (JOHANSEN) ergibt zum Beispiel:

Skilaufen	1784	Hockey und Eishockey	235
Fußball	1320	Ringen	116
Leibesübungen	622	Boxen	100
Schwimmen	523	Athletik	90
Handball	393	Waldlauf	57
Schlittschuhlaufen	363	Tennis	30
Rodeln	279	andere Sportarten	245

Eine den Landessportbund Württemberg betreffende Aufgliederung ergibt nach HEISS folgende Prozentzahlen (Zahl der aktiven Sportler in dieser Sportart in Beziehung zu den gemeldeten Verletzungen).

Fußball	3,2%
Handball	2,8%
Schwerathletik	2,1%
Boxen	2,0%
Radsport	0,7%
Leichtathletik	0,5%
Turnen	0,48%

In einem Zeitraum von 1953 bis 1958 hat SPENGLER an der Ersten Universitätsklinik in Wien 210 schwere und schwerste Sportverletzungen mit 3 Todesfällen bei insgesamt 8000 in dieser Zeit stationär behandelten Patienten gesehen. Die meisten Verletzungen traten beim Skisport auf, es folgten Eislauf, Fußball, Turnen, Rodeln, Schwimmen, Reiten und Klettern.

Hinsichtlich der Lokalisation der Verletzungen bei den verschiedenen Sportarten ist folgende Tabelle interessant. Sie schlüsselt 3170 Sportverletzungen auf und stammt von JOHANSEN, Oslo, 1946 bis 1948:

Körperteil	Boxen % Satz	Ringen % Satz	Fußball % Satz	Leichtathletik % Satz	Turnen % Satz	Handball % Satz	Ski % Satz
Kopf	36	15	10	5	8	3	9
Schulter und Oberarm	2	21	4	1	5	3	15
Ellenbogen	1	9	2	6	6	2	2
Unterarm	—	2	6	11	10	4	6
Handwurzel	10	4	7	10	13	10	6
Mittelhand	16	—	1	1	2	2	3
Finger	17	1	8	6	14	42	7
Rumpf	16	35	8	3	7	2	12
Becken und Oberschenkel	—	3	3	2	—	1	3
Knie	1	8	13	5	4	8	12
Unterschenkel	—	2	9	9	3	1	8
Fuß	1	4	25	38	21	21	17
Zehe	—	—	4	3	5	1	1

Die zahlenmäßige Beteiligung der Frauen an Sportunfällen untersuchten BADER und KLOTZ. Sie analysierten dazu 507 Sportunfälle:

Sportarten	Frauen	Männer	Gesamt
Fußball	—	179	179
Skilauf	36	82	118
Turnen (Geräte-, Bodenturnen) Leichtathletik	39	43	82
Schlitt- und Rollschuhlauf	8	24	32
sonstige Ballspiele (Handball, Tennis)	9	22	31
Schwimmen und Springen	4	13	17
Ringen und Boxen	—	14	14
Radrennen und Kunstfahren	1	13	14
Reiten	5	4	9
Bergsteigen	5	4	9
Motorsport	—	1	1
Segelfliegen	—	1	1
Gesamt	107	400	507

Die Art der Verletzungen verteilt sich auf Frauen und Männer folgendermaßen:

Frakturen	Frauen	Männer
Untere Extremität	39	122
Obere Extremität	27	73
Wirbelsäule	2	6
Schlüsselbein	2	10
Schulterblatt	1	1
Nasenbein	1	3
Unterkiefer	1	2
Schädel	1	12
Rippen	—	3
Jochbein	—	3
Oberkiefer	—	1
Becken	—	1

Schwere Gelenkverletzungen lagen bei Frauen in 17, bei Männern in 98 Fällen vor. Eine eindeutige Commotio bestand bei 7 Frauen und 54 Männern; 11 mal gleichzeitig mit einem Schädelbruch.

Art der Verletzung	Zahl	Sportarten	hauptsächlichste Lokalisation
Verstauchungen.....	1700	Ringen	Schulter
		Boxen	Hand
		Handball	Finger
		Skilaufen	Knie, Knöchel
		Fußball	Knie, Knöchel
Luxationen.......	183	Skilaufen	Schulter
		Schwimmen	Schulter
		Athletik	Ellbogen
		Ringen	Ellbogen
		Handball	Finger
Frakturen.......	1784	Boxen	Unterkiefer
		Ringen	Halswirbel
		Handball	Finger
		Schlittschuhlaufen	Radius
		Skilaufen	Beine, Knöchel
		Fußball	Beine, Knöchel
		Schlitteln	Beine, Knöchel
Gehirnerschütterung...	70	Skilaufen	—
		Fußball	—
		Ringen	—
		Leibesübungen	—
Hautwunden.......	1298	Boxen	Kopf, Gesicht
		Schlitteln	Kopf, Gesicht
		Schlittschuhlaufen	Kopf, Gesicht
		Eishockey	Kopf, Gesicht
		Fußball	Knie, Beine

(JOHANSEN)

Typische Sportverletzungen bei den verschiedenen Sportarten (GROH):

Sportart	Knochenbruch	Abrißbruch	Sehnenriß	Muskelriß	Nervenläsion
Laufen	Mittelfuß	Spina iliaca Tuberossis ischii Trochanter major Trochanter minor Tuberositas tibiae	Achillessehne Rektussehne	Oberschenkelstrecker	
Springen	Mittelfuß Fersenbein	Processus post. calcanei Capitulum fibulae Tuberositas tibiae Trochanter major Trochanter minor Tuberossis ischii Spina iliaca Dornfortsätze der Wirbelsäule	Achillessehne	Oberschenkelstrecker Rückenstrecker	
Werfen Stoßen	Oberarm	Dornfortsätze der BWS Tuberculum majus humeri Olecranon	lange Bizepssehne lange Daumenstrecksehne		
Geräteturnen	Mittelfuß Fersenbein Oberarm, suprakondylär (Turnerbruch) Speiche Kahnbein	Tuberositas tibiae Processus spinosus BWS Processus transversus LWS Tuberculum majus humeri	lange Bizepssehne Quadrizepssehne	M. rectus abdom. M. pectoralis major	Klimmzuglähmung Nervus thoracalis longus und Nervus dorsalis scapulae

Fortsetzung von Seite 225

Sportart	Knochenbruch	Abrißbruch	Sehnenriß	Muskelriß	Nervenläsion
Fußball	Zehen Mittelfuß Unterschenkel	Tuberositas tibiae Trochanter minor Spina iliaca		Oberschenkelstrecker Oberschenkelbeuger Adduktoren	
Ballspiele			Achillessehne Strecksehnenriß der Fingerendglieder		
Ski Rodeln		Spina iliaca anterior Condylus tibialis femoris	Achillessehne		
Schwimmen		Olecranon (Turmspringer)			Neuralgie der Schultergürtelmuskulatur
Boxen	1. und 2. Mittelhandknochen				Nervus ulnaris; akute und chronische Hirnschäden (Boxerdemenz)
Ringen		Dornfortsätze der BWS Querfortsätze der LWS	lange Bizepssehne Achillessehne		Nervus ulnaris Nervus medianus
Gewichtheben		Tuber ossis ischii Dornfortsätze der BWS Querfortsätze der LWS Tuberculum majus humeri	lange Bizepssehne	M.trapezius Bauchmuskeln Rückenstrecker	Nervus radialis Nervus ulnaris Nervus medianus
Radfahren	Schlüsselbein Speiche				Nervus radialis (Radfahrerlähmung)
Rudern		Dornfortsätze der BWS	lange Bizepssehne	Rückenstrecker	
Tennis			Achillessehne		
Fechten		Dornfortsätze der BWS Querfortsätze der LWS Olecranon		Oberschenkelstrecker Adduktoren	
Reiten	Schlüsselbein Wirbelsäule			M.rectus femoris Adduktoren (Reiterknochen) M.pectoralis major	

Nach einer Aufstellung von THORNDIKE verteilten sich die Sportverletzungen an der Harvard Universität von 1932 bis 1954 folgendermaßen:

Knie	1137	Ellbogen	124
Oberschenkel	911	Eingeweide	105
Knöchel	895	Crista ilica	111
Schulter	594	Arm	100
Kopf	502	Hüfte	88
Hand	493	Hals	46
Gesicht	442	Ferse	45
Fuß	339	Achillessehne	43
Waden	300	Gesäß	42
Lende	282	Schlund	38
Thorax	213	Abdomen	37
Rücken	181	Achselhöhle	28
Schienbein	137	Zähne	26
Handgelenk	135		

Insgesamt 7394

Nach MOSELEY sind Sportverletzungen der Schultergegend die häufigsten. Laut statistischer Angaben betragen sie 8—13%. Sie lassen sich einteilen in:
1. Kontusionen der Weichteile und des Skeletts.
2. Verletzungen des Schultergelenkes einschließlich Subluxationen und Luxationen, Frakturen und Frakturluxationen des oberen Humerus, Schulterblattfrakturen in Beziehung zum Schultergelenk und verschiedene traumatische Läsionen.
3. Verletzungen der Clavicula und ihrer Gelenke einschließlich Fraktur der Clavicula, Distorsionen, Subluxationen und Luxationen des Acromioclaviculargelenkes und Distorsionen, Subluxationen und Luxationen des Sternoclaviculargelenkes.

Über Sportverletzungen des Ellbogens, Unterarmes, Handgelenkes und der Hand berichteten BADGLEY und HAYES.

Soweit Sportunfälle den Kopf betreffen, handelt es sich nach BECKER vorwiegend um gedeckte Hirntraumen. Perforierende Verletzungen des Gehirn- oder Gesichtsschädels treten dagegen in den Hintergrund.

Zahl der Unfälle bei den einzelnen Sportarten und Beteiligung der Geschlechter:

	männlich	weiblich	Gesamt
Fußball	54	—	54
Geräteturnen	23	27	50
Motorradrennen	18	—	18
Pferderennen	11	—	11
Radrennen	7	—	7
Schwimmen	5	3	8
sonstige Ballspiele	12	8	20
Leichtathletik	5	3	8
Schwerathletik	12	—	12
Wintersport	5	2	7
Autorennen	1	—	1
Summe:	153	43	196

Diese Schädelverletzungen bei Sport wurden in den Jahren 1945—1957 unter insgesamt 8441 Verletzten beobachtet.

BECKER vertritt die Auffassung, daß eine nach vorn geneigte Kauerhaltung zu einer Verletzung des Schädels prädisponiere.

Verletzungen des Auges, insbesondere schwere, sind bei den meisten Sportarten selten (DE VOE). Die vorliegende Literatur bezieht sich hauptsächlich auf den Boxsport. AICHMAIR sah in 7 Jahren unter 36271 Patienten 65 Sportverletzungen, d.h. stumpfe Traumen = 0,18%. Von 190 im selben Zeitraum behandelten Netzhautablösungen waren 10 = 5,2% bei Sportausübung entstanden.

Selten sind auch Verletzungen des Urogenitaltraktes. Häufiger sind dabei die Nieren beteiligt als die Harnblase oder die Genitalien (VERMOOTEN).

Gefäßschäden bei der Sportausübung untersuchte DINTZA (20 Fälle mit Arterienschäden und 13 mit Venenverletzung).

Den seltenen Fall einer durch indirektes Trauma hervorgerufenen Fraktur zwischen Manubrium sterni und Corpus sterni konnte CZIPOTT beobachten.

FRINGS berichtete über 88 subkutane Achillessehnenrupturen bei Sport, davon 82 indirekte und 6 direkte. Betroffen waren 83,15% Männer und 16,85% Frauen. Das Fußballspiel steht mit 31 Achillessehnenrupturen an erster Stelle vor dem Kurzstreckenlauf (Start) mit 12 und der Gymnastik mit 9 Rupturen.

Von insgesamt 141 beobachteten subkutanen Achillessehnenrupturen betrafen 16% Frauen, wobei sich in 40% der Fälle die Ruptur bei der Gymnastik ereignete. Entgegen der weit verbreiteten Ansicht, daß nur eine degenerierte Achillessehne infolge eines indirekten Trauma reiße, verfügt der Autor über Beobachtungen, bei denen keine oder nur leichte regressive Veränderungen zu finden waren (FRINGS).

Auf Abrißfrakturen an Apophysen bei jugendlichen Sportlern weist FAUBEL hin und bringt als kasuistischen Beitrag einen typischen Abriß der Tuberositas tibiae.

Auch Abrisse des Sitzbeinhöckers bei Sportlern kommen vor, wie VOSTAL mitteilt. Röntgenologisch fand sich ein Abriß der ganzen corticalen Lamelle des Sitzbeinhöckers entsprechend dem Ansatz der pelvicruralen Muskeln.

Schwerere Verletzungen des Abdomen bei verschiedenen Sportarten fanden WILLIAMS und PATTON:

> Nierenkontusion 12
> Kontusion der Bauchwand 4
> Milzruptur 4
> traumatische Pankreatitis 1

Nach einer Analyse von 607 Sport-Todesfällen durch KLAUS ergab sich, daß 447 Männer (90,1%) und nur 60 Frauen (9,9%) betroffen waren.

In der Übersicht von PÖSCHL und KRIEGER fanden sich in einem Zeitraum von 10 Jahren 113 Todesfälle beim Sport, und zwar:

> Fußball 45   Schwimmen 3
> Skisport 34   Schwerathletik 2
> Boxen 5   Segeln 1
> Radsport 5   Leichtathletik 1
> Kanu 5   Tennis 1
> Turnen 5   Korbball 1
> Handball 4   Faustball 1

Unter unmittelbaren tödlichen Sportunfällen verstehen die Verfasser Todesfälle, die durch akute traumatische Einwirkungen bei Sport entstanden sind, wobei von außen auf den gesunden Körper das schädigende Ereignis eingewirkt hat. Mittelbar tödliche Sportunfälle sind dann gegeben, wenn die direkt von außen einwirkenden Schädigungen nicht primär und allein den Tod verursachten, sondern ein kranker bzw. prädisponierter Körper getroffen wurde oder sekundär eine zusätzliche Komplikation den Tod herbeiführte.

Nach GROH haben sich im saarländischen Sport in den Jahren 1958/59 6 Todesfälle ereignet, und zwar:

> 1 Nierenzerreißung bei Fußball
> 1 Halswirbelbruch bei Turnen
> 1 Herzinfarkt bei Fußball
> 1 Blitzschlag bei Handball
> 1 Speerverletzung des Gehirns bei Leichtathletik
> 1 Hirnkontusion bei Waldlauf

1963 waren in der Bundeswehr rund 86% der 14606 Sportverletzungen leichterer Art, z. B. Verstauchungen, Prellungen, Muskelzerrungen. Nur 14% der Verunglückten erlitten schwere Verletzungen, nämlich Knochenbrüche, Schädel- und Rückenmarksverletzungen, Meniskusschäden usw. (RITTER). In diesem Jahr betrug die Zahl der tödlichen Sportunfälle 28, d.h. 4,3% aller Todesfälle standen ursächlich mit einer Sportausbildung im Zusammenhang. 6 Todesfälle ereigneten sich im Rahmen dienstlichen Sportes, und 22 Todesfälle traten bei außendienstlicher Sportausübung auf.

Die meisten tödlichen Sportunfälle kommen Jahr für Jahr im und auf dem Wasser vor. 17 Soldaten ertranken beim Baden oder brachen sich durch Kopfsprung bei ungenügender Wassertiefe die Halswirbelsäule, 3 Paddler und 1 Ruderer ertranken beim Kentern ihrer Boote. Beim dienstlich angeordneten Schwimmen ereigneten sich 5 Todesfälle.

1. Ballspiele (Baseball, Faustball, Handball)

Über Ellbogen- und Schulterverletzungen bei *Baseballspielern* berichtete BENNET. Die Traumatisierung des hyalinen Knorpels führt zu einer Hyperplasie. Die Ränder und die Spitze des Olecranon und der anliegenden Condylenoberflächen des Humerus werden ständig durch das Schleudern des Baseballs überbeansprucht. Dies führt zu einer Osteochondritis mit Ablösung des Knorpels, welcher freie Körper bilden kann, sowie zu einer Verdickung der Synovia oder zu anliegenden Knorpelauflagerungen, welche die Ausdehnung des Ellbogens hindern. Dies ist die häufigste Läsion bei Baseballspielern. Auch MIDDLEMAN beschreibt die häufigeren Verletzungen der Schulter und des Ellbogens bei professionellen Baseballspielern und führt den ungewöhnlichen Fall einer subkapsulären Bursitis mit Verkalkung an. Weiter finden sich bei Baseballspielern Fingerfrakturen und gelegentlich Achillessehnenrisse.

Beim *Handball* vorwiegend Verletzungen von Fingern, Arm und Schulter, wie Abriß der Strecksehne des 4. und 5. Fingers, Bruch oder Verstauchung der Fingergelenke durch schlechte Fangtechnik sowie Distorsionen im Schulter- und Ellbogengelenk, Zerrung von Bauch- und Rückenmuskeln.

Beim *Faustball* Prellungen und Haematome an den Grundgelenken der Finger, Sehnenscheidenreizungen.

Beim *Schleuderball und Medizinball* Fingerluxationen und Frakturen der Finger.

KRUHL und STIMMING beobachteten 1959—1963 140 Fingerverletzungen, welche durch direkte Einwirkung eines Balles beim Spiel aufgetreten sind. Sie betrafen:

Prellungen und Distorsionen . . . . . . 83 = 59,3 %
Frakturen . . . . 39 = 27,9 %
Strecksehnen-Abrisse . . . . 10 = 7,1 %
Epiphysenlösungen . . . . 4 = 2,85%
Luxationen. . . . . 4 = 2,85%

Am häufigsten wurden der 3. und 5. Finger mit je 25,7% betroffen; es folgten der Daumen mit 18,9%, der 4. Finger mit 17,6% und der 2. Finger mit 12,1%.

2. Bergsteigen, Klettern

Beim Bergsport sind neben gelegentlichen Verletzungen durch Steinschlag, insbesondere beim Klettern, Verletzungen durch das Seil nicht selten. Nach BAUMGARTNER findet man Verbrennungen, manchmal auch Ablederungen an Händen, Unterarm und Nacken bei zu raschem Durchgleiten am Seil. Bei Absturz in die Seilschlinge entstehen typische Thoraxkontusionen und Plexuslähmungen; dabei Todesfälle durch orthostatischen Kollaps oder bei multiplen Kontusionen und langem Hängen vermutlich durch Crush-Urämie. PATSCHEIDER untersuchte die Todesursache bei freihängenden, am Rumpf suspendierten Menschen.

Über den Absturz aus 30 m Höhe beim Klettern berichteten REBUFFAT und ROMANESE. Der Verunglückte erlitt multiple Verletzungen besonders des Schultergelenkes, des linken Ellenbogens und der linken Faust, konnte aber ohne ernsthafte Folgen wiederhergestellt werden. Das Überleben wird mit einem glücklichen Aufschlag, verteilt über den ganzen Körper, erklärt und einem relativ nachgiebigen Boden.

Im Jahre 1964 ereigneten sich nach KIRKMAN in Großbritannien 159 Bergunfälle, wobei 130 Personen verletzt und 29 getötet wurden. Von diesen Unfällen erfolgten 76 bei Wanderungen, 60 beim Klettern, 4 bei Höhlenunternehmungen und bei 17 war der Vorgang unbekannt.

Art der Verletzungen:
Gliedmaßenfrakturen 46%
Schädelverletzungen 24%
Thorax- und Abdomenverletzungen 7%
Temperatureinwirkung und Erschöpfung 7%
Herzversagen 2%
Verschiedenes, Frost, Erfrierung, Ertrinken, nicht
  festgestellt 14%

3. Bobfahren

Die Verletzungen beim Bobfahren ähneln denen beim Rodeln. Jedoch macht die oft sehr große Geschwindigkeit, die Schwere des Schlittens und die Vielzahl der Fahrer die Verletzungen schwerer und komplizierter. Meist entstehen die Verletzungen infolge Umkippens des Bobs. Dabei treten Quetschungen, Riß-Quetschwunden und Luxationen auf, sowie schwerste Frakturen und innere Verletzungen. Wenn der Bob aus der Bahn gerät und gegen Hindernisse stößt, werden schwerste, zuweilen tödliche Verletzungen verursacht. Besonders der Steuermann kann Schädelläsionen, Commotio, Thoraxkontusion und Rippenbrüche erleiden. Durch die Grätschstellung der Fahrer sind Verletzungen im Bereich des Beckens, der Symphyse, des Dammes und der äußeren Geschlechtsteile möglich; ferner Oberarm- und Unterschenkelbrüche.

Nach einer Veröffentlichung von ALLARIA wurden in Cortina d'Ampezzo 78 verletzte Bobfahrer behandelt (2,7% aller Wintersportverletzungen). Die Rodelverletzungen machten 4% und die Skiverletzungen 93,1% aller Wintersportverletzungen aus. Bei den 78 Bobverletzungen handelte es sich um 46 Frakturen, 15 Quetschungen und Verstauchungen, 5 Luxationen und 7 Weichteilwunden. In etwa 40% waren die unteren Gliedmaßen, in 35% Kopf und Rumpf und in 25% die oberen Gliedmaßen betroffen. Die Frakturen verliefen fast immer quer und nicht längs wie bei Skiverletzungen, bei denen Torsionskräfte wirksam sind. Viel häufiger fanden sich multiple und komplizierte Frakturen.

4. Boxen

Beim Boxen werden beobachtet: Handverletzungen, Frakturen des 1. Metacarpalköpfchens und des 3., Bennett-Frakturen, Kahnbeinbrüche, Luxationen des Daumengrundgelenkes, Unterkieferbrüche, Zahnverletzungen, cerebrale Störungen durch Schlag auf den Sinus caroticus oder Plexus solaris, Encephalopathia traumatica, Schädelbasisbrüche durch Aufschlagen auf den Boden, Boxernase, Eindrückung des Septums und Othaematom.

Beim Boxen kann ein Niederschlag oder Knock out (k.o.) ausgelöst werden:
1. durch cerebralen k.o. infolge einer Gehirnerschütterung oder kleinen Blutungen und Quetschungen der Hirnsubstanz (Contusio cerebri). Hierbei können auch Contre-coup-Verletzungen auftreten
2. Kinn-k.o. durch Schlag auf die Kinnspitze
3. k.o. durch Schlag auf den Plexus solaris
4. Herz-k.o. infolge Commotio cordis
5. k.o. durch Schlag auf die Halsseite. Bewußtseinsverlust durch Carotis-Sinusreflex.

Bis 1950 wurden in der Literatur mindestens 207 unmittelbare Todesfälle im Ring veröffentlicht. Meist handelte es sich um cerebrale Todesursachen infolge Blutung in Gehirn oder Hirnhäute. JOKL hat 43 Todesfälle untersucht und fand dabei an Todesursachen:

Hirnblutungen verschiedener Form	22
Schädelbruch	2
Genickbruch	2
Glottisoedem	1
verschiedene z.T. vorbestehende Herzleiden in Verbindung mit Schlag auf die Herzgegend	5
Darmverletzungen	2
Sepsis (Kampf nach Kieferoperation)	1
Todesursache pathologisch-anatomisch ungeklärt (Status thymico-lymphaticus)	8

PÖSCHL und POHLE konnten bei der Auswertung von 77 Boxertodesfällen (z.T. unter Mitverwertung der Fälle von JOCKL) folgende Ursachen des tödlichen Ausganges feststellen:

I. Tod durch Schädeltrauma
    a) akute intracranielle Blutungen und Gehirnverletzungen 49
    b) chronische haemorrhagische Arachnitis im Anschluß an eine frühere akute Blutung 2
    c) posttraumatische Spätapoplexie 1
    d) Unterkieferfraktur mit nachfolgender Sepsis 1

II. Tod durch Hals- und Halswirbelsäulenverletzung
    Genickbruch 1
    Wirbelluxation 1
    Pharynxoedem 1
    Carotistrauma 1

III. Tod durch Schlag auf die Brustorgane
    Herzruptur 2
    Contusio cordis 1
    Myokarditis 1
    Coronarsklerose mit Muskelschwielen 1
    keine anatomisch faßbare Todesursache 8

IV. Tod durch Schlag auf die Bauchorgane
    Dünndarmriß mit Peritonitis 1
    Verblutung bei bestehendem Ulcus ventriculi 2
    Volvulus 1
    Eingeweideruptur 1
    Schock durch Schlag auf das Abdomen 1

V. sonstige Fälle
    Sepsis ausgelöst durch Boxkampf nach einer Kieferoperation 1

Die Hauptursache bei intrakraniellen Gefäßzerreißungen ist in der Schlagwirkung des Boxers und der Sturzfolge des Getroffenen zu suchen. Von den intrakraniellen Befunden ist das subdurale Haematom nach allen Untersuchern der häufigste.

Nach einer amerikanischen Statistik von 1953, die sich über 6½ Jahre erstreckt, starben infolge von Boxkämpfen 87 junge Menschen, meist professionale Boxer (BENES).

Nach einer Zusammenstellung des Boxsporthistorikers NAT FLEISCHER sind seit Beginn dieses Jahrhunderts rund 450 Boxtote erfaßbar (bis Anfang 1962).

Nach POHLE fand sich als Ursache von 77 Boxtodesfällen:

Tod durch Hirntrauma	52	(67,4%)
Tod durch Herzläsion	13	(16,8%)
Tod durch Bauchläsion	6	(7,8%)
Tod durch Halswirbelsäulenbruch	2	(2,6%)
Tod durch Halsläsion (Kehlkopf, Sinus caroticus)	2	(2,6%) (GROH)

McCOWN bringt eine Übersicht über Verletzungen bei Berufsboxern im Staate New York aus den Jahren 1952 bis 1958 einschließlich. Dabei fanden sich:

Gesamtzahl der teilnehmenden Boxer	11 173
Knockouts	325
K.o. mit Krankenhausaufenthalt	10
Technische Knockouts	789
im Anschluß an Verletzung,	557
Abbruch des Kampfes infolge Unfähigkeit der Selbstverteidigung, Ermüdung, Erschöpfung, Ausklassifizierung usw.	232
Lazerationen und Kontusionen (Weichteiltrauma)	1 010
Verletzungen des Auges	19
Corneaverletzungen	13
Retinaablösung	6
Frakturen	38
Nasenbein	16
Handwurzelknochen	14
Kiefer	4
Phalangen	3
Knöchel (äußerer)	1
Luxationen (Schultergelenk)	4
Verschiedenes („Boxerknöchel")	18
Ausscheiden, schlechter Gesundheitszustand, neurologische Störungen, Herzkrankheiten usw.	148
Gesamtmortalität	0

Über typische Verletzungen beim Boxen berichtete LA CAVA. Brüche am 1. Metacarpale kommen öfters vor. Sie treten meist an der Basis auf, seltener an der Diaphysengegend. Eine typische Kopfverletzung ist das Othaematom. Bei den Verletzungen des Kauapparates muß man zwischen Contusion der weichen Mundhöhlen, Teilen wie Lippen, Wangen, Zunge unterscheiden und Subluxationen, Luxationen und Zahnbrüchen im Ober- und Unterkiefer oder Brüchen des Processus alveolaris. Eine typische Nasenverletzung durch direkten Schlag von vorne ist die Septumabweichung. Der gebrochene Knorpel wird dabei in 2 Fragmente geteilt.

Gelegentlich wird eine Commotio cordis bei Boxern beobachtet. Nach einem gut plazierten Herzhaken kann es zum charakteristischen Zusammenbruch des Boxers kommen, wobei in schweren Fällen der Getroffene sofort bewußtlos niedersinkt und innerhalb kürzester Zeit nicht selten unter dem Bild des Sekundenherztodes ad exitum kommt. Da die autoptischen Untersuchungen bei derartigen postkommotionellen Todesfällen oft keinen pathologischen Herzbefund ergaben, wurden die nach stumpfen Brustwandtraumen aufgetretenen Zusammenbrüche nicht als primär kardial bedingt angesehen, sondern im Sinne eines als Schock sich auswirkenden Reflexvorganges auf Herz, Vasomotoren und Zentralnervensystem aufgefaßt.

Der Carotis-Sinus-Schock kann durch Schlag auf die seitlichen Halspartien im Bereich der Halsschlagader zum tödlichen Zusammenbruch führen. Der Gefäßkrampf und das Absinken des arteriellen Druckes durch Reizung des im Sinus caroticus liegenden Blutdruckzüglers führen zur Hirnanämie und über das Versacken großer Blutmengen zu einer oligämischen Koronarinsuffizienz sowie zu einer reflektorischen Hemmung der Herztätigkeit. Ebenso kann es bei einer Commotio laryngis einen tödlichen Ausgang geben.

Isolierte Trommelfellrupturen kommen gehäuft bei Boxern und Schwimmern zur Beobachtung. Es handelt sich dabei um indirekte Zerreißungen durch einen momentanen Überdruck im äußeren Gehörgang, der dann zustande kommen kann, wenn ein Boxschlag die Ohrmuschel so trifft, daß der Handschuh sie in der ganzen Ausdehnung berührt und damit nach außen abdichtet.

Eine echte Commotio cerebri ist häufig die Ursache eines traumatischen Zusammenbruchs beim Sport. Beim klassischen Boxniederschlag, dem sogenannten Kinn-k.o., pflanzt sich ein mit Wucht gegen die Kinnspitze geführter Haken über Unterkieferast und Kiefergelenk auf die Schädelbasis und damit auf das Gleichgewichtsorgan im Felsenbein fort. Häufig ist dieser Niederschlag durch Kinnhaken, ebenso wie bei den Kopftreffern, eine echte Commotio cerebri mit tiefer Bewußtlosigkeit. Es wird angenommen, daß es sich dabei um eine kleine Erschütterung des Gehirns bzw. der Medulla oblongata durch Contre-coup handelt.

Die Todesfälle beim Boxen sind z.T. durch ein subdurales Haematom bedingt. Sie verliefen in der Mehrzahl deshalb tödlich, weil man nicht an diese Möglichkeit dachte und die Zeit zum chirurgischen Eingriff verpaßte. Andere Todesfälle sind auf cerebrale Blutungen zurückzuführen.

Nicht nur im Ring können akute Todesfälle auftreten, sondern die Summierung von Hirntraumen im Verlauf zahlreicher Kämpfe, besonders des Berufsboxers, kann nach einer Latenzzeit von 5—15 Jahren zu Spätschäden des Gehirns, zur sogenannten Boxerdemenz (Dementia pugilistica) oder Encephalopathia traumatica führen. Dies zeigt ein pathologisch-anatomischer Bericht über 2 Berufsboxer im Alter von 46 und 53 Jahren, die viele Jahre geboxt hatten und häufig k.o. geschlagen worden waren, bis sie sich vom Boxsport zurückzogen. Erst Jahre später setzten dann allmählich neurologische und psychische Störungen ein:

Gedächtnisschwäche, Reizbarkeit, unsicherer Gang, zittrig unbeholfene und verwaschene Sprache. Neurologische Ausfälle waren sonst nicht vorhanden, psychisch war ein fortgeschrittener geistiger Abbau festzustellen mit grober Gedächtnis- und Merkschwäche. Histologisch fand sich in beiden Fällen übereinstimmend eine Atrophie des Gehirns in den corticalen Anteilen, die Ventrikel waren nur mäßig erweitert. Es lagen Nervenzellausfälle der Rinde vor, die Ganglienzellen färbten sich nur schwach und waren degenerativ verändert. Es zeigte sich eine Gliose mit Wucherung der fibrillären Astrozyten. Die Markscheiden wiesen Demyelinisationszeichen auf. Die histologischen Veränderungen waren denen bei der Pick'schen Hirnatrophie sehr ähnlich, wenn sie auch damit nicht völlig übereinstimmten, insbesondere fehlten senile Plaques. Die Pathogenese der zerebralen Spätschäden bei Boxern wird auf vorzeitige Altersvorgänge des Gehirns mit Änderung des colloidalen Zustandes der Gewebe zurückgeführt.

Berufsboxer zeigen häufig neuropsychische Veränderungen, welche im deutschen Sprachgebrauch als „Weiche Birne" und im angelsächsischen als „Punch-drunkeness" bezeichnet werden. Das Endstadium ist ein progressiver Persönlichkeitszerfall mit schweren charakterlichen und intellektuellen Veränderungen, der Dementia pugilistica.

5. Eishockey

Verletzungen beim Eishockey sind: Rippen- und Wirbelverletzungen, Commotio cerebri, Schlüsselbein- und Schulterverletzungen, Unterschenkelprellungen und Schnittverletzungen durch Schlittschuhe, Platzwunden im Gesicht.

Beim Eishockey können auch Verletzungen durch Zusammenstoß hervorgerufen werden; häufiger sind Commotionen. Durch die Scheibe (Puck) entstehen Quetschungen, Prellungen, Schnitt- und Quetschwunden, Haematome, Verletzung von Zähnen, auch Schädelfissuren und durch den Stock Platzwunden im Gesicht sowie Nasenbeinbrüche.

6. Fallschirmspringen

Siehe Kapitel C II.

7. Fechten

Beim Fechten werden beobachtet: Stichverletzungen, unter Umständen bei unbemerktem Bruch der Klingenspitze, Sturz auf die Achsel- oder Halsgegend, Ulnafrakturen, desgleichen Parierfrakturen und traumatische Orchitis (durch Genitalschutz).

8. Fußball

Es finden sich Weichteilverletzungen durch Tritt mit dem Fußballstiefel, Querbrüche des Unterschenkels mit Dislokation, Fußgelenksdistorsionen, Malleolarfrakturen vorwiegend am Standbein. Gefährlich ist das Unterlaufen mit Sturz und dabei auftretenden Wirbelbrüchen. Weiterhin kommen vor: stumpfe Trittverletzungen am ganzen Körper, vor allem Scrotum-, Milz-, Leber oder Nierengegend, bei Tormännern Schlüsselbeinbrüche, Luxationen im Acromioclaviculargelenk, Abriß der Strecksehne bei schlechter Fangtechnik; Finger- und Mittelhandfrakturen, am Kniegelenk Innenband- und Meniskusschädigungen sowie Kopfverletzungen in Form von Haematomen, cerebrale Schädigung bei Zusammenprall, bei Köpfen und durch scharfe Ballschüsse.

Typische Verletzungen und Schäden beim Fußballsport führt JUNGE an. Die unteren Gliedmaßen stehen mit $^2/_3$ der Verletzungen weit im Vordergrund. Zehen- und Mittelfußfrakturen bzw. Distorsionen kommen vor bei Tritt durch den Gegner und bei Fehlstoß in den Erdboden. Verletzungen der Sprunggelenke werden in fast 50% gefunden. Unterschenkelbrüche entstehen direkt als Quer- oder Stückbrüche bei Tritt des Gegners, vor allem beim so gefährlichen ,,Drüberhalten", gegen das im Schwung befindliche Schußbein, indirekt als Torsionsbrüche bei Verdrehung des Rumpfes und festgestelltem Fuß. Ganz besonders gefährdet ist das Kniegelenk. Am Meniskus sind zu unterscheiden: primäre Gewaltrisse, sekundäre traumatische Risse und die seltenen rein degenerativen Spontanrisse. Der Innenmeniskus ist 5—6mal mehr gefährdet.

Die typischen Schäden am Oberschenkel sind Muskeleinrisse in den Adductoren, in den Semimuskeln, den Rectus femoris, so gut wie immer parallel und bei weiterdauernder gesteigerter Funktion manchmal in eine Myositis ossificans übergehend.

Als typische nicht traumatische Schäden finden wir besonders beim jugendlichen Fußballer Abrisse der Apophysen, hervorgerufen durch unkoordinierte Muskelaktionen bei Fehlstößen, plötzlichem Bremsen, bei gleichzeitiger starker Ermüdung am vorderen oberen und unteren Darmbeinstachel, am Tuber ischiadicum und am Trochanter minor.

Am Gesichtsschädel sah JUNGE Jochbeinbrüche nach Zusammenprall zweier Spieler. Schwere Hirnschädigungen, subdurale und epidurale Haematome sind fast immer durch Einwirkung des Gegners zustande gekommen. Weniger bekannt, aber auch überaus wichtig sind evtl. Folgen mehrfacher Kopfstöße mit einem nassen, mit hoher Geschwindigkeit ankommenden Ball. Verletzungen der inneren

Organe sind selten und unterscheiden sich nicht von den Verletzungen im Rahmen der allgemeinen Traumatologie. Der vegetative Schock nach dem Aufprall eines scharf geschossenen Balles geht in der Regel in wenigen Minuten vorüber.

Über Fußballverletzungen des Schultergürtels berichtete PATTON. Diese Verletzungen sind beim Fußball häufig und stehen hinter den Verletzungen des Knies und der Knöchel. In den Jahren 1947—1957 ereigneten sich unter 2000 Fußballverletzungen 218 derartige Schäden. Geringere Verletzungen bestehen in Quetschungen, Kontusionen und Muskelzerrungen im Schultergebiet (insgesamt 108mal). Am meisten waren M. deltoides und trapezius betroffen, und zwar fast in gleicher Häufigkeit; 68mal das Acromioclaviculargelenk. Diese häufige Fußballverletzung tritt in 3 Graden auf:

1. Distorsion oder Zerrung mit teilweisem Riß der Gelenkkapsel und Bänder
2. Zerreißung der Kapsel des Acromioclaviculargelenkes und der Bänder sowie Distorsion der coracoclavicularen Bänder
3. Luxation des Acromioclaviculargelenkes infolge vollständiger Zerreißung der acromioclavicularen und coracoclavicularen Bänder.

Von ersterer Art wurden ¾ dieser Verletzungen beobachtet. Sie ist die häufigste; von der zweiten Art waren etwa ¼ und von der dritten Art nur 2 Fälle.

Verletzungen des Plexus brachialis wurden in 14 Fällen in den letzten 10 Jahren beobachtet. Verletzungen der Gelenkpfanne mit teilweisen Rissen der Supraspinatus-Sehne oder der Gelenkpfanne sind 11mal diagnostiziert worden. Die Durchtrennung des Sternoclaviculargelenkes ist eine ungewöhnliche Verletzung und wurde nur 3mal beobachtet; eine primäre Luxation der Schulter nur in 2 Fällen.

Sportverletzungen des Abdomen und Thorax sind nicht so selten, wie WILLIAMS und PATTON mitteilen. So fanden sich unter 1032 Fußballverletzungen in den Jahren 1951 bis 1955:

Kontusionen der Bauchwand oberhalb der Crista ilica	26
Muskelzerrungen in der Lendengegend	12
Zerrungen in anderen Gebieten	4
Nierenkontusion	6
Kontusion anderer Bezirke	3
Milzruptur	1

und Brustverletzungen:

Kontusion des Sternum	8
Durchtrennung von Rippenknorpeln	8
Kontusion unterer Rippen	10
Rippenfrakturen	2

Durch das Kopfballspiel beim Fußball ist mit ähnlichen chronischen Hirnschädigungen zu rechnen wie beim Boxen. Die über den Fußball einwirkende Gewalt kann erheblich sein, da ein Fußball ein Normalgewicht von 396—453 g hat und eine Geschwindigkeit bis zu 70 km/h erreichen kann. Ein mit Wasser vollgesogener Lederball wird sogar noch einige hundert Gramm schwerer. Die von den Verfassern mitgeteilten 24 Todesfälle betrafen:

10 Todesfälle durch Überanstrengung beim Spiel infolge chronischen Herzschadens
4 Todesfälle durch Gehirnblutung
2 Todesfälle durch Meningitiden
2 Todesfälle durch Unterschenkelbrüche mit nachfolgender Fettembolie bzw. toxischer Kreislaufschwäche
sowie durch verschiedene andere Erkrankungen.

Beim amerikanischen Fußball ereigneten sich nach einer Mitteilung von SCHNEIDER u. Mitarb. im Jahre 1959 insgesamt 14 tödliche Schädel- und Rückenmarkverletzungen. Es handelte sich dabei 7mal um subdurale Haematome, 1mal um ein extradurales Haematom sowie eine Thrombose der A. basilaris mit Infarkt der Brücke sowie ein intrakraniales Haematom der rückwärtigen Schädelgrube und schließlich 4 Halsmarkverletzungen. Die Verfasser beschreiben weiterhin 3 Unglücksfälle sehr genau unter Verwendung von Fotoaufnahmen, die während des Spieles gemacht worden sind. Andere 21 unmittelbare Todesfälle beim Fußballsport betrafen (PÖSCHL)

Gehirnblutungen	5
Schädelbruch mit Gehirnquetschung	2
Gehirnerschütterung und Quetschung	1
Bruch der Halswirbelsäule mit Atem- und Kreislauflähmung	2
akuter Herztod	3
Milzruptur	2
Leberruptur	2
Netzblutung	1
Nierenkontusion mit akutem Kreislaufversagen	1
Hitzschlag	2

KRTICKA und NATRAVNIK berichteten über einen eigenartigen tödlichen Unfall beim Fußballspiel. Ein Spieler erlitt eine ovale Impressionsfraktur in der linken Schläfengegend dadurch, daß er mit einem anderen Spieler beim Köpfen mit dem Kopf des anderen zusammenstieß.

Ein anderer tödlicher Unfall beim Fußballspiel wurde von LUKASCH mitgeteilt, wobei ein Spieler beim Sturz von dem Knie eines Mitspielers an der Schläfe getroffen wurde. Es traten ein subkutanes Haematom im rechten Schläfen-Scheitelbereich, eine Impressionsfraktur mit einem Bruchspalt auf die Schädelbasis übergehend, ein epidurales Haematom, eine Blutung in der weichen Hirnhaut und im Gewebe des re. Schläfen- und Scheitellappens neben Hirnoedem und Schwellung auf.

GROSSE untersuchte 3 an plötzlichem Herztod verstorbene Fußballspieler im Alter von 35, 39 und 42 Jahren. Das Wesen der in allen 3 Fällen angenommenen Commotio cordis wird in einer nervalen Reizung der terminalen Strombahn gesehen, welche zur akuten Durchblutungsstörung des Herzmuskels führte.

Bei einem 24jährigen trat während eines Fußballspieles (Torwart) ein klinisch nachgewiesener Herzinfarkt auf (TOKER).

Eine seltene Verletzung teilte KLOPFER mit. Ein 15jähriger schlägt beim Fußballspielen mit dem Fuß „in die Luft" und zieht sich dabei eine Verletzung im Bereich der rechten Hüfte zu. Röntgenologisch Abriß des knöchernen Pfannenerkers rechts, ein schalenförmiger Knochenausriß im Bereich des Tuberculum ilicum bzw. im Bereich der Ansatzstelle des Lig. iliofemorale an der knöchernen Beckenwand.

MINNE sah eine posttraumatische Stenose der A. tibialis posterior bei einem Fußballspieler. Sie wurde durch einen heftigen Tritt gegen den Fußknöchel verursacht; Bestätigung der Stenose durch Arteriographie.

KRÄTZING berichtete von einer subakuten Dünndarmperforation beim Fußballspiel, die durch fehlerhaftes Springen des Gegenspielers mit angezogenen Knien und durch Stoß mit dem Knie beim Springen nach einem Kopfball entstanden war.

9. Hockey, Golf, Kegeln, Skurfing

Bei Hockey-Verletzungen durch den Schläger; bei Jugendlichen mehr Ballverletzungen, Platzwunden am Kopf, Nasenbeinfrakturen, Verletzungen der Finger durch Schlag des Gegners.

KATAYAMA u. Mitarb. untersuchten 53 Berufs- und 168 Laiengolfspieler. Bei keinem Berufsspieler, doch bei 43 (23,2%) der Amateure wurden Rippenbrüche oder Kallusbildung nach Rippenbrüchen beobachtet. Sie betrafen meist die 6. Rippe, nahe am Angulum costae.

Den seltenen Fall eines posttraumatischen Aneurysma der A. axillaris infolge eines Golfunfalles berichteten ROSENZWEIG und SIMON. Der Spieler hatte sich die rechte Schulter beim Schlagen mit voller Kraft verrenkt.

Bei aktiven Kegelspielern kann das mechanische Trauma des Daumens zu einem „Kegler-Daumen" führen (MARMOR). Besonders ist dabei der Nerv betroffen (Bildung eines Neurinom).

Beim Skurfing, dem Rollbrettfahren, einer Modifikation des Wellenreitens auf festem Boden, die neuerdings in Kanada Anhänger gefunden hat, kann es nicht selten zu Unfällen kommen. Von November 1964 bis Frühjahr 1965 beobachteten LIVER und WILEY 75 Patienten mit Verletzungen bei dieser Sportart. Dabei sahen sie 29 Frakturen, davon 16 im Bereich des Knöchels und Fußes, 26 Distorsionen, 23 Kontusionen und Hautabschürfungen und 13 anderweitige Verletzungen. Bei 3 Patienten bestanden Schädelverletzungen.

10. Leichtathletik

Die häufigsten Sportverletzungen sind Muskel- und Sehnenverletzungen, Schürfwunden durch Sturz, Blasenbildung durch schlecht sitzendes Schuhwerk, Abschürfungen der Fingerbeeren bei Diskus- und Hammerwerfern sowie Sehnenzerrungen und Risse besonders am M. biceps femoris und M. semimembranaceus und an den Wadenmuskeln, vorwiegend bei Kurz- und Mittelstreckenläufern. Riß des M. quadriceps beim Auffangen des Körpers zur Vermeidung eines Sturzes oder Abriß der Spina ilica anterior sowie des Trochanter minor bei Springern und Speerwerfern. Risse der Achillessehne bei älteren Sportlern sowie Distorsionen an den Gelenken, besonders Sprunggelenken, und Distorsionen der Hand bei Springern.

Verletzungen durch Speere sind gefährlich; perforierende Verletzung; Hirnabszeß (SUCKERT).

STEINBACH berichtete über 5 mechanisch ausgelöste Neuritiden der Armnerven, die nach einer jetzt beliebten sportlichen Übung, nämlich Schlagen mit Schmiedehämmern auf Holzblöcke, aufgetreten sind. 2mal war der N. radialis, 2mal der mittlere, untere Brachialplexus und 1mal der N. ulnaris betroffen.

11. Radsport

Häufigere Verletzungen sind Abschürfungen, Verletzungen an den unteren Extremitäten, Schlüsselbeinbrüche, schwere Kopfverletzungen, Verletzungen der Hoden und der Dammgegend durch Abspringen nach hinten; Harnröhrenverletzungen durch Druck des schmalen Sattels; Luxationsfrakturen der Sprunggelenke.

Bei 5 tödlichen Radsportunfällen lag stets ein kraniocerebrales Trauma zugrunde, in der Regel verursacht durch Sturz auf die Straße oder Zusammenstoß.

12. Reiten

Es werden beobachtet Sturzverletzungen, Schädel-Wirbelsäulenverletzungen, Beckenbrüche, Schlüsselbeinbrüche, Schulterluxationen, Zungenbißverletzungen des Reiters durch Anschlagen des Pferdekopfes gegen das Kinn, Aufreiten, Quetschungen der Genitalorgane. Durch Mitstürzen des Pferdes schwere Frakturen, insbesondere auch Beckenfrakturen. Verletzungen durch Biß und Hufschlag. Bekannt ist bei langer Ausübung des Reitsports die Bildung eines Reiterknochens, einer Myositis ossificans der Adductoren der Oberschenkel.

Durch Sturz vom Pferd beim Nehmen eines Hindernisses, wobei das sich überschlagende Pferd auf den Rücken des liegenden Reiters fiel, erlitt dieser eine Thoraxzertrümmerung mit Trachea-Bronchusverletzungen (BÜCHERL-KOCH).

13. Ringen

Bei Ringern finden sich Rippenfrakturen oder Frakturen der Rippenknorpel, Schlüsselbeinbrüche, Brüche der Halswirbelsäule durch Fall in die Brücke, Luxationen im Acromioclavicular- oder Costoclaviculargelenk, Othaematom; am Kniegelenk Innenband- und Meniskusschädigungen, Frakturen oder Distorsionen im Talocruralgelenk, Luxationen im Schulter- und Ellenbogengelenk; Muskelquetschungen, Muskelrisse.

14. Rodeln (Skeleton)

Beim *Rodeln* besonders Ober- und Unterschenkelbrüche, Handverletzungen durch Einklemmen, Haematome, Knieverletzungen, Kopf- und Wirbelverletzungen. Die Rodelverletzungen entstehen beim Sturz während der Fahrt oder durch das Gerät selbst. Die schwersten Verletzungen entstehen beim Sturz wie Riß-Quetschwunden, Abschürfungen, Pfählungsverletzungen, Commotionen und zahlreiche Frakturformen, insbesondere wenn sich der Fahrer vom Schlitten nicht lösen kann. Durch die Grätschstellung sind Verletzungen der äußeren und inneren Geschlechtsteile und der Urethra sowie des Mastdarms möglich. Bei schwerem Trauma ist auch das knöcherne Becken betroffen. Es erfolgen Symphysenrupturen und Beckenfrakturen. In schweren Fällen sind Thorax- und Abdomenverletzungen möglich; durch Anfahren und Anstreifen kommt es zu Verletzungen der Beine.

Beim *Skeletonfahren* können sehr gefährliche Verletzungen auftreten dadurch, daß der Fahrer gegen die vereiste Bahnmauer oder gegen Hindernisse stößt. Weichteilverletzungen, Quetschungen, Schulterkontusionen, Luxationen, Unterkieferbrüche, Gehirnerschütterungen, selten auch einmal innere Verletzungen. Beim Aus-der-Bahn-Getragenwerden sind Frakturen und innere Verletzungen beobachtet worden.

15. Rudern (Paddeln, Segeln)

Bei Rudern und Paddeln Einklemmung des Daumens mit Querfrakturen zwischen den Riemengriffen, Blasen- und Schwielenbildung mit Gefahr der Handphlegmone, Tendovaginitis crepitans, Furunkulose am Gesäß durch Schmutz und Schweißbildung, Sonnenbrand.

Beim Segeln ähnliche Verletzungen, dazu Verbrennungen der Handflächen beim Durchlaufen der Schoten; Schädelverletzungen durch den Schlag des Großbaums.

16. Schlittschuhlaufen

Radiusfrakturen, Frakturen beider Unterarme, Commotio cerebri, Paratendinitis achillea infolge Überanstrengung oder Stiefeldruck, Schnittverletzungen durch den Schlittschuh; seltener Frakturen des Unterschenkels und Knöchels.

Eine Untersuchung von 806 Hilfeleistungen auf der Baseler Kunsteisbahn 1957—1958 betrafen

Schnittwunden 502
Schürf- und Rißwunden. 49
Quetschungen, Prellungen 59
Verstauchungen 41
Frakturen 42
Gehirnerschütterungen 29
sonstige geringe Traumen 84

Beim Schlittschuhlaufen ist die Radiusfraktur die häufigste Verletzung. Sie entsteht durch Abwehrstellung des Armes beim Sturz, ebenso auch die Handgelenksverstauchungen. Durch Aufschlagen auf das Eis oder Anfahren an Hindernisse sind Gehirnerschütterungen relativ häufig, ebenso Riß- und Quetschwunden am Hinterkopf. Durch Drehung gibt es Drehungsbrüche beider Unterschenkelknochen, Malleolarfrakturen und Fußdistorsionen. Durch die Schlittschuhe selbst kommen Schnitt- und Rißwunden an den vorderen Schienbeinkanten und an der Kniegelenksgegend vor, sogar mit Eröffnung der Bursa praepatellaris sowie Verletzungen im Gesicht.

17. Schwerathletik

Risse des langen Bicepskopfes, Zerrung der Trapezmuskeln und der langen Rückenstrecker, Abrißfrakturen von Dornfortsätzen am VII. Hals- und I. Brustwirbel. Handgelenks, Schultergelenks, und Kniegelenksdistorsionen mit Innenbandverletzungen. Bandscheibenschädigungen im Bereich der Lendenwirbelsäule, traumatische Orchitis.

18. Schwimmen (Wasserspringen, Wasserballspiel)

Eine relativ harmlose Schädigung ist die Badekonjunktivitis. Die Hauptgefahren stellen Ertrinken und Badetod dar (siehe Kapitel G).

Untersuchungen über den Bewußtseinsverlust beim Schwimmen wurden kürzlich in den USA veröffentlicht. Ausgehend von der Beobachtung, daß Ertrinkungstod bei guten Schwimmern nicht selten vorkommt, wurde speziell das Verhalten der Atmung beim Tauchen studiert. Die Hyperventilation vor dem Eintauchen ruft eine Hypokapnie hervor, der rasch eine Hyperkapnie (durch das Anhalten der Luft unter dem Wasserspiegel) folgt. Die Anstrengung des Tauchens erfordert vermehrt Sauerstoff. Bei plötzlichem Absinken der Sauerstoffspannung im Blut kommt es infolge zerebraler Hypoxydose zum Bewußtseinsverlust. Die Gefahr für die guten Schwimmer besteht darin, daß der Trainierte die Hyperkapnie relativ wenig empfindet und somit die Grenzen seiner Leistungsfähigkeit nicht erkennt.

Nach einer vorbildlich unter Wasser ausgeführten Wende entstand bei einem Schwimmer durch die plötzliche Rückwärtsbewegung des Kopfes eine tödliche Verletzung des Halsmarkes mit Atemstillstand. Bei der histologischen Untersuchung sah man als einzige pathologische Befunde ein Ödem in der Medulla oblongata und kleine perivaskuläre Blutungen im Bereich des II. und III. Cervicalsegmentes, vorwiegend in der grauen Substanz (LISS).

Bei *Wasserspringen* können Trommelfellzerreißungen durch Überdruck auftreten. Die Sportverletzungen des Trommelfells ereignen sich nach DIETZEL gehäuft bei Schwimmern und Boxern. Es handelt sich dabei um indirekte Zerreißungen durch einen momentanen Überdruck im äußeren Gehörgang. Beim Tauchen lastet mit zunehmender Tiefe auf den Trommelfellen ein steigender Druck, unter dem auch ein normales Trommelfell perforieren kann. Narbige oder zarte Trommelfelle sind naturgemäß dabei mehr gefährdet. Ein ähnlicher Mechanismus wurde bei Schwimmern beobachtet, wenn ein Fußstoß, Handschlag oder ein Zusammenstoß mit dem Kopf eines anderen Schwimmers die Ohrmuschel in ähnlicher Weise trifft wie es gelegentlich beim Springen, Tauchen und Wasserballspielen vorkommt. Gefährlich sind Sprünge in seichtes Wasser. Hierbei können Biegungsbrüche der Halswirbelsäule, vorwiegend des III.–V. Halswirbels auftreten sowie Zerrungen oder Risse der langen Rückenmuskeln. In schweren Fällen mitunter Kompressionssyndrome im Bereich der Hals- und Lendenwirbelsäule.

DEISTER berichtete über 2 Fälle einer Halswirbelfraktur mit Tetraplegie sowie über die selten vorkommende Fraktur des Bogens des Epistropheus bei einem Wassersprung und über eine tödliche Verletzung der Halswirbelsäule (Luxation des V. und Fraktur des VI. Halswirbels) beim Wasserspringen (KLAUS und ANDRESEN). Den seltenen Befund einer tödlichen Halswirbelverletzung bei einem Schwimmer ohne Aufprall auf die Wasseroberfläche oder Anstoßen an Gegenstände, teilte LISS mit. Es fanden sich petechiale Haemorrhagien im Bereich von C II und C III des Rückenmarks.

Bei Wasserballspiel können Kratzwunden entstehen sowie Trommelfellperforationen durch scharfen „Schuß" aufs Ohr; bei Wurf Schulterdistorsion.

19. Skilauf (Skispringen)

Typische Skiverletzungen sind Innenbandverletzungen am Kniegelenk, Knöchelverletzungen, Unterschenkelbrüche, Distorsion und Luxation des Daumengrundgelenkes durch Sturz oder Abheben durch den Skistock, Schulterluxation bei Hängenbleiben des Armes im tiefen Schnee, Metacarpalfrakturen II bis IV bei Hängenbleiben des Stocktellers an einem Hindernis, Verletzungen durch den gebrochenen Skistock, Erfrierungen; an der unteren Extremität überwiegen Torsionsbrüche des Unterschenkels und Malleolarfrakturen mit und ohne Gabelsprengung.

Eine ausführliche Untersuchung der Wintersportverletzungen, insbesondere bei den früheren Fahrtechniken, bildet das 1939 erschienene Buch von PETITPIERRE. Beim Skifahren kann das Anfahren oder Anstreifen an Hindernisse bei großer Geschwindigkeit zu schwersten und zuweilen sogar zu den sonst seltenen tödlichen Verletzungen führen. Dabei werden alle Körperteile ziemlich gleichmäßig betroffen. Der durch die Ski übertragene Drehungsmechanismus richtet sich besonders auf die untere Extremität, und zwar am meisten auf das Fußgelenk, dann folgen Unter- und Oberschenkel. Der Sturz auf den ausgestreckten, abwehrenden Arm kann bei hartem Boden zu Stauchungs- oder Biegungsverletzungen führen. Besonders ist dabei das Schultergelenk gefährdet. Nach PETITPIERRE besteht folgendes prozentuales Verhältnis der Skiverletzungen nach Körperteilen:

Kopf	2,5%
Rumpf	7,6%
obere Extremität	27,0%
untere Extremität	62,9%

nach Verletzungsart:

Frakturen	33,2%
Luxationen	7,4%
Distorsionen	43,5%
Kontusionen	7,4%
Verwundungen	3,7%
übrige Verletzungen	4,8%

Die *Frakturen verteilten sich auf*

Kopf	1,6%
Rumpf	9,8%
obere Extremität	20,0%
untere Extremität	67,0%
Verschiedenes	1,6%

Die *Luxationen verteilten sich auf*

Clavicula	1,3%
Schulter	70,1%
Ellbogen	2,6%
Daumen	17,9%
Finger	1,8%
Hüftgelenk	2,6%
Kniegelenk	0,5%
Patella	1,8%
Großzehe	0,5%
Verschiedenes	0,9%

Früher kam es bei Stürzen während des Skilaufes häufig zu Drehbrüchen des Unterschenkels. Heute wird ein hochschäftiger Spezialschuh mit mehrfacher Schnürung vorne und hinten verwendet, der den Fuß förmlich in einen Schraubstock sperrt. Da zur Vervollkommnung der Schwungtechnik der Schuh starr mit dem Ski fixiert und so ein Abheben der Ferse unmöglich gemacht wird, kommt es praktisch zu einer totalen Versteifung des Fußgelenkes. Bei schweren Stürzen resultiert daraus der supramalleoläre Querbruch in Höhe der Schuhränder des neuen Hochschaftstiefels.

Auch ASANG sieht in diesem supramalleolären Querbruch eine typische neue Skiunfallverletzung.

Die beim Skifahrer typischen Knochenbrüche, ein Drehbruch des Unterschenkels, beruhen, worauf auch FRANK hinweist, auf folgendem Mechanismus: Die schwere Körpermasse, welche durch den Ski einen verlängerten Hebelarm erhalten hat, wirkt als Drehmoment während des Sturzes am Bein. Als Ergebnis folgt der Dreh- oder Spiralbruch. Im Laufe der letzten Jahre sind durch neue Skitechnik und die hochschaftigen Stiefel Veränderungen im Unfallmechanismus eingetreten. Der Drehsturz wurde durch den reinen Frontalsturz und durch den Sturz nach der Seite mit sekundärem Drehmoment abgelöst. FRANK berechnete, daß ein 70 kg schwerer Skifahrer, der mit einer Geschwindigkeit von 60 km/h eine Piste abfährt, eine Wucht oder kinetische Energie von rund 1000 m/kg verkörpert. Bei einem Sturz wirken also 1000 kg auf die Unterschenkelknochen.

Nach HENTSCHEL soll eine gute Sicherheitsbindung die schädigende Wirkung der bei Stürzen auftretenden pathologischen Drehmomente beseitigen. Sie verhütet damit die typischen Ski-Dreh-Sturzverletzungen. Als solche haben zu gelten:

1. Knöchelbänderzerrungen häufiger außen
2. Knöchelbrüche, einschließlich der Supramalleolarfraktur, ebenfalls häufiger außen
3. Drehbrüche des Schienbeins
4. Bandschäden des Kniegelenkes, meist des inneren Seitenbandes, seltener der Menisken und der Kreuzbänder.

Zum anderen soll eine gute Sicherheitsbindung auch gegen die reinen Frontsturzfolgen schützen, wie:

1. Riß der Achillessehne
2. Knöchelbänderzerrungen
3. Muskelrisse
4. Kniegelenks-Kreuzbandrisse
5. Bei disponierten Jugendlichen wohl auch einmal Abriß des vorderen oberen Darmbeinstachels.

Die seltenen reinen Frontstürze führen neben schweren Knöchelbänderzerrungen gelegentlich zu Muskelrissen, isolierten Rissen bzw. Abriß der Achillessehne mitsamt ihrem Ansatz am Haken, Kniegelenks-Kreuzbandriß. Die Schenkelhals-Trochanter- und Oberschenkelschaft-Drehbrüche sind heute seltener geworden. Sie fanden sich häufiger beim früheren Telemarkschwung durch Sturz nach außen.

Die Sturzverletzungen durch Aufprall, Pfählung usw. treten der Häufigkeit nach gegenüber den typischen Skiverletzungen in den Hintergrund. Sie erfolgen nach ähnlichen Regeln wie im täglichen Leben und bei anderen Sportarten.

Nach einer Übersicht von ERSKING verteilten sich die Skiunfälle auf:

untere Gliedmaßen	79,4%
Knöchel	44,4%
Knie	19,2%
Bein	15,8%
Gesicht	5,6%
Schulter	4,8%
Hand und Handgelenk	2,6%
alle übrigen	7,6%

An Verletzungsarten wurden angetroffen:

Distorsionen	45,8%
Frakturen	29,1%
Wunden	12,7%
Luxationen	8,1%
andere	4,2%

Über Skiverletzungen aus Sun Valley berichtete MORITZ. Während einer Saison ereigneten sich 1874 Torsionsverletzungen, davon 1496 Distorsionen, 378 Frakturen sowie 704 andere Verletzungen. Sie betrafen:

Distorsionen des Knöchels	783
Distorsionen des Knies	601
Frakturen des Knöchels	280
Distorsionen im Sprunggelenk	110
Frakturen von Tibia und Fibula	80
Frakturen von Fußwurzelknochen	8
Verschiedenes	12

Eine Aufstellung der Skiverletzungen nach BÄTZNER aus den Jahren 1949—1956 in Freiburg/Breisgau ergibt:

Gesamtzahl 790

		Frakturen
untere Extremitäten	753 = 77,6%	419
obere Extremitäten	147 = 15,2%	333
Rumpf	43 = 4,4%	73
Kopf	25 = 2,6%	11
innere Organe	2 = 0,2%	2

untere Extremitäten	*insgesamt*	*Frakturen*
Fuß	15	8
Fußgelenk	378	197
Knie	220	1
Unterschenkel	125	117
Oberschenkel	15	11

obere Extremitäten und Schulter	*insgesamt*	*Frakturen*
Schulter und Oberarm	49	20
Ellbogen und Unterarm	19	11
Handgelenk und Hand	49	35
Daumen	30	7

Während der Wintersaisonen in der Zeit von 1952/53 bis 1957/58 fanden nach TUSIEWICZ in den Beskiden 2909 Unfälle statt. 1318 Verunglückte mußten abtransportiert werden. Knochenbrüche wurden bei 46,8%, Distorsionen bei 41,27%, Kontusionen und Weichteilwunden bei 8,6% und Gehirnerschütterungen in 1,29% aller Schwerverletzten festgestellt. 3 Menschen kamen ums Leben.

Eine Zusammenfassung der typischen Skiverletzungen ergibt (TUSIEWICZ):

Außenknöchelfrakturen	22,4 %
Sprunggelenksdistorsionen	17,4 %
Unterschenkelfrakturen	9,35%
Kniegelenkdistorsionen	8,4 %
Wadenbeinfrakturen	5,7 %
Quetschung und Wunden der Kopfgegend	3,25%
Quetschungen und Wunden der Knie und Unterschenkelgegend	3,05%
Speichenfrakturen	2,55%
Schienbeinfrakturen	2,05%
Oberschenkelfrakturen	2,0 %
Gehirnerschütterung	0,6 %
Milzruptur	0,2 %
Nierenruptur	0,05%
Darmruptur	0,15%
Anderes	0,1 %

PATSCHEIDER berichtete über 39 bei Ausübung des Wintersports Verstorbener aus den Jahren 1950—1960. Davon waren 28 Skiläufer, 5 Rodler und 6 natürliche Todesfälle, die zunächst als Sportunfälle angesehen worden waren. 2 tödliche Skiunfälle davon führten einmal durch hochgradige Fettembolie nach Oberschenkelbruch 6 Tage nach dem Unfall zum Tode; das andere Mal durch typischen Genickbruch.

BAUMGARTNER analysierte 1000 Skiunfälle einer Saison in bezug auf die Sicherheit der Abfahrtsstrecke. Die Verletzungen betrafen zu 18% Kopf und obere Extremitäten, zu 6% Stamm, Becken und Oberschenkel und zu 76% Knie, Unterschenkel, Sprunggelenk und Fuß. Der Querbruch beider Unterschenkelknochen knapp über dem festgeschnürten hohen Skischuh machte 10% aller Unterschenkelbrüche aus. Ein Abriß der Achillessehne wurde 12mal beobachtet; er kam ausnahmslos bei geradem Sturz nach vorne vor. Die Unfälle waren zu 5,7% durch Zusammenstoß bedingt. Gerade bei den Zusammenstößen ereigneten sich die schwersten Skiunfälle. BAUMGARTNER beobachtete offene Unterschenkelbrüche, schwere Thorax- und Kopfverletzungen durch Zusammenstoß bzw. Überfahrenwerden.

Auch nach den Untersuchungen von GRUENAGEL und ADLOFF über Skiverletzungen der unteren Extremität in den Wintern 1960/61 und 1961/62 vermindern Ski-Sicherheitsbindungen das Unfallrisiko von Beinverletzungen um mehr als das Dreifache.

Die Analyse von 529 Skiverletzungen der oberen Extremität durch PONS stellte die Schulterverletzung (Schulterverrenkung) als typische Skiverletzung heraus; weitere sind der Spiralbruch der Mittelhandknochen und die Distorsion des Daumengrundgelenkes mit Verletzung des ulnaren Seitenbandes.

Nicht oder ungenügend behandelt führt die Distorsion zu einer hartnäckigen und langdauernden schmerzhaften Einschränkung der Funktion. Auch WÖLLER weist auf die Distorsion des Daumengrundgelenkes als typische Skiverletzung und sogenannten Ski-Daumen hin.

Die Kombinationsverletzung, Malleolarfraktur mit Achillessehnenriß, nennt SUCHERT eine typische Skiverletzung, aufgrund der nur beim Skifahren gemachten Beobachtung, daß diese Kombination zahlenmäßig bis zu einem Drittel der Fälle auftreten kann.

Auch nach JAKOB haben in den letzten Jahren subkutane Achillessehnenrupturen bei Sturz nach vorn durch den straffen Diagonalzug an den Skibindungen sowie die tiefen, supramalleolaren Quer- und Splitterbrüche der Tibia, verursacht durch die hohen Skischuhe, stark zugenommen. Vor allem aber sind die Verletzungen durch direkten Anprall an Bäumen, Zäunen, Steinen und durch Zusammenstoß mit anderen Skifahrern sehr häufig geworden.

Über 2 der selten vorkommenden Abrißfrakturen des Fersenbeins durch Skiunfälle konnte EIGENTHALER berichten.

Verletzungen der Wirbelsäule beim Skifahrer sind relativ selten. Sie betragen nach BAUMGARTNER etwa 2%. Er fand bei 1000 Skiunfällen in einer Saison 19 mal die Wirbelsäule beteiligt. Dabei handelt es sich 12 mal um Distorsionen und Kontusionen ohne röntgenologisch faßbare Knochenveränderungen. Bei den übrigen 7 fanden sich 2 mal Abrisse von Querfortsätzen, 1 mal bei C VI, die anderen betrafen L II, III, IV. 4 mal waren Kompressionsbrüche der Wirbelkörper im Bereich des Brust- und Lendenüberganges und 1 mal eine schwere Luxationsfraktur bei C VI mit Querschnittsläsion eingetreten. Während der Bruch am Brust-Lendenübergang häufiger durch vehementen Sturz auf das Gesäß bei schneller Fahrt und sehr harter Bahn zustande kommt, entsteht die Fraktur auf der Höhe der Brustkyphose eher beim Überschlagen bzw. bei einem richtigen Kopfstand oft auch im Tiefschnee.

Aus einer Beobachtungsreihe waren Todesfälle beim Skisport verursacht durch:
12 Lawinenverschüttungen, dabei Tod durch Erstickung, Erfrierung, Quetschungen
4 mal Tod durch Absturz, schwere direkte Verletzungen, schwere Kopfverletzungen
11 mal Tod durch Aufprall an Hindernisse, dabei 7 Schädelbrüche, 1 Thoraxkontusion, Lungenruptur mit innerer Verblutung
4 mal Tod durch Sturz auf freier Strecke.

Eine gedeckte traumatische Aortenruptur als Folge eines Skiunfalles im Flachland, wobei der Patient mit dem Thorax gegen einen Baum prallte, wurde von AMTHOR und SCHNEIDER beobachtet.

Aus der Tschechoslowakei berichteten HORNOF und SCHMIDT über tödliche Skiunfälle. Sie stellten in einer Zeitspanne von 41 Jahren (1921—1962) 40 solche fest, davon waren 36 Männer und 4 Frauen betroffen. Am häufigsten trat der Tod infolge Verschüttung durch eine Lawine (16 mal) ein, 12 mal durch Aufprallen auf ein Hindernis bei der Abfahrt, zumeist an einen Baum, vereinzelt an Felsen, Telegraphenmasten usw.; in 4 Fällen erfolgte der Tod durch Absturz in die Tiefe (Schlucht, Abgrund), 2 mal durch Sturz bei der Abfahrt mit dem Kopf an eine hervortretende Scholle oder einen Stein bei ungenügender Schneedecke, 1 mal durch Aufprall auf den Skistock bei Sturz in rasanter Fahrt, wobei der Stock durch die Orbita in die Schädelhöhle eindrang. 2 weitere tödliche Unfälle betrafen Skispringer.

Bei den Lawinenverschütteten und einem Abgestürzten, also 17 mal, wurde als Todesursache Ersticken festgestellt. Als zweithäufigste Todesursache folgten die Schädelknochenfrakturen (12 mal), 4 mal wurde ein Erfrierungstod verzeichnet bei Verirrung auf Touren, in 5 Fällen Tod durch innere Verletzung und Verblutung.

Verletzungen beim Skispringen. Interessanterweise kommen nicht mehr Verletzungen vor als beim Skilaufen im Gelände, was wohl mit der Erfahrung und dem Training der Skispringer in Zusammenhang steht. Die meisten Verletzungen ereignen sich beim Sturz: damit Verletzungen und Verstauchungen von Knie- und Sprunggelenk, Torsionsbrüche der unteren Extremitäten, Frakturen des Vorderarmes, der Clavicula und Schulterluxationen. Eine gewisse Bedeutung hat die Commotio cerebri.

Die Unfälle bei Skispringen werden im allgemeinen überschätzt. Bei der Internationalen Skiflugwoche 1951 in Oberstdorf gab es bei 426 Skiflügen 59 Stürze (13,8%). Nach BREITNER erlitten 7 Teilnehmer Verletzungen, und zwar:

1 Lendenwirbelfraktur
1 Malleolarfraktur
1 Schulterluxation
1 Daumenluxation
3 verschiedene Distorsionen.

Skisprungverletzungen zeigen eine Bevorzugung des Kopfes und Gesichtes. So betrafen nach JOHANSEN 90 Skisprungverletzungen:

22% Kopf und Gesicht
32% obere Extremitäten
3% Rumpf
27% untere Extremitäten.

Beim **Skijöring** kommen entweder Sturzverletzungen vor oder Verletzungen durch Hufschlag der Pferde oder durch Nachschleppen des gestürzten Skifahrers.

20. Segelflug

Beim Segelflug finden sich durch Absturz entstandene Stauchungen und Brüche der Wirbelsäule mit dreieckigen Ausbrüchen an der Vorderseite der Wirbel, Knöchel- und Talusfrakturen, Schädelverletzungen, stumpfe Verletzungen der Bauchorgane durch den Gurt. Verletzungen durch Seile verursachen Rippenserienbrüche und Gesichtsverletzungen durch Abreißen und Zurückschnellen des Gummischleppseiles.

RUFER fand bei einem abgestürzten Segelflieger röntgenologisch eine Ruptur der Symphyse und eine Luxation beider Sacroilicalgelenke mit Dislokation beider Beckenhälften gegenüber dem Kreuzbein nach vorn.

21. Tauchen

Beim sogenannten freien Tauchen in Tiefen unter 5 m muß unbedingt eine Nasenklemme angelegt werden, da nur damit das zum Ausgleich des Druckunterschiedes im Mittelohr notwendige Luftschlucken gelingt. Unterbleibt dieser Druckausgleich, so kommt es unweigerlich zu heftigen Ohrenschmerzen, zum Platzen des Trommelfells und anschließend infolge einer Reizung des Vestibularsystems zu Orientierungsstörungen und damit oft zum Ertrinken.

Der Mensch kann nach MOSLENER und VOGEL im weichen Taucheranzug ungefähr eine Wassertiefe von 200 m erreichen. Die Druckzunahme beträgt unter Wasser für je 10 m Tiefe eine Atmosphäre.

Luftverhalten in der Lunge beim Auftauchen durch Stimmritzenkrampf oder krampfartigen Kehldeckelschluß in Panikstimmung führt bereits bei einem Überdruck von 30 mm Hg (ca. 50 cm Wassersäule) zu schweren Kreislaufstörungen mit Kompression der großen herznahen Gefäße. Bei einem Überdruck von 60—80 mm Hg besteht die Gefahr der Lungenruptur mit Pneumothorax und Gasembolie. Bei ungenügendem Druckausgleich während des Tauchens kommt es in der Lunge zu einem relativen Unterdruck, wodurch die gefürchtete Krankheit des Blaukommens entsteht (Morbus caerulescens; squeece).

Äußeres Blaukommen: Zusammenpressen des weichen Anzuges (plötzliches tiefes Absinken, Defekt von Anzug oder Helm oder ungenügende Nachfuhr von Luft) bis zum Hals an den Körper, wodurch es zur Strangulation kommen kann; bei weiterer Druckabnahme sogar eine Sogwirkung in den Helm hinein. Als Folgen treten oedematöse Schwellungen an Hals, Kopf und oberem Thorax, manchmal sogar schwere Dunsungserscheinungen auf; petechiale Haut- und Schleimhautblutungen bis zu schwersten Suffusionen von dunkelblauem Kolorit;

hervorquellende Augen sowie Blutaustritte aus Mund, Nase und Ohren. Entsprechende Erscheinungen sind intrakraniell, im Nasenrachenraum und in den Lungen nachzuweisen.

Inneres Blaukommen: Die als Schröpfkopfwirkung erkannte Ursache inneren Blaukommens, was auch bei Tauchern mit Sauerstoff- und Preßluftgeräten vorkommen kann, hat im Thorax neben dem Lungenoedem eine Überfüllung des kleinen Kreislaufs mit Dilatation des rechten Herzens und Druckstauung des Blutes im großen Kreislauf zur Folge. Schon einen Unterdruck von 50 mm Hg hält der Mensch nicht länger als 5 min ohne irreversible Schäden aus (daher Schnorchel für Sporttaucher nicht länger als 30 cm).

Caisson-Krankheit: Bei rascher Abnahme des Gesamtgasdruckes entbinden sich die gelösten Gasanteile unter Blasenbildung. Bei Minderung eines Partialdruckes unter Beibehaltung des Gesamtdruckes kommt es zu stiller Gasentbindung des druckgeminderten Anteils ohne Blasen. Das Ausmaß der Blasenbildung und die Größe der einzelnen Blasen richten sich nach der Schnelligkeit der Druckabnahme. Nur der im Körper gelöste Stickstoff kann zu den Erscheinungen der Caisson- oder Druckfallkrankheit führen. Aber erst bei einem Druck von über 2,3 atü = 13 m Wassertiefe ist hinreichend Stickstoff im Körper gelöst, so daß es zu Blasenbildung und erstem Auftreten von Symptomen kommen kann.

Sauerstoffvergiftung: Sie beruht nach MOSLENER und VOGEL auf Erhöhung des Sauerstoffpartialdruckes. Klinisch zeigt die akute Oxydose vornehmlich nervöse Symptome wie Zittern, Übelkeit, Erbrechen, Parästhesien, Muskelzuckungen, später auch Krämpfe. Bei der subakuten Oxydose sieht man primär Symptome an den Atemwegen: Trockenheitsgefühl, Brustdrücken, Dyspnoe, Lungenoedem; sekundär: Herzmuskel- und Kreislaufschädigungen. Bemerkenswert ist der histologische Lungenbefund, der neben Oedem und Hyperämie auch Verdickungen der Alveolarwände zeigt, die an die hyalinen Lungenmembranen sauerstoffvergifteter Säuglinge denken lassen.

Sauerstoffmangel: Entsteht beim Taucher nur unter ungünstigen Bedingungen. Die große Gefahr liegt darin, daß er weitgehend symptomlos verläuft.

Kohlendioxydvergiftung: Die Erhöhung des Kohlendioxyd-Partialdrucks in der Einatmungsluft wird bei Werten ab 5 mm Hg gefährlich. Da die Alveolarluft ca. 4,5% Kohlendioxyd enthält, kann schon eine geringe Verschiebung der Kohlendioxydspannung in der Atemluft zur Hyperventilation und Hyperkapnie führen. Bei körperlicher Arbeit treten diese Erscheinungen infolge vermehrter Kohlendioxydbildung noch eher auf.

Tiefenrausch: Der Stickstoff führt erst jenseits einer Wassertiefe von 30 m = 4 atü zu Folgen, die dem Alkoholrausch ähnlich sind. Man spricht deshalb von Stickstoffnarkose, Stickstoff- oder Tiefenrausch. Dieser Zustand steigert sich mit zunehmendem Teildruck derart, daß Wassertiefen über 60 m nicht mehr ohne Gefahr mit Preßluft aufgesucht werden können. Es kommt zur Abstumpfung des Urteilsvermögens, Gedächtnis- und Konzentrationsvermögen lassen nach, schließlich tritt Bewußtlosigkeit ein. Die gleichzeitig bestehende und sich steigernde Euphorie ist schon manchem Taucher zum Verhängnis geworden. Als Stickstoffersatz werden Wasserstoff und Helium verwendet. Bezüglich des Tiefenrausches kann auf Grund unserer heutigen Kenntnisse über die verschiedenartigen Komplikationserscheinungen während des Aufenthaltes unter Druckluft die Möglichkeit diskutiert werden, ob der sogenannte Tiefenrausch außer durch Stickstoff nicht auch durch Kohlensäure verursacht wird (ALNOR).

Über einen cerebralen Dauerschaden nach Rettung im U-Boottauchretter berichtete NEUGEBAUER. Bei einem Matrosen wurde im Jahre 1943 beim Ausstieg aus einem gesunkenen U-Boot mittels Tauchretter ein der Caisson-Krankheit entsprechendes Krankheitsbild mit diffusen Dauerschädigungen des zentralen Nervensystems gesetzt, das 18 Jahre unverändert ohne faßbare Verschlimmerung fortbestand.

Über den Unterwassersport liegen bereits Mitteilungen von Verletzungen vor. CENSI und MACCHIARELLI beobachteten einen 18jährigen Mann, dem eine 3zackige Harpune mit einer Spitze supra- und mit einer anderen subclavikulär, und zwar im mittleren Drittel des Schlüsselbeins, eingedrungen war und den Plexus brachialis sowie den N. thoracicus longus verletzte.

22. Tennis

Beim Tennis spielen Einrisse der Wadenmuskulatur während des Aufschlages bei schlechteren Spielern, Tennis-Ellenbogen (Epicondylitis humeri lateralis) infolge Überbeanspruchung der bracheo-radialen Muskelgruppe eine Rolle sowie Muskel- und Sehnenrisse, insbesondere bei schlecht Trainierten.

23. Turnen (Bodenturnen, Geräteturnen)

Über eine ungewöhnliche Sportverletzung beim Bodenturnen berichtete SCHRÖDER. Es handelte sich um eine isolierte Atlasfraktur, und zwar des dorsalen Arcus atlantis bei einer 17jährigen Schülerin, welche nach einem Handstand beim Aufstellen und Abrollen des Kopfes auf der Bodenmatte auftrat.

Beim Geräteturnen findet man supracondyläre Humerusfrakturen durch Sturz vom Gerät, Kahnbein- und Radiusbrüche, Metatarsusfrakturen beim Aufsprung auf die Kante der Matte, Supinations- und Pronationsfrakturen im oberen Fußgelenk, Schultergelenksdistorsionen, Risse des langen Bicepskopfes; beim Absturz können auch schwerere Verletzungen auftreten.

Von einem 18jährigen Schüler, welcher nach einem kraftvollen Kastensprung eine typische Brustbeinfraktur erlitt, berichtete ebenfalls SCHRÖDER.

5 Todesfälle beim Turnen betrafen (PÖSCHL) 2 unmittelbare und 3 mittelbare. Die unmittelbaren ereigneten sich alle durch Sturz vom Reck. Übungen am Hochreck sind demnach am stärksten mit tödlichen Unfallziffern belastet. MÜLLER sah bei einem Sturz nach mehreren Riesenwellen vom Reck röntgenologisch eine Luxation des VI. Halswirbelkörpers nach vorn.

II. Plötzliche Zusammenbrüche bei körperlicher Belastung

Plötzliche Zusammenbrüche bei körperlicher Belastung, wie sie immer wieder beim Sport oder auch bei der militärischen Ausbildung auftreten, stellen dramatische Ereignisse dar, da sie völlig gesund und kräftig erscheinende junge Menschen betreffen. Allgemein sind Koronarerkrankungen für den größten Teil der tödlichen, nicht traumatischen Zusammenbrüche verantwortlich. Der Koronartod von jugendlichen Menschen bei körperlicher Anstrengung kann mitunter durch Verquellungen in atheromatösen Beeten der Herzkranzgefäße, die zum völligen Verschluß führen, ausgelöst sein. Auch nach HERBST muß für den plötzlichen Herztod bei der Mehrzahl der Menschen bereits das Bestehen einer nicht erkannten Herzerkrankung angenommen werden.

Nach KLAUS und BERGES ist es erstaunlich, daß selbst ausgedehnte Herzmuskelveränderungen und weit fortgeschrittene Sklerosierungsprozesse der Koronarien häufig keine klinischen Erscheinungen verursachen. Die Erkrankten sind in diesen Fällen noch in der Lage, Sport wettkampfmäßig zu betreiben. Seltener finden sich Anomalien von Herz und Kreislauf. Insbesondere kongenitale Anomalien der

Koronararterien, Abzweigen des rechten Hauptastes von der Pulmonalarterie, seltener des linken, werden beobachtet, mitunter auch Isthmusstenose der Aorta sowie kongenitale Vitien.

Der Abgang der re. Koronararterie aus der A. pulmonalis ist mit dem Leben vereinbar und findet sich öfter. Der Abgang der li. Koronararterie, die gewöhnlich den Hauptteil der Blutversorgung darstellt, ist in der Regel mit dem Leben nicht vereinbar und führt schon in früher Jugend zum Tode, während Menschen mit dem Abgang der re. Koronararterie aus der Pulmonalarterie bis 20 Jahre und wenig älter werden können.

JOKL veröffentlichte den Todesfall eines 14jährigen Wettkampfsportlers, der neben einer Herzhypertrophie eine Anomalie der Koronararterien aufwies. Beide hatten einen gemeinsamen Ursprung aus einem Trichter des rechten Aortensinus. Während die rechte Koronararterie in Größe und Verlauf normal war, zeigte sich die Weite der linken Koronararterie auf die Hälfte der Norm verringert. Aufgrund dieses Befundes ist anzunehmen, daß der kritische Unterschied der Gefäßversorgung eine Durchblutungsnot und damit ein tödliches Kammerflimmern ausgelöst hat. Bei einem anderen Todesfall deckte die Autopsie eine kongenitale Stenose unterhalb der Aorta auf, einen offenen Ductus arteriosus, eine Hypertrophie des Herzens (531 g) sowie multiple Degenerationsherde im Myokard.

Weiter kommen für derartige Vorkommnisse die chronischen Myokardschäden mit oft ausgedehnten Herzmuskelschwielen in Betracht. Diese Veränderungen machen sich lange nicht bemerkbar, die betreffenden Menschen zeigen eine erstaunliche Leistungsfähigkeit. Häufig finden sich auch entzündliche Herzveränderungen in Form einer interstitiellen Myokarditis.

Auch im Anschluß an eine sportliche Leistung ist ein tödlicher Zusammenbruch kein so seltenes Ereignis. So fand man bei einem Marathonläufer, der im Ziel tot zusammenbrach, pathologisch-anatomisch eine alte Aorteninsuffizienz (JOKL). Ein 18jähriger Mann brach, laut einer Mitteilung von FREY, nach einem 3000-Meterlauf tot zusammen. Er hatte nie Beschwerden gehabt und verstarb 10 min nach Passieren des Zieles; pathologisch-anatomisch Aorteninsuffizienz. Ein Hochleistungssportler war mehrmals deutscher Meister im Lang- und Abfahrtslauf, obwohl er eine Aorteninsuffizienz hatte. Er starb 27 Jahre später an einer Endokarditis lenta (NEUREUTHER). Von STAEMMLER wurden Todesfälle bei jungen Soldaten Minuten bis Stunden nach starken erschöpfenden Belastungen beobachtet. Sie hatten ihre Ursache in einer frischen Koronarthrombose, die sich auf einer lokalisierten, flachen, sklerotischen Verdichtung oder auf einer örtlichen Quellung der Intima entwickelt hatte. Weitere Fälle veröffentlichte REINDEL: z.B. 18jähriger Basketballspieler bricht beim Spiel zusammen; pathologisch-anatomische Diagnose: alte, frisch rezidivierte Aortenklappenendokarditis.

Umstritten ist der sogenannte Status thymolymphaticus. Doch finden sich heute wieder Stimmen, die wohl anerkennen, daß der Status thymolymphaticus als Ursache eines plötzlichen Todes früher sicherlich überschätzt wurde, andererseits sind Zusammenhänge mit dem hormonalen System aufgrund neuerer Untersuchungen aufgedeckt worden. So ist nach SELYE die Thymusrückbildung ein Zeichen der Aktivierung des Hypophysenvorderlappens und Nebennierenrindensystems im Rahmen eines Stress.

Ein tödlicher bakteriotoxischer Zusammenbruch kann auftreten beim Leistungssport während eines Infektes oder vor Abklingen der allergischen Infektlage. Dabei können auch banale Infekte zu tödlichen Zusammenbrüchen bei sportlicher Anstrengung führen, insbesondere auch beim Schwimmen im kalten Wasser. Ein allergischer Kollaps vermag einen Ertrinkungstod zu verursachen (Kälte- und Wärmeurticaria). Insbesondere kann die Kombination Kälte und körperliche Anstrengung. Ebenso ist im Prämenstruum und im Menstruum der Frau eine erhöhte Allergiebereitschaft gegeben.

Bei Zusammenbrüchen im Verlauf von Kampfspielen muß an Commotio cerebri und Meningealblutung gedacht werden, besonders auch beim Fußball nach häufigem Köpfen mit schwerem Ball und bei Anschüssen im Kopfbereich aus nächster Nähe.

Zu einem plötzlichen Zusammenbruch kann es auch bei verschiedenen Sportarten durch den Solarplexus-Schock durch Schlag oder Stoß gegen den Oberbauch kommen. Es entsteht dabei eine reflektorische ausgedehnte Erweiterung der Splanchnikusgefäße mit einer lebensbedrohlichen Drosselung der Blutzufuhr zum Herzen. Ebenso erfolgt ein tödlicher Zusammenbruch durch Magen-k. o. beim Boxen, ebenso beim Fußballspiel, wenn ein Spieler auf kürzeste Entfernung von einem scharfen Ball unerwartet im Oberbauch getroffen wird. Ferner kann ein Solarplexus-Schock auch eintreten beim Wasserspringen, wenn weniger Geübte nach mißglücktem Sprung mit dem Oberbauch flach und hart auf die Wasseroberfläche aufschlagen.

Ungewohnte sportliche Anstrengungen führen bei manchen Menschen zu einer Hämoglobinurie (Marschhämoglobinurie).

Es ist bekannt, daß alle Sportarten, die auf Ausdauer abzielen und die Förderung einer vergrößerten Blutmenge erfordern, wie etwa das Radfahren, der Skilanglauf oder der Fußball zu besonders starken Vergrößerungen und zur Hypertrophie des Herzens führen können. Gleiches findet man nicht selten auch bei Schwerarbeitern. Es handelt sich dabei um Anpassungsvorgänge, die im wesentlichen durch den vermehrten Blutzustrom und z. T. durch erhöhte Druckleistung ausgelöst werden. Durch diese Vergrößerung des Herzens ist der Fassungsraum der Herzhöhlen erhöht, das Schlagvolumen entsprechend der vermehrten Anfangsspannung des Herzmuskels vergrößert und die Kraft des Auswurfvermögens durch muskuläre Hypertrophie gesteigert.

Schon beim normalen Menschen bewirkt eine intensive körperliche Betätigung eine erhebliche Ischämie der Nieren infolge arteriolärer Spasmen. Die Albuminurie und Hämaturie der Sportler beruht wahrscheinlich auf einer ischämisch bedingten, vorübergehenden Schädigung der Glomerulummembranen. Daher ist Sport jeder Art bei Nierenerkrankungen, besonders entzündlichen Formen, kontraindiziert.

Von 34 Todesfällen beim Sport fand JOKL
11 mal Rupturen anormaler Arterien und Aneurysmen
7 mal kongenitale Vitien
4 mal Koronarsklerose
3 mal interstitielle Myokarditis
3 mal kongenitale Anomalien der Koronararterie (1 mal Fehlen des linken Astes und 2 mal Abzweigen des rechten Hauptastes aus der Pulmonalarterie)
3 mal Status thymico-lymphaticus
3 mal Hirnbasis-Aneurysma
2 mal Aortenisthmusstenose
1 mal rheumatische Endokarditis

HORNOF fand bei 22 tödlichen Sportzusammenbrüchen 1 mal eine Endokarditis mit Embolie, 3 mal Tuberkulose, 1 mal Poliomyelitis, 1 mal Thymus persistens, 2 mal Status thymico-lymphaticus, sonst vorwiegend Koronarsklerosen.

UEHLINGER beobachtete bei 2 Soldaten nach ungewohnter, harter körperlicher Belastung eine Zerreißung vollkommen normaler Arterien mit tödlichem Ausgang. Es dürfte sich aber dabei um ein äußerst seltenes Vorkommnis gehandelt haben.

Nach HURNI verstarben von 1959—1963 11 schweizerische Soldaten an einem akuten Herztod. Es fiel dabei auf, wie oft ein pathologisch-anatomisch schwerstes Krankheitsbild nur minimale oder keine Symptome verursacht hatte. Bei den Soldaten handelte es sich um Männer über 30 Jahre.

Bei plötzlichen Todesfällen junger Menschen ist auch an krankhafte Veränderungen des zentralen Nervensystems zu denken, wie Zystenbildungen, Hirnbasisaneurysmen, um nur einige zu nennen, die meist symptomlos bis zum Ende verlaufen.

Literatur

AICHMAIR, H.: Sportverletzungen am Auge. Sportarzt **9**, 68—72 (1958).
ALLARIA, A.: Bobsleigh Trauma; in: Johansen, „Sport and Health", Oslo: 1952. Sportmedizin **VI**, 79 (1955).
ALNOR, P.C.: Die chronischen Skelettveränderungen bei Tauchern. Bruns Beitr. **207**, 475 (1963).
— u.a.: Drucklufterkrankungen. München: Barth 1964.
AMTHOR, K.J., u. G. SCHNEIDER: Über eine gedeckte traumatische Aortenruptur als Folge eines Skiunfalls im Flachland. Zbl. Chir. **88**, 1116—1120 (1963).
ASANG, E.: Typische Skiunfallverletzungen. Chir. Praxis 521—528 (1962).
BADER, H., u. E. KLOTZ: Über Sportverletzungen. Dtsch. med. Wschr. **81**, 1019 (1956).
BADGLEY, C.E., and J.T. HAYES: Athletic injuries to the elbow, forearm, wrist and hand. Amer. J. Surg. **98**, 432 (1959).
BÄTZNER, K.: Verletzungen beim Skilauf. Dtsch. med. Wschr. **82**, 276 (1957).
BAUMGARTNER, W.: Die Sicherheit der Skiabfahrt. Münch. med. Wschr. **102**, 2220 (1960).
— Skilauf und Wirbelsäule. Münch. med. Wschr. **103**, 507 (1961).
— Verletzungen durch Seile. Münch. med. Wschr. **103**, 876 (1961).
BECKER, TH.: Das stumpfe Schädeltrauma als Sportunfall. Mschr. Unfallheilk. **62**, 179 (1959).
BENES, V.: Tod beim Boxen. Csl. neurol. Prag **19**, 167—170 (1956); Ref. Med. Sowjetunion 4 977 (1957).
BENNET, G.E.: Elbow and shoulder Lesions of baseball players. Am. J. Surg. **98**, 484 (1959).
BERNBECK, R.: Eine typische Frakturform durch die moderne Schuh- und Bindungstechnik des Skiläufers. Münch. med. Wschr. **100**, 547 (1958).
BOHNENKAMP, H.: Die Gefahren des Aufenthaltes unter hohen Druckstufen beim Tauchen. Hefte d. Unfallheilk. **66**, 291 (1961).
BREDT, H.: Über die Sonderstellung der tödlichen jugendlichen Coronarsklerosen und die gewebliche Grundlage der akuten Coronarinsuffizienz. Beitr. path. Anat. **110**, 295 (1949).
BREITNER, B.: Sportschäden und Sportverletzungen. 2. Aufl. Stuttgart: Thieme 1953.
BÜCHERL, E.S., u. R. KOCH: Schweres Thoraxtrauma mit Trachea- und Bronchusverletzung als Folge eines Reitunfalles. Thoraxchir. **5**, 21 (1957/58).
CENSI, M., e L. MACCHIAVELLI: Traumatologia dello sport subaqueo. Lesione da fiocina della porzione superiore del plesso brachiale e del nervo toracico lungo. Zacchia **37**, 433—447 (1962); Ref. Dtsch. Z. ges. gerichtl. Med. **55**, 223 (1964).
CHIARI, O.: Sportverletzungen, Sportschäden. Hölder-Pichler 1950.
CZIPOTT, Z.: Eine seltene Sportverletzung. Sportarzt **10**, 158 (1959).
DEISTER, J.: Bogenringfraktur des 2. Halswirbels, eine seltene Verletzung beim Wasserspringen. Sportarzt **13**, 245 (1962).
DE VOE, A.G.: Injuries to the eye. Am. J. of Surg. **98**, 384 (1959).
DIETZEL, K.: Typische Sportverletzungen des Trommelfells. Münch. med Wschr. **103**, 841 (1961).
DIMTZA, A.: Gefäßschäden nach Sportverletzungen. Sportarzt **X**, 273 (1959).
DOERR, W.: Über den plötzlichen Tod aus natürlicher Ursache bei der Truppe (Pathologisch-anatomische Erfahrungen). Wehrmedizin **2**, 109—124 (1964).
EIGENTHALER, L.: Fersenbeinabrißbrüche der Gruppe 1 nach L. Böhler durch Skiunfälle und ihre Behandlung. Arch. orthop. Unfall-Chir. **57**, 37—39 (1965).
ERSKINE, L.A.: The mechanisms involved in Skiing injuries. Amer. J. Surg. **97**, 667 (1959).
FAUBEL, W.: Beitrag zur Sportverletzung der Apophysen Jugendlicher. Sportmedizin **VI**, 7 (1955).
FRANK, E.: Über den neuen typischen Unterschenkelbruch beim Skilauf. Chir. Praxis 447 (1960).
FREY, U.: Tod infolge Überanstrengung bei sportlichen und militärischen Höchstleistungen. Schweiz. Z. Sportmed. **1**, 33 (1953).
— Sportmedizin und Leibesübungen. Bern-Stuttgart: Huber 1959.
FRINGS, H.: Über 88 subkutane Achillessehnenrupturen beim Sport. Mschr. Unfallheilk. **64**, 325 (1961).
— Über subkutane Achillessehnenrupturen beim Frauensport. Z. Orthop. **99**, 263 (1964).
GELEHRTER, G.: Verletzungen beim Wintersport. Stuttgart: Enke 1966.
GROH, H.: Sportmedizin. Stuttgart: Thieme 1962.
— Sportverletzungen. Mat. Medica Nordmark **16**, 647—670 (1964).
GROSSE, T.: Plötzlicher Herztod beim Fußballspiel. Sportmedizin **VI**, 314 (1955).
GRUENAGEL, H.H.: Der unfallverhütende Wert der Skisicherheitsbindungen bei den Verletzungen der unteren Extremität. Mschr. Unfallheilk. **67**, 103 (1964).
— u. D. ADLOFF: Skiverletzungen der unteren Extremität im Hinblick auf Sicherheitsbindung und Schuhwerk. Dtsch. med. Wschr. **88**, 711 (1963).
HÄRTING, H.: Rettungsschwimmen und Ertrinkungstod in der Bundeswehr. Lebensretter **24**, 243—244 (1966).

HEISS, F.: Praktische Sportmedizin. Stuttgart: Eenke 1960.
— Sport und Unfall. Therapeutische Berichte **35**, 39—48 (1963).
HENTSCHEL, M.: Sicherheitsbindungen zur Vorbeugung der Skiunfälle beim Abfahrtslauf. Münch. med. Wschr. **97**, 173 (1955).
— Verhütung der Achillessehnenrisse beim Skilauf durch Sicherheitsbindungen. Münch. med. Wschr. **101**, 2408 (1959).
HERBST, R.: Sport und Herz in Physiologie und Pathologie. Ärztl. Wschr. **11**, 877—880 (1956).
HORNOF, Z., u. L. SCHMID: Tödliche Skiunfälle — Letalität und Verhütung. Sportarzt und Sportmedizin **16**, 10—13 (1965).
HUFNAGEL, A., u. CHR. RANKE: Die Verletzungen beim Skispringen. Zbl. Chir. **87**, 1933 (1962).
HURNI, P.: Die Eidgenössische Militärversicherung und die akuten Herztodesfälle. Praxis **53**, 1684—1688 (1964).
JAKOB, F.: Die wichtigsten Skiverletzungen. Therapie und Prophylaxe. Fortschr. Med. **82**, 11—16 (6/7) (1964).
JOHANSEN, O.: Idrett og skader. Kirke og Undervisningsdepartementet, Oslo: 1955; Ref. Triangel **2**, 295—296 (1957).
JOHNER, TH.: Der Oberschuhrand-Querbruch, eine neue typische Form der Unterschenkelfraktur des modernen Skifahrers. Schweiz. Med. Wschr. **93**, 374—378 (1963).
JOKL, E.: Plötzlicher Herztod während körperlicher Aktivität bei kongenitaler Herzmißbildung. Sportmedizin **VII**, 169 (1956).
— Todesfall infolge kongenitaler Mißbildung der linken Koronararterie bei einem 14jährigen Wettkampfsportler. Sportarzt 137 (1963).
JUNGE, H.: Typische Verletzungen und Schäden beim Fußballsport. Ther. Ber. **28**, 299—304 (1956).
KATAYAMA, R., et al.: Rippenbruch beim Golfspiel. Z. Orthop. **97**, 214 (1963).
KIRKMAN, N. F.: Mountain Accidents and Mountain Rescue in Great Britain. British Med. J. **5480**, 162—164 (1966).
KLAUS. E. J.: Bibliographie der Sportmedizin und ihrer Grenzgebiete 1955. Stuttgart: Enke 1956.
— Über den tödlichen Solarplexusschock beim Sport bei bestehender Koronarsklerose. Z. ärztl. Fortb. **51**, 541 (1957).
— Nicht traumatische Zusammenbrüche beim Sport. N. Z. ärztl. Fortb. **1**, 730 (1958).
— Pathologische Zusammenbrüche beim Sport. Landarzt **35**, 83 (1959).
— Zusammenbrüche beim Baden, Schwimmen, Tauchen und Wasserspringen. Med. Welt 1493 (1961).
— Traumatische Zusammenbrüche beim Sport. Therapeutische Berichte **35**, 49—53 (1963).
— u. R. ANDRESEN: Über eine tödliche Verletzung der Halswirbelsäule beim Wasserspringen. Dtsch. med. Wschr. **85**, 1309—1311 (1960).
— u. D. BERGES: Koronarsklerose und Sport. Ther. Ber. **28**, 291—298 (1956).
KLOPFER, F.: Seltene Sportverletzungen. Sportarzt **12**, 12, 66 (1961).
KNÖFLER, H.: Perforation eines Meckel'schen Divertikels durch stumpfes Bauchtrauma beim Boxen. Dtsch. Gesundheitswesen **18**, 1854—1856 (1963).
KRÄTZIG, W.: Subkutane Dünndarmperforation beim Fußballspielen. Zbl. Chir. **80**, 433 (1955).
KREFFT, S.: Über Todesfälle beim Boxen. Dtsch. Gesundheitswesen **7**, 1559 (1952).
KRONSCHWITZ, H., u. W. NAGEL: Pfählungsverletzung des Halses mit einem Skistock. Zbl. Chir. **89**, 835 (1964).
KRTICKA, M., u. M. NAPRAVNIK: Ein eigenartiger tödlicher Unfall beim Fußballspiel. Soudni lék. **2**, 57 (1957); Ref. Dtsch. Z. ges. gerichtl. Med. **47**, 344 (1958).
KRUHL, E., u. W. STIMMING: Typische Fingerverletzungen beim Ballspielen. Mschr. Unfallheilk. **67**, 478 (1964).
LA CAVA, G.: Typische Verletzungen beim Boxen. Dtsch. med. Wschr. **79**, 817 (1954).
LISS, L.: Fatal cervical cord injury in a swimmer. Neurology **15**, 675—677 (1965).
LIVER, J. A., and J. J. WILEY: Skurfing Injuries. Canadian Med. Ass. J. **93**, 651—652 (1965).
LUKASH, A. A.: A rare trauma in sports. Ind. med. Ekspert. **4**, Nr. 1 (1961); Ref. Dtsch. Z. ges. gerichtl. Med. **54**, 153 (1963).
MARMOR, L.: Bowler's Thumb. J. Trauma **6**, 282—284 (1966).
MCCOWN, J. A.: Boxing injuries. Amer. J. Surg. **98**, 509 (1959).
MIDDLEMAN, I. C.: Shoulder and Elbow Lesion of Baseball Players. Am. J. Surg. **102**, 627 (1961).
MINNE, J.: Posttraumatische Stenose der A. tibialis post. bei einem Fußballer. Méd. Educ. phys. Sport 255 (1962); Münch. med. Wschr. **106**, 515 (1964).
MORITZ, J. R.: Ski injuries. Amer. J. Surg. **98**, 493 (1959).
MOSELEY, H. F.: Athletic injuries to the shoulder region. Am. J. Surg. **98**, 401 (1959).
MOSLENER, CH., u. W. VOGEL: Die medizinischen Grundlagen des Tauchens. Ther. Ber. **30**, 8—17 (1958).
MÜLLER, E.: Eine seltene Sportverletzung beim Reckturnen. Sportarzt **XI**, 84 (1960).

NEUGEBAUER, W.: Cerebraler Dauerschaden nach Rettung im U-Boot-Tauchretter. Wehrmed. Mitt. 17 (1963).
NEUREUTHER, G.: Deutsche Skimeisterschaft mit Aorteninsuffizienz. Penicillinbehandlung einer Endocarditis lenta. Med. Klinik 43, 202 (1948).
N. N.: Sportverletzungen. Triangel 2, 295—296 (1957).
PATSCHEIDER, H.: Die Todesursache beim freihängenden, am Rumpf suspendierten Menschen. Beitr. gerichtl. Med. 21, 87 (1961).
— Todesfälle beim Wintersport. Wien. med. Wschr. 111, 669 (1961).
PATTON, R.: Football Injuries to the Shoulder Girdle. Amer. J. Surg. 99, 633 (1960).
PONS, F.: Skiverletzungen der oberen Extremität. Mschr. Unfallheilk. 68, 72—82 (1965).
PÖSCHL, M., u. G. KRIEGER: Todesfälle beim Sport und medizinische Fragen ihrer Prophylaxe. Münch. med. Wschr. 105, 2205 (1963); Münch. med. Wschr. 106, 514 (1964).
PRIBILLA, O.: Über eine tödliche Verletzung der Halswirbelsäule beim Bodenturnen. Mschr. Unfallheilk. 65, 143 (1962).
RADOCHAY, L., u. J. SOMOGYI: Eigenartige Form der Osteoarthritis bei Fußballspielern. Daten zu den latenten chronischen Sportverletzungen durch Mikrotraumen. Zbl. Chir. 82, 1322—1326 (1957).
REBUFFAT, G., e CL. ROMANESE: Un interessante caso di Traumatismo multiplo. Giornale di Medicina Militare 114, 393 (1964).
REINDELL, H., u. Mitarb.: Herz, Kreislaufkrankheiten und Sport. München: Barth 1960.
RITTER, G.: Der Sport aus der Sicht des Sanitätsoffiziers. Sportarzt und Sportmedizin 17, 107—114; 143—155 (1966).
ROSENZWEIG, J., and M. A. SIMON: Traumatic Aneurysm of the Axillary Artery: A Golf Hazard. The Canadian Med. Ass. J. 93, 165—167 (1965).
RUFER, A.: Ruptur der Symphyse durch Unfall. Acta chir. orth. et trauma. Csl. 24, S. 308 bis 311 (1959); Ref. d. Med. d. Sowjetunion 5, 614 (1958).
SCHNEIDER, R. C., et al.: Serious and fatal football injuries involving the head and spinal cord. J. Amer. Med. Ass. 177, 362—367 (1961).
SCHRÖDER, G.: Ungewöhnliche Sportverletzung beim Bodenturnen — Isolierte Atlasfraktur. Sportarzt 13, 222 (1962).
SEUSING, J., u. H. CHR. DRUBE: Die Kohlensäure als Gefahrenquelle beim Tauchen in größere Tiefen. Hefte z. Unfallheilk. 66, 299 (1961).
STEINBACH, M.: Über eine mechanisch bedingte Neuritis im Plexus brachialis bei Sportübungen mit dem Hammer. Arch. Psych. 205, 610—615 (1964).
STICHNOTH, E.: Über Todesfälle beim Baden in der Ostsee. D. ärztl. Fortb. 52, 33 (1958).
SUCKERT, R.: Hirnabszeß nach Speerverletzung. Sportarzt 10, 155 (1959).
— Die Kombinationsverletzung; Malleolarfraktur mit Achillessehnenriß, eine typische Skiverletzung. Sportarzt XIV, 118 (1963).
THORNDIKE, A.: Frequency and Nature of Sport Injuries. Am. J. Surg. 98, 316—324 (1959).
TOKER, Y.: Herzinfarkt bei einem 24jährigen auf dem Fußballplatz. Med. Welt 757—760 (1965).
TUSIEWICZ, ZB.: Die Skiunfälle im Gebirge Polens. Sportarzt XI, 16 (1960).
— Erste Hilfe bei Skiunfällen. Polski przegl. chir. 34, 113—122 (1962); Ref. Med. Sowjetunion 9, 1634 (1962).
VERMOOTEN, V.: Sports injuries to the genito-urinary tract. Amer. J. Surg. 98, 457 (1959).
VOSTRAL, O.: Abriß des Sitzbeinhöckers bei Sportlern. Acta chir. orth. et traumat. Csl. Prag 24, 38—42 (1957); Ref. Med. Sowjetunion 4, 1351 (1957).
WELLER, S.: Die Distorsion im Daumengrundgelenk als Skitrauma. Dtsch. med. Wschr. 86, 521 (1961).
WILLIAMS, R. D., and R. PATTON: Athletic injuries to the abdomen and thorax. Amer. J. Surg. 98, 447 (1959).

E. Schußverletzungen

I. Wirkung von Schußwaffen

1. Geschosse und Geschoßwirkung

Die Flugbahn, z. B. des Infanteriegeschosses, ist eine gestreckte (rasante) mit allmählicher, der Schwerkraftwirkung und dem Luftwiderstand entsprechender Senkung bodenwärts. Außer der Vorwärtsbewegung kommt dem Geschoß eine Rotation um die Längsachse zu, die bei Langgeschossen zur Stabilisierung der

Geschoßlage durch die Züge des Laufes erzeugt werden muß. Weiterhin macht das Geschoß geringfügige Pendelbewegungen der Spitze um die Schwerpunktslage herum.

Der Durchmesser von Gewehr- und Maschinengewehrgeschossen beträgt zumeist 7—9 mm, die Länge 25—39 mm und das Gewicht 9—14 g. Die modernen Armeen verwenden ein Gewehrkaliber von 7,62 mm und ein Pistolenkaliber von 9 und 11 mm. Die Geschosse der automatischen Waffen sind meist kleiner und leichter.

Zur Kaliberbestimmung ist die Kenntnis der international üblichen Maße von Wichtigkeit. Die Amerikaner und Briten geben die Kaliber ihrer Handfeuerwaffen in Millimeter oder Hundertstel und Tausendstel von inch. an. So bedeutet z. B. die Kaliberangabe 7,62 mm 7 mm und $^{62}/_{100}$ mm; Kaliber .22 inch. bedeutet $^{22}/_{100}$ eines inch. und Kaliber .257 inch. bedeutet $^{257}/_{1000}$ eines inch. Ein Vergleich der beiden Kaliberangaben ergibt:

inches	Millimeter
.22 .222 oder .223	5,56
.243 oder .244	6
.25	6,35
.264	6,5
.284	7
.30 oder .308	7,62
.32	7,65
.323	8
.357 (.38)	9
.45	11 oder 11,43
.50	12,7

Während die Kleinkalibermunition nur ein aus einer Bleilegierung bestehendes Geschoß hat, werden bei Jagd- und Militärgewehren in der Regel Mantelgeschosse verwendet, d. h. Geschosse mit einem Nickel-, Stahl- oder Kupfermantel und einem Bleikern. Diese Mantelgeschosse können bei Verwundung aus geringer Entfernung und als Querschläger beim Auftreffen mit der Breitseite oder beim Aufschlagen auf einen Knochen erhebliche Gewebszerstörungen mit zerfetzten Wundöffnungen verursachen, die den Verwundungen durch explosive Geschosse ähneln. An Widerständen, welche die Geschoßflugbahn stören können, kommt in erster Linie der Erdboden in Betracht. In besonders hohem Maße tritt die Gefahr von Querschlägern bei Straßenkämpfen, im Hochgebirge und auf Schiffen hervor. Wenn gewöhnliche Infanteriegeschosse in ihrem Fluge auf einen Widerstand auftreffen, so kann der Geschoßmantel mit hörbarem, explosionsartigem Knall zerplatzen, der Bleikern des Geschosses zerstäubt dabei in kleine Teile von der Größe einer Schrotkugel bis zum feinsten ,,Bleinebel''. Liegt der Bleikern eines Geschosses beim Auftreffen auf dem Körper frei, wie es bei einem deformierten Geschoß der Fall ist, so kann man röntgenologisch von Anfang der Schußwunde an eine bereits dicht hinter dem Einschuß beginnende Bleistraße sehen mit Aussaat von kleinen Bleisplittern und evtl. auch Stücken des Geschoßmantels.

Bei Schießversuchen auf Hartschnee zeigte sich, daß bei Auftreffen des Geschosses ein leichtes Quetschen eintrat, wobei der Querschnitt oval wurde. Etwa 2% der Geschosse wurden völlig zertrümmert. Dabei war zu beobachten, daß der vordere Teil des Mantels genau an dem durch die Hülsenpressung entstandenen Rand abgerissen war (die Schneewand war durch Steine verstärkt).

Zur Frage der Abhängigkeit der Geschoßdeformation von der Schußentfernung bei Kleinkaliber-Sportwaffen fand MARCINKOWSKI, daß Nahschüsse aus diesen Kleinkalibergewehren gewöhnlich mit einer bedeutenden Deformierung des Geschosses verbunden sind. Die Deformierung scheint um so größer zu sein, je kleiner die Schußentfernung und je größer der Widerstand des Hindernisses ist, auf welches das Geschoß auftrifft. Die Deformierung ist ebenfalls vom Aufschlagwinkel des Geschosses abhängig. Der Grad der Geschoßdeformierung im Zusammenhang mit Größe und Form der Einschußöffnung kann zur Beurteilung der Schußentfernung herangezogen werden.

Verletzungen durch Kleinkaliberwaffen, insbesondere mit der Scheibenpistole Pavlizek, teilten WALCZYNSKI und EYSYMONTT mit.

Die thermische Wirkung von Schüssen aus einem Sportgewehr mit kleinem Kaliber untersuchte ebenfalls MARCINKOWSKI.

Verwundungen durch Geschosse, die mit den Seitenflächen auftreffen, hat man nicht nur bei Querschlägern, sondern auch dann, wenn das Geschoß infolge Flatterbewegung allmählich seine dynamische Energie verliert. Ein derartiges Geschoß fügt mit seinen Seitenflächen dem Gewebe erhebliche Schäden zu und bleibt oft in der Wunde stecken.

Der Steckschuß entspricht in der Hauptsache abgelenkten und deformierten Geschossen, soweit es sich nicht um Militärgewehrschüsse aus Entfernungen von mehr als 2000 m handelt. Das im Körper steckengebliebene Geschoß bildet eine Infektionsgefahr.

Einige Beobachtungen von größeren Projektilen und Mörsergeschossen, die ohne zu explodieren im Körper von Soldaten steckengeblieben sind, veröffentlichte WALLGREN.

Der Tangentialschuß berührt entweder oberflächlich die Haut (Streifschuß), reißt die Hautoberfläche in Form einer Hohlrinne auf (Rillenschuß) oder verläuft eine kurze Strecke unter der Haut.

Eine Sonderform ist der *Prellschuß*. Hierbei prallt das Geschoß infolge geringer Kraft an der Körperoberfläche ab und hinterläßt keine Hautwunde. Dagegen kann es einen subkutanen Bluterguß, unkomplizierten Knochenbruch, Schädel-, Hirn- oder andere Verletzungen tieferliegender Organe hervorrufen.

Zur Problematik der Verletzungen mit abgeprallten Geschossen nahmen WALCZYNSKI u. Mitarb. Stellung.

Wenngleich die Schußkanäle im allgemeinen geradlinig verlaufen, so sind doch Abweichungen des Geschosses im Körperinneren jedem Obduzenten bekannt. Gründe sind Ablenkung durch Schrägauftreffen auf Knochen, Ringelschüsse im Schädel, Abpraller matter Geschosse mit Abknickung der Schußrichtung, Tunnelschüsse usw.

Einen atypischen Verlauf eines Schußkanals konnte GUMBEL beobachten. Ein zwischen V. und VI. Halswirbel in den Rückenmarkskanal eingedrungenes Geschoß glitt, unter Hinterlassung von Prellungs- und Blutungsherden, aufwärts, durchschlug dann den Hirnboden und landete schließlich im linken Seitenventrikel.

Explosivgeschosse haben in der Spitze eine kleine Menge Sprengstoff und einen Schlagbolzen. Beim Auftreffen auf einen Zielwiderstand explodiert ein solches Geschoß und verursacht in den Geweben erhebliche Zerstörungen mit großen Muskel-, Knochen- und Hautdefekten. Bei Explosivgeschoßwunden finden sich die Schmauchablagerungen erst in weiterer Entfernung vom Einschuß. Die Diagnose gründet sich auf die mit Pulverschmauch ausgekleidete, ungewöhnlich große Wundhöhle oder auf den Befund typisch deformierter Geschoßteile. Wesentliche Bedeutung hat der basale, über die Hälfte des Geschosses ausmachende Geschoßkörper. Er ist besonders gekennzeichnet durch die Aufbauchung des hohlen Mantelteils im vorderen Drittel.

Als *Dum-Dum-Geschosse* werden Geschosse bezeichnet, welche die Eigenschaft besitzen, sich leicht zu deformieren und schwere Verwundungen hervorzurufen. Dies wird mit verschiedenen Verfahren erreicht:

    a) Defekt an der Spitze des Geschoßmantels
    b) hohler Kanal an der Spitze
    c) doppelte, leicht brechende Kugelspitze, die, äußerlich normal aussehend, unter einer dünnen Hülle einen Aluminiumaufsatz mit dem Bleikern hat.

Der Nachweis eines Explosiv- oder Dum-Dum-Geschosses gelingt nur mit Sicherheit an der aufgefundenen, nicht abgeschossenen Munition; ein zuverlässiger Nachweis an der Wunde ist kaum möglich.

Platzpatronenschüsse aus nächster Nähe (etwa 50 cm) vermögen unter Mitwirkung des Drucks der Pulvergase tödliche Verletzungen hervorzurufen. Sie können selbst den Stahlhelm durchschlagen und damit zu schweren Schädel- und unter Umständen auch Gehirnverletzungen führen.

Moderne Platzpatronen, d.h. geschoßlose Patronen, bestehen nicht mehr, wie früher, aus einem Holz- oder Pappepfropfen, sondern aus einer Plastikhülse, die das Pulver enthält und bei Abgabe des Schusses aufplatzt. Dabei entweichen die Pulvergase und die unverbrannten Pulverteile aus dieser Öffnung.

Nach MITROCHIN unterscheiden *Schrotverletzungen* sich von anderen Schußverletzungen, da sich die ganze kinetische Energie des Schrotkorns auf das Gewebe überträgt. Trifft eine Schrotladung einen begrenzten Körperteil, so kommt es außer der örtlichen Verletzungen zu einer starken Erschütterung und Verletzung auch der tiefer liegenden Gewebe und Organe.

Über Flintenschüsse mit Schrotpatronen berichtete auch NIETO. Ihm fiel auf, daß sogar bei Schüssen auf 20–30 m Entfernung, wenn auch manche Schrotkörner zerstreut trafen, so doch die meisten einen einzigen Klumpen bildeten, der nicht nur dünne Knochen, wie Sternum und Rippen, sondern sogar einen Warzenfortsatz auf 30 m durchbrach und sich erst im Schädelinneren zerstreute und das Kleinhirn zerstörte.

Es handelte sich immer um Steckschüsse, nicht nur bei kleinen Tieren, sondern auch bei Wildschweinen und Wölfen. Bei Nahschüssen stellte der Verfasser die üblichen völligen Zerstörungen fest.

Innerhalb von 10 Jahren beobachteten SHERMAN und PARRISH 534 Patienten mit Schußverletzungen, davon 152 (28,5%) mit Schrotschußverletzungen. Die Verfasser trafen auf Grund der Schußentfernung folgende Einteilung:

Typ 1: Steckschüsse bei einer Entfernung über etwa 6,½ m. Es erfolgt lediglich Eindringen der Geschosse in das subkutane Gewebe oder die tiefe Faszie
Typ 2: Durchschuß auf eine Entfernung von $2^{1}/_{2}$ bis $6^{1}/_{2}$ m. Es kommt zur Durchlöcherung von Geweben auch unter der tiefen Faszie
Typ 3: Massive Verletzung bei einer Entfernung unterhalb von $2^{1}/_{2}$ m. Es ergeben sich dabei ausgedehnte Zerstörungen des Gewebes.

Die Verteilung war folgende:

Organe	Typ I	Typ II	Typ III	insgesamt
Kopf, Hals, Extremitäten . . .	20	9	60	89
Abdomen	10	20	13	43
Thorax	—	9	5	14
Thorakoabdominal	—	3	3	6
Insgesamt:	30	41	81	152

Über Schrotschußwunden der Extremitäten auf kurze Entfernung berichteten PARADIES und GREGORY.

Neue Erkenntnisse in der Beurteilung von Schrotschüssen fand HADERSDORFER. Ein 8jähriger Junge wurde auf 37 m Entfernung von einem nach rückwärts abgegebenen Schrotschuß tödlich getroffen. Aus den Befunden wurde geschlossen, daß 8 Schrote zu einem „Klumpen" verbacken gewesen waren. Bei Vergleichsschüssen aus dem gleichen Munitionsbestand traten mehr oder weniger große Schrotklumpen auf, die z.T. bis zu 12 miteinander verbackene und durch die Hitzeeinwirkung der Pulvergase verschmolzene Schrote enthielten und auf 37 m noch ein 20 mm starkes Brett durchschlugen.

Eine tödliche Meningealverletzung durch eine einzige Schrotkugel konnte BARNY beobachten.

Über weitere Schrotschußverletzungen berichteten FITZGERALD u. Mitarb.

Aller Erfahrung nach besteht bei Schrotkugelsteckschüssen keine nennenswerte Gefährdung in Richtung einer chronischen Bleivergiftung (v. SEEMEN), wenngleich das Vorkommen von Bleivergiftung bei Steckschüssen (z.B. Schrapnellkugeln) bekannt, wenn auch selten ist. Eine Schrotschußverletzung im rechten Oberschenkel führte bei einem 30jährigen Mann zu einer akuten Bleivergiftung, welche die Amputation des Beines notwendig machte (ROSSEM und VLAARDINGERBROEK).

Über tödliche Vergiftung durch Produkte von Geschoßteilen nach Schrotschußverletzung berichtete KOVALCHUCHENKO.

Auch *Luftgewehrschüsse* können tödlich wirken, wie der Bericht von JAMES zeigt. Ein 7jähriges Mädchen erlitt eine tödliche Hirnverletzung.

Zur Frage, ob herabfallende Geschosse Verletzungen verursachen können, nahm HADERSDORFER Stellung. Danach haben zylindrische Geschosse, die aus automatischen Repetierpistolen vom Kaliber 7,65 mm steil in die Luft gefeuert werden, beim Niederfallen eine Auftreffenergie von 8,2 m/kg. Diese Energie reicht aus, um gefährliche, ja tödliche Verletzungen zu verursachen. Herabfallende Schrote, die aus Jagdgewehren verschossen werden, erreichen im allgemeinen keine so große Fallenergie.

Weitere Untersuchungen über die Verwundungsmöglichkeiten durch ein unter Erdbeschleunigung fallendes Geschoß veröffentlichten JAUHARI und SINHA.

Von SNUPAREK stammt eine Mitteilung zur Beurteilung der Wirkung moderner Schußwaffen, insbesondere tschechischer und sowjetischer Waffen.

Die Wirkung der polnischen Signalpistole beschreiben WALCZYNSKI und GRUDZINSKI. Ein tödlicher Ausgang kann durch Schädel- und Gehirnverletzungen oder Verbrennung auftreten. Es wird ferner auf die gefährliche Abpralltendenz der Raketen hingewiesen.

Auch SCHULTE-HOLTHAUSEN befaßte sich eingehend mit der Geschoßwirkung.

Unfälle durch *Feuerwerke* und ihre Folgen stellte JACKSON zusammen. Meist handelte es sich dabei um Jugendliche. Bei insgesamt 510 Unglücksfällen bestanden 206mal Verbrennungen oder Explosionsverletzungen an den Händen, z.T. mit Abriß von Fingern, durch das Halten von Feuerwerkskörpern in der Hand, in 70 Fällen Verbrennungen oder Explosionsverletzungen im Gesicht, z.T. mit schweren Augenverletzungen infolge Darüberbeugen beim Anzünden oder infolge Anblasens nur glimmender Feuerwerkskörper.

In 48 Fällen wurden tiefgreifende, z.T. sehr ausgedehnte Verbrennungen durch Explosion von Feuerwerkskörpern in der Hosentasche und 25 Fälle von Verbrennungen durch Hineinfliegen von Feuerwerkskörpern in Stiefel oder zwischen Kragen und Nacken oder durch Überspringen von Feuerwerkskörpern auf die Beine festgestellt.

Verletzungen durch die *Splitter von Granaten und Bomben* bieten unübersichtliche und weniger regelmäßige Wirkungsverhältnisse, da die Granaten durch Zeitzünder oder Aufschlag mittels Sprengladungen zerlegt werden und dann mit einzelnen nach Größe und Form wechselnden Splittern in regelloser Flugbahn auf das Ziel zur Wirkung kommen. Bei der modernen Artilleriemunition ebenso wie bei Bomben und Minen wurde eine Erhöhung der Wirkung auf zweierlei Art erreicht:

1. durch Steigerung der lebendigen Kraft des einzelnen Geschoßsplitters
2. durch die Zerlegung des Geschosses in kleinste Teile.

Die Sprengstücke sind an Größe ganz verschieden. Sie schwanken von wenigen Gramm bis zu schweren Stücken des Zünders und des Führungsringes der Granaten. Die meisten Splitter wiegen weniger als 10 g, es kommen jedoch auch Stücke von 100—200 g vor. Diese sind meistens längliche, viereckige Fragmente, die kleinsten gewöhnlich ganz unregelmäßig in der Form.

Sprengstücke und Granaten können durch die im Augenblick der Sprengung entstehenden glühenden Gase so erhitzt werden, daß sie Verbrennungserscheinungen hervorrufen. Dabei sollen Temperaturen von 800° und mehr erreicht werden.

Die Splitter nehmen eine unregelmäßige, unebene und zackige Form an und erreichen bedeutende Fluggeschwindigkeiten, die für Granatsplitter mit 400—2000 m/s berechnet worden sind.

Bei Splitterverletzungen pflegen die Wunden wegen der unregelmäßigen Gestaltung der Geschoßteile umfangreich und vielgestaltig auszufallen. Die Größe der Angriffsfläche des Splitters und die dadurch mitbedingte Größe der dem Durchschlag Widerstand leistenden Gewebsmasse bringt es mit sich, daß besonders oft mit Steckgeschossen zu rechnen ist. Zu bedenken ist immer, daß einem kleinen Einschußloch nicht ein kleiner Splitter und ein kleines Wundbett entsprechen müssen, sondern daß auch ein länglich geformter Splitter mit der Schmalkante eingetreten und dann in tieferen Gewebsteilen, unter Erzeugung einer umfangreichen Wunde, zum Drehen gelangt sein kann. Durch die unregelmäßig gezackten Ränder der Granatsplitter ist der Wundkanal bei Splitterverwundungen unregelmäßiger als bei Gewehrgeschoßverwundungen. Er zeichnet sich durch regellose Wandungen mit Buchten und Nischen aus. Die hydrodynamische Sprengwirkung macht sich, vorausgesetzt, daß die Geschwindigkeit groß ist, besonders bemerkbar. Verwundungen durch Minen, Granaten und Bombensplitter unterscheiden sich von Geschoßwunden auch dadurch, daß sie sehr oft mehrfachen Charakter haben (multiple Verletzungen). Infolgedessen sind mitunter über die gesamte Körperfläche Splitter verteilt, die tief eingedrungen sind. Sehr häufig werden diese Verwundungen durch Knochenfrakturen und sogar durch Abriß ganzer Extremitäten kompliziert. Trotz ihrer erheblichen Wucht bleiben die Granatsplitter auf Grund ihrer unregelmäßigen Formen oft in den Geweben stecken. Dabei können sogar kleinste Granatsplitter, die eine kaum merkliche Markierung der Verwundungsstelle hinterlassen, in eine beträchtliche Tiefe eindringen und ernsthafte Verwundungen verursachen (z. B. in der Bauchhöhle).

Man bezeichnet Splitterverletzungen auch als Rauhgeschoßwunden, im Gegensatz zu den Glattgeschoßwunden. Unter Glattgeschoßwunden sind alle Verletzungen durch Mantelgeschosse (Gewehr, Maschinengewehr, Maschinenpistole und Pistole) zu verstehen; unter Rauhgeschoßwunden die Splitterverletzungen durch Granaten, Bomben, Handgranaten und Minen. Auch die Verwundungen durch Sprengmunition müssen in letztere Gruppe eingereiht werden.

Bei einem Teil der genannten Geschosse tritt der Explosionsdruck der Sprengladung in den Vordergrund, so bei Minen, Sprengbomben und Stielhandgranaten. Diese Geschosse haben, entsprechend ihrer Zweckbestimmung, dünnere Wandungen, deren Splitter eine geringere Masse und Zahl ausmachen, aber durch ihre besonders zackige Gestaltung vielfach im Einzelfall verheerend wirken.

Bei *Minenexplosionen* werden Sand, Steine und kleine Fremdkörper auf ziemlich weite Entfernungen geschleudert. So kommt es, daß neben schwersten Verletzungen, wie Abriß des Fußes oder Unterschenkels, die sich in nächster Nähe der Explosion ereignen, auch solche leichtester Art vorkommen, bei denen die Körperoberfläche durch gegengeschleuderte Sandkörner getroffen wird. Diese rufen nur an den unbedeckten Körperstellen oberflächliche Fremdkörpereinsprengungen hervor, während der übrige Körper durch Bekleidung geschützt wird. Bei diesen Verletzungen kommt es häufig zum Eindringen sehr zahlreicher Fremdkörper, meist Sandkörner, in die Horn- und Bindehaut des Augapfels; dabei werden meist beide Augen betroffen.

Reine Explosionswirkungen können auch auftreten, wenn an Stelle von Minen einfach *Packungen von Explosivstoffen* vergraben und durch eine besondere Vorrichtung beim Darauftreten zur Explosion gebracht werden. Dabei kommt es zum Abriß des Fußes, zu Frakturen und zu zahlreichen oberflächlichen Hautwunden, jedoch ohne Einsprengung von Metall- oder Holzteilen. Die Muskulatur wird streckenweise vollständig vom Knochen losgelöst, eine völlige Skeletierung der Unterschenkelknochen ist möglich. Die Haut der Oberschenkel, von Gesicht und Händen kann vom Pulverschmauch ganz geschwärzt sein.

Einen kasuistischen und experimentellen Beitrag über Charakteristika der Sprengkapselverletzungen brachte VIDONI.

Über eine schwere Druckstoßverletzung bei Explosion von 0,6 kg Dynamit, welche überlebt wurde, berichteten HAMIT u. Mitarb.

Handgranaten werden z.T. ohne Stiel, z.T. mit Stiel verwendet. Sie haben teils Brennzünder, teils Aufschlagzünder. Bei dünnem Mantel besitzen sie eine Sprengwirkung, bei einem dicken Spreng- und Splitterwirkung. Die Splitterwirkung reicht verschieden weit vom Sprengpunkt, durchschnittlich 10—15 m.

Gewehrgranaten haben eine ähnliche Wirkung wie Handgranaten.

Schußverletzungen können durch Handfeuerwaffen (Gewehr, Pistole, Maschinenpistole oder durch Granaten, Bomben) hervorgerufen werden. Die Wirkung des Infanteriegeschosses im Ziel entspricht, dynamisch betrachtet, einer stumpfen Gewalteinwirkung mit mehr oder minder unbegrenzter Angriffsfläche und hochgradiger Beschleunigung der die Gewalt übertragenden Masse.

Für Infanteriegeschosse werden der Bereich der Sprengwirkung (bis 800 m), der Bereich der Durchschlagskraft (bis 2000 m) und der Bereich der verwundenden Wirkung (über 2000 m) unterschieden. Die Kriegserfahrungen haben gezeigt, daß große Schußverletzungen durch Infanteriegeschosse besonders bei Nahkämpfen auftreten, während die kalibergroßen Ein- und Ausschüsse vorwiegend bei Gefechten aus größerer Entfernung gesehen wurden.

Über die ballistischen und gerichtsmedizinischen Aspekte von Schußwunden berichtete FINK. Bei ihrer Beurteilung hat man eine penetrierende Wunde, bei der das Geschoß im Organ oder im Gewebe vorgefunden wird, also einen Steckschuß, von einer perforierenden Wunde, einem Durchschuß, zu unterscheiden. Bei letzerem durchschlägt das Geschoß oder der Splitter Organe und Gewebe, ohne darin festgehalten zu werden. Um eine Verwirrung zu vermeiden, sollten die Begriffe Steckschuß und Durchschuß in Beziehung zu einer bestimmten anatomischen Struktur gestellt werden; denn ein Geschoß kann einen Schußkanal im Hirn hervorrufen, aber in der Schädelhöhle, im Schädelknochen oder in der Kopfhaut steckenbleiben, so daß die Wunde einen Durchschuß darstellt in Bezug auf das Gehirn, aber einen Steckschuß in Bezug auf den Schädel.

2. Wundballistik

Das Verhalten von Geschossen wird im Rahmen der Ballistik studiert. Man versteht dabei unter Wund-Ballistik das Verhalten des Geschosses im Ziel, d.h. im Körper, unter innerer Ballistik das Verhalten des Geschosses im Lauf der Waffe und unter äußerer das nach Verlassen des Laufes bis zum Aufschlagen im Ziel.

Die Wirkungen moderner Feuerwaffen auf den menschlichen Körper sind von amerikanischer Seite untersucht worden. Während des Korea-Konfliktes war eine besondere Untersuchungsgruppe für Wundballistik eingesetzt gewesen. Ihre Feststellungen bestätigten, daß jede Schußwunde von folgenden Faktoren beeinflußt wird:

1. Größe und Form des Geschosses
2. Ballistische Eigentümlichkeiten (Geschwindigkeit, kinetische Energie, Stabilität)
3. Dichte des Gewebes (Lungen, Leber, Knochen)
4. Elastizität von Haut und Geweben.

Beim Auftreffen eines Geschosses auf dem Körper wird *kinetische Energie* übertragen, deren Größe nach der Formel $E = \frac{m}{2} v^2$ bestimmbar ist.

Der wesentliche Faktor für die Größe der kinetischen Energie ist demnach die Geschwindigkeit des Geschosses oder des Splitters. Eine Erhöhung der Geschwindigkeit bedingt eine Vergrößerung der kinetischen Energie und damit eine größere Gewalteinwirkung auf das Gewebe. Das Ausmaß einer Verwundung wird aber nicht allein von der Geschoßgeschwindigkeit, sondern auch von dem Verhalten des Geschosses im Körper bestimmt. Hierbei spielt die Stabilität des Projektils bzw. der Stabilitätsverlust bei der Durchquerung des Körpers eine wichtige Rolle. Das mit der Spitze voranfliegende Geschoß mit Drall kann im Körper seitlich gedreht werden oder sich sogar umkehren.

Eine Erklärung dieser Vorgänge ist schwierig. Es bestehen darüber mehrere Theorien, von denen die Theorie der *hydrodynamischen Druckwirkung* wohl von allen Seiten als diejenige anerkannt wird, welche die beste physikalische Erklärung für die komplizierten Geschoßwirkungen gibt. Diese Theorie knüpft sich an die Namen von COLERS und von SCHJERNING und ist im großen und ganzen mit dem Begriff der „feuchten oder hydrodynamischen Sprengwirkung" KOCHERS identisch. Sie geht davon aus, daß der größte Teil der menschlichen Gewebe reich an Wasser ist (76—81%), nur die kompakte Corticalis der Röhrenknochen hat etwa 14%.

Da der Flüssigkeitsgehalt vieler Körperteile sehr groß ist, verbraucht das Geschoß nur einen sehr kleinen Teil seiner kinetischen Energie dazu, sich seinen Weg zu bahnen; den bei weitem größten Teil gibt es an das flüssigkeitsreiche Gewebe ab in Form einer Geschwindigkeitsübertragung. Fast die gesamte Arbeitsleistung besteht also nur in dieser Flüssigkeitsübertragung, weil weder durch Reibung noch durch Kompression der Wasserteilchen Kraft verloren geht.

Auf diese hydrodynamische Druckwirkung sind auch die sogenannten „Krönleinschüsse" zurückzuführen. Es handelt sich dabei um Schüsse aus nächster Entfernung mit großen Schädeldefekten, wobei das Gehirn in toto, fast unverletzt, herausgeschleudert wird, als ob es sich um einen festen Körper handelte.

Die Theorie der hydrodynamischen Wirkung von Geschossen wurde gegen Ende des Ersten Weltkrieges durch die Theorie des „Seitenschlages" (GENEWEIN) ergänzt. Nach dieser Theorie wird die Sprengwirkung des Geschosses bei Verwundungen der Schädelhöhle durch den Seitenschlag der Kugelspitze hervorgerufen. Sie geht beim Infanteriegeschoß von der Geschoßspitze aus, wandelt die dem Geschoß innewohnende dynamische Kraft — soweit sie nicht zur Kompression der dem Geschoß anliegenden Hirnteile verbraucht wird — in senkrecht zur Form der Geschoßspitze verlaufende Druckkräfte um, die nach der Peripherie zu allmählich abebben.

Die Entwicklung von Registriertechniken mit hoher Geschwindigkeit hat die Erforschung von Einzelheiten des Verwundungsvorganges möglich gemacht. Mit Hilfe dieser Aufnahmemethoden konnte festgestellt werden, daß beim Durchschlagen eines Geschosses durch den Körper starke Druckwellen übertragen werden. Die Druckspitze — es sind Druckwerte von 100 Atmosphären festgestellt worden — gehen nach sehr kurzer Zeit vorüber (eine Zeit, die nur in Millionstel Sekunden meßbar ist). Sie wird von einer ebenfalls äußerst kurzen negativen Phase gefolgt.

Im Moment des Geschoßaufschlages entsteht, wie bereits erwähnt, eine Druckwelle mit der Geschwindigkeit des Schalles im Medium und einem Spitzendruck von mehreren Hundert psi (ponds square inch.). In den meisten Fällen wird diese Druckwelle mit nachfolgender Sogwelle nicht für einen erkennbaren Schaden verantwortlich gemacht; jedoch kann dieser Sog eine Schädigung von gasgefüllten Organen verursachen. Das Auftreten des Soges ist sehr rasch und Gas, z.B. in den Därmen, wird plötzlich nicht mehr durch die Darmwände fest umschlossen. Das Gas dehnt sich sofort aus und kann eine Ruptur des umgebenden Gewebes verursachen. Dieser Vorgang ist wahrscheinlich auch die Hauptursache von Schädigungen in Gebieten, die von der maximalen Ausdehnung der temporären Wundhöhle entfernt liegen.

Die Druckeinwirkung auf das Gewebe ist dreierlei Art:
1. Druckwellen, die beim Aufschlagen eines Geschosses entstehen und mit Schallgeschwindigkeit durch das Gewebe laufen (etwa 1600 m/sec.).
2. ein Bezirk hohen Druckes um das durchtretende Geschoß
3. positive und negative Druckschwankungen in Verbindung mit dem Verhalten der temporären Wundhöhle.

Die Herstellung von Schußwaffen und Geschossen mit einer Anfangsgeschwindigkeit von etwa 650 m/s brachte ein neues Merkmal in den Entstehungsmechanismus der Schußverletzung. Trifft ein Geschoß oder ein Splitter mit hoher Geschwindigkeit den Körper und tritt durch ihn hindurch, so wird alles Gewebe auf seinem Wege vollkommen zerstört, und es bleibt ein Schußkanal zurück, angefüllt mit Blut und zerquetschtem Gewebe. Zusätzlich aber bildet sich unmittelbar hinter dem durchtretenden Geschoß eine große temporäre Höhle, die vielmals den Durchmesser des Geschosses selbst einnimmt. Diese temporäre Höhle verschwindet rasch wieder, das Gewebe an ihrer Peripherie ist jedoch stark gedehnt und die Zellen können geschädigt sein. Kleine Blutgefäße und Kapillaren werden zerrissen, wodurch ein beträchtlicher Bereich von extravasalem Blut rund um den Schußkanal zurückbleibt. Veränderungen in diesen drei Zonen — der temporären Höhle, dem restierenden Schußkanal und der Gegend des extravasalen Blutes — führen zum primären Schaden.

Im allgemeinen gilt für ein Geschoß: je größer die Geschwindigkeit zur Zeit des Auftreffens, desto größer die temporäre Höhle der Wunde. Die Wirkung des Geschoßdurchtrittes kann als eine kleine Explosion im Gewebe betrachtet werden. Die Wand der sich schlagartig ausdehnenden Höhle übt starke lokale Kräfte aus, die zur Gewebszerreißung, Ruptur von Blutgefäßen, Nerven und Frakturen von Knochen in einiger Entfernung vom Geschoßweg führen können. Die Höhlenbildung selbst jedoch ist ein temporäres Phänomen, da die elastischen Eigenschaften des Gewebes eine grobe Rückkehr in die frühere Lage und Form nach einer Reihe von Schwingungen gestatten und nur den Schußkanal selbst übrig lassen.

Die Wirkung des Geschosses wird dadurch vermehrt, daß aus der Körpersubstanz Sekundärgeschosse entstehen. Diese Gewebsteile fliegen vom Wundkanal in radiärer Richtung weg und haben anfangs eine der Geschwindigkeit des Primärgeschosses entsprechende Geschwindigkeit. Das Ergebnis ist die Bildung dieser temporären Wundhöhle rund um den Wundkanal, deren maximale Größe von zwei sich entgegenstehenden Kräften bestimmt wird, einerseits der Energie des Geschosses und andererseits der Elastizität des betroffenen Gewebes. Die temporäre Wundhöhle erreicht im allgemeinen ihre maximale Ausdehnung 2–4 Millisekunden nach Auftreffen des Geschosses, zeigt mehrere Pulsationen und verschwindet dann wieder. Sie läßt hinter sich den endgültigen Schußkanal in der Wunde zurück. Dieses ganze Ereignis läuft in etwa 5–10 Millisekunden ab. Die Bildung und das Verschwinden einer relativ großen temporären Höhle bei Durchtritt eines Geschosses mit hoher Geschwindigkeit kann man verschiedene Medien beobachten, in Wasser, Gelatineblocks und tierischem Gewebe.

Die Höhlenbildung in einem Gelatineblock nach Durchschuß mit Geschossen einer Mündungsgeschwindigkeit von 400—731 m/sec erfolgt nach 0,0015 sec. Anschließend ist eine Verminderung des horizontalen Ausmaßes der Höhle und eine Erhöhung des vertikalen festzustellen. Das Maximum dieses Prozesses wird nach 0,0045 sec festgestellt. Anschließend erfolgt eine neuerliche Vergrößerung des horizontalen Ausmaßes der Höhle. Im Folgenden verkleinert sich die Höhle wieder, um sich nach 0,047 sec neuerlich zu vergrößern und dann nach 0,085 sec langsam zusammenzufallen. Das letzte Pulsieren der Höhle wird nach 0,105—0,156 sec festgestellt. Der größere Teil der Energie des Geschosses wird in die Richtung des Fluges gegeben, der kleinere in die Seiten des Schußkanals. Das maximale Ausmaß der pulsierenden Höhle (in der Vertikallinie) wurde bei einer Geschwindigkeit des Geschosses von 731 m/sec erreicht und betrug 19,5 cm, was etwa 26mal den Durchmesser des Projektils (7,62 mm) übertraf. Die maximale Dauer der Pulsation der Höhle wurde auch bei einer Geschwindigkeit von 731 m/sec beobachtet und dauerte etwa 0,2 sec. Dies überschritt 2000mal die Zeit des Kontaktes des Geschosses mit dem Gelatineblock. Auch an Versuchstieren konnten dieselben Pulsationen der temporären Wundhöhle beobachtet werden. Häufigkeit, Dauer und Ausmaß der temporären Höhle in den Gliedmaßen von Versuchstieren waren proportional der Geschwindigkeit der durchtretenden Geschosse. Je höher die Geschwindigkeit des Geschosses, desto ausgesprochener die Pulsation der temporären Höhle und desto länger deren Bestehenbleiben (ALEKSANDROV u. Mitarb.).

Es ist bemerkenswert, daß alle Geschosse moderner Handfeuerwaffen und viele Splitter mit Unterschallgeschwindigkeit in den Körper eintreten, d.h. ihre Geschwindigkeit ist geringer als die Schallgeschwindigkeit im Körper, die etwa 1600 m/sec beträgt. Versuche mit Geschossen, die mit Überschallgeschwindigkeit in den Körper eindrangen, ergaben eine hohe Verwundungskraft auch bei einem verhältnismäßig kleinen Geschoß.

Für das deutsche Spitzgeschoß galt bei einem Geschoßgewicht von 12,8 g eine Mündungsgeschwindigkeit von 785 m/sec., die erst bei 1300 m mit 315 m/sec. unter Schallgeschwindigkeit sank, ferner eine Geschoßenergie von 402 m/kg an der Mündung, 65 m/kg auf 1300 m und noch 31 m/kg auf 2500 m. Die während des Zweiten Weltkrieges verwendeten Gewehrgeschosse entwickelten eine Mündungsgeschwindigkeit von über 1220 m/sec.

Die Mündungsgeschwindigkeit (V_0) der Geschosse moderner Schußwaffen beträgt bei

Pistolen etwa 270 m/sec bis etwa 450 m/sec,

Maschinenpistolen etwa 300 m/sec bis etwa 650 m/sec,

Gewehren, Maschinengewehren etwa 800 m/sec bis etwa 1000 m/sec; maximal 1220 m/sec,

Granatsplittern etwa 330 m/sec bis etwa 2000 m/sec.

Bezüglich des Geschwindigkeitsverlustes ist zu berücksichtigen, daß z. B. ein Gewehrgeschoß nach einer Strecke von etwa 650 m die Hälfte seiner Geschwindigkeit verloren hat.

Unter Feldbedingungen wird man im allgemeinen keine Wunden antreffen, die durch Gewehrgeschosse mit einem schnelleren Aufschlag als die Mündungsgeschwindigkeit der Standardladungen verursacht werden, d.h. etwa 900 m/sec. Bei der Mehrzahl der Gewehrgeschoßwunden handelt es sich wahrscheinlich um Geschosse mit verminderter Geschwindigkeit.

Experimentelle Untersuchungen über Geschoßverletzungen des Skelettmuskels von HOPKINSON und WATTS zeigten ebenfalls, daß ein Geschoß mit hoher Geschwindigkeit eine explosive Wirkung im Gewebe hervorrufen kann. Auch OTTO-

SOHN untersuchte die durch verschiedenartige Projektile beim Auftreffen im Gewebe hervorgerufenen Höhlenbildungen mit Hilfe von Schießversuchen und Fotoaufnahmen.

STENGER untersuchte die Druckdifferenzen im Schußkanal bei Weichteildurchschüssen mit Handfeuerwaffen vom Kaliber 7,65 mm und konnte das Auftreten eines rückläufigen, d.h. der Richtung des Projektils entgegengesetzten Druckausgleichs bzw. Sogs bestätigen. Damit konnte er auch die von LUFF vertretene Auffassung erhärten, nach der bei Durchschüssen von der Ausschußöffnung her Gewebsteile und Fremdelemente in den Wundkanal gelangen können.

Eine weitere Arbeit über moderne Wundballistik stammt von DE MUTH.

Über die Geschosse mit hoher Geschwindigkeit (high velocity missile) schreibt HANSEN, daß durch ihre große Kraft eine ausgedehntere Gewebszerstörung hervorgerufen wird als sie dem zurückbleibenden Schußkanal entspricht. Deshalb stellt es eine allgemeine chirurgische Erfahrung dar, daß derartige Schußverletzungen in einem größeren Bereich ausgeschnitten werden müssen als es dem makroskopisch sichtbaren Gewebsdefekt entspricht (FISCHER). Im Frieden dagegen kann eine weniger radikale Gewebsexzision angebracht erscheinen.

Angaben zur Frage der primären Versorgung von Schußverletzungen im Frieden finden sich bei RÖDING.

Ein weiterer Beitrag zur Behandlung von Schußverletzungen in der Friedenschirurgie stammt von BIEHL.

3. Schußverletzungen allgemein

Die temporäre Höhlenbildung hat große Bedeutung für die Pathogenese und Therapie von Schußverletzungen. Das betroffene Gewebe ist einem gewaltigen Aufschlag unterworfen und heftigen örtlichen Verschiebungen ausgesetzt. Abgesehen von Blutverlust und Gewebseinrissen wird der morphologische Nachweis einer Verletzung jedoch nur in Zellen der nahen Umgebungszone des restierenden Schußkanals gefunden. Obgleich die Ausdehnung der temporären Wundhöhle vielmals größer ist als der restierende Schußkanal, der ja keinen röhrenförmigen Hohlraum darstellt, sondern dessen Wände aneinander und aufeinander liegen, bleibt der Dauerschaden des Gewebes doch nur auf eine begrenzte Zone um den Schußkanal beschränkt. Weiter entfernt von ihm liegende Zellverbände werden wohl durch die Druckwelle getroffen, aber nicht irreversibel geschädigt.

Eine Bestätigung dazu lieferte die Untersuchung von CAVANAUGH an Cortex-Zellen von Gänsenieren, die durch Geschosse mit hoher Geschwindigkeit verletzt waren und dabei eine temporäre Wundhöhle ausgebildet hatten. CAVANAUGH züchtete sie in Gewebekulturen und fand, daß ohne Zweifel Zellen überleben können, die beim Durchtritt eines Geschosses mit hoher Geschwindigkeit eine starke Deformierung erfahren haben.

Das Studium der Veränderungen in den um den Wundkanal liegenden Geweben führt also zu der Schlußfolgerung, daß sich bei Schußwunden die pathologischen Prozesse in den betroffenen Geweben weit über die Grenzen des Wundkanals erstrecken. Neben der sehr oft komplizierten Zone des *Wundkanals* gibt es noch die Zone der *unmittelbaren traumatischen Nekrose* und schließlich noch die *Zone der molekularen Erschütterung*. Diese Zonen übertreffen in vielen Fällen die Größe des Wundkanals um einige Male.

Wie erwähnt, beeinflußt auch die Dichte des Gewebes die Art der Wunde. Gewebe mit höherer Dichte absorbieren Energie proportional ihrer Dichte, d.h. im allgemeinen tritt in dichteren Organen eine größere Gewebszerstörung ein. Muskulatur und Leber verhalten sich beim Auftreffen des Geschosses wie „flüssiges

System". Die Lunge verhält sich dagegen mehr wie ein Schwamm; die in ihr enthaltende Luft nimmt die kinetische Energie wenig auf. Deshalb verursachen Schußwunden der Lunge, vorausgesetzt, daß keine größeren Gefäße verletzt sind, gewöhnlich weniger Schaden und zeigen eine kleinere Höhlenbildung als ähnliche Geschoßverletzungen der Leber und anderer dichterer Organe.

Allgemein ist zu sagen, daß die Körpergewebe sich nach der Art ihres Aufbaues und insbesondere nach dem Grad ihres Wassergehaltes verschieden verhalten. Gebräuchlich und bewährt ist die Einteilung der Gewebe nach ihren überwiegenden Eigenschaften in elastische und unelastische, der letzteren wiederum in feste und flüssige.

Die elastischen Gewebe verhalten sich zum Schuß im allgemeinen insoweit günstig, als die Schußkanäle eng auszufallen pflegen, sofern nicht durch Überschreitung der Elastizitätsgrenzen größere Zerreißungen eintreten. Die Haut zeigt in bester Form die Verhältnisse eines elastischen Organs. Die Elastizitätseigenschaft der Haut und der Gewebe bildet eine der zerstörenden Wirkung des Geschosses entgegenwirkende Kraft. Diese beiden Vorgänge beeinflussen beträchtlich die Größe und das Aussehen der äußeren Wunden.

Die Haut zeigt Neigung, sich nach der Durchlöcherung, als Folge ihrer elastischen Eigenschaft, zurückzuziehen; dadurch kann die Wunde kleiner sein als das Geschoß selbst, und häufig verhält es sich auch so. In diesen Fällen scheint die Oberflächenwunde trügerisch harmlos, während schwere Zerstörungen innerer Organe vorliegen. Ist die zerreißende Wirkung des Geschosses jedoch groß genug, so übertrifft die dem subkutanen Gewebe mitgeteilte Energie die elastischen Kräfte der Haut und läßt eine große klaffende Wunde mit Vortreibung von Gewebe zurück. Die Amerikaner bezeichnen das vorgetriebene Gewebe an Einschußwunden als „Rückspritzer".

Beim festen Gewebe, dem Knochen, besteht ein bemerkenswerter Unterschied im Verhalten der kompakten und der spongiösen Knochenteile zum Geschoß. Die kompakten Knochenabschnitte, die Diaphysen der großen Röhrenknochen, reagieren mit mehr oder minder umfangreichen Splitterbrüchen. Die spongiösen Knochen dagegen, auch die Epiphysen und Metaphysen, erleiden, und zwar nicht nur bei Fernschüssen, oft eine einfache Durchlöcherung mit mehr oder weniger geringfügiger Splitterung der Nachbarschaft.

Es ist bekannt, daß ein langer Röhrenknochen wie der Femur frakturiert werden kann, auch wenn er nicht direkt durch ein Geschoß getroffen wird, das den umgebenden Muskel mit hoher Geschwindigkeit durchdringt.

Elastische Strukturen, wie größere Blutgefäße und Nerven, sind im großen und ganzen relativ ungefährdet, wenn sie nicht direkt getroffen werden. Bei Nerven jedoch kann eine funktionelle Schädigung durch ein Geschoß mit hoher Geschwindigkeit hervorgerufen werden, das den Nerv nicht direkt berührt.

Werden Höhlen mit flüssigem oder halbflüssigem Inhalt getroffen, so tritt auch eine Sprengwirkung ein (z.B. bei Magen- und Darminhalt, Gehirn, im gewissen Maße auch in Leber und Milz, im Herzen in der Diastole).

Darmabschnitte, die Gas enthalten, können während der Rückbildung der temporären Höhle rupturieren, weil mit dem plötzlichen Nachlassen der Kompressionskräfte das sich im Darm befindliche Gas ausdehnt, und zwar viel schneller als der Darm selbst.

Ein Schuß durch den Thorax zeigt eine viel kleinere Höhlenbildung auf Grund der Tatsache, daß die Lungen primär luftgefüllt sind.

Bei der quergestreiften Muskulatur ist es schwierig, durch die Mittel gewöhnlicher histologischer Methoden festzustellen, ob die Fasern durch die Verschiebung im Gefolge der temporären Höhlenbildung eindeutig geschädigt sind. Die elektronenmikroskopischen Untersuchungen von KRAUSS zeigten, daß eine Schädigung der kontraktilen Teile des quergestreiften Muskels bei Proben nachgewiesen werden konnte, die innerhalb von 15 min nach der Verletzung (Tierversuch) und in verschiedenen Abständen vom Ende des Wundkanals eines Geschosses mit hoher Geschwindigkeit entnommen wurden.

Die Schädigung fand sich innerhalb von 5 mm abseits des restierenden Wundkanals und hauptsächlich an seinem Ende. Der beobachtete Schaden bestand im Verlust der Strukturordnung von Myofibrillen und Myofilamenten, einschließlich verschiedener Grade von Auftrennung dieser Strukturen mit gelegentlichem Querbruch der Myofilamente. Abnorm plumpe Kontraktionsbänder wurden manchmal gesehen, aber keine Formationen, welche als Auflösung der Myofibrillen und Myofilamente gedeutet werden konnten oder als Störung der sarkoplasmatischen Komponenten der Muskelzellen.

Die elektronenmikroskopischen Untersuchungen führten KRAUSS zu der Erwägung, daß die strukturelle Schädigung der kontraktilen Komponente der quergestreiften Muskulatur bei Bildung der temporären Höhle hauptsächlich in einem dünnen Schalenbereich auftritt, der unmittelbar den restierenden Schußkanal umgrenzt und sich radiär nur in einer kleinen Entfernung erstreckt.

KRAUSS nimmt eine scharfe Grenze für die Auflösung des quergestreiften Muskels an. Die Wand des restierenden Schußkanals stelle eine Grenzlinie dar zwischen einem Bezirk, in dem die Höhe der aufgetroffenen Gewalt das Resistenzvermögen überschritten hat (resisterender Schußkanal) und einem Bezirk, in dem sie es nicht hat (überlebender Muskel).

Die beobachtete Strukturschädigung kann zu ernsthaften Störungen der normalen Funktion des Leitungsweges in den Muskelfasern führen und die Fähigkeit des Muskels beeinflussen, sich infolge Störungen wesentlicher Zwischenvorgänge im Molekularbereich zu kontrahieren.

Die Untersuchungen von HOPKINSON und WATTS zeigen die Muskelveränderungen bei experimentellen Schußverletzungen. Bei Schafen wurden unter Narkose Schüsse in die Muskulatur im Zentrum des M. quadriceps femoris des li. Beines abgegeben und das Muskelgewebe im Bereich der Geschoßhöhle untersucht. Der etwa 1 mm breite Schußkanal ist nach 24 Std geschlossen. In der Umgebung fanden sich Haemorrhagien; vereinzelt ließ sich 6 Std bis 3 Tage nach der Verletzung ein Oedem beobachten. Die Muskelfasern in einer Umgebung von 10—15 mm vom Schußkanal zeigten traumatische Veränderungen wie Hyalinisierung, Fragmentierung, Vakuolisierung, eine irreguläre Begrenzung, vereinzelte Kontraktionsbänder und pyknotische Kerne. Vom 7. Tag an bis zu 3 Wochen wucherte junges vascularisiertes Bindegewebe in den Geschoßkanal ein. Es fanden sich außerdem zunehmend regenerierende Muskelfasern mit einem kernreichen basophilen Sarkoplasma. Nach 5 Monaten war kein nekrotisches Material mehr zu sehen und das veränderte Muskelgewebe durch eine kleine kollagene Narbe ersetzt.

Die Ansicht, daß Schußwunden eine Kombination mechanischer, thermischer und Druckstoßschäden darstellen, konnte ADELSON durch mikroskopische Untersuchungen von Schußwunden wiederum bestätigen.

Ein Projektil ist ein metallischer Fremdkörper, der als nicht entfernter Steckschuß mit dem umgebenden Gewebe in Wechselwirkung tritt:

a) biologische Wirkung (Ausbildung einer Bindegewebskapsel, latente Infektion)
b) mechanische Wirkung
c) elektrische Wirkung (Zersetzung unedler Metalle durch elektrochemische Vorgänge im Gewebe)
d) chemische Wirkung (Bildung von Metalloxyden) (FABIAN).

Über den sehr seltenen Fall einer Auflösung eines Blei-Kupfergeschosses im Fersenbein berichteten SCHERER und HENNIG. Das Geschoß wurde 30 Jahre nach der Verwundung entdeckt. Es wird auf die wechselseitige Wirkung zwischen den metallurgisch aktiven unedlen Metallen und dem Knochengewebe hingewiesen.

Diese besteht:
1. in der Zerstörung großer Knochenteile unter Bildung von Höhlen, ähnlich der Ostitis fibrosa, als Ausdruck einer degenerativen Gewebsmetallose und zum geringen Teil auf rein chemisch-humoralem Wege
2. in der Löslichmachung von Blei durch elektrophysikalische Vorgänge und auf chemischem Wege durch Einwirkung des Gewebes bzw. der Gewebssäfte.

Das in gelöster Form resorbierte Blei wird über die Lymphbahnen abtransportiert und teils in ihnen, teils im Gewebe als unlösliches und ungiftiges Bleisulfid abgelagert. Anzeichen einer Bleivergiftung sind im allgemeinen nur dann zu erwarten, wenn mehr gelöstes Blei resorbiert wird und in die Blutbahn gelangt als ausgeschieden werden kann.

4. Ein- und Ausschuß

Die Beurteilung von Schußverletzungen, insbesondere durch Pistolen, hat auch im Frieden eine gewisse Bedeutung. Eine Unterscheidung von Ein- und Ausschußloch ist auf Grund der Größenverhältnisse allein schwer möglich. Findet sich bei der Besichtigung mit bloßem Auge oder mit der Lupe ein Schürfring oder Schmutzsaum, so spricht dies dafür, daß es sich um den Einschuß handelt.

1. Schürfring (Kontusionsring). Im vertrockneten Zustand eine etwa 2—4 mm breite, braunrote Zone, konzentrisch um die Hautöffnung angeordnet. Er kommt durch Einstülpung und Zerrung der Haut während der Einbohrung des Geschosses zustande. Es sei darauf hingewiesen, daß ein Schürfring unter besonderen Umständen auch am Ausschußloch vorkommen kann, und zwar dann, wenn das Geschoß den Körper gegen einen Widerstand verläßt (straffe Kleidung, Anlehnen an feste Unterlage).

2. Schmutzsaum. Häufig ist die Umgebung der Schußöffnung von schwärzlichem Aussehen (auch beim Fernschuß). Es handelt sich dabei um Schmutzablagerungen auf dem Schürfring, die vom Geschoß aus dem Lauf mitgenommen wurden (Laufmetall, Rückstände früherer Geschosse, Verunreinigung) und am Einschuß, oft schon an der Kleidung, abgestreift werden. Pulverbestandteile gelangen nur beim eigentlichen Nahschuß an oder in den Körper.

Die Größe der Wunde in einem Gewebe hängt grundsätzlich von 2 Faktoren ab, der Auftreff-Fläche des Geschosses an dieser Stelle und der Geschoßgeschwindigkeit. Diese 2 Faktoren verändern die Größe der Wunde. So ist die Ausschußwunde meist größer als die Einschußwunde, da das Geschoß deformiert wird, in Fragmente zerbricht oder sich überschlägt, d. h. in stärkerem Maße abweicht von der ursprünglichen Lage mit der Spitze nach vorne während des Durchtretens durch das Gewebe. Untersuchungen mit Stahlkugeln, welche immer dieselbe Auftreff-Fläche ohne Rücksicht auf ihre Lage beim Durchtritt durch das Gewebe bieten, bewirkten eine größere Wunde bei hoher Geschwindigkeit als bei niedrigerer Geschwindigkeit. Je größer die Stahlkugel, desto größer die Wunde.

Bei Schießversuchen an Gänsen mit Stahlkugeln mit einer Geschoßgeschwindigkeit von etwa 1150 m/sec war die Ausschußwunde auf der Haut immer kleiner als die entsprechende Einschußwunde (LIGHT).

An der Haut sind die Einschußlöcher, von besonderen Verhältnissen (Querschläger) und Kaliberstärke abgesehen, groß und, je nach der Art des Geschosses, rundlich oder schlitzförmig. Der Ausschuß muß nicht notwendigerweise größer sein; er kann einen schmalen Schlitz ohne erkennbaren Substanzverlust darstellen.

Bei Pistolengeschoßsteckschüssen am Stamm findet sich das Projektil infolge der hohen Elastizität der Haut oft subkutan auf der Gegenseite. Pistolengeschosse treffen meist etwa mit Schallgeschwindigkeit auf; sie verursachen daher gewöhnlich keine sehr erhebliche Devitalisationszone.

Beim Schuß mit aufgesetzter oder fast aufgesetzter Waffe ist das durch die Pulvergase meist zur Platzwunde aufgerissene Einschußloch grundsätzlich größer als das Ausschußloch. Bei der Kriegsverwundung ist freilich der umgekehrte Größenunterschied der gewöhnliche. Hat eine Deformierung des Geschosses im Ziel stattgefunden oder wurde ein Knochen getroffen, so ist das Ausschußloch größer als das Einschußloch. Bei Geschoßzerlegung ist auch mit mehreren Ausschußlöchern von einem Geschoß zu rechnen.

Die Ausschußwunde muß aber nicht immer die größere sein, wie aus den obigen Ausführungen abgeleitet und durch Schießversuche unter kontrollierten Bedingungen bewiesen werden konnte.

Ein- und Ausschußwunden sollen sich nach ADELSON mikroskopisch unterscheiden lassen. Die Epithelveränderungen seien für den Ein- und Ausschuß ziemlich typisch. Hitzeveränderungen im Bindegewebe der Haut sind bei allen Einschußwunden, aber auch bei einigen Ausschußwunden vorhanden.

a) Beim absoluten Nahschuß mit aufgesetzter Mündung können sogenannte Stanzfiguren bei der Verwendung von Repetierpistolen auftreten, und zwar dort, wo die Haut dicht über dem Knochen liegt. Die Stanzfiguren entstehen dadurch, daß sich beim Schuß feststehende Profilteile (der Schlitten geht zurück) in Form von Abschürfungen durch die scharfen Kanten in mehr oder weniger charakteristischer Weise abprägen. Das Fehlen einer Stanzverletzung spricht aber keineswegs gegen einen absoluten Nahschuß, da die Stanzverletzung auch bei aufgesetzter Mündung der Waffe keineswegs regelmäßig entsteht.

b) Relativer Nahschuß. Schmauch und verbrannte Pulverkörner schlagen sich in der Umgebung des Schußloches, je nach Waffe und Munition bis zu verschiedener Schußentfernung, auf die Haut nieder. Diese Entfernung ist bei Militärgewehren viel größer als bei Handfeuerwaffen. An die abfilternde Wirkung der Kleidung gegenüber allen Nahschußmerkmalen muß gedacht werden. Im Einschuß können mikroskopisch Teilchen des vorher durchschossenen Gegenstandes (z.B. Kommißbrot) nachgewiesen werden. Etwas seltenere Nahschußzeichen sind bei Verwendung von Schwarzpulvermunition Versengen der Haare oder der Kleiderfetzen.

Das Einschußbild beim Schuß mit aufgesetzter Mündung (absoluter Nahschuß) unterscheidet sich vom Bild des relativen Nahschusses deutlich, und zwar nach ELBEL:

1. Der Pulverschmauch fehlt auf der Haut oder die Schmauchzone ist nur klein; der Schmauch findet sich ganz oder zum großen Teil im Schußkanal. Dieser ist zu einer Schmauchhöhle erweitert, oft mit ausgedehnter Unterminierung der Haut und der Unterhaut.

2. Die Einschußwunde hat nicht mehr den Charakter des rundlichen Substanzverlustes, sondern sie stellt eine — meist mehrstrahlige — Platzwunde dar. Sehr oft findet sich eine Hautvertrocknung, deren Form mehr oder weniger, manchmal genau, der frontalen Kontur der Waffe entspricht. Auch Waffenteile, die nicht frontal liegen, wie z.B. bei vielen Systemen das Korn, können abgebildet werden. Zeitlupenstudien an absoluten Nahschüssen haben ergeben, daß die Stanzverletzung ausschließlich durch die subkutane Arbeit der Pulvergase entsteht. Weder der Mechanismus der beweglichen Massenteile noch eine stauchende Bewegung des Schußarmes noch der Sog in der negativen Druckwelle spielen eine Rolle.

Die Untersuchungen von SCHWÄR über Nahschußzeichen bei Gebrauch von Übungsmunition ergaben, daß bei Schüssen ohne Laufmündungsaufsatz an Leichen Wunden bis zu einer Entfernung von etwa 4 cm entstehen können. Am Wundgrund sind dabei Pulverschmauch und Pulvereinsprengungen feststellbar.

Bei Schußentfernungen zwischen 4 und 40 cm entstand auf der Haut ein manchmal vom Pulverschmauch imprägniertes Feld von oberflächlichen Hautabschürfungen. Schmauchhöfe kamen zustande bei einer Schußentfernung bis zu 10 cm. Pulvereinsprengungen waren mit bloßem Auge bis zu einer Schußentfernung von 150 cm zu erkennen, Verbrennungszeichen (Schüsse auf Wolle) bis zu einer Entfernung von 50 cm.

Beim absoluten Nahschuß nach Aufsetzen des Mündungsfeuerdämpfers entstanden eigenartige Schmauchspuren durch Abzug der Pulvergase durch die Schlitze des Gerätes.

Nach WRUSS kommt es beim Abschuß einer scharfen, also geschoßtragenden Patrone zu einem Druck von ca. 3300 Atü, während beim Abfeuern einer Knallpatrone Druckwerte von ungefähr 500 Atü im Lauf entstehen. Nach Schießversuchen breiten sich die aus der Gewehrmündung austretenden Pulvergase pilzförmig aus, und die ursprünglich sehr hohen Druckwerte ebben rasch ab. Gegen ausgespanntes Papier (normales Zeitungsblatt) abgeschossene Knallpatronen führen in einem Abstand von 5 m nicht mehr zur Läsion dieses Papiers, und auch die Flammenwirkung ist in diesem Abstand nicht mehr erkennbar. Bei kürzerem Abstand kann es aber zur Einsprengung von Pulverteilchen und zu Verbrennungen kommen. Bei aufgesetztem Lauf, also absoluten Nahschüssen, entsteht zuerst eine punktförmige Perforation der Haut, durch welche die entweichenden Pulvergase gleichsam unter die Haut gepreßt werden und in der Subcutis zur Ausbildung einer Schmauchhöhle führen. Die Pulvergase verbreitern auch den Schußkanal und dehnen ihn aus. Die Einschußstelle zeigt häufig einen zerklüfteten, zerrissenen Rand. Eingesprengte Pulverteilchen färben die Verletzungszone schwarz an, und die Flammenwirkung versenkt die Wundflächen. WRUSS konnte mehrere Nahschußverletzungen aus einer Entfernung von 30 cm bis 2 m mit oberflächlichen Einsprengungen von Pulverteilchen und Verbrennungen der Haut beobachten. Nach LAVES ist bei aufgesetzter Schußwaffe der Anfangsteil des Kanales infolge COHb-Bildung hellrot verfärbt.

BURGER konnte bei Schießversuchen mit einer automatischen Repetierpistole an der Schußhand bereits nach einem Schuß Pulverrückstände in Form kleiner Kohleteilchen feststellen. Bei 2 oder mehr Schüssen waren stets deutliche Beschmauchungen an Daumen und Zeigefinger vorhanden, die sich zur chemischen Nachweismethode heranziehen ließen.

5. Bolzenschußgeräte

In neuerer Zeit häufen sich Verletzungen mit Bolzenschußgeräten. Dabei sind zwei verschiedene Geräte zu unterscheiden. Während bei den Tiertötungsgeräten die Form des Bolzens so gewählt ist, daß die axial gerichtete kinetische Energie beim Auftreffen auf die Kalotte breitflächig verteilt wird und somit eine Schädigung auch in entfernten Hirnbezirken zur Folge hat, ist der Bolzen der Schußapparate im Baugewerbe mit einer Spitze versehen und so schlank, daß beim Aufprall auf die Kalotte die volle Energieentfaltung nur auf einen relativ kleinen Bezirk möglich und die Aufsplitterung der axialen Energie gering ist. Bolzenschußverletzungen im Baugewerbe veröffentlichten DAUM und MLETZKO.

Es sind Unfälle, Selbstmorde und Morde mit Viehschußapparaten bekannt geworden. Je nachdem, ob ein Kugelschußapparat oder ein Bolzenschußapparat verwandt wurde, werden andere Verletzungen gefunden (Im OBERSTEG und HEGGLIN). Bei der Verletzung durch den Kugelschußapparat handelt es sich meist um einen absoluten Nahschuß; doch sind auch Fernschüsse möglich. Bei Knochenverletzungen entspricht der Defekt der äußersten Schicht des Knochens, insbesondere der Tabula externa des Schädels, dem Bolzenkaliber. Der Knochenschußkanal erweitert sich trichterförmig nach innen und zeigt unregelmäßige Absprengungen der Tabula interna. Infolge der Hautelastizität ist die Einschußöffnung im allgemeinen etwas kleiner als das Bolzenkaliber. Die Anzahl der stets vorhandenen Schmauchhöfe variiert je nach dem Modell der verwendeten Waffe.

Bezüglich Schädel-Hirnverletzungen durch verschiedene Bolzenschußapparate teilen BUSHE und WENKER mit, daß sich nicht in jedem Fall am Ende des Schußkanals ein rundes, ausgestanztes Knochenstück nachweisen läßt. Vielmehr finden sich genauso häufig mehr oberflächlich gelegene Knochensplitterpyramiden in der Nähe der Einschußöffnung. Bei den Patienten, die verstarben, kam es trotz massiver Antibioticatherapie zum Auftreten schwerer eitriger Meningitiden. Dies ist wohl damit zu erklären, daß die Schlagbolzen dieser Apparate meist verrostet und mit pathogenen virulenten Keimen übersät sind.

Bei Bolzenschußverletzungen des Gehirns durch Viehbetäubungsapparate fand GERLACH in 4 Fällen jedesmal folgende Besonderheiten:

1. kreisrunde Einschußöffnung
2. langer intrazerebraler Schußkanal
3. ausgestanztes, annähernd rundes Knochenstück (Sekundärgeschoß) am Ende des Schußkanals
4. Fehlen metallischer intrazerebraler Fremdkörper
5. schwerster Schockzustand bei dem Verletzten.

Über eine Schädel-Hirnverletzung durch Viehbolzenschußapparat mit Heilung berichtete HEISS und stellte 53 Fälle des Schrifttums zusammen, bei denen 7 Patienten überlebten. Davon bestanden jedoch nur bei 3 Patienten Gehirnverletzungen.

METZEL und HEMMER berichteten über eine gewerbliche Bolzenschußverletzung mit transbasalem, von caudal nach cranial verlaufenden Geschoßweg und fast fehlender neurologischer Symptomatik.

Eine perforierende Bolzenschußverletzung des Herzens zeigte einen queren, schlitzförmigen Einschuß und einen rundlichen, gestanzten Ausschuß an der Kammerhinterwand (WOLFF und LAUFER).

Eine weitere perforierende Verletzung des Herzens durch den Nagel eines Bolzenschußgerätes veröffentlichten BEN HUR u. Mitarb.

Eine Lungenverletzung durch Bolzenschußapparat konnten GROSSKOPF und MUSSGNUG beobachten.

Eine ausführliche Besprechung von Bolzenschußverletzungen stammt von ISFORT, eine weitere von GOLDIN, ECONOMOU und STAUDACHER.

Ein rückgeprellter Bolzen braucht keine Schmerzen zu verursachen.

So bemerkte nach den Angaben von GÜNTHER ein Handwerker nur einen kleinen Schlag gegen die re. Augenbraue (auf einer Sanitätsstelle Heftpflasterverband). Am übernächsten Tag Entfernung des rechtwinkelig abgebogenen Bolzens, der z.T. im Lumen der re. Stirnhöhle, z.T. im hinteren Siebbein und bei zerstörter Hinterwand der Stirnhöhle auf der Dura lag.

Auf die Verwendung des Bolzenschießgeräts der Bauindustrie zum Selbstmord weisen WOLFF und LAUFER hin und auch darauf, daß die spezifische Konfiguration der Stanzverletzung einen Hinweis auf das Gerät gibt. Das auf die Stirnmitte aufgesetzte und abgedrückte Instrument hinterläßt charakteristische Ein- und Nahschußzeichen, bedingt durch die besondere, dem Verwendungszweck angepaßte Konstruktion der Laufmündungsebene.

Eine genaue Übersicht aller in England gebräuchlichen Bolzen- und Kugelschußapparate zur Schlachtviehtötung stellten HUNT und KON zusammen.

Über Verletzungen mit Bolzenschußapparaten in Italien berichtete MONTOLI.

II. Organverletzungen durch Schußwaffen

Schußverletzungen sind zu unterscheiden:
  I. Nach Art des Geschosses: in Geschoßverletzungen und Splitterverletzungen (Minen, Granaten, Bomben).
 II. Nach Zahl der Wunden: einzelne und multiple Verletzungen.
III. Im Hinblick auf die Körperhöhlen:
    1. Steckschüsse
    2. Durchschüsse
    3. kombinierte Verletzungen (Zweihöhlenschüsse).
 IV. Im Hinblick auf die Schädigung des Gewebes (hauptsächlich der Gliedmaßen):
    1. Verletzungen der Weichteile
    2. Schußbrüche der Knochen
    3. Gelenkverletzungen
    4. Verletzungen der großen Gefäße und Nerven.
  V. Nach dem Winkel des Eindringens des Geschosses in die Gewebe und nach seiner Richtung:
    1. Streifschüsse (subcutane oder tunnelförmige)
    2. Konturschüsse
    3. Abprallschüsse (Rikoschettschüsse)
    4. Durchschüsse
 VI. Nach dem Verweilen des Geschosses im Körper:
    1. Steckschüsse
    2. Durchschüsse   (DAWYDOWSKI)

Die Schußverletzungen, insbesondere Kriegsverletzungen, lassen sich wie folgt einteilen:

1. Oberflächliche oder tiefe Verletzungen, einschließlich Kontusionen, gewöhnlich infolge von Luftstoß, Erschütterung oder anderer physikalischer Gewalt, welche auf das subkutane Gewebe oder die Eingeweide ohne Verletzung der Haut übertragen wird.

2. Steckschüsse mit Durchtrennung der Haut und Eintritt des Geschosses in das subkutane Gewebe und darunter liegende Eingeweide ohne Ausschußwunde.

3. Durchschüsse mit Durchtrennung der Haut und Eintritt des Geschosses in und durch das subkutane Gewebe und die darunter liegenden Organe mit Ausschußwunde. Solche Wunden zeigen oft 3 Haupttypen, abhängig von der verschiedenen Art der Ein- und Ausschußwunde:

a) kleine Ein- und Ausschußwunde, meistens Durchschußwunden (tunnelartige Wunden), verursacht durch Geschosse von Handfeuerwaffen mit hoher Geschwindigkeit,

b) kleine Einschuß- und große Ausschußwunde, meist verursacht durch kleine Granatsplitter oder Geschosse von Handfeuerwaffen mit hoher Geschwindigkeit auf kurze Entfernung,

c) große Ein- und große Ausschußwunde, meist verursacht durch große Granatsplitter oder Querschläger.

4. Verstümmelnde Verletzungen, führen oft zum Verlust eines Körpergliedes. Eine Aufstellung (FISCHER) über die regionale Häufigkeit von Wunden aus dem Korea-Konflikt zeigt:

	Verwundete	Gefallene
Schädel	16%	27%
Hals	—	4%
Thorax	8%	15%
Abdomen	6%	10%
obere Extremitäten	25%	4%
untere Extremitäten	44%	5%

Während der Kämpfe in Algerien sind von 1037 hospitalisierten Verwundeten nach FAVRE und DELACROIX verletzt worden durch:

Geschosse	740
Geschoßsplitter (Handgranate, Minen, Granaten)	240
Minenexplosionen (mit Druckstoß)	41
Verbrennungen	
Kraftstoff der Fahrzeuge	13
Phosphor	1
blanke Waffen	2

Einen Überblick über die chirurgische Tätigkeit während der Kämpfe in Algerien 1954—1962 gibt folgende Tabelle von FAVRE und DELACROIX:

Dringende Eingriffe an Verwundeten oder Verunfallten	Zahl der Eingriffe	Todesfälle nach Behandlung
1. Verletzungen der Weichteile ohne Knochenbeteiligung (bes. Hände und Füße)	14848	1
2. Verletzungen der Weichteile mit Gefäßoperationen	1155	55
3. isolierte Verletzungen von Nerven	101	1
4. Verletzungen mit Eröffnung von Knochen und Gelenken	6947	119
5a. geschlossene Frakturen	8415	19
5b. Luxationen	515	4
6. Verletzungen der Extremitäten	4054	—
7. Minenexplosionen mit Druckstoß	348	*)
8. Steck- und Durchschüsse des Thorax	1426	197
9. schwere Kontusionen des Thorax	76	28
10. Steck- und Durchschüsse des Abdomen	4083	969
11. schwere Kontusionen des Abdomen	307	83
12. offene Schädelverletzungen	1570	318
13. geschlossene Schädelverletzungen	1866	146
14. offene Verletzungen der Wirbelsäule	223	30
15. geschlossene Wirbelsäulenverletzungen	237	22
16. Verletzungen des Gesichtes und Halses	3504	40
17. Primäre Amputationen:		
Gliedmaßen	876	25
Finger, Zehen	305	2
18. Verbrennungen	816	34
19. multiple Verletzungen	586	*)
20. schwere chirurgische Infektionen	—	
21. Erfrierungen	13	—
22. Crush	2	—
Gesamt	52273	2093 (4,1%)

*) Zu den Todesfällen müssen noch 1236 Soldaten gezählt werden, die bereits vor der Operation verstorben sind.

Die Auswertung von 3280 Leichenschauprotokollen ergab:

Art der Verletzung	Kriegsverletzungen	Unfallverletzungen	insgesamt
Schädel und Gehirn	606 (19%)	427 (13%)	1033 (32%)
Wirbelsäule	12	29	41 (1%)
Gesicht und Hals	149	4	153 (4%)
Thorax	564 (17%)	69 (20%)	633 (19%)
Abdomen (einschließlich thoracoabdominale Verletzungen)	234 (7%)	22	256 (7%)
Gliedmaßen (Gefäßverletzungen)	46 (1%)	—	46 (1%)
multiple Verletzungen	525	86	611 (20%)
schwere Verbrennungen	—	—	109 (3,3%)
Verschiedenes	—	—	192 (5%)
Todesursache nicht festgestellt	—	—	219 (6,7%)

(FAVRE u. DELACROIX)

Eine Übersicht über die Fortdauer der Handlungsfähigkeit nach insgesamt 111 Schuß- und Stichverletzungen gaben SPITZ u. Mitarb. Von 62 Schußverletzten waren 80,6% unmittelbar nach der Verletzung handlungsunfähig, 12,9% zeigten noch Handlungsfähigkeit bis zu 5 min, 6,5% über 5 min nach der Verletzung. Unter 49 Stichverletzten waren dagegen nur 24,5% sofort handlungsunfähig, während 51,0% innerhalb 5 min und 24,5% erst später als 5 min nach der Verletzung handlungsunfähig zusammenbrachen.

1. Schußverletzungen von Schädel und Hals

Bei der Beurteilung von *Schußverletzungen des Schädels und Gehirns* ist es zweckmäßig, sich an die Einteilung von TÖNNIS zu halten.

A. *Schußverletzungen des Schädeldaches*
  I. Impressionsschüsse:
   1. ohne Duraeröffnung
      a) ohne neurologische Ausfälle
      b) mit neurologischen Ausfällen
   2. mit Duraeröffnung
      a) ohne Prolaps (verlegte Knochenlücke) Typ I
      unkomplizierte
      komplizierte
         mit intrazerebraler Blutung
         mit ausgedehnter Quetschung des Gehirns
         mit Ventrikeleröffnung
         mit größeren Stecksplittern
      b) mit Prolaps (offene Knochenlücke) Typ II
  II. Steckschüsse:
   1. gleichseitig zur Einschußöffnung
   2. gegenseitig zur Einschußöffnung
   3. mit Hirnstammverletzung
  III. Durchschüsse:
B. *Schußverletzungen des Schädelgrundes*
  I. Impressionsschüsse:
   1. ohne Duraverletzung
   2. mit Duraverletzung
      a) ohne Hirnwunde
      b) mit Hirnwunde
      unkomplizierte
      komplizierte
         mit ausgedehnter Quetschung des Gehirns
         mit Ventrikeleröffnung
         mit größeren Stecksplittern

II. Steckschüsse
   1. gleichseitig zur Einschußöffnung
   2. gegenseitig zur Einschußöffnung
   3. mit Hirnstammverletzung
III. Durchschüsse

Die Schußverletzungen des Schädels lassen sich pathologisch-anatomisch folgendermaßen einteilen:

Streif- und Prellschüsse mit Frakturen der Lamina interna oder externa. Bei einfachen Prellschüssen ist häufig die Tabula externa angerauht. Darunter kann sich jedoch eine durchgehende Fissur des Knochens verbergen, welche bei der operativen Versorgung besonders zu beachten ist. Bei Streifschüssen sind oft unbedeutend erscheinende Rauhheiten des Knochens zu sehen, oberflächliche und tiefere Rinnen der äußeren Tafel, feine Fissuren mit minimalen Blutungen, ferner Aussprengungen kleiner Knochenstücke und schließlich an sonst unversehrten Knochen als bläuliche Verfärbung das Diploe-Haematom.

Tangentialschüsse sind mit Aufpflügung des Schädelknochens verbunden (auch Rinnen- oder Furchenschuß).

Der *Segmentalschuß* steht zwischen Tangential- und Durchschuß; je nach dem Einfallwinkel des Geschosses zeigt er einen geschlossenen Schußkanal verschiedener Länge durch Kopfschwarte, Schädeldecke, Gehirnhäute und Gehirn. Der Durchschuß kommt in allen möglichen Richtungen vor.

Beim *Steckschuß* gibt es von der kaum sichtbaren Einschußöffnung kleinster Splitter über die kalibergroße bis zur großen Zertrümmerungsöffnung alle Übergänge.

Eine Sonderform des Hirnsteckschusses ist der sog. innere Prellschuß, auch Winkelschuß oder Hakenschuß genannt. Hierbei durchdringt das Geschoß das Gehirn und prallt an der gegenüber liegenden Tabula interna ab. Von dort aus kann es entweder in seinen Schußkanal zurückprallen oder einen neuen bilden, der mit dem ersten in einem Winkel steht. Wo ein matt gewordenes Geschoß zwischen mehreren Anschlagstellen der Tabula interna das Hirn oberflächlich durchpflügt oder mehrfach tangential tunneliert, spricht man von einem inneren Konturschuß. Über einen derartigen inneren Prellschuß berichteten HEPPNER und DIMATH.

Nahschüsse auf hirnhaltige Schädel führen bekanntlich zur vollständigen Sprengung der Schädelkapsel. Die Sprengwirkung beruht darauf, daß der Schädelinhalt wegen seiner geringen Festigkeit, seiner sehr geringen Kompressibilität und seines großen Wassergehaltes einem fast flüssigen Stoff gleichgesetzt werden muß. Der knöcherne Schädel erfährt beim explosionsartigen Schuß eine Zerlegung in zahllose, mehr oder minder kleine Einzelstücke.

Der Schädel bietet besondere Verhältnisse, da sich das weiche Gehirn in einem festen und unnachgiebigen, knöchernen Gehäuse befindet. Die Höhlenbildung wird durch den Schädel eingeschränkt, und somit kann plötzlich ein hoher intrakranieller Druck auftreten mit dem Ergebnis, daß große Teile des Gehirns in Brei umgewandelt und Schädelknochen abgesprengt werden. Andererseits kann ein Geschoß mit geringer Geschwindigkeit penetrieren und nur lokale Schädigung verursachen. Eine derartige Schußwirkung liegt beim Krönleinschuß vor, wobei es unter Zertrümmerung des Schädeldaches zur Herausschleuderung des Gehirns in toto kommt.

Unter 260 Schädelverletzungen im Korea-Konflikt war primär eine Hirnhemisphäre beteiligt, in 44 Fällen mehr als ein Lappen, in 10 Fällen fanden sich 2 getrennte Einschußwunden und in 2 Fällen 3 solche. Primär betrafen 149 penetrierende Wunden die Frontallappen, 94 die Parietallappen, 75 die Temporallappen,

75 die Occipitallappen und 12 das Cerebellum. Von 316 Fällen penetrierender Wunden waren 146 (46,2%) durch ein deutliches intrakranielles Haematom kompliziert. Dieses saß

epidural	13mal	intracerebral	87mal
subdural	77mal	intraventrikulär	2mal

Die Beziehung zwischen Lokalisation der Wunde und dem Haematom zeigt folgende Übersicht:

Lokalisation der Wunden	Zahl der Wunden	gleichzeitiges Haematom
frontal	149	32%
temporal	75	54%
parietal	94	31%
occipital	25	58%
Cerebellum	12	52%

(BARNETT u. MEIROWSKY)

Unter den Schußverletzungen des Schädels und Gehirns in Indochina fiel die große Zahl gleichzeitiger Gesichtsverletzungen auf (ARNAUD). Von 97 Gehirnverletzungen waren 27 mit Gesichtsverletzungen verbunden (29%). Die Geschosse eröffneten die Stirn- oder Oberkieferhöhlen und zersplitterten eine Orbita, manchmal beide.

GUILLERMIN u. Mitarb. veröffentlichten aus dem Algerienkrieg 2 Fälle von Durchschüssen der Kieferhöhle, wobei das Geschoß an der Basis des Schädels liegengeblieben ist.

Von den Augenverletzungen während des 1. Kriegsjahres in Korea waren 75% durch Granatsplitter verursacht, 31% betrafen die Cornea und die Skleren, 79% waren einseitig.

Gelegentlich sieht man als Folge unbehandelter oder nicht entsprechend behandelter Schußwunden des Gehirns einen Fungus cerebri. Er entwickelte sich in Verbindung mit devitalisiertem Gewebe, Blutgerinnsel und Knochenfragmenten in der Schädelhöhle. In der angloamerikanischen Literatur wird dieses Krankheitsbild auch Cerebritis genannt.

Über offene Verletzungen der Dura mater cerebralis und spinalis berichteten ausführlich LINK und SCHLEUSSING. Bei der Wunde unterscheiden sie 3 Stadien, und zwar das der Gewebsschädigung und Zirkulationsstörung, das der Resorptions- und Organisationsprozesse und schließlich die Ausgänge der Wundheilung und die Duranarbe.

Ebenso behandeln LINK und SCHLEUSSING die offenen Verletzungen des Gehirns und Rückenmarkes und besprechen dabei die pathologische Anatomie detailliert.

Die mikroskopische Untersuchung der Hirnschußverletzungen zeigt immer eine zentrale hämorrhagische und Nekrosezone im Schußkanal mit sofortiger und vollständiger Zerstörung der Gewebselemente. In diesem Bereich sind schwere ischämische Nervenzellveränderungen zu beobachten mit weniger deutlicher Schädigung der Glia. In manchen Fällen weisen auch die Elemente der mesodermalen Gefäßstrukturen einige Zellveränderungen auf; gelegentlich wird eine Wandnekrose beobachtet mit Ausschwitzung von Fibrin oder Eiweißniederschlägen (CAMPPILL u. Mitarb.).

FREITAG berichtete über Autopsiebefunde bei Schädelverletzungen durch Feuerwaffen auf Grund von 254 Beobachtungen. Dabei handelt es sich in 95 Fällen um Mord, in 147 um Selbstmord und bei 21 um Unfälle. Der Einschuß lag bei den Selbstmorden:

re. Schläfe	97
li. Schläfe	14
Schläfe (Einschuß nicht mehr feststellbar)	1
Stirn	21
Mund	8
Kinn	3
untere Gesichtshälfte	1
Hals	1
Rückseite des Schädels	1

In 29% konnte im Knochen nur das Einschußloch mit mehr oder weniger kleiner Randfraktur festgestellt werden, sonst blieb der Schädel intakt. In den anderen Fällen (71%) bestanden größere Frakturlinien, die sich über den Schädel ausbreiteten. Als Ursache des sofortigen Todes kam eine Lähmung des Atemzentrums im unteren Hirnstamm in Frage, die von einem Herzversagen gefolgt war.

BERG zieht aus seinen Untersuchungen die Schlußfolgerung, daß eine Bestimmung des Geschoßkalibers aus den Maßen des Knochenschußloches im allgemeinen nicht möglich ist, weil dieses in einzelnen Fällen so viel größer sein kann, daß das nächst größere Kaliber vorgetäuscht wird. Es ist aber wohl vertretbar, ein höheres Kaliber auszuschließen, wenn die Differenz einen bestimmten Wert überschreitet. Wesentlich größere Abweichungen als 15%, also etwa 1,2 mm bei 9-mm-Geschoßen bzw. 1,0 mm bei den kleineren Kalibern, dürften wohl kaum zur Beobachtung gelangen. An dicken Knochenpartien kann es zu einer gewissen Aufstauchung auch von Mantelgeschossen kommen. Auf diese Weise ist die Vortäuschung einer größeren Knochenlücke durch ein höheres Geschoßkaliber möglich.

Über 2 Fälle von Schädelverletzungen durch Feuerwaffen mit pathologischer Beweglichkeit des Projektils berichtete PROBST.

Die Wichtigkeit von Röntgenaufnahmen bei Schußverletzungen zeigt der von OLLIVER und ROBERT mitgeteilte Fall, wo bei der Sektion einer erschossenen Frau sich ein scheinbar einfacher Schädeldurchschuß mit Einschuß am linken Augenhöhlenrand fand, sowie eine Zerstörung des linken Bulbus, Orbitaldaches und Siebbein, rinnenförmige Läsion der Frontallappenbasis und unvollständiger Ausschuß in der rechten Schläfengegend. Hier lag ein 7,65-mm-Projektil unter der Haut. Erst auf das Geständnis des Täters hin mit der wiederholten Einlassung, daß er 2mal geschossen habe, wurde bei der Exhumierung das 2. Geschoß in der Tiefe des Gehirns entdeckt. Es war durch das linke Auge ohne Lidverletzung von vorne eingetreten, hatte den erstbeschriebenen Schußkanal im Augapfel bzw. retrobulbär gekreuzt und war durch die gemeinsame Trümmerzone des Orbitaldaches in die Schädelinnere gelangt.

LOWBEER teilte den seltenen Fall eines Schädelsteckschusses mit, bei dem 2 Geschosse durch einen Einschuß eintraten, einen Schußkanal setzten und am Ende des Schußkanals, nach Anschlagen an den Schädelknochen mit Expressionsfraktur, im Hirngewebe liegenblieben. Der Verfasser erklärt den Mechanismus mit einem Versagen der Schußwaffe infolge schlechter Munition, wobei ein Projektil im Lauf stecken blieb. Das zweite Projektil nahm dann beim Verlassen des Laufes das steckengebliebene aufgesetzt mit, so daß nur ein Einschuß und ein Schußkanal resultierten. Die entsprechend aufeinandergepaßten Projektile trennten sich erst am Ende des Schußkanals und blieben dicht nebeneinander liegen.

Schädelschußverletzungen in Friedenszeiten kommen nach KLOSS vorwiegend nach Suizid zur Beobachtung, wobei es sich in der Mehrzahl der Fälle um frontobasale Durchschüsse mit aufgesetzter Waffe handelt.

Anhand von 3 in Verlaufsanalysen dargestellten Beobachtungen wies NEUGEBAUER auf die Gefährlichkeit der Flobertwaffen hin. Hirnverletzungen, auch durch so kleine Projektile, führen bei Jugendlichen selbst nach guter Heilung der frischen Verletzung und Schrumpfen der neurologischen Semiologie bis auf unbedeutende Restzeichen zu Wesens- und Charakterveränderungen des Verletzten, die dem Patienten im Leben und Beruf meist erhebliche Schwierigkeiten bereiten.

Alte ausgeheilte Hirnschußverletzungen können zur Ausbildung einer traumatischen Zyste oder auch zu röhrenförmig offenen, z. T. vernarbten Schußkanälen mit sekundärer Erweiterung von Ventrikeln führen, worauf WECKLER hingewiesen hat.

Bei einem Spättodesfall 4½ Monate nach der Verletzung fand MARCINKOWSKI einen ausgedehnten skarifizierten Defekt im Bereich der vorderen Schädelgrube sowie einen Knochensequester aus der Hinterwand der linken Stirnhöhle.

Über Spätschäden einer Granatsplitterverletzung des rechten Stirnhirns nach fast 20 Jahren konnten MAIER u. Mitarb. berichten. Bei der Operation im Jahre 1962 fand sich ein rechtsseitiges Stirnhöhlenempyem und in 1½ cm Tiefe des stark narbig veränderten rechten Frontallappens ein gänseeigroßer, mehrfach gekammerter Hirnabszeß mit derber Abszeßkapsel. Bakteriologisch konnte der Keim als Mima polymorpha identifiziert werden.

Auch im Gesichtsschädel können metallische Fremdkörper, meist Kriegsfolgen, noch nach vielen Jahren zu Komplikationen führen. Die Splittergröße ist im einzelnen Fall dabei weniger ausschlaggebend für die Prognose als die Lokalisation. Man unterscheidet deshalb eine Lage in den Weichteilen, im Nasennebenhöhlen-Lumen und außerhalb des Lumens der Nasennebenhöhlen. Liegen Splitter in den Nasennebenhöhlen, so verursachen sie einen chronischen Reizzustand, der sich in der Regel als chronische bzw. chronisch rezidivierende Nebenhöhlenentzündung manifestiert (BIRNMEYER).

Den kuriosen Fall einer gleichzeitigen Sprengkörperverletzung im Gesichtsbereich bei 2 Brüdern an getrennten Orten veröffentlichte GUNDERMANN. Beide Patienten hatten durch die Explosion eine Verletzung der rechten bzw. linken Kieferhöhle erlitten. Es war in jedem Fall zu einer klaffenden Weichteilwunde im Wangenbereich gekommen mit Impressionsfraktur der gleichseitigen Kieferhöhle, wobei einmal die zertrümmerte Kieferhöhlenwand sichtbar war. GUNDERMANN machte auf die wachsenden Gefahren der Sprengkörperverletzungen auch in Friedenszeiten aufmerksam. Besonders um die Jahreswende sind die verschiedenen Arten von Knallkörperverletzungen zu beobachten, wobei meist Jugendliche beteiligt sind.

Eine Schußverletzung beider Arteriae carotis communes mit sofortiger Naht und Überleben teilte HALLER mit.

2. Schußverletzungen des Thorax

Schußverletzungen der Lungen setzen in der Regel eine Perforation der Thoraxwand und der Pleura parietalis durch ein Geschoß oder einen Splitter voraus. Eine Ausnahme machen nur die Thoraxwand-Schüsse mit Kontusion der Lungen und die Druckstoßverletzung. Die Lungen sind zur Beurteilung einer Geschoßwirkung als elastische Körper mit luftgefüllten Poren aufzufassen, wobei die Bronchien ein relativ festes Gerüst darstellen. Einfache Lungendurchschüsse weisen kleine, enge, oft schwer auffindbare Schußkanäle auf, welche ziemlich glatt und wenig zerrissen sind. Infolge des elastisch-kompressiven Gewebes ist die direkte Deformierung durch das Geschoß gering. Ein- und Ausschüsse sind rundlich oder schlitzförmig, gelegentlich mit radiären Einrissen. Anders verhält es sich bei Querschlägern und bei Mitgerissenwerden von Knochensplittern, wobei größere Ausschüsse zu erwarten sind. Die blutigen Infarzierungen um die Schußkanäle, die je nach dem Grad der Geschoßenergie verschieden breit sind, stellen Erschütterungszonen dar. Bei der Obduktion frischer Lungenverletzungen findet man stets kleinere Blutungen im abführenden Bronchialsystem, unter Umständen ganze Ausgüsse des Bronchiallumens mit Blut und meist Blutaspiration in der verletzten und unverletzten Lunge.

Schußverletzungen der Lungen sind häufig verbunden mit mehr oder weniger ausgedehnten Splitterungen der Knochen des Brustkorbes. Bei indirekter Verletzung einer Lunge durch Tangential-Brustschüsse findet man Kontusionsblutungen, und zwar geringgradig im Bereich der Pleura parietalis und pulmonalis, häufiger in den darunter gelegenen Lungengeweben. Die Stärke reicht von leichten blutigen Infiltrationen bis zu derben Infarzierungen.

Den Schußkanal umgibt eine mehr oder weniger breite, oft mehrere Zentimeter tief ins Gewebe hineinreichende hämorrhagische Infiltrationszone.

Bei den stärker zerrissenen Lungenschußwunden finden Infektionserreger infolge der ungünstigen Wundverhältnisse einen sehr guten Nährboden, und es kommt zu stärkeren eitrigen oder jauchigen Einschmelzungen und den gefährlichen Arrosionsblutungen sowie zu Eiterhöhlenbildungen.

Als Folge von Schußverletzungen sind zu nennen: Pleuritis, traumatische Pneumonie, Pneumothorax, Haematothorax, geronnener Haematothorax, Pyothorax, Empyem und Pleuraadhaesionen.

Hinzuweisen ist noch darauf, daß Brustkorbverletzungen in einem erheblichen Prozentsatz mit gleichzeitigen Wirbelsäulenverletzungen verbunden sind.

Die häufigste Komplikation intrathorakaler Schußverletzungen ist ein Haematothorax mit oder ohne gleichzeitigen Pneumothorax. Das intrapleurale Blut kann flüssig bleiben oder koagulieren und sich zu organisieren beginnen. Bei dem Patientengut von VALLEY im Koreakonflikt hatten 952 (62%) einen Haematothorax entweder bei der Aufnahme im Lazarett oder bekamen ihn innerhalb der nächsten 2 Wochen nach der Aufnahme; davon blieben 702 (40%) steril und 248 (26%) wurden infiziert.

Von insgesamt 2577 behandelten Patienten hatten 1855 (72%) Steckschüsse der Lungen, 670 (26%) Durchschüsse und 52 (2%) Quetschungsverletzungen erlitten.

Mediastinalverletzungen fanden sich bei 117 (4,2%) der Verwundeten. Operativ wurden 32 Fremdkörper aus dem Mediastinum, 10 aus dem Pericard und 16 aus dem Myocard entfernt. 18% der Patienten hatten thoraco-abdominale Verletzungen mit folgender Beteiligung von Bauchorganen: Leber 201mal, Milz 82mal, Dickdarm 52mal, Magen 48mal, Nieren 33mal und Dünndarm 18mal.

Bei 316 Patienten mit Schußverletzungen des Thorax, die von 1954 bis 1963 in einem amerikanischen Lazarett behandelt wurden, betrug die Gesamtmortalität 15,2%, die Zahl der Komplikationen 11,6%, wobei etwa die Hälfte dieser Komplikationen sich auf gleichzeitige Bauchverletzungen bezog (BEALL u. Mitarb.).

Nach einem Bericht von CIPOLAT sind während der Kämpfe in Katanga im Kongo 66 Verwundete mit Thoraxverletzungen beobachtet worden. Davon waren 36 durch Gewehrgeschosse verletzt, 23 durch Splitter von Mörsern, Bazooka oder Bomben, 6 durch Keulen, Stöcke usw. und einer durch blanke Waffe. 24 Thoraxverletzungen waren offen und 42 geschlossen. Thoraxverletzungen können nicht nur durch Schußwaffen, sondern, wie sich bei den jüngsten Kämpfen in Afrika wieder gezeigt hat, auch durch Schwerthiebe entstehen. In dem Bereich von GRATTAN waren die meisten Verwundungen multipel.

GREBNIKOWA berichtete über eine penetrierende Verletzung des Brustkorbes durch einen Metallkörper von 1533 g. Ein 27jähriger Mann erhielt eine linksseitige penetrierende Verletzung des Brustkorbes. Der Fremdkörper blieb unter schwerer Verletzung der linken Lunge stecken. Die primäre Wundversorgung bestand in Vernähung der Thoraxwand zur Behebung des offenen Pneumothorax. Nach 38 Stunden erfolgte die eigentliche Operation in Form einer breiten Thorakotomie mit Resektion der zertrümmerten Rippen, welche die linke Lunge angespießt hatten; Vernähung der Lungenwunden. Nach zahlreichen Bluttransfusionen und Pleurapunktionen wurde Heilung erzielt. Erfolgreich behandelte Steckschußverletzungen durch so große Metallkörper sind bisher nicht bekannt.

Weitere Beiträge zur Behandlung von Lungenschüssen stammen von KASTRUP und GARZON u. Mitarb.

Die meisten Steckgeschosse der Lungen heilen, wie auch HASCHE mitteilte, nach den Erfahrungen zweier großer Kriege reizlos ein. Sie werden narbig abgekapselt und verursachen dem Träger dann weder Beschwerden noch bedeuten sie im allgemeinen eine besondere Gefahr. Den Spätschäden und Gefahren ist STEFFENS in seiner Monographie anhand eines großen Beobachtungsgutes nachgegangen.

Die Beobachtung von Trägern intrapulmonal gelegener Fremdkörper erbrachte nach den Angaben von VOGT-MOYKOPF nicht selten noch Jahre nach der Verwundung ernste Spätkomplikationen. Zu ihnen zählen das wiederholte Lungenbluten, die Lungenabszedierung und Lungengangrän, die Bronchusstenose mit Atelektasen und sekundärer Bronchiektasie, die chronische Pneumonie und die Lungenfistel. Im Gegensatz dazu drohen bei der frischen Schußverletzung den Lungen zunächst 2 Gefahren, nämlich der Haematopneumothorax und der Spannungspneumothorax.

An den Operationspräparaten konnten sekundäre Veränderungen festgestellt werden, wie Abszeßbildungen mit karnifizierender Pneumonie. Das schwielige Fremdkörperbett war ohne sonstige pathologisch-anatomische Veränderungen. Lungenabszesse und Empyemresthöhlen waren am häufigsten, während Bronchusfisteln 3mal als Nebenbefund und Infarzierungen des entfernten Lugengewebes zur Beobachtung kamen (insgesamt 72 Fälle aus den Jahren 1950—1962). Je 1mal fanden sich ein Splitter in einer Granulationshöhle ohne entzündliche Erscheinungen, eine Thoraxwandfistel und eine arteriovenöse Fistel in Splitternähe sowie einmal eine isolierte Atelektase des Mittellappens, verursacht durch ein Steckgeschoß im Bronchus intermedius.

Eine weitere Untersuchung über das Verhalten von Granatstecksplittern in der Lunge stammt von KANDT und SCHOEFER.

Auch GLUM u. Mitarb. veröffentlichen ihre Erfahrungen bei der operativen Entfernung von Lungenstecksplittern bei 74 Patienten, deren Kriegsverletzungen mehrere Jahre zurücklagen.

Bei den 2 Patienten von FABIA befand sich ein Projektil länger als 15 Jahre in einer Lunge.

Zur Frage Spondylitis infectiosa nach Lungensteckschußverletzungen bringt HAAG einen Beitrag.

Die Entstehung eines Aspergilloms nach einer Lungenschußverletzung konnte von ZIEGLER beobachtet werden.

Herzsteckschüsse kommen seltener als Lungenschüsse zur Beobachtung (HASCHE). Im Kriege führen sie meistens durch Blutung oder Herzbeuteltamponade, besonders bei Verletzungen der dünnwandigen Herzabschnitte, zum Tode. Schußverletzungen, die während der Systole entstehen, haben eine besondere Prognose, da bei ihnen die hydrodynamische Sprengwirkung des Blutes fehlt. HASCHE konnte unter 100 Brustkorbsteckschußverletzungen 65 Steckschüsse der Lungen und 15 Herzsteckschüsse beobachten. Unter 2811 Thoraxverletzten des Koreakonfliktes hatten nach VALLE 117 Verletzungen des Herzens und Mediastinum. Davon erhielten 19 Patienten Fremdkörper im Myokard, und zwar 15mal Granatsplitter und 4mal Gewehrgeschosse, 9 Patienten Perforationen des Oesophagus in verschiedener Höhe, 8 Verletzungen der Aorta, davon 3 durch Gewehrgeschosse und 5 durch Granatsplitter, 5 Patienten Verletzungen des Ductus thoracicus, davon 3 durch Quetschungsverletzungen des Thorax und 2 durch Steckschüsse im Mediastinum. 5 Patienten erlitten größere Verletzungen der Trachealwand durch Granatsplitter, 2 Patienten Verletzungen der V. cava inferior und einer eine solche der V. cava superior.

Über 20 Fälle von Schußverletzungen des Herzens berichteten RANSTELL und GLASS. Die Verletzungen waren in 17 Fällen durch Pistolenkugeln verursacht. Der Einschuß lag meist über dem linken vorderen und mittleren Brustabschnitt von der II. bis VII. Rippe, 8mal bestanden nicht penetrierende Rißverletzungen ohne Eröffnung der Herzkammer, 4mal war der linke Ventrikel und 4mal der rechte betroffen. 12mal bestanden perforierende Verletzungen, 2mal des linken Ventrikels und 4mal des rechten, 3mal waren beide Ventrikel betroffen, 1mal der linke Ventrikel und das Herzohr sowie 2mal der rechte Ventrikel und das Herzohr.

Diese Verletzungen sind 7mal durch Splitter und 5mal durch Gewehrgeschosse hervorgerufen worden.

Eine Tamponade bestand in 10 der 12 Perforationsverletzungen und bei 5 von 7 Rißwunden, oder in 79% der Verletzungen. Eine Verletzung von Koronargefäßen wurde nur 1mal festgestellt, und zwar des linken Ramus descendens. Gewöhnlich waren eine oder beide Lungen betroffen mit einem mächtigen einseitigen oder doppelseitigen Haematothorax; außerdem verschiedene andere Organe, wie Zwerchfell, Leber, Magen usw. Der Tod trat gewöhnlich infolge der raschen Blutung in die Pleurahöhlen, in das Abdomen oder durch Herzbeuteltamponade ein.

Ein Bericht über 31 operativ behandelte Schußverletzungen des Herzens stammt von RICKS u. Mitarb. Dabei waren 30mal die Lungen mitverletzt, 7mal Extremitäten, 6mal Leber, 5mal Magen und 4mal Zwechfell sowie je 2mal Bauchaorta, Nieren, Pankreas und Milz.

Dem Träger eines Herzsteckschusses können noch nach Jahren Folgezustände und Gefahren drohen wie:

1. das Angehen einer Infektion von der infizierten Splitterumgebung aus; Entstehung einer Endo- oder Perikarditis. Die Infektionsgefahr ist bei Stecksplittern größer als bei glattwandigen Infanteriegeschossen;
2. eine Geschoßembolie bei Verlagerung innerhalb eines Ventrikels gelegenen Geschosses in die Peripherie oder eine Thromboembolie. Verschleppungen können vom Herzen aus in das arterielle und venöse System erfolgen;
3. die Entstehung eines Herzwandaneurysma mit der Gefahr einer Spätblutung durch Ruptur. Sie ist Folge eines erheblichen Myocardschadens im Verletzungsbereich;
4. Folgezustände durch ausgedehnte pleuro-perikardiale oder pericardiale und bis zur völligen Obliteration des Herzbeutels führende Verwachsungen.

Die Diagnostik von Ein- und Ausschuß bei Herzdurchschüssen mit ausgedehnten Wundkratern kann sehr schwierig sein (TABBARA und DEROBERT).

Wenn oberflächliche Blutunterlaufungen in der Kammerwand fehlen, sollen parallele Flachschnitte durch den Muskel gelegt werden, die unter Umständen ausgedehnte Blutansammlungen zwischen den Muskelfaserbündeln und im Gefäßbindegewebe rund um die Einschußöffnung erkennen lassen.

Über traumatische Septumdefekte und intrakardiale Shunts infolge penetrierender Verletzungen liegen bisher etwa 14 Beobachtungen vor (SOMMERALL u. Mitarb).

Nach einer Schußverletzung bildete sich eine große Fistel zwischen der rechten Koronararterie und dem rechten Herzvorhof sowie ein posttraumatischer Ventrikelseptumdefekt. Die Diagnose wurde arteriographisch gestellt und der Patient erfolgreich operiert (JONES und JAHNKE).

Die erfolgreiche Operation einer doppelseitigen Herzvorhofperforation bei einer Zweihöhlenschußverletzung teilte BROJA mit.

Die Entfernung von Projektilen aus dem Herzen konnten HOUEL u. Mitarb. bei 4 Patienten durchführen.

Katamnestische Untersuchungen über Schußverletzungen des Herzens veröffentlichten anhand eines Berichtes über Verwundete des 2. Weltkrieges BLAND und BEEBE.

Ein Beitrag zur Frage von chronischen Herzstecksplittern und ihrer versorgungsärztlichen Begutachtung stammt von FRERCKS und ROSSA.

Die möglichen Beziehungen zwischen Herzdurchschuß und Endocarditis lenta bei einem Patienten mit einem 26 Jahre überlebten Durchschuß beider Herzvorhöfe erörterte JANSEN.

MÜLLER berichtete über die akute Herzbeuteltamponade bei einem 19jährigen, der durch vorzeitige Detonation von Dynamit aus einem Bohrloch getroffen wurde. Er wies drei Myokardverletzungen auf, eine davon bis in die linke Kammer reichend. Die Thoraxwand war unverletzt, aber es bestanden Blutungen in Lungen und Pleurahöhlen.

Eine seltene Begleiterscheinung einer Geschoßverletzung des Herzens stellt das Auftreten einer Fremdkörperembolie dar. Jedoch kann auch ein traumatischer Ventrikelseptumdefekt mit anschließender Embolie in die obere Extremitätenarterie überlebt werden (SALZSTEIN und FREEARK). Eine Schrotschußwunde des Herzens mit Embolie beobachteten KINMONTH u. Mitarb.

Ein Junge erlitt eine Schrotschußverletzung, wobei eine größere Menge der Kügelchen ins Herz geriet und von hier aus in den großen und kleinen Kreislauf verstreut wurde. Die restlichen Kugeln konnten aus den Herzhüllen mit Hilfe extrakorporalen Kreislaufs operativ entfernt werden. Nach einigen kleineren Komplikationen, meist weiterer Schrotkugelembolien, erfolgte vollständige Heilung.

Über die erfolgreiche Naht einer Schußverletzung der extraperikardialen Aorta ascendens durch ein Kleinkalibergeschoß berichteten STELZNER und HORAZ. Penetrierende Verletzungen der Aorta, insbesondere Schußverletzungen, führen gewöhnlich zum Tode.

Schußverletzungen des Oesophagus verlaufen äußerst schwer. Es tritt bald ein Emphysem des Mediastinum auf mit Entwicklung einer Mediastinitis.

Schußverletzungen der A. axillaris mit gleichzeitigen Frakturen waren bei einer Untersuchung in Korea nur in 20% vorhanden, während in 80% eine Nervenverletzung festgestellt werden konnte. Infolge der engen Beziehung der Arterie zum Plexus brachialis und zum N. medianus bzw. ulnaris sowie zum Humerus waren Nerven- und Knochenverletzungen in Verbindung mit Verletzungen der A. brachialis die Regel (JAHNKE und SEELEY). BECKER konnte ein Aneurysma der V. axillaris nach jahrelang zurückliegender Schußverletzung der Schulter beobachten.

Ferner sind die thoraco-abdominalen Verletzungen (Zweihöhlenschüsse) zu nennen. Brustschüsse mit Verletzungen des Zwerchfells weisen sehr oft eine Mitbeteiligung der benachbarten Bauchorgane auf, wie Leber, Milz, Magen, Dickdarm und Nieren.

Von 129 thorako-abdominalen Verletzungen waren in Korea 72mal die rechte und 57mal die linke Thoraxseite betroffen (SAKO u. Mitarb.).

3. Schußverletzungen des Abdomen

Bei 191 von HUGHES beobachteten Schußverletzungen des Abdomen waren folgende 448 Organverletzungen vorhanden:

Colon	101	Milz	26
Dünndarm	98	Rektum	21
Leber	57	Ureter	7
Magen	34	Gallenblase	5
Zwerchfell	33	Pankreas	4
Nieren	30	Duodenum	4
Harnblase	27	Gallengang	1

Eine weitere Übersicht über Bauchverletzte von SAKO u. Mitarb. zeigt:

	Zahl der Verwundeten	Todesfälle in %
Colon	140	15,0%
Jejunum und Ileum	134	13,4%
Leber	102	15,7%
Nieren	55	25,4%
Milz	54	14,8%
Magen	45	17,8%
Gallenblase	33	0 %
Rektum	22	18,2%
Harnblase	21	9,5%
Duodenum	17	41,2%
Pankreas	9	22,2%
Ureter	4	50,0%

Über Schußverletzungen des Abdomen aus dem Indochinakrieg berichtete BECHEN.

Unter 94 Obduktionen von Personen, die im Krieg oder auch zu Friedenszeiten an Verletzungen infolge komplizierter penetrierender Schußwunden gestorben waren, fand GARCÍA-BARÓN 13 Fälle, die neben den behandelten Verletzungen auch noch eine übersehene aufwiesen. Die übersehenen Perforationen waren klein oder sogar sehr klein und saßen an der freien Seite von Dünn- oder Dickdarm, am Rande von Mesenterium oder Mesocolon, an der retroperitonealen Seite von Dünndarm oder Colon, in Leber, Harnblase oder Mastdarm, Ureter oder V. cava inferior.

Bei 151 Patienten mit Schußverletzungen des Abdomen fand PARMENOV 32mal röntgenologisch ein pneumoperitoneales Emphysem oder andere Zeichen zur Bestätigung der Diagnose.

Aufgrund der Untersuchung von 278 Schußverletzungen des Abdomen kommen GUMBERT u. Mitarb. zu dem Schluß, daß multiple Eingeweideverletzungen und Verletzungen der großen Gefäße an der hohen Letalität schuld sind.

Schußverletzungen der Leber haben verschiedenen Charakter, je nachdem sie von Geschossen oder Splittern verursacht worden sind. Ein Geschoß ruft eine verhältnismäßig kleine Einschußwunde mit sternförmigem Aufriß der Kapsel hervor. Der Schußkanal ist infolge seiner Ausfüllung mit nekrotischen Gewebsmassen schlecht erkennbar. Bei Metall- oder Granatsplitterverletzungen dagegen kann die Zerstörung beträchtlich sein oder sogar eine Zertrümmerung erfolgen.

Die Kriegserfahrungen zeigten nach ABRIKOSOV, daß die Leber öfter bei thoracoabdominalen Verletzungen betroffen wird als bei nur abdominalen. Schußverletzungen der Gallenblase sind selten. Steckgeschosse können noch nach 7 Jahren durch das Wiederaufflackern einer ruhenden Infektion akute Entzündungserscheinungen auslösen.

Wegen der ausgesprochenen Seltenheit teilten WARNKE und BERDAU einen Fall mit, bei dem ein Verschluß-Ikterus durch einen Granatsplitter im Ductus choledochus bedingt war. Die Verwundung lag 19 Jahre zurück, und schon bei der ersten Untersuchung wurde röntgenologisch der Splitter in der Leber liegend vermutet. Er stammte von einem Granatwerfergeschoß, das in geringer Entfernung vom Patienten explodiert war. Die Rekonstruktion des Krankheitsverlaufes ergab die Wahrscheinlichkeit, daß der Splitter im linken Leberlappen gesessen und von dort Anschluß an einen größeren Gallengang gefunden hat. Hierdurch war eine Einwanderung in den Choledochus und ein praepapillärer Verschluß möglich.

Ein im Ductus choledochus liegender Granatsplitter kann das Bild einer Hepatitis vortäuschen (JÄNIKE).

Die Blockierung eines Pfortaderastes intrahepatisch durch einen Granatsplitter beobachtete SCHEID. Die erst etwa 20 Jahre nach der Verwundung in Erscheinung getretene Leberzirrhose wird mit Wahrscheinlichkeit als Traumafolge angesehen.

TOHEN und DE BAKEY berichteten über einen Patienten, bei dem ein Trauma zur Bildung von zwei getrennten arteriovenösen Fisteln zwischen der A. hepatica und der Pfortader sowie der rechten A. renalis und der V. cava inferior geführt hat. Der Patient konnte erfolgreich operiert werden. Die Verletzung war durch einen Schuß in die rechte Brustseite mit einem 0,22-Kalibergeschoß verursacht worden.

Patienten mit Schußverletzungen der Bauchaorta sterben meist; jedoch gibt es auch einzelne Fälle des Überlebens. MANLOVE u. Mitarb. berichteten über eine geheilte derartige Verletzung.

Zwei durch Naht geheilte Schußverletzungen der V. cava inferior teilte ANGERER mit.

GOODMAN beobachtete eine akute Appendicitis nach indirektem Trauma. Es bestand eine Schußverletzung des Coecum ohne Beteiligung der Appendix.

Nach einer Übersicht von SCHWARTZ aus dem Koreakonflikt erlitten von 8000 Verwundeten 0,65% Verletzungen der Harn- und Geschlechtsorgane. Davon betrafen die Nieren 22%, die Ureteren 1%, die Harnblase 12% und die äußeren Genitalien 59%.

Alleinige Verletzungen der Nieren sind im Kampf relativ ungewöhnlich. In Korea wurde geschätzt, daß 8% der Thoraxwunden und 7% der Abdominalwunden gleichzeitig Verletzungen der Nieren aufwiesen.

Unter 1085 Patienten mit Schußverletzungen der Nieren fand sich 31mal eine doppelseitige Verwundung. In 20 Fällen handelte es sich um ein Infanteriegeschoß, in 11 Fällen um Granatsplitterverletzungen. Bei einem Patienten waren ausschließlich die Nieren verletzt, bei allen anderen handelte es sich um kombinierte Verwundung der Nieren, der Wirbelsäule und anderer innerer Organe. Die Prognose war schlecht. Von den 31 beobachteten Fällen starben 30. Durch rechtzeitige Diagnosestellung und sofortige Operation ist ein besseres Ergebnis zu erwarten (DIWNENKO).

Eine Nierensteinentstehung durch Kriegsverletzung bejaht unter gewissen Umständen LATTEN.

Anhand von 4 Schußverletzungen des pelvinen Teils des Ureters unterstreicht KONIRSCH die Schwierigkeiten, auf die man bei der prae- und sogar intraoperativen Diagnose dieser Schädigung stößt.

Kriegsverletzungen der Urethra konnte AULONG in Indochina beobachten, und zwar 6mal Verletzung der Harnröhre im Bereich des Penis, 6mal des perineobulbären Abschnittes und 2mal des prostato-menbranösen Abschnittes.

Schußverletzungen der inneren weiblichen Genitalorgane sind im Kriege durch Bombensplitter und vereinzelt durch Geschosse beobachtet worden. Berichte über Schußverletzungen des graviden Uterus im Frieden stammen besonders aus Amerika, wo sie jedoch auch sehr selten sind (BERKMANN). Über die seltenen Schußverletzungen des schwangeren Uterus liegen Beobachtungen von BEATTIE und DALY sowie von KOBAK und HURWITZ vor.

Nach den Angaben von QUAST und JORDAN sind bisher insgesamt 54 Schußverletzungen des graviden Uterus in der Weltliteratur veröffentlicht worden. Über 27 Verletzungen der weiblichen Genitalorgane berichten dieselben Verfasser: 16 Patientinnen erlitten Schußverletzungen, 7 Stichverletzungen und 4 Verletzungen durch ein stumpfes Trauma. In 18 Fällen war der Uterus betroffen, in 4 das Gebiet zwischen Uterus und Tube und die Salpinx allein bei 2 Patientinnen; je 1mal Cervix, Ovar und die Verbindung zwischen Tube und Ovar.

4. Schußverletzungen der Extremitäten

Bei 105 Schußverletzungen der Weichteile im Zivilleben fanden MORGAN u. Mitarb. folgende Verteilung:

Oberarm	24	Rumpf	7
Oberschenkel	24	Schulter	6
Unterschenkel	14	Hand	4
Gesäß	14	Fuß	2
Unterarm	12		

Infolge der im allgemeinen niedrigen Mündungsgeschwindigkeit der verwendeten Waffen waren die Verletzungen weniger gewebszerstörend.

Schußverletzungen der Extremitäten stehen im Kriege an erster Stelle. Besonders schwer sind Oberschenkelschußbrüche.

Die Mortalität bei Extremitätenverletzungen hängt unter anderem auch von der Größe der auftreffenden Energie ab. In Korea wurde von HOWARD beobachtet:

Verletzung	Zahl der Patienten	Mortalität
nur Weichteile	280	—
komplizierte Frakturen	82	1,2%
traumatische Amputationen	33	9,1%

102 Schußverletzungen des Fußes verursachten nach OMER insgesamt 319 Frakturen von Fußknochen, und zwar:

Calcaneus	47	Fibula	21
Tibia	38 (Malleolus)	Ossa metatarsalia	81 (Malleolus)
Talus	37	Os cuneiforme	42
Os cuboides	30		
Os naviculare	23	insgesamt	319

Das „schnelle Ziehen" von Pistolen oder Revolvern, wie man es in Wildwestdarbietungen im Fernsehen zu sehen bekommt, führt bei Unglücksfällen zu charakteristischen Verletzungen, welche folgende Merkmale aufweisen:

1. sie sitzen an der lateralen Seite des linken oder rechten Beines, je nach der Händigkeit des Patienten;
2. die Einschußwunde liegt im allgemeinen im unteren Drittel des Oberschenkels oder des oberen Drittels des Unterschenkels;
3. der Geschoßweg verläuft parallel zur Achse der Extremität.

Das häufigste Vorkommnis war, daß der Finger während des „Ziehens der Pistole" auf dem Abzug lag. Dadurch konnte sich bei den Pistolen oder Revolvern ein Schuß lösen. Wie DUFFY dazu schreibt, waren die meisten Verletzungen durch Waffen vom Kaliber 0,22 inch verursacht, welche eine Energie von 116 f/pound bei einer Mündungsgeschwindigkeit von nur 850 f/pound aufwiesen. Deshalb ist auch bei der Behandlung ein radikales Debridement nicht notwendig.

JANTSCH und SPÄNGLER weisen bezüglich der Wiederherstellung nach mehrfach komplizierter Schußverletzung der oberen Extremität darauf hin, daß bei der Erstversorgung schwerster Extremitätenverletzungen unter Mitbeteiligung von Gefäßen und Nerven der Versuch zur Erhaltung der Extremität den chirurgischen Eingriff leiten soll, sofern nicht völlige Aussichtslosigkeit oder Gefährdung des Lebens zur Amputation zwingen. Eine sichere Beurteilung der Durchblutung oder Infektion ist in den ersten Stunden oder Tagen oft nicht möglich. KONSTANTINOWA berichtete über Spätresultate bei Schußfrakturen des Unterarmes. Von 108 nachuntersuchten Personen mit Schußfrakturen des Unterarmes war es bei 59 (55%) zu einer Osteomyelitis gekommen, bei 49 war diese Komplikation nicht eingetreten. Aber beide Gruppen hatten vegetativ-trophische Störungen verschiedenen Grades.

Bei der Gruppe, wo es zu einer Osteomyelitits gekommen war, wurde nur in 8 Fällen ein gutes funktionelles Resultat gefunden, ein befriedigendes in 11 Fällen und ein schlechtes in 40 Fällen.

In der anderen Gruppe hatten 30 Männer eine gute und nur 19 eine schlechte Funktion aufzuweisen. Bei den gut verheilten Schußbrüchen hatte sich die Gelenkfunktion fast völlig wiederhergestellt, nur in einigen Fällen lagen vegetativ-trophische Störungen, aber ohne subjektive Beschwerden, vor. Das lange Bestehenbleiben von Osteomyelitiden nach Schußverletzungen wird, wie KURBATOV mitteilte, damit erklärt, daß häufig die Zertrümmerungsherde, Fistelkanäle, Sequester und Fremdkörper bei der Operation nicht radikal entfernt wurden. Die Hälfte der von ihm beobachteten Patienten hatte im Bereich des Bruches, in den Knochen oder Weichteilen metallische Fremdkörper.

Über Explosionsverletzungen der Hand berichteten KLEINERT und WILLIAMS.

Über intraossale Abszesse als Spätkomplikation nach Schuß-Osteomyelitiden berichtete PICHOMIROVA.

Eingeheilte Holzteile in einer Kriegsverwundung konnten RABL und MÜLLER beobachte. Noch nach 21 Jahren waren erhaltene Rinde und Borke einer Fichte (Pinus silvestris L.) nachweisbar.

5. Schußverletzungen von Wirbelsäule und Rückenmark

Verletzungen des Rückenmarkes kommen in der Kriegschirurgie relativ häufig vor; sie betragen etwa 5% der Verletzungen und bieten besondere Probleme durch ihre verschiedenartigen anatomischen Formen, durch die Häufigkeit multipler Begleitverletzungen, welche die Rückenmarkverletzungen in den Hintergrund treten lassen, durch die besondere Häufigkeit thrombo-embolischer Komplikationen in ihrem Verlauf, durch die Komplikationen in Form einer Liquorfistel und Ostitis sowie durch die Behandlungsmaßnahmen. CARAJON u. Mitarb. haben in Indochina 295 Rückenmarkverletzungen beobachtet. Es handelte sich dabei in der Mehrzahl um Geschoß- oder Splitterverletzungen. Am häufigsten wurde der Brustabschnitt (47%) befallen, dann folgten Halsabschnitt 16%, Lumbalabschnitt und Conus terminalis 14% sowie Cauda equina 23%.

Vollkommene Durchtrennungen wurden in 20% der Fälle beobachtet, eine teilweise in 27%, eine Erschütterung verschiedener Schwere in 45%.

CARAJON unterscheidet zwischen Steckschüssen, Durchschüssen, tangentialen Steck- und tangentialen Durchschüssen. Die tangentialen Verletzungen dringen nicht in den Rückenmarkskanal ein, sprengen aber Knochensplitter als Sekundärgeschosse ab.

Die Verteilung der Verwundungen und Verletzungen des Rückenmarkes ergab nach WANNEMAKER:

Höhe	penetrierende Wunde	geschlossene Verletzungen
cervikal	36	19
thorakal	135	17
lumbal	74	10
sacral	9	0

Bei Halsmarkverletzungen ist an Beteiligung folgender Organe zu denken: Larynx, Pharynx, Zunge, Kiefer, Oesophagus, A. carotis und V. jugularis interna. Bei Verletzungen des Brustteiles finden sich Haematothorax, Pneumothorax, Lungensteckschüsse sowie Thoraco-Abdominalverletzungen; und bei solchen des Bauchteiles Verletzungen von Bauchorganen.

SCHMUCKER beschreibt einen Fall einer echten praevertebralen Geschoßwanderung. Neben den Auswirkungen der Spannungskorrosion metallischer Fremdkörper sind entzündliche Herdbildungen in der Nachbarschaft der Wirbelsäule in der Lage, eine Hofwirkung auf den Gewebsmantel der Wirbelsäule auszuüben, die sich in einer versteifenden Ossifikation und Degeneration des bradytrophen Gewebes manifestiert.

6. Schußverletzungen von Gefäßen

Schußverletzungen großer Arterien hängen nach MOORE u. Mitarb. von zwei Hauptfaktoren ab:

1. der Form des Geschosses, welches die Arterienwand durchschlägt und
2. der Stärke, mit welcher die Gewebsspannung der Gefäßwand durch die Wandläsion überschritten wird. Makroskopische Intimaschäden übertreffen die augenscheinliche Verletzungsgröße. Die mikroskopische Schädigung reicht gewöhnlich nicht weiter als 3 mm über den makroskopisch sichtbaren Intimadefekt hinaus.

Eine Untersuchung aus dem Koreakonflikt von ZIPERMAN zeigte, daß bei 218 von 234 beobachteten Gefäßverletzungen, d.h. in 93,2%, Arterien der Extremitäten betroffen waren und davon 162mal die „kritischen Arterien" (A. brachialis, axillaris, femoralis, poplitea). Diese waren in 84,2% aller Arterienverletzungen der Extremitäten betroffen, und zwar die A. femoralis in 23,3%, die A. brachialis in 29,8%, die A. tibialis in 17,8% und die A. poplitea in 13,3%.

Von den Gefäßverletzungen waren etwa 85% durch Splitter verursacht und 15% durch Geschosse. Meistens handelte es sich um Risse der Gefäßwand:

```
Riß . . . . . . . . . . . . . . . . . . . . . . . . 113 mal
Durchtrennung . . . . . . . . . . . . . . . . . 89 mal
Kontusion und Thrombose . . . . . . . . . . . .  7 mal
Spasmus . . . . . . . . . . . . . . . . . . . .  2 mal
```

Über ähnliche Arterienverletzungen aus dem Indochinakrieg berichteten AULONG und GAILLARD.

Bei Aortendurchschüssen finden sich ausgedehnte Adventitiablutungen auf der Einschußseite, welche die ganze Zirkumferenz einnehmen können. Auf Senkrecht-Parallelschnitten im Abstand von 2—3 mm in einem Aortensegment, das die Schußöffnung auf jeder Seite um 3—4 cm überragt, finden sich auf der Einschußseite umfangreichere, in die Tiefe gehende Blutungen, die mehr oder weniger stark die Gefäßmedia angreifen und manchmal ausgedehnte Haematome bilden. Die Ausschußekchymosen beschränken sich auf die Adventitia.

LOWE und EVANS konnten eine etwa 1 cm lange tangentiale Schußwunde der Aorta oberhalb des Abgangs der A. coeliaca nähen. Der Patient überlebte diese Schußverletzung der Bauchaorta sowie einen kurz nach Beendigung der Operation auftretenden anoxischen Herzstillstand.

Die Embolisierung des Geschosses einer Thoraxschußverletzung in die linke A. femoralis berichtete KEELEY. In manchen Fällen führt eine Schußverletzung des Thorax zu keiner ernsthaften Schädigung der Lungen und der Lungengefäße, aber das Geschoß hat genügend Kraft, in die Aorta oder in eine Herzkammer einzudringen. Es kann dann sofort oder auch später embolisieren, gewöhnlich in die A. iliaca oder femoralis. Die Autoren führen noch 22 weitere derartige Fälle aus der Weltliteratur an.

Den seltenen Fall einer Schußverletzung der Brustaorta mit peripherer Embolisierung des Geschosses in die rechte A. poplitea berichteten GARZON und GLIEDMAN. Typisch ist dafür eine Schußverletzung des Bauches oder des Abdomen mit plötzlichem Schmerz oder Ischämie in einer Extremität. Nach Schußverletzung der Brustaorta konnte WILLIAMS eine Geschoßembolisation in die A. tibialis posterior erfolgreich behandeln.

Einen weiteren Fall einer Geschoßembolisierung in die linke A. femoralis teilte ISKECELI mit. Der Einschuß lag an der linken Wand der Bauchaorta, 3 cm oberhalb der Teilungsstelle (Schrotschußverletzung des Abdomen, an dem sich 20 kleine Einschußlöcher fanden). Linksseitige Embolien sind infolge flacher, winkeliger Abzweigung des linken Arterienstammes häufiger.

Zwei Beobachtungen von Verschleppung eines Flobertprojektils veröffentlichte NEUGEBAUER. Die Kleinheit des Projektils und die geringe Behinderung der Strömungsverhältnisse im Kreislauf durch die Verletzung begünstigen die Projektilverschleppung. Einmal handelte es sich um einen Einschuß in die Bauchaorta mit Verschleppung in die rechte A. poplitea und ein andermal um einen Einschuß in das linke Herz mit Verschleppung in die rechte Oberarmschlagader.

Die Verletzung der oberen oder unteren Hohlvene erfolgt vorzugsweise durch Geschosse. So waren bei insgesamt 85 Patienten die V. cava superior 27mal verletzt, davon bei 18 durch Schußverletzungen, bei 5 durch Stichwunden und bei 3 durch Crush. Bei den übrigen 58 Patienten bestanden Verletzungen der V. cava inferior, davon bei 47 durch Schußverletzungen, bei 10 durch Stichverletzungen und bei einem durch Crush. Von diesen überlebten insgesamt 39 Patienten.

Bei der Entstehung arterio-venöser Fisteln und Aneurysmen stellen ursächlich Geschoß- oder Granatsplitterverletzungen das Hauptkontingent. Überwiegend als Folgen einer Kriegsverletzung konnten KRÄMER und MOOR folgende Lokalisationen einer arterio-venösen Fistel beobachten:

A.-V. femoralis	14
A.-V. subclavia	4
A.-V. tibialis	3
A.-V. poplitea	2
A.-V. axillaris	1
A. vertebralis — V. jugularis interna	1
A. transversa scapulae — V. jugularis interna	1
A. transversa colli — V. subclavia	1
A.-V. ilica communis	1

Über die Entwicklung arteriovenöser Fisteln und falscher Aneurysmen nach Schußverletzungen im Koreakonflikt gibt folgende Übersicht ein Bild:

A. carotis	12 mal	A. ilica	4 mal
A. subclavia	8 mal	A. femoralis	39 mal
A. axillaris	20 mal	A. poplitea	32 mal (HUGHES)
A. brachialis	19 mal		

Eine durch Naht geheilte Schußverletzung der V. cava inferior teilte ANGERER mit. Schußverletzungen der V. cava inferior sind kaum zu diagnostizieren und werden in der Regel erst bei der Versorgung anderer Bauchverletzungen mit entdeckt.

Literatur

ADAMS, R. W.: Small caliber missile blast wounds of hand; mechanism and early management. Am. J. Surg. **82**, 219—226 (1951).

ADELSON, L.: A microscopic study of dermal gunshot wounds. Amer. J. clin. Path. **35**, 393—402 (1961).

ALEKSANDROV, L. H., u.a.: Über den Mechanismus von Schußwaffenverletzungen der Gliedmaßen. Vestnik khirurgii imeni I. I. Grekowa **92**, Nr. 7, S. 79—85 (1964) (russisch).

ANGERER, A.: Durch Naht geheilte Schußverletzung der V. cava inferior. Münch. med. Wschr. **97**, 264 (1955).

ARCARI, F. A., et al.: Injuries to the hand from homemade rockets. Amer. J. Surg. **97**, 471—476 (1959).

ARNAUD, M.: Remarques sur une statistique de 97 plaies pénétrantes du cerveau opérées en Indochine. Mém. Acad. Chir. **74**, 269 (1948).

AULONG, J., et J. GAILLARD: Considérations cliniques et thérapeutiques sur les plaies vasculaires. A propos de 121 plaies artérielles des membres en chirurgie de guerre. Revue du Corps de Santé militaire **11**, 495 (1955).

— A propos du traitement précoce des plaies et rupture de l'urètre. J. d'Urologie **63**, 87 (1957).

AULONG, CL.: Les plaies de poitrine à la lumière des acquisitions de la Campagne d'Algérie. Monographies Medico-Militaires 2me Region **11**, 17—29 (1964).

BARNETT, J.C., and A.M. MEIROWSKY: Intracranial Hematomas Associated with Penetrating Wounds of the Brain. J. Neurosurgery **12**, 34 (1955).

BARNI, M.: Lesioni meningee letali da unico pallino da caccia. G. Med. leg. **10**, 57—60 (1964); Ref. Dtsch. Z. ges. gerichtl. Med. **56**, 245 (1965).

BEALL, A.C., et al.: Gunshot Wounds of the Chest: A Plea for Individualization. J. Trauma **4**, 382—389 (1964).

BEATTIE, J.F., and R.F. DALY: Gunshot wound of the pregnant uterus. Am. J. Obst. and Gynec. **80**, 772—774 (1960).

BEN HUR, N., et al.: Perforating Injury of the Heart Caused by a Nail Fired from a Stud-Gun. J. Trauma **4**, 850—853 (1964).

BERG, ST.P.: Zur Frage der Bestimmung des Geschoßkalibers aus den Maßen der Knochenschußlücke bei Schädelschüssen. Dtsch. Z. ges. gerichtl. Med. **43**, 575—579 (1955).

BERKMANN, H.: Schwere Unfälle der Frau mit besonderer Beteiligung des Beckens und der Genitalorgane. Inaug. Diss. München: 1966.

— Unfallverletzungen der weiblichen Genitalorgane und ihre Behandlung Med. Klinik **62**. 150—153 (1967)

BIEHL, B.: Die Behandlung von Schußverletzungen in der Friedenschirurgie. I.D. München: 1962.

BIRNMEYER, G.: Über Spätfolgen metallischer Fremdkörper im Bereich der Nasennebenhöhlen. Z. f. Laryngologie **42**, 777—785 (1963).

BLAND, E.F., and S.W. BEEBE: Missiles in the Heart. A Twenty-Year Follow-up Report of Worl War II Cases. New England J. Med. **274**, 1039—1046 (1966).

BROJA, E.K.: Doppelseitige Herz-Vorhof-Perforation bei einer Zwei-Höhlen-Schußverletzung. Langenbecks Arch. **304**, 872—874 (1963).

BURGER, E.: Untersuchungen zum Nachweis von Pulverrückständen an der Schußhand. Dtsch. Z. ges. gerichtl. Med. **53**, 108 (1963).

BUSHER, K.A., u. H. WENKER: Schädel-Hirnverletzungen durch verschiedene Bolzenschußapparate. Chirurg **32**, 539 (1961).

CAMPBELL, E.H., et al.: Clinico-pathologic Aspects of fatal missile caused craniocerebral injuries (An analysis of 24 cases); in: Surgery in World War II, Neurosurgery Vol. I p. 335 Washington: The Office of the Suwgeon General, Department of the Army 1958.

CARAYON, A., et coll.: Les plaies de guerre de la moelle. Revue des Corps de Santé **5**, 645 (1964).

CAVANAUGH, M.W.: Culture from Kidney Wounded by High-Velocity Missiles. Arch. Path. **72**, 98 (1961).

CIPOLAT, G.: Esperienze nel trattamento dei traumi thoracici in guerra nel Katanga (Kongo). Annali di Medicina Navale **68**, 873—888 (1963).

CLYNE, A.J.: Missile Wounds in Malaya. British Medical J. **4878**, 10 (1954).

CREECH, JR., O., and C.W. PEARCE: Stab and Gunshot wounds of the Chest. Diagnosis and Treatment. Am. J. Surg. **105**, 469—483 (1963).

DAUM, R., u. J. MLETZKO: Bolzenschußverletzungen im Baugewerbe. Mschr. Unfallheilk. **65**, 51—56 (1962).

DAWYDOWSKI, I.W.: Klassifizierung und Schema des Verlaufes von Schußwunden. in: Erfahrung der Sowjetmedizin im großen Vaterländischen Krieg 1941—1945. Bd. 34. S.112 bis 117. Moskau: 1952 (russisch).

— Pathologie der Schußwunden und Verletzungen; Erfahrung der Sowjetmedizin im großen Vaterländischen Krieg 1941—1945. 4.Teil, Bd. 34,35. Moskau: 1952.

DECHEN, J.: 82 plaies pénétrantes de l'abdomen dans une formation chirurgicale avancée en Indochine. Bull. et Mém. de la Soc. des Chirurgiens de Paris **45**, 291 (1955).

DEKLEVA, N.: Gunshot dissemination of Echinococcus cysts. J. Thor. Card. Surg. **44**, 121 (1962).

DE MUTH, W.E.: Bullet Velocity and Design as Determinants of Wounding Capability: an Experimental Study. J. Trauma **6**, 222—232 (1966).

DIVNENKO, P.G.: Schußverletzungen beider Nieren. Vestn. Chir. **75**, S. 99—106 (1955); Ref. Med. d. Sowjetunion **4**, 139 (1957).

DOUTRE, L.P.: Les plaies du pelvis par armes a feu. Presse méd. **67**, 1643—1645 (1959).

DUFFY, M.M.: The Gunfighter's Wound. Ann. Surgery **157**, 33—38 (1963).

DZIEMIAN, A. J., et al.: Comparison of the Wounding Characteristics of some Commonly Encountered Bullets. J. Trauma **1**, 341—353 (1961).
ELANSKY, N. N.: Grundlagen der Feldchirurgie. Berlin: VEB Volk und Gesundheit 1958.
EJDLIN, L. M.: Schußverletzungen. Taschkent: 1963 (russisch); Ref. Dtsch. Z. ges. gerichtl. Med. **55**, 308 (1964).
ELBEL, H.: Studien zur Entstehung der Stanzverletzung bei absoluten Nahschüssen. Medizinische **343** (1958).
FABIAN, A.: Spätveränderungen an Lungensteckschüssen. Zbl. Chir. **88**, 895—901 (1963).
FAVRE, R., et P. DELACROIX: Etude statistique de l'activité des formations chirurgicales du Service de Santé des armées pendant la guerre insurrectionelle d'Algérie (1954—1962). Revue des Corps de Santé **6**, 323 (1965).
FINCK, P. A.: Ballistic and Forensic Pathologic Aspects of Missile Wounds. Conversion between Anglo-American and Metric-System Units. Military Medicine **130**, 545—569 (1965).
FISCHER, H.: Schockbekämpfung und Blutersatz; in: Wehrdienst und Gesundheit, Band 1, S. 473—483 Darmstadt: Wehr und Wissen 1959.
— Was lehren uns die Erfahrungsberichte der Beratenden Chirurgen? Wehrmed.Mitt. **4**, 161, 180 (1961).
— Aus den Erfahrungsberichten der Beratenden Chirurgen im Kriege 1939—1945. Wehrdienst und Gesundheit, Bd. V, Darmstadt: Wehr und Wissen 1963.
— Bericht über die Erfahrungen deutscher Pathologen im Kriege 1939—1945. Manuskript Nr. 1056, Bibliothek der Akademie des Sanitäts- und Gesundheitswesens der Bundeswehr.
— Kriegserfahrungen deutscher Pathologen, mit Anhang: Todesursachen im Felde. Wehrmed. Mschr. (1967).
— Ausführlicher Bericht über die ärztlichen Erfahrungen im Koreakonflikt 1950—1953. Manuskript Nr. 1198, Bibliothek der Akademie des Sanitäts- und Gesundheitswesens der Bundeswehr.
— Die sanitätsdienstliche, wehrmedizinische und kriegschirurgische Betreuung und Behandlung der UN-Truppen im Koreakonflikt. Wehrmed. Mitt. **6**, 135, 149, 167, 185 (1963).
— Ausführlicher Bericht über die ärztlichen Erfahrungen beim französischen Expeditionskorps in Indochina 1947—1954. Manuskript Nr. 2113, Bibliothek der Akademie des Sanitäts- und Gesundheitswesens der Bundeswehr.
— Sanitätsdienstliche und kriegschirurgische Erfahrungen während des Krieges in Indochina; in: Wehrdienst und Gesundheit Band XIV 10—21; Darmstadt: Wehr und Wissen 1965.
— Bericht über die ärztlichen Erfahrungen während der Kämpfe in Algerien 1954—1962. Manuskript Nr. 2112, Bibliothek der Akademie des Sanitäts- und Gesundheitswesens der Bundeswehr.
— Ärztliche Erfahrungen während der Kämpfe in Algerien 1954—1962. Wehrmed. Mschr. **10**, 145—149 (1966).
— Tabellen zur Behandlung von Schußverletzungen im Kriege. Vierteljahresschr. Schweiz. SanOffz. **40**, 152—183 (1963).
— Todesursachen bei den durch konventionelle Waffen verwundeten Soldaten. Vierteljahresschr. Schweiz. SanOffz. **42**, 72—83 (1965).
FITZGERALD, J. B., et al.: Surgical experience with 103 truncal Shotgun wounds. J. Trauma **5**, 72—84 (1965).
FRANZ, C.: Lehrbuch der Kriegschirurgie. 4. Aufl., Berlin: Springer 1944.
FRERCKS, R., u. J. ROSSA: Beitrag zur Frage von chronischen Herzstecksplittern und ihrer versorgungsärztlichen Begutachtung. Z. f. Kreislaufforschung **51**, 1242—1248 (1962).
FREYTAG, E.: Autopsy Findings in Head Injuries from Firearms. Arch. Path. **76**, 215—225 (1963).
GARCIA-BARON, A.: Lesiones intraabdominales de origen traumatico pasadas inadvertidas en la operacion. Revista clinica española **25**, 169—174 (1965).
GARZON, A. A., et al.: Treatment of Penetrating Wounds of the Chest. Arch. Surgery **88**, 397—404 (1964).
GARZON, A., and M. L. GLUTMAN: Peripheral Embolization of a Bullet Following Perforation of the Thoracic Aorta. Ann. Surg. **160**, 901—904 (1964).
GERLACH, J.: Über Bolzenschußverletzungen des Gehirns. Zbl. Neurochir. **15**, 83 (1955).
GIRGOLAV, S. S.: Schußwunden — in: Die Erfahrung der Sowjetmedizin im Großen Vaterländischen Krieg 1941—1945. Bd. 1, S. 15—63, Moskau: 1953.
GLUM, H., u. a.: Erfahrungen bei der operativen Entfernung von Lungenstecksplittern. Thoraxchirurgie **10**, 402—412 (1963).
GOLDIN, M. D., and ST. G. ECONOMOU: Stud Gun Injuries. J. Trauma **5**, 670—677 (1965).
GOODMAN, J. M.: Acute Appendicitis from Gunshot Trauma. Am. J. Surg. **89**, 705—706 (1955).
GORDON-TAYLOR, G.: Abdominal Injuries due to Underwater Explosion (Immersion Blast), in: Cope, Z. Surgery, p. 664. London: Her Majesty's Stationary Office 1953.

GRAF, K.: Über Augenschußverletzungen, insbesondere durch Luftgewehrkugeln. Dtsch. Gesundh.-Wes. **17**, 1318 (1962).
GRATTAN, E.: Gunshot and Sword Wounds of Thorax and Abdomen. The British J. of Surgery **40**, 279 (1956).
GREBENNIKOVA, A.T., u. F.A. IVANKOVIC: Penetrierende Steckverletzung des Brustkorbes durch einen Metallkörper von 1533 g. Chirurgija, Moskau **34**, 91/92 (1958); Ref. Med. Sowjetunion **6**, 2035 (1959).
GROSSKOPF, A., u. G. MUSSGNUG: Lungenverletzung durch Bolzenschußapparat. Mschr. Unfallheilk. **68**, 133—136 (1965).
GUILLERMIN, M., et coll.: Deux cas de „plaie transfixante" du sinus maxillaire avec projectile fixe sous la base du crane. J. franc. d'Oto-Rhino-Laryngologie **7**, 795 (1958).
GUMBEL, B.: Atypischer Verlauf eines Schußkanals. Ein kasuistischer Beitrag. Dtsch. Z. ges. gerichtl. Med. **50**, 244 (1960).
GUMBERT, J.L., et al.: Gunshot Wounds of the Abdomen: Evaluation of Treatment. Surg. **59**, 376—380 (1966).
GÜNTHER, O.: Bemerkenswerter Unfall durch ein Bolzenschußgerät. Med. Bild-Dienst Roche **3**, 15 (1964).
GUNDERMANN, H.: Ein kurioser Fall von Synchronismus bei einer Sprengkörperverletzung der Kieferhöhlen zweier Brüder. Das deutsche Gesundheitswesen **19**, 128—130 (1964).
HAAG, W.: Spondylitis infectiosa nach Lungensteckschußverletzungen. Mschr. Unfallheilk. **59**, 133 (1956).
HADERSDORFER, H.: Können herabfallende Geschosse Verletzungen verursachen? Arch. Kriminol. **122**, 191 (1958).
— Neue Erkenntnisse in der Beurteilung von Schrotschüssen. Arch. Kriminol. **129**, 68 (1962).
HALLER, J.A., JR.: Bullet Transection of Both Common Carotid Arteries with Immediate Repair and Survival. Am. J. Surg. **103**, 532—535 (1962).
HAMIT, H.F., et al.: Air blast injuries. Report of a Case. J. Trauma **5**, 117—124 (1965).
HANSEN, O.M.: Skudlaesioner. En oversigt. Nordisk Medicin **73**, 253—255 (1965).
HARRISON, H.C., and R. GILROY: Firearms discharge residues. J. forensic Sci. **4**, 184 (1959); Ref. Dtsch. Z. ges. gerichtl. Med. **49**, 489 (1959).
HASCHE, E.: Operative Behandlung von Lungensteckschüssen. Thoraxchir. **4**, 155 (1956/57).
— Steckschüsse des Herzens. Thoraxchir. **4**, 432 (1956/57).
HEATON, L.D.: Wound Ballistics in World War II Supplemented by Experiences in the Korean War. Washington: The Office of the Surgeon General; Department of the Army 1962.
HEISS, W.: Schwere Hirnverletzung durch Schlachtschußapparat. Wien. Med. Wschr. **115**, 1085—1086 (1965).
HEPPNER, F., u. H.E. DIEMATH: Ein ungewöhnlicher Hirnschuß. Operation und Heilung. Mschr. Unfallheilk. **61**, 11 (1958).
HERGET, C.M.: Wound Ballistics; in: Bowers, W.F. Surgery of Trauma. Lippincott: Philadelphia 1953.
HERNANDEZ-RICHTER, J.: Schußverletzungen des Brust- und Bauchraumes. Ergebn. Chir.-Orthop. **45**, 1—28 (1963).
HERVÉ, P.A.: Les plaies par projectile de guerre de l'uterus gravide. Marseille Chir. **9**, 616—620 (1957).
HOPKINSON, D.A.W., and J.C. WATTS: Studies in experimental missile injuries of skeletal muscle. Proc. roy. Soc. Med. **56**, 461—468 (1963).
HOUÉL, J., et coll.: Note sur les projectiles du coeur. Annales de chirurgie thoracique **2**, 465 (1963).
HOWARD, J.M.: The Battle Wound. Military Medicine **117**, 247 (1955).
HUGHES, C.W.: The Emergence Management and Complications of Abdominal Injuries: Observations at Surgical Hospital Level. Military Medicine Refresher Course, Washington, D.C., S. 251, (1953).
— Vascular Surgery in the Armed Forces. The 1958 Wellcome Prize Essay. Military Medicine **124**, 30 (1959).
HUNT, A.C., and V.M. KON: The patterns of injury from humane killers. Med. Sci. Law. **2**, 197 (1962); Ref. Dtsch. Z. ges. gerichtl. Med. **53**, 345 (1963).
IM OBERSTEG, J., u. O. HEGGLIN: Viehschußapparate in gerichtlich-medizinischer Sicht. Schweiz. med. Wschr. 163—167 (1958).
ISFORT, A.: Bolzenschußverletzungen. Dtsch. Z. ges. gerichtl. Med. **52**, 60—69 (1961).
ISKECELI, O.K.: Bullet embolus of the left femoral artery. Arch. surg. **85**, 184 (1962).
IVENS, K.: Spätabszeß nach Herzsteckschuß. Das deutsche Gesundheitswesen **15**, 2307 (1960).
JACKSON, D.: Injuries from fireworks. Brit. med. J., II, 1184—1187 (1961).
JÄNIKE, E.: Granatsplitter im Ductus choledochus täuscht Bild einer Hepatitis vor. Zbl. Chir. **85**, 1644—1647 (1960).

JAHNKE, E.J., and S.F. SEELEY: Acute Vascular Injuries in the Korean War. An Analysis of 77 Consecutive Cases. Ann. Surg. **138**, 158 (1953).
JAMES, W.R.L.: A fatal air rifle pellet wound of the brain. Med. Sci. Law. **2**, 152—154 (1962); Ref. Dtsch. Z. ges. gerichtl. Med. **53**, 144 (1962).
JANSEN, H.H.: Herzdurchschuß und Endocarditis lenta. Beitr. pathol. Anat. **119**, 105—113 (1958).
JANTSCH, H., u. H. SPÄNGLER: Wiederherstellung nach mehrfach komplizierter Schußverletzung der oberen Extremität. Chirurg **34**, 468—470 (1963).
JAUHARI, M., and J.K. SINHA: Wounding effect of a spherical shot falling under gravity. J. forens. Sci. **7**, 346 (1962); Ref. Dtsch. Z. ges. gerichtl. Med. **54**, 26 (1963).
JONES, R.C., and E.J. JAHNKE: Coronary Artery-Atrioventricular Fistula and Ventricular Septal Defect due to Penetrating Wounds of the Heart. Circulation **32**, 995—100 (1965).
KANDT, D., u. G. SCHOEFER: Über das Verhalten von Granatstecksplittern in der Lunge. Z. Tuberkulose **123**, 284—291 (1965).
KASTRUP, H.: Chirurgische Behandlung der Lungensteckschüsse. Landarzt **40**, 1287—1289 (1965).
KEELEY, J.L.: A Bullet Embolus to the Left Femoral Artery Following a Thoracic Gunshot Wound. J. Thor. Surg. **21**, 608—620 (1951).
KING, J.H.: Eye Casualties in Korea; Recent Advances in Medicine and Surgery. Washington D. C. Vol. I, p. 480.
KINMONTH, J.B., et al.: Gunshot wounds of the heart with embolism. Brit. med. J. II, 1666—1668 (1961).
KLAUE, R.: Die indirekten Frakturen der vorderen Schädelgrube beim Schädeldachschuß. Dtsch. Z. Nervenheilkunde **161**, 167—193 (1949).
KLEINERT, H.E., and D.J. WILLIAMS: Blast injuries of the hand. J. Trauma **2**, 10—33 (1962).
KLOSS, K.: Schädelschußverletzungen in Friedenszeiten. Wien. klin. Wschr. **75**, 559—560 (1963).
KOBAK, A.J., and C.H. HURWITZ: Gunshot Wounds of the Pregnant Uterus. Review of the Literature and two case reports. Obst. Gynec. **4**, 383—391 (1954).
KOKAVEC, M.: Mikroskopisches Bild der morphologischen Hautveränderung im Gebiete des Einschusses. Bratisl. lek. Listy **37**, 346 (1957); Ref. Dtsch. Z. ges. gerichtl. Med. **47**, 104 (1958).
KONIRSCH, G.: Plaies de l'uretère pelvien par projectiles. Revue général à propos de quatre observations. Ann. Chir. **17**, 1494—1500 (1963).
KONSTANTINOVA, V.P.: Spätresultate von Schußfrakturen des Unterarms. Vestnik chir. Moskau/Leningrad **85**, 48—53 (1960); Ref. Med. Sowjetunion **8**, 1469 (1961).
KOVALCHUCHENKO, N.A.: Fatal poisoning by the products of gun-shot charge. Sud.-med. Ekspert. **5**, Nr. 1, 55—56 (1962); Ref. Dtsch. Z. ges. gerichtl. Med. **54**, 167 (1963).
KRAUSS, M.: Studies in Wound Ballistics. Temporary Cavity Effects in Soft Tissues. Military Medicine **121**, 221 (1957).
— Temporary Cavity Effects Accompanying Wounding by High Velocity Missiles. Effects as Observed by the Electron Microskope. Military Medicin **124**, 333 (1959).
KUPRIJANOV, P.A., and I.S. KOLESNIKOV: Atlas der Schußverletzungen (10 Bände), Leningrad: Medgis 1948 (russisch).
KURBATOV, A.I.: Tomographische Untersuchungen bei Osteomyelitis nach Schußverletzung. Vestnik Chirurgii imeni I. I. Grekova **92**, Heft 6, S. 52—58 (1964) (russisch).
LATTEN, W.: Nierensteinentstehung durch Kriegsverletzung. Zschr. Urologie **52**, 17—31 (1959).
LAUSBERG, G.: Über offene Hirnverletzungen durch Schußapparatbolzen. Chirurg **34**, 151 (1963).
LAQUA, H., and I. VOGT-MOYKOPF: Schuß- und Splitterverletzungen der Lunge. Bruns Beiträge **207**, 293—301 (1963).
LIGHT, F.W.: Gunshot Wounds of Entrance and Exit in Experimental Animals. J. Trauma **3**, 120—128 (1963).
LINK, K., u. H. SCHLEUSSING: Die offenen Verletzungen der Dura mater cerebralis und spinalis sowie der Blutleiter; in: Handb. spez. path. Anatomie u. Histol. Bd. 13, 3.Teil, S. 1—21. Berlin, Göttingen, Heidelberg: Springer 1955.
— — Die offenen Verletzungen des Gehirns und des Rückenmarks; in: Handb. spez. path. Anatomie u. Histol. Bd. 13, 3.Teil, S. 22—83. Berlin, Göttingen, Heidelberg: Springer 1955.
LOPATENOK, A.A.: Waffenabdrücke an der Haut bei Schuß aus der Pistole des Systems Makarow. Sudebnomed. eksp. **4**, 4, 51—52 (1961); Ref. Dtsch. Z. ges. gerichtl. Med. **53**, 268 (1963).
LOVE, C.R., and S.S. EVANS: Gunshot wound of the abdominal aorta and anoxic cardiac arrest. Report of a survival. Ann. Surg. **158**, 131—132 (1963).
LOWBEER, L.: An unusual gunshot wound of the head. Acta Med. leg. soc. **16**, 33—34 (1963); J. forensic. Sci. **6**, 88 (1961); Ref. Dtsch. Z. ges. gerichtl. Med. **52**, 121 (1961).

Luff, K.: Beobachtungen über die Druck- und Sogwirkung von Geschossen nach Knochen- und Weichteildurchschüssen. Dtsch. Z. ges. gerichtl. Med. **45**, 414—419 (1956).
— u. A. E. Ronnett: Über den Nachweis und die Fixierung der Geschoßwirkung von Handfeuerwaffen mittels Alginaten. Dtsch. Z. ges. gerichtl. Med. **47**, 603 (1958).
Maier, L., u.a.: Mima polymorpha in einem Hirnabszeß bei einem Kriegsverletzten. J. f. Hygiene u. Infektionskrankheiten **149**, 76—81 (1963).
Major, H.: Verletzungen der Lunge (einschließlich der endothorakalen Trachea und der Bronchien); in: Derra: Handbuch der Thoraxchirurgie Bd. III, Teil 2, S. 29. Berlin, Göttingen Heidelberg: Springer 1958.
Manlove, Ch., et al.: Gunshot Wounds of the Abdominal Aorta. Amer. J. Surg. **99**, 941—944 (1960).
Marcinkowski, T.: Case of late death due to the shot wound of the head. Arch. med. sadowej. **8**, 75 (1956); Ref. Dtsch. Z. ges. gerichtl. Med. **47**, 104 (1958).
— L'action thermique d'un coup de feu par fusil sportif de petit calibre. Ann. Méd. lég. **43**, 461—471 (1963); Ref. Dtsch. Z. ges. gerichtl. Med. **56**, 31 (1965).
— Größe der Einschußöffnung im Knochen und die Schußweite (bei kleinkalibriger Sportwaffe). Dtsch. Z. ges. gerichtl. Med. **54**, 249 (1963).
— Über die Abhängigkeit der Geschoßdeformation von der Schußentfernung bei Kleinkaliber-Sportwaffen. Dtsch. Z. ges. gerichtl. Med. **55**, 33—39 (1964).
Matson, D. D.: The Management of Acute Craniocerebral Injuries Due to Missiles; in: Neurosurgery Vol. I.; Surgery in World War II. S. 123—182. Washington: The Office of the Surgeon General; Department of the Army 1958.
Maurer, H.: Zwei bemerkenswerte Stanzmarken durch Dreyse-Pistolen. Arch. Kriminol. **125**, 24 (1960).
— Verletzungen durch Schußapparate. Beitr. gerichtl. Med. **21**, 48 (1961).
Metzel, E., u. R. Hemmer: Transbasale Bolzenschußverletzung. Mschr. Unfallheilk. **65**, 81—84 (1962).
Milford, L.: Shotgun wounds of the hand and wrist: with report of Four cases. South M. J. **52**, 403—413 (1959).
Miller, J. M.: Rupture of the heart from blast injury. Arch. of Path. **43**, 406—7 (1947).
Mitrochin, I. N.: Die Besonderheiten von Schrotverwundungen. Vestn. chirug. Moskau/Leningrad **85**, 39—41 (1960), Ref. Med. Sowjetunion **8**, 1465 (1961).
Montoli, E.: Accidenti da pistola chiodatrice. Società Lombarda di Chirurgia 1964.
Moore, H. G.: Gunshot Wounds of Major Arteries. Surg. Gynec. Obst. **98**, 129 (1954).
Morgan, M. M., et al.: Debridement of Civilian Gunshot Wounds of Soft Tissue. J. Trauma **1**, 354—367 (1961).
Mueller, B.: Gerichtliche Medizin. Berlin: Springer 1953.
Muller, M., et coll.: Le mécanisme de la mort dans certaines plaies de la face par coup de feu (Commotions cérébrales-asphyxie). Ann. Méd. lég. **42**, 490—494 (1962); Ref. Dtsch. Z. ges. gerichtl. Med. **55**, 319 (1964).
Napolitani, F. D.: Two unusual cases of gunshot wounds of the uterus. New York State J. Med. **59**, 491—493 (1959).
Ollivier, H., et F. Robert: Blessure par arme à feu de la tête rendue inapparente par déstruction de son trajet osseux croisé avec celui d'un autre projectile. Ann. Méd. lég. **37**, 365 (1957); Ref. Dtsch. Z. ges. gerichtl. Med. **48** 113 (1958).
Omer, jr., G. E., et alii: Gunshot wounds of the Tarsal points. Am. J. Surg. **90**, 575—579 (1955).
Ottoson, R.: Cavitation Produced by Different Projectiles. Military Medicine **129**, 1017—1024 (1964).
Paradies, L. H., and C. F. Gregory: The Early Treatment of Close-Range Shotgun Wounds to the Extremities. J. Bone Joint Surg **48-A**, 425—435 (1966).
Pessereau, G., et R. Racle: L'évolution des fractures ouvertes du membre inférieur en Chirurgie de guerre. J. chirurgie **86**, 581 (1963).
— Etude comparative des fractures ouvertes des membres inférieurs en chirurgie de guerre. Revue Internationale des Services de Santé **37**, 757—764 (1964).
Pheline, C., et coll.: A propos d'une série de 46 blessés par projectiles à porte d'entrée situee dans la nuque, Neuro-Chirurgie **8**, 423—432 (1962).
Piedelievre, R., et R. Michon: Etude radiographique des blessures par projectiles d'armes à feu pendant leur formation. Semaine Hop 1621 (1954).
Ponsold, A.: Schuß; in: Ponsold, Lehrbuch der gerichtlichen Medizin. S. 425—433. Stuttgart: Thieme 1957.
Portigliatti-Barbos, M.: Sull'orletto di contusione all'orifizio die uscita di colpi d'arma da fuoco. Minerve med leg. **77**, 127 (1957); Ref. Dtsch. Z. ges. gerichtl. Med. **48**, 289 (1958).
Probst, Ch.: A propos de deux cas de blessures par arme à feu avec motilité pathologique du projektile. Vierteljahresschr. Schweiz. San. Offz. **42**, 117—124 (1965).

NEUGEBAUER, W.: Projektilembolie. Zbl. Chir. 82, 1133 (1957).
— Flobert-Schußverletzungen des Gehirns. Münch. med. Wschr. 103, 1565—1567 (1961).
NIETO NIETO, G.: Muerte por disparos descopetas, cartucho perdigones. Forenses 15, 40 (1958); Ref. Dtsch. Z, ges. gerichtl. Med. 48, 289 (1958).
N. N.: Schußentfernung und Geschoßzerlegung. Rheinisch-Westfälische Sprengstoff-Actien-Gesellschaft. Nürnberg: 1937.
PARMENOV, W. I.: Röntgenologische Untersuchung bei Schußverletzungen des Abdomen. Chirurgija 41, Heft 3, S. 64—67 (1965) (russisch).
RABL, R., u. K. MÜLLER: Eingeheilte Holzteile in einer Kriegsverwundung. (Wird veröffentlicht).
RANSDELL, H. T., and H. GLASS: Gunshot Wounds of the Heart. A Review of twenty Cases. Amer. J. Surg. 99, 788—797 (1960).
RICKS, R. K., et al.: Gunshot wounds of the heart: A review of 31 cases. Surgery 57, 787—790 (1965).
RÖDING, H.: Zur Frage der primären Versorgung von Schußverletzungen im Frieden. Mschr. Unfallheilk. 64, 255—264 (1961).
RÖSSLE, R.: Ursachen und Folgen der arteriellen Luftembolien des großen Kreislaufs. Virch. Arch. 314, 511 (1947).
— Über die ersten Veränderungen des menschlichen Gehirns nach arterieller Luftembolie. Virch. Arch. 315, 461 (1948).
ROSSEM, D. CH. VAN, and W. VLAARDINGERBROCK: Acute loodvergifting door een hagelschotverwonding. Nederlands Tijdschrift voor Geneeskunde 109, 1110—1113 (1965).
SAKO, J., et al.: Survey of Evacuation. Resuscitation and Mortality in Forward Surgical Hospital. Surgery 37, 602 (1955).
SALZSTEIN, E. C., and R. J. FREEARK: Bullet embolism to the right axillary artery following gunshot wound of the heart. Ann. Surg. 158, 65—69 (1963).
SCHEID, G.: Ungewöhnliche Komplikation eines Lebersteckspilitters. Materia Medica Nordmark 18, 500—501 (1966).
SCHERER, FR., u. W. HENNIG: Über die seltene Auflösung eines Bleisteckgeschosses. Bruns Beitr. 180, 243—264 (1950).
SCHMUCKER, E.: Geschoßwanderung und Herdhofwirkung bei wirbelsäulennahen Schußverletzungen. Z. f. Orthopädie u. ihre Grenzgebiete 94, 436—438 (1961).
SCHUBERT, W.: Organschäden und Körperverletzungen durch Druckstoßwirkung von Explosionen. Virch. Arch. 32, 295—325 (1952).
SCHULTE-HOLTHAUSEN, J.: Geschoßwirkung. Wehrmed. Mitt. 72—73 (1961).
— Wundballistik bei Kriegsschußverletzungen. Wehrmed. Mschr. 9, 99—104 (1965).
SCHWÄR, TH.: Schußwirkungen bei Verwendung von Übungsmunition (geschoßlose Patronen). Dtsch. Z. ges. gerichtl. Med. 56, 1—9 (1965).
SCHWARTZ, J. W.: The Early Management of Genitourinary War Wounds; Recent Advances in Medicine and Surgery. Vol. I. p. 458. Washington: D. C. 1954
SCHWARTZ, H. G., and G. E. ROULHAC: Penetrating Wounds of the Cerebral Ventricles; in: Neurosurgery Vol. I., Surgery in World War II. S. 183—200. Washington: The Office of the Surgeon General; Department of the Army 1958.
SEEMEN, H. VON: Bleivergiftung bei Steckschüssen. Münch. med. Wschr. 102, 1027 (1960).
SHERMAN, R. T., and R. A. PARRISH: Management of Shotgun injuries: a review of 152 cases. J. Trauma 3, 76—86 (1963).
SILLIPHANT, W. H., and J. C. BEYER: Wound ballistics. Military Medicin 117, 238 (1955).
SIMON, G.: Schädelverletzungen durch Viehbetäubungsgeräte. Neurochirurgie 2, 106 (1959).
SMYRNOV, G. H.: Die Erfahrung der Sowjetmedizin im Großen Vaterländischen Krieg 1941—1945. 35 Bände. Moskau: 1951.
SNUPAREK, Z.: Beitrag zur Diagnose der Wirkung moderner Schußwaffen. Soudni lék. 4, 49 (1959); Ref. Dtsch. Z. ges. gerichtl. Med. 50, 317 (1960).
SPITZ, W. V., et al.: Physical activity until collapse following fatal injury by firearms and sharp pointed waepons. J. forens. Sci. 6, 290—300 (1961); Ref. Dtsch. Z. ges. gerichtl. Med. 53, 23 (1962).
STAUDACHER, F. X.: Verletzungen mit Bolzenschußgeräten. Mschr. Unfallheilk. 63, 17—24 (1960).
STELZNER, F., u. K. HORATZ: Erfolgreiche Naht einer Schußverletzung der extrapericardialen Aorta ascendens. Thoraxchirurgie 10, 632—637 (1963).
STENGER, E. A.: Untersuchungen über Druckdifferenzen im Schußkanal bei Weichteildurchschüssen mit Handfeuerwaffen vom Kaliber 7,65 mm. Frankfurt/M.: I. D. 1963.
SUMMERALL, CH. P., et al.: Intracardiac Shunts after Penetrating Wounds of the Heart. New England J. Medicine 272, 240—242 (1965).
TABBARA, W., et L. DÉROBERT: Les plaies du coeur et des gros vaisseaux par projectiles d'armes à feu. Ann. Méd. lég. 42, 336 (1962); Ref. Dtsch. Z. ges. gerichtl. Med. 54 166 (1963).

TICHOMIROVA, F. P.: Intraossale Abszesse als Spätkomplikation nach Schuß-Osteomyelitiden. Chirurgija 14 (1960) (russisch).
TÖNNIS, W.: Richtlinien für die Behandlung der Schußverletzungen des Gehirns und die Beurteilung ihrer Folgezustände. München: Lehmann 1942.
VALLE, A. R.: Management of War Wounds of the Chest. J. Thorac. Surg. 24, 457 (1952).
— War injuries of Heart and Mediastinum. Arch. Surg. 70, 398 (1955).
VIDONI, G.: Sulle caratteristiche delle lesioni da capsula detonanti. Contributo casistico e sperimentale. Minerva med.-leg. 77, 73 (1957); Ref. Dtsch. Z. ges. gerichtl. Med. 47, 104 (1958).
WALCZYNSKI, J. Z., et. al.: Zur Problematik der Verletzungen mit abgeprallten Geschossen. Arch. med. sadowej. 13, 5—12 (1961) (polnisch); Ref. Dtsch. Z. ges. gerichtl. Med. 53, 30 (1962).
— u. W. GRUDZINSKI: Die Raketenpistole und ihre gerichtsärztliche und kriminalistische Bedeutung. Acta Med. leg. soc. 16, 15—31 (1963); Ref. Dtsch. Z. ges. gerichtl. Med. 55, 129 (1964).
— u. E. EYSYMONTT: Einige gerichtsmedizinische und kriminalistische Bemerkungen über Verletzungen durch Kleinkaliberwaffen. Dtsch. Z. ges. gerichtl. Med. 56, 383—391 (1965).
WALLGREN, G. W.: Unexplodet Shells in the Human Body. Military Medicine 131, 806—810 (1966).
WANNEMAKER, G. T.: Spinal Cord Injuries; A Review of the Early Treatment in 300 Consecutive Cases During the Korean Conflict. J. Neurosurg. 11, 517 (1954).
WARNKE, H., u. W. BERDAU: Granatsplitter im Choledochus als Ursache eines Verschlußikterus. Das deutsche Gesundheitswesen 17, 1345—1347 (1962).
WEINSTEIN, W. G.: Fremdkörper; in: Die Erfahrung der Sowjetmedizin im Großen Vaterländischen Krieg 1941—1945. Bd. 3, S. 102—170. Moskau: 1953.
WHITE, W. H., JR.: Gunshot wound of the gravid uterus; Report of a case. J. South Carolina M. A. 58, 82—84 (1962).
WILLIAMS, D. J.: Embolization of a Bullet to the Posterior Tibial Artery Following a Gunshot Wound of the Thorax. J. Trauma 4, 258—261 (1964).
WOLFF, F., u. M. LAUFER: Das Bolzenschußgerät der Bauindustrie als Selbstmordinstrument. Das dtsch. Gesundheitswesen. 20, 394—397 (1965).
WRIGHT, C. H., et al.: Penetrating Wounds of the gravid Uterus. Am. J. Obst. Gynec. 67, 1085—1090 (1954).
WRUSS, O.: Schußverletzungen durch geschoßlose Patronen. Wien. med. Wschr. 113, 462 bis 464 (1963).
ZIEGLER, W.: Entstehung eines Aspergilloms nach einer Lungenschußverletzung. Med. Klinik 59, 1871—1872 (1964).
ZIPERMAN, H. H.: Acute Arterial Injuries in Korean War; Statistical Study. Ann. Surg. 139, 1 (1954).
— The Management of Soft Tissue Missile Wounds in War and Peace. J. Trauma 1, 361—367 (1961).

F. Traumen bei thermischen Einwirkungen

I. Hitze

1. Verbrennung

Das Ausmaß der Gewebsschädigung bei Verbrennung wird meist wie folgt eingeteilt:

1. Grades: Hautrötung (Erythem)
2. Grades: Blasenbildung (starke Exsudation)
3. Grades: Nekrosenbildung
4. Grades: Verkohlung
5. Grades: Calcinierung des Skeletes

Die Stadieneinteilung im Ablauf der Verbrennung ist nach HERTL von praktisch größtem Wert. Ein schweres lokales Hitzetrauma führt auf humoralem und nervösem Wege zu einem hochgradigen Erregungszustand des vegetativen Nervensystems, dem primären neurogenen Schock. Durch diese Allgemeinerscheinungen

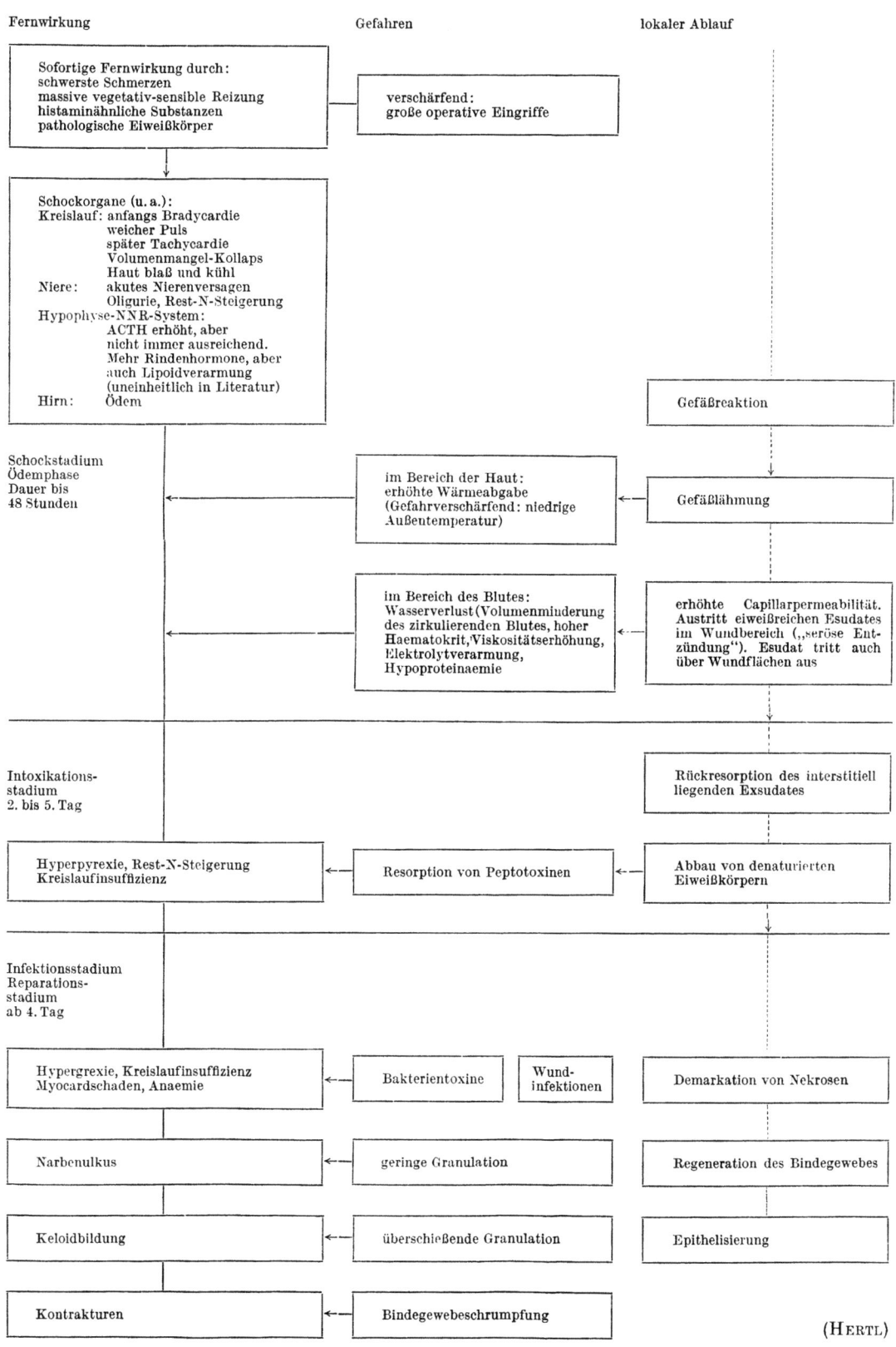

werden die ersten Stunden geprägt. Die Resorption der Oedeme bringt die Gefahr schwerster Intoxikation; weitere Schwierigkeiten sind durch Wundinfektion zu erwarten.

Das beiliegende Schema zeigt Einzelheiten der pathophysiologischen Veränderung in den einzelnen Stadien.

Die Lokalisation der Verbrennungsschäden kann besondere Komplikationen und Gefahren nach sich ziehen; so z.B. am behaarten Kopf durch Sekundärinfektion die Möglichkeit enzephaler Komplikationen, bei den Augen zeitweiliger Verschluß durch Wundoedem (dadurch psychische Belastung des Patienten und Infektionsgefahr); an Nasen- und Ohrenöffnungen sowie am Mund vorübergehende Stenose durch Wundoedem, Dauerverengung durch Kontrakturen; im Mund-Rachen-Halsbereich Wund- oder Kollateraloedem, welches evtl. eine Tracheotomie erforderlich macht.

An den Mamillen können Strikturen Schwierigkeiten bei späterer Laktation schaffen; an den Händen durch Infektion von Sehnen, Sehnenscheiden und Bandapparat erhöhte Kontrakturgefahr; im Urethra-, Damm- und Anusbereich Gefahr der Harnsperre und Koprostase durch Wundoedem bzw. Strikturen; am Fuß ausgedehnte Narben mit Gehschwierigkeiten.

Die histopathologischen Veränderungen einer Verbrennung 1. Grades bestehen nach LEVER im frühesten Stadium in einer hydropischen Schwellung der Kerne der Epidermiszellen mit Verlagerung des Chromatins nach der Seite der Kernmembran. Bei schweren Fällen beobachtet man Pyknose der Kerne in der gesamten Epidermis und Zerfall des Zytoplasma der Basalzellen. Das Corium zeigt Hyperämie der oberflächlichen Capillaren mit gelegentlichen Blutaustritten. Bei einer Verbrennung 2. Grades sind die gleichen Veränderungen vorhanden wie bei einer Verbrennung 1. Grades; außerdem noch subepidermale Blasen. Sie haben ein charakteristisches Aussehen, da eine Franse entwurzelter Zytoplasmafortsätze von dem unteren Ende der losgelösten Basalzellen in den Blasenhohlraum hineinragt. Die Fortsätze scheinen aus ihrer Verankerung im oberflächlichen Retikulumnetzwerk des Korium herausgezogen worden zu sein. Man kann daraus folgern, daß eine Schädigung des subepidermalen Retikulumnetzwerkes der Hauptgrund für die Blasenbildung bei Verbrennungen ist.

Bei einer Verbrennung 3. Grades tritt Koagulation der Epidermis auf und verhindert die Kernveränderungen und die Entwicklung von Blasen, wie man sie bei Verbrennungen 2. Grades sieht. Wenn die Verbrennung schwer ist, kann die Epidermis ausgetrocknet und sogar verkohlt sein.

Das Korium zeigt Schwellung und Homogenisierung des Kollagens und entweder Hyperämie der Kapillaren mit Blutaustritten oder Verschluß der Kapillaren durch das Anschwellen ihrer Wände.

Bei 2. und 3. gradigen Verbrennungen wird ein Fehlen von Granulationsgewebe unter dem Randschorf, das Fehlen von Abwehrvorgängen und das langsame Fortschreiten der Revaskularisation des devitalisierten Gewebes festgestellt, ebenso der Verschluß von Arterien, was ORDER u. Mitarb. auch tierexperimentell bestätigen konnten.

Verbrennungen 2. Grades haben, wenn sie nicht von einer massiven bakteriellen Überwucherung betroffen sind, die Fähigkeit der Revitalisierung des Gewebes sowie des Schutzes des Patienten durch eine zelluläre Entzündungsreaktion unter dem Brandschorf und einer raschen Revaskularisierung. Bei starker Infektion kommt es vor dem Auftreten der zellulären Entzündungsreaktion zu einer raschen Devitalisierung des Gewebes durch fortschreitende Thrombose der kleinen Arterien. Diese von TEPLITZ genannte „Burnwound-Sepsis" mit ihren Folgen konnte von ORDER u. Mitarb. bestätigt werden.

Jede größere Verbrennung ruft eine umfangreiche Störung im Körper hervor. Diese Veränderungen werden als Verbrennungskrankheit bezeichnet.

Die relativ hohe Mortalität belastet auch heute noch die Statistik der Verbrennungen. Als besonders schädigende Faktoren sind nach LUNGMUSS Kollaps und Schock, Verlust von Körperflüssigkeit und damit auch hochwertiger Eiweißkörper, Eindickung des Blutes, Veränderungen im Elektrolythaushalt im Sinne einer Verminderung des Natriumchloridgehaltes und Anstieg der Kaliumwerte;

ferner das Auftreten von Azidose und Vergiftung durch Histamin, hypoglykämische Zustände, Schädigung durch Bakterientoxine und Proteinkörper namentlich des Zentralnervensystems.

Durch die Schwere der Allgemeinstörungen, von denen alle Organsysteme und Funktionskreise bei Verbrennung und Verbrühung erfaßt werden, nimmt die Verbrennungskrankheit eine besondere Stellung ein (KOSLOWSKI).

Bei Patienten, die bei einem Flugzeugunglück schwere Verbrennungen erlitten hatten, konnten MARX und HARTENBACH in den folgenden Tagen ohne klinisch manifeste Blutungen Thrombopenien beobachten, die regelmäßiger auftraten als leichtere Faktor II-(Prothrombin) und Prothrombin-Potentialverminderungen.

Die Konzentration von freien Fettsäuren, Cholesterin, Phospholipiden und Triglyzeriden im Plasma untersuchten BIRKE u. Mitarb. bei 38 Patienten mit Verbrennungen 6 bis 12 Monate lang nach dem Trauma. Die Konzentration der freien Fettsäuren war um so mehr erhöht, je schwerer die Verbrennung war; Cholesterin und Phospholipide nahmen während der ersten 7—10 Tage nach der Verbrennung ab, stiegen dann langsam an, erreichten aber 6—12 Monate nachher noch nicht ihren Ausgangswert.

Unter Verbrennungstoxinen versteht man die Summe der Stoffe, die durch die Hitzeeinwirkung aus der Haut und dem Gewebe freigesetzt werden oder die durch die Denaturierung entstehen. Ein spezifisches Verbrennungstoxin konnte bisher nicht nachgewiesen werden (STÜTTGEN u. Mitarb.).

DELARUE u. Mitarb. ordneten die Todesfälle bei ausgedehnten Verbrennungen zeitlich ein und unterschieden dabei 3 Phasen:
1. Kollapsphase bis zur 40. Stunde
2. Frühfälle bis zum 8. Tag nach dem Unfall
3. Spätfälle.

Kardiovaskuläre Störungen bezeichnen die Frühtodesfälle, Zeichen einer schweren Allgemeininfektion die Spättodesfälle. Peptische Ulcera haben die Verfasser nur in 4 Fällen, 5—59 Tage nach der Verbrennung, gesehen.

Nach einer Übersicht von BLOCKER u. Mitarb. waren von 1000 Verbrennungen verursacht durch:

Blitz und Flammen	771 (77,1%)
heiße Flüssigkeiten	130 (13,0%)
Kontaktverbrennungen	51 (5,1%)
elektrische Verbrennungen	30 (3 %)
chemische Verbrennungen (Verätzungen)	14 (1,4%)
Sonnenbrand	4 (0,4%)

Etwa die Hälfte, 52% der Patienten, hatten Verbrennungen von 20% der Körperoberfläche oder weniger. Verbrennungen über 50% betrafen 11% dieser Gruppe, verursachten aber 60% der Todesfälle. 13% der Todesfälle traten in der 1. Woche auf, davon 3% während der ersten 48 Std. nach der Verbrennung.

Bei Tod im oder nahe am Brandherd kommen nach BSCHOR als Todesursache vor allem 3 Möglichkeiten in Betracht:

primärer Verbrennungsschock, CO-Vergiftung durch Einatmen von Rauchgasen oder Zusammenwirken von Schock und CO-Vergiftung.

Am sichersten läßt sich die Entscheidung dann treffen, wenn die CO-Hämoglobinkonzentration tödliche Werte erreicht hat und Brandeffekte gering sind oder fehlen. Als einer der wichtigsten Befunde für die Annahme einer vitalen Brandeinwirkung gilt der Nachweis von Kohlenmonoxydhämoglobin im Blut. Neben der CO-Hämoglobinbeladung zählt der Nachweis der Rußeinatmung zu den wichtigsten für die vitale Brandeinwirkung sprechenden Befunden (BSCHOR). Je nach Teilchengröße und Menge der Rußpartikel bietet der Schleim der Respirationswege ein feinkörniges, graues oder ein grobflächiges schwärzliches Aussehen. Auch die Aussparung von Krähenfuß- oder Stirnfalten bei rußgeschwärztem Gesicht gilt als ein sicheres Zeichen einer vitalen Reaktion.

Die Auswertung der Beobachtungen von BSCHOR ergab, daß beim raschen Tod im primären Verbrennungsschock eine Kohlenstoffmonoxydhämoglobinbeladung des Blutes ausbleiben kann. BSCHOR neigt zur Annahme, daß die meist spärliche Fettembolie beim Verbrennungstod Folge eines Weichteiltrauma beim Niederstürzen des Verunglückten sein kann.

DOMINICZAK untersuchte 28 Fälle tödlich verlaufener Verbrennungen, darunter 20 Kinder, unter besonderer Berücksichtigung morphologischer Veränderungen des Gehirns.

Die histologischen Untersuchungen betrafen Teile der Hirnrinde (Frontal-, Temporal- und Occipitallappen, Gyrus centralis posterior), Thalamus, Brücke und verlängertes Mark. Die morphologischen Veränderungen sind teils dem Blutgefäßsystem zugeordnet — Stauung, wandständige und obturierende Thromben, Blutungen, haemolytische Erscheinungen, Exsudation, eiweiß- und fibrinhaltige Flüssigkeit —, teils betreffen sie das Nervengewebe. Regelmäßig wurde Hirnoedem beobachtet, öfter Zerfall des Tigroids und Vakuolisierung der Ganglienzellen, seltener Kernpyknose, vollständiger Zellverfall und Neuronophagie sowie ischämische Veränderungen, die fast ausschließlich die äußere Körner- und die Pyramidenzellschicht betrafen. Die beobachteten Erscheinungen sind jedoch weder spezifisch für Verbrennungen, noch ließ sich eine Abhängigkeit vom Grad der Verbrennung und ihrer Ausdehnung sowie der Überlebensdauer nachweisen. Gewisse Veränderungen des Zentralnervensystems sprechen für eine hypoxämische Genese.

Bei akuter Verbrennung kommt als Todesursache eine Kohlenmonoxydvergiftung in Betracht. Der Nachweis von CO im Blut ist in der Regel geeignet, das Intaktsein der Atmung während des Verbrennungsvorganges annehmen zu lassen.

Die Besonderheiten kindlicher Verbrennungsverletzungen bestehen nach REHN darin, daß die Letalität im Vergleich mit anderen Unfallursachen an 2. Stelle bei den Kindern von 1–5 Jahren steht. Es handelt sich fast ausschließlich um Verbrühungen. Nach Sturz in kochende Flüssigkeit mit Durchtränkung der Kleider, wirkt die Hitze längere Zeit auf die Haut ein, und die Häufigkeit vor allem der tiefen zweitgradigen Schäden steigt damit an. Die zarte kindliche Haut ist zudem weniger widerstandsfähig als die des Erwachsenen. Besonders bei Kleinkindern sind auf Grund des Unfallmechanismus meist größere Hautbezirke betroffen. Die Wunde selbst ist bei der Verbrühung einer Infektion vermehrt ausgesetzt als nach einer Verbrennung, bei der die Verschorfung der Wundoberfläche schneller eintritt. Zudem ist bei jedem Kind mit einer erheblichen psychischen Reaktion zu rechnen. Bei den kleinen Patienten besteht Lebensgefahr bei einer geringeren Ausdehnung der verbrannten Oberfläche als beim Erwachsenen, nämlich ab etwa 15%.

TAYLOR und GUMBERT machen darauf aufmerksam, daß die exakte Todesursache bei vielen tödlich verbrannten Patienten noch unbekannt ist. In einer Reihe von Veröffentlichungen wurde hingewiesen, daß die Schädigung der Atemwege eine primäre Todesursache bei tödlichen Verbrennungen sei. Pathologische Veränderungen in derartigen Lungen werden als charakteristisch bezeichnet. Die Verfasser jedoch halten diese Veränderungen nicht für spezifisch, da man sie auch bei anderen Krankheiten findet. Patienten, die ins Krankenhaus eingeliefert werden und während der ersten 24 Std sterben, können Schäden der Atemwege infolge Verbrennungen haben. Der Tod kann direkt durch die Hitze verursacht sein. Dies ist jedoch nicht bei den Patienten der Fall, die eine Woche überleben und bei denen Veränderungen der Atemwege zu finden sind. Ebenso gilt das insbesondere für das Lungenoedem. Mit Ausnahme bei Erstickung, Schock und Elektrolytstörungen bleibt die genaue Todesursache bei Verbrennungen noch ungeklärt.

Die Analyse der tödlichen Ausgänge bei der Verbrennungskrankheit ergab nach 47 Obduktionen von KLIATSCHKIN, daß am häufigsten Lungenkomplikationen angetroffen wurden wie:

Pneumonie	32 mal
Verbrennung der Atemwege	9 „
eitrige Bronchitis und Tracheitis	6 „
Lungeninfarkt	3 „
Lungenabszeß	3 „
Atelektasen	4 „
Pleuritis	1 „
Geschwüre, Erosionen des Magens und des Zwölffingerdarmes	4 „
Nekronephrose	3 „

Außerdem fanden sich bei Obduktionen der in den ersten Tagen Verstorbenen eine Hyperämie der inneren Organe, ein Oedem der Häute und der Substanz des Gehirns sowie Blutaustritte in inneren Organen. In der 2. und 3. Phase der Verbrennungskrankheit wurden dystrophische und atrophische Veränderungen der parenchymatösen Organe festgestellt und eine Verminderung der Lipoide in der Nebennierenrinde.

Auch nach den Autopsiebefunden von GLOOR bei 48 Verbrennungs-Todesfällen stehen heute die Lungenkomplikationen und die Sepsis als Todesursachen im Vordergrund:

Lungenödem, Pneumonie, Bronchitis-Bronchiolitis	10
Sepsis	9
akutes Nierenversagen	6
Hirnödem (nur Kinder unter 10 Jahren)	6
Thromboembolien	5
irreversibler Schock	5
vorbestehende Krankheiten (nur Patienten über 60 Jahre)	5
Herzstillstand während Narkose	8

Die Ursache des Lungenödems ist einerseits in einer toxischen oder hypoxischen Kapillarschädigung durch das Verbrennungstrauma zu suchen, andererseits muß aber auch an die Gefahr einer Überwässerung bei zu intensiver Infusionsbehandlung gedacht werden. Die eiweißreiche Ödemflüssigkeit in den Lungen ist ein ausgezeichneter Nährboden für Bakterien und begünstigt so das Auftreten von tödlichen Pneumonien. Besonders häufig sah GLOOR Lungenkomplikationen bei Patienten, die neben der Verbrennung noch eine Inhalation von Rauch oder Reizstoffen aufwiesen. Die Schädigung des Bronchialepithels führt zu einer Zerstörung der Flimmerhaare und damit zum Verlust des Selbstreinigungsmechanismus im Bronchialbaum.

Das akute Nierenversagen ist als Folge der rasch einsetzenden wirksamen Schocktherapie seltener geworden.

Irreversible Schädigungen der Niere bei Verbrennungen treten erst auf, wenn die Blutzirkulation nicht mehr ausreicht. ALLGÖWER glaubt, daß der Begriff der Verbrennungsniere nicht von der Schock- oder Crushniere abgetrennt werden kann, da die Verbrennung auf Grund extrarenaler Vorgänge zur Nierenschädigung führt und diese Schädigung erst auftritt, wenn der Schockzustand nicht behoben wird.

Das morphologische Bild der Verbrennungsniere spricht eher für eine anoxische Schädigung. Das pathologisch-anatomische Bild der Leber reicht von der serösen Entzündung bis zur Läppchennekrose, wobei bis heute noch nicht entschieden ist, wodurch diese Veränderungen ausgelöst werden. Man neigt aber immer mehr dazu, die Hypoxie an erster Stelle zu nennen.

Weitere morphologische Veränderungen der Nieren bei den in der ersten Periode der Verbrennungskrankheit Verstorbenen veröffentlichte PINCHUK.

Als Komplikationen nach Verbrennungen sind gastroduodenale Ulzera (in der angloamerikanischen Literatur auch Curling's ulcer), am schwerwiegendsten. Innerhalb von 2 Jahren fanden MONCRIEF u. Mitarb. bei 88 Obduktionen tödlicher Verbrennungen 41mal derartige Ulzera. Fast 40% der Patienten mit Geschwüren hatte keine oder nur geringe Symptome, und häufig bestand die erste Manifestation in einer plötzlichen gastrointestinalen Blutung.

Lokalisation	einzelnes Geschwür	multiple Geschwüre	insgesamt
Magen	5	17	22
Duodenum	9	—	9
Magen und Duodenum . .	—	—	10
davon:			
Magen	2	8	—
Duodenum	7	3	—

Die Pathogenese der Verbrennungsgeschwüre ist ebenfalls noch ungeklärt. Toxinwirkung, Thromben- und Nekrosebildung in der Magen-Darmwand, Schock und Streßwirkung werden für das Zustandekommen der Ulzera angeführt. Eingehende pathologische Untersuchungen konnten jedoch nach WEIDENMANN noch keine dieser Anschauungen mit Sicherheit verifizieren. Der Verfasser sah eine innere Verblutung bei einem 9 Monate alten Säugling nach Verbrühung mit heißem Wasser. An der Hinterwand des Zwölffingerdarmes, dicht unterhalb des Pförtners, fand sich ein frisches, 1,5 zu 1 cm großes Geschwür, welches die Darmwand perforierte.

Als Äquivalent der klinisch beobachteten kombustionellen Enzephalopathie bei einem 6jährigen Jungen, der mit 3 Jahren schwere und ausgedehnte Verbrennungen erlitten hatte, fanden sich autoptisch gliös vernarbte Parenchymnekrosen in der Großhirnrinde und in den Stammganglien, sowie eine Atrophie des Großhirnmarklagers mit Hydrocephalus internus. Die Pathogenese dieser Zerebralorganschäden sehen ULE und DOOSE in einer Gefäßschrankenstörung, die über ein Hirnoedem zu Hypoxämie und Markatrophie geführt hat. Vorausgegangene zerebrale Schädigungen irgendwelcher Art können das Auftreten zentralnervöser Komplikationen bei Verbrennungen im Kindesalter begünstigen.

Im Verlauf von 6 Jahren beobachteten ARTZ und TESCHAN mehr als 1000 Patienten mit Verbrennungen. Die meisten Todesfälle waren mit schwerer Infektion verbunden. In 46 Fällen bestand eine Septikämie. Die Verfasser stellten fest, daß die Infektion nach einem schweren Trauma noch ein großes ungelöstes Problem darstellt.

Die Mortalität bei 1100 Patienten mit Verbrennungen untersuchten ferner PRUITT u. Mitarb.

Über den Tod des erwachsenen Menschen durch *Hyperthermie* gibt es neben einer reichen kasuistischen Literatur umfangreiche Untersuchungen (JACOB).

Todesfälle durch exogene Hyperthermie im Säuglings- und Kleinkindesalter scheinen weniger untersucht zu sein. Über 2 Todesfälle mit elektrischem Heizkissen im Kinderbett berichteten KLEIN und MUELLER. Die Überwärmungszeit betrug bei dem 6 Wochen alten Säugling 3 Std und 30 min, bei dem 9 Wochen alten sicher 4, wahrscheinlich 4 Std und 30 min. Die lokalen Veränderungen waren bei dem 6 Wochen alten Säugling geringfügige Verbrennungen 2. bis 3. Grades der Bauch- und Oberschenkelhaut. In beiden Fällen bestand ein Hirnhaut- und Hirnoedem, ein Oedem der Lungen- und Rippenfelle, der Lungen, des Bindegewebes der Lungenwurzel, der Herz- und Bauchhäute sowie Blutungen innerhalb der oedematösen Gewebe, besonders stark in den Lungen, Blutungen um die Milzfollikel, im Randsinus der Lymphknoten und in der Thymusrinde.

Über die Befunde bei Hitzetodesfällen und Hitzeleichen siehe auch Kapitel über Flächenbrand.

Gegen eine Verbrennung nach dem Tod spricht der Nachweis von Rußteilchen in Kehlkopf, Trachea und Bronchien sowie in den Lungen. Ruß kann auch in Magen und Duodenum gefunden werden (PROKOP).

Von Interesse ist das sog. „epidurale Brandhaematom", welches postmortal entsteht und kaum mit einem traumatisch entstandenen epiduralen Haematom verwechselt werden kann. Es kommt dadurch zustande, daß bei lokaler Hitzeeinwirkung Blut, Knochenmark und Fett durch den Gasdruck aus dem Diploeraum epidural in die Schädelkapsel gelangen und sich sichelförmig ausbreiten. Das Blut ist oft ziegelrot-bräunlich und fettig aussehend (PROKOP).

Der akute Hitzetod setzt keine wesentlichen makroskopischen und mikroskopischen Veränderungen.

Zu den Kohlenmonoxydproblemen bei Verbrennungen nimmt DOMINGUEZ Stellung. Bei Leichen, die weniger als 10% COHb aufweisen, wird prinzipiell der Todeseintritt zeitlich früher als die CO-Einwirkung angenommen. Personen mit mehr als 10% COHb können dagegen lebend der zum Tode führenden CO-Vergiftung ausgesetzt gewesen sein. Jedoch können auch Personen mit weniger als 10% COHb an den Folgen der CO-Vergiftung sterben.

Literatur

AHNEFELD, Fr. W.: Die initiale Phase der Verbrennungskrankheit. Wehrdienst und Gesundheit Band XIII Darmstadt: Wehr und Wissen 1966.

ARTZ, C. P., and P. E. TESCHAN: Infection — a Major Unsolved Problem in Severe Trauma. Am. J. Surgery **93**, 647 (1957).

BIRKE, G., et al.: Lipid Metabolism and Trauma III. Plasma Lipids and Lipoproteins in Burns. Acta Medica Scandinavica **178**, 337—350 (1965).

BLOCKER, T. G., et al.: A Statistical Study of 1000 Burn Patients admitted to the Plastic Surgery Service of the University of Texas Medical Branch 1950—59. J. Trauma **1**, 409—423 (1961).

BSCHOR, F.: Befunde bei Brandleichen und deren Bewertung. Arch. Kriminologie **136**, 30—38, 93—105 (1965).

DELARUE, J., et coll.: Les lésions viscérales des grands brûlés. Etude anatomo-pathologique de 50 cas de brûlures mortelles. Ann. Anat. path. **7**, 53—85 (1962); Ref. Ber. Path. **55**, 235 (1962).

DOMINGUEZ, A. M.: Symposium-Fire and incendiarism Problems of carbon monoxide in fires. J. forens. Sci. **7**, 379 (1962); Ref. Dtsch. Z. ges. gerichtl. Med. **54**, 164 (1963).

DOMINICZAK, K.: Contribution to the morphological changes of the central nervous system of burned. Proczn. pom. Akad. Med. Swierczewskiego **3**, 195 (1957); Ref. Dtsch. Z. ges. gerichtl. Med. **48**, 286 (1958).

DSCHANELIDSE, J.J., u. B. N. POSTNIKOV: Die Verbrennungen; in: Die Erfahrung der Sowjetmedizin im Großen Vaterländischen Krieg 1941—1945. Bd. 1, S. 332—425. Moskau: 1951.

GLOOR, P.: Pathologisch-anatomische Befunde bei tödlichen Verbrennungen. Praxis **55**, 211—213 (1966).

HERTL, M.: Verbrennung und Verbrennungskrankheit. Therapie und Prophylaxe. Med. Mitt. **22**, 22—32 (1961).

JACOB, H.: Wärme- und Kälteschädigung des Zentralnervensystems; in: Handbuch der speziellen pathologischen Anatomie und Histologie. Bd. XIII/3, S. 300—326. Berlin, Göttingen, Heidelberg: Springer 1955.

KERNAHAN, D.A.: Review of Literature on Burns and Trauma; Sept. 1962—August 1963. Medical Services Journal, Canada Veterans Affairs Building. Ottawa.

KLJATSCHKIN, L. M.: Klinische Pathologie der inneren Organe bei der Verbrennungskrankheit. Kliniceskaja Medicina **40** 26 (1962) (russisch).

KLEIN, H., u. D. MUELLER: Tod durch Hyperthermie im Säuglingsalter. Med. Welt 1958—1960 (1964).

Koslowski, L.: Die Verbrennungskrankheit. Dtsch. med. Wschr. **88**, 233 (1963).
Lever, W. F.: Histopathologie der Haut. Stuttgart: Fischer 1958.
Lungmuss, F.: Die örtliche Verbrennungsbehandlung. Fortschr. Med. **72**, 545—546(6) (1954).
Marx, R., u. W. Hartenbach: Über Thrombopenien nach schweren Verbrennungen bei einem Flugzeugunglück. Klinische Wschr. **44**, 339—40 (1966).
Moncrief, J. A., et al.: Curling's Ulcer. J. Trauma **4**, 481—494 (1964).
Mueller, B.: Gerichtliche Medizin. Berlin, Göttingen, Heidelberg: Springer 1953.
Order, St. E., et al.: Arterial Vascular Occlusion and Devitalization of Burn Wounds. Ann. Surg. **161**, 502—507 (1965).
— The Pathogenesis of Second and Third Degree Burns and Conversion to Full Thickness Injury. Surg. Gynec. Obst. **120**, 983—991 (1965).
Pinchuk, V. M.: Morphological changes of the kidneys during the first period of burn. Arch. Path. **26**, Nr. 6; 40—45 (1964).
Prokop, O.: Lehrbuch der gerichtlichen Medizin. Berlin: VEB-Verlag Volk und Gesundheit 1960.
Pruitt, B. A., et al.: Mortality in 1100 Consecutive Burns Treated at a Burns Unit. Ann. Surg. **159** 396—401 (1964).
Rehn, J.: Besonderheiten kindlicher Verbrennungsverletzungen. Langenbecks Arch. **304**, 607—610 (1963).
Taylor, F. W., and J. L. Gumbert: Cause of Death from Burns: Role of Respiratory Damage. Ann. Surg. **161**, 497—501 (1965).
Teplitz, C., et al.: Pseudomonas burn wounds sepsis. J. Surg. Res. **4**, 200, 127 (1964).
Ule, G., u. H. Doose: Zur pathologischen Anatomie der Hirndauerschäden nach Verbrennungen (Postkombustionelle Enzephalopathie). Arch. Kinderheilk. **161**, 155—161 (1960).
Weidemann, W.: Innere Verblutung eines 9 Monate alten Säuglings nach Verbrennungen mittleren Grades. Zbl. Chir. **85**, 1833—1839 (1960).

2. Verbrühung

Ein typischer Unfall im Kleinkindesalter ist die Verbrühung der Mundhöhle und der oberen Luft- und Speiseröhre. Dabei ist das Fehlen stärkerer Grade von Verbrühungen der Speiseröhre bemerkenswert. Dies wird darauf zurückgeführt, daß der sofort auftretende intensive Schmerz ein heftiges Schreien auslöst, dem eine tiefe Inspiration vorausgeht, so daß die heiße Flüssigkeit weniger geschluckt als vielmehr aspiriert wird. Bei der Inspektion findet sich dann ein wechselnd starkes Oedem der Schleimhaut, besonders im Bereich des Kehlkopfeinganges und des Kehlkopfes, mitunter aber auch nur an den Rändern der epiglottischen Falten; gelegentlich Blasen und Belagbildung (Heinisch).

Bei zwei Säuglingen, die wenige Tage nach schwerer Verbrühung starben, fand Bschor als Todesursache eine massive Magen-Darmblutung, und zwar einmal eine laterale Arrosion eines Astes der A. pancreatico-duodenalis und das andere Mal eine massive Diapedeseblutung.

Literatur

Bschor, F.: Verblutung in den Magen-Darm-Trakt bei Säuglingen nach Verbrühung. Münch. med. Wschr. **103**, 406 (1961).
Heinisch, H. M.: Ein typischer Unfall im Kleinkindesalter: Die Verbrühung der Mundhöhle und der oberen Luftwege. Münch. med. Wschr. **103**, 403 (1961).
Sachs, H. W.: Tod durch Verbrühung und Verbrennung: in Ponsold, Lehrbuch der gerichtlichen Medizin. S. 447—454. Stuttgart: Thieme 1957.
Stüttgen, G. u. a.: Verbrennungen und Verbrühungen im Kindesalter. Med. Welt **17**, 71—76 (1966).

3. Hitzschlag

Der Hitzschlag beruht auf einem Versagen der Wärmeregulation, ausgelöst durch eine Wärmestauung, die der Körper nicht mehr kompensieren kann. Bei einer Umgebungstemperatur von 30 °C ist die Menge der Körperwärme, die durch

Konvektion, Konduktion und Strahlung abgegeben werden kann, gewaltig reduziert. Über 35 °C bleibt als einzige Möglichkeit der Abkühlung die Abdampfung durch Umwandlung von Schweiß in Wasserdampf. Die Abdampfung wird durch die Feuchtigkeit und Luftbewegung der Umgebung beeinflußt. Je höher die relative Luftfeuchtigkeit und je geringer die Luftbewegung, desto weniger wirksam ist der Schweißmechanismus. Kann der Schweißabgabemechanismus nicht mehr funktionieren, so treten die Syndrome des Hitzschlages auf.

In der Regel bewirken hohe Temperaturen, starker Luftfeuchtigkeitsgehalt bei Windstille, zusätzliche körperliche Belastung und Sonnenbestrahlung gemeinsam eine Wärmestauung. Erschwerend kann wärmestauende Bekleidung wirken.

Mit akuten Hitzeschäden ist nicht nur in bestimmten Berufen und bei der militärischen Ausbildung zu rechnen, sondern auch bei Reisen in warme Gebiete, wenn Vorsichtsmaßnahmen nicht eingehalten werden.

Nach DELAHAYE unterscheidet man klassischerweise bei den Hitzeschäden den Zustand der Dehydratation und den der Hyperthermie. Oft aber ist es schwierig, einen derartigen Zwischenfall in eine bestimmte Kategorie einzuordnen, da manche Kranke eine komplexe Symptomatologie bieten. Menschen mit Herz- und Kreislaufkrankheiten sind einem Hitzschlag gegenüber besonders empfindlich.

Die Gefährlichkeit des Hitzschlages findet ihren Ausdruck in seiner hohen Letalität. Nach den Angaben der Literatur schwankt sie zwischen 10—80%.

Die Auswirkungen von Hitzeschäden auf den menschlichen Organismus variieren je nach ihrer Intensität, so daß man verschiedene Formen unterscheiden kann, wie Hitzeerschöpfung (Heat prostration bzw. exhaustion), Hitzekollaps (Marsch- bzw. Heizerohnmacht), die bereits schwerere Hitzeasphyxie (Marschasphyxie) und den prognostisch oft infausten „hyperpyretischen Hitzschlag" (Heat stroke; coup de chaleur; Siriasis).

Wie BANNISTER mitteilt, werden in der neuen Nomenklatur für Hitzekrankheiten, die durch das Climatic Physiology Committee des Medical Research Council (1958) vorgeschlagen wurde, 3 Kategorien von Hitzekrankheiten mit deutlicher Verminderung des Schwitzens unterschieden:
1. Heat stroke, charakterisiert durch sehr hohe Körpertemperatur und tiefgreifende Störungen, einschließlich Delirium, Krämpfe und teilweisen oder völligen Bewußtseinsverlust.
2. Hitzepyrexia (Hyperpyrexia), gehemmte Funktion des Wärmeregulationsmechanismus, aber ohne die charakteristischen Züge des Heat stroke, Körpertemperatur unter 41,1 °C (106 °F).
3. Anhidrotic heat exhaustion; chronisches Unvermögen zu schwitzen, das immer schweren Hitzeblattern (Milien) vorangeht; sehr langsame Rückkehr zum normalen Schwitzen (mehrere Wochen).

Für praktische Zwecke lassen sich 3 festumrissene Krankheitsbilder als Folge exogener Überwärmung festlegen:
1. Hitzekrämpfe (der Muskulatur, insbesondere der Waden; Kochsalzverlust)
2. Hitzeerschöpfung (Hitzekollaps)
3. Hitzschlag (Hyperpyrexie).

Klinische Beobachtungen von SHIPMAN ergaben, daß Hitzeerschöpfung und Hitzschlag ineinander übergehen können, wenn die Schweißsekretion aufhört. Diese beruht auf einem Versagen des sympathischen Nervensystems und insbesondere der hypothalamischen Region. Durch Hitzestauung kommt es häufig zur dauernden Schädigung der Hirnzellen, so daß selbst bei einer Erholung des Menschen Ausfallserscheinungen zurückbleiben können. Störungen im Elektrolythaushalt, besonders der Calciumsalze und des Kalium- und Natriumchlorids sind mitverantwortlich.

Bezüglich einer weiteren ausführlichen Darstellung sei auf GROSSE-BROCKHOFF verwiesen.

Bevorzugt vom Hitzschlag betroffen sind Rekruten und körperlich untrainierte Soldaten. Nach MALAMUD u. Mitarb. waren ¼ der Hitzschlagopfer weniger als 2 Wochen in der Armee und über die Hälfte weniger als 2 Monate. Die meisten Opfer hatten Übergewicht.

Die Prodromalsymptome bestehen in Mattigkeit, Apathie, Kopfschmerz, Flimmerskotom, Schwindel und Ohnmacht. Bedenkliche Zeichen sind Übelkeit und Erbrechen. Der hyperpyretische Hitzschlag kann unter Temperaturanstieg mit schweren zentralnervösen Erscheinungen einhergehen, wie Krämpfen und Meningismus.

In kurzer Zeit und mitunter apoplektiform entwickeln sich tetanoide Zustände, extrapyramidale Hyperkinesen, Herdstörungen, Hemianopsien und dergleichen. Im Liquor finden sich Drucksteigerung, Eiweißvermehrung, Pleozytose, Sanguinolenz und Xanthochromie.

Diese durch das thermische Trauma ausgelöste verschiedenartige zerebrale Symptomatik kann differentialdiagnostisch erhebliche Schwierigkeiten bereiten. Deshalb ist die Erhebung einer ausführlichen Vorgeschichte unter besonderer Berücksichtigung der klimatischen Verhältnisse von ausschlaggebender Bedeutung.

Beim Hitzschlag kommt es also zu einer starken Erhöhung der Körpertemperatur bis 43° C, die bis zu 3 Std postmortal noch weiter ansteigen kann (bis 45° C). Dabei treten Krämpfe und Delirien auf, bis im schweren Koma durch Versagen der zentralen Kreislauf- und Atemregulation der Tod erfolgt.

Die beim Hitzschlag erhobenen Laboratoriumsbefunde sind im allgemeinen nicht spezifisch. Nach SHIBOLET u. Mitarb. sind ausgedehnte Haemorrhagien beim tödlichen Hitzschlag ein konstanter Befund. Sie fanden eine Afibrinogenämie und neigen zur Annahme, daß die Fibrinolyse und ihre Wirkung auf die blutgerinnenden Proteine die Hauptursache der tödlichen Blutung darstellen kann. MALAMUD u. Mitarb. fanden in allen ihren Fällen eine Thrombozytopenie. Die nach einem Hitzschlag auftretende Anämie führen HALDEN u. Mitarb. teils auf Haemolyse in Beziehung zur Stase in den Kapillaren und teils auf Knochenmarkschädigung zurück.

Eine Erhöhung des Harnstoffes im Blut stellt immer einen ernsten Befund dar. In über 20% sind Natrium- und Chloridwerte im Serum erhöht. Die meisten Patienten mit erhöhtem Natrium- und Chlorwert zeigen Azotämie und verminderte Kohlendioxydbindung, was Dehydratation oder praerenale Azotämie anzeigt. Hyperkaliämie trat bei 4 Patienten auf, die alle starben (AUSTIN und BERRY).

Die anatomischen Veränderungen im zentralen Nervensystem sind bei Hitzschlag und Sonnenstich weitgehend übereinstimmend. Bei der Sektion wurden nach PETERS starke Blutfülle der subarachnoidalen Gefäße, Verbreiterung und Abflachung der Hirnwindungen als Folge eines Oedems, subpiale sowie kleinere und größere subarachnoidale Blutungen, besonders im subkortikalen Marklager, in der Umgebung des III. Ventrikels, im Hirnstamm und Kleinhirn, und unspezifische Nervenzellveränderungen in der Hirnrinde gefunden (wie Schwellung, Chromatolyse, vakuolige Veränderungen, vorwiegender Befall der Purkinje-Zellen); daneben auch Ringblutungen als Folge einer thermischen Schädigung der Endothelzellen sowie funktioneller Kreislaufstörungen. Das zerebrale Oedem und die Diapedeseblutungen sind durch Permeabilitätsveränderungen der Blutgefäße des Gehirns zu erklären. Bei Hitzschlag sah VONDERAHE in akuten Fällen degenerative Veränderungen in den großzelligen Hypothalamuskernen, nach längerem Überleben verminderte Zellzahlen und Glianarben. ORTNER erwähnt

Haemorrhagien in Ganglien des vegetativen Nervensystems bei Krankheitszuständen, die mit Delirien verliefen, sowie bei Hitzschlag. BÜCHNER bestätigte das Auftreten von Herzmuskelnekrosen als Folge schweren allgemeinen Sauerstoffmangels bei Hitzekollaps.

Das Wesen der histologischen Befunde und des Hirnoedems bei Hitzschlag besteht nach SCHÜRMANN in einem Übertreten eiweißhaltiger Blutflüssigkeit aus den erweiterten kleinen und kleinsten Venen oder venösen Abschnitten der Kapillaren in das Hirngewebe, mit Untergang von Hirnparenchym, Abbau-, Abräumungs- und Organisationsvorgängen. Er sah darin Zeichen einer serösen Entzündung. Zur Gewinnung neuer Gesichtspunkte für die Therapie untersuchte SCHÜRMANN den Hitzschlag im Hinblick auf seine Ursache und als Kollapsform, wobei er dem Serumaustritt aus den Capillaren parenchymatöser Organe besondere Bedeutung zumaß.

Weiterhin findet man bei Hitzschlag geringere Grade einer Bluteindickung, wenn eine Flüssigkeitsverarmung mit Überhitzung des Körpers einhergeht.

Weitere, jedoch nicht immer vorhandene Befunde sind Haemorrhagien und Blutungen der Haut, des Epi- und Endokards, der Schleim- und serösen Häute, aber auch in parenchymatösen Organen.

WARIN veröffentlichte den Sektionsbefund eines bei einem Geschwindmarsch zusammengebrochenen und 43 Stunden später verstorbenen 20jährigen Soldaten.

Es fanden sich Haemorrhagien in fast allen Organen, in glatter und quergestreifter Muskulatur, in den serösen Häuten, den Lungen, in Myokard, Nieren und Leber. Die Blutungen waren teils mikroskopisch klein, teils 7—8 cm im Durchmesser; allgemeine Vasodilatation, sehr trockene Oberfläche des Gehirns mit Oedem, perivaskuläre Oedeme und mikroskopische Haemorrhagien, Emphysem der Lungen mit abwechselnden kleinen atelektatischen Bezirken, Glomerulonephritis, teilweise Schwund der Lipoide in der Nebennierenrinde.

Viele, wenn auch nicht alle Veränderungen haben ihre Ursache im Kreislaufversagen und der Hypoxie bei Schock. Dazu gehören Haemorrhagien, Transsudate, herdförmige Herzmuskelnekrosen, Lungeninfarkte, azinozentrale Lebernekrosen, Nekrosen der Nebennierenrinde sowie der Tubulusepithelien der Nieren.

Hitzschlagleichen weisen frühzeitige Totenstarre sowie gesteigerte Fäulnisbereitschaft auf.

MALAMUD erwähnt, daß die Leber im allgemeinen hyperämisch und ein perisinusoides Oedem vorhanden war. Patienten, die weniger als 30 Std lebten, zeigten keinen Nachweis eines Leberschadens. In 12 mittel- bis schweren Fällen war eine azinozentrale Nekrose sichtbar, die früheste trat 31 Std nach Beginn des Hitzschlages auf. Manche Leber war eher ischämisch als hyperämisch. 4 Patienten hatten eine Gelbsucht vor dem Tode gehabt, 2 andere klinisch eine nicht auffallende Gelbsucht, aber erhöhte Bilirubinwerte. HERMANN u. Mitarb. stellten aus der Literatur insgesamt 12 Fälle von Hitzschlag zusammen, bei denen keine Gelbsucht oder Lebererkrankung vorlag. Bei weiteren 244 Hitzschlagfällen bestand Gelbsucht in 10, Hyperbilirubinämie nur in 13, und von 151 tödlichen Fällen war nur in 7 Fällen Gelbsucht nachweisbar. Ein Leberschaden konnte histologisch in 71 Fällen nachgewiesen werden. Der Leberschaden bei Hyperpyrexie stellt also eine gelegentliche und ernste Komplikation des Hitzschlages dar.

Es zeigt sich also, daß bei Hitzschlag die größte Lebensgefahr in den ersten 24 Std besteht, in den nächsten 7 Tagen jedoch eine beständige Lebensbedrohung anhält.

AUSTIN und BERRY beobachteten nur 17% Todesfälle und halten dies zugute der raschen Abkühlung, dem Gebrauch von Medikamenten zur Erhaltung des Blutdrucks, der prophylaktischen Gabe von Antibiotika und der Bestimmung der Serumelektrolyte. Eine höhere Letalität ist bei Temperaturen über 41,1° C, Koma, Azotämie, Hypotension (unter 100 mm Hg) und Hyperkaliämie zu erwarten.

Eine eingehende Besprechung der Wärme- und Hitzeschäden des zentralen Nervensystems findet sich bei JACOB.

Die Befunde nach Hitzschlag und Benzidrinvergiftung bei einem Sportler teilten BERNHEIM u. COX mit. Ein Amateurradrennfahrer brach kurz vor dem Ziel zusammen; Exitus nach 5½ Stunden. Bei der Obduktion fanden sich „Sportlerherz", petechiale Blutungen im Corpus callosum, im linken Nucleus dentatus und in der Nachbarschaft des IV. Ventrikels; weiterhin multiple Blutungen subendokardial und epikardial, subpleural und in der Schleimhaut des Magen-Darmkanals; beginnende hämorrhagische Pneumonie; akute intrakapilläre Glomerulonephritis; degenerative Veränderungen und Nekrosen der Herzmuskulatur, kleine zellige Nekrosen in der Zona reticularis der Nebennieren.

Der Tod wird im wesentlichen als Folge eines Hitzschlages gedeutet. Als aggravierend wird eine starke Füllung des Magens und vor allem die Einnahme des Benzidrins aufgefaßt.

Die Nieren-, kardiovaskulären, haematologischen und Serumelektrolyt-Regelwidrigkeiten bei einem 40 Tage nach einem erlittenen Hitzschlag verstorbenen Mann veröffentlichten KNOCHEL u. Mitarb.

Literatur

AUSTIN, M. G., und J. W. BERRY: Observations on one Hundred Cases of Heatstroke. J. Amer. med. Ass. **161**, 1525 (1956).
BANNISTER, R.: Acute Anhidrotic Heat Exhaustion. Lancet 313—316 (1959).
BANSI, H. W.: Klinische Überlegungen zum Problem des akuten Herztodes und der Hitzeschäden bei jungen Soldaten. Wehrmedizin 3, 1—8 (1965).
BERNHEIM, J., et J. N. COX: Coup de chaleur et intoxication amphétaminique chez un sportiv. Schweiz. med. Wschr. **90**, 322—331 (1960).
BÜCHNER, FR.: Allgemeine Pathologie. S. 136, 466. München: Urban & Schwarzenberg 1956.
COBURN, J. W., and R. C. REBA: Potassium Depletion in Heat Stroke: A Possible Etiologie Factor. Military Medicine **131**, 678—687 (1966).
DELAHAYE, R. P.: Accidents aigus dus à la chaleur; Etude clinique de 122 cas observés au Sahara septentrional. Revue Corps Santé **5**, 69—104 (1964).
FISCHER, H.: Der Hitzschlag. Münch. Med. Wschr. **107**, 1049—1053 (1965).
GOLD, J.: Development of Heat Pyrexia. J. Amer. med. Ass. **173**, 1175—1186 (1960).
GROBER, J.: Wärmestauung und Schwülekrankheiten. Stuttgart: Fischer 1960.
GROSSE-BROCKHOFF, F.: Allgemeine Schädigungen durch äußere Hitzeeinwirkung; in: Handbuch Innere Medizin. Bd. 6, 2. Teil, S. 1—45. Berlin, Göttingen, Heidelberg: 1954.
HALDEN, E. R., et al.: Hematologic studies in heat stroke: anemia of heat stroke with emphasis on hemolytic component. Amer. J. Med. **19**, 141 (1955).
HERMANN, R. H., and B. H. JR. SULLIVAN: Heatstroke and Jaundice. Amer. J. Med. **27**, 154—166 (1959).
JACOB, H.: Wärme- und Kälteschädigungen des Zentralnervensystems; in: Handbuch der speziellen pathologischen Anatomie und Histologie. Bd. XIII/3, S. 300. Berlin: Springer.
KNOCHEL, J. P., et al.: The renal, cardiovascular, hematologic and serum electrolyte abnormalities of heat stroke. Amer. J. Med. **30**, 299—309 (1961).
MALAMUD, N., et al.: Heat Stroke: a clinico-pathologic Study of 125 Fatal Cases. Mil. Surg. **99**, 397—449 (1946).
ORTNER, H.: Pathologische Anatomie und Physiologie der hypophysärhypothalamischen Krankheiten. Handbuch d. Pathol. Anat. Bd. 13, 5. Teil, S. 763—939. Berlin, Göttingen, Heidelberg.
PETERS, G.: Spezielle Pathologie der Krankheiten des zentralen und peripheren Nervensystems. S. 353—355. Stuttgart: Thieme 1951.
— Über Gehirnveränderungen nach tödlichem Hitzschlag. Dtsch. Z. ges. gerichtl. Med. **44**, 743 (1955).
ROMEO, J. A.: Heatstroke. Military Medicine **131**, 669—677 (1966).
SCHÜRMANN, P.: Der Hitzschlag im Lichte der Kollapsforschung; Veröffentlichungen aus dem Gebiete des Heeres-Sanitätswesens. Heft 105, 218 (1938).
SHIBOLET, S., et al.: Fibrinolysis and Hemorrhages in fatal Heatstroke. New England J. Med. **266**, 169—173 (1962)
SHIPMAN, E.: Heat Exhaustion and Heat Stroke. Proc. Royal Soc. Med. Nr. 3 (1964).
VONDERAHE, A. R.: Changes in the hypothalamus in organic diseases. Res. Publ. Ass. nerv. ment. Dis. **20**, 689—712 (1940).
WARIN, J.: Mort par coup de chaleur. Ann. Méd. lég. **39**, 538 (1959); Ref. Dtsch. Z. ges. gerichtl. Med. **50**, 621 (1960).

4. Napalm-Verbrennung

Die Verbrennungstemperatur von Benzin kann 400 Grad erreichen und die von Napalm 1000 Grad (bei Zusatz von Magnesium und Phosphor sogar 2000 Grad) (BOURREL).

Napalm ist ein Gemisch verschiedener Anteile von Benzin und Pflanzenfett (Palmfett und Erdöl besonders, daher auch der Name). Es hat einen thermischen und einen toxischen Effekt. Infolge seiner Viskosität breitet es sich wenig aus und brennt lange in dickflüssiger Lage. Diese Viskosität hindert es aber nicht, an senkrechten Flächen hinabzufließen und in Risse einzudringen sowie in das Innere von Kraftfahrzeugen. Dagegen kommt es zu keinem Durchdringen der Bekleidung, wenn sich der Mensch genügend weit vom Ort der Explosion entfernt befindet und nur Spritzer erhält.

Der toxische Effekt tritt dann zutage, wenn der Ort, an dem das Napalm verbrannt wird, sauerstoffarm ist (z.B. Ausschaltung einer Höhle); denn die Verbrennung von Napalm setzt große Mengen Kohlenmonoxyd frei.

Die Napalmverbrennungen betreffen im allgemeinen die unbedeckten Körperpartien. Die verbrannte Zone ist infolge der Viskosität sehr tief und kann den Knochen erreichen. 0,5 g Napalm, welches auf der Haut verbrannt wird, zerstört die ganze Dicke. Im Korea-Konflikt gingen 15% der Verbrennungen bis auf den Knochen. Die Nekrose kann vollständig sein und eine Amputation notwendig machen. Die verkohlte Zone liegt zentral, bedeckt von einem zähen Überzug. Die Randzone mit mehr oberflächlicher Beteiligung sieht wie bei einer gewöhnlichen Verbrennung aus.

Die Napalmverbrennungen zeigten keinen klinischen Unterschied gegenüber Verbrennungen entsprechender Schwere infolge anderer Mittel, wie Benzin oder Phosphor (BOURREL).

Diese Brandmittel können durch Bomben abgeworfen werden, wobei Napalmbomben ein Fassungsvermögen von 200—600 l haben.

5. Phosphor-Verbrennungen

Bei Phosphor handelt es sich nur um weißen Phosphor, der eine große Affinität zum Sauerstoff hat, mit dem er sich spontan entflammt. Ebenso wie Napalm ist der Phosphor durch eine thermische und eine toxische Wirkung schädlich. Er kann eine Hitze bis 1000 Grad entwickeln. Die Phosphorverbrennung ist von langer Dauer, geht in die Tiefe und verursacht Nekrosen. Die toxische Wirkung des Phosphors betrifft Leber und Nieren.

Die Phosphorverbrennung weist einen schwärzlichen zentralen Hof mit gezackten und schlecht begrenzten Rändern auf. In der Peripherie bedeckt eine leicht graue, phosphoreszierende Zone die Brandwunde. Sehr oft ist die Verbrennung tiefer und schwerer als sie anfangs erscheint. Gleichzeitig bestehende multiple Verletzungen der Haut, insbesondere des Gesichtes, bringen bei der Behandlung ästhetische Probleme mit sich. Weitere Charakteristika einer Phosphorverbrennung sind ihr Leuchten in der Dunkelheit, ihr lauchartiger Geruch sowie der scharfe und anhaltende Schmerz infolge Produktion von Phosphorsäure.

Ein Merkmal derartiger Verbrennungen ist der Schock, der bis zu 72 Std anhalten kann. Er wird verursacht durch den Schmerzreiz und dann durch den Plasmaverlust. In der 2. Phase, nach 4—6 Tagen, tritt das toxische Syndrom auf. Diesen Faktoren muß man noch die Kohlenmonoxydvergiftung bei Napalm und die Phosphorvergiftung bei weißem Phosphor hinzufügen, wobei die Intoxikation im ersten Fall von der Konzentration und der Dauer der Einatmung abhängt, wenn der Verletzte nicht aus der Gefahrenzone geborgen werden kann.

Die Phosphorvergiftung läuft langsam ab. Sie beginnt 4—5 Std nach der Verbrennung und ist charakterisiert durch ein gastrointestinales Syndrom mit Schmerzen und Erbrechen von lauchartigem, manchmal in der Dunkelheit phosphoreszierendem Material und einer choleraartigen Diarrhoe. Ihm folgt sehr rasch eine schwere Dehydratation. Am 3. Tag kündet ein Leberversagen mit Ikterus und hämorrhagischer Diathese das terminale Koma an. Gleichlaufend lösen die Schädigungen des Nierenparenchyms eine toxische Nephrose mit Anurie aus sowie terminale Erregung, Delirium und Herzversagen.

Bei akuten Vergiftungen durch weißen Phosphor lagen nach den Untersuchungen von SALFELDER u. Mitarb. neben den typischen fortgeschrittenen Zerstörungsprozessen in der Mehrzahl der Leberläppchen auch in ausgedehnten umschriebenen Lebergewebsabschnitten nur geringgradige pathologische Veränderungen vor, bei im ganzen erhalten gebliebenen Leberläppchen. Anatomisch sind die ersten pathologischen Veränderungen in den zentralen Läppchenabschnitten zu finden.

Im Vordergrund des mikroskopischen Bildes standen im Initialstadium Verfettung des Leberparenchyms und der Kupffer'schen Sternzellen. Die Leber war dabei nicht vergrößert. Die fettige Degeneration des Leberparenchyms nahm bis zum 10. Tage nach der akuten Phosphorvergiftung an Stärke erheblich zu, und es kam schließlich zum grobschollige Zerfall und zur Nekrose der Leberzellen mit Lymphozyten- und Leukozyteninfiltraten beträchtlichen Ausmaßes in den Glisson'schen Feldern und zwischen den Leberzellbalken. Auffällig war, daß die peripheren Läppchenabschnitte großteils nicht an diesen Veränderungen beteiligt waren und daß bereits in Frühfällen eine Proliferation von Gallengängen der periportalen Felder einsetzte. An den Nieren fand sich eine leichtere Nephrose mit hyalintropfiger Entartung bzw. Verfettung der Kanälchenepithelien; weiterhin Verfettung des Myokards und eine allgemeine haemorrhagische Diathese.

Bei Phosphorvergiftung mit kürzerem Überleben findet sich ein Leberschaden in Form peripherer Läppchennekrosen. Gleichzeitig mit den Leberveränderungen sind schwere fettige Degenerationen des Herzens und der Nieren vorhanden. Mindestens 24 Std sind erforderlich, um diese nekrotischen Veränderungen und Verfettungen hervorzurufen. Magen- und Darminhalt weisen einen Knoblauchgeruch auf und sind luminiszierend.

Die Abheilung der Verbrennung kann günstigenfalls in Form normaler Vernarbung erfolgen oder, wenn der Schorf groß und tief war, als derbe Narbe oder Keloid mit Komplikationen wie sekundäre Ulzeration, Gewebseinziehungen und selten auch blastomatöser Neubildung.

Phosphorbrandbomben haben gewöhnlich ein Gewicht von 50 kg (BOURREL).

Bei phosphorhaltigen Brandgeschossen ist mit Vergiftungserscheinungen zu rechnen, da der Phosphor im Gewebe infolge Luftabschluß nicht weiterbrennt.

Weitere derartige Kampfmittel

Die bekannten *Molotow-Coctails* enthalten Benzin sowie Schweröl.

Leuchtspurgeschosse können umfangreiche Verbrennungen innerhalb des Wundbettes erzeugen, da ihre sauerstoffhaltigen Leuchtsätze im Gewebe weiterbrennen. Leuchtspurgeschosse sind phosphorfrei. Ähnlich wirkt Leuchtmunition auf Nahschußentfernungen. An Ausbreitung der Verbrennungswirkung durch Entflammen der Kleider muß bei jeder Brandmunition gedacht werden.

Flammenwerfer werden gewöhnlich mit Kohlenwasserstoff, Teeröl und Schwefelkohlenstoff betrieben und reichen bis zu 60 m weit. Ihre Wirkung entspricht der aller Stichflammen.

Die fürchterliche Wirkung eines Flammenwerfers zeigte das Flammenwerferattentat in Köln, wobei ein selbstverfertigter Flammenwerfer Verwendung fand. Von den 10 Todesopfern erlitten 8 ausgedehnte Verbrennungen 3. und 4. Grades, ferner weitere 20 Kinder schwere Verbrennungen (KIEHNE).

Bei *Brandgranaten* können zur Splitterwirkung noch die Effekte eines Brandsatzes (Phosphor, Benzol usw.) hinzutreten. Ähnliches gilt für Brandbomben, die Thermit und verwandte Stoffe enthalten.

Literatur

BOURREL: Les brûlures par bombes et liquides incendaires armes nucléaires et thermonucléaires exclures. Le Médecin de Reserve **59**, 174—176 (1963).
FLURY, F.: Phosphor. Dtsch. Militärarzt **9**, 113 (1944).
KIEHNE, K.: Das Flammenwerferattentat in Köln-Volkhoven. Arch. Kriminologie **136**, 61—75 (1965).
KOEMER, W.: Beobachtungen bei Verbrennungsverletzung durch „Molotow-Coctail". Dtsch. Militärarzt **9**, 65 (1944).
SALFELDER, K.: Intoxicacion aguda por fosforo en el hombre, con hallazgos autopsicos; Separata del Anuario de Medicina Nr. 2 — Diciembre de 1963. Universidad de los Andes, Mérida, Venezuela.
SALFELDER, K., u.a.: Leberbefunde bei der akuten Phosphorvergiftung des Menschen. Zbl. Path. **108**, 524—529 (1966).
SALFELDER, K., u. C. SEELKOPF: Über akute Phosphorvergiftung beim Menschen mit Sektionsbefunden. Frankfurt Z. Path. **72**, 357—378 (1963).

6. Feuersturm

Flächenbrände bei Katastrophen und nach Luftangriffen auf Städte haben eine verheerende Wirkung. Dabei können nach GRÄFF an den Opfern folgende Todesursachen festgestellt werden:

1. bei unmittelbarer Wirkung der Bomben (Spreng-, Minen- und Brandbomben)
a) mechanisch (Splitter)
b) chemisch (Phosphor, Ätzgifte, Gase)
c) physikalisch (Hitze mit und ohne Flammenbildung)

2. bei mittelbarer Wirkung:
a) Druckstoß über Medium Luft (air blast)
b) Druckstoß über Medium Erdboden (solid blast), Splitter, Stein, Holz, Erde, Sand, Verschüttung, Staub
c) Brand, Feuersturm, Hyperthermie, CO-Vergiftung, Sauerstoffmangel, Kohlendioxydvergiftung, andere Giftgase
d) Unfallschäden, Sekundärinfektion, Psychosen usw.

GRÄFF unterscheidet hinsichtlich der Lage der aufgefundenen Leichen zwischen Kellerleichen und Straßenleichen. Unter *Kellerleichen* sind Leichen von Personen zu verstehen, die in Kellern, Bunkern oder ähnlichen Luftschutzräumen der Wirkung von Bomben und Brand ausgesetzt waren. Diese zeigten erstens Veränderungen infolge der Einwirkung starker postmortaler Hitze (Bomben-Brand-Leichen) und zum zweiten mehr oder weniger fortgeschrittene Fäulnis. Hierbei können Leichen in einer fetten, dicken, schwärzlichen Schmiere liegen, dem ausgeschmolzenen Fett der Leichenkörper, das auf dem Boden wieder erstarrt. Das Abziehen der Kleider bei diesen Schrumpfleichen ist nur durch Zerschneiden und unter Beschädigung einzelner Körperteile möglich. Kopf und Extremitäten können je nach Austrocknung der Gelenkverbindungen vielfach mühelos abgebrochen werden. Zum Durchschneiden der harten Haut braucht man eine Knochenschere oder Säge; die Verfestigung und Schrumpfung der inneren Organe verhindert Messerschnitte. Teilweise kann man die Organe, insbesondere die Brustorgane mit anhängender Trachea, Aorta und Carotiden mit Zwerchfell, Leber und Nieren, als Ganzes herausbrechen.

Zur annähernden Bestimmung der Temperaturhöhe in den einzelnen Kellern dienen Beobachtungen der Änderung von Farbe, Form oder Beschaffenheit, also die Feststellung der Verfärbungs-, Schmelz- und Erweichungspunkte und besonders des Selbstentzündungspunktes der verschiedenartigen, dort vorhandenen

Substanzen oder Materialien. Unter Berücksichtigung der von GRÄFF erhaltenen Befunde dürfte die Temperatur in Räumen, in denen sich Schrumpfleichen, aber keine Aschleichen befunden hatten, zwischen 60 bis 150 bis 200° C gelegen haben, in Räumen mit Aschleichen über etwa 220° C.

Durch Verflüssigung und Abfließen des Fettes entleeren sich Fettlager des subkutanen Fettgewebes, der Mammae, des Epikards usw. Lipoidreiche Organe wie Gehirn oder Leber, werden homogen von Fett imbibiert, erhalten im Übergang eine lehmartige Konsistenz und schneiden sich wie harte Butter.

Die Wasserabgabe ist von entscheidender Bedeutung für Gestalt, Größe, Konsistenz und auch Bestand der Organe. Das Wasser für Körpersäfte und Organe verdunstet. Der gleichmäßige Wasserverlust eines Organs führt zur gleichmäßigen Schrumpfung, Verkleinerung und Verhärtung, so daß trotz erheblicher Größenabnahme die Form des Organs zu jeder Zeit erhalten bleibt („Puppenorgane"). Mit vollkommener Eintrocknung verliert jedoch das Gewebe seinen Zusammenhalt, wird mürbe und zerfällt zu einer strukturlosen, krümeligen Masse. Die Einwirkung der Hitze auf das organische Eiweiß führt zur Farbumwandlung von Blut und Gewebe, zur Bräunung und Schwärzung. Mit der Verkohlung der Organe ist der Abbau der organischen Verbindungen eingeleitet. Hierauf folgt als letztes die Veraschung. Bei jüngeren Individuen schrumpft und zermürbt das fibröse Verbindungsstück der Epiphysenlinie, und der Knochen zerfällt in seine Teile. Die Bandscheiben schrumpfen zu kleiner brauner Masse ein, lassen den Körper sich verkleinern, zerpulvern schließlich und geben damit die einzelnen Wirbelkörper frei. Die Austrocknung und Schrumpfung der Sehnen löst die Beugung und Winkelstellung der Extremitäten aus und führt bei allgemeiner und ungleicher Beteiligung der Extremitäten zum Bilde der sog. Fechterstellung. Bei Versuchen konnte festgestellt werden, daß sich Sehnen unter dem Einfluß trockener, allmählich ansteigender Erhitzung in einem Temperaturintervall von 50—87° C um durchschnittlich 61,5% ihrer ursprünglichen Länge verkürzen. Eine Verkürzung der Muskulatur wird demgegenüber in situ in wesentlich geringerem Ausmaß nur durch langdauernde Einwirkung sehr hoher Hitzegrade erreicht. Unter Berücksichtigung dieser Versuchsergebnisse darf man annehmen, daß bei den Vorgängen, die zu den Versetzungen peripherer Extremitätenteile führen, die Sehnen zumindest weit im Vordergrund der wirksamen Kräfte stehen.

Knochen und Zähne behalten vermöge ihres hohen Gehaltes an anorganischen Substanzen ihre Größe und Form bei. Durch unregelmäßige Spannungen in ihrem Gefüge kommt es zu Spaltbildungen, im Knochen zur Absprengung der Kortikalis.

Als Ausdruck stärkster einheitlicher Hitzewirkung können auch die Befunde zahlloser Aschleichen in völlig ausgebrannten Kellern gelten. Bei den Organen fand man eine Gewichtsabnahme bis auf 40, 30, ja bis auf etwa 10% des normalen Gewichtes.

Unter *Straßenleichen* sind alle diejenigen zu verstehen, die im Freien, also im wesentlichen innerhalb der Straßen, auf Plätzen oder offenen Balkonen lagen und dort der Wirkung von Bomben und Brand ausgesetzt waren. Kommen diese Menschen nicht durch unmittelbare Bombenwirkung zu Tode, so erfolgt er im Feuersturm. Die Besonderheiten beruhen bei den Straßenleichen auf der kurzdauernden Einwirkung stärkster strahlender Hitze im Feuersturm vor und nach dem Tode. Bereits 2—5 Std nach dem Tode konnte beobachtet werden, daß die Straßenleichen stark aufgetrieben waren. Man darf wohl nicht fehlgehen, diesen Vorgang auf eine besonders schnelle Anaerobenanreicherung — im wesentlichen wohl der Fränkelschen Gasbazillen — zurückzuführen, die zu dem bekannten Bild der Anaerobenfäulnis führen. Die Geschwindigkeit des Eintritts dieser allgemeinen Gasbildung in den Leichen wird verständlich durch die überhöhte Körpertemperatur zur Zeit des Todes und die postmortale Einwirkung der weiter anhaltenden großen Hitze.

Das unterschiedliche Verhalten von Hitze und Fäulnis im Organabbau zeigten die parenchymatösen Organe der Bauchhöhle besonders deutlich. Eine angekohlte Leber ist hart, verkleinert, in der Form erhalten und schwer schneidbar. Auf dem Schnitt ist sie verfärbt, bis schwarz, die Fläche glatt und ohne Zeichnung, das Gerüstwerk nicht zu erkennen. Die Fäulnisleber dagegen ist schlaff, liegt flach auf der Unterfläche, leistet auf Schnitte wenig Widerstand. Die Schnittfläche ist mißfarben, das Parenchym feucht, weich, zurückgesunken und in Auflösung. Dadurch tritt das Gerüstwerk deutlicher hervor. Ähnliche Befunde sind an Milz, Pankreas und Nieren zu erheben.

Der akute Hitzetod bewirkt keine wesentlichen makroskopischen und mikroskopischen Veränderungen. Auch die intravitale Verbrennung durch Flammen setzt bei kurz darauf folgendem Tod nur gelegentliche und unbedeutende Veränderungen der inneren Organe. Da Blasen an der Leiche auch postmortal entstehen können, hat eine reaktive hyperämische Randzone der Blasen als Kriterium zu gelten. Bei denjenigen Schrumpfleichen, an denen das klare Bild der Dermatitis acuta mit multipler dichter Bläschenbildung unverkennbar war, dürfte an der intravitalen Entstehung der Brandblasen kein Zweifel sein.

Als eine andere Todesursache ist zunächst die *Kohlenmonoxydvergiftung* zu nennen. In den Kellern war noch nach Tagen mit erhöhter CO-Konzentration zu rechnen, die sogar zu den akuten Erscheinungen einer CO-Vergiftung bei Bergetrupps führen konnte.

Da die Verbrennungen der Leiche eine Störung der spektroskopischen und optischen CO-Hämoglobinbestimmung hervorrufen können, ist bei Bombenbrand-Schrumpfleichen auch bei tatsächlich erfolgter CO-Vergiftung überhaupt kein spektroskopisch oder chemisch einwandfrei nachzuweisender CO-Hämoglobinbefund zu erwarten. In diesen Fällen kommt dem optischen Nachweis der karminroten Farbe des CO-Hämochromogens des Blutes oder irgend eines Gewebes eine erhöhte und unter Umständen eine entscheidende Bedeutung zu, um hierdurch trotz negativen Ausfalls der CO-Hämoglobinbestimmung eine CO-Vergiftung hinreichend sicherzustellen.

Bei einer Temperatur von über 50° C ist nach 2stündiger Hitzeeinwirkung der CO-Hämoglobingehalt herabgesetzt und wird bei höheren Temperaturen zunehmend stärker herabgesetzt, so daß ein relativ geringer CO-Hämoglobingehalt der Organe sich schon bei Temperaturen unter 100° C dem Nachweis entziehen kann.

Ganz reine Fälle von *Luftstoßtod* sind selten. Die Festlegung der Veränderungen ausschließlich als Wirkung eines Luftstoßes ist durch die anatomischen Auswirkungen einer gleichzeitigen Schleuderung oder sonstigen Trauma erheblich erschwert, ja vielfach unmöglich gemacht. Die anatomische Feststellung von Lungenzerreißungen bei Druckstoß ist nicht einfach, da eindeutige Gewebstrennungen im Lungenparenchym nur bei größeren Einrissen mit bloßem Auge erkennbar sind und die kleinen schwarz-roten Fleckchen vom Bilde der Blutaspiration kaum unterschieden werden können. Auch die mikroskopische Untersuchung solcher durchbluteten Lungenteile bringt keine einwandfreie Klärung; denn es ist nicht immer möglich, Kontinuitätstrennungen der elastischen Gewebe bedenkenlos als intravitale traumatische zu erkennen.

Eindeutige Fälle von *Staubtod*, d.h. Erstickung durch mehr oder weniger schnelle Einatmung ausreichender Mengen feinen Staubes in die Luftwege, konnten nicht festgestellt werden. Sand in der Mundhöhle von Leichen kann auch durch nachträgliche Verlagerung eindringen.

Zusammenfassend läßt sich zu den Todesursachen im Luftangriff sagen, daß ein Tod durch Sauerstoffmangel und durch Kohlendioxydvergiftung auf der Straße und im Hause nur bei Zusammentreffen ganz besonders ungünstiger Zustände für möglich erachtet wird. Einwandfreie Fälle sind nicht beobachtet worden. Für die weit überwiegende Mehrzahl der Bombenbrandopfer kommt als Todesursache entweder Überhitzung oder CO-Vergiftung in Frage. Während bei einem Tod auf der Straße im Feuersturm und vielleicht auch im Keller wichtige Einwände gegenüber der Annahme einer Überhitzung kaum geltend gemacht werden können, scheinen umgekehrt die Voraussetzungen für eine tödliche CO-Vergiftung im Keller grundsätzlich besser erfüllt zu sein als im Freien.

Aufgrund der autoptischen Untersuchungen von Einzelfällen, klinischen Wahrnehmungen und der Überlegungen, die sich aus der Beurteilung der Geschehnisse bei den Luftangriffen auf Hamburg ergeben haben, nimmt GRÄFF zu der Frage der Todesursache bei den im Bomben-Brandkrieg Getöteten Stellung, und zwar mit dem Ergebnis, daß im Keller — neben Tod an Verbrennung und außergewöhnlichen Gelegenheitsursachen CO-Vergiftung und Hyperthermie die überwiegend häufigsten Todesursachen darstellen. Auf der Straße und besonders im Feuersturm muß im wesentlichen Hyperthermie als Todesursache verantwortlich gemacht und ein Tod aus anderen Ursachen darf nur unter besonderen Umständen angenommen werden. Sauerstoffmangel und Kohlendioxydvergiftung spielten, wenn überhaupt, nur eine ganz untergeordnete Rolle.

Literatur

GRÄFF, S.: Tod im Luftangriff. Ergebnisse pathologisch-anatomischer Untersuchungen. Hamburg: Nölke 1955.

KLAPPROTH, H. J.: Zur Theorie der fixierten Extremitätenversetzung bei Hitzeschrumpfleichen. Dtsch. Z. ges. gerichtl. Med. 43, 428 (1954).

II. Kälte

1. Unterkühlung

Unter dem Begriff Kälteschäden faßt man nach KILLIAN alle Erkrankungsformen zusammen, welche auf einer physikalischen Wirkung tiefer Außentemperatur auf den Organismus als Ganzes oder einzelne Teile beruhen und zu einem abnormen Wärmeverlust, d.h. einem abnormen allgemeinen oder örtlichen Wärmeentzug, führen.

GROSSE-BROCKHOFF spricht von einer akuten Unterkühlung, wenn die Dauer der Kälteeinwirkung 12 Std nicht überschreitet, und von einer langdauernden Unterkühlung bei längerer Kälteeinwirkung. Neben der Kälteschädigung ist als weiterer Faktor die allgemeine körperliche Erschöpfung zu berücksichtigen. Nach den Beobachtungen von REWERT steht offenbar die körperliche Erschöpfung im Vordergrund der Pathogenese, zu der dann der Kältefaktor erschwerend hinzutritt (GROSSE-BROCKHOFF).

Die Erfahrungen während des Norwegenunternehmens sowie während des Einsatzes der Luftwaffe über dem Kanal im letzten Krieg haben nach GROSSE-BROCKHOFF gezeigt, daß es bei Wassertemperaturen von $+ 10°$ bis $+ 12°$ C bereits innerhalb weniger Stunden zu einem lebensbedrohlichen Zustandsbild bei den Besatzungen torpedierter Schiffe oder abgeschossener Flugzeuge kam, sofern diese nicht in der Lage waren, sich in Rettungsbooten über Wasser zu halten oder an Bord genommen werden konnten.

Nach Beobachtungen an Schiffbrüchigen hat sich ergeben, daß eine Wassertemperatur von 18—20 Grad eine kritische Grenze darstellt, unter der die Überlebenszeit rapide absinkt. 15° C werden maximal 12 Std ertragen, 10° C maximal 5 Std, und bei einer Wassertemperatur von 5° C kann ein Mensch kaum länger als 1—2 Std, am Leben bleiben, vorausgesetzt, es gelingt, ihn in richtiger Weise und rechtzeitig nach der Rettung wieder aufzuwärmen (SCHMIDT).

Bei Menschen, welche durch Seenot an Unterkühlung gestorben waren, wurde eine Lipoidentspeicherung der Nebennierenrinde dann beobachtet, wenn die Seenot tagelang bestanden hatte. Weiterhin fand man beim Menschen im Unterkühlungstod vielfach eine diffuse feintropfige Verfettung der Leber, eine systematische, schwerste Verfettung in den Epithelien der Harnkanälchen, eine fleckförmige, feintropfige Verfettung im Herzmuskel sowie eine fleckförmige Verfettung der Skelettmuskulatur. Es ist schwer, auf Grund dieser histologischen Befunde allein eine Unterkühlung als Todesursache in Anspruch zu nehmen. Es dürfte sich dabei um die Auswirkungen einer allgemeinen Oxydationshemmung handeln.

MÜLLER u. Mitarb. konnten 28 Todesfälle nach Unterkühlung in Seenot untersuchen. Sie fanden einen Glykogenschwund in der Leber bei den Soldaten, die 1—2 bzw. 4—8½ Tage überlebt hatten; ferner eine vorwiegend periphere Verfettung der Leber sowie einen hochgradigen Lipoidschwund der Nebennierenrinde bei den am längsten Überlebenden. Keine Veränderungen fanden sich an der Schilddrüse, der Hypophyse und dem Inselapparat der Bauchspeicheldrüse. Degenerative Veränderungen in Form einer fleckförmigen, z.T. aber auch diffusen Verfettung bestanden an den Epithelien der Hauptstücke der Nieren sowie eine fleckförmige Verfettung des Herz- und Skelettmuskels; ebenso auch stärkere vakuolige Degeneration des Nebennierenmarkes, der Leber, des Herzmuskels, der Epithelien der Hauptstücke der Nieren und des exkretorischen Anteils der Bauchspeicheldrüse, ebenfalls bedingt durch allgemeinen Sauerstoffmangel. Die Eiweißausscheidung in den Bowmanschen Kapselraum und in die Lichtung der Harnkanälchen war am deutlichsten bei der Gruppe mit der längsten Überlebenszeit. An weiteren Befunden waren hämorrhagische Erosionen in der Magenschleimhaut, seröse Ergüsse in der Brusthöhle, subpleurale und subendokardiale Petechien sowie Oedeme an Händen und Füßen vorhanden. Letztere Veränderungen lassen sich z.T. nach den Worten von MÜLLER u. Mitarb. als Folgen venöser Stauung bei Insuffizienz der rechten Herzkammer deuten; sie können aber auch ihren Anlaß in zentral ausgelösten Durchblutungsstörungen und dadurch bedingter Gefäßwanddurchlässigkeit haben.

Die Untersuchungen von MUELLER an Schiffbrüchigen, die ein paar Stunden bis zu 8½ Tagen kalten Temperaturen ausgesetzt waren, zeigten große Ansammlungen von Blut in inneren Organen einschließlich des Gehirns als Folge der haemodynamischen und vaskulären Veränderungen bei Zentralisation des Kreislaufs. Im Gegensatz zu Tierexperimenten sind bei menschlichen Todesfällen keine morphologischen Veränderungen in der Schilddrüse nachzuweisen. Man fand eine ruhende, kolloidreiche Schilddrüse mit flachem kubischen Epithel. Langdauernder und schließlich tödlicher Wärmeentzug bedingen einen starken Lipoidschwund der Nebennierenrinde. Relatives oder absolutes Versagen aller Schutzmaßnahmen des Organismus (Insuffizienz der Regulationen bei anhaltender oder gesteigerter Kälteeinwirkung) führen zum morphologischen Bild des Sauerstoffmangels: Vakuolenbildung, herdförmige, fleckförmige oder diffuse Verfettung in den verschiedensten Organen als Zeichen einer allgemeinen intrazellulären Fermentinaktivität bei zunehmender Zellauskühlung. Eindeutige Gewebsveränderungen als Ursache des Unterkühlungstodes sind beim Menschen nicht gefunden worden.

GROSSE-BROCKHOFF wies darauf hin, daß in sehr eingehenden Untersuchungen einschließlich der innersekretorischen Drüsen, die von mehreren Untersuchern an Organen von Flugzeugbesatzungen vorgenommen wurden, die durch Absturz über dem Kanal an akuter Unterkühlung gestorben waren, keine wesentlichen histologischen Veränderungen festgestellt werden konnten. Hervorgehoben wurden stärkere Ergüsse in den Brusthöhlen und eine auffallende Blässe der Milz. Ein spezifisch pathologisch-anatomisches Substrat der akuten Unterkühlung gibt es demnach nicht.

Anoxämie kann nach GROSSE-BROCKHOFF bei der akuten Unterkühlung nicht der entscheidende Faktor des Kältetodes sein. Es ist eine Lähmung der medullären Zentren und die Blockierung der Erregungsbildung im Herzen anzunehmen. Dagegen steht an erster Stelle als Todesursache bei langdauernder Unterkühlung die Erschöpfung der Glykogenreserven, die sich vor allem am Herzen katastrophal äußert, so daß als Hauptfaktor der Todesursache eine akute Herzmuskelinsuffizienz mit ihren Folgeerscheinungen zu nennen ist. Während bei der akuten Unterkühlung wesentliche morphologische Zellveränderungen nicht nachweisbar sind, konnten bei Todesfällen infolge langdauernder Unterkühlung morphologische Substratveränderungen der verschiedensten Art gefunden werden. MÜLLER u. Mitarb. erhoben bei Unterkühlung von 1–2 Tagen Dauer im wesentlichen folgende Befunde:

Dilatation der Herzkammern unter besonderer Bevorzugung der rechten Kammer, starke venöse Hyperämie der Lungen, des Splanchnikusgebietes, der Leber und der Nieren bei relativer Blutarmut der Milz und der Extremitäten. Von den histologischen Befunden sind hervorzuheben: feintropfige, diffuse Verfettung der Leber, Verfettung der Kupfferschen Sternzellen und beginnende feintropfige Verfettung der Harnkanälchen der Niere. Auch findet man das Bild der vakuoligen Degeneration der Leberzellen. Bei Todesfällen, wo die Unterkühlung 4–8½ Tage gedauert hatte, waren die eben beschriebenen Veränderungen noch wesentlich stärker ausgeprägt, vor allem die venöse Hyperämie, die auch in mehreren Fällen die weichen Hirnhäute betraf. An der Nebennierenrinde konnte ein wechselnd starker, in der Mehrzahl der Fälle als hochgradig zu bezeichnender Lipoidschwund festgestellt werden.

Bei allgemeiner Unterkühlung handelt es sich bei der hellroten Farbe der Totenflecke um Kältetotenflecke, die auch an Leichen infolge Diffusion des Sauerstoffs durch die durchlässig gewordene Hautdecke und dessen Bindung an das Haemoglobin auftreten können. Von Bedeutung sind nach PROKOP die fleckförmig geschwollenen, glänzenden, blaurot oder scharlachrot gefärbten Hautbezirke an nicht abhängigen totenfleckfreien Körperteilen, die durch Bloßliegen der Kälte am meisten ausgesetzt sind, besonders an Händen und Füßen.

An inneren Befunden ist hellrotes Blut und Hyperaemie der inneren Organe bei allgemeiner Unterkühlung festzustellen, Blutüberfüllung des Herzens und der großen Gefäße sowie Lipoidschwund der Nebennieren. WISCHNEWSKI beobachtete Erosionen der Magenschleimhaut, welche auch experimentell nachgewiesen werden konnten. Die Größe der Erosionen schwankte von Hirsekorn- bis Erbsengröße (PROKOP).

Der plötzliche Kälteschock in eiskaltem Wasser beruht neuen Erkenntnissen gemäß entweder auf einem reflektorischen Herzstillstand durch vegetative Übererregung (Vagusschock) oder aber auf einer plötzlichen Histaminfreisetzung im Körper (Histaminschock). In Frage kommt nach Ansicht KILLIANS auch eine zu massive Adrenalinausschüttung, die zum akuten Herzstillstand führen kann. Nur bei dem allmählichen Auskühlungsvorgang tritt der Tod durch Versagen verschiedener lebenswichtiger Organfunktionen ein, worunter unzweifelhaft das Versagen des Herzens eine wichtigere Rolle spielt als das Versagen der Atmung. Schon bei 30 Grad Celsius Bluttemperatur kommt es zu einer absoluten Arhythmie und Extrasystolie des Herzens und unterhalb dieser Temperatur zum allmählichen Versagen der Automatie des Herzens bis zum Herzstillstand nach Kammerflimmern. Es kann sicher auch ein Versagen des Herzens durch Mangel an Sauerstoff oder Glykogen vorkommen, das erstere, wenn die Unterkühlung mit starken Rettungsanstrengungen verbunden war, und das letztere, wenn die Unterkühlung zu lange dauerte; denn man hat im Herzmuskel wie in der Leber an durch Kälteunfall Verstorbenen einen völligen Schwund der Glykogenreserve gefunden.

Der Hypoxie- oder Anoxietod durch Unterkühlung dürfte nach KILLIAN auf seltene Ausnahmen beschränkt sein.

Schäden der Mundschleimhaut, Arrosionen und Rhagaden treten häufig auf. Beschrieben sind Frostgeschwüre der Lippen, der Zunge und der Mundschleimhaut, die aber meistens nicht allein durch Kälteexposition entstehen, sondern durch den unvorsichtigen Genuß von Schnee.

Während und nach Unterkühlung kann es leicht zu Krankheitserscheinungen des Magen-Darmkanals kommen. Zum Teil beruhen sie auf einer Übererregbarkeit der kutano-visceralen Reflexe, z.T. auf dem Aufflackern alter Infekte. Sie führen zu Enterokolitiden mit Meteorismus, Darmspasmen, evtl. Obstipation, gelegentlich auch zu Ileuserscheinungen; sogar Invaginationen kommen vor. Eine andere Gruppe von Erkrankungen besteht in einer Kältegastritis (reflektorische oder direkte Kälteschädigung durch Schnee- und Eisgenuß), die zu Erosionen der Magenschleimhaut und zur Bildung von Magen-Darmulcera führen. KILLIAN sah diese Krankheitserscheinungen häufig nach wochenlang dauerndem Genuß gefrorener Nahrung.

Frostschäden der Mukosa sind von Pathologen bis zu 72% der an Kälte Verstorbenen beobachtet worden. Es wird hierbei an einen Zusammenhang mit einer Schädigung des subthalamischen Gebietes gedacht, weil bekanntlich hiernach dystrophische Veränderungen der Magen-Darm-Schleimhaut beobachtet werden.

Dickdarmschädigungen verlaufen unter dem Bild einer Colitis mit Tenesmen und Schleimabgang. Das Krankheitsbild ähnelt einer Colitis ulcerosa. Da viele derartige Fälle nach Rettung aus Seenot entstanden, dachte man an die Folgen verschluckten eiskalten Seewassers oder Spuren von Öl (TIDOW), was für einen Teil der Fälle zutreffen mag.

Auch die Nieren bleiben nicht unbeteiligt; man kennt eine Kältenephritis und -nephrose. Nach LEWIS und THOMSON gehören Erfrierungen zu den Ursachen einer renalen tubulären Degeneration (KILLIAN). Die Nieren werden im Zuge einer Unterkühlung abnorm für Eiweiß und Zucker durchlässig. Es nimmt, nach TALBOT, der Filtrationsprozeß in den Glomerula ab. Pathologisch-anatomisch fand man eine Hyperämie der Glomerula, eine hyaline Degeneration sowie hyaline Zylinder in den Tubuli. Ferner kamen Blutungsherde in den Nieren zur Beobachtung (KILLIAN).

Auf das seltene Krankheitsbild der Lungenerfrierung bei großer Kälte im hohen Norden wies ABS hin. Bewegte Kälte und vor allem Schneestürme begünstigen die Unterkühlung der Luftwege besonders. Muß bei derartigem Wetter marschiert werden, so ist eine zunehmende Abkühlung der Atemwege zu erwarten, da Sauerstoffmangel infolge Atemnot durch das Gegenankämpfen gegen den Sturm immer wieder zu vermehrten und vertieftem Atmen zwingt, wobei auch noch unwillkürlich auf die Mundatmung zurückgegriffen wird. Dazu kommt weiter, daß die enormen körperlichen Anstrengungen unweigerlich zu profusem Schwitzen führen, wodurch mit der Zeit die Körpertemperatur herabgesetzt und damit das den Atemwegen zugeführte Blut abgekühlt wird. Bei der Obduktion findet man vom Pharynx über den Larynx bis in die Alveolen hinein sich erstreckende entzündliche Vorgänge, die zu einer Pharyngitis, Laryngitis, Tracheitis sowie katarrhalischer und eitriger Bronchitis mit herdweiser Bronchopneumonie und zirkumskripten Emphysem geführt hatten. Auch lassen sich Haemorrhagien in der Pleura sowie eine Hyperämie der parenchymatösen Organe nachweisen.

Als Restschäden nach Unterkühlung wurden schwere psychische und charakterliche Veränderungen beobachtet. Man sprach von Kältestupor, permanenter Kältekatonie und Kälteidiotie. Nach heutiger Auffassung handelt es sich dabei um Restschäden einer Kälteenzephalitis mit Hirnoedem und kleinen Blutungen in der Hirnsubstanz nach Hirnanoxie mit oder ohne Nekrosen.

Bei Sektionen fand man öfter innerhalb der Schädelkapsel an Kälte Verstorbener blutig-seröse Flüssigkeitsansammlungen, kleine Blutungsherde und auch subdurale Haematome. REWERTS machte darauf aufmerksam, daß der N. opticus durch Übergreifen des Hirnoedemes vorübergehend oder endgültig geschädigt werden kann. Fälle von Kälteerblindungen kamen vor. Ausfälle anderer Hirnnerven und periphere Reizerscheinungen und Lähmungen wurden beschrieben (KILLIAN). Man hat auch am Rückenmark Dauerkälteschäden beobachtet und von einer Querschnitts- oder Refrigerationsmyelitis (OPPENHEIM) oder einer Entmarkungsmyelitis (PETTE) gesprochen. Wahrscheinlich beruhen sie auf Gefäßläsionen des Rückenmarks und stellen letzten Endes Sauerstoffmangelschäden dar. Hierzu kommen bestimmte Veränderungen an der Muskulatur, die wahrscheinlich auf einer diskontinuierlichen Schädigung der Muskeln, Nerven und Gefäße beruhen und den Untergang ganzer Gruppen Muskelfibrillen mit späterer Sklerosierung bedingen (KILLIAN).

Eingehende Besprechung der Gehirnschäden infolge Unterkühlung und Erfrierung bei JACOB.

Autoptische Untersuchungen an Leichen von Kletterern und Bergsteigern, welche an Hypothermie und Überanstrengung verstorben waren, ergaben geringe Befunde. Ebenso gering sind auch klinische Ergebnisse an Überlebenden gewesen. 4 von 6 obduzierten Leichen zeigten jedoch ein auffallend spärliches subkutanes Fettgewebe. In einem Fall kam zusätzlich als Todesursache eine Infektion der Atemwege in Betracht (PUGH).

Die Tatsache, daß durch Unterkühlung der Sauerstoffbedarf des Gewebes herabgesetzt wird, ein Konservierungseffekt entsteht und die Zellen gegen Sauerstoffmangel resistent werden, sofern keine Vereisung eintritt, ließ nach KILLIAN erkennen, daß eine Hypoxie oder Anoxie mit Nekrosegefahr kaum jemals während der Unterkühlungsphase selbst auftreten kann, sondern daß sie erst während der Wiedererwärmungsphase zustande kommt. Als Ausnahme ist ein abnorm hoher Sauerstoffgehalt bei körperlichen Anstrengungen oder ähnliches oder ein effektiv zu niedriger Sauerstoffgehalt in der Atmosphäre unter Hochgebirgsbedingungen anzusehen.

Bei allgemeiner Unterkühlung und insbesondere bei Erfrierungen sind erhebliche Störungen des Mineralstoffwechsels und Wasserhaushalts festzustellen.

JUSTIN-BESANÇON machte darauf aufmerksam, daß bei Beginn der Unterkühlung eine Hyperglykämie und bei der Erwärmung eine Hypoglykämie beobachtet wird. Gleichzeitig liegt bei niedrigen Temperaturen immer eine Hyperleukozytose, eine Gasazidose sowie eine Reduktion des Plasmavolumens mit angestiegenem Haematokritwert vor.

2. Erfrierung

Folgende Grade der Erfrierung werden unterschieden:
1. Grad: nach Drosselung der Durchblutung eine langanhaltende Hyperämie und dementsprechend starke Rötung
2. Grad: Oedem mit Blasenbildung
3. Grad: Bildung von Nekrosen (Kältebrand) (BÜCHNER).
4. Grad: Vereisung

Die Epidermis der Haut erleidet durch Kälte schwere Schäden. Nach den Ausführungen von KILLIAN wird die Begrenzung der Haut nach dem Korium hin glatt. Die Papillarkörper und die Epithelleisten schwinden. Das Korium wird oedematös durchtränkt; es findet sich eine Abflachung der unteren Grenzschichten. Die elastischen Fasern im Korium gehen zugrunde. Vielfach kommt es zu Hyperkeratosen, Parakeratosen, Hornlamellenbildung an der Oberfläche und Verhornungsprozessen an den Talgdrüsen sowie den Haarfollikeln mit Atrophie der Wurzelscheiden, die ebenfalls verhornen. Die Haut wird pergamentartig dünn und gespannt, sehr empfindlich, leicht verletzlich infolge trophischer Störungen sowie solchen der Durchblutung durch Gefäßveränderungen und Nervenschäden. Diese Hautgebiete heilen schlecht. Die Atrophie der Nägel und ihr Verlust ist eine sehr charakteristische Folge von Erfrierungen 2. bis 4. Grades. Ihre Regenerate sind spröde, brüchig und krank, manchmal auch hyperkeratotisch. Häufig entsteht eine Hyperhidrosis, die manchmal stärkste Grade erreichen kann.

Nach STAEMMLER kam es häufig zu einer Hyperpigmentation und einer Melaninansammlung in den basalen Zellen der Haut, sowie zu dem Bild der Melanodermie als Spätfolge. TAYLOR beschrieb auch Pigmentverluste nach Erfrierungen, junge Haare blieben schneeweiß. Auch die Hautnerven können Schädigungen aufweisen (KILLIAN).

Die Frostbeulen (Perniones) sind rötlich bis bläulich gefärbt, an Händen und Füßen, vorwiegend aber auch im Gesicht lokalisierte Knotenbildungen mit starken Schmerzen und Juckreiz. Histologisch findet sich eine chronisch-entzündliche Hautinfiltration mit Oedembildung; die Gefäße sind erweitert, ihre Wandungen verdickt. Gründliche pathologisch-anatomische Befunde bei örtlichen Kälteschädigungen mit Berücksichtigung der Spätschäden stammen von SIEGMUND.

Von den sichtbaren Erfrierungen 1. bis 4. Grades muß man nach KILLIAN die in der französischen Literatur als „engélures inapparantes" bezeichneten invisiblen Erfrierungen, die auf einer besonderen Art der Kälteeinwirkung beruhen, abgrenzen.

Wie KILLIAN in einer anderen Arbeit anführt, wurde die Bezeichnung „invisible Erfrierungen" der französischen Bezeichnung „engélures inapparantes" angeglichen. Diese Bezeichnung ist in der Tatsache begründet, daß die Oberflächen gar nicht oder nur wenig geschädigt werden, der Kälteschaden also außen kaum Spuren hinterläßt, während tiefer gelegene Substrate schon schwer bis zu Nekrosen geschädigt sein können.

Nach RATSCHOW deckt sich die von KILLIAN beschriebene invisible Erfrierung weitgehend mit Vorgängen, welche als Trenchfoot bzw. Immersion-foot beschrieben worden sind.

Diese Gruppe umfaßt also jene Formen der Kälteschäden, die man als „Trenchfoot", „Flandernfuß", „Immersion foot", „Shelterfoot", „Pied de tranchée" bezeichnet hat. Es handelt sich hierbei – im Gegensatz zu den akuten Erfrierungen nach Graden – um eine progressive und prolongierte Kälteeinwirkung bzw. Auskühlung der Gewebe, die dadurch charakterisiert ist, daß die Temperaturdifferenzen zwischen Oberfläche und tiefen Geweben gering bleiben. Es entsteht deshalb eine gleichmäßige einmalige oder wiederholte Durchkühlung des ganzen Gliedes auf längere Dauer, wie sie am häufigsten beim Stehen in eiskaltem Schlamm, kaltem Wasser um oder über 0° C vorkommen. Daher auch die Bezeichnung Kälte-Nässe-Gangrän. Jedoch kommt es dabei nicht immer zur Nekrose.

Die wesentlichen Frühveränderungen beim Trenchfoot bestehen nach FRIEDMAN in einer Störung des Blutkreislaufs; besonders die anhaltende Stase führt zur Thrombose und weiterhin zur Gangrän. In vieler Weise gleicht die Gangrän einer gewöhnlichen peripheren ischämischen Nekrose, welche durch sekundäre Infektion kompliziert ist. Besonders bemerkenswert sind die Agglutinationsthrombose, die tiefen Veränderungen im Fettgewebe und die neuromuskulären und Knochenveränderungen (WHAYNE-DE BAKEY). Die Veränderung des peripheren Nervensystems und des Rückenmarkes bestehen nach PANCHENKO in einer typischen ischämischen Neuritis und Zeichen einer intensiven fibroplastischen Hyperplasie und Hypertrophie. Einzelne Nervenfasern zeigen Wallersche Degeneration, wenngleich auch Regenerationszeichen zur selben Zeit beobachtet werden konnten.

Bei voll ausgebildeten invisiblen Kälteschäden beherrschen drei Krankheitserscheinungen das Bild:
1. Die obliterierende Thromboendangiitis
2. Die Buergersche Erkrankung
3. Die Kälteendangiitis.

Wie GROSSE-BROCKHOFF mitteilt, muß man nach den vorliegenden Befunden annehmen, daß dem Kältefaktor bei der Entstehung einer Endangiitis obliterans eine große Bedeutung zukommen kann. Jedoch darf man dabei nicht übersehen, daß Kälteeinwirkung wohl nur in seltenen Fällen allein zu solchen Spätschädigungen am Gefäßsystem führt. Konstitutionelle Faktoren (besonders Neigung zu Gefäßspasmen), Nikotinabusus und Infekte sind stets als fördernde Faktoren mit zu berücksichtigen und deren Bedeutung im Einzelfall abzuwägen.

Bei Erfrierung fand man im histologischen Präparat von Gefäßen eine seröse Durchtränkung der Gefäßwände mit Auflockerung besonders der Intima und Endothelschicht (Dysorie Schürmanns), die sich aber in der Hauptsache erst nach Einstrom warmen Blutes in die geschädigten Gefäßgebiete entwickelten. Die Intima ist verbreitert, verdickt, der Endothelsaum aber oft erhalten. In den Endothelzellen fand man Vakuolen.

Durch Gerinnung des subendothelialen eiweißreichen Exsudates kommt es zur Organisation, d.h. zu einem definitiven Schaden. Es entsteht das Bild der chronischen obliterierenden Kältearteriitis. Endothelnekrosen bilden sich und können ebenfalls zur Verstopfung der Arterien durch Thrombenbildung führen. Sehr charakteristisch für den Kälteschaden ist nämlich die Beobachtung STAEMMLERS, daß das Endothel der Intima durch Exsudationen und Plasmaaustritt abgehoben wird und gleich einer Blase oder eines Polsters in das Lumen des Gefäßes hineinragt. Hierdurch kann ein passagerer Verschluß des Gefäßes eintreten.

Die Kapillaren der Endstrombahn, die Venenplexus und die Nachflutvenen bieten das Bild maximaler Erweiterung mit roter Stase durch Anschoppung der Blutzellen; anschließend kommt es dann unter Einschluß weißer Zellen zur Agglutinationsthrombose. SIEGMUND nannte die Gesamtveränderung der Gefäße durch Kälte eine „thrombotische Angiopathie" und STAEMMLER beschrieb in seiner Monographie eingehend die nach Kälteeinwirkungen charakteristische wabige Endophlebitis. Auch er fand die maximal erweiterten Venen und Kapillaren völlig thrombosiert und obliteriert. Die Beziehungen zwischen Gefäßinhalt und Gefäßwänden sind geändert, und die Gewebsveränderungen reichen bis in die Muskularis.

Die Kapillaren im kältegeschädigten Bereich werden so schwer verändert, daß eine abnorme Permeabilität eintritt.

Die Beobachtungen von SIEGMUND an akuten thrombotischen Angiopathien ergaben mit Sicherheit, daß die echte Stase, die in Arterien, Venen und Kapillaren eintreten kann, scharf von dem einfachen Blutstillstand zu unterscheiden ist und daß für ihr Zustandekommen physikalisch-chemische Milieuveränderungen mit Eiweißabwanderung ins Gewebe und Agglutinationsbeschleunigung der Blutkörperchen maßgebend sind.

Die wesentlichen Ursachen der Stase bei Erfrierung sind die im geschädigten Gebiet entstandenen Gewebsabbauprodukte, die nach ihrem Eindringen in die Blutbahn den Quellungszustand der Eiweißkolloide des Protoplasma und der Blutzellen in dem Sinn ändern, daß es zu ihrer Koagulation kommen kann.

Vom Standpunkt der allgemeinen Pathologie stellen sich die örtlichen Kälteschäden dar als ein Problem der Blutströmung in einem durch Erstickungsstoffwechsel vorher geschädigten Gewebsbezirk und als eine Frage der gegenseitigen Beeinflussung von Blut und Gewebe im Sinne der akuten thrombotischen Angiopathie.

Für alle diese auf dem Boden der Stase entstehenden Thromben und Exsudate ist es bezeichnend, daß sehr rasch von der anliegenden, aufgelockerten Gefäßwand aus Zellen in sie einwachsen und daß ihre freien Oberflächen von Endothelien überkleidet werden. Die Gerinnungen bilden offenbar ein außerordentlich günstiges Nährsubstrat, entsprechend dem einer Gewebekultur für Gefäßwandzellen, auch soweit sie innerhalb der Gefäßwände selbst liegen. So kommt es bald, trotz der bestehenden Sauerstoffarmut, zu einer lebhaften Zellproliferation und Fibrillenneubildung sowohl in den inneren plasmatisch durchtränkten und aufgelockerten Gefäßwandschichten wie in die Gerinnsel hinein, die mit sehr charakteristischen, anderenorts näher zu beschreibenden Bildern, die Gerinnsel durchsetzen, aufteilen, umwachsen, die geronnenen Massen auflösen, zwischen sich einschließen, um schließlich in zellreiches oder lockeres faserbildendes Bindegewebe überzugehen. Sie können die Gefäßlichtung gänzlich ausfüllen und verschließen oder randständig zur Entwicklung kommen und die Gefäßlichtungen segmentförmig ausfüllen, wobei für Blut durchgängige Restkanäle entstehen oder kleine Gefäßlichtungen gebildet werden. Etwas schematisiert und durch fließende Übergänge miteinander verbunden, können sie, nach SIEGMUND, unterschieden werden:

1. zur Blutgerinnung führende Schädigungen der Gefäßwand mit Untergang des Endothels und des subintimalen Gewebes (aber auch tiefere Gefäßschichten) durch Übertritt von gerinnendem Blut in die geschädigten Wandschichten, wobei Ausdehnung und Intensität der Veränderungen sehr wechseln. Rasch einsetzende Organisationsvorgänge durch Proliferation ortsständiger Zellen führen zum Abbau des zerfallenen Gewebs- und Blutmaterials und zum Ersatz durch faserbildendes Bindegewebe.

2. rein plasmatische Durchtränkungen der sich verbreitenden subendothelialen Grundsubstanz und der faserigen Strukturen infolge Übertritt von ungeformten Blutbestandteilen durch die stark aufgelockerte Endothelschicht mit Auflockerung oder Auflösung (Histolyse) bestehender Strukturen unter gleichzeitiger Gerinnung des Blutes bzw. Blutplasma in den Gefäßlichtungen. Die Organisationsvorgänge führen zu faserigen Bildungen mit wechselndem Zellgehalt.

3. Auflockerung des subendothelialen Gewebes und Endothels mit „mukoider" Hyperplasie der Grundsubstanz, Quellung vorhandener Strukturen und folgender Neubildung kollagenen und elastischen Gewebes.

4. vorwiegend intravaskuläre thrombotische Gerinnung mit folgender Endotheldurchwachsung und schließlicher Organisation unter Bildung von Restkanälchen, besonders in den Venen.

Während die Buergersche Erkrankung eine solche der Arterien, Arteriolen und arteriellen Kapillaren ist, erstreckt sich die Kälteendangiitis im Sinne einer thrombosierenden Angiopathie auf die Arterien und die Venen. Die Kälteendangiitis generalisiert nie. Die Veränderungen bleiben auf den engeren und erweiterten Unterkühlungsbezirk beschränkt und sind nur in diesem progressiv.

Als Folge invisibler Erfrierungen kommt es häufig zu typischen Reiz- und Lähmungserscheinungen der Nerven, Neuritiden und Neuralgien. Es gehen also mit den Gefäßschäden auch entsprechende Schäden an den Nerven parallel. STAEMMLER und andere fanden regelmäßig, daß die Veränderungen in ihnen hoch über die Zone einer Erfrierung 3. Grades, ja sogar 2. Grades hinausgehen.

Es kommt zu einer plasmatischen Durchtränkung der Nerven, evtl. mit Blutaustritten (SIEGMUND), wie sie dem Bild der Störungen der Mineralsalze und des Wasserhaushalts in den übrigen Geweben entspricht, und zu Quellung und Untergang der Markscheiden sowie der Achsenzylinder. Man beobachtete Markscheidenzerfall, Absterben der Achsenzylinder, dazu eine Peri- und Endoneuritis, ferner Schwellung und Destruktion der Nerven, medulläre Störungen, besonders im Inneren der Nervenstränge, mit fettiger Degeneration der Schwann'-schen Zellen; einige Fasern bleiben meist erhalten.

Der Kälteschaden der Nerven ist diskontinuierlich. Beobachtet wurden weiterhin Infiltrationen zwischen den Fasern mit kleinen Lymphozyten. Direkte Beziehungen zwischen den Gefäß- und den Nervenschäden konnten nicht fixiert werden, so daß Nervenveränderungen als von der Durchblutung relativ unabhängige Schäden aufgefaßt werden müssen (KILLIAN).

Bei den Muskeln sieht man eine Verschmälerung der Muskelfibrillen, die dann in einem zu weiten Netzwerk liegen. Es treten Spalträume zwischen Sarkolemm und Perimysium auf. Die Kerne bleiben meist erhalten, jedoch werden Mitosen vermißt. Gut erhaltene Muskelfibrillen wechseln mit Muskelnekrosen oder atrophischen, kernlosen, aufgeschwollenen Bündeln ab. Auch der Schaden in der Muskulatur ist diskontinuierlich und erstreckt sich meist bis weit oberhalb der Demarkationslinie.

LEWIS unterscheidet am Muskel die Koagulationsnekrose, eine leichtere Form der Nekrose und die Atrophie, die er alle als Ausdruck einer direkten Kälteschädigung und dem Wesen nach gleichartig mit einem Hitze- oder Ischämieschaden auffaßt. Ein Teil der Muskelnekrosen dürfte ischämisch bedingt (STAEMMLER), ein anderer Teil aber auch direkt auf Veränderungen durch Kälte oder durch Gefrieren des in den Muskeln gespeicherten Wassers zurückzuführen sein. Die Folge der Kälteschäden in den Muskeln ist eine Fibrose und Atrophie. Die Fibrillen werden dünner, sie verlieren ihre Querstreifen und können brechen. Es kommt zu dem Bild der wachsartigen Degeneration und später unter Umständen zu narbigen Zusammenziehungen, Kontrakturen und zu schweren funktionellen Schäden. Diese Muskelnekrosen sind wie die Gefäßläsionen für die invisiblen Erfrierungen charakteristisch. Die den Knochen anliegenden Muskelpartien werden besonders stark ausgekühlt und sind deshalb stärker gefährdet als knochenentfernt liegende Muskelteile. So ist z.B. der M. tibialis anterior wegen Kontakt mit dem Schienbein für Muskelschäden besonders prädestiniert.

Wachsartige Degenerationen wurden während des Zweiten Weltkrieges auch von SCHULTZ beobachtet, und zwar auffallenderweise in 37% der Sektionen während des Winters gegenüber 4% in der Sommerzeit. Die Veränderungen entsprachen den Zenkerschen Muskeldegenerationen bei Typhus und Fleckfieber. Man fand diese Degeneration bei Verwundeten mit langen Kältetransporten, und zwar vorzugsweise in der Bauch- und Brustmuskulatur, z.B. im Pectoralis major, im Kopfnicker, in den Musculi obliqui und dem M. psoas (KILLIAN).

Die Knochenzellen sind hoch kälteempfindlich, da die Apatite der Knochen gute Wärmeleiter darstellen. Es entsteht nach Kälteeinwirkung das Bild der Kälteostitis und Kältearthritis. Nach Absterben der Knochenzellen kommt es zu Sequesterbildung, jedoch werden die Sequester niemals nach außen abgestoßen, sondern umgebaut und durch starke periostale und endostale Wucherungen umscheidet. Man fand Erweiterungen der Haversschen Kanälchen, besonders in der Kompakta mit Auflösungserscheinungen; ferner umschriebene Nekrosen in den

Schaltlamellen der Kompakta. SIEGMUND beobachtete 1942/1943 auch peristatische Blutungen im Knochenmark und die Bildung von Fasermark.

STEPANEK bemerkt, daß bei schweren Erfrierungen fast regelmäßig Knochenveränderungen beobachtet werden. Als häufigstes Symptom tritt eine Osteoporose in Erscheinung, die vom Schweregrad der Erfrierung unmittelbar abhängt. Daneben finden sich Osteolysen, die besonders in den Gelenkköpfchen der Finger- und Zehengrundglieder lokalisiert sind, sowie zuweilen Verkalkung der Weichteile, Exostosen, Periostosen, Wachstumsstörungen und Gelenkdeformierungen. Die Unterkühlung ist ein wichtiges Moment für die Entstehung der Osteochondropathie. Die Gelenke zeigen schwere trophische Störungen durch Kälte, einen Untergang der Knochenknorpelüberzüge, Verschmälerung der Gelenkkapsel, Deformationen der Gelenke mit Abknickung der Gelenkachsen, sekundäre arthritische Veränderungen, Bildung von Randzacken und Osteophyten. Die Hände und Finger können durch solche Schäden verkrüppelt und gichtähnlich aussehen.

Über röntgenologisch sichtbare Knochenveränderungen bei Erfrierung berichteten WINSON und SCHATZKI. Von 200 Soldaten zeigten 36 keinerlei Knochenveränderungen, 64 jedoch Veränderungen wie Osteoporose, Verstümmelung der Endphalangen, Spätveränderungen im Knochen in Nähe der Gelenke des Fußes und der Hand oder andere Knochenverletzungen. Die Osteoporose war nicht besonders deutlich, obgleich sie in 58 Fällen festgestellt wurde. Sie fand sich gewöhnlich in der 4.–10. Woche.

Über Dauerfolgen am Skelett nach Erfrierungsschäden im Wachstumsalter liegen nach GRAF nur ganz wenige Mitteilungen vor. Der Verfasser teilte einen weiteren Fall mit.

Erfrierungen im Kindesalter, meist Frostschädigungen 1. und 2. Grades, können Verkürzungen der Phalangen hinterlassen mit Streckdefekten, die sich zunächst bei aktiver, im Laufe der Jahre aber auch bei passiver Bewegung geltend machen. Radialabweichungen der distalen Knochenanteile der Finger lassen den Daumen fast immer aus. Das Röntgenbild zeigt partielle oder totale Destruktionen der Epiphysen. NILSSON fand bei zwei Knaben, bei denen die einschlägigen Veränderungen 1 und 1½ Jahre nach der Frostschädigung auffielen, daß die Brachialisangiographie eine vermehrte Schlängelung der Gefäße zeigte, wie dies für Erfrierungsschäden typisch zu sein scheint.

Alle diese für die invisiblen Erfrierungen typischen Merkmale am Gefäßsystem, an den Muskeln und an den Nerven stellen nach KILLIAN an sich nichts Charakteristisches dar; sie können im gleichen Sinne auch nach jeder sichtbaren Erfrierung auftreten oder zurückbleiben.

Literatur

ABS, O.: Das Krankheitsbild der sog. „Lungenerfrierungen" in hohen Breiten. Wehrmed. Mitt. 137 (1960).
AREV, T.J., u. W.S. GAMOV: Die Erfrierungen; in: Die Erfahrung der Sowjetmedizin im Großen Vaterländischen Krieg 1941—1945. Bd. 1, S. 191—331. Moskau: 1951.
BÜCHNER, F.: Die Pathologie der Unterkühlung. Klin. Wschr. **22**, 89 (1943).
— Allgemeine Pathologie. 2. Aufl. München: Urban und Schwarzenberg 1956.
FRIEDMAN, N.B.: The Pathology of Trench Foot. Am. J. Path. **21**, 387—433 (1945).
GEORGIEVKAJA, L.M., u. M.Z. KOTIK: Lungenerfrierungen. Klinicheskaja Medicina **22**, 36 (1944) (russisch).
GOHRBRANDT, E.: Auskühlung. Zbl. Chir. **70**, 1553—1557 (1943).
GRAF, R.: Spätschäden an den Händen nach Erfrierung im Wachstumsalter. Mschr. Unfallheilk. **63**, 50—56 (1960).
GROSSE-BROCKHOFF, F.: in: Handbuch' der inn. Medizin. Bd. 6, Teil 2, S. 46—106. Berlin, Göttingen, Heidelberg: Springer 1954.

Jacob, H.: Wärme- und Kälteschädigungen des Zentralnervensystems; in: Handb. spez. path. Anat. u. Histol. Bd. XIII/3, S. 300—326. Berlin, Göttingen, Heidelberg: Springer 1955.
Justin-Besancon, L.: Le refroidissement. Les hypothermies accidentelles profondes chez l'adulte. Strasbourg méd. 9, 1—16 (1958); Ref. Dtsch. Z. ges. gerichtl. Med. 47, 641 (1958).
Killian, H.: Kälteschäden. Wehrmed. Mitt. 33, 52, 59, 83, 103, 118, 132, 149, 166 (1959).
— Kälte-Endangiitis und invisible Erfrierungen. Langenbecks Arch. 291, 272 (1959).
— Zur Frage der invisiblen Erfrierungen. Münch. med. Wschr. 102, 2626 (1960).
— Immersion — Kälte — Nässeschäden der Glieder. Wehrdienst und Gesundheit, Bd. II, 84—107 Darmstadt: Wehr und Wissen 1961.
Lewis, R. B.: Pathology of Local Cold Injury, in: W. F. Bowers: Surgery of Trauma. Lippincott: Philadelphia 1953.
Mueller, B.: Gerichtliche Medizin. Berlin, Göttingen, Heidelberg: Springer 1953.
Müller, E., u.a.: Über Untersuchungsergebnisse bei Todesfällen nach allgemeiner Unterkühlung des Menschen in Seenot. Beitr. path. Anat. 108, 551—590 (1943).
Müller, E.: Die Pathologie der allgemeinen Unterkühlung des Menschen. Acta neurovegetativa 11, 146—168 (1955).
Nilsson, O., et al.: Epifysdestruktion efter förfrysning. Nordisk Med. 31, 779 (1965).
Orr, K. D., and D. C. Fainer: Cold Injuries in Korea During Winter of 1950—51. Medicine 31, 177 (1952).
Osterland, W.: Allgemeine und örtliche Erfrierungen im Kriege, auf Grund der Erfahrungen des Weltkrieges. Veröfftl. Heeressan.-Wes. 77, 87 (1923).
Panchenko, D. I.: Retrograde Changes in the Spinal Cord in Frostbite of the Extremities. Am. Rev. Soviet. Med. 1, 440—443 (1944).
Prokop, O.: Lehrbuch der gerichtlichen Medizin. Berlin: VEB Verlag Volk und Gesundheit 1960.
Pugh, L. G.: Accidental Hypothermia in Walkers, Climbers and Campers. British Med. J. 5480, 123—129 (1966).
Ratschow, M.: Zu den „invisiblen Erfrierungen", Münch. med. Wschr. 103, 874 (1961).
Rewerts, G.: Kältereiz und Hirnschaden. Klin. Wschr. 26, 249 (1948).
Richards, R. L., and W. Blackwood: Immersion Foot; in: Z. Cope: Surgery. p. 689—696. London: Her Majesty's Stationary Office 1953.
Schmidt, L.: Die ärztliche Behandlung unterkühlter Schiffbrüchiger. Med. Welt 17, 1127 — 1132 (1966).
Schneider, G.: Ätiologie und Pathogenese der Kälteschäden der Haut. Arch. Dermat. 186, 3 (1940).
— Zur Ätiologie der Kälteschäden (Perniosis). Zbl. Hautkrkh. 66, 11 (1941).
Siegmund, H.: Zur Pathogenese und Pathologie von örtlichen Kälteschädigungen. Münch. med. Wschr. 89, 827—832 (1942).
— Pathologisch-anatomische Befunde bei örtlichen Kälteschädigungen mit Berücksichtigung der Spätschäden. Zbl. Chir. 1558—1570 (1943).
Staemmler, M.: Örtliche Erfrierungen, ihre pathologische Anatomie und Pathogenese. Zbl. Chir. 1757 (1942).
— Die Erfrierung. Leipzig: Thieme 1944.
— Über anatomische Folgeerscheinungen örtlicher Erfrierungen. Virch. Arch. 312, 501 (1944).
— Erfrierungen. Stuttgart: Thieme 1954.
Starlinger, F., u. O. von Frisch: Die Erfrierung. Dresden: Steinkopff 1944.
Stepanek, V.: Skelettveränderungen bei Erfrierungen. Csc. roentgen. 12, 21—23 (1958); Ref. Med. d. Sowjetunion 5, 939 (1958).
Tidow: Klinische Beobachtungen an Abgekühlten der Kriegsmarine. Luftfahrtmedizin 7, 70 (1942).
— Kälteschäden des Magen-Darm-Kanals unter besonderer Berücksichtigung der Auskühlung. Münch. Med. Wschr. 597 (1943).
— Ärztliche Fragen bei Seenot. Wehrmed. Mitt. 37 (1960).
Vinson, H. A., and R. Schatzki: Roentgenologic Bone Changes Encountered in Frostbite, Korea 1950—1951. Radiology 63, 685 (1954).
Watzka, M.: Kapillarhyperämie und Epithelabschilferung an der Schilddrüse Erfrorener. Z. mikrosk.-anat. Forschung 51, 73—86 (1942).
Wayburn, E.: Hypothermie infolge Unterkühlung durch Wasser. Arch. Int. Med. 79, 77 (1947).
Whayne, T. F., and M. E. De Bakey: Cold Injury; in: Medical Department. Washington: 1958.
Zschukke: Bei der Kriegsmarine gemachte Beobachtungen über Unterkühlung. Luftfahrtmedizin 7, 69 (1942).

G. Ertrinken

Beim Tod im Wasser ist das unmittelbare Ertrinken vom mittelbaren, d.h. dem Untergehen im Wasser infolge Kreislaufkollaps oder Bewußtseinsstörung, zu unterscheiden. Unter klassischem Badetod nach EMMINGER versteht man den plötzlichen Tod im Wasser. Übergänge zwischen Ertrinkungstod und Badetod sind nach MUELLER keineswegs selten. Es wird die Auffassung vertreten, daß beim Badetod ein Kreislaufkollaps im Wasser entsteht, zu dessen Zustandekommen verschiedene Bedingungen einzeln oder in Kombination zusammenwirken. Der Kollaps führt zur Ohnmacht und damit zum Untersinken. Der Ertrinkungstod ist ein Erstickungstod im Wasser und zeigt daher im allgemeinen denjenigen Verlauf und diejenigen Zeichen, die dem Erstickungstode überhaupt zukommen. Finden sich keine Erstickungszeichen, so muß daran gedacht werden, daß der Tod infolge Schock- oder Kreislaufkollaps eingetreten ist (PONSOLD).

Ertrinken ist ein Ersticken unter Wasser, wobei folgende Erstickungsstadien zu unterscheiden sind:

1. Luftschnappen vor dem Untergehen
2. Atemanhalten nach dem Untergehen
3. Atemnot mit Luftausatmen und Wassereinatmen
4. Erstickungskrämpfe
5. Lähmung = präterminale Atempause; Tod (nach PONSOLD).

Aus dem Husten und dem Konvulsivstadium beim Ertrinken resultiert der beim Frischertrunkenen sehr häufig vorhandene Schaumpilz vor Mund oder vor Mund und Nase, den man auch im angetrockneten Zustand erkennen kann. In der Trachea und in den großen Luftastverzweigungen läßt sich in diesen Fällen immer noch schaumig-feinblasiger Inhalt feststellen. Die Schleimhaut der Trachea kann manchmal auffallend gerötet erscheinen (PROKOP).

Bei Tod durch Ertrinken entsteht durch die Abwehrbewegungen in der Regel ein Emphysema aquosum. Durch krampfhafte Inspiration kommt es zu einer starken Aufblähung der Lungen, welche durch eingedrungenes Wasser und sezernierten Schleim obstruiert werden. Bei histologischer Untersuchung sind neben der starken Blähung der Alveolen auch kleine atelektatische Bezirke zu sehen. Durch die Überdehnung kommt es zu Kapillareinrissen, kleinen Blutungsherden unter der Pleura oder in den Lungensepten, die ein verwaschenes Aussehen aufweisen (Paltaufsche Ekchymosen). Bei diesen unter der Oberfläche liegenden, länglichen, unscharf begrenzten, rötlichen, mitunter etwas ins Braune hinüberspielenden Verfärbungen handelt es sich wahrscheinlich um Blutungen in der Nähe der Oberfläche, die durch das Zerreißen der Alveolarwände zustande kommen (MUELLER). Ertrinkt ein Bewußtloser, so wird Flüssigkeit in großen Mengen ohne Abwehr aspiriert. In solchen Fällen fehlt das Emphysem; die Lungen sind sehr blutreich und stark durchfeuchtet; man bezeichnet diesen Befund als Oedema aquosum.

Mit den Ursachen des Ertrinkens und der Behandlung befaßten sich auch LARENG u. Mitarb.

Die Waschhautbildung ist kein Zeichen des Ertrinkens oder des Todes im Wasser, sondern nur ein Zeichen, daß die Leiche im nassen Milieu gelegen hat (PROKOP).

Der Sektionsbefund kann unterteilt werden in:

Ertrinkungszeichen
Schaumpilz
Ballonierung der Lungen (trockene Lungenblähung)

Paltaufsche Ekchymosen
Wasserbestandteile (Plankton) in den Alveolen
Nachweis von aktiv verschlucktem Wasser in Magen oder Darm.

Erstickungszeichen
akute trockene Lungenblähung
Erstickungsblutungen
Zyanose des Gesichtes

Leichenerscheinungen
bedingt durch die Bauchlage (z. B. Schleifspuren)
bedingt durch die Kälte (z. B. Gänsehaut)
bedingt durch Eindringen von Wasser (Waschhautbildung, Ausfallen der Haare, Auslaugung von Blutunterlaufungen)
bedingt durch Fäulnis
bedingt durch Tierfraß (PONSOLD).

Wie WALCHER betont, bewirkt der Aufenthalt im Wasser eine Auswaschung der Wunden und läßt die blutige Infiltration ihrer Ränder mehr oder weniger vollkommen verschwinden. Andererseits kann man, falls der Tod noch nicht sehr lange zurückliegt, wegen der bei Ertrunkenen bekanntlich besonders ausgesprochenen Dünnflüssigkeit des Blutes Verletzungen, die tatsächlich erst nach dem Tode zugefügt worden sind, für im Leben entstanden ansehen.

Von otologischer Seite ist darauf aufmerksam gemacht worden, daß beim Vorliegen einer Trommelfellperforation das Eindringen von kaltem Wasser in das Mittelohr zu Labyrinthstörungen (Schwindel, Erbrechen, Bewußtlosigkeit) führen kann (MUELLER).

Eine Betrachtung der Trommelfelle gibt nur bei frischen Leichen verwertbare Resultate, da beim längeren Liegen im Wasser die Epidermis sich löst und die Paukenhöhlen sich öffnen.

Verletzungen an Schädel und Hyperämie der Schädelhöhle sind häufig ein Zeichen dafür, daß die Leichen meist mit dem Kopfe nach abwärts schwimmen.

Das wichtigste diagnostische Zeichen ist das Vorliegen einer Ertrinkungslunge. Sie ist das Produkt der forcierten, exspiratorisch betonten, dyspnoischen Atmung unter Wasser. Es bildet sich ein inniges Gemisch aus dem eindringenden Wasser, dem während des Ertrinkungsvorganges sezernierten Bronchialschleim und der in den Lungen befindlichen Luft.

Die Lungen sind beim Ertrinken meist gewaltig gebläht; sie kollabieren nicht, bleiben steif stehen, ebenso Fingereindrücke (Volumen pulmonum auctum); sie zeigen häufig meist verwaschene, etwa fingerkuppengroße, subpleurale Blutungsherde, sogenannte Paltaufsche Flecken.

Die Leber ist häufig ausgesprochen hyperämisch, die Milz blutarm.

Im Magen findet sich häufig Ertrinkungsflüssigkeit, doch ist auch das Eindringen von Flüssigkeit in den Magen einer Leiche möglich. Wenn eine wohlunterscheidbare Ertrinkungsflüssigkeit in Magen oder Darm der Leiche festgestellt werden kann, so ist die Annahme des Ertrinkens in dieser Flüssigkeit wohl begründet. Auch die Nieren sind stark hyperämisch.

Bei Ertrinken fand NILES eine Blutung in Mittelohr und Warzenfortsatz. Es handelt sich dabei meist um bilaterale Blutungen. Sie waren schon makroskopisch sichtbar, manchmal jedoch durch postmortale Veränderungen überlagert. Es wird dem unterschiedlichen Druck in den Hohlräumen eine ausschlaggebende Rolle beigemessen.

Weitere Untersuchungen über die Bedeutung histologischer Befunde zum Studium vitaler und postmortaler Verletzungen an der Wasserleiche stammen von BARGEGNA und SELVAGGIO.

Auch PRILUZKY betont, daß nicht alle tot im Wasser gefundenen Personen durch Ertrinken verstorben sind. Es kommen weiterhin in Frage: Schock, Herz- und Kreislaufüberlastung, Überwärmung, Alkohol sowie Infektionskrankheiten.

TSVETKOV berichtete über 64 Leichen, die aus Berggewässern geborgen wurden. Es fanden sich in fast der Hälfte Anstoßverletzungen der Haut. Die Veränderungen waren im wesentlichen am Kopf feststellbar und von der Zeit des Aufenthaltes der Leiche im Wasser abhängig. In fast der Hälfte der Fälle bestanden großflächige Blutungen in den weichen Schädeldecken mit sulziger Quellung des Gewebes. Schwere Verletzungen von Extremitätenknochen usw. wurden von TSVETKOV im Gegensatz von uns selten beobachtet.

SCHEIBE u. Mitarb. fanden bei ihren Untersuchungen zum Nachweis des Ertrinkungstodes keine Differenzen zwischen Ertrinkungsfällen im Süßwasser und solche im Ostseewasser von 0,8—1% Salzgehalt. Magenschleimhautrisse waren ausgesprochen selten, traten sowohl bei leerem als auch bei vollem Magen auf. Der regelmäßigste Befund war die Ballonierung der Lungen, die andeutungsweise auch noch nach längerer Verweildauer der Leiche im Wasser zu erkennen war. Von Laboratoriumsmethoden wurden regelmäßig der Diatomeennachweis in Lungen, Leber und Nieren nach der Veraschungsmethode und der in Leber und Nieren, mit Hilfe des „optisch leeren Schnittes" (WEINIG und PANZ) durchgeführt.

Die empfohlenen chemischen Methoden zum Nachweis des Ertrinkungstodes sind nach den Verfassern prinzipiell den ganzen Fehlerquellen und Unsicherheiten im Hinblick auf die Schlußfolgerungen unterworfen wie die physikalischen Methoden. Sie stellen zusammenfassend fest, daß die verläßlichste Methode zur Feststellung des Ertrinkungstodes, auch bei faulen Wasserleichen, der Diatomeennachweis ist.

Die Untersuchung des Knochenmarkes (Femur) auf Diatomeen ist nach TAMASKA gut geeignet, um den Ertrinkungstod bzw. das Lebend-ins-Wasser-gelangen zu beweisen, sowohl an frischen, wie auch an stark verwesten Leichen.

Nach den Untersuchungen von SPITZ kann man sagen, daß Diatomeen zumindest in der Berliner Luft keine Seltenheit sind. Es erscheint deswegen angezeigt, größte Vorsicht bei der Bewertung des Diatomeenbefundes zur Diagnose des Ertrinkungstodes walten zu lassen. Dagegen bemerkt PETERSOHN, daß offenbar bei den im Rheingebiet gegebenen Verhältnissen dem Kieselalgennachweis bei einem Ertrinkungstod für die Gesamtbetrachtung und Beurteilung eines Falles eine nicht unwesentliche Bedeutung zukommt.

Im isolierten Lungenstaub normaler Erwachsener ohne jede Staubgefährdung sind nach OTTO ziemlich regelmäßig Diatomeen oder Diatomeenfragmente nachzuweisen. Dem Nachweis einzelner Diatomeen lediglich im feuchten Veraschungsrückstand von Lungen kann deshalb für die Annahme eines Ertrinkungstodes keine Beweiskraft beigemessen werden.

Zum Nachweis von Plankton werden Stücke von Lunge, Leber und Knochenmark entnommen (MIKAMI).

Postmortale Verletzungen an Wasserleichen durch Wassertiere in der japanischen See veröffentlichten KOSEKI und YAMANOUCHI.

Literatur

BARGEGNA, M., e G. SELVAGGIO: Sulla utilitá di alcuni indagini istologiche nello studio delle lesioni vitali e post-mortali nel cadavere sommerso. G. Med. leg. **9**, 367—378 (1963); Ref. Dtsch. Z. ges. gerichtl. Med. **56**, 243 (1965).

EMMINGER, E.: Über den plötzlichen Badetod. Med. Klinik 230—233 (1948).
KOSEKI, T., and SH. YAMANOUCHI: The post-mortem injury on the drowned bodies inflicted by aquatic animals, especially amphipods. Jap. J. leg. Med. 18, 12—20 (1964); Ref. Dtsch. Z. ges. gerichtl. Med. 56, 139 (1965).
LARENG, L., et coll.: Traitment des noyades. Rev. méd. Toulouse 787—795 (1965).
LARTIGUE, G.: Les dangers de l'eau; Hydrocution et noyades. La Revue du Praticien 6, 2059 (1956).
MIKAMI, Y., et al.: Experimental study an practice on the detection of vegetative planktons in the bone marrow of the drowned dead body. Acta Med. Okayama 13, 259 (1959).
NILES, N. R.: Hemorrhage in the middle-ear and mastoid in drowning. Amer. J. clin. Path. 40, 281—283 (1963).
OTTO, H.: Über den Nachweis von Diatomeen in menschlichen Lungenstauben. Frankfurt Z. Path. 71, 176—181 (1961).
PETERSOHN, F.: Diatomeenbefunde bei Wasserleichen. Dtsch. Z. ges. gerichtl. Med. 54, 376 (1963).
PONSOLD, A.: Ertrinken; in: Ponsold, Lehrbuch der gerichtlichen Medizin. S. 375—387. Stuttgart: Thieme 1957.
PRILUZKY, S. A.: Death occurring in the water. Sud. med. Ekspert. 6, 24—27 (1963) (russisch); Ref. Dtsch. Z. ges. gerichtl. Med. 56, 242 (1965).
PROKOP, O.: Lehrbuch der gerichtlichen Medizin. Berlin: VEB Verlag Volk und Gesundheit 1960.
SCHEIBE, E., u.a.: Vergleichende Untersuchungen zum Nachweis des Ertrinkungstodes. Dtsch. Z. ges. gerichtl. Med. 51, 395—398 (1961).
SPITZ, W. U.: Diagnose des Ertrinkungstodes durch den Diatomeen-Nachweis in Organen. Dtsch. Z. ges. gerichtl. Med. 54, 42 (1963).
TAMÁSKA, L.: Über den Diatomeennachweis im Knochenmark der Wasserleichen. Dtsch. Z. ges. gerichtl. Med. 51, 398—403 (1961).
TSVETKOV, V.S.: Some problems concerning medico legal examination of injuries in corpses recovered from mountain rivers. Sud. med. Ekspert. 7, 8—12 (1964) (russisch); Ref. Dtsch. Z. ges. gerichtl. Med. 56, 30 (1965).
WALCHER, K.: Über Erstickung. Ergebn. allg. Path. (1943).

H. Schäden durch Luftdruck

I. Verminderter Luftdruck in Höhenlagen

Bis vor kurzem waren Fälle eines durch große Höhen bedingten Lungenoedems außerhalb der Peruanischen Anden wenig bekannt. 1960 wurden von HOUSTEN der erste Fall in der englischen Literatur und 1962 2 weitere von HULTGREN veröffentlicht (SINGH u. Mitarb.).

SINGH u. Mitarb. berichten von 332 Fällen in Indien. Die gefährliche Höhe begann bei 11 000 Fuß, während sie in den peruanischen Anden 12 000 Fuß und in USA 8500 Fuß betrug. Bei 7 Verstorbenen zeigten die makroskopischen Befunde ein charakteristisches Lungenoedem. Alle Eingeweide waren hyperämisch; die rechte Herzkammer erweitert und blutgefüllt. In einem sehr rasch verlaufenen Todesfall fanden sich 400 ml blutige Flüssigkeit in jeder Pleurahöhle. Mikroskopisch fiel die enorme Erweiterung der Blutgefäße bis zu den Kapillaren auf, sowie die Zusammenballung von roten Blutzellen und pervaskuläre Haemorrhagien in allen Organen.

Eine weitere Arbeit über das Lungenoedem in großen Höhen mit klinischen Untersuchungen stammt von Menon.

Im Gehirn konnten charakteristische Ring- und Kugelblutungen nachgewiesen werden und in der Leber herdförmige Nekrosen. Die Nebennieren zeigten als Streßwirkung den fast vollständigen Ersatz der Zona fasciculata durch die kompakten Zellen der Zone reticularis und herdförmige Zytolyse der übriggebliebenen Zellen. Die Blutfülle in den Lungen war stark, sowohl in den Pulmonalarterienästen als auch in den Pulmonalvenen. Zusammenballung von roten Blutzellen mit perivaskulären Haemorrhagien fanden sich in fast allen Gefäßen. Die Alveolen waren in großen Abschnitten gefüllt mit proteinreicher Flüssigkeit, vermischt mit

Luftblasen oder Erythrozytenmassen; andere zeigten fibrinöses Exsudat mit neutrophilen Leukozyten und mononuklearen Zellen. Einige der Bronchien und Bronchiolen wiesen eine Desquamation des Epithels und Entzündungsexsudat auf.

Eine weitere Arbeit über pulmonale Hypertension in größerer Höhe stammt von SINGH u. Mitarb. Histopathologische Befunde legen nahe, daß die pulmonale Hypertension in großer Höhe auf Verschluß beruht, und zwar auf einer Thrombose der kleinen Pulmonalarterienäste. Die Vasokonstriktion der Lungen, erhöhtes Blutvolumen und Polyzytämie spielen wahrscheinlich nur eine sekundäre und verhältnismäßig geringe Rolle in der Pathogenese.

Unter ,,Höhenpathologie" faßte WIESINGER zwei Erscheinungsformen der Höhenwirkung zusammen, von denen die eine, die Bergkrankheit, vor allem auf Sauerstoffmangel beruht, während die andere, der Dysbarismus, mit der allgemeinen Druckabnahme zusammenhängt und deshalb auch Druckmangelkrankheit genannt wird.

II. Erhöhter Luftdruck; Caisson-Krankheit

Zu den akuten Drucklufterkrankungen zählt SEUSIN die Gesundheitsstörungen, die als direkte Folge der Einwirkung des erhöhten Druckes während oder kurze Zeit nach dem Aufenthalt unter Druckluft auftreten und mit akuten Krankheitserscheinungen einhergehen (ALNOR). Dabei kann es zu folgenden pathologischen Verhältnissen kommen:

1. Änderungen des Druckgradienten zwischen Körperoberfläche und Lungenraum bzw. Nasennebenhöhlen und Paukenhöhle. Es entsteht das sog. Barotrauma.

2. Überschreitung der physiologischen Grenzwerte der Partialdrucke der Atemgase in der Einatem- bzw. Alveolarluft. Es kommt zum klinischen Bild von Intoxikationserscheinungen.

3. Gasblasenbildung in Blut und Gewebe infolge zu rascher Dekompression. Es kommt zur Dekompressionskrankheit, Cassion-Krankheit bzw. Druckfallkrankheit.

Fällt der äußere Luftdruck mit erheblicher Geschwindigkeit in einem genügend großen Druckbereich ab, dann entsteht eine Störung des Druckausgleichs zwischen dem im Blut und in den Geweben gelösten Gasen und der sich ständig ändernden äußeren Drucklage (VON MURALT). Man bezeichnet die gesamten sich daran anschließenden Störungen als Druckfallkrankheit. Dieses Druckgefälle kann entweder durch Aufstieg mit einem rasch steigenden, nicht mit Druckkabine ausgerüsteten Flugzeug erfolgen, durch rasches Auspumpen einer Unterdruckkammer oder durch die Rückkehr von Tauchern oder Caisson-(Senkkasten)-Arbeitern aus Überdruckgebieten zum normalen Druck.

Beim Ausstieg aus dem U-Boot mit oder ohne Tauchretter und bei unvermeidbarem plötzlichen Drucksturz, wie z.B. beim Auftauchen wegen Störungen eines Atemgerätes infolge ungenügender Ausatmung, kann es zu einem relativen Überdruck im Lungenraum kommen, wodurch nicht nur die Gefahr einer Lungenruptur droht, sondern auch die einer arteriellen Gasembolie (sog. exogener Aeroembolismus).

Beim Übergang vom Überdruck in den Normaldruck, d.h. beim Ausschleusen eines Tauchers aus dem Wasser, können schwere Krankheitszustände auftreten, wenn die Ausschleusung zu schnell erfolgt.

Die Dekompressionskrankheit beruht nach ALNOR auf Gewebsschäden durch im intravasalen und extravasalen Raum gelegene Gasblasen infolge zu rascher Druckerniedrigung. Dabei ist eine endogene Gasblasenbildung im venösen Teil des Gefäßsystems entsprechend den haemodynamischen Gegebenheiten leichter möglich als im arteriellen. Der weitaus größere Teil der arteriellen Gasblasen dürfte aber exogenen Ursprungs sein, als Folge eines relativen Überdrucks im Alveolarbereich. Die zur Dekompressionskrankheit führenden Gewebsschäden können nicht nur durch Gasembolien verursacht werden, sondern auch durch autochton in den Geweben selbst freiwerdenden Stickstoff. Diese Gasblasen sollen aus dem Gasrest stammen, der während der Druckerniedrigung nicht nach außen abgegeben wurde, sondern im Gewebe zurückblieb und unter normalem Atmosphärendruck nicht mehr in Lösung gehalten werden kann bzw. zum Teil im Gewebe in Form von Blasen frei wird. Die Schädigung betrifft am häufigsten die Gelenke, am zweithäufigsten das Zentralnervensystem, dann folgen Muskulatur, innere Organe und schließlich die Haut.

Die Gelenkerscheinungen äußern sich in heftigen Schmerzen, die neurologischen Allgemeinerscheinungen in Schwindel, Krämpfen, Erbrechen und — je nach dem Sitz der Schädigung — in verschiedenartigsten herdförmigen Erscheinungen. Sehstörungen können nicht nur auf Grund einer Schädigung des Sehzentrums auftreten, sondern auch durch Netzhautblutungen und Herde in der Retina, die wahrscheinlich auf Gasembolien der Netzhautgefäße zurückzuführen sind.

Rückenmarksläsionen äußern sich in Paresen der Beine, in Sensibilitätsausfällen sowie Störungen der Blasen- und Mastdarmfunktion. Die Muskulatur zeigt bei Befall heftige Schmerzen sowie Schwellungen. Störungen an den inneren Organen können vorübergehende Erythrozyturie und Zylindrurie sein, ferner Lungenatelektasen, auch Lungenrupturen mit nachfolgendem Spontanpneumothorax; im Bereich des Magen-Darmkanals Blutungen, kolikartige Schmerzen sowie Diarrhoen. Hautveränderungen finden sich bei der Dekompressionskrankheit in Form bläulicher Verfärbungen mit Marmorierungen, zumeist verbunden mit starkem Juckreiz. Wahrscheinlich können diese Hautveränderungen sowohl durch eine Stauung infolge Gasembolie als auch durch eine Gefäßlähmung hervorgerufen werden.

Unter den chronischen Drucklufterkrankungen sind nach ALNOR die Gesundheitsschäden zu verstehen, die als Folge des Aufenthaltes unter Druckluft auftreten und sich entweder im Anschluß an eine akute Schädigung oder nach einem beschwerdefreien Intervall entwickeln.

Beim sog. *Blaukommen* finden sich eine dunkelblaue Verfärbung des Kopf-Halsbereiches mit oedematösen Schwellungen, Lidoedemen und eine Schwellung der Zunge. Ferner bestehen Blutungen im Bereich der Konjunktiven, der Mundhöhle und der Ohren.

Die Folge der Caisson-Krankheit konnten PATON und WALDER beobachten. Störungen des Wohlbefindens bei 376 Arbeitern traten lediglich nach dem „Ausschleusen" auf; 187 erkrankten an leichten Erscheinungen (sog. „Bends"). Die Hauptursache der Bends liegt in einem zu schnellen, unvorschriftsmäßigen Ausschleusen. Die Einstellung neuer unerfahrener Arbeitskräfte machte sich stets durch ein sofortiges Ansteigen der Bendsrate bemerkbar.

CABARROU befaßte sich mit dem Dekompressionsfall und seiner Behandlung.

Bei den an der Absturzerkrankung verstorbenen Tauchern finden sich dem klinischen Bild entsprechende Veränderungen im Kopf-, Hals-, Lungenbereich und eine Luftansammlung im rechten Herzen.

Bei Untersuchungen an 131 Tauchern konnte ALNOR chronische Skelettveränderungen feststellen, wobei von besonderem Interesse die Kenntnis ist, wie sich einmal nachgewiesene Skelettveränderungen in Zukunft weiter entwickeln. Es handelt sich um aseptische Knochennekrosen, die dadurch entstehen, daß im Blut große Mengen Stickstoff durch den erhöhten atmosphärischen Druck aus den Lungen absorbiert und nach Abfall des Druckes zur Norm nicht schnell genug wieder ausgeschieden werden. Der Sitz der sich entwickelnden Infarkte befindet sich vornehmlich im Bezirk der epiphysennahen Abschnitte der Knochen, da hier gerade zahlreiche Endgefäße vorliegen. Die Folge ihrer Blockade sind die aseptische Nekrose und der Knochenuntergang mit nachfolgenden Erscheinungen. Histologisch bestehen nach ALNOR keinerlei Unterschiede zu ähnlichen Erkrankungen wie Perthes-Köhler-Kienböck, jedoch bildet im Gegensatz zu diesen bekannten aseptischen Nekrosen, die besonders in Kindheit und Adoleszens auftreten, die aseptische Nekrose der Caisson- und Taucherkrankheit eine Besonderheit; sie ist begrenzt auf Erwachsene, die eine Vorgeschichte als Druckluftarbeiter haben. Am häufigsten sind die Oberarmköpfe befallen, und zwar etwa seitengleich. An 2. Stelle in der Häufigkeit stehen die kniegelenknahen Abschnitte der Femurdiaphysen und an 3. Stelle die Veränderungen der Schenkelköpfe und -hälse; an letzter Stelle die Veränderungen der kniegelenknahen Tibiaabschnitte.

Röntgenologisch zeigt sich dabei eine Knochenrarefizierung mit Entmineralisation weiter Gebiete. In anderen Fällen Paget-artige Verdichtungen, vor allem subkortikal, sowie das Auftreten einzelner Zysten, meistens scharf begrenzt und mit sklerotischem Rand. Ein weiterer Typ weist größere Destruktionsherde auf sowie Knocheninfarkte größeren Ausmaßes.

Das zeitliche Auftreten von Skelettveränderungen nach Unfallereignissen ist sehr unterschiedlich. In vielen Fällen treten diese schnell, d.h. bereits nach einigen Monaten auf, manchmal jedoch erst nach Jahren.

Die sehr spärlichen histologischen Untersuchungen chronischer Skelettveränderungen zeigten, daß es sich äußerlich, d.h. makroskopisch und röntgenologisch sowie auch bei der feingeweblichen Untersuchung, um Bilder handelt, die mit denen der übrigen aseptischen Knochennekrosen völlig identisch sind, d.h. Bilder, wie wir sie bei der Perthes-Kienböck-Erkrankung sehen.

III. Barotrauma

Beim Barotrauma (Squeeze) kommt es zur Barosinusitis. Hierbei schwillt die Schleimhaut oedematös an, blutet submukös, hebt sich schließlich ab und reißt ein. Es folgt die Bildung von Haematomen und Einsetzen von Nasenbluten.

Treten bei Sturzflügen oder bei allzu beschleunigtem Ein- und Aussteigen in Unterdruckkammern Druckdifferenzen auf, so kann es zu Trommelfellperforationen bzw. Blutungen in die Paukenhöhle kommen. Dasselbe spielt sich auch bei der Selbstrettung aus gesunkenen Unterseebooten ab.

Die Aero-Otitis media entsteht durch Druckdifferenz zwischen Paukenhöhle und Außenwelt. Beim raschen Abstieg eines Flugzeuges läßt sich die Druckdifferenz durch Schlucken oder den Valsalvaschen Versuch beheben.

Bei der Barotitis kann es zu einer Ruptur des Trommelfells durch Auswärtswölbung mit typischer zentraler Lage im hinteren oder vorderen unteren Quadranten, in der Mitte zwischen dem Umbo und dem Anulus fibrosus kommen. Die Perforation ist unregelmäßig polygonal oder oval mit gezacktem, blutig tingierten Saum. Sie zeigt u.U. Risse und Lappenbildungen.

Ein weiterer Artikel über Barotrauma und Taucherkrankheiten stammt von WAGEMANN.

IV. Preßluft

Die Rückstoßwirkung bei Preßluftwerkzeugen führt zu Knochen- und Gelenkveränderungen im Ellenbogengelenk, Schultergelenk, Hand- und Ellenspeichengelenk. Auch Mondbein- und Kahnbein-Nekrosen werden beobachtet (GROSSE-BROCKHOFF).

Der Ermündungsbruch des Kahnbeins und der Mondbeintod stellen insofern Sonderformen des Preßluftschadens dar, als es sich hierbei primär um einen degenerativen Umbau des Knochengewebes handelt, während an den übrigen Gelenken die mechanische Abnutzung an den knorpeligen Gelenkflächen beginnt. BETZEL fand unter 1000 Preßluftarbeitern mit anerkannter Berufskrankheit Nr. 25 in 130 Fällen einen Mondbeintod (62mal rechtes Handgelenk und 42mal linkes Handgelenk). Weiterhin wurden 70 Kahnbeinschäden festgestellt.

Eine Fingerkuppennekrose bei einem Preßluftwerkzeugarbeiter konnte DENK beobachten.

Direkte Traumen durch Preßluft sind selten. Sie werden vorwiegend durch Unfug oder Böswilligkeit hervorgerufen, wenn das Preßluftmundstück gegen den Körper gerichtet wird. Besonders gefährlich sind die Verletzungen, die durch Eindringen von Preßluft in den Anus entstehen, wobei das Colon überdehnt und schließlich zum Platzen gebracht wird (KAMMEL). Die Verletzung wird meistens durch Heranbringen eines Preßluftschlauches in 5—20 cm Entfernung vom After hervorgerufen. Selbst die Arbeitskleidung und Unterwäsche können die Gewalt der Preßluft nicht hindern, ausgedehnte Perforationen nach Überwindung des Sphinkter ani hervorzurufen. Der Dickdarm platzt gewöhnlich an der Grenze von Rektum und Flexura sigmoidea.

Die in neuerer Zeit beschriebenen Schädigungen des menschlichen Organismus durch pneumatisch angetriebene Arbeitsgeräte beschränkten sich im wesentlichen auf Beobachtungen von Gelenk- und vasomotorischen Erkrankungen (Vasoneurose mit Vasospasmen infolge der Fibrationen) sowie des peripheren Neurons mit Lähmungen usw. Zentrale Affektionen des Nervensystems, die unter dem Bilde spinaler progressiver Muskeldystrophien, amyotrophischer Lateralsklerose und Syringomyelie verliefen, sind nach NOVOTNY und UHER nur selten beobachtet worden. Die Verfasser bringen Beobachtungen einer spinalen progressiven Muskeldystrophie im Bereich der oberen Extremitäten und eines amyotrophischen Syndroms. Hierbei ergab die Obduktion am stärksten im oberen Halsmark erhebliche degenerative Veränderungen an den Ganglienzellen der Zentralganglien, des verlängerten Markes, Rückenmarkes und der Spinalganglien. Zellverkleinerung bzw. Schwellung mit Zerfall, Chromolyse, Schwund der Kerne, Auflösung der Tigroidschollen und mehr oder weniger völliger Zellzerfall und Gliawucherung standen dabei im Vordergrund. Nach Ansicht der Verfasser bilden die Fibrationen und der damit verbundene ununterbrochene Strom vasomotorischer Impulse infolge der Vasospasmen den eigentlichen pathogenetischen Faktor. Im zweiten Fall ging zudem ein früheres Trauma (Schädelbasisbruch) mit einer gewissen Schwächung als disponierendes Moment voraus.

V. Druckstoß

Das Problem der Druckstoßverletzungen gewann in den letzten Jahren des Zweiten Weltkrieges vor allem durch die Anwendung großer Luftminen Bedeutung. Die pathologisch-anatomischen Erfahrungen der früheren Zeit über die Einwirkung plötzlich erhöhten Luftdrucks auf den menschlichen Körper waren gering. Erst in den letzten Jahren des Zweiten Weltkriegs wurde man aufmerksam auf die Tatsache, daß sich hin und wieder in großer Nähe des Einschlags einer Bombe im freien Gelände einzelne Tote vorfanden, die keine oder nur unbedeutende äußere Verletzungen aufwiesen. Diese Fälle legten den Gedanken an eine besondere unmittelbare Wirkung der Bombe durch die übermäßige Erschütterung der Luft (Luftstoß, air blast) als Todesursache nahe. Die Sicherstellung dieser

Fälle war aber dadurch erschwert, daß solche Personen wohl in der Mehrzahl durch den Luftstoß weggeschleudert wurden und dann durch harten Aufprall auf feste Gegenstände oder durch Aufschlagen auf den Boden schwere Knochenbrüche oder Organzerreißungen erlitten. Diese allein konnten als Todesursache gelten oder die wahren Zusammenhänge zumindestens unentwirrbar verschleiern. Ganz reine Fälle von Luftstoßtod sind selten gewesen.

Durch die Möglichkeit ungesteuerter atomarer Kettenreaktionen sind Druckstoßverletzungen nun erneut aktuell geworden. Da jedoch bei Atombombenexplosionen meist Kombinationsschäden durch Druck, Hitze, Splitter und Strahlenwirkung vorkommen, ließen sich bei den Detonationen in Japan keine neuen Gesichtspunkte über das Wesen der Druckstoßwirkung gewinnen.

Der Grad der Verletzung durch unmittelbare Luftdruckwirkung hängt sowohl vom Spitzendruck als auch von der Dauer der Druckwelle ab. Während sie bei den herkömmlichen Sprengbomben nahe am Explosionsort nur etwa $1/_{100}$ sec beträgt, beläuft sie sich bei Atombomben auf etwa 1 sec und bei Wasserstoffbomben auf etwa 10 sec, so daß der Druck nicht mehr als Stoß, sondern als Schub und damit viel intensiver wirkt. Ein längeres Andauern des Luftstoßdruckes über 2,5 atü hat in der Regel den Tod zur Folge. Die Wirkung des Luftstoßes von 2,5 bis etwa 0,5 atü auf den Menschen außerhalb von Druckkammern ist hauptsächlich indirekter Art. Die Erschütterungswellen, deren Druck dem Menschen keinen direkten bleibenden Schaden mehr zufügen würden, beschleunigen alle nicht fest verankerten Gegenstände. Der Körper kann aber auch selbst über beträchtliche Entfernungen gegen schwerere Objekte geschleudert werden. Vor allem treten Schleuderwirkungen durch Anprall gegen Wände und Unterlagen als mechanisches Trauma zu Druckstoßverletzungen fast regelmäßig hinzu.

Bei Schleuderung ergibt sich die Todesursache aus einer Fettembolie bzw. aus der Verstümmelung des Körpers.

Bei geringgradiger Schleuderwirkung oder bei sonstigen mechanischen Einwirkungen auf den Körper wird die vorwiegende oder teilweise Bedeutung dieser Umstände für die Todesursache von Fall zu Fall mit mehr oder weniger Zuverlässigkeit entschieden werden müssen.

Aus diagnostischen Gründen ist erwähnenswert, daß die Kleidung vom Leib gerissen sein kann und die Haut zuweilen in großen Fetzen abgehoben oder losgelöst ist, insbesondere, wenn zusätzlich Verbrennungen vorliegen.

Charakteristisch für direkte Druckstoßverletzungen ist, daß trotz Fehlen äußerer Verletzungen schwerste innere Organschädigungen vorhanden sein können. Insofern können auch Schleuderungen das Bild des Druckstoßtodes vortäuschen, wenn etwa Schädelbrüche bzw. sonstige Frakturen oder Organrisse äußerlich kaum oder nicht in Erscheinung treten.

Vorzugsweise sind die Brustorgane betroffen, wobei Lungenschäden im Vordergrund stehen. Daraus ist der Schluß gezogen worden, daß der Druckstoß über die oberen Luftwege in den Lungen wirksam würde. Dagegen spricht, daß auch Bauchorgane, die keinerlei Beziehung zum Atemtrakt haben, in Mitleidenschaft gezogen sein können. In erster Linie handelt es sich um Blutungen und Zerreißungen im Magen-Darmtrakt oder von Leber, Milz, Nieren, Nebennieren und Blase.

Eine Druckwelle dieser Art und Geschwindigkeit trifft den Körper wie ein harter Schlag, während der nachfolgende Sog für direkte Verletzungen von Mensch und Tier bedeutungslos ist. Deshalb lassen sich entsprechende Veränderungen auch nach anderen Traumen beobachten, die ähnlich schlagartig entstehen, so beim Fall aus großer Höhe, bei hartem Schlag auf die Brust oder bei Überrollen des Brustkorbs durch ein schweres Fahrzeug.

Tierexperimente und Kriegserfahrungen haben gezeigt, daß die Luftstoßverletzungen durch die Einwirkung der Druckwellen auf die Körperoberfläche entstehen, aber nicht durch Druck- oder Sogwellen in den Atemwegen. Deckt man z.B. den Körper von Tieren mit Ausnahme des Kopfes druckfest ab, so fehlen Lungen- und Bauchverletzungen, während Kontrolltiere, die lediglich einen Kopfschutz haben, sofort tot sind. Man konnte feststellen, daß ein Hund, der bis zum Halse in Erde eingegraben war, keine Luftstoßverletzungen der Lungen erlitt und nicht starb, während umgekehrt ein am Kopf durch Panzer geschütztes Tier an den gleichen Lungenverletzungen wie ein ungeschütztes verstarb. Daraus konnte der Schluß gezogen werden, daß der Luftstoßtod nicht über die oberen Luftwege zur Lunge geleitet, sondern unmittelbar von der Körperoberfläche aus wirksam wurde. CLEMENSON und KOLGER registrierten bei Tieren die Druckwelle während eines Luftstoßes in der Umgebung, im Thorax und als Differenzdruck innen gegen außen. Dabei ergab sich, daß die Anstiegssteilheit und der maximale Druck im Thorax geringer als außen waren. Der Druckanstieg innen begann später als außen.

Das Auftreffen eines Druckstoßes großer Stärke nach einer Detonation auf den Brustkorb führt also wie bei einem stumpfen Trauma zu einer Verletzung der Lunge, HADFIELD fand multiple Haemorrhagien tief in den Lungen. Auf Organschnitten sah man, daß das Blut fast ausschließlich in den Alveolen lag und aus dem Kapillarnetz stammte. Es bestand eine beträchtliche allgemeine Erweiterung und Blutfülle der Kapillaren der Lungen sowie ein Mißverhältnis der Blutmenge in den Alveolen und der relativ geringen Schädigung der Alveolarwände. Das Röntgenbild war charakteristisch. Es erinnerte in gewisser Weise an fleckige pneumonische Verdichtungen, denen sie auch histologisch sehr ähnlich waren. Röntgenaufnahmen nach 27 Std zeigten Flecken über großen Lungenflächen. Diese dichten Flecken waren das charakteristische Zeichen nach schwerer Druckstoßverletzung (O'REILLY, ROODHOUSE-GLOYNE). In schweren, nicht tödlichen Fällen ging es rasch mit den klinischen Zeichen zurück, und die Durchsichtigkeit der Lungen normalisierte sich innerhalb von 7 Tagen.

Die Druckstoßverletzungen des Thorax wurden von CHIPPAUX und CORNET besonders erwähnt. Die Wirkung von Nahexplosionen führte zur Blutung durch Ruptur der Kapillaren und Alveolen. Es bestand klinisch ein schwerer Befund mit Schock und manchmal blutigem Auswurf. Röntgenologisch wurden Höhlen mit Spiegelbildungen der Lungen beobachtet, die sich aber wieder restlos zurückbilden können; Sekundärinfektionen in Form von Pneumonien und Abszedierungen.

Bei Sektionen im Zweiten Weltkrieg fand sich gelegentlich blutiger Schaum vor Mund und Nase. Manchmal führte der Einschlag lediglich zu Blutungen aus dem Munde und zu Bluthusten ohne sofortige Todesfolge. Gleichzeitig bestanden die Erscheinungen des schweren Schocks. Der Tod konnte auch später eintreten. Man fand Risse und Abrisse größerer Gefäße am Lungenhilus mit Blutung in der Brusthöhle oder Blutaspiration, ferner Zerreißungen der intrapulmonalen Gefäße und des Lungenparenchyms selbst.

Diese Zerreißung konnte größere, etwa apfelgroße Gebiete in mehreren Lappen einnehmen oder auf einzelne Teile beschränkt bleiben; sie konnte aber auch aus vielen oder wenigen kleinsten Herdchen zusammengesetzt sein. Ihre anatomische Feststellung ist in diesen Fällen nicht einfach, da eindeutige Gewebstrennungen im Lungenparenchym nur bei größeren Einrissen mit bloßem Auge erkennbar sind und die kleinen schwarz-roten Fleckchen vom Bilde der Blutaspiration kaum unterschieden werden können. Vielmehr muß man sich damit begnügen, nach Besichtigung der Pleura möglicherweise Einrisse und kleine Blutungen der palpatorisch schlaffen Verdichtungen im Lungenparenchym zu erkennen, die dann auf dem Schnitt als eine luftleere, annähernd gleichmäßig frisch durchblutete Gewebsmasse erscheinen; ihre Umgebung kann durch Einzelblutungen, unterschiedlichen und peripherwärts zunehmenden Luftgehalt und durch Blut in den kleinen Bronchien gekennzeichnet sein (GRÄFF).

Auch die mikroskopische Untersuchung solcher durchbluteten Lungenteile bringt keine einwandfreie Klärung. Es ist nicht immer möglich, Kontinuitätstrennungen der elastischen Gewebe bedenkenlos als intravital-traumatische zu erkennen. Eine Splitterung der Fasern des Lungenparenchyms durch technische Einwirkung der Einbettung und Färbung ist nicht immer auszuschließen; bei starken Zerreißungen ist eine Beurteilung der Befunde wohl ausreichend möglich. Übertritt von Luft in die Gefäße und Luftanreicherung in den Herzkammern und endlich Einrisse der visceralen Pleura können gefunden werden. Hinzu kommen Blutungen aus den Gefäßen der Schleimhäute der oberen Luftwege. Auch Zerreißungen der Baucheingeweide wurden beschrieben. Für den Tod wurde in einem Teil der Fälle eine Luftembolie verantwortlich gemacht.

In einer ausführlichen Arbeit berichtete SCHUBERT über Organschäden und Körperverletzungen durch Druckstoßwirkung von Explosionen. Nach Einschlag und Detonation von Fliegerbomben kamen u. a. Stauchungsfrakturen der unteren Extremität durch Erdstoß zur Beobachtung. Nach seinen Untersuchungen wird der Thorax im Moment des Druckstoßes im Sinne extrem verstärkten Exspiriums verformt unter gleichzeitiger Flankenkompression. Die arteriellen Luftembolien kommen nach SCHUBERT nicht durch Einpressung von Alveolarluft, sondern unmittelbar im Anschluß an den Druckstoß in der Dekompression durch Ansaugungskräfte aus dem linken Herzen über angerissene Lungenvenen zustande.

Mit Ursache und Folgen der arteriellen Luftembolien des großen Kreislaufs befaßte sich ausführlich RÖSSLE. Die durch plötzliche Erhöhung des Exspirationsdruckes entstehenden Formen der arteriellen Luftembolien sind meist gleichzeitig mit interstitiellem Emphysem und Blutungen des Lungengewebes verbunden. Gleichartige anatomische Befunde fanden sich beim Detonationstod infolge Luftstoß oder Wasserstoß. Hier erwiesen sich die Luftembolie von Myokard und von Gehirn als die wichtigste in Betracht kommende Todesursache. Es werden in der Arbeit die anatomischen und mikroskopischen Veränderungen an den lebenswichtigen Organen geschildert.

Auf Grund der Beobachtung mehrerer Fälle, bei denen die Luftembolie des Gehirns kurze Zeit, von mehreren Stunden bis zu mehreren Tagen, überlebt wurde, schilderte RÖSSLE die akuten Veränderungen der embolisierten Gehirngefäße und des zugehörigen Hirngewebes.

Die Unterwasserexplosion von Minen, Torpedos und Wasserbomben verursacht sehr schwere Schäden. Die Druckwelle setzt sich im Wasser schneller fort als in der Luft und wirkt noch auf wesentlich größere Entfernungen (liquid blast).

Der menschliche Körper hat ungefähr die gleiche Dichte wie das Wasser, die Druckwelle durchläuft festes Gewebe, ohne es zu verschieben. Wenn jedoch die Druckwelle auf gasgefüllte Hohlräume trifft, wie Lungen und Eingeweide, dann kann sie ausgedehnte lokale Zerreißungen zur Folge haben, während Körperteile außerhalb des Wassers oder abgekehrt von der Druckwelle ohne wesentliche Schäden davonkommen. Die entstehenden Verletzungen betreffen also meist Bauch- und Brustorgane. Bauchverletzungen standen mehr im Vordergrund, wenn eine Unterwasserexplosion einen Menschen im Wasser oder schwimmend traf. Schwamm der Betreffende auf dem Rücken, so daß weder Bauch noch Brustkorb direkt der Druckwelle ausgesetzt waren, trat keine schwere Verletzung ein. Nach einer Untersuchungsreihe aus dem Jahre 1943 (GORDON-TAYLOR) trafen die Hauptverletzungen das Abdomen, doch kamen Lungenverletzungen auch manchmal vor. Die

Bauchverletzungen fanden sich hauptsächlich im Magen-Darmtrakt und bestanden entweder in intramuralen Haemorrhagien oder Darmperforationen. Die Blutungen lagen in den subperitonealen und submukösen Schichten, waren gewöhnlich weit ausgedehnt, multipel, rund oder von unregelmäßiger Form und betrafen vorwiegend den Dünndarm, obgleich manchmal auch Colon und Magen mitbeteiligt waren. Perforationen fanden sich hauptsächlich im Dünndarm. Allgemein fand man retroperitoneale Blutungen in das lockere Gewebe hinter der rechten Colonflexur ohne gleichzeitige Verletzung des Colon. Risse im Coecum lagen gewöhnlich an der lateralen Seite. In mehreren Fällen bestanden auch Leberrisse. Durch Rückenschwimmen oder Treibenlassen auf dem Rücken wird also die Wirkung von Unterwasserexplosionen gemildert, die stärker ist, je weiter der Körper im Wasser eingetaucht ist.

Eine Verletzung durch Stoßwellen entsteht auch dann, wenn solide Wände, wie z.B. das Deck eines Schiffes oder die Wand eines Panzerwagens, die Druckwellen weiterleiten, auch ohne daß sie selber dabei gesprengt werden (solid blast). Diese Stoßwellen können multiple Frakturen, Abrisse größerer Blutgefäße oder Schäden an inneren Organen verursachen, auch solche, die dem Einwirkungspunkt fernliegen. Derartige Verletzungen kommen vor, ohne daß dabei die Haut zerrissen wird.

Die Todesursachen der Detonationswirkung müssen nach GROSSE-BROCKHOFF nach 2 Gesichtspunkten unterschieden werden, in akut und später eintretende Todesursachen. Dabei scheiden alle Ursachen aus, die durch eine Schleuderwirkung und die damit zusammenhängenden äußeren Verletzungen entstehen.

Als Folge einer Luftstoßwirkung findet man an den Atmungsorganen zum Teil schwere Veränderungen. Die einfachste ist eine Blähung der gesamten Lunge. Daneben bestehen Veränderungen traumatischer Art, die sehr gering und nur mikroskopisch nachweisbar sein können, wie Blutungen mit Austritt eines serösen Exsudates und von roten Blutkörperchen in die Alveolen, sowie stärkere Zerreißungen von Lungengewebe. Auch die Schleimhäute von Bronchien und Trachea können mehr oder weniger ausgedehnte Blutungen zeigen (GROSSE-BROCCHOFF).

Das akustische Trauma bei Druckstoß ist ausschließlich Folge der direkten Druckwelle. Obwohl derartige Störungen bei den Überlebenden der Atombombendetonationen in Japan relativ selten registriert wurden, ist seine Symptomatologie durch die Erfahrungen des Zweiten Weltkrieges und entsprechende tierexperimentelle Untersuchungen hinreichend bekannt. Dabei traten häufig ausgedehnte Blutungen und Zerreißungen des Trommelfells mit Mittelohrschwerhörigkeit auf. Bei schwerer Traumatisierung konnte das Trommelfell sogar aus seinem Rahmen gestanzt sein. Es fanden sich ferner Frakturen der Gehörknöchelchen, und manchmal drehte sich die Steigbügelfußplatte im ovalen Fenster bis zur Subluxation, während die widerstandsfähige Membran des runden Fensters wenig Schaden erlitt.

Erwähnenswert ist, daß bei den Hunderttausenden von Japanern, die in Hiroshima und Nagasaki der Atomexplosion ausgesetzt waren, in Hiroshima nur 17 und in Nagasaki nur 22 geplatzte Trommelfelle festgestellt wurden. Der Grund für diese geringe Zahl liegt wahrscheinlich darin, daß bei einer Atomexplosion das Anwachsen des Druckstoßes im Vergleich zur brisanten Munition verhältnismäßig langsam vor sich geht. Das Trommelfell reißt bei einem Überdruck von knapp 0,5 atü. Die Innenohrsymptome sind unabhängig von der Schwere der Mittelohrverletzung. Der plötzlich angreifende Druck komprimiert die Flüssigkeitssäule des Innenohrs, so daß bereits in der Phase des Druckanstiegs im Vestibulum Zerreißungen des perilymphatischen Bindegewebes und Blutungen eintreten können. Gleichzeitig finden sich zuweilen in der ersten Schneckenwindung Zerreißungen der Basilarmembran in der Reissnerschen Membran, während das Cortische Organ über weite Strecken Quetschungen erleidet.

Nur einseitiger oder auch doppelseitig fehlender Ohrbefund spricht nicht unbedingt gegen Tod an Luftstoß.

Literatur

ALNOR, P.C., u. a.: Drucklufterkrankungen. München: Barth 1964.
BETZEL, F.: Die Sonderformen des Preßluftschadens. Mschr. Unfallheilk. **78**, 67 (1964).
CABARROU, P.: Der Dekompressionsunfall und seine Behandlung. Münch. med. Wschr. **108**, 1552—1556 (1966).
CHIPPAUX, CL., et CORNET: Les plaies pleuro-pulmonaires de guerre. Revue médico-chirurgicale des forces armées d'extrême Orient **III**, 13 (1954).
CLEMEDSON, C.J., u. H. VOLDER: Druckänderungen im Thorax während eines Luftstoßes (Blast). Pflügers Archiv **268**, 597—603 (1959).
COPE, Z.: The general effects of Blast; in: Z. Cope: Surgery. P. 652. London: Her Majesty's Stationary Office 1953.
CRAMER, F.: Blast Concussion and Cerebral Injuries Due to Explosion Waves; in: Neurosurgery Vol. I; Surgery in World War II. S. 215—260. Washington: The Office of the Surgeon General, Department of the Army 1958.
DENK, R.: Fingerkuppennekrose bei einem Preßluftwerkzeugarbeiter. Med. Welt **17**, 1595 bis 1596 (1966).
GRÄFF, S.: Tod im Luftangriff. Ergebnisse pathologisch-anatomischer Untersuchungen. Hamburg: Nölke 1955.
GROSSE-BROCKHOFF, F.: Schädigungen durch Erschütterungen und Vibrationen; in: Handbuch der Inneren Medizin. Bd. 6, 2. Teil, S. 127—140. Berlin, Göttingen, Heidelberg: Springer 1954.
HADFIELD, G., et al.: Blast from high explosive. Lancet **II**, 478 (1940).
HOUSTON, CH. S.: Acute Pulmonary Edema of High Altitude. New England J. Med. **263**, 478 (1960).
HULTGREN, H., and C. LOPEZ: Further Studies of High Altitude Pulmonary Oedema. Brit. Heart J. **24**, 95 (1962).
KAMMEL, W., Dickdarmzerreißung durch Preßlufteinwirkung; Zbl. Chir. **83**, 1823—1825 (1958).
MENON, N.D.: High-Altitude Pulmonary Edema. A clinical Study. New England J. Medicine **273**, 66—73 (1965).
MURALT, A., VON: Krankheiten durch verminderten Luftdruck und Sauerstoffmangel; in: Handbuch der Inneren Medizin. Bd. 6, 2. Teil, S. 285—312. Berlin, Göttingen, Heidelberg: Springer 1954.
NOVOTNY, S., u. G. UHER: Beitrag zur spinalen Schädigung durch Preßluftwerkzeugarbeit. Arch. Gewerbepath. **17**, 339—346 (1959).
O'REILLY, J.N., and S.R. GLOYNE: Blast injury of the lungs. Lancet 423 (1941).
PATON, W.D., and D.N. WALDER: Compressed air illness. An investigation during the construction of the tyne tunnel 1948—80. Med. Res. Council Spec. Rep. Ser. Nr. **281**, 1—44 (1954); Ref. Ber. Path. **26**, 211 (1955).
SCHUNK, J.: Die Druckstoßverletzungen des Menschen. Dtsch. med. Wschr. **83**, 1167—1170 (1958).
SINGH, J., et al.: High-Altitude Pulmonary Oedema. Lancet 229—234 (1965).
— High-Altitude Pulmonary Hypertension; Lancet July 24, pp. 146—150 (1965).
WAGEMANN, W.: Barotrauma und Taucherkrankheiten. Z. Laryngologie **45**, 379—383 (1966).
WATERLOW, J.C., and H.W. BUNJÉ: Observations on mountain sickness in the Colombian Andes. Lancet **II**, 655—657 (1966).
WIESINGER, K.: Mensch und Höhe. Documenta Geigy 1956 (Mensch und Umwelt).

I. Akustisches Trauma

Unter akustischem Trauma sind nach PFANDER Gesundheitsschädigungen zu verstehen, die durch Lärm, Knalle und Explosionen hervorgerufen werden.

Als schädigende Faktoren kommen in Frage:

1. Dauerlärm, z.B. in Stanzereien, Webereien, Werften usw.
2. Dauerlärm mit Spitzen, z.B. in Schnellbooten
3. intermittierender Lärm, z.B. bei startenden Flugzeugen, insbesondere bei Turbinen-betriebenen Maschinen

4. Knalle und Explosionen, wobei letztere physikalisch gesehen nur eine graduelle Steigerung des Knalles darstellen.

Die Explosion unterscheidet sich vom Knall durch längere Einwirkungsdauer und größere Intensität.

KECHT teilt die Schädigungen durch Schalldruckwellen ein:

A. **Explosion und Detonation.** Es überwiegen die Staudruckwellen mit zeitlich längerer Dauer (Grenzwert 1,5—2,0 m/sec). Sie nehmen mit wachsender Entfernung ab, um schließlich in Schalldruckwellen überzugehen. Die Verletzungen umfassen in der Regel die Ohrmuschel, den Gehörgang, das Trommelfell, die Knöchelchen (Luxationen) und nicht selten die Labyrinthfenster, was zum Ausfluß von Endolymphe oder zu Blutungen im Innenohr führt mit der Folge von Ertaubung.

B. **Knall.** Kürzere Staudruckwellen und schwächere. Der schallzuführende Apparat bleibt frei mit Ausnahme einer leichten Rötung der Trommelfelle im Cutisstreifen und gelegentlichen feinsten Blutungen in der Membran. Es wird nur das Innenohr geschädigt.

C. Das stumpfe Schädeltrauma infolge *Aufschlag des Schädels* auf eine harte Unterlage kann zur Schädigung des Corti'Organs durch ossal geleitete Schallwellen führen.

Während die bisher genannten Verletzungen zum akuten akustischen Trauma gehören, ist der Lärm zum chronischen akustischen Trauma zu rechnen.

D. **Lärm.** Lärm ist nur eine physikalische Teilerscheinung von Schall, dem übergeordneten Begriff.

Das unphysiologische an den heutigen Lärmbelastungen besteht nach GÜTTICH in der Intensitätshöhe der in der Natur praktisch nicht vorkommenden plötzlichen Knallgeräusche und in der Monotonie dauernd wirksamer Belastungen.

Wie GRANDJEAN mitteilt, haben Versuche an Tieren und Menschen gezeigt, daß Lärmreize Wirkungen auf die vegetative Steuerung des Blutkreislaufes, des Stoffwechsels und verschiedener innerer Organe haben können. Die vegetativen Reaktionen sind Äußerungen von Sympathikusreizen, die bei häufiger Wiederholung eine ergotrope Umstimmung des Organismus unterhalten, was den Erholungsvorgängen hinderlich ist. Die Lärmreize erhöhen außerdem die Aktivität der „Weckzentren" in der Formatio reticularis und über dieses System die Reaktionsbereitschaft kortikaler Funktionen.

Faßt man die Gesundheit als ein Maximum an körperlichem und psychischem Wohlbefinden auf, dann beeinflußt fast jedes Geräusch die Gesundheit. Es kann unter der Lärmeinwirkung über Mißempfindungen zu vegetativen Störungen und damit zu Störung des „funktionellen" Gleichgewichts kommen. Untersuchungen am arbeitsphysiologischen Institut Dortmund haben ergeben, daß durch Lärm Störungen in der Schlaftiefe, im Schlaf überhaupt, im Blutdruck und in der Hautdurchblutung auftreten können (PFANDER).

FINKLE und POPPE stellten bei Personen, die an Prüfständen von Düsenflugzeugmotoren arbeiteten, wiederholt während 2 Std Lärm von 120 Dezibel (dB) ausgesetzt waren, zunehmende Müdigkeit mit erhöhter psychischer Reizbarkeit sowie Gewichtsverlust bis zu 3 kg fest. Der Zuckerspiegel im Blut stieg zu Beginn an und fiel zu Ende der Untersuchung zur Norm.

Lärm vermag also nicht nur subjektiv unangenehm zu sein, sondern auch erhebliche vegetative Reaktionen auszulösen, deren Umfang von der individuellen Empfindsamkeit, von der Lautstärke und der Lärmart abhängt (HEINECKER).

Als untere Lärmgrenze gelten 30 Phon. An Beschwerden finden sich:

in der Lärmstufe I (30—65 Phon): subjektive Mißempfindung. Die Allgemeinreaktion des Organismus ist von der subjektiven Behelligung abhängig. Es ist also die innere Einstellung des Betroffenen zum Lärm entscheidend.

Lärmstufe II (65—90 Phon): erhebliche vegetative Reaktion.

Lärmstufe III (über 90 Phon): Verstärkung der vegetativen Reaktionen. Es können stunden- oder tagelange Vertaubungen, bei längerer Einwirkung auch schwere Innenohrstörungen auftreten. Als Ausdruck einer hochgradigen Vagusreizung Erbrechen. Die Arbeitsleistung und vor allem die Exaktheit der Ausführung sowie die geistigen Konzentrationsleistungen werden sehr erschwert.

Da die Kreislaufsteuerung sich des vegetativen Nervensystems bedient, ist es nicht verwunderlich, daß durch Lärm ausgelöste erhebliche Störungen im vegetativen Nervensystem auch den Kreislauf stark beeinträchtigen (KAUFMANN et coll.). Nach den Untersuchungen ist bekannt, daß der Hypertone eher als der Hypotone auf Lärm mit erheblichen Kreislaufveränderungen reagiert. HEINECKER nimmt den Lärm als Teilursache für die in zivilisierten Ländern vor allem unter der Großstadtbevölkerung häufig auftretenden Kreislaufregulationsstörungen an.

Lärm kann auch Sehstörungen hervorrufen und das oculo-muskuläre Gleichgewicht stören, ebenso den Farbsinn und die Dunkeladaptation (ZDARVKO-PANIAN).

Nach GRANDJEAN führen Lärmreize beim Menschen zu
1. Änderungen des Blutkreislaufes, die sich in peripheren Vasokonstriktionen, in einer Erhöhung des peripheren arteriellen Strömungswiderstandes unter bestimmten Versuchsbedingungen, in Blutdrucksteigerungen und Änderungen der Pulsfrequenz äußern;
2. Hemmungen der Tätigkeit der Verdauungsorgane;
3. Auslösung von Stoffwechselsteigerungen.

Nach den Untersuchungen von LEHMANN sind
54 dB zumutbar
60 dB lästig
65—90 dB psychisch und vegetativ irritierend
90—120 dB Auftreten zusätzlich vorübergehender oder dauernder Hörschäden
über 120 dB sind Hörschäden sicher zu erwarten.

Die experimentelle Psychologie hat die Wirkungen des Lärms auf psychische und psychomotorische Funktionen beim Menschen untersucht. Es zeigt sich, daß Lärmexpositionen die Aufmerksamkeit beeinträchtigen. Deshalb bewirkt der Lärm eine Abnahme der Leistungsfähigkeit bei Beschäftigungen, die hohe Anforderungen an die Aufmerksamkeit, an das Denken und an die Geschicklichkeit stellen.

Mit der Problematik des sog. ,,akustischen Unfalls" beschäftigte sich SCHWETZ.

Einen weiteren Beitrag zur Frage des akustischen Unfalls lieferte KITTINGER.

Gehörschädigungen durch den Mündungsknall von Schußwaffen bei Jägern, Schützen und Artilleristen sind seit langem bekannt. Die Hörschädigung ist einzig und allein die Folge der direkten Druckwelle (GROSSE-BROCKHOFF). Als Folge der Knalleinwirkung kommt es häufig zu Trommelfellblutungen oder Einrissen des Trommelfells, die aber meist komplikationslos und ohne wesentliche funktionelle Behinderung des Hörvermögens abheilen.

Während eine einmalige Geräuschbelastung nach den Untersuchungen von CZECH und SCHRÖER praktisch nie zu einem Dauerschaden führt, kann ein einmaliges Knalltrauma zu einer permanenten Innenohrschwerhörigkeit, auch stärkeren Grades, Anlaß geben. Bedingt durch die Verwendung energiereicherer Treibladungen, die Entwicklung rückstoßfreier und die Benutzung automatischer Waffen mit rascher Kadenz sind die knallbedingten Ohrschäden gegenüber früher häufiger geworden. Neben der Schädigungsmöglichkeit einmaliger Insulte größerer Intensität vermögen auch Knallbelastungen geringerer Stärke im Verlauf längerer Einwirkung, wie es die militärdienstliche Situation ergibt, Hörschäden zu hinterlassen. Wird nach AUINGER die unterste kritische Lärmpegelgrenze, die allgemein mit 80—105 Dezibel (dB) angenommen wird, für längere Zeit überschritten, muß mit einer Innenohrschädigung gerechnet werden, wobei jedoch die individuelle Lärmempfindlichkeit sehr verschieden ist.

Wesentlich ist, daß sich beim Knalltrauma die gleichen Symptome der Innenohrschwerhörigkeit entwickeln können, wie sie beim Lärmtrauma auftreten. GROSSE-BROCKHOFF weist auf die Untersuchungen von ZANGENMEISTER hin, der 78 Luftstoßgeschädigte im Bereich von Hamburg untersuchen konnte. Meist fanden sich ausgedehnte Mittelohrverletzungen mit Zerstörung des Trommelfells und Frakturen der Gehörknöchelchen; im Innenohr (auch bei erhaltenem Trommelfell) Blutungen im perilymphatischen vestibulären Bindegewebe und Zerreißungen der Reissnerschen Membran, in seltenen Fällen Einreißen der Basilarmembran in der ersten Windung.

Nach den Untersuchungen von RUEDI handelt es sich bei den im explosionsgeschädigten menschlichen Ohr häufig auftretenden, ausgedehnten Trommelfellverletzungen mikroskopisch manchmal um glatte Ausstanzungen großer Membranbezirke aus der unteren Hälfte des Anulus tympanicus. Hinter dem oberen Trommelfellsaum finden sich Reste des zerbrochenen Hammers und des Ambosses, die zum Teil in situ erhalten sind. Die Mittelohrräume werden von Blutkoageln ausgefüllt. Auch im Innenohr finden sich im Bereich des Gleichgewichts- und Hörapparates Spuren des Explosionstrauma in Form von Blutungen im perilymphatischen vestibulären Bindegewebe und Zerreißungen der Reissnerschen Membran.

Den Höreinbußen im oberen Tonbereich nach Explosionen liegen möglicherweise ähnliche Innenohrverletzungen in Form von Blutungen und Zerreißungen der Membrana Reissneri zugrunde. RUEDI konnte erstmals am menschlichen Ohr eine auf das Innenohr beschränkte, schwere Explosionsschädigung auch histologisch nachweisen.

Über pathologisch-anatomische Befunde des knalltraumatisierten menschlichen Ohres liegen nach RUEDI keine Mitteilungen vor. Man ist daher auf Tierversuche angewiesen.

Die schalltraumatisierten Meerschweinchen wiesen prinzipiell übereinstimmende, nur im Ausmaß individuell etwas variierende histologische Innenohrveränderungen auf. Das Schädigungsmaximum lag regelmäßig zu Beginn der zweiten Windung. Zunehmend dehnte sich die Degeneration, zuerst die äußeren Haarzellen und ihre Stützelemente ergreifend, vor allem schneckenaufwärts aus. Erst mit dem Untergang der inneren Haarzellen setzte eine aufsteigende Degeneration des nervösen Apparates ein, die über das Ganglion spirale hinaus bis in den Nervus acusticus verfolgt werden konnte.

Histologische Untersuchungen von Felsenbeinen, die von Patienten stammten, bei denen nach einem Schädeltrauma Schwerhörigkeit auftrat, ergaben nach RUEDI zum Teil Bindegewebs- und Knochenneubildungen in den perilymphatischen Räumen mit Degeneration des Cortischen Organs und der Spinalganglien.

Der Degenerationsprozeß im Corti'Organ beginnt in den Haarzellen, breitet sich weiter auf die Stützzellen sowie das Ganglion spirale aus und führt schließlich zum völligen Schwund des ganzen Organs.

Man spricht daher wegen der Lokalisation des beginnenden Prozesses von Haarzellenschaden. Die besondere Anfälligkeit des mittleren Drittels der unteren Schneckenwindung, die für die Perzeption von C^5 zuständig ist, ist noch nicht befriedigend geklärt.

Pathologisch-anatomisch liegt beim akustischen Trauma eine Schädigung der Sinneszellen der Schnecke vor, die als Ursache der Schallempfindungsstörung anzusehen ist. Die Lärm-Schwerhörigkeit beginnt meist mit einem isolierten Hörverlust im Bereich von 4000 Hz als sogenannte C^5-Senke. Bei fortschreitender Schwerhörigkeit verbreitet sich die Senke nach dem oberen und unteren Frequenzgebiet. In späteren Stadien kommt es dann zu einem gleichmäßigen, nach dem Gebiet der höheren Frequenz zu abfallenden Kurvenverlauf. Die Schädigungen durch Schalle und Explosionen manifestieren sich nach PFANDER ebenfalls zunächst in Form der C^5-Senke.

Lärm- und Knallschädigungen zeigen histologisch ein fast einheitliches Bild. Im Gegensatz zum Knall kann die Nahexplosion zu grobmechanischen Zerstörungen nicht nur am Trommelfell, sondern auch in den feingeweblichen Teilen des Innenohrs führen.

Über die pathologisch-anatomischen Veränderungen des akustisch-traumatisierten menschlichen Ohres wissen wir nach RUEDI sehr wenig. Die Schwierigkeit besteht auch in der Entnahme des histologischen Materials, weil bereits einige Stunden post mortem fast regelmäßig schon autolytische Veränderungen des Cortischen Organs vorhanden sind. Dadurch wird das histologische Bild wohl ohne Ausnahme getrübt und kompliziert.

Zur Anerkennung eines akuten Hörtrauma stellte BOENNINGHAUS folgende Forderungen auf:
1. Auftreten der Hörstörung innerhalb kurzer Zeit während einer Lärmexposition
2. Flachkurvenverlauf der Hörverlustkurve mit positivem Recruitment
3. Fehlen von Schwindelbeschwerden bei der Hörverschlechterung
4. eine Fehlbelastung der Halswirbelsäule zum Zeitpunkt des akuten Lärmtrauma
5. in jedem Fall Lärmexposition
6. subjektive Ohrgeräusche
7. Irreversibilität

Über 8 Fälle eines akuten Lärmtrauma berichteten PLATH und NEVELING. Sie stimmen in ihrer Beurteilung mit BOENNINGHAUS überein, daß eine Durchblutungsstörung des Innenohres anzunehmen sei, halten aber die von ihm aufgestellten Kautelen für zu eng gefaßt. Bei gutachtlichen Beurteilungen werden akute Lärmtraumen gewöhnlich als Berufskrankheit aufgefaßt.

Weitere Untersuchungen über den Spätverlauf der Lärmschwerhörigkeit bei 500 Lärmarbeitern stammen von WAGEMANN.

Der moderne Luftverkehr wirkt auf das Hörorgan schädigend, und zwar einerseits durch den immer vorhandenen intensiven Schall und andererseits durch die mit der wechselnden Flughöhe zusammenhängenden Änderungen des barometrischen Druckes (LANGRAF, FRÖHLICH).

Auf die Lärmschädigungen des technischen Personals der Luftwaffe machte SCHIECHEL aufmerksam. Die technischen Warte der Flugzeuge sind dem Lärm direkter ausgesetzt als Piloten, die durch die geschlossene Kabine und den Crashhelm geschützt sind. SCHIECHEL zieht aus seinen Untersuchungen den Schluß, daß bei mehr als $^2/_3$ aller über 50 jährigen Menschen des technischen Personals bei jahrelangen Lärmeinwirkungen mit einem schweren Gehörschaden in den oberen Gehörfrequenzen gerechnet werden muß. Das Alter bildet dabei einen maßgeblichen Faktor. Unerwartet hoch war auch die Anzahl der bei den jungen Menschen schon auftretenden, leichteren C^5-Senke. Man kann sagen, daß die Lärmeinwirkung auf das jugendliche Ohr die Voraussetzung für eine spätere tiefere C^5-Senke abgibt, die noch nicht unbedingt zu einer Schädigung des sozialen Gehörs führen muß.

Ohrschädigende Faktoren im Wehrdienst können nach STENGEL bestehen aus:
a) direktem Verletzungstrauma
b) akutem und chronischem akustischen Trauma
c) Barotrauma.

Hörschäden durch akustische Traumen werden bei den Streitkräften in zunehmendem Maße im Bereich von 3000—6000 Hertz bemerkt (PAGE, LAHIKAINEN-

SALMIVALLI). Auch LIVESEY fand bei der Untersuchung von 100 Infanteristen mit angeblich normalem Gehör bei 54 von ihnen den audiometrischen Nachweis eines akustischen Trauma.

Literatur

AUINGER, J.: Neue Gesichtspunkte zur Beurteilung des Lärmtraumas. Mschr. Ohrenheilk. **97**, 68—72 (1963).
BOENNINGHAUS, H.G.: Wann soll ein akute Hörstörung als Arbeitsunfall anerkannt werden? Z. Laryngologie **41**, 661 (1962).
CZECH, V., u. R. SCHRÖER: Untersuchungen über die Häufigkeit knallbedingter Ohrschäden während der Dienstzeit bei der Bundeswehr. Wehrmed. Mschr. **9**, 2—4 (1965).
FRÖHLICH, G.: Knalltraumatisch bedingte Hörschädigungen bei Flugzeugführern. Wehrmed. Mitt. 150—154 (1964).
GRANDJEAN, E.: Physiologische und psychophysiologische Wirkungen des Lärms. Documenta Geigy, Mensch und Umwelt Nr. 4 (1960).
GROSSE-BROCKHOFF, F.: Schädigungen durch Lärm; Handbuch der Inneren Medizin. Bd. VI, 2. Teil, S. 152—158. Berlin, Göttingen, Heidelberg: Springer 1954.
GÜTTICH, H.: Gewerblich bedingte Lärmschäden. Münch.med.Wschr. **107**, 1397—1406 (1965).
HEINECKER, R.: Lärm und Kreislauf. Dtsch. med. Wschr. **90**, 1107—1109 (1965).
KAUFMANN, H., et coll.: Réactions vasculaires sous l'effet du bruit chez 120 sujets normaux et pathologiques. La Presse médicale, Avril (1963).
KECHT, B.: Lärmschädigung und Lärmbekämpfung. Materia Medica Nordmark **17**, 413—425 (1965).
KITTINGER, G.: Beitrag zur Frage des akustischen Unfalls. Wien. med. Wschr. **116**, 653—655 (1966).
KOBRAK, H.G.: Akustische Traumen: eine klinische und experimentelle Untersuchung. J. Internat. Coll. Surg. **22**, 214 (1954).
KORKIS, F.B.: Blast injuries of the ear. J. Laryng. **66**, 95 (1952).
LAHIKAINEN, A.A., and A. SALMIVALLI: Acoustic Injuries in Servicemen Due to Detonations; Ref. Revue Internationale des Services de Santé. März (1964).
LANGRAF, F.: Flugzeug und Hörorgan. Praxis **47**, 1209—1212 (1958).
LIVESEY, B.: Acoustic Trauma as an occupational Hazard in Infantrymen. J. Royal Army Med. Corps **111**, 188—193 (1965).
NIE MEYER, W.: Akutes Lärmtrauma. HNO **10**, 320 (1962).
PAGE, G.B.: Acoustic Trauma. Ref. Wehrmedizin **2**, 105 (1964).
PFANDER, F.: Das akustische Trauma. Wehrmed. **2**, 20—39 (1964).
PLATH, P., u. R. NEVELING: Zur Beurteilung des akuten Lärmtraumas. Z. Laryngologie **44**, 754—762 (1965).
RUEDI, L.: Die Schallschädigungen des Ohres. Documenta Geigy, Mensch und Umwelt Nr. 2 (1957).
SCHIECHEL, F.A.: Lärm-Schädigungen des technischen Personals eines Heeresflugplatzes. Zbl. Verkehrs-Med. **11**, 65—68 (1965).
SCHWEITZ, F.: Zur Problematik des sog. „akustischen Unfalls". Z. Laryngologie **44**, 571—577 (1965).
STENGEL, KL.: Wehrdienst und Ohr. Z. Laryngologie **37**, 269—298 (1958).
WAGEMANN, W.: Spätverlauf der Lärmschwerhörigkeit (Untersuchungen von 500 Lärmarbeiten — II. Teil). Mschr. Unfallheilk. **69**, 23—37 (1966).
ZDRAVKO, -PANIAN: Influence du bruit sur certaines fonctions de l'oeil. Vojnosanitetski Pregled Jan./Febr. (1963); Ref. Wehrmedizin **2**, 104 (1964).

K. Schäden durch strahlende Energie

I. Ionisierende Strahlen

1. Verlauf und Morphologie der Strahlenkrankheit

Die Einwirkung ionisierender Strahlen auf den Körper kann einen Komplex von Störungen aller Systeme und Organe hervorrufen. Diese Störungen entstehen infolge der durchdringenden Strahlung bei einer Atomkörperexplosion (Gammastrahlen und Neutronen), einer gemischten örtlichen Einwirkung von Beta- und Gammastrahlen bei radioaktivem Niederschlag oder als Ergebnis einer Inkorporation von radioaktiver Substanz.

Schäden durch ionisierende Strahlen können auch bei der Arbeit mit Röntgenstrahlen auftreten. Die biologische Wirkung verschiedener Arten ionisierender Strahlen hängt von vielen Faktoren ab: der Art der Bestrahlung, der Dosis, der Dauer der Einwirkung, dem Ausmaß der bestrahlten Körperoberfläche und der Lokalisation sowie schließlich von der Reaktion des Organismus.

Bezüglich der Ganzkörperbestrahlung kann man annehmen, daß Dosen von 600—700 r tödlich sind, während bei 400 r etwa 50% der Bestrahlten sterben. Nach einer Dosis von 300—500 r entwickelt sich die akute Strahlenkrankheit 3. Grades, nach einer solchen von 200—300 r die 2. Grades (mittelschwer) und von 100—200 r die 1. Grades (leicht). Der sog. Röntgenkater tritt bei Dosisbelastungen bis zu 200 r auf, bei Strahlendosen über 200 r nach bereits 2—4 Std.

Der Verlauf der akuten Strahlenkrankheit läßt sich in Phasen einteilen, wobei man 4 Stadien unterscheidet:

1. das Anfangsstadium oder die Zeit der primären Reaktion auf die Bestrahlung

2. das Latenzstadium oder die Zeit eines scheinbaren Wohlbefindens

3. das Stadium ausgesprochener klinischer Erscheinungen der Strahlenkrankheit oder den Höhepunkt der Erkrankung

4. das Stadium des Abklingens der Strahlenkrankheit mit vollständiger oder teilweiser Genesung.

Die Übergänge von einem Stadium in das andere gehen gewöhnlich allmählich vor sich; die einzelnen Stadien sind nicht streng voneinander abgegrenzt.

Das *1. Stadium* beginnt nach 1—5 Std in Abhängigkeit von der Strahlendosis und dauert von einigen Stunden bis 2 Tage. Hierbei treten subjektive Beschwerden auf, die man mit Veränderungen von seiten des Nervensystems begründen kann. Das Blut zeigt in den ersten 24 Std nach einer Bestrahlung eine mitunter sehr ausgesprochene neutrophile Leukozytose, von 15—25000 pro Kubikmillimeter mit Linksverschiebung. Die Zahl der Lymphozyten beginnt in den nächsten Stunden nach der Bestrahlung fortschreitend zu fallen, so daß eine Lymphozytopenie eintritt, anfangs relativ und gewöhnlich vom 2. Tage an absolut. Man kann auch qualitative Veränderungen an den Leukozyten feststellen, wie Kernpyknose mit Verlust der Chromatinstruktur, Fragmentatio, Karyorhexis, Auftreten von Riesenformen usw.

Das *2. Stadium* dauert 2—3 Wochen. Je kürzer diese Latenzperiode, um so schwerer ist der klinische Verlauf der Erkrankung. In sehr schweren Fällen fehlt dieses Stadium, und dann folgt auf die erste Reaktion bereits ein schweres Krankheitsbild. Andernfalls kann bei leichten Erkrankungen dieses Stadium lange dauern. Im Blutbild beginnt die Zahl der Leukozyten im peripheren Blut langsam abzunehmen, es ist eine Linksverschiebung festzustellen und die Zahl der Lymphozyten fällt weiter ab. Es werden auch qualitative Zellveränderungen festgestellt, wie Hypersegmentierung, Riesenformen, Fragmentierung und Kernpyknose, Chromatinolyse und toxische Granulierung der Neutrophilen. Auch die Zahl der Erythrozyten fällt im peripheren Blut ab, wobei der mittlere Durchmesser vergrößert wird (Makrozyten); ferner Abnahme der Resistenz. Weiterhin ist Anisozytose und Poikilozytose zu beobachten. Auch die Zahl der Retikulozyten und Thrombozyten ist vermindert. Bei Untersuchungen des Knochenmarks läßt sich eine Depression der roten Blutbildungsherde nachweisen sowie eine Beschleunigung der Reifung von Zellen der myeloischen Reihe. Die Zahl reifer Zellformen übertrifft beträchtlich die Zahl junger Formen. Myeloblasten, Promyelozyten und Erythroblasten sind beträchtlich vermindert oder verschwinden ganz.

Das *3. Stadium*, das Stadium des Höhepunktes der Strahlenkrankheit oder des Auftretens ausgesprochener klinischer Erscheinungen, beginnt in schweren Fällen unmittelbar nach dem ersten Stadium und bei leichteren 2—3 Wochen nach Einwirkung der ionisierenden Strahlung. Dieses Stadium dauert 2—4 Wochen und ist durch eine ausgesprochene Verschlechterung des Allgemeinzustandes gekennzeichnet. Neben subjektiven Beschwerden treten deutliche objektive hinzu, wie Haut- und Schleimhautblutungen. Auf den Schleimhäuten des Mundes und der Zunge bilden sich Geschwüre, Nekrosen und Blutungen. Das hämorrhagische Syndrom ist auf dem Höhepunkt der Strahlenerkrankung dominierend.

Ohne nun weiter auf die klinischen Erscheinungen der Strahlenkrankheit einzugehen, werden die makro- und mikroskopischen Befunde angeführt. Im Blutbildungssystem ist die Hämopoese unterdrückt und die im Latenzstadium begonnenen Veränderungen schreiten fort. Die Zahl der Erythrozyten und das Hämoglobin sinken weiter ab, auch die Zahl der Leukozyten. Die Retikulozyten sind beträchtlich vermindert, und in schweren Fällen verschwinden sie vollständig aus dem peripheren Blut. Die Zahl der Leukozyten nimmt ständig ab und erreicht äußerst niedrige Werte (50 im Kubikmillimeter und noch weniger). Der Grad des Leukozytenabfalles kann Zeugnis ablegen von der Schwere der Erkrankung. So fällt bei der Strahlenerkrankung 1. Grades die Zahl der Leukozyten nicht unter 2000—3000 im Kubikmillimeter; bei der Erkrankung 2. Grades auf 1500—1000 und beim 3. Grad auf 500—1000 und niedriger. Aufmerksamkeit verdient der rasche Abfall der Neutrophilen im peripheren Blut und die zunehmende Verminderung der absoluten Zahl der Lymphozyten. Bei ausgesprochener Leukopenie kann in diesem Stadium die Zahl der Lymphozyten im peripheren Blut die Zahl der Neutrophilen übertreffen. Nach Meinung einer Reihe von Autoren sind diese Veränderungen als schlechtes prognostisches Zeichen zu werten. Eosinophile fehlen oder sind vermindert. So entsteht das Bild der Panzytopenie. Weiterhin werden ausgesprochen qualitative Veränderungen der Leukozyten beobachtet. Sie äußern sich in toxischer Granulierung der Neutrophilen, einer verstärkten Zytolyse der Neutrophilen und Lymphozyten, Auftreten von Gumbrechtschen Schollen, von großen hypersegmentierten Neutrophilen und Retikulozyten sowie plasmazellähnlichen Zellen, in Vakuolisierung des Protoplasma der Zellen und des Kernes sowie Verschiebung der Kernplasmarelation. Die Zahl der Thrombozyten sinkt auf 10000—15000 im Kubikmillimeter, und manchmal verschwinden sie völlig aus dem peripheren Blut.

Bei Untersuchung des Sternalpunktates ist eine Hypoplasie des Knochenmarkes festzustellen, eine Erniedrigung der Gesamtzahl der Megakaryozyten, eine starke Senkung und ein vollständiges Verschwinden der Myeloblasten, der Promyelozyten, der Proerythroblasten, eine Verminderung der Zahl der segmentkernigen Neutrophilen, der Oxyphilen und Erythroblasten. Ferner kann eine vollständige Verödung des Knochenmarkes eintreten.

Bei der *akuten Strahlenkrankheit 2. Grades* ist das Stadium der primären Reaktion auf die Bestrahlung gewöhnlich ausgesprochen und dauert 1—2 Tage. Die Latenzperiode erreicht 1—2 Wochen. Das Stadium der ausgesprochenen klinischen Erscheinungen entwickelt sich langsam. Das hämorrhagische Syndrom ist mäßig; die Zahl der Leukozyten im Kubikmillimeter fällt auf 100—1500.

Bei der *akuten Strahlenkrankheit 3. Grades* ist das Anfangsstadium gewöhnlich charakterisiert durch einen deutlichen Symptomenkomplex, Zeichen von seiten des zentralen Nervensystems, wie Kopfschmerzen, Schwindel, selten Bewußtseinsverlust. Es treten auch Veränderungen von seiten der Haut und der sichtbaren Schleimhäute, wie Hyperämie und Oedem ein sowie dyspeptische Erscheinungen in Form von Erbrechen und Durchfällen. Die Latenzperiode beträgt häufig 3—7 Tage und fehlt bei schwereren Fällen gewöhnlich. Die Ausheilung dauert 8—9 Monate, ist also bedeutend verzögert.

2. Befunde an den Betroffenen von A-Detonationen

Über die Zahlen der Opfer in Hiroshima und Nagasaki geben folgende Tabellen Auskunft (KAPLAN):

Zahl der Opfer in Hiroshima und Nagasaki

	Hiroshima	Nagasaki
Zahl der anwesenden Menschen	400000	260000
Überlebende (zirka 40% der Anwesenden)	158607	111287
Tote (bis 1950 bzw. 1953) (zirka 60% der Anwesenden)	240000	73884
Schwerverletzte (32%)	51000	
Verbrennungen	35% der Überlebenden	
andere Schäden	35% der Überlebenden	
nicht oder leicht verletzt	30% der Überlebenden	

Geschätzte Zahlen der in 0—2 km Abstand Anwesenden (Hiroshima)

Sofort Tot	zirka 42000
Überlebende	,, 49000
Bis Ende 1945 Gestorbene	,, 22000
	,, 113000

Anteil schwer Strahlenkranker [mit Blutungen, Haarausfall, Schleimhautschäden (Hiroshima)]

Abstand	Anteil Strahlenkranker
0—1,0 km	62,0%
1,0—1,5 km	21,4%
1,5—2,0 km	9,4%
2,0—2,5 km	5,5%
über 2,5 km	1,7%

Zeitdauer bis zum Tode [(797 untersuchte, bis Oktober 1945 eingetretene Todesfälle (Nagasaki)]

Zeit nach der Explosion	Prozentsatz Gestorbener
1.— 3. Tag	12,6%
4.— 7. Tag	20,8%
8.—14. Tag	38,3%
15.—28. Tag	17,1%
29.—41. Tag	7,6%
42.—85. Tag	3,5%

(KAPLAN)

Todeshäufigkeit in verschiedenen Abständen vom Explosionszentrum in Hiroshima und Nagasaki

Abstand	Tote am Explosionstag	bis 31. 12. 45 Gestorbene	Summe	Verbrennung	mehrere Wunden
0—0,5 km	90,4% (34,0%)	8,0% (64,0%)	98,4% (98%)	(48%)	(52%)
0,5—1,0 km	59,4% (30,0%)	30,6% (42%)	90,0% (72%)	(64%)	(36%)
1,0—1,5 km	19,6% (0%)	25,9% (28%)	45,5% (28%)	(76%)	(24%)
1,5—2,0 km	11,6% (0%)	11,5% (13%)	23,1% (13%)	(58%)	(42%)
0—2,0 km	37,0%	19,5%	56,5%		

In Nagasaki waren etwa 15% der Todesfälle durch radioaktive Strahlung verursacht.

(KAPLAN)

LIEBOW u. Mitarb. teilten die pathologisch-anatomischen Befunde bei den Atombombenopfern in Japan in 4 Gruppen ein:

Gruppe 1: Tod in der 1. und 2. Woche
Gruppe 2: schwere Symptome oder Tod in der 3. bis 6. Woche
Gruppe 3: Tod nach 6 Wochen
Gruppe 4: leichtere Fälle.

Bei der *Gruppe 1* fanden sich Petechien des Epikards und der Lungen, in der 2. Woche allgemeine Hämorrhagien. Das Knochenmark wies eine starke Verringerung von Lymphozyten und myeloischen Zellen auf mit Proliferation atypischer Zellen und Riesenzellen nach Art der Sternbergschen Zellen. In der Milz wurde ein fast vollständiges Fehlen der Lymphozyten festgestellt. In Nähe der Zentralgefäße fanden sich nur wenige kleine mononukleäre Zellen; manche in Form von Plasmazellen.

Bei den meisten Patienten bestand trotz der Atrophie des lymphoiden Gewebes eine Proliferation atypischer Zellen. Dies konnte bereits am 3. Tag nach dem Bombenabwurf beobachtet werden. Die atypischen Zellen waren unregelmäßig in Größe und Form, besaßen neutrophiles oder basophiles Zytoplasma und im allgemeinen eine Hyperchromasie des Kernes mit dicken Zellmembranen und vortretenden Nukleolen.

Lymphknoten: Die wesentlichen Veränderungen in den Lymphknoten entsprachen denen in der Milz. Die Keimzentren waren nicht sichtbar. Es bestand eine starke Reduktion der Zahl der Lymphozyten, und erhalten blieb praktisch nur das Retikulumgerüst.

Knochenmark: In der ersten Woche konnte durch Knochenmarkspunktion das Verschwinden des myeloischen Gewebes und das Vorhandensein atypischer Zellen festgestellt werden. Im Knochenmark war die Proliferation von Retikulumzellen sichtbar und die Bildung plasmazellähnlicher Zellen, ein Vorgang, der in der Zeit nach der 2. Woche deutlich zunahm.

Gastrointestinaltrakt: Um den 4. Tag atypische Epithelzellen und Petechien; nach dem 7. Tag gelegentlich geschwürige Läsionen. Bei anderen fand sich eine Atrophie des lymphoiden Gewebes und verschiedentlich eine starke Infiltration mit Plasmazellen.

In der *Leber* wurden Zeichen eines Oedems festgestellt.

Nieren: Hämorrhagien unter der Schleimhaut des Nierenbeckens; trübe Schwellung der Tubulusepithelien.

Testes: Ablösung des Keimepithels von der Basalmembran, deutliches Hervortreten der Sertolizellen; Verminderung der Spermatiden und Spermatozoen. Kernpyknose von Spermatogonien.

Gehirn: Makroskopisch Hyperämie.

Nebennieren: Nachweis einer deutlichen Atrophie der Zellen in der Außenschicht der Cortex.

Halsorgane: Beträchtliche Atrophie des lymphoiden Gewebes.

Befunde bei *Gruppe 2:*

Herz: Epikardiale Blutungen und mitunter subendokardiale.

Lungen: Örtliche Nekrosen um kleine Bronchiolen mit hämorrhagischem Randsaum; Pleuraoedem; histologisch große Nekroseherde, besonders peribronchial. Nekrose der Grenzmembranen der Bronchiolen; Ausfüllung der Alveolen mit erythrozytenreichem Fibrin. Keine polymorphkernigen Leukozyten, obgleich viele mononukleäre Zellen mit phagozytiertem, feingranulierten braunen Pigment im Gewebe verstreut waren.

Milz: Atrophie der Malpighischen Körperchen; atypische große mononukleäre Zellen in großer Zahl, Zeichen von Regeneration. Der Befund könnte einer „neutropenischen Pneumonie" entsprechen.

Lymphknoten: Zwischen dem Ende der 2. und der 6. Woche fehlten gewöhnlich nicht nur die Keimzentren der Lymphknoten, sondern auch die typischen kleinen Lymphozyten. Proliferation von atypischen Zellen, welche manchmal das Aussehen von Lymphoblasten und manchmal das von plasmazellähnlichen Zellen annahmen. Andere wieder bildeten bizarre polymorphe Abkömmlinge von Retikulumzellen, gelegentlich mit der Struktur von Reed-Sternberg'schen Zellen.

Knochenmark: Entwicklung und Regeneration. Mitunter Proliferationsaktivität und Produktion von atypischen Zellen; gelegentlich auch starke myeloide Hyperplasie. Es fanden sich je nach dem Grad der Art der Regeneration folgende Arten: deutliche Hypoplasie mit örtlicher Hyperplasie des Retikulum; lokale myeloide Regeneration und myeloide Hyperplasie.

Gastrointestinaltrakt: Hämorrhagien und Ulcerationen. Pathogenetisch stellten diese Befunde wahrscheinlich das Ergebnis der Infektion in Verbindung mit aplastischer Anaemie dar; in manchen Fällen vielleicht auch eine direkte Wirkung der ionisierenden Strahlen auf das Epithel.

Magen: Petechien, besonders in Nähe der Magenstraße. Gelegentlich Ulcerationen. Histologisch meist keine polymorphkernigen Zellen, aber zahlreiche Plasmazellen in der Lamina propria.

Dünndarm: Nekroseherde gewöhnlich kleineren Ausmaßes.

Dickdarm: Diffuse Nekrosen, mitunter auch lokal.

Leber: Häufig leichte zentrale Stauung.

Nieren: Hämorrhagien im Perirenium und im Nierenbecken. Blutungen in die Glomerula. Makroskopisch das flohstichartige Bild wie bei der akuten Glomerulonephritis.

Testes: Atrophie des Parenchyms.

Ovarien und Uterus: Corpora albicantia ohne Ausbildung von Follikeln oder Corpora lutea. Endometrium in Ruhephase.

Gehirn: Hyperämie der Leptomeninx und der Gefäße.

Nebennieren: Verschmälerung der äußeren Rindenschicht.

Hals- und Rachenorgane: Hämorrhagische und nekrotisierende Läsionen, besonders an Zahnfleisch und Tonsillen. Schwellung und blutige Durchtränkung des Zahnfleisches mit oft nekrotischen Rändern und freiliegenden Alveolen; Nekrose in Teilen des lymphatischen Gewebes des Rachenringes mit hämorrhagischen Rändern. Histologisch zeigten diese Läsionen eine gleichförmige Nekrose ohne Abgrenzung durch polymorphkernige Leukozyten, obwohl eine scharfe Demarkationslinie gegenüber dem relativ intakten Gewebe bestand. In der Umgebung Oedem und manchmal Blutung.

Haut: Kleinfleckige Hämorrhagien und auch Ulcerationen. Epilation meist 2 Wochen nach der Bestrahlung. Barthaare, Augenbrauen sowie Achsel- und Schambehaarung waren gegenüber der Epilation relativ resistent. Die Trichohyalinschicht differenzierte nicht, das Pigment war unregelmäßig über dem Epithel verteilt. Im Epithel der Matrix fanden sich nur wenig Mitosen. Sowohl die Glasmembran wie auch die äußere Membran waren beträchtlich verdickt.

Befunde bei *Gruppe 3:*

Lungen: reichlich Hämorrhagien. Nekrotische Veränderungen, stark mit polymorphkernigen Leukozyten infiltriert; mitunter Ausbildung von Abszessen.

Milz: Atrophie des lymphatischen Gewebes mit zahlreichen atypischen großen mononukleären Zellen; daneben Zeichen einer Regeneration. Reichlich Lymphozyten um die Zentralgefäße der Malpighischen Körperchen und Wiederauftreten der Keimzentren.

Lymphknoten: Langsameres Auftreten der Keimzentren als in der Milz. Die meisten Lymphknoten zeigten noch den Verlust reifer Lymphozyten, ein dichtes Retikulumnetz und atypische große Zellen.

Knochenmark: Meist örtliche Regeneration bei allgemeiner Hypoplasie. Mitunter deutliche myeloide Hyperplasie; starke Anämie. In den Rippen noch reichlich gelatinöses Mark mit Inseln hämatopoetischen Gewebes. Mitunter extreme myeloide Hyperplasie und vollständiger Schwund des Fettgewebes.

Gastrointestinaltrakt: Ulcerationen des Darmes, besonders des Colon. Sie lagen oberflächlich und waren von Fibrin bedeckt.

Leber: Häufige, gewöhnlich zentrale oder periportale Verfettungen. Sie standen wahrscheinlich in Verbindung mit Mangelernährung, weniger mit der Bestrahlung.

Testes: Ausgedehntere Atrophie. Die Basalmembranen gewöhnlich verdickt und die Sertolizellen geschrumpft. Spermatogenes Gewebe vollständig geschwunden; Tubuli gelegentlich hyalinisiert.

Gehirn: Relativ häufig eitrige Prozesse, wie eitrige Meningitis oder Hirnabszeß.

Nebennieren: Sehr starke Atrophie, wobei die schwersten Veränderungen in der Zona glomerulosa lagen.

Mund- und Halsorgane: Gelegentliche Nekrosen der Tonsillen, mehr umschrieben als diffus.

Zu berücksichtigen ist, daß die ersten Sektionen an den Opfern von Hiroshima erst 50 Std nach dem Angriff fachmännisch ausgeführt werden konnten. Bei Sektionen von Menschen, die in den ersten 2 Wochen verstorben waren, fanden sich häufig blutige Diarrhoen, ausgesprochene Leukopenie, Blutungen in die Schleimhaut des Magens und Darmes sowie Lungenveränderungen, die als interstitielle Pneumonie bezeichnet wurden; Verdickung des peribronchialen Gewebes und der Alveolarwände.

Im Magen-Darmtrakt massenhaft atypische Mitosen mit Riesenzellen. Bei Opfern, die in der 3. und 4. Woche nach dem Angriff starben, fand man neben beginnendem Haarausfall, Hautblutungen, blutige Diarrhoen, schwerste Leukopenie und Abmagerung; im Magen-Darmkanal Geschwüre, Blutungen und Nekrosen; stark atrophische Hoden.

Nach der 4. Woche Infektionen aller Art, Hautgeschwüre, Geschwüre im Magen-Darmkanal, Lungenabszesse, Niereneiterungen, schwere Leukopenie und aplastische Anaemie; epikardiale und myokardiale Blutungen; in den Lungen neben schweren Blutungen, Nekrosen und Abszeßbildungen, Oedem der Pleura. Die Nekrose der Alveolarwände verursachte emphysenartige-Bildung größerer Hohlräume; im Magen-Darmkanal Blutungen, Nekrosen und Geschwüre. Blutungen in Nieren, Harnblase und Ureteren, Prostataabszesse, Atrophie der Hoden, in den Ovarien häufig atretische Follikel, das Endometrium im Ruhezustand.

Bis zum 1. Januar 1954 wurden 92 Leukämiefälle bei den Überlebenden der Atombombenopfer von Hiroshima und Nagasaki festgestellt.

chronische Myelose 39
chronische Lymphadenose 1
akute Myelose 25
akute Lymphadenose 14
akute Retikulose 3
akute Monozytose. 4
akute unbestimmten Typs (Stammzell) 6

Das Vorkommen maligner Lymphome bei Überlebenden der Atombombenexplosion in Hiroshima untersuchte ANDERSON. Aufgrund der Beobachtungen der Jahre 1949—1962 ergab sich anhand von Autopsien und von Lymphknotenbiopsien auch ein gehäuftes Vorkommen von Morbus Hodgkin, Lymphosarkom und multiplem Myelom bei den Überlebenden, die der Einwirkung der Atombombenexplosion in einem Umkreis bis zu 1400 m ausgesetzt waren. Bekanntlich sind als Folge der Strahleneinwirkung auch Leukämien und Myelofibrosen mit myeloischer Metaplasie in höherer Frequenz anzutreffen, als den Durchschnittswerten der japanischen Bevölkerung entspricht.

Makroskopische und mikroskopische Befunde ermöglichten es nach ANDERSON u. Mitarb. (1964) nicht, strahleninduzierte Fälle von Leukämie von spontan entstandenen Leukämien zu unterscheiden. Ein kausaler Zusammenhang zwischen Leukämie und ionisierenden Strahlen ist sowohl beim Menschen als auch bei Versuchstieren nachgewiesen. In gleicher Weise besteht eine zunehmende Häufung von Myelofibrose mit myeloider Metaplasie bei den Überlebenden der Atombombe von Hiroshima (ANDERSON u. Mitarb.).

An 256 bei der Atombombenexplosion in Nagasaki in utero bestrahlten Foeten wurden nach 13 und 14 Jahren anthropometrische Untersuchungen durchgeführt, wobei das Menarchealter und der Grad des Epiphysenschlusses im Handgelenk sowie Kopfumfang, Sitz- und Stehhöhe, Gewicht und Brustumfang festgestellt worden sind. Dabei fanden sich Unterschiede besonders signifikant beim Schädelumfang, die auf eine Strahlenwirkung zurückgeführt werden (BURROW u. Mitarb.).

Über die zufällige Ganzkörperbestrahlung von 7 Personen mit 4—100 Röntgen berichtete McGandless. Nach einer Exposition von 18 r und mehr traten um den 4. Tag eine Neutrophilie, Lymphopenie und allgemein atypische Lymphozyten auf. Bei derartigen Unfällen bewährt sich nach Angaben des Verfassers eine tägliche Zählung der Neutrophilen und Lymphozyten, welche eine gute diagnostische Bewertung ermöglichen.

Über Verletzungen durch hohe Elektronenenergie von Akzeleratormaschinen (Kathodenstrahlen) berichteten Brown und Freyer. Bei den in Eniwetok von reinen Atomstrahlen betroffenen Menschen wurde festgestellt, daß reine Strahlenwirkung, welche so gering ist, daß sie der Patient überlebt, auf der Haut durch Resektion der Läsion und Hauttransplantate behandelt werden kann. Die Verfasser bemerken, daß Keloidbildung bei reiner Strahlenverbrennung nicht auftritt, sondern nur in Kombination mit anderen Faktoren, insbesondere mit Hitze (Brown-Freyer, Brown et al.).

3. Wirkungen der ionisierenden Strahlen auf Gewebe

Die ionisierenden Strahlen wirken auf den ganzen Organismus (siehe Tabelle 1; Turano und Biagini):

Schematische Darstellung der biologischen Wirkungsweise der ionisierenden Strahlen

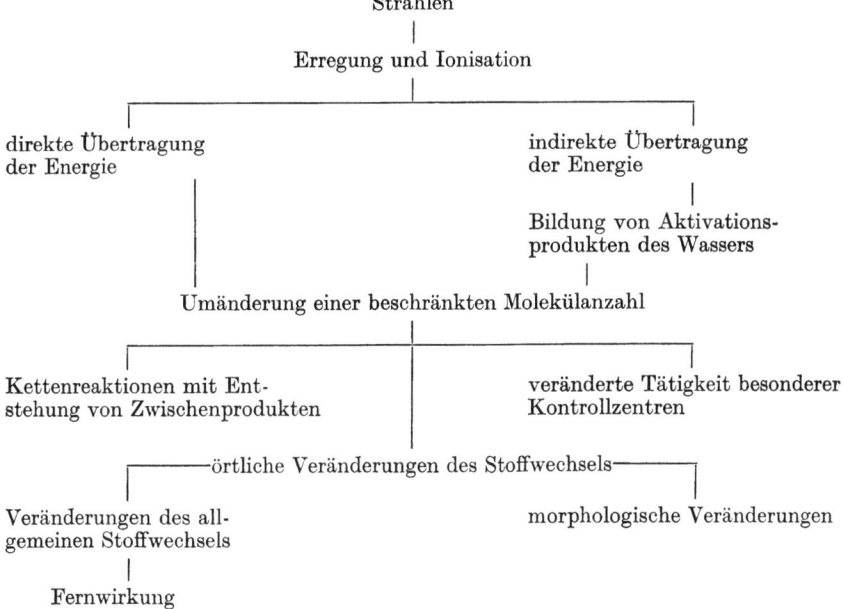

Man macht dafür 2 Vorgänge verantwortlich:

1. Ein Trefferereignis und die Ionisation innerhalb des sog. strahlenempfindlichen Volumens der Zellen (physikalischer Vorgang); diese Treffertheorie nach Dessauer besagt, daß die direkte Wirkung zu Dissoziationsreaktionen an biologisch wichtigen Substanzen, wie Nukleinsäuren, Proteinen und anderen Makromolekülen, führe. Die indirekte Wirkung beziehe sich auf Veränderungen im umgebenden Medium, wobei sich Radikale bilden.
2. Die Umwandlung des Wassers und Bildung von stark oxydativ wirkenden Produkten, wie H, OH, H_2O (chemischer Vorgang).

Nach zahlreichen experimentellen Untersuchungen erscheint es heute als gesichert, daß im vielzelligen Organismus etwa 80% der Schäden auf Intermediärvorgänge, der Rest auf direkte Trefferwirkung an den Eiweißmolekülen zurückzuführen ist.

Als Folge dieser Veränderungen treten histologisch in Erscheinung: Chromatinverklumpungen, Verletzungen der Chromosomen, Verklebung und Verlagerung, Brückenbildung, Chromosomenbrüche, Fragmentation und Chromosomenabsprengungen.

Die Wirkung von Neutronenstrahlung ist in der Regel größer als die einer Gammastrahlung gleicher physikalischer Dosis. Man nennt diesen Faktor den RBW-Wert (RBW = relative biologische Wirksamkeit). Dieser Faktor drückt die größere Wirkung aus und wird auf das betroffene Organ und die Gammastrahlung bezogen. Er liegt beispielsweise für den Dünndarm bei 7, d.h. um das gleiche Krankheitsbild wie durch Neutronenstrahlung am Dünndarm zu erzeugen, ist die 7fache Dosis erforderlich. Wie DINKLOH mitteilt, verschiebt sich entsprechend auch der Mortalitätsgipfel, der bei einer LD 50/30 Gammastrahlung um den 14. Tag liegt, bei physikalisch gleicher Neutronendosis auf den 5. Tag. Die relative biologische Wirksamkeit der Neutronen ist nicht für alle Organe gleich groß. Sie hat lediglich noch einen sehr hohen Wert von 10 für die Strahlenkatarakt. Für die Ganzkörperbestrahlung werden heute — im Gegensatz zu früheren Anschauungen — Faktoren zwischen 0,8 und 3 diskutiert. Das Leitsymptom der Neutronenbestrahlung ist die Darmerkrankung (DINKLOH).

4. Pathologisch-anatomische Befunde an Geweben und Organen nach Bestrahlung (Gamma-Strahlen)

Aufgrund zahlreicher Tierversuche und den Beobachtungen an Menschen sind folgende *pathologisch-anatomischen Befunde an Geweben und Organen* nach Bestrahlung zu erwarten:

Blut und Knochenmark: Es gilt der Satz: „Je größer die Strahlendosis, desto schwerer die Markschädigung und je schneller ihre Entwicklung, desto langsamer der mögliche Wiederausgleich." Als ausgesprochenes Mausergewebe ist das blutbildende Knochenmark sehr strahlenempfindlich. Nach kurzzeitiger Ganzkörperbestrahlung mit 50—100 r ist das rote Mark bereits sichtbar geschädigt. 8—10 Tage nach 400—600 r ist es gelatinös und enthält fast nurmehr Retikulumzellen, Fettzellen und spärliche Reste blutbildender Zellen (aplastische Anaemie). Nach Bestrahlung mit einigen Hundert r findet man mit zunehmender Dosis Kernpyknosen und Vakuolisierung der Kerne.

Lymphozyten: Kurzdauernder Lymphozytenabfall bereits nach etwa 25 r, der bei Dosen um 100 r signifikant wird. Die großen Lymphozyten sind resistenter als die kleinen.

Bei der Untersuchung der Follikel- und Sinuslymphozyten von 200 im Strahlungsbereich arbeitenden Personen (medizinisches Personal, welches ionisierenden Strahlungen exponiert war) konnten ZOGRAPHOV und GOSPODINOVA feststellen:

1. Verminderung der Follikellymphozyten. Dies Phänomen tritt schon nach kurzer Dienstzeit (wenige Jahre) auf, eher als die Abnahme der Gesamtlymphozytenzahl und andere Phänomene von Strahlenschäden der Hämopoese.
2. Vermehrung der Sinuslymphozyten, wenn eine Lymphozytose vorliegt.
3. Weitere Herabsetzung der Zahl der Follikel-Lymphozyten sowie Verminderung der Sinus-Lymphozyten, wenn die klassischen Merkmale der beruflichen Strahlenschädigung hämopoetisch in Erscheinung treten.

Granulozyten: Anstieg der Granulozyten etwa 24 Std nach Ganzkörperbestrahlung mit mehreren Hundert r. In den folgenden 3—4 Tagen Abfall bis auf Tiefstwerte. Riesen-Granulozyten weisen auf eine Mitosestörung und damit auf eine Knochenmarkschädigung hin, da die Vorstufen dieser Zellformen im Markausstrich bereits wenige Stunden nach dem Strahleninsult nachzuweisen sind.

Erythrozyten: Reagieren am spätesten auf Bestrahlung. Rasches Verschwinden der Retikulozyten aus dem peripheren Blut; ihr Wiederauftreten ist prognostisch günstig zu bewerten.

Thrombozyten: Ihr zahlenmäßiger Abfall geht dem Leukozytenabfall im peripheren Blut sowie der Markverödung parallel. Am empfindlichsten gegenüber Strahlenschäden sind die Zellkerne im Zustand der Teilung. Schäden können jedoch auch am Ruhekern auftreten. Der Ablauf einer Mitose wird verlangsamt und die Zellen teilen sich seltener.

Wirkungen kurzzeitiger Ganzkörperbestrahlung auf Blut und blutbildende Organe des Menschen

Dosis	Wirkung
etwa 15 rem	Beginnende Leukozytose, danach merkliches Schwanken der Leukozytenzahl, leichte Eosinophilie
etwa 20 rem	ausgeprägte Leukozytose mit stärkerem Schwanken der Leukozytenzahl
25 r	keine merklichen Blutbildveränderungen
25—50 r	vereinzelte Blutbildveränderungen ohne ernsthafte Schäden
etwa 30 rem	Leukozytose, anschließend starkes Schwanken der Leukozytenzahl, geringe Eosinophilie
etwa 70 rem	sehr ausgeprägte initiale Leukozytose mit anschließender mäßiger Leukopenie
etwa 90 rem	initiale Granulozytose mit anschließenden ausgeprägten Schwankungen der Leukozytenzahl, Lymphopenie, mäßige Eosinophilie, geringe Aplasie des roten Knochenmarkes im Sternum
50—100 r	Lymphopenie, leichte Blutbildveränderungen
100—200 r	längere ausgeprägte Lymphopenie, akutes Strahlensyndrom mit vereinzeltem tödlichen Ausgang
etwa 210 rem	initiale Leukozytose, anschließend Leukopenie, Lymphopenie, Thrombopenie, Eosinopenie. Erythrozytenschwund nach 8—12 Wochen. Schwere Aplasie aller Knochenmarkselemente, Regeneration
etwa 370 rem	Leukozytose, danach Leukopenie bis Null. Völliges Verschwinden der Lymphozyten, Rückgang der Thrombozyten und Retikulozyten, degenerierende Zellformen. Degeneration der Knochenmarkbestandteile
200—400 r	schwere Thrombopenie und Leukopenie, zeitweise Anämie, Hämorrhagien
400 r	50% Todesfälle
400—600 r	lebensgefährliche Anämie, Leukopenie, Thrombopenie, Hämorrhagien, Erbrechen, blutiger Durchfall
600 r	Hämorrhagien, Leukozytensturz
etwa 680 rem	Zellkerndegenerationen und Lymphozyten-Plasmavakuolen; toxische Granula in den Neutrophilen.

(BEIER u. DÖRNER 1958)

Knochen und Knorpel: Osteosklerose und örtliche Nekrose. Zurückgehen der Zahl der Osteoblasten und Chondroblasten. Veränderung des normalen Strukturbildes der Epiphysenregion. Der ausgewachsene Knochen und Knorpel ist relativ strahlenresistent. Erst hohe Dosen bewirken deutliche Veränderungen der Knochenstruktur in Form von Knochenumbauerscheinungen, Entkalkungen, Sklerosierungen. Wesentlich empfindlicher ist der wachsende Knochen und besonders die Wachstumszone.

Äußere Bestrahlung hat eine nekrotisierende Wirkung auf den Knochen. Besonders empfindlich sind die Osteozyten. Diese Devitalisierungsprozesse werden als Bestrahlungsostitis bezeichnet. Derartige Knochen sind besonders anfällig gegenüber einer Fraktur oder einer Infektion.

Die Schädigung der einzelnen Zellbestandteile des Knochens scheint eine direkte Strahleneinwirkung zu sein und nicht eine indirekte infolge Strahlenschädigung der den betreffenden Knochen versorgenden Blutgefäße. Jedoch kann bei einer Strahlenschädigung der Blutgefäße die auftretende Störung der Blutversorgung die durch die Strahlung hervorgerufene Zellschädigung verstärken.

Bei örtlicher äußerer Tumorstrahlendosis entstehen multiple Skleroseherde. Diese enthalten Nekrosebezirke und postnekrotische Veränderungen sowie Bindegewebe mit einzelnen bizarren Kernformen.

Bei innerer Bestrahlung durch radioaktive Substanzen werden sie in erster Linie im Apatit-Komplex und weniger in den proteinhaltigen Anteilen gespeichert, und zwar mehr herdförmig als diffus. Die Substanzen können auch wieder mobilisiert und an anderen Stellen abgelagert werden. Histologisch ist ausgedehnte Nekrose des Knochengewebes und Nekrose oder Vernarbung des Knochenmarkes nachzuweisen. Meist sind nur wenige Osteozyten in den Lakunen vorhanden.

Bestrahlung des wachsenden Knochens, insbesondere der langen Knochen, führt zur Wachstumsstörung. So scheint eine Dosis von 600 r auf die Wachstumszone das Wachstum verzögern zu können. Es tritt aber nach einigen Wochen Restitution ein; 1800—2000 r führen zum vollständigen und anhaltenden Wachstums-Stop. Knorpelzellen schwellen, degenerieren und verlieren ihre säulenartige Anordnung. Folglich schieben sich keine neuen Säulen von verkalkten Knorpeln zur Metaphyse, und da auch die Osteoblasten beschädigt sind, erfolgt keine neue Knochenbildung im Bereich des enchondralen Knochenwachstums. Derartig geschädigte Knochen brechen leicht und zeigen eine verlangsamte Heilung. Zur Entstehung eines Sarkoms nach Bestrahlung sind nach Beobachtungen insgesamt 4000—6000 r innerhalb einiger Monate notwendig. Einzelbeobachtungen betreffen 1500 r und über 10000 r.

Die Zeit zwischen Abschluß der Bestrahlung und dem Auftreten eines Sarkoms schwankte von 3 bis 20 Jahren, meist jedoch zwischen 5 und 10 Jahren. Die entstandene Geschwulst war histologisch meist ein polymorphzelliges Fibrosarkom oder ein osteogenes Sarkom.

Radium ist mit am wirkungsvollsten zur Erzeugung von Knochensarkomen unter den Isotopen, welche Alphastrahlen aussenden sowie Strontium unter den Betastrahlen.

Lymphknoten: Strahlenempfindlichkeit bereits nach Dosen über 25 r. Bei Ganzkörperbestrahlung von 600 r Kernzerfall in Form von Kernpyknose und Karyorhexis bereits nach einer halben Stunde. Die Kern- und Zellbruchstücke werden von phagozytierenden Retikulumzellen abgeräumt. Nach 8—10 Std sind die Keimzentren fast frei von intakten Lymphozyten. Die Phagozytose der Zelltrümmer ist in 1—2 Tagen abgeschlossen, und man findet nur noch die sehr strahlenresistenten Retikulumzellen und einige verfettete Phagozyten in den früheren Keimzentren. Die Schädigung der lymphatischen Zellen wird nach STENDER im zytologischen und elektronenoptischen Bild durch Chromatinverlagerung an die Kernmembran, Kernverdichtung und -aufhellung, Vergrößerung und Auflockerung der Nukleolen, Dilatation der Kernmembran durch Abhebung der zytoplasmatischen Lamelle sowie Abweichungen von Größe, Zahl und Matrixdichte der Mitochondrien bestimmt.

Milz: Die lymphoide Struktur der Milz zeigt gleiche Veränderungen wie die der Lymphknoten in Form einer Abnahme der Follikelgröße und Vermehrung der Trabekelbildung. Atypische, große einkernige Zellen treten auf sowie Phagozytose von roten Blutkörperchen.

Hoden: Veränderungen des Keimepithels in Form von Nekrosen und Abstoßung von Gewebsteilen in die Samenkanälchen. Rückgang der Mitosen. Später Atrophie und Hyalinisierung der Samenkanälchen. Zuerst gehen die Spermatoblasten zugrunde. Keine merkliche Beeinflussung der Leydigschen Zellen. Die Spermatogonienteilungen gleichen somatischen Mitosen, stellen aber doch etwas besonderes dar, da sie gegen Schädlichkeiten erhöht empfindlich sind. Im Hoden sind die Spermatogonien das strahlenempfindlichste Zellelement. Es folgen mit abnehmender Empfindlichkeit die Spermatozyten, Spermatiden und Spermien. Die Sertolischen Zellen und die Zwischenzellen sind relativ strahlenresistent. Eine permanente Sterilisierung ist erst bei einer Ganzkörperbestrahlung von 700—800 r wahrscheinlich; eine solche von 400 r bewirkt keine dauernde Sterilität.

Ovarien: Schwere Veränderungen in Form von Hämorrhagien. Histologisch atretische Primärfollikel und das Fehlen entwicklungsfähiger Follikel, daher temporäre Amenorrhoe. Bei der Frau wird mit dem Untergang der Follikel, also der Eizelle und der sie umgebenden Zellen, auch die Produktionsstelle des Follikel- und Corpus-luteum-Hormons zerstört und somit gleichzeitig eine Kastration erzielt.

Magen-Darmtrakt: Die frühesten und deutlichsten Veränderungen finden sich in den Lieberkühnschen Krypten, die für die Epithelregeneration der Schleimhaut verantwortlich sind. Kernpyknosen und tropfiger Kernzerfall schon nach 50—1000 r. Bei höheren Dosen völliger Epithelverlust der Zotten. Eine geringere Empfindlichkeit weisen in absteigender Reihenfolge die Schleimhaut des unteren Dünndarms, des Magens, des Colon, des Rectum und des Oesophagus auf. Die beiden ersteren Schädigungen bei Dosen, die auch auf der Haut entsprechende Veränderungen hervorrufen.

Die histologischen Arbeiten ergeben nach SCHERER u. STENDER, daß die empfindlichen generativen Zellen in den Krypten nach ihrer Reifung und anschließenden Wanderung auf die Darmzotten, die nur einige Stunden in Anspruch nimmt, einer 30mal höheren Dosis ausgesetzt werden können, um letal geschädigt zu werden. Entsprechende Eigenschaften entwickeln die schleimbildenden Becherzellen, die ebenfalls aus den Krypten auswandern und zwischen den Epithelzellen verbleiben. Außerordentlich strahlenresistent sind ferner die Panethschen Zellen, die am Grund der Krypten zu finden sind und azinophile Sekretkörner enthalten.

Die Epitheldefekte, die Stunden bis Tage nach einer Ganzkörperbestrahlung mit einigen Hundert r auftreten, sind als direkte Folge der Strahlenbelastung anzusehen. Das Darmepithel kann sich relativ rasch erholen. Die schweren Nekrosen und Haemorrhagien dagegen, die sich 2—4 Wochen nach Ganzkörperbestrahlung finden, haben ihre Ursache in der Strahleneinwirkung auf die Blutbildungsstätten. Die inzwischen ausgebildete Agranulozytose ist für die nekrotisierenden und ulcerösen Prozesse verantwortlich, welche die Erholung des Darmepithels verdecken.

Weiterhin finden sich Hyperämie, Schwellung, erhöhte Absonderung, submuköses Oedem der Darmwand mit hämorrhagischen Veränderungen, Petechien, Bildung von Pseudomembranen und Ulcerationen mit örtlichen Blutungen.

Histologisch besteht ein anomales Zellbild des Epithels mit bizarren Mitosen und Entwicklungsformen.

Folgende Tabellen geben eine Übersicht über die Strahlensensibilität der Zellen und Organe:

Zellart	Organ	Erste Schäden (vereinzelte Zelluntergänge bei r)	Schwere Schäden (Untergang der meisten Zellen bei r)	Folgen des Zelluntergangs
Lymphozyt	Lymphatisches Gewebe Lymphknoten, Milz Thymus	25–50	400–600	Lymphopenie
Erythroblast	Knochenmark	50–100	500	Anämie
Myelozyt	Knochenmark	50–100	500–600	Granulozytopenie
Myeloblast	Knochenmark	50–100	500–600	Granulozytopenie
Megakaryozyt	Knochenmark	50–100	500–600	Thrombozytopenie
Spermatogonie	Hoden	50	300–400	Aspermie, Sterilität
Eizelle (im reifen Follikel)	Ovar	50	350–400	Sterilität, Kastration Mißbildungen
Befruchtetes Ei u. Embryonal-Zellen bis zur 6. Schwangerschaftswoche	in der Differenzierung befindliche Organe, vor allem ZNS	25–50	300–600	Abortus
Zellen der Dünndarmkrypten	Dünndarm	100–200	800	Enteritische Erscheinungen
Zellen des Stratum germinativum	Haut, Schleimhäute	300	850–1800	Haut-Atrophie, Ulcus
Talgdrüsenzellen	Haut	300	850–1800	Trockenheit der Haut
Haarbalgzellen	Haut	300	700	Epilation
Schweißdrüsenzellen	Haut	300	1200–2500	Hemmung Schweißbildung
Linsenepithelzellen	Auge	300–400	800–1000	Katarakt
Knorpelzellen	wachsender Knochen	400–600	800–1000	Hemmung des Knochenwachstums
Osteoblasten	wachsender Knochen	400–600	800–1000	Hemmung des Knochenwachstums u. Umbaues
Gefäßendothelien	Gefäßsystem	800–1200	1200–4000	Durchblutungsstörungen
Drüsenepithelien	In- u. exkretorische Drüsen			
Leberparenchymzellen	Leber			
Tubulusepithelien	Niere			
Gliazellen	ZNS	1000	3000	Funktionsstörungen Atrophie
Nervenzellen	Zentrales und peripheres Nervensystem	bis	bis	degenerative Prozesse
Alveolar-Deckzellen	Lungen	4000	6000	Gewebsnekrose
Muskelfasern	Herz, glatte Muskulatur			
Reticulumzellen	Reticulohistiozytäres System			
Bindegewebszellen	ubiquitär			
Osteozyten	Knochen			

Strahlenempfindlichkeit verschiedener Körperzellen
(geordnet nach steigender Resistenz)

Zellart	Organ	Folge des Zellunterganges
Lymphozyten	Milz, Lymphknoten, Thymus, Lymphatisches Gewebe	Lymphopenie
Leukozyten	Blut	Leukozytose
Megakaryozyten		Thrombozytopenie
Myeloblasten	Knochenmark	Granulozytopenie
Myelozyten		Granulozytopenie
Erythroblasten		Anämie
Eizelle	Ovar	Sterilität, Kastration
Spermatogonien	Hoden	Aspermie und Sterilität
Zellen des Stratum germinativum	Schleimhäute	Atrophie, Ulcus
Tubulus-Epithelien	Nieren	je nach Dosis funktionelle Störungen, atrophische degenerative
Leberzelle	Leber	Prozesse, Gewebsnekrosen
Epithel	Haut	Hautatrophie, Ulcus
Gefäßendothelien	Gefäße	Durchblutungsstörungen
Bindegewebszelle	Bindegewebe	je nach Dosis funktionelle Störungen, atrophische degenerative Prozesse, Gewebsnekrosen
Knorpelzelle	Knorpel, wachsender Knochen	Hemmung des Wachstums
Osteozyten	Knochen	je nach Dosis funktionelle Störungen
Osteoblasten	wachsender Knochen	atrophische degenerative Prozesse, Gewebsnekrosen, Hemmungen des Knochenwachstums und des Umbaues

(BEIER u. DÖRNER 1958)

Haut: Bei genügend großer Dosis kann nach 48 Std, wahrscheinlich als Folge der primären Strahlenwirkung, ein Erythem auftreten und periodisch nach 3 und 6 Wochen wiederkehren, letzteres wohl als Folge einer sekundären Wirkung.

Frühe Veränderungen bestehen in einem Nachlassen der Mitosen des Epithels, Gefäßerweiterungen und mononuklearen Hautinfiltraten. Spätere Entwicklungsperioden zeigen Abschuppung, Oedem, Schwund der Basalzellen und nachfolgende Pigmentierung; Zellinfiltrate an den Haarfollikeln, Talg- und Schweißdrüsen, Haarausfall in der 3. Woche bei Abnahme der Zellteilung, Vakuolenbildung und gelegentlich Nekrosen der Follikel.

Bei lokaler Bestrahlung stehen die Kapillarschädigungen im Vordergrund. Die Folge davon sind atrophische Bindegewebsveränderungen, chronische Ulcerationen und hyperkeratotische papillomatöse Wucherungen nach Art des Keratoma senile. Insbesondere entwickeln sich auf dem Boden der chronischen Ulcera sowie der hyperkeratotischen Epidermisveränderungen Stachelzellkrebse. Neben den Karzinomen spielen Sarkome der röntgengeschädigten Haut eine untergeordnete Rolle.

Bei Ganzkörperbestrahlung, insbesondere Nukleardetonationen, werden die von Strahlen verursachten Hautveränderungen von denen durch Verbrennung überdeckt.

Im Korium ist unter 500 r an größeren Gefäßen keine nennenswerte Schädigung zu erwarten. Als Folge der nekrotisierenden Endothelschäden finden sich häufig Thrombosierungen. Zur Ausbildung von Angiektasien kommt es gelegentlich schon nach örtlicher Bestrahlung mit geringen Dosen. Nach mittleren und hohen Dosen finden sich fast immer Teleangiektasien. Im allgemeinen treten sie erst nach 12—18 Monaten auf. Die elastischen und kollagenen Elemente der Subcutis zeigen geringere Strahlenempfindlichkeit. Talgdrüsen und Schweißdrüsen sind etwa gleich empfindlich. Es kann zur temporären Beeinträchtigung der Schweißdrüsenfunktion kommen. Histologisch ist eine vakuolige Degeneration des Drüsenepithels mit Abflachung des Epithels erkennbar. Bei den Haaren führt eine Dosis von etwa 400 r innerhalb von 3 Wochen zum Haarausfall (Epilationsdosis).

Der Mitosestop erfolgt in den Matrixzellen. Im Verlauf der ersten Woche gehen Zellen unter dem Bild der Karyorhexis und Karyolyse zugrunde. Im Verlauf von 3—5 Wochen nach der Strahleneinwirkung schreiten die degenerativen Vorgänge an der unteren Hälfte des aktiven Haarfollikels weiter fort, bis der gesamte Follikel nur noch aus einer Zellsäule besteht. Bei Überlebenden fanden sich häufig Keloide als posttraumatische Bindegewebsproliferation.

Die Strahlenreaktionen der Haut

(Zugrundegelegt sind die üblichen therapeutischen Bestrahlungsbedingungen: 180 kV, 0,5 mm Cn, Feldgröße 6×8 cm^2)

35 r	Abnahme der Mitoserate im Stratum germinativum
200 r	makroskopisch keine Veränderungen; mikroskopisch vereinzelte Zelluntergänge
300 r	evtl. Früherythem. Zelluntergänge an Talg-, Haarbalg- und Schweißdrüsenzellen. Nach 6—8 Tagen Kernverklumpungen, atypische Mitosen, Mitosestop für ca. 3 Wochen. Als Spätreaktion evtl. leichte Pigmentierung
400—500 r	evtl. Früherythem. Reversible Epilation, evtl. Pigmentierung
600 r	Früherythem nach Stunden! Erythemfreies Intervall für ca. 2—3 Wochen, dann Übergang zu starkem Erythem. Nach ca. 4—6 Wochen lang anhaltende Pigmentierung, Epilation.
800—1000 r	3 Erythemwellen. Kerndegeneration und typische Entzündungssymptome in den subpapillären Schichten. Später Trockenheit der Haut, Pigmentierung, nach ca. 1 Jahr Teleangiektasien, Epilation
ab 1200 r	zunehmende Gefäßwanddegenerationen
ab 2000 r	Ausbildung von Ulzera mit praktisch fehlender Heilungstendenz

(HOBITZ)

Augen: Schäden können entstehen:
a) durch thermische Strahlung (Infrarot)
b) durch Ultraviolettstrahlung
c) durch radioaktive Strahlung.

Nach langer Latenzzeit, etwa 1—3 Jahre, kann eine Linsentrübung auftreten. Eine Röntgenstrahlen-Schädigung erfolgt nur bei direkter Bestrahlung des Auges. Eine Röntgenkatarakt läßt sich schon bei einer Dosis von 200 r erzeugen; meistens beträgt aber die notwendige Dosis 600 r und mehr. Sie hat einen charakteristischen morphologischen Befund an der Spaltlampe und unterscheidet sich dadurch von gewöhnlichen senilen und praesenilen Linsentrübungen. Am wenigsten strahlenempfindlich sind Netzhaut und Sehnerv sowie der Glaskörper.

Gehirn: Das unreife Gehirn kann schon bei geringen Dosen mit schweren Schäden reagieren. Bei Röntgenbestrahlung erwachsener Tiere finden sich als Frühveränderungen perivaskuläre Lymphozyten- und Plasmazellinfiltrate hauptsächlich nur im Marklager. Spätschäden bestehen in einer fortschreitenden Veränderung der Hirngefäße und davon abhängiger Parenchymläsionen. Nach anfänglicher Zunahme des Gefäßbindegewebes erscheinen die Wände homogen verbreitert und verquollen; Zerfall der präkollagenen Silberfibrillen. Histopathologische Untersuchungen an Gehirnen von 37 bei einer Atombombenexplosion getöteten Japanern ergaben Gefäßveränderungen im Gehirn, Frühveränderungen des Endothels, perivaskuläre Infiltrate mit Lymphozyten und Sickerblutungen in den verschiedenen Abschnitten des zentralen Nervensystems. Ferner symmetrische Veränderungen der Basalganglien, des Hypothalamus und der Formatio reticularis sowie ausgedehnte Nekroseherde in der Rinde. Zellverödung in bestimmten Abschnitten des Ammonshorn, grobe Veränderungen in den motorischen Kernen der Hirnspinalnerven und Gliawucherungen in der Kleinhirnrinde. Die Ansicht, Zentralnervensystem und peripheres Nervensystem als relativ strahlenunempfindlich anzusehen, hat nur Gültigkeit bei Beachtung der morphologischen Veränderungen. Nach Dosen über 1000 r finden sich akute degenerative Verfettungen der Purkinjeschen Zellen und Ganglienzellen, Vakuolisierung des Zytoplasma, Verlust der Nisslsubstanz, Kernuntergänge und Entmarkungen. Weiterhin, kurz nach der Bestrahlung, Oedeme, später in Schüben verlaufende hämorrhagische Nekrosen. Die Meinungen über die Pathogenese des Gewebsunterganges gehen auseinander. Während ein Teil der Autoren den primären Angriff am Gefäßsystem sieht, wiesen andere degenerative Veränderungen ohne Gefäß- und Durchblutungsstörungen nach. In den letzten Jahren haben sich aber Anhaltspunkte dafür gefunden, daß die Funktionen des Nervensystems und besonders des Stammhirns schon durch relativ kleine Röntgenstrahlendosen zu beeinflussen seien.

Im ganzen gesehen stehen nach Scherer u. Stender bei der Entwicklung von Strahlenspätschäden im zentralen Nervensystem Störungen am Gefäß-Bindegewebe des Hirngewebes zumeist im Vordergrund. Sie dürften wenigstens teilweise auf eine unmittelbare Strahlenschädigung der mesenchymalen Elemente selbst zurückzuführen sein.

Minajev betont die Plastizität des Nervensystems und seine große kompensatorische Fähigkeit.

Die in Vinca bestrahlten 6 Personen (5 mit einer Dosis von 450—1000 rem, eine über 450 rem) zeigten nach Grbesa und Smodlaka im EEG nach 8 Monaten eine noch deutliche Niedervoltage. Der Grundrhythmus glich dem beschleunigten Tempo der Alphakurve. In der zweiten Mitteilung über EEG-Befunde schrieben dieselben Autoren, daß es 4 Jahre nach der Bestrahlung wiederum gelang, bei 4 von den 6 bestrahlten Personen Ableitungen durchzuführen. Es zeigte sich nunmehr eine Erhöhung der Spannung und ein gut ausgebildeter Alpharhythmus. Der Befund weist darauf hin, daß eine vollständige Herstellung der Elektrogenese eingetreten ist.

Endokrine Drüsen: Vermehrung der basophilen Zellen mit beträchtlicher Vakuolenbildung im Zytoplasma.

Nebennierenrinde: Verschmälert, Rückgang des Lipoidgehalts; Granulierung der Schaumzellen. Atrophie, besonders in der Zona glomerulosa. Schaumzellen in der Zona fasciculata. Bei diesen Befunden ist jedoch zu bedenken, daß die Nebennierenrinde morphologisch ausdrucksarm erscheint (Scherer u. Stender) und während des Lebens die Regulation der morphologisch definierten Zonen (glomerulosa, fasciculata, reticularis) erheblich variieren.

Herz: Hauptsächlich sekundäre hämorrhagische Veränderungen. Petechien in Epi-, Myo und Endocard.

Gefäße: Am strahlenempfindlichsten sind die Gefäßendothelien. Wird das Endothel nicht vollkommen zerstört, so kommt es zu reaktiven Proliferationen, die häufig bis zur Obliteration führen. In Venen und Arterien erfolgt eine subintimale Fibrose und Hyalinisierung der kollagenen Fasern, woraus ebenfalls eine Einengung des Lumens resultiert.

Lungen: Perivaskuläre parenchymatöse und pleurale Oedeme; Proliferation der alveolären Wandzellen und hyaline Membranbildung. Nach Scherer u. Stender findet man ein alveoläres Oedem sowie eine Hyperämie und eine Schwellung des interstitiellen Gewebes. Später tritt eine bindegewebige Verdickung der Alveolar- und Interlobulärsepten ein. Membranartige Ausschwitzungen können die Alveolarwände bedecken und Alveolarepithelien atypisch umgewandelt sein; Veränderung der Gefäß- und Bronchialwände, Verdickung der Pleura.

Harnwege: Harnleiter und Blase zeigen sekundäre Blutungserscheinungen.

Nieren: Relativ strahlenresistent; erst über 1500 r nachweisbare Schäden am Nephron. Histotopographisch erste Schädigungszeichen an den Tubuli und an den Hauptstückepithelien.

Hypophyse: Die Neurohypophyse erscheint allgemein strahlenresistenter als die Adenohypophyse. Über morphologische Veränderungen ist wenig bekannt (SCHERER u. STENDER).

5. Wirkung von Beta-Strahlen

Bei Betastrahlen-Einwirkung treten auf Oedem und Rötung der Haut, evtl. Bildung eines Zweitoedems, Blasenbildung; bei chronischer Phase Atrophie des Epithels und Verlust der neugebildeten Epidermisstruktur, Teleangiektasien, Hyperkeratose.

Eine Übersicht über die Fallout-Wirkung der Detonation bei den Marshall-Inseln zeigt (CONRAD und HICKING):

Gruppe	bestehend aus	beobachteter Fallout	geschätzte Gamma-Dosis in rad	Ausdehnung der Hautschäden
Rongelap	64 Marshallesen	stark (schneeartig)	175	ausgedehnt
Ailingnae	18 Marshallesen	mittel (nebelartig)	69	weniger ausgedehnt
Rongerik	28 Amerikaner	mittel (nebelartig)	78	leicht
Utirik	157 Marshallesen	keiner	14	keine Hautschäden oder Epilation

Histopathologische Untersuchungen an Hautexcisionen bei den im März 1954 auf den Marshall-Inseln von Fallout betroffenen Menschen erbrachten eine fleckförmige Epidermisschädigung mit Atrophie und Abflachung der Reteleisten. Erneute Untersuchungen nach 2 Jahren zeigten manchmal Akanthose, Fehlen von Pigment im Stratum basale sowie Atrophie und gutartige Dyskeratose im Stratum spinosum. Der Papillarkörper wies häufig deutliche degenerative Kollagenveränderungen in Form einer Homogenisierung des Kollagens auf. Gelegentlich war Muzin in den Degenerationsbezirken nachweisbar.

Die Nachuntersuchung von Marshallesen 10 Jahre nach der Fallout-Bestrahlung zeigte eine leichte Retardierung des Wachstums und der Knochenreifung bei Knaben, die mit 5 Jahren der Bestrahlung ausgesetzt gewesen waren, eine größere Zahl von Aborten bei exponierten Frauen während der ersten 4 Jahre nach der Bestrahlung, eine unvollständige Wiederherstellung mancher peripherer Blutelemente und eine Zunahme Naevus-ähnlicher Läsionen in Gebieten der früheren Betastrahlen-Verbrennungen der Haut. Ferner wurden bei 3 Mädchen gutartige Schilddrüsenknoten entfernt (die erhaltene Dosis wird auf etwa 1000 rad geschätzt, die in Form radioaktiven Jodes aufgenommen wurde). 2 Mädchen waren 13 und eines 14 Jahre alt. Da Strumen auf den Marshall-Inseln selten sind (es besteht kein Jodmangel) wird für die Kropfbildung Bestrahlung verantwortlich gemacht (CONARD und HICKING).

24—48 Std nach der Fallout-Bestrahlung hatten $^2/_3$ der Menschen von Rongelap Appetitlosigkeit, Übelkeit und Erbrechen. Einige erbrachen, hatten Diarrhoe, und viele klagten über Beschwerden von seiten der Haut und der Augen. Diese

Symptome gingen jedoch nach ein paar Tagen zurück. In den ersten 6 Wochen wurde ein Rückgang der Lymphozyten und Neutrophilen über die Hälfte und der Thrombozyten auf die Hälfte im Vergleich zur nicht exponierten Bevölkerung festgestellt. Es setzte eine schrittweise, aber nicht vollständige Genesung ein.

Die Beta-Strahlenverbrennungen der Haut und die Epilation des Schädels waren ausgedehnt, besonders bei der stärker exponierten Gruppe. Die meisten Läsionen waren oberflächlich, manche zeigten aber auch tiefere Ulzerationen. Innerhalb weniger Wochen heilte die Mehrzahl mit nur geringen Restveränderungen ab, und das Nachwachsen der Haare war nach 6 Monaten abgeschlossen.

6. Inkorporation radioaktiver Stoffe

Schäden durch Inkorporation strahlender Stoffe hängen von der Aufnahme und Verteilung der Ablagerungen im Organismus und der Ausscheidung der betreffenden Substanzen ab. Die effektive Halbwertszeit gibt einen Hinweis auf die tatsächliche Verweildauer der Radioaktivität im Organismus und damit auf die Dauer der Exposition. Wird ein Radioisotop in den wachsenden Knochen eingelagert, so potenziert sich die Gefahr. Die empfindlichste Stelle des Knochens ist die Epiphyse. Die Inkorporation geringer Mengen radioaktiver osteotroper Elemente im wachsenden Organismus ist besonders gefahrvoll.

Über die Inhalation von radioaktivem Uran berichtete RUNDO. Bei Untersuchungen derartiger Patienten hat man sich folgende Fragen vorzulegen:

1. Wie groß ist die aufgenommene Menge und wie die Verteilung der Radioaktivität im Körper?
2. Welche Verschiebungen treten in der Folge auf und in welchem Umfang?
3. Wie groß ist die Menge und der Weg der Ausscheidung aus dem Körper?

Seit Juli 1962 untersuchten PRIBILLA und MUTSCHKE eine Standardnahrung einschließlich der Getränke auf ihren ^{89}Sr- und ^{90}Sr-Gehalt. Es wurde ein starker Anstieg der ^{90}Sr-Kontamination der Nahrung beobachtet. Für das Jahr 1963 wurde ein ^{90}Sr-Angebot von 60 pc/Tag im Mittel bestimmt. Dem Anstieg des ^{90}Sr-Gehaltes in der Nahrung entsprechend ist seit Herbst 1962, nach der Wiederaufnahme der Atombombenversuche, ein starker Anstieg des ^{90}Sr-Gehaltes in menschlichen Knochen und Gewebe zu erkennen. Zu Beginn des Jahres 1964 lagen die Werte für Plazenten über 4 pc/gCa und für Knochen Neugeborener bei 3 pc/gCa.

Eine eingehende Darstellung der bei der Obduktion isotopenhaltiger Leichen anzuwendender Maßnahmen stammt von BIENENGRÄBER.

Literatur

ANDERSON, R. E., et al.: Autopsy study of leukemia in Hiroshima. Arch. Path. **78**, 618 (1964).
— Myelofibrosis with myeloid metaplasia in survivors of the atomic bomb in Hiroshima. Ann. Intern. Med. **60**, 1 (1964).
— and K. ISHIDA: Malignant lymphoma in survivors of the atomic bomb in Hiroshima. Ann. Int. Med. **61**, 853—862 (1964).
ANDREWS, G. A., et al.: Accidental radiation excursion in the Oak Ridge Y-12 plant. Part. IV Health physics **II**, 134 (1959).
BEIER, W., u. E. DÖRNER: Isotopen-Fibel für den Arzt. 2. Aufl. Leipzig: 1958.
BERGEDER, H. D.: Grundlagen der biologischen Strahlenwirkung und Strahlenschäden. Ergebn. allg. Path. path. Anat. **42**, 1—33 (1962).
BIENENGRÄBER, A.: Die Obduktion isotopenhaltiger Leichen. Zbl. Path. **98**, 421—428 (1958).
BLOCK, M. A., and M. TSUZUKI: Observations of burn scars sustained by atomic bomb survivors. Amer. J. Surg. **75**, 417 (1948).
BLOOM, W.: Histopathology of Irradiation from external and internal sources. McGraw-Hill 1948.

BROWN, J. B., et al.: Radiation Burn, Including Locational and Atomic Exposures. Treatment and Surgical Prevention of Chronic Lesions. Ann. Surg. **130**, 593 (1949).
— and M. P. FRYER: Report of Surgical Repair in the First Group of Atomic Radiation Injuries. Surg. Gynec. Obst. **103**, 1—4 (1956).
— and M. P. FRYER: High Energy Electron Injury from Accelerator Machines (Cathode Rays): Radiation Burns of Chest Wall and Neck: 17 Year Follow Up of Atomic Burns. Ann. Surg. **162**, 426—436 (1965).
BURROW, G. N., et al.: Study of Adolescents Exposed in utero to the Atomic Bomb, Nagasaki, Japan. I. General Aspects: Clinical and Laboratory Data. Yale J. Biol. Med. **36**, 430–444 (1964).
II. Growth and Development. J. Amer. Med. Ass. **192**, 357—364 (1965).
CHROMOV, B. M.: Kombinierte Strahlenschädigungen (deutsche Übersetzung aus dem Russischen). Berlin: VEB-Verlag Volk und Gesundheit 1964.
COGAN, D. G., et al.: Atom bomb cataracts. Science **110**, 654 (1949).
CONARD, R. A., and A. HICKING: Medical Findings in Marshallese People Exposed to Fallout Radiation. Results from a Ten-Year Study. J. Amer. Med. Ass. **192**, 457—459 (1965).
CRONKITE, E. P., and V. P. BOND: Radiation injury in man. Springfield: Thomas 1960.
DINKLOH, H.: Über medizinische Möglichkeiten, die Strahlenwirkung im Organismus herabzusetzen. Mschr. Wehrmed. **9**, 8—11 (1965).
DUNLAP, CH. E.: Effects of Radiation; in: W. A. ANDERSON: Pathology. P. 175—196 Saint Louis: Mosby 1961.
ENGSTRÖM, A.: Der Einfluß strahlender Energie auf das Knochengewebe. Ergebn. allg. Path. pathol. Anat. **45**, 1—22 (1964).
ERB, W.: Der Lockport-Strahlenunfall. Wehrmedizin **4**, (1966). Beilage S. 25—27.
FASSKE, E., u. H. THEMANN: Die Reaktion des somatischen Zellkernes auf ionisierende Strahlen. Verh. deutsch. Ges. Path. **47**, 246 (1963).
FILMORE, P. G.: The medical examination of Hiroshima patients with radiation cataracts. Science **116**, 322 (1952).
FISCHER, H.: Ärztliche Maßnahmen bei Einsatz von Atomkörpern. Wehrmed. Mitt. **1**, 28 (1957).
FLIEDNER, TH. M.: Zur Hämatologie des akuten Strahlensyndroms. Strahlenther. **112**, 543—560 (1960).
GRBESA, B., u. J. SMODLAKA: EEG-Veränderungen bei den in Vinca bestrahlten Personen. Vojnosanitetski Pregled **18**, 553 (1961).
GUSKOWA, A. K., and G. BAISOGLOV: Two cases of acute radiation disease in man. Peaceful usus of atomic energy **11**, 35 (United Nations) New York (1956).
HEMPELMANN, L. H., et al.: The acute radiation syndrome. A Study of nine cases and a review of the Problem. Ann. Int. Med. **36**, 279 (1952).
HEYSSEL, R., et al.: Leukemia in Hiroshima atomic survivors. Blood **15**, 313 (1960).
HOBITZ, H.: Pathophysiologie des Strahlenschadens. Med. Klinik **52**, 1474—1479 (1957).
HOWLAND, J. W., and ST. L. WARREN: The effects of the atomic bomb irradiation on the Japanese. Adv. Biol. a. Med. Physics **1**, 387 (1948).
JAMET, H., et coll.: Etude de six cas d'irradiation totale aigue accidentelle. Rev. franc. Etud. clin. biol. **4**, 210—225 (1959).
KAPLAN, R. W.: Eine Zahlenbilanz der Atombombenschäden in Hiroshima und Nagasaki. Dtsch. med. Wschr. **84**, 1028—1031 (1959).
KIMURA, S. J., and H. IKUI: Atomic bomb radiation cataract. Amer. J. Ophthalm. **34**, 811 (1951).
KRAYEWSKI, N. A.: Studies in the Pathology of Radiation Disease (engl. Übersetzung aus dem Russischen). Oxford-London: Pergamon Press 1965.
KURTSIN, J. T.: Effects of Ionizing Radiation on the Digestive System (englische Übersetzung aus dem Russischen). Amsterdam: Elsevier 1963.
LE ROY, G. V.: The medical sequelae of atomic bomb explosion. J. Amer. Med. Ass. **134**, 1143 (1957).
— Hematology of atomic bomb casualties. Arch. Int. Med. **86**, 691 (1950).
LEWIS, J. J., et al.: Original signs and symptoms in patients surviving five years after atomic bomb exposure under 1000 meters. Amer. J. Surg. **98**, 12 (1959).
LIEBOW, A. A., et al.: Pathology of Atomic Bomb Casualties. Amer. J. Path. **25**, 853 (1949).
MASANOBU, T.: Leukaemia in Nagasaki Atomic Bomb Survivors from 1945 through 1959. Bull. Wld. Hlth. Org. **26**, 619—631 (1962).
Mc GANDLESS, J. B.: Accidental Acute Whole-Body Gamma Irradiation of Seven Clinically Well Persons. J. Amer. Med. Ass. **192**, 185—188 (1965).
MESSERSCHMIDT, O.: Auswirkungen atomarer Detonationen auf den Menschen. Ärztlicher Bericht über Hiroshima, Nagasaki und den Bikini Fallout: Stuttgart: Thieme 1960.
— Über das Auftreten von „Kombinationsschäden" in Hiroshima und Nagasaki. Wehrmed. Mitt. 113—116 (1964).

MESSERSCHMIEDT O.: u. U. HAGEN: Durch Neutroneneinwirkung bedingte Strahlenschäden bei Mensch und Versuchstier. Wehrmed. Mitt. 33—38 (1963).
MINAJEV, P. F.: Der Einfluß ionisierender Strahlen auf das zentrale Nervensystem. Moskau: Medgis 1962.
MOLONEY, W. C.: Leukemia in survivors of atomic Bombing. New England J. Med. 253, 88—90 (1955).
NEEL, J. V., and W. J. SCHULL: Studies on the potential genetic effects of the atomic bombs. Acta genet. 6, 183—196 (1957).
N. N.: The effects of the atomic bombs at Hiroshima and Nagasaki. Report of the British Mission to Japan. London: 1946.
OUGHTERSEN, A. W., and S. WARREN: Medical Effects of the Atomic Bomb in Japan. New York: MC GRAW HILL, 1956.
PRIBILLA, O., u. U. MUTSCHKE: Über die ^{90}Sr-Kontamination von menschlichen Geweben und einer Standardnahrung. Klin. Wschr. 43, 690—694 (1965).
ROHRSCHNEIDER, W. u. M. HINTERTHANER: Augenschädigung durch Atombombenexplosion. Münch. med. Wschr. 102, 1097 (1960).
RUNDO, J.: A case of accidental inhalation of irradiated uranium. Brit. J. Radiol. 38, 39—50 (1965).
SCHERER, E., u. H. ST. STENDER: Strahlenpathologie der Zelle. Beiträge zur Zyto- und Histopathologie der Strahlenwirkung. Stuttgart: Thieme 1963.
SCHUBERT, G., u. G. HÖHNE: Strahlenschädigungen; in: Handbuch der Inneren Medizin. 4. Aufl., 6. Band, 2. Teil, S. 195—284. Berlin, Göttingen, Heidelberg: Springer 1954.
SHAEFFER, J. R.: Radiation injuries, with Notes on Hiroshima and Nagasaki. Amer. J. Surg. 93, 641 (1957).
SMODLAKA, J., u. B. GRBESA: EEG-Veränderungen bei den in Vinca bestrahlten Personen. Vojnosanitetski Pregled 21, 243—244 (1964).
TSUZUKI, M.: Erfahrungen über radioaktive Schädigung der japanischen Fischer durch Bikini-Asche. Münch. med. Wschr. 97, 988—994 (1955).
TULLIS, J. L., and SH. WARREN: Gross autopsy observations in animals exposed at Bikini. J. Amer. Med. Ass. 134, 1155 (1947).
TURANO, L., u. C. BIAGINI: Der biologische Prozeß der durch ionisierende Strahlen hervorgerufenen Schädigungen. Schutz und Wiederherstellung der Schäden. Strahlenther. 104, 169—181 (1957).
WARREN, SH.: The Nagasaki survivors as seen in 1947. Mil. Surgeon 102, 98 (1948).
ZOGRAPHOV, D. G., u. D. N. GOSPODINOVA: Zur Hämatologie der beruflichen Strahlenschädigungen I. Follikel- und Sinuslymphozyten. Das dtsch. Gesundheitswesen 21, 826—829 (1966).
ZOLLINGER, H. V.: Radio-Histologie und Radio-Histopathologie; in: Handbuch der allg. Pathologie. Band 10, S. 127—287. Berlin, Göttingen. Heidelberg: Springer 1960.

II. Radarwellen

1. Physikalische Vorbemerkungen

Radarwellen sind ultrakurze elektromagnetische Wellen, und zwar die kürzesten der in der Technik angewendeten Wellen. Sie breiten sich geradlinig aus; folgen also nicht der Erdkrümmung. Ihre Geschwindigkeit ist die des Lichtes (300000 km/s). Von anderen Körpern werden sie, je nach deren Beschaffenheit und Form, reflektiert, absorbiert, abgeschwächt, verstreut oder gebündelt. Besonders gut reflektieren metallische Gegenstände. Die elektromagnetischen Wellen werden eingeteilt in

elektrische Wellen
lange Radiowellen
kurze Radiowellen
ultrakurze Radiowellen (Mikrowellen)
lange Infrarotstrahlen
kurze Infrarotstrahlen
sichtbare Lichtstrahlen
Ultraviolettstrahlen
Grenzstrahlen

weiche Röntgenstrahlen
mittlere Röntgenstrahlen
harte oder kurze Röntgenstrahlen
weiche Gammastrahlen
harte Gammastrahlen
sekundäre kosmische Strahlen.

Die Radartechnik (Radar = RADIO detecting and ranging) arbeitet mit Ultrakurzwellen, d.h. Wellen von 1—10 m Länge und Schwingungen von 30 bis 300 MegaHertz (MHz) und Mikrowellen mit Längen kleiner als einem Meter und Schwingungen größer als 300 MegaHertz.

Bis vor wenigen Jahren war die Energie pro cm² in der Strahlenkeule noch so niedrig, daß man sie als nicht ernsthaft gefährlich annehmen konnte. Heute aber werden bereits Spitzenwerte der Magnetronimpulsleistung von 100 MW integrierter Dauerleistung (600 KW) erzielt.

Diese elektromagnetischen Wellen haben nun bestimmte biologische Wirkungen in Abhängigkeit von Frequenz, Wellenlänge und Feldstärke. Alle Untersuchungen stimmen darin überein, daß die sofortigen Wirkungen vorwiegend in einer örtlichen oder allgemeinen Hyperthermie bestehen. Elektromagnetische Wellen werden im Gewebe absorbiert und die elektromagnetischen Energien in Wärmeenergie umgewandelt. Gerade Zentimeterwellen, d.h. Strahlen mit einer Wellenlänge von 1—10 cm, können bei genügender Intensität des elektromagnetischen Feldes eine Wärmewirkung hervorrufen.

Das Vorhandensein oder Fehlen von Pelz, Haaren oder Kleidung, die Dicke der Haut und des subkutanen Fettgewebes, die Anordnung verschiedener Flächen der tiefen Faszie, sowie der Wassergehalt des Gewebes haben einen deutlichen Einfluß auf Absorption und Umwandlung der Mikrowellen-Energie im Körper.

2. Tierversuche

Über die Wirkung elektromagnetischer Wellen auf lebendes Gewebe geben am besten Tierversuche Auskunft, da umfangreichere Beobachtungen an Menschen bisher nicht bekannt sind. Im folgenden sind nun eine Reihe von tierexperimentellen Untersuchungen angeführt, um die Größe der einwirkenden elektromagnetischen Energie mit der entstandenen Schädigung in Beziehung setzen zu können; denn nur so lassen sich auf Grund von Zahlenunterlagen exakte Angaben machen sowie Vergleiche und Schlüsse ziehen.

Eine Exposition des Abdomen erforderte bei Ratten die kürzeste Zeit zur Tötung, nämlich 12,3 min, eine Exposition des Kopfes 18,5 min und eine solche der Lendengegend 15,5 min. Eine Exposition gefolgt von einer Minute ohne Exposition während eines Zeitraumes von 31 min tötete in 16 min Gesamtwirkungszeit; 17% obiger Energie bei 1 min Exposition und 5 min ohne Exposition töteten Ratten in 34 min Gesamtexpositionszeit.

Feldstärke Watt/cm²	Entfernung von der Antenne	Minimale tödliche Expositionszeit
Ratten		
0,15	12,2 cm	35 min
0,08	15,2 cm	56 min
0,05	17,8 cm	80 min
0,03	22,9 cm	135 min
Mäuse		
0,15	10,2 cm	5 min
0,08	10,2 cm	13 min
0,05	10,2 cm	35 min
0,03	10,2 cm	140 min

Ein Vergleich der lokalen Veränderungen durch Mikrowellen und durch Infrarotstrahlen ähnlicher Stärke ergaben, daß die Wirkungen der Infrarotstrahlen auf die Haut beschränkt bleiben, während die Mikrowellen fast einen Zentimeter tief in die Muskelschichten eindringen können. Ein weiterer Unterschied liegt darin, daß bei ähnlicher Stärke das Fell der Ratten vor dem Eindringen von Infrarotstrahlen schützt, nicht dagegen vor Mikrowellen. Schließlich ist zur Erzeugung einer Überhitzung bei Wärmemessung im After oder in der Haut die Mikrowellenenergie in Watt/cm^2 etwa drei- und mehrmals so stark wie Infrarot-Energie.

Nach massiver Exposition (10 min im Nahefeld) hatten die Muskelschichten von Versuchstieren eine leicht graue Farbe und ein ,,gekochtes" Aussehen.

Die Exposition des ganzen Körpers führte zu schwerer Hyperämie und diffusen Haemorrhagien in subkutanem Gewebe und Mesenterium. Die pathologischen Veränderungen waren in den direkt betroffenen Körperpartien am stärksten. Mittlere Blutfülle der Lungen und leichte Verfärbung von Leber und Milz fand man noch nach einer 2 stündigen Exposition gegenüber 0,03 W/cm^2. BOYSEN stellte bei Ganzkörperbestrahlung von Kaninchen (350 MHz; 0,1 W/cm^2) degenerative Schäden des zentralen Nervensystems, der Nieren, des Myokards, der Leber, des Gastrointestinaltraktes und des Atmungssystems fest.

MARKS u. Mitarb. bestrahlten bei Hunden das vordere Mediastinum (2400—2500 MHz; 12,2 cm Wellenlänge; Leistung 125 W). Der Reflektor stand in der Regel 5 cm vor der Brust. Die Tiere wurden 15—140 min bestrahlt und dann innerhalb einer Stunde nach dem Tode obduziert. Die Befunde waren bei allen Tieren sehr ähnlich. Makroskopisch zeigte der vordere Thorax in verschiedenem Grade Erythem der Haut, Oedem, Durchsickern der Lymphe und Blasenbildung. Die Blasenbildung der Haut und das Oedem waren bei hellfarbigen Tieren intensiver als bei schwarzen, welche nur minimale Hautveränderungen erlitten. Das Mediastinum wies eine ausgeprägte arterielle und venöse Hyperämie auf, die Lungen hatten ein deutliches Oedem und das Herz bot eine beträchtliche Hyperämie der Epikard- und Koronargefäße. Mikroskopisch konnte in Lungen und Herz ebenfalls eine Hyperämie festgestellt werden.

Bei einer Energiemenge von 0,1 Watt/cm^2 (358 MHz) stieg nach den Arbeiten von BOYSEN die Temperatur im After von Hasen in 10 min um 0,4 Grad, nach 15 min um 1,3 Grad, nach 25 min um 2,98 Grad und nach 30 min um 4,62 Grad. HINES u. RANDALL haben den Temperaturanstieg in verschiedenen Organen bei narkotisierten Kaninchen untersucht, die Wellen von 2500 MHz ausgesetzt waren. Dieser betrug im unteren Dünndarm nach einer Minute Exposition 4,2 Grad, nach 30 min 29,5 Grad und nach 60 min 42,9 Grad. Wie Untersuchungen von DEICHMANN u. Mitarb. zeigten, konnte die Überlebenszeit von Ratten (24 000 MHz; 1,25 cm Wellenlänge) durch Senkung der Umgebungstemperatur um 35 Grad auf 15° Celsius mehr als verdoppelt werden. Weiterhin verlängerte ein wirksamer Luftaustausch das Überleben. Ratten, die ständig 250 MW/cm^2 bei 15 Grad ausgesetzt waren, lebten durchschnittlich 47 min; Tiere bei gleicher Exposition, aber in einem Luftstrom von 15 °Celsius, lebten 8 bis 24 Std. Derartige Schäden in Form von Verbrennungen ersten und dritten Grades waren im wesentlichen dieselben, gleichgültig, ob eine Ratte 17 min bei 35 °Celsius exponiert war oder 20 Std bei 15° Celsius im Luftzug.

Nach den Untersuchungen von BARANSKI ist die Exposition gegenüber Mikrowellen bei einer gleichmäßigen Energiedichte von 8 MW/cm^2 tödlich für die Maus, die Exposition von 5 MW/cm^2 tödlich für etwa 50% der Tiere; 50% überlebten nach einer Exposition von 6 Std. Bei diesen Experimenten trat der Tod ein bei einer Körpertemperatur von etwa 42° C.

Die Wirkung von Radarwellen auf Gewebe kann man auch durch mikroskopische Untersuchungen nachweisen. So ergab eine Einwirkung von Mikrowellen (24 000 MHz; 1,5 cm Wellenlänge) auf Rattenhoden, daß bei einer Entfernung 7,6 cm von der Antenne (Leistung 0,25 Watt/cm^2), bei einer Umgebungstemperatur von 24—25 °Celsius, nach 5, 10 und 15 min, je nach Dauer, leichte bis schwere Schäden auftraten. Weiterhin zeigte sich eine Verminderung des Hormonspiegels. Auch andere Untersuchungen bestätigten, je nach Stärke der Einwirkung, zum Teil schwere Gewebsschädigungen in allen Organen. Weitere Experimente führten bei einer Frequenz von 350 MHz zu einer sehr raschen Erhitzung von Kaninchen. Eine tödliche Schädigung war durch das Auftreten einer Übersäuerung des Blutes mit sehr starker Atmung, Krämpfen und Atemstillstand charakterisiert.

Eine weitere wichtige Schädigung verursachen Mikrowellen durch Trübung der Augenlinse (grauer Star). Die Linse ist einer Exposition gegenüber am empfindlichsten. Zur Erzeugung einer Linsentrübung scheint eine Feldstärke von 12 W/cm² erforderlich zu sein, auch bei längerer Exposition. Es genügt eine Exposition von 10 min gegenüber einer Energie von 3 W/cm² (2500 MHz). Nach einem Zeitraum von einigen Stunden bis zu einigen Wochen ist mit dem Auftreten der Katarakta zu rechnen. Mit kürzeren Wellen (10 000 MHz) erreichte RICHARDSON ähnliche Ergebnisse. Eine Bestrahlung von 3—5 min erzeugte bei 16 von 21 exponierten Kaninchen Linsentrübungen, die sich nach einem Maximalzeitraum von 60 Tagen manifestierten.

WILLIMS u. Mitarb. konnten Katarakte bei narkotisierten Kaninchen durch eine einmalige Exposition gegenüber Mikrowellen von 12,3 cm Länge erzeugen. Die dazu erforderliche Zeit und Stärke betrug zwischen 5 min bei 0,59 W/cm² und 90 min bei 0,29 W/cm²; die Feldstärke entsprach einem Wärmestrom von 8,4—4,1 cal/cm²/min. Bis zum Auftreten einer deutlichen Trübung vergingen 1—14 Tage.

In herausgenommenen Ochsenaugen konnte man nachweisen, daß bei längeren Wellen (12,25 cm) die maximale Temperatur im hinteren Teil der Linse auftrat, bei kürzeren (4,5 cm) im vorderen Teil und bei 3 cm langen in der Cornea. Bei Kaninchen verursachten 3 cm lange Wellen ebenfalls Trübungen in der vorderen Linsenschicht, Wellen von 12,25 cm dagegen in der hinteren. Diese Veränderungen werden auf einen direkten thermischen Effekt bezogen. In Anbetracht der Meinung, eine Stärke von 0,01 Watt/cm² sei im allgemeinen als ungefährlich für wiederholte menschliche Exposition anzusehen, sollte doch darauf hingewiesen werden, daß die Exposition einer Ratte gegenüber 0,02 Watt/cm² 45 min lang eine leichte Hyperämie der Lungen hervorruft. Eine Exposition von 7 Std gegenüber 0,024 Watt/cm² verursacht eine deutliche Verminderung der weißen Blutkörperchen und einen Anstieg der roten Blutkörperchen.

Über hämatologische Veränderungen nach Mikrowelleneinwirkung bei Hunden berichteten MICHAELSON u. Mitarb. Hunde wurden gewählt, weil ihr hämatologisches System mehr mit dem menschlichen zu vergleichen ist als das von Nagern, die meistens für diese Versuche Verwendung fanden.

Die Bestrahlung erfolgte mit einem Gerät von 2800 KHz/sec, einem 1280 KHz pulsierenden Radargerät und einem 200 KHz kontinuierlichen Radargerät mit Feldstärken von 50 MW/cm², 100 MW/cm² und 165 MW/cm². Die Veränderungen standen in Abhängigkeit von Häufigkeit, Feldstärke und Dauer der Exposition. Eine deutliche Abnahme der Lymphozyten und Eosionophilen trat nach einer 6stündigen Exposition gegenüber einer pulsierenden Mikrowellenbestrahlung von 2800 KHz/sec und 100 MW/cm² mit einer Erhöhung der mittleren Rektaltemperatur um etwa 1°C auf. Die Neutrophilen waren nach 24 Std leicht erhöht, während Eosinophile und Lymphozyten zu dieser Zeit normale Werte erreichten. Nach 2stündiger Exposition gegenüber 165 MW/cm² mit einer Erhöhung der Rektaltemperatur um etwa 1,5 °C trat eine leichte Abnahme aller weißen Zellen und eine deutliche Hämokonzentration ein. Eine Eosinopenie ist noch 24 Std später feststellbar gewesen. Die hämatologischen Veränderungen waren deutlicher nach 3stündiger Exposition gegenüber 165 MW/cm². Untersuchungen mit ^{51}Cr und ^{69}Fe zeigten eine Veränderung der Lebensdauer der roten Blutzellen und der Knochenmarkfunktion in diesem Expositionsbereich. Leukozytenveränderungen sind auffallender nach 1280 KHz/sec pulsierender und 200 KHz/sec kontinuierlicher Mikrowellenexposition.

Die Ergebnisse dieser Untersuchung weisen auf eine hypothalamische Stimulation bei Mikrowellenexposition hin mit oder ohne gleichzeitiger der Nebennieren, ebenso auf eine Wirkung der Mikrowellen auf das Knochenmark.

3. Wirkungen beim Menschen

Sicher ist ein Mensch infolge seiner Größe und seines Körpergewichtes viel widerstandsfähiger gegenüber den Wirkungen von Mikrowellen dieser Frequenz, doch bleibt die Tatsache zu berücksichtigen, daß bei genügend intensiver und anhaltender Exposition ein örtlicher Schaden entstehen kann. Wenngleich auf Grund von Befunden ein Vergleich der Mikrowellen um 3000 MHz mit Infrarotstrahlen vom praktischen Gesichtspunkt aus möglich ist, so wird doch bei Größen von 24 000 MHz eine Änderung dieser Ansicht notwendig.

Wie bereits erwähnt, wird der größte Teil der von einem Radargerät ausgestrahlten elektromagnetischen Energie durch die Gewebe des Körpers absorbiert und in Wärme umgewandelt, wodurch eine Temperaturerhöhung eintritt. Ein Teil der aufgenommenen Wärme wird abgeleitet. Die Temperaturerhöhung im lebenden Gewebe ist von mindestens 4 Faktoren beeinflußt, und zwar:

1. der Intensität der Strahlungsenergie
2. der spezifischen Frequenz der Strahlung
3. der Expositionsdauer
4. der Wirksamkeit des Kalorienverlustes der von der Strahlung betroffenen Organe.

Bei einer Bestrahlung des ganzen Körpers hat dieser keine Möglichkeit der Wärmeregulation mehr. Infolgedessen steigt die Körpertemperatur an und es tritt eine Überhitzung, ein „künstliches Fieber" ein. Bei einer örtlichen Bestrahlung dagegen kann das betroffene Gebiet durch den Blutstrom gekühlt werden. Daher stapeln gut durchblutete Gewebe und Organe weniger Wärme auf als schlecht durchblutete.

Bei Beurteilung dieser Versuche muß man sich vor Augen halten, daß bei den Tierversuchen die Tiere mit schweren Schädigungen hohen Energiemengen ausgesetzt waren, und zwar in sehr kurzer Entfernung von der Antenne, d.h. wenige Zentimeter. Der Mensch dagegen befindet sich in der Regel in größerer Entfernung, in Bewegung und in frischer Luft. Deshalb fanden sich auch nach den Untersuchungen von amerikanischer und englischer Seite an Soldaten bei Hunderten von Männern über Jahre hindurch keinerlei nachweisbare körperliche Schädigungen.

Der menschliche Organismus kann nach Angaben ohne Gefahr eine langdauernde Exposition folgender Stärken aushalten (DAILY):

0,01 W/cm² bei Frequenzen unter 500 MHz
0,02 W/cm² bei Frequenzen zwischen 1000 MHz und 3000 MHz
0,03 W/cm² bei Frequenzen über 3000 MHz.

Obwohl bisher beim Menschen keine schwereren Schäden festgestellt werden konnten, sind mehrfach Klagen des Bedienungspersonals in unmittelbarer Nähe von Radarantennen bekannt geworden, in Form vorübergehender Beschwerden wie Hitzeempfindungen, Sausen oder Schwirren sowie Müdigkeit, Kopfschmerzen und Schmerzen in den Augen. Doch haben alle bisherigen gründlichen Untersuchungen ergeben, daß damit keine gesundheitlichen Schädigungen verbunden sind. Dennoch wird zu empfehlen sein, daß anfällige Personen Arbeiten in unmittelbarer Nähe der in Betrieb befindlichen Antennen zu meiden haben und dringende Arbeiten bei guter Frischluftzufuhr und niederer Umgebungstemperatur auszuführen sind, soweit diese Arbeiten nicht im Freien vorgenommen werden können.

Bei scharfbündelnden Antennen und der damit verbundenen hohen Energiedichte darf jedoch bei eingeschaltetem Sender nicht mehr im Bereich der Strahlungskeule gearbeitet werden. Die Energiedichte kann hierbei das 10^4-fache der oben angegebenen Werte erreichen, die Sendefrequenzen liegen dazu noch wesentlich höher (bis etwa 30 GigaHertz). Bei Arbeiten im Nahbereich können nach kurzer Zeit Schädigungen eintreten.

Die veröffentlichten Beobachtungen an Menschen in den USA und der Sowjetunion gehen ziemlich auseinander. Die Untersuchungen konnten keine signifikanten Veränderungen feststellen. Nur eine kleine Zahl der exponierten Personen hat Hitze oder andere subjektive Wärmeerscheinungen angegeben. Auch die

Augenbefunde waren bei den Exponierten und den Kontrollgruppen klinisch nicht signifikant. Dagegen stellten die sowjetischen Untersuchungen bei chronischer Bestrahlung funktionelle Veränderungen in verschiedenen Organen und Systemen fest, wobei der Grad der Manifestation und das Vorhandensein charakteristischer Symptome bestimmt war durch die Intensität und die Dauer der Bestrahlung. Es handelt sich dabei vorwiegend um Schwächeerscheinungen und vegetative Reaktionen, wie Kopfschmerzen, zunehmende Ermüdbarkeit sowie Reizbarkeit und Schlaflosigkeit, die jedoch nicht scharf ausgeprägt waren. Ähnliche Beobachtungen sind auch in den USA und in England gemacht worden. Die in der Sowjetunion festgestellten Katarakte hatten eine fortschreitende Tendenz.

Die Entwicklung von Hochleistungsgeräten führte zu einem weiteren Problem, nämlich der Produktion ionisierender Strahlung, welche meist in Form von Röntgenstrahlen abgegeben wird.

Die Strahlen von Hochleistungsgeräten können auch eine ausreichende Hitze erzeugen, um nahe liegende Brennstoffe zur Explosion zu bringen. Diese Gefahr besteht vorwiegend bei Flugzeugen und auf Kriegsschiffen.

Die in den letzten Jahren entwickelten Geräte können Stärken bis 100 Megawatt erreichen und sog. kleine Geräte Spitzen von 600 kW. Diese Radargeräte senden nach PONS 4 Energieformen aus, und zwar Ultrakurzwellen, Ultraviolett-, Infrarot- und Röntgenstrahlen.

COSIC führte bei 3 verschiedenen Gruppen von Personen Untersuchungen durch; die erste Gruppe bestand aus Menschen, die am Radargerät im Durchschnitt 4 Jahre und 1 Monat gearbeitet haben, die 2. aus Arbeitern mit 12,5 Monaten Tätigkeit, die 3. Gruppe aus Personen, die niemals an Radargeräten gearbeitet haben. Deutliche pathologische Veränderungen fanden sich bei der 1. Gruppe mit länger dauernder Arbeit an Radargeräten. Weniger ausgesprochen waren sie bei der 2., bei der Kontrollgruppe fehlten derartige Veränderungen vollständig. Am stärksten fielen Veränderungen des Blutes auf, besonders im Sinne einer Thrombozytopenie, die manchmal von einer Störung der Blutgerinnungsfähigkeit begleitet war. Weniger ausgesprochen war eine Erhöhung der Aminosäuren im Urin und Veränderungen einiger Enzyme des Serums. Bei einigen Personen der 1. Gruppe wurden punktförmige Linsentrübungen festgestellt, sowie Gehörstörungen mit Schädigung des Innenohres und bei allen auch mehr oder weniger entwickelte Erscheinungen einer neurozirkulatorischen Dystonie. Nach Ablösung von der Arbeit an Radargeräten trat im Verlauf von 6 Monaten eine vollständige Wiederherstellung des normalen Zustandes ein.

Neurologische und elektroenzephalographische Untersuchungen an 50 Radarbeschäftigten zwischen 20 und 25 Jahren, die von 6 Monaten bis zu 6 Jahren Radarwellen ausgesetzt waren, ergaben nach den Untersuchungen von SVACINA bei 26 Beteiligten Symptome neurasthenischen Charakters. In $2/3$ der Fälle zeigten sich vegetative Störungen; 21 Beteiligte wiesen Störungen im EEG auf.

Literatur

BARANSKI, S., et coll.: Recherches expérimentales sur l'effet mortel de l'irradiation des ondes micrométriques. Revue de Médecine Aéronautique **2**, 108—111 (1963).

BARRON, C. J., et al.: Physical Evaluation of Personnel Exposed to Microwave Emanations. J. Aviation Med. **26**, 442 (1955).

BATTARA, P.: Premessa ad uno studio degli effetti sull'organismo uomona delle microonde emesse dalle apparecchiature radar. Atti delle Giornate Mediche delle Force armate 188 (1961).

BOITEAU, H.: Les effects biologiques des ondes radar. Revue des Corps de Santé 637 (1960).

BOYSEN, J. E.: Hyperthermic and Pathologie Effects of Electromagnetic Radiation (350 Mc). A.M. Arch. Industr. Hyg. **7**, 516 (1953).

CLEMENDSON, C. J.: Ausführliche Zusammenfassung der Literatur über die biologischen Wirkungen der Mikrowellenstrahlung. T. milit. Hälsov 69 (1961); Ref. Vierteljahresschr. f. Schweiz. San. Offz. **39**, 67 (1962).

COSIC, V., et al.: Der Einfluß von Radargeräten auf den Organismus des Menschen und die Ergebnisse unserer Untersuchungen. Vojnosanitetski Pregled **20**, 127—136 (1963).

DAILY, L. E.: A clinical study of the results of exposure of laboratory personnel to radar and high frequency radio. US Nav. Med. Bull. **41**, 1052 (1943).

DEICHMANN, W. B., et al.: Relation of Interrupted Pulsed Microwaves to Biological Hazards. Industrial Medicine and Surgery **28**, 212 (1959).

— Effects of Environmental Temperature and Air Volume Exchange on Survical of Rats Exposed to Microwave Radiation of 24000 Megacycles. Industrial Medicine and Surgery **28**, 535 (1959).

— Acute Effects of Microwave Radiation on Experimental Animals (24000 Megacycles). J. of Occupational Medicine **1**, 369 (1959).

— and F. H. STEPHENS: Microwave Radiation of 10 mw/cm^2 and Factors that Influence Biological Effects at Various Power Densities. Industrial Medicine and Surgery **30**, 221 (1961).

DINKLOH, H.: Gesundheitsschäden durch Radar-Wellen. Wehrmedizin **4**, 123—131 (1966).

FISCHER, H.: Zur Beurteilung der Wirkung von Ultrakurzwellen (Radar). Münch. med. Wschr. **105**, 1148 (1963).

— u. H. MÜLLER: Sind Radarwellen für den Menschen gefährlich? Truppenpraxis 757—758 (1964).

GUNN, S., et al.: The Effect of Microwave Radiation on Morphology and Function of Rat Testis. Lab. Invest. **10**, 301 (1961).

KNAUF, G. M.: The Bio-Effects of Radar Energy. A Research Progress Report. Aerospace Medicine **31**, 225 (1960).

MARKS, J., et al.: Microwave radiation to the anterior mediastinum of the dog. Ohio State Med. J. **57**, 274, 1132 (1961).

MICHAELSON, S. M., et al.: Physiologic Aspect of Microwave Irradiation of Mammals. Amer. J. Physiol. **201**, 351 (1961).

— The Hematologic Effects of Microwave Exposure. Aerospace Medicine **35**, 824—829 (1964).

PALMISANO, W. A., and A. PECZENIK: Some Considerations of Microwave Hazards Exposure Criteria. Military Medicine **131**, 611—618 (1966).

PENNER, K. J.: Welche Gefahren bestehen für das Bordpersonal bei der Bedienung von Radargeräten? Truppenpraxis 572 (1960).

PONS, R.: Moderni problemi di patologia professionale derivanti dall'impiego delle apparecchiature radar. Annali di medicina navale **68**, 923—929 (1963).

RICHARDSON, A., et al.: Experimental Lenticular Opacities Produced by Microwave Irradiations. Arch. Phys. Med. **29**, 765 (1948).

SERCLE, M., et al.: Zur Wirkung der elektromagnetischen Zentimeterwellen auf das Nervensystem des Menschen (Radar). Z. f. Hygiene **7**, 897 (1962).

SETH, H. S., and S. MICHAELSON: Microwave Hazards Evaluation. Aerospace Medicine **35**, 734—739 (1964).

SJÖBERG, B.: Die Wirkungen von Radarstrahlen auf den menschlichen Organismus. T. milit. Hälsov 42 (1961); Ref. Vierteljahresschr. Schweiz. San. Offz. **39**, 66 (1962).

SVACINA, J.: The Effects of work with Electromagnetical Waves of Centimetre Wave-Length (Radar) upon the Central Nervous System of Soldiers. Vojenske Zdravotnicke Listy Nr. 4 (1963); Ref. Wehrmedizin **3**, 139 (1965).

WEISS, M., and W. MUMFORD: Microwave Radiation Hazards. Health Physics. **5**, 160 (1961).

WILLIAMS, D. B., et al.: Biologic Effects Studies on Microwave Radiation, Time and Power Thresholds for Production of Lens Opacities by 12,3 cm Microwaves. Amer. Med. Ass. Arch. Ophthalmol **54**, 863 (1955).

III. Infrarot- und Ultraviolettstrahlung

1. **Infrarotstrahlung** führt zu Verbrennungen von Augenbrauen, Wimpern und Lidhaut. Bei direktem Blick in den Atomblitz, besonders bei weiter Pupille (Dunkeladaption bei Nacht), werden die Infrarotstrahlen durch die Sammelwirkung der Linse auf der Netzhaut so vereinigt, daß dort Verbrennungen zustande kommen können. Diese Fokusierung verursacht feinfleckige Degenerations- oder Verbrennungsherde (Verkochungen in der Netzhaut), unter Umständen sogar in

der Macula lutea, wodurch bleibende Sehstörungen (Skotome) entstehen können. Im Auge werden die Pigmentschicht und die Chorioidea geschädigt. Das Pigment des Retinaepithels und die Chorioidea sind der Hauptsitz der Absorption der Energie. Je dunkler die Pigmentierung der Retina, desto empfänglicher ist sie für Verbrennung.

Da alle Energie in einer sehr kurzen Gewebsschicht absorbiert wird, ist die Temperatur sehr hoch. Die Folge ist eine direkte Coagulation des Gewebes im Gebiet des Bildes. Zusätzlich kann bei sehr hoher Energie die Flüssigkeit der Retina dampfförmig werden und geradezu eine lokale Explosion auslösen. Die minimalste Energiemenge zur Erzeugung einer Retinaverbrennung beträgt 0,14 gcal/cm².

Bei einer Atombombenexplosion von 20 KT (20 Kilotonnen Trinitrotuluol) können nachts bei klarer Sicht Retinaverbrennungen im ungeschützten menschlichen Auge auf 40 Meilen hervorgerufen werden. Die frische Schädigung ist vollkommen rund, scharf umschrieben und besteht aus einer zentralen und peripheren Zone.

Innerhalb von 8 Meilen hat die Läsion eine tiefe zentrale Höhle mit hellem weißen Fleck, welcher die Sklera darstellt. Erhabene vulkanartige Ränder umgeben dieses Gebiet. Blutungen oder coagulierte Gewebstrümmer können vorhanden sein oder fehlen. Um diese zentrale Höhle liegt ein Hof von schmutzig grauer Farbe, oft mit dem 2fachen Durchmesser der Höhle. Die histologisch sichtbaren Veränderungen kann man einteilen

1. in Läsionen, Coagulationsnekrose und zusätzlicher größerer Gewebs- und Zelldestruktion in Retina und Chorioidea. Diese starke Gewebsdestruktion wird wahrscheinlich hervorgerufen durch eine explosionsartige intra- und extrazelluläre Dampfbildung und der Bildung und Ausdehnung des Gases;

2. Läsionen durch Coagulationsnekrose ohne gröbere Gewebs- und Zelldestruktionen der Retina. Die maximal erweiterte Pupille, wie sie bei der Dunkeladaption auftritt, erlaubt ungefähr das 64fache der Strahlungsenergie auf der Netzhaut aufzutreffen als die Pupille eines Auges, das für helles Sonnenlicht adaptiert ist.

Die hohe Lichtintensität, die von der Sonne ausgestrahlt wird oder bei einer nuklearen Explosion entsteht, kann also eine chorioretinale Verbrennung hervorrufen oder eine vorübergehende „Blitzblendung". Bei Testversuchen mit nuklearen Waffen wurden sehr dichte Filter verwendet, welche nur 0,5% des sichtbaren Lichtes durchließen, um die Augen der Beobachter zu schützen.

Wenn eine stellenweise dunkel adaptierte Retina einem diffusen Blitz ausgesetzt wird von der Energie des sichtbaren Lichtes und die Pupille erweitert ist, sind 30 sec zur Wiedererlangung einer entsprechenden Sehschärfe notwendig. Wird dieselbe Retina mit verengter Pupille demselben Blitz ausgesetzt, so kann in nur 18 sec die entsprechende Sehschärfe wieder erreicht werden.

Maculaschäden durch Sonnenlicht (Beobachten einer Sonnenfinsternis mit ungeschütztem Auge), Blitzschlag und elektrisches Trauma führen zum Oedem der Maculagegend, gelegentlich zur Entwicklung kleiner heller Fleckchen in der Mitte der Macula. Die pathologischen Befunde auf der Netzhaut erscheinen zuerst als eine oedematöse Trübungszone der Makula, welche sich nachfolgend pigmentiert und mit der Entwicklung eines Loches in der Fovea meist endet.

2. Die Ultraviolettstrahlung des Atomblitzes kann eine Binde- und Hornhautentzündung ähnlich der Schneeblindheit oder der beim Schweißen beobachteten Ophthalmia electrica erzeugen. Bis zu ihrer Entwicklung vergehen einige Stunden bis mehrere Tage. Sie zeigt sich in Rötung der Bindehaut, Tränenfluß, Brennen, Lidkrampf, ciliare Injektion, Verengung der Pupille, hauchartige Trübung und Auflockerung des Hornhautepithels, welche sich in feinen Bläschen abheben kann.

Einzelheiten über die Biologie und Pathologie des sichtbaren Lichtes, des Ultravioletts und des Infrarots brachte MIESCHER.

Über die Lichttraumen der Retina berichtete anhand einer kritischen Literaturstudie SCHWARZER.

Literatur

BENKWITH, V. B.: Retinal Hemorrhage as Seen in Atomic Bomb Casuality. Am. J. Ophth. **29** 799 (1964).
BYRNES, V. A., et al.: Retinal Burns-New Hazard of the Atomic Bomb. J. Amer. Med. Ass. **157**, 21 (1955).
— Chorioretinal Lesions Due to Thermal Radiation from the Atomic Bomb. A. M. A. Arch. Ophth. **55**, 909 (1956).
MIESCHER, G.: Biologie und Pathologie des sichtbaren Lichtes, des Ultravioletts und des Infrarots; in: Handb. Allg. Pathologie. Bd. 10, 1. Teil, S. 288—330 Berlin, Göttingen, Heidelberg: Springer 1960.
MINNERS, H. A., and N. L. NEWTON: A Simple Method of Chorioretional Burn Protection. Aerospace Medicine **35**, 627—629 (1964).
ROHRSCHNEIDER, W., u. M. HINTERTHANER: Augenschädigung durch Atombombenexplosionen. Münch. med. Wschr. **102**, 1097 (1960).
ROSE, H. W., et al.: Human Chorioretinal Burns from Atomic Fireballs. A. M. A. Arch. Ophth. **55**, 205 (1956).
SCHWARZER, W.: Über die Lichttraumen der Retina. Eine kritische Literaturstudie. Wehrmedizinalamt der Bundeswehr, Beuel, Nov. Nr. 5659c, 1963.

IV. Ultraschall

Die Wirkung des Ultraschalls beruht nach POLMANN (GLOGGENGIESSER) auf folgenden drei Faktoren:

1. die durch Ultraschallabsorption bedingte Erwärmung in Form einer Lokaldiathermie
2. die heftige Zellpulsation mit ihrer starken mechanischen Beanspruchung
3. die chemischen Wirkungen durch Zerreißen echter chemischer Bindungen, Molekülabbau und Bildung neuer intermediärer Stoffe.

Die chemische Wirkung kann sich dabei auf osmotische, bioelektrische und katalytische Vorgänge erstrecken.

Bei den Untersuchungen von GLOGGENGIESSER zur Pathologie der Ultraschallwirkung ergaben sich Veränderungen der Haut, die weitgehend von den jeweils angewandten Intensitäten abhängig waren. Bei geringen Intensitäten zeigte die Haut mit bloßem Auge eine deutliche Gefäßinjektion und eine weißliche, pralle Verdickung; histologisch handelte es sich um eine subakute, vorwiegend exsudative, teilweise produktive Entzündung. Bei stärkeren Intensitäten dagegen trat fast augenblicklich nach Aufsetzen des Schallkopfes eine intensive kapilläre Hyperämie auf, die gefolgt und begleitet war von rasch an Schwere zunehmenden Blutaustritten. Im weiteren Verlauf der Beschallung bildeten sich blasse, scharf ausgestanzte, infarktartig begrenzte Bezirke. Die weiteren Folgen waren ausgedehnte, teils umschriebene, mehr fleckförmige, häufig jedoch auch diffuse totale Nekrosen des Epithels und des Coriums. Die nekrotischen Hautbezirke waren nach der Tiefe zu immer durch einen dicht stehenden Leukozytenwall gegen die tiefe Koriumschicht abgegrenzt. In den unteren Coriumschichten Zerfall der reifen kollagenen Fasern und sehr starke reaktive Granulations- und junge Bindegewebswucherungen.

Die quergestreifte Muskulatur bot ein sehr buntes Bild verschiedenster Absterbeerscheinungen der Muskelfasern. Diese Veränderungen ließen sich mit großer Regelmäßigkeit und bereits mit relativ geringfügigen Intensitäten erzeugen, was für eine ganz besondere Empfindlichkeit der quergestreiften Muskulatur gegenüber Ultraschall spricht. Die schwersten und akut eintretenden Veränderungen bestanden in einem Zerfall der Muskelfasern in tonnen- oder würfelförmige Bruchstücke, in denen die Kerne und jegliche Gewebsstrukturen fehlten. Begleitet wurde dieser Muskelfaseruntergang von einer sehr starken akuten, exsudativen Reaktion. In den breiten Spalträumen zwischen den toten Muskelresten bestand das Bild eines hochgradigen Oedems, in welchem Leukozyten, Erythrozyten und die Reste zerborstener Kapillaren zu sehen waren. Es ist möglich, daß schwere Kreislaufstörungen dem Untergang der Muskulatur vorangegangen waren. Diese Wirkungen wurden von starken Reaktionen des Blutgefäßbindegewebes begleitet. Inmitten der Reste abgestorbener Muskelfasern entwickelte sich aus dem perimysialen Bindegewebe ein zunächst lockermaschiges Keimgewebe. Dieses Bindegewebe reifte weiter aus und schloß dann als Narbengewebe in breiten parallelfaserigen Zügen die Reste atrophischer Muskelfasern ein.

Beim Herzmuskel entstanden bei geringen Intensitäten Bilder einer hochgradigen kapillären Hyperämie mit ausgedehnten Haemorrhagien und eine diffuse Muskelfaserverfettung. Waren die Blutungen als Folge eines Grenzflächeneffektes subendokardial oder epikardial gelegen, dann kam es zu einer Vorwölbung und Abhebung des Endo- bzw. Epicards vom Myocard. Neben kapillärer Hyperämie fanden sich Haemorrhagien, interstitielle Zellwucherungen, feintropfige Verfettung, fleckförmige Nekrosen mit Granulationsgewebswucherungen und Übergang in Schwielen; mikroskopisch verschiedenartige Schädigungen der Herzmuskelfasern bis zum Zerfall und reaktive Granulationen sowie Bindegewebswucherungen.

An den Lungen ist nicht mit Veränderungen zu rechnen, da Ultraschallwellen nicht durch gasförmige Medien hindurchdringen. Sie werden am Übergang in ein lufthaltiges Medium zu 100% reflektiert. Auf der Pleura jedoch kam es zu flachen, keilförmigen Nekrosen, die, umgeben von einer haemorrhagischen Randzone, weitgehend anämischen Infarkten glichen. Die histologische Untersuchung bestätigte den infarktartigen Charakter der Veränderungen. Bei Beschallung der Leber mit höheren Intensitäten zeigte sich das Bild der serösen Hepatitis. Die Disséschen Räume waren hochgradig erweitert und mit serösen Exsudatmassen ausgefüllt, denen zellige Blutbestandteile beigemengt waren. Auch das eigentliche Leberparenchym zeigte hier schwerste Veränderungen. Die einzelnen Leberzellen waren aus ihrem Gefüge gelöst, Kerne und Protoplasma wiesen schwerste degenerative Veränderungen auf. Man gewann den Eindruck, als ob es sich hierbei um mechanisch bedingte Gewebs- und Zellzertrümmerungen handelte.

Bei Beschallungen des Magens traten bei Anwendung geringer Intensitäten akut exsudativ entzündliche Veränderungen der einzelnen Wandschichten auf. Schwere Schädigungen dokumentierten sich als frische Wanddefekte, die eine überraschende Ähnlichkeit mit den peptischen Geschwüren beim Menschen hatten.

Auch am Darm konnte GLOGGENGIESSER öfter umschriebene, infarktartige Nekrosen sehen.

Ähnliche, meist degenerative Veränderungen wurden an den anderen Organen von beschallten Versuchstieren aufgefunden.

Nach GLOGGENGIESSER ist es möglich, verschiedene Gruppen von Veränderungen und Reaktionen zu unterscheiden und eine Einteilung nach folgendem Schema vorzunehmen:

1. regressive Veränderungen. Es handelt sich zu einem ganz überwiegenden Teil um uncharakteristische und unspezifische Schädigungen von Zellen und Geweben.
2. reaktiv entzündliche und reaktiv hyperplastische Veränderungen. Diese mesenchymalen Zellwucherungen bleiben häufig auf einer niedrigeren Differenzierungsstufe stehen und bilden dann teils diffuse, teils umschriebene synzytiale Kernansammlungen.
3. funktionell bedingte, wahrscheinlich am Gefäßnervensystem angreifende Kreislaufstörungen, Kapillarektasien und Hyperämien mit Blutungen.

STUHLFAUTH untersuchte die Wirkung von Ultraschall auf Herz und Kreislauf sowohl tierexperimentell als auch klinisch. Dabei zeigte sich, daß am Orte der Beschallung sowie besonders an den Koronargefäßen erhebliche Drosselungen der Durchblutung sofort auftraten, die nach Absetzen der Beschallung rasch abklangen. Ebensolche Wirkungen konnten am Menschen beobachtet werden.

Über Schädigungen des zentralen Nervensystems durch Ultraschall berichtete PETERS, über Untraschallbestrahlung der menschlichen Hypophyse MOLINARI.

Als zuverlässiges Gefahrensignal hat sich bisher stets das Auftreten von Schmerzempfindungen bei Patienten erwiesen. Bei Überdosierung zeigte sich ein charakteristischer „Tiefenschmerz". Nach BRAUNWARTH wurden bei Ultraschallbehandlung verschiedenartige Störungen des Allgemeinbefindens beobachtet, wie Müdigkeit, Euphorie, Zerfahrenheit, Änderung des Appetits, Darmträgheit sowie Herzbeschwerden. Diese Sensationen sind nach heutigen Kenntnissen der biologischen Wirksamkeit des Ultraschalls nicht erklärbar.

Ultraschallwellen mit der in der Medizin üblich verwendeten Frequenz von 800 kHz und einer Intensität von 4—5 W/cm^2 sind in der Lage, Mikroorganismen abzutöten.

Ultraschall in Form der Ultraschallechosonde wird auf verschiedenen Gebieten der diagnostischen Medizin verwendet. Zur Anzeige von raumbeengenden Prozessen im Gehirn dient die Echo-Enzephalographie (ELIZONDO-MARTEL und GERSHON-COHEN).

Literatur

BERGMANN, L.: Der Ultraschall. 5. Aufl. Stuttgart: 1949.
BRAUNWARTH, K.: Nebenerscheinungen bei Ultraschallbehandlung. Dtsch. med. Wschr. **76**, 1277—1278 (1951).
ELIZONDO-MARTEL, G., and J. GERSHON-COHEN: Medical Ultrasonics: Essentials of Echoencephalography. Am. J. Roentgenology **93**, 791—802 (1965).
GLOGGENGIESER, W.: Zur Pathologie der Ultraschallwirkung. Münch. med. Wschr. **94**, 1015 (1952).
— Zur morphologischen Pathologie der Ultraschallwirkung. Ultraschall in Medizin und Grenzgebieten **6**, 139—144 (1953).
— Experimentell-morphologische Ergebnisse der Ultraschallwirkung auf den tierischen Organismus. Verhandlungen Dtsch. Ges. innerer Med. 57. Kongreß, 1951.
— u. H. LUKAS: Experimentell-morphologische Untersuchungen über die Wirkung der Ultraschallwelle auf die Niere und Nebenniere des Kaninchens und der Ratte. Beitr. path. Anat. **113**, 480—493 (1953).
— Über die experimentelle Pathologie der Ultraschallwirkung. Wildunger Hefte 19—28 (1954).
HEYK, H., u. W. HÖPKER: Hirnveränderungen bei der Ratte durch Ultraschall. Mschr. Psychiatr. **123** 42—64 (1952).
MOLINARI, G. A.: L'irradiazione ultrasonica diretta dell'ipofisi. Ricerche sperimentali e cliniche. Minerva Otorinolaringologica **15**, 38—43 (1965).
PETERS, G.: Schädigungen des Zentralnervensystems durch Ultraschall. Handb. path. Anat. Bd. 13/3, S. 363—371. Berlin, Göttingen, Heidelberg: Springer 1955.

V. Laser-Strahlen

Laser-Strahlen sind elektromagnetische Wellen, die zu Bündeln großer Strahlenintensität vereinigt sind. Mit Laser können augenblicklich sehr hohe Energien erreicht werden. Die größte Impulsleistung, etwa 100 M Watt, haben die Festkörper-Laser (Rubin-Laser). Der Impuls dauert aber nur etwa 1—0,1 Mikrosekunden. Die Wiederholungsfrequenz liegt bei einigen Sekunden (v. SALIS).

Ruby-Laser-radiation ist eine monochromatische, kohärente Form des Lichtes, welches bei einer Wellenlänge von 6943 Angström-Einheiten auftritt. Die Bezeichnung Laser stammt von *light amplification by the stimulated emission of radiation*. Da Ruby-Laser-radiation im sichtbaren Teil des elektromagnetischen Spectrums auftritt, ist sie von Haus aus verschieden von den gewöhnlichen Formen von Röntgen- und Gammastrahlen. Nach MINTON und KETCHAM kann ein Puls von Ruby-Laser-radiation optisch fokusiert und die Tiefe seines Eindringens wirkungsvoller kontrolliert werden als Röntgen- oder Gammastrahlen. Diese Eigenschaften lassen den Laserstrahl als ein gutes Mittel für rasche, wirksame und kontrollierbare Gewebszerstörung erscheinen.

Über die Wirkung von Ruby-Laser-radiation auf das Cloudman S-91 Melanom der Maus berichteten MINTON u. KETCHAM. Sowohl makroskopische wie auch mikroskopische Beobachtungen zeigten, daß das Gewebe und die Zellflüssigkeit von der übertragenen Energie verdampft werden. Besonders schaumartige Zellstrukturen, vorwiegend durch Gewebs- und Flüssigkeitsverdampfung, wurden bei der mikroskopischen Untersuchung beobachtet. Das Verschwinden des Tumors ist ganz einzigartig und scheint das Ergebnis der Verdampfung der Masse des Melanoms zu sein. Makroskopische Aufnahmen der Laser-Einwirkung wurden durch Kameras mit 7400 Aufnahmen pro Sekunde angefertigt. Sie zeigten die Dampfbildung, welche als „plume" beschrieben wird, sowie die Zerstörung des Tumors. Die anhaltende Tumorzerstörung scheint in Beziehung zu stehen zur Menge der Laser-Energie, die an den Tumor abgegeben wird und der Größe des zu zerstörenden Tumorimplantates.

Die Wirkung von Laserstrahlen in der Zytologie untersuchten BOOTH u. Mitarb. Sie konnten in zahlreichen Beobachtungen feststellen, daß Laserstrahl (Ruby crystal laser und ein triokulares Mikroskop) Gewebe in einer Fläche bis 2 mµ Durchmesser zerstört. Verwendet wurden Zellen eines Farnes. Die Verfasser führten weitere Untersuchungen durch über die Mengen und Temperatur-Relation der Laserstrahlung bei homogenem Medium. Sie haben die Möglichkeit der Erzeugung einer Gewebsdestruktion aufgezeigt, die auf den Nukleus einer einzigen Zelle beschränkt ist.

Makroskopische und mikroskopische Untersuchungen bei 12 mit Laser bestrahlten Rhesusaffen zeigten nach MULLINS u. Mitarb., daß Laserläsionen rasch ohne sofortige oder spätere Blutung oder Infektion heilen.

Eine eingehende Darstellung der physikalischen Grundlagen und der Anwendungsgebiete der Laser-Strahlen in der Medizin sowie der experimentellen Erfahrungen stammt von GEERAETS.

Über die biologische Wirkung von Laser-Energie auf das Melanom des Menschen berichteten HELSPER u. Mitarb. Der Laserstrahl ist ein monochromatisches Licht einer einzelnen Wellenlänge, welches in beinahe vollkommenem Parallelstrahl ohne bemerkenswerte Differenz auftritt. Die zwei gegenwärtigen Haupttypen von Laser sind Kristall und Gas. Bei Untersuchungen von ROUNDS u. Mitarb. über die Wirkung von Laser-Energie auf pigmentierte und nicht pigmentierte Zellen in Gewebekulturen wurde festgestellt, daß das normale Retinaepithel von Kaninchen in Gewebekulturen vollständig durch eine einzige Exposition gegenüber 25 Joules pro Quadratzentimeter Laser-Energie zerstört wurde.

Aufgrund dieser Unterlagen wurden von den Verfassern 2 Patienten mit ausgedehnten Metastasen eines malignen Melanoms mit Laser behandelt. Beide hatten zahlreiche stark pigmentierte Knoten unter der Haut, ebenso wie weniger gut zugängliche Metastasen. Nach einmaliger Bestrahlung entstand, wie erwartet, eine dünne 0,25 mm² große weiße Nekrose auf der Gewebsoberfläche. Nach mehrmaliger Bestrahlung (1—15mal) wurde die Wunde in gewöhnlicher Weise mit subkutanen Catgutnähten verschlossen. Einige Tage nach dieser Bestrahlung bildete sich ein Entzündungsbezirk, der durch Rötung und Spannung gekennzeichnet war. Nach etwa 2 Wochen begann die Metastase kleiner zu werden; das Maximum der einschrumpfenden Wirkung trat nach 6—8 Wochen auf. Wenn der Knoten nicht vollständig zerstört war, begann anschließend das Wachstum wieder. Die kleineren

Metastasenknoten wurden also kleiner oder verschwanden ganz, während die großen Knoten Grübchen an der Stelle der Bestrahlung zeigten. Histologisch war in dem Knoten eine zentrale Nekrose nachzuweisen. Eine relativ schwache Laserenergie zeigt also eine bedeutende zerstörende Wirkung auf das menschliche Melanom in situ.

Mit Laserstrahlen lassen sich große Lichtungen auf kleine Bezirke der Retina fokusieren und somit leicht Retinaverbrennungen hervorrufen. GOLDMAN bestrahlte die Haut menschlicher Freiwilliger mit unfokusierten 100 Joule Ruby-Laserstrahlen. Es bildete sich ein sofortiges Erythem, das bei Berührung unempfindlich war. Dieser Bezirk blieb 4 Tage bestehen, wobei auch eine Biopsie durchgeführt wurde. Die pathologische Diagnose der Gewebsexzision lautete: ,,übereinstimmend mit einem Carcinoma in situ der Haut".

Infolge der Möglichkeit, den Strahl auf ein sehr kleines und lokalisiertes Gebiet einzustellen, sind beträchtliche Anstrengungen unternommen worden zur Entwicklung eines Laser-Retina-Coagulators zur Kautherisierung der abgelösten Retina.

Nach den Beobachtungen von McGuff u. Mitarb. ist eine direkte Wirkung von Laserstrahlen nur auf oberflächliche Tumoren wirksam, da die Haut eine teilweise Barriere für die Aufnahme von Laserenergie darstellt. Die Wirkung von Laserenergie auf normales Gewebe ist minimal und die Heilung sehr rasch. Laserenergie hat jedoch eine selektive Wirkung auf gewisse maligne Tumoren, in denen es Regression oder Auflösung erzeugt. Untersuchungen über den Wärmeeffekt zeigten, daß die Laser-behandelten Tumoren über 1 min warm bleiben, während die mit Kauther behandelten Tumoren in 5 sec wieder zur normalen Temperatur abkühlen. Alle Versuchstiere (Hamster) mit implantierten malignen Melanomen und menschlichen Karzinomen zeigten nach Durchführung einer Laserbehandlung weder makroskopische noch mikroskopische Zeichen eines Tumors.

Über die chirurgische Anwendung von Laserstrahlen berichten McGuff u. Mitarb. Der gewöhnliche Rubin-Laser sendet maximal 500—1000 Joule Energie aus, wobei bestimmte Geräte eine Spitze von 4000 Joule entwickeln können. Bei den experimentellen Untersuchungen wurde ein Rubin-Laser mit 0,5—360 Joule verwendet. Der Strahl wurde 0,5—3 Millisekunden gesendet. Die Energiedichte auf dem Tumor schwankte von 17 Joule pro Quadratzentimeter bei 0,5 Joule Energieleistung für 0,5 Millisekunden und ging bis 12000 Joule pro Quadratzentimeter, wenn die 360 Joule-Energieleistung 3 Millisekunden wirkte.

Mit den gefährlichen Nebenwirkungen eines pulsierenden Laser-Stromes bei Laserbestrahlungen im Gebiet der Neurochirurgie beschäftigen sich Fox u. Mitarb. Bei Einwirkung einer Energie von genügender Stärke auf die Weichteile in einem einzigen Millisekunden-Impuls einer Laserstrahlung konnten deutliche Gewebszerreißungen und Gefäßrupturen festgestellt werden infolge der raschen Umwandlung von Gewebe in Gas. Erfolgte diese Läsion in der Schädelhöhle von Nagern, trat der Tod ein.

Über die militärmedizinischen Aspekte der Laserstrahlen berichtete GLEW. Er bemerkte, daß bereits 2 schwere Augenschäden durch zufällige Laserbestrahlung veröffentlicht sind (BLANCHARD, RATHKEY). Eine nachweisbare Läsion als Grenzfall kann bereits durch 0,85 j/cm^2, die in 200 Mikrosekunden ausgestrahlt werden oder durch 0,07 j/cm^2 auf die Retina in 30 Nano Sekunden hervorgerufen werden.

Literatur

BALÓ, J.: Über die pathologischen und pathologisch-histologischen Veränderungen durch die Laser-Strahlen. Orvosi-Hetilap **107**, 1016—1018 (1966).

BLANCHARD, P., et coll.: A propos d'une Photo-coagulation maculaire par Laser accidentelle. Ann. d'Oculist. **198**, 263 (1965).

BOOTH, A. D., et al.: Laser in Cytology. Nature **203**, Nr. 4946 p. 789 (1964).
FOX, J. L., et al.: Lasers and Their Neurosurgical Application. Military Medicine **131**, 493—498 (1966).
GEERAETS, W. J.: Medizin und Laser. Dtsch. med. Wschr. **90**, 1776—1783 (1965).
— Laser-Strahlung und biologische Effekte. Bruns Beitr. **210**, 259—277 (1965).
GLEW, D. H.: Military Medical Aspects of Lasers. Military Medicine **131**, 499—504 (1966).
GOLDMAN, L., et al.: Pathology of Effect of Laser Beam on Skin. Nature **197**, 912 (1966).
GRANIER: Mise au point bibliographique sur l'utilisation des lasers en biologie et en médecin. Revue des Corps de Santé **6**, 271—278 (1965).
HELSPER, J. T., et al.: The biological Effect of Laser Energy on Human Melanoma. Cancer **17**, 1299—1304 (1964).
KAPANY, N. S., et al.: Retinal Photocoagulation by Lasers. Nature **199**, 146 (1963).
LITWIN, M. S., and D. H. GLEW: The Biological Effects of Laser Radiation. J. Amer. Med. Ass. **187**, 842—847 (1964).
McCARTNEY, A. J.: A Consideration of the Biological Effects of Laser. Military Medicine **130**, 1069—1077 (1965).
McGUFF, P. E., et al.: The Laser Treatment of Experimental Malignant Tumours. Canadian Med. Ass. J. **91**, 1089—1095 (1964).
— Surgical Application of Laser. Ann. Surg. **160**, 765—777 (1964).
— Surgical applications of laser. Springfield: Thomas 1966.
MINTON, J. P.: Tissue Destruktion by Laser Energy, its Management and Prevention. J. Trauma **6**, 262—267 (1966).
— and A. S. KETCHAM: The Effect of Ruby Laser Radiation on the Cloudman S-91 Melanoma in the CDBA/2F$_1$ Hybrid Mouse. Cancer **17**, 1305—1309 (1964).
MULLINS, F., et al.: The Effects of High Energy Laser Pulses on the Primate Liver. Surg. Gynec. Obst. **122**, 727—732 (1966).
N. N.: 1. Jahreskonferenz über biologische Wirkungen von Laserstrahlen; 30. 4.—1. 5. 1964 Armed Forces Institut of Pathology, Washington. Fed. Proc. **24**, Suppl. Nr. 14 (1965).
RATHKEY, A. S.: Accidental Laser Burn of the Macula. Anal. Ophthal. **74**, 346 (1965).
ROUNDS, D. E., et al.: Laser radiation of tissue culture. Ann. New York Acad. Sc. 65 (1964).
SALIS, V.: Laser, Dichtung und Wahrheit. Artillerie, Armee und Technik (1964); Ref. Truppenpraxis 990, Juni (1964).
SOLON, L. R., et al.: Physiological Implications of Laser Beams. Science **134**, 1506 (1961).

L. Traumen durch Giftgase und Kampfstoffe

I. Giftgase

1. Kohlenmonoxyd

Das bekannteste und am weitesten verbreitete Giftgas ist das *Kohlenmonoxyd*. Nach 48 Std Überlebenszeit kann es zu symmetrischer Erweichung des Globus pallidus kommen, wobei Petechien in der weißen Hirnsubstanz in Form von Ringblutungen um die kleinen Blutgefäße liegen. Bei Kohlenmonoxydvergiftung pflegen die pathologisch-anatomischen Veränderungen spärlich zu sein. Das Auffallendste ist das Flüssigbleiben und die hellrote Färbung des Blutes. Dieser Farbton wird an Schleimhäuten, Leichenflecken, Muskulatur und inneren Organen, besonders Leber und Milz, beobachtet; Hyperämie der parenchymatösen Organe und des Gehirns. Bei protrahiertem Todeseintritt sind die Lungen oft oedematös, mikroskopisch können sich fettige Degenerationen in der Herzmuskulatur und in den parenchymatösen Organen finden. Die auffälligsten Veränderungen als Folge der Hypoxämie weisen Gehirn und Rückenmark auf; Hyperämie, perivaskuläre Blutungen, degenerative Herdveränderungen in den subkortikalen Gebieten (Globus pallidus, Ammonshorn, Substantia nigra) diffuse degenerative Veränderungen der Purkinjeschen Zellen im Kleinhirn. Man kann auch bei exhumierten Leichen noch das Kohlenoxydhämoglobin aus dem Extrakt des Gehirns, der Milz, der Leber und gut geschlossener Gefäße nachweisen.

Die Hirnkonsistenz bei tödlicher Kohlenmonoxydvergiftung untersuchte KRUG mit einer neuentwickelten Methode. Er fand die Hirnkonsistenz in Marklager und Stammganglien verfestigt, und zwar in einer statistisch signifikanten Zunahme in der weißen Substanz bei unveränderten Werten in der grauen Substanz der Stammganglien. Es wird eine Permeabilitätssteigerung der Bluthirnschranke angenommen, welche zum Eindringen von hirnfremden Stoffen führt, die durch hirneigene Katalysatoren polymerisiert werden.

Eingehende histologische Untersuchungen des Gehirns eines Patienten mit einer 28 Tage lang überlebten Leuchtgasvergiftung veröffentlichte SUCHOWSKY.

Eine diffuse Demyelinisierung der weißen Hirnsubstanz nach einer Kohlenmonoxydvergiftung, bei der klinisch ein Stadium der Remission festzustellen gewesen ist, beobachtete WENDER. Interessanterweise waren die um die Gefäße gelegenen Partien weniger geschädigt, wohl auf Grund ihrer besseren Stoffwechselversorgung.

2. Blausäure

Blausäurevergiftungen führen in der Regel in kürzester Zeit zum Tode. Selten werden subakut verlaufende Formen beobachtet. Dosis letalis 60 mg. Neben den Salzen der Blausäure, die für eine wirksame Anwendung eine Aufnahme in den Magen voraussetzen, kann das Gift gasförmig per inhalationem in den Organismus gelangen. Konzentrationen von 0,2—0,3 mg HCN pro Liter Luft sind tödlich (WEINIG).

Unfälle kommen vorwiegend mit der gasförmigen Blausäure nach Entwesung vor. Die Blausäure tritt innerhalb der Zelle mit dem Eisen des Atmungsfermentes in Verbindung, wodurch die Sauerstoffübertragung unterbrochen wird. Die pathologisch-anatomischen Befunde sind, abgesehen vom typischen Geruch nach Bittermandelöl, uncharakteristisch. Das Blut ist flüssig und etwas heller rot. Die Schleimhaut des Oesophagus und des Magens, eventuell auch des oberen Dünndarms ist dunkelrot verfärbt und geschwollen. Die Fähigkeit, den typischen Geruch wahrzunehmen, ist beim Menschen individuell unterschiedlich ausgebildet.

3. Nitrogase

Zu den *Nitrosegasen* werden Stickoxyd, Stickstoffdioxyd sowie Dämpfe der salpetrigen und der Salpetersäure gerechnet. Sie sind eine Mischung mehrerer Oxydationsstufen des Stickstoffs und bilden sich u. a. bei Vorhandensein von unter zu hohen Temperaturen stehenden Stickstoff und Sauerstoff. Die Hauptgefahr ist das Lungenoedem, während die Methämoglobinbildung geringere Bedeutung hat.

Lebensgefährliche Erkrankungen treten auf, wenn die Atmungsluft 400—600 ml Nitrosegase je Kubikmeter Luft enthält = 0,03 Vol.-%.

Bei Bränden, Explosionen und Sprengungen, beim Verbrennen organischen Materials und bei Kontakt von Salpetersäure oder salpetriger Säure mit Metallen oder organischen Substanzen ist mit der Entstehung giftiger Nitrosegase zu rechnen (FRITZE u. Mitarb.). Sie reagieren mit Wasser unter Bildung von salpetriger Säure und Salpetersäure, die als Gas oder Nebel den Dämpfen fast immer in wechselnder Konzentration beigemengt sind. Die toxisch-ätzende Wirkung auf die Schleimhäute, insbesondere der tieferen Atemwege führt zur Zerstörung des respiratorischen Epithels, zur Schädigung der Kapillarpermeabilität mit Flüssigkeitsexsudation in die Alveolen, also zu Bronchitis, Bronchiolitis, bronchopneumonischen Prozessen und zu oft tödlichem Lungenödem mit Versagen des rechten Herzens. Auf Grund zweier Krankheitsfälle wiesen FRITZE u. Mitarb. auf die Möglichkeit protrahiert verlaufender, scheinbar leichter Intoxikationen mit Nitrosegasen hin, die von der bekannten klassischen Verlaufsweise abwichen.

Bezüglich der Giftwirkung der Nitrosegase, ob sie nämlich vorwiegend die Atemwege schädigen und dadurch zu tödlichen Komplikationen führen, oder ob sie in erster Linie als Blutgifte aufzufassen sind, besteht nach PROBST keine Klarheit. Einerseits wird die lokale Wirkung auf die Lungen durch die Entstehung von Salpetersäure aus Stickoxyden mit Entwicklung von Lungenoedem in den Vordergrund gestellt, andererseits der Allgemeinwirkung durch Bildung von Nitriten die führende Rolle zugeschrieben. Der pathologisch-anatomische Befund eines 66 Std nach der Vergiftung an Lungenoedem Verstorbenen zeigte, daß die Gase vor allem in den Lungen lokal wirkten, und zwar in erster Linie auf das Epithel der Alveolen und der Bronchioli respiratorii; sie führten dort zur Verquellung und Nekrose, zur Kapillarwandschädigung, zur Thrombenbildung und zum Lungenoedem. Die Hauptschädigung durch das Gift beruhte auf seiner durch Salpetersäurebildung bedingten, lokalen Ätzwirkung auf das Lungengewebe. Daneben fanden sich allgemeine Vergiftungsfolgen, wie Gefäßerweiterung, Blutstase, Leberverfettung und Purpura cerebri, deren Entstehung auf die spektrofotometrisch nachgewiesene Met- und Stickoxydhämoglobinbildung und auf Nitritbildung zurückgeführt wird.

Eine tödliche Nitrosegasvergiftung beim Autogenschweißen konnte BRAUER beobachten. Pathologisch-anatomisch bestand ein sehr starkes Hirnoedem, Purpura cerebri, entzündliches Lungenoedem, fibrinöse Bronchitis, akutes Lungenemphysem und multiple intrapulmonale hyaline Membranen; sonst flüssiges Blut, akute Herzdilatation, akute Stauung in den parenchymatösen Organen, kleine Leberzellnekrosen (Tod etwa 10 Std nach der Vergiftung). Die krankhaften Organveränderungen ähnelten denen, die auch sonst im Schrifttum bei Nitrosegasvergiftungen beschrieben sind. Sie besitzen in manchem Ähnlichkeit mit den pathologisch-anatomischen Veränderungen bei Grippeerkrankungen. Im Vordergrund der Nitrosegasvergiftung stehen stets die Lungen- und Hirnveränderungen.

Auf Gesundheitsschädigungen durch Propangas wies WINTER hin; obgleich Propan selbst kohlenmonoxydfrei ist, und es in dieser Hinsicht als relativ ungiftig angesehen werden kann, muß aber doch daran gedacht werden, daß bei einer unvollständigen Verbrennung von Propan Kohlenmonoxyd ebenso entsteht wie bei der unvollständigen Verbrennung aller Kohlenwasserstoffe überhaupt.

II. Kampfstoffe

1. Einteilung in Gruppen

Bei den chemischen Kampfstoffen unterscheidet man:

Reizkampfstoffe
    Augenreizstoffe
    Nasen-Rachenreizstoffe
lungenschädigende Kampfstoffe
hautschädigende Kampfstoffe
blutschädigende Kampfstoffe
Nervenkampfstoffe
Psychokampfstoffe.

In die Gruppe der nicht schädigenden chemischen Kampfstoffe gehören ferner: Lysergsäure-diaethylamid (LSD), Meskalin, Psilocybin, Tryptamin, Serotonin, Bufotonin, Adrenochrom und Pervitin.

2. Augenreizstoffe

Sie bestehen aus chemischen Produkten, die meist Weiterentwicklungen des Bromazeton sind. Ohne Anlegen von Schutzmasken kann es zu starken Augenschädigungen bis zur Trübung der Hornhaut, ferner auch zu Schädigungen der Atemorgane und zum akuten toxischen Oedem kommen. Bei hohem Kampfstoffgehalt der Luft tritt häufig auch Hautbrennen auf.

Über Augenverletzungen durch Tränengas berichtete TIBURTIUS. Von 17 Augenverletzungen durch Tränengas und Platzpatronen waren 13 durch Tränengas und 4 durch Platzpatronen verursacht worden. Je nach der Entfernung des Schusses sah man verschieden stark ausgeprägte Lidschwellung, oberflächliche Hautverbrennung, Pulverschmaucheinsprengung in die Lider, stärkste konjunktivale Injektion und Chemosis.

Tränengasverletzungen des Gewebes können zu Dysfunktion getroffener Nerven führen und zur Entzündung des benachbarten Weichteilgewebes (ADAMS u. Mitarb.).

Chemischer Nebel, wie er beim Militär verwendet wird, kann zur Vergiftungen führen, wenn die Nebelentwicklung in einem begrenzten Raum erfolgt (z. B. planegedeckter Lkw). Die toxische Wirkung des Rauches geht z.T. auf die Hitze der Nebelteilchen, zum größeren Teil jedoch auf die entstehenden Metalloxyde und vornehmlich die Wirkung des Zinkchlorids zurück. Bestandteile sind Hexachloräthan 46—47½%, Zinkoxyd 46—47½% und Aluminiumpuder 5—8%.

Diese Wirkung ist auch als sogenanntes Zinkfieber aus der Industrie bekannt. Die Zinkteilchen bilden eine Komplexverbindung mit dem Eiweiß der Epithelien der Luftwege (allgemeine Übelkeit, Temperaturanstieg, Reizung der oberen Luftwege, in schweren Fällen Lungenentzündung mit Abstoßung nekrotischer Membranen. Im Röntgenbild sieht man eine deutliche Infiltration (HOEKSTRA).

Über einen tödlichen Unfall nach Einatmen von Zinkchloriddampf berichteten MCAULAY und MANT. Die Vergiftung wurde durch eine Rauchbombe verursacht. Diese Bomben setzen sich im allgemeinen aus einer Mischung von Hexachloräthan, Zinkoxyd und einer Kalzium-Silicium-Verbindung zusammen. Beim Abbrennen wird Zinkchlorid und Salzsäure freigesetzt. Diese äußerst hygroskopischen Bestandteile sind in geschlossenen Räumen sehr gefährlich und können schon nach wenigen Minuten den Tod zur Folge haben, da sie in den Lungen Nekrosen erzeugen. Zink läßt sich später im Gewebe nachweisen. Auch bei leichteren Vergiftungen können nach einer Latenz von einigen Tagen noch schwere Lungenerscheinungen auftreten.

3. Lungenschädigende Kampfstoffe

Am empfindlichsten gegen die Dämpfe von *Chlorpikrin* ist die Hornhaut; Gelbfärbung der mit dem Gas in Berührung kommenden Haut. In den Lungen entsteht ein hochgradiges, an Phosgenvergiftung erinnerndes, aber schneller ablaufendes Oedem. Es ist neben dem Emphysem das hervorstechende Merkmal der Chlorpikrin-Vergiftung. Capillarfüllung und Blutungen hielten sich in mäßigen Grenzen, desgleichen die entzündlichen Erscheinungen an den kleinen Bronchien, die von peribronchitischer Reaktion begleitet waren.

Chlorhaltige Arsenverbindungen rufen bereits in allergeringster Konzentration örtliche Entzündung und Nekrosen hervor. Auf der Haut verursachen sie Blasen bzw. Dermatitis und Nekrosen mit blutig durchtränkter Umgebung; entsprechende Veränderungen am äußeren Auge.

Bei *Perstoff* fanden sich spärlich perivaskuläre Blutaustritte im zentralen Nervensystem, dagegen reichlicher kleine Degenerationsherde in den Basalganglien.

Hämorrhagisch-pneumonische Herde in den Lungen standen im Vordergrund. Die mittleren und kleinen Bronchien neigten zu besonders starker reparatorischer Wucherung. Es entwickelten sich „Bronchialwärzchen", d. h. außerordentlich capillarreiche, der Bronchialwand wie ein Polyp aufsitzende Gebilde aus vernarbendem Granulationsgewebe, welche die Lichtung verlegten. Die Leber zeichnete sich durch das Vorhandensein unregelmäßiger Nekroseherde aus. Sie zeigte wie die Rindennekrosen der Nebennieren gewisse Ähnlichkeit mit der Phosgenvergiftung.

Bei *Phosgenvergiftung* ergaben die Leichenöffnungen eine auffallende Blutüberfüllung nicht nur der Lungen, sondern auch der Unterleibsorgane. Eine — auf allgemeiner Stauung beruhende — Blutungsbereitschaft trat in kleinfleckigen Blutungen an den serösen Häuten zutage. Die Neigung zur Blutgerinnung äußerte sich im thrombotischen Verschluß der Venen an den unteren Gliedmaßen. Bereits bei Frühtodesfällen fand man neben Oedem und Blutfülle der weichen Hirnhäute und der Hirnsubstanz über das Marklager verstreut kleinste Blutaustritte, besonders reichlich in den Stammganglien. Vom 2. Tag an war die Hirnpurpura ein fast regelmäßiger Befund. Die Anschauungen über die Einzelvorgänge im Gewebe liefen in annähernd gleicher Richtung:

— Angriff des Giftes an Gefäß, Nerven oder Gefäßwand
— Herabsetzung der Gefäßkontraktionsfähigkeit
— venöse Stauung mit all ihren Folgen.

Ferner begünstigte erhöhte Gerinnbarkeit des Blutes die Thrombenbildung in den kleinen Gefäßen und Kapillaren, so daß man das dem jeweiligen Blutungsherd zugehörige Gefäß häufig verschlossen fand.

Die mächtige, zu Blutungen in das Augeninnere führende venöse Stauung wirkte sich entweder unmittelbar am Auge oder mittelbar durch thrombotischen Verschluß von Zentralvenenästen aus. Die Kreislaufstörungen in den Lungen unmittelbar nach Einatmung des Gases konnten so hochgradig werden, daß sie den oft überraschend schnellen tödlichen Ausgang der Vergiftung erklärten. Verschiedene in gleicher Richtung wirkende Umstände waren:

a) Schädigung der unteren Luftwege mit der ihr folgenden reflektorischen Gefäßkontraktion und Hemmung der Herztätigkeit.
b) Durch Verstopfung der Capillaren (Zerstörung der Erythrozyten, leichte Gerinnbarkeit des Blutes) erhöhter Widerstand im kleinen Kreislauf.
c) Sehr bald auftretendes atmungsbehinderndes intraalveoläres und interstitielles Trans- bzw. Exsudat.

Letzten Endes wurde der im Gesamteindruck als Erstickung wirkende Tod verursacht durch Blutdrucksenkung, Plasmaverarmung und damit Eindickung des Blutes sowie schließlich durch ungenügende Versorgung der Gewebe mit Sauerstoff infolge nicht ausreichender Arterialisierung des Blutes.

Bei Phosgenvergiftung wechselten histologisch ausgedehnte Bezirke zellfreien bzw. entzündlichen — auch interstitiellen — Oedems mit solchen alveolärer Blutausfüllung, mit Atelektasen und mit serös-hämorrhagischen, katarrhalisch desquamativen oder abszedierenden Entzündungsherden, Befunde, die mit denen nach Verbrennung verglichen wurden. Die Lungenbläschen, deren Wandungen z.T. ein- und auseinandergerissen, z.T. durch prall gefüllte Haargefäße scharf gezeichnet sind, werden durch das oedematös verbreiterte, glasigglänzende Zwischengewebe voneinander getrennt.

Bei Vergiftung durch Phosgen und Diphosgen traten die charakteristischen pathologisch-anatomischen Veränderungen in den ersten 24—48 Std auf. Die Haut des ganzen Körpers war zyanotisch, Abfluß einer schaumigen Flüssigkeit aus Mund und Nase. Die Lungen füllten in der Regel die ganze Brusthöhle aus und überdeckten das Herz. Sie waren dunkelrot, die Pleura gespannt und von gallertiger Konsistenz; Abrundung der Ränder, interstitielles Oedem. Auf Schnitten flossen große Mengen schaumiger Flüssigkeit ab. Das Exsudat mit geringer Fibrinbeimengung und Zellelementen füllte die Alveolen aus. Ebenso fand sich schaumige Flüssigkeit in Trachea und Bronchien, deren Schleimhaut dunkelrot verfärbt war. Später traten nekrotische Veränderungen an der Schleimhaut der kleinen Bronchien auf. Am Herzen war die mit einer kleinen Menge zähflüssigen Blutes gefüllte rechte Herzkammer erweitert; ferner petechiale Blutungen im Epikard und unter dem Endokard. Je nach Dauer der Anoxie entstanden verschieden starke degenerative Veränderungen des Myocard. Thromben lagen in den peripheren Gefäßen der Extremitäten und in den Hirncapillaren. Nach mehrtägigem Verlauf bildeten sich katarrhalische Tracheobronchitis und Bronchopneumonie mit Tendenz zur Eiterung. Diese eitrigen Bronchitiden und Bronchopneumonien führten zu schweren Folgen, wie chronischer interstitieller Pneumonie und Bronchiektasen, Emphysem usw.

Bei Frühtodesfällen ist eine vorwiegend eitrige, interstitielle und alveoläre Pneumonie beschrieben, mit großen Rundzellen und riesenzellartigen Gebilden; in den Gefäßlichtungen mächtige, wahrscheinlich aus Fibrin und abgestoßenen Endothelien zusammengesinterte Klumpen und Schollen. Zahlreiche Lungengefäßthromben gestalteten das mikroskopische Bild meist noch bunter. Die kleinen Bronchien, auch soweit sie nicht verstreuten oder zusammenfließenden Herdpneumonien angehörten, nahmen im wechselnden Maße an den entzündlichen Vorgängen teil. Andere Fälle zeigten vorwiegend fädige Ausschwitzungen, welche das Bronchusrohr als pseudomembranöse Auflagerungen auskleideten. Auch die Entzündungsherde im Lungenparenchym ließen durch Granulationsentwicklung Neigung zur Ausheilung erkennen. Mit völliger Herstellung der Lungenleistung durfte in schweren Fällen kaum je zu rechnen gewesen sein; denn als Spätfolge der Vergiftung fand sich gewöhnlich ein hochgradiges Emphysem, stets von neuem aufflackernde, mit metaplastischen Schleimhautveränderungen einhergehende Bronchitiden, miliare Pneumonien, Lungengangrän, von Bronchiektasenbildung gefolgte Lungenschrumpfung und anderes mehr. Ein großer Teil der Vergiftungen aus dem Jahre 1916 endete unter den Erscheinungen putrider Bronchitis und anschließender Lungengangrän.

Die oberen Luftwege wiesen bei Frühtodesfällen mitunter nur unbedeutende Schleimhautrötung und allerhöchstens fleckweisen Epithelverlust auf, sonst übermäßige Blutfülle. Die meist vorhandene hämorrhagische bzw. fibrinöse Tracheobronchitis erinnerte zu gewissen Zeitpunkten an das anatomische Bild der Grippe. Bei betonter Ätzwirkung, die — im Gegensatz zur Vergiftung mit hautschädigenden Kampfstoffen — seltener in Erscheinung trat, bildeten sich Erosionen am Schlundring, schmutzig-graue Beläge, seichte Geschwüre und Nekrosen in Luftröhren und Kehlkopf. Auch pseudomembranöse Rhinitis ist beobachtet worden.

Das besonders rechtsseitig hochgradig erweiterte Herz war ebenso wie die größeren Gefäße gewöhnlich mit ungeschichtet geronnenen Blutmassen ohne Speckhaut vollgestopft. Die Muskelstarre schien zu fehlen oder konnte sich wegen der ungeheuer starken Füllung der Herzkammern nicht geltend machen; mitunter Thromben in beiden Herzkammerspitzen mit Embolien. Kleine Blutungen im zuweilen verfetteten Herzmuskel und in seinen Häuten vervollkommneten das pathologisch-anatomische Bild.

Im Gefolge der allgemeinen Kreislaufstörungen entwickelten sich Darmblutungen. Weiterhin sind Infarzierungen längerer Darmstücke durch thrombotischen bzw. embolischen Verschluß der Gekrösegefäße des öfteren beobachtet worden.

In der Leber wechselten Verfettung und Zerfallsherde mit starker leukozytärer Reaktion und regenerativen Vorgängen unter Mitbeteiligung des knötchenförmig wuchernden Retikulo-Endothels. In der Niere fanden sich Gewebsblutungen,

Erythrozyten in den Kapselräumen und Blutzylinder. Die hyperämischen Nebennieren wiesen herdförmige Blutungen in Rinde und Mark auf sowie Schwund der Lipoide. Es fanden sich kleine, besonders die Zona reticularis betreffende Nekrosen; perivaskuläre Infiltrate im Mark. Die Milz war hyperämisch. Im Blut waren kurze Zeit nach der Vergiftung beträchtliche Hämatinmengen nachzuweisen. Die grobe Beschaffenheit des Blutes hing im allgemeinen von der Erkrankungsdauer ab; in den ersten Stunden war das Blut gewöhnlich flüssig, schwarzrot, schwer gerinnbar, später — infolge erhöhter Viskosität — eher dicklich, geleeartig. Die unter Umständen zusammenhängenden, sich vom Herzen bis in die kleinen Gefäße erstreckenden schmierigen Cruormassen hatten keine Speckhaut. Sie ließen sich aus den einzelnen Gefäßen wie Würstchen ausdrücken.

Der Entwicklung des Exsudates soll nach der Überzeugung einiger Untersucher eine örtliche Schädigung vorangehen. Wenn bei mikroskopischer Prüfung derartiger Lungen nur die ungeheure Capillarfüllung hervortritt, das Alveolarepithel selbst aber wenig oder gar nicht betroffen erscheint, so darf man nicht vergessen, daß eine so plötzlich einsetzende Störung im Zell-Leben noch nicht im gestaltlichen Zellverhalten seinen Ausdruck zu finden braucht, sondern lediglich eine Änderung der natürlichen kolloidalen Zustände und chemischen Zusammensetzung des Protoplasma bewirken kann. Erfolgt der Tod innerhalb der ersten Stunde, so sind die Lungen noch lufthaltig, nicht ödematös, eher als trocken, lederartig zu bezeichnen, auffallend dunkelrötlich-braun (Erythrozytenzerstörung) und erscheinen mikroskopisch wie gekocht und verätzt. Die Alveolen sind teils zusammengefallen, teils gebläht; ihre stellenweise homogenisierten Wände mit einem zähen, glasigen Belag versehen. Bei längerer Krankheitsdauer entwickelt sich ein charakteristischer Befund. Die außerordentlich umfangreichen, ganz besonders an den Randteilen (auch durch interstitielles Emphysem) stark geblähten Lungen sind umspült und durchtränkt von Blutflüssigkeit, so daß sie sich wie mit Wasser gefüllte Säcke anfühlen. Die Pleura nimmt eine gallertig-schwabbende Beschaffenheit an. Durch ein Nebeneinander von geblähten und zusammengefallenen, von angeschoppten und durchbluteten Gewebspartien zeigt die Lungenoberfläche ein marmoriertes Aussehen.

Amerikanische Autoren (GERARD) führen die erhöhte Blutungsneigung der phosgengeschädigten Lunge darauf zurück, daß Phosgen die Thrombokinase in den Lungen, wo sie normalerweise sehr reichlich vorhanden ist, zerstört (EHRLICHER).

Hypoxie und Kohlensäureretention allein scheinen EHRLICHER keineswegs hinreichend den Mechanismus des toxischen Lungenoedems zu erklären. Aber auch die früher geläufige Vorstellung, daß es die direkte Säureeinwirkung sei, welche das Lungenoedem auslöse, blieb nicht unwidersprochen. Chlorgas, welches auf feuchtem Gewebe sehr rasch zur Salzsäure und unterchlorigen Säure disproportioniert, verursacht nur bei massiver Einwirkung ein Lungenoedem. Es ist auch bekannt, daß Phosgen in Gegenwart von Wasser — in je nach den Bedingungen unterschiedlicher Geschwindigkeit — in Salzsäure und Kohlendioxyd bzw. Kohlenmonoxyd zerfällt. Aber die aus einer hochtoxischen Phosgendosis zu erhaltende Salzsäuremenge ist viel zu gering, um das Ausmaß der tatsächlichen Schädigung, d.h. ein Lungenoedem, erklären zu können. Die Salzsäuremenge, die aus solch einer Phosgenmenge sich bilden kann, wird von dem betroffenen Gewebe leicht abgepuffert. Hier greifen neue tierexperimentelle Untersuchungen (HENSCHLER) erklärend ein. Dringen saure Reizgase in die Lungenalveolen und diffundieren durch die Alveolarwand, so hydrolysieren sie in einem entsprechend ihrer chemischen Konstitution unterschiedlichen Ausmaß. Nur der Anteil, der nicht hydrolytisch zersetzt wird, vermag mit den Strukturelementen der Lungencapillaren in Reaktion zu treten und so eine oedemauslösende Wirkung zu entfalten. Je länger der Weg zwischen Alveolarlumen und Kapillarwand ist, desto mehr oedemwirksame Substanz wird hydrolytisch zersetzt, desto weniger gelangt von hier an die Wandung der Capillaren. Da die Einatmung geringer Reizgasmengen vom Phosgentyp nur ein schwaches interstitielles Oedem erzeugt, kann man im Tierversuch zunächst durch die Inhalation definierter geringer Reizgaskonzentrationen die Strecke vom Alveolarlumen zur Capillarwand verlängern und sieht dann bei anschließender Einatmung einer hohen Oedem-auslösenden Reizgaskonzentration, daß die durch die Vorinhalation bewirkte Verlängerung der Diffusionsstrecke die Tiere vor einer sonst tödlichen Vergiftung schützt. Dieser Schutzeffekt wurde bisher für Phosgen und Nitrosegase gefunden. Daß die während der Diffusionszeit mögliche Hydrolyse de facto den Entgiftungsvorgang darstellt, zeigt die Tatsache, daß das im Gegensatz zu den Nitrosegasen stabile Chlorpikrin durch eine Verlängerung der Diffusionsstrecke und -zeit kaum entgiftet wird und seine oedemauslösende Wirkung ungehemmt bleibt.

Nach LOHS sollen nahezu 80% aller durch Kampfstoffe im Ersten Weltkrieg Getöteten Opfer des Phosgens geworden sein. Dieses Giftgas und die wirkungsverwandten Verbindungen, wie Perstoff, Chlorpikrin und andere, spielen heute nur noch eine untergeordnete Rolle, während andere „klassische" Kampfstoffe, wie Schwefel-Lost und die organischen Arsenverbindungen der sogenannten Blaukreuz-Gruppe, kaum etwas an Aktualität eingebüßt haben dürften (SPIEGELBERG).

Nach den Erfahrungen aus dem Ersten Weltkrieg soll es bei Phosgenvergiftungen fast regelmäßig zu Schäden am zentralen Nervensystem, und zwar an Gehirn wie auch am Rückenmark gekommen sein, vorwiegend zu Blutungen (Purpura) in der weißen Substanz. Die ersten und ältesten Blutungen zeigten sich gewöhnlich im Balken; in der Folge käme es aber auch in der gesamten übrigen weißen Substanz zum Auftreten diffuser Purpura cerebri (SPIEGELBERG).

Nach ROTHLIN stellen die Lungen keine unüberwindliche Barriere dar; die Phosgenvergiftung führt zur generellen Intoxikation des Organismus. Sie hinterlasse nicht nur akute, sondern auch chronische sekundäre Wirkungen, besonders in Form von Bronchitis. Schließlich müsse für die Bildung des Lungenoedems nicht allein eine chemische Korrosionswirkung, sondern auch ein nervöser Faktor, im Sinne von Ricker, angenommen werden (SPIEGELBERG).

DURLACHER u. Mitarb. weisen in ihrer Schrift über das postmortal entstehende Lungenoedem darauf hin, daß bei der Beurteilung des Lungenoedems bei Versuchstieren, welche Reizgasen ausgesetzt waren, zu beachten ist, daß die Tiere, die nach einem gewissen Zeitraum nach dem Tod untersucht werden, ein ausgedehnteres Lungenoedem aufweisen als Tiere, die sofort obduziert werden. Die Verfasser stellen fest, daß sich eine Blutfülle der Lungen und ein Oedem während der ersten Stunden nach dem Tode bei Kaninchen entwickelt hat, die auf verschiedene Weise getötet wurden. Die Menge des Oedems 3 Std nach dem Tod schwankt mit der Tötungsart, der Art der Verabreichung der letalen Mittel, der Temperatur und des Intratrachealdruckes. Eine Bewertung des Lungenoedems und der Hyperämie darf bei Versuchstieren nur erfolgen, wenn die Untersuchung sofort nach dem Tode vorgenommen wird. Da beim Menschen die Autopsie erst nach mehreren Stunden durchgeführt wird, sind Lungenoedem und Hyperämie beinahe beständige Befunde. Die von den Verfassern durchgeführten Versuche legen die Vermutung nahe, daß in vielen Fällen solche Lungenbefunde beim Menschen von postmortalen Veränderungen herrühren. Die für die Bildung eines Lungenoedems nach dem Tode verantwortlichen Faktoren sollen der Druckunterschied zwischen Lungengefäßen und Alveolarräumen und eine Veränderung der Capillarpermeabilität sein. Die Ausblutung mit gleichzeitiger Senkung des intravaskulären Drucks verhütet die Oedembildung.

CLAY und ROSSING konnten durch wiederholte Exposition gegenüber Phosgen bei Hunden ein Lungenemphysem erzeugen. Schwere akute oder chronische Bronchiolitis entstand bei allen Tieren, die ein oder mehrmals exponiert waren.

4. Hautschädigende Kampfstoffe

Der pathologisch-anatomische Befund bei *hautschädigenden Kampfstoffen* (z.B. Yperit) zeigte eine Schädigung der Epidermiszellen, anschließend Hyperämie mit Emigration von Leukozyten und Exsudation; Blasen unter der Epidermis, die an der Basis durch eine Schicht homogenisierten kollagenen Bindegewebes abgegrenzt waren. Der leukozytäre Wall schwand und trat erst wieder in der zweiten Hälfte des Verlaufes der Schädigung deutlich hervor. Es bildeten sich fibrinösnekrotische Entzündungen der oberen Atemwege mit weit ausgedehnten Pseudomembranen, herdförmige nekrotische Pneumonien in den Lungen und Emphysemherde; bei peroraler Vergiftung kam es zu hämorrhagisch-nekrotischer Gastritis mit eitriger Oesophagitis, katarrhalischer Enteritis bei Aufnahme mit vergifteter Nahrung. Bei längerem Verlauf der Vergiftung fand man in Leber und Milz Hämosiderose, in Myocard und Leber Atrophie mit Ablagerung von Lipofuszin, an Nieren und Gehirn leichtere degenerative Veränderungen.

Das nicht zerlegte Yperit kann man mit der histochemischen Methode nach SILVER und FERGUSON in der Haut noch nach 3—4 Std nachweisen. Es dringt niemals durch die ganze Hautschicht durch, im Stratum reticulare wird es gewöhnlich nicht mehr nachgewiesen.

Lewisit wirkt toxisch auf die Capillaren. Es entstehen Haematome und Oedeme, katarrhalisch-eitrige Entzündungen der Bindehäute der Augen, Keratitis, Entzündung des Bulbus, eitrige Rhinitis, katarrhalische bis nekrotisierende Laryngotracheobronchitis mit Oedem der Schleimhaut, mit Hämorrhagien und starker leukozytärer Infiltration, eitrige Bronchiolitis; hämorrhagisches Oedem des Mediastinum; serofibrinöses Exsudat mit Blutbeimengung in die Pleurahöhlen, Oedem der Lungen, Emphysem; multiple, teils konfluierende Herde einer katarrhalischen bzw. katarrhalisch-hämorrhagischen Bronchopneumonie mit Nekrotisierungstendenz. Weiterhin waren zu beobachten: Hyperämie der parenchymatösen Organe, feine Hämorrhagien in Gehirn und Rückenmark, bei peroraler Vergiftung nekrotisch-hämorrhagische Oesophagitis und nekrotisierende Gastritis, nekrotisch-hämorrhagische Entzündung des Darmes.

Die hautschädigenden Kampfstoffe verursachen am Auge Bindehautblutungen, Chemosis, Lidrandekzeme, eitrige Blepharitis, Hornhauttrübungen, Hornhautgeschwüre und -nekrosen. Die Haut und sichtbaren Schleimhäute konnten durch Berührung mit dem Kampfgas unmittelbar schmutzig-bräunlich bzw. gelbgrünlich werden. Bisweilen trat ein allgemeiner, wenn auch geringgradiger Ikterus auf.

Vor allem bei Frühtodesfällen (etwa von der 2. Stunde an) sah man Hautveränderungen, wie sie in dieser Art und in diesem Grade bei anderen Verätzungen kaum zu finden waren: Hyperämie, Schwellung, Bildung großer eitriger Blasen, flächenhafte, oft tiefgreifende Geschwüre mit und ohne Verschorfung, ferner Bläschen, die, häufig perlschnurartig am Rande der verätzten Bezirke aufgereiht, platzten und schwer heilten. War die Wirkung weniger kräftig, dann kam es nur zur Entwicklung von Herpes labialis, Akne, Furunkulose und dergleichen oder die Haut war oedematös durchtränkt und begann kleienförmig zu schuppen. Langsamerer Vergiftungsablauf begünstigte das Zustandekommen ausgedehnter Pigmentierungen, die dann in Gemeinschaft mit den Stellen Epidermis-entblößter, eingetrockneter Cutis die Haut merkwürdig durch braune, grob-netzartige Zeichnungen felderten.

Die Hauterkrankung schien sich auf dem Boden einer Erweiterung und Durchlässigkeit der Kapillaren zu vollziehen. Die Oberhaut quoll auf, ihre z.T. kernlos gewordenen und hyalinisierten bzw. verhornten Schichten wurden aufgespalten, abgehoben und faßten Hohlräume (Senfgasblasen) zwischen sich. Abgestorbene, die tiefen Talgdrüsen (Ausfällung von Cholesterinkristallen) mit einbeziehende Bezirke schoben sich dazwischen; reaktive Infiltrate und Blutungen vervollständigten das Bild. Die Leichenöffnung ergab bei der ersten Betrachtung dunkelblau-rote Verfärbung der Bauchorgane, kleine Blutaustritte in Leber, Nieren, Milz und Magen.

Anämische Herde, wachsartige Veränderungen der großen Mm. recti abdominis und größere Muskelhaematome sind beobachtet worden.

Im Gegensatz zur Vergiftung mit Phosgen trat die Purpura des Gehirns nach Einwirkung von hautschädigendem Kampfstoff nur in ganz vereinzelten Fällen auf. Die Atmungsorgane in allen ihren Abschnitten waren die Haupterfolgsorgane des auf sie wahrscheinlich unmittelbar einwirkenden Giftes. Die frühesten Veränderungen fanden sich in den oberen Luftwegen.

Man kann bei der Vergiftung 4 Entwicklungsstufen unterscheiden:
a) katarrhalisches Stadium. . . . . 1. Tag
b) pseudomembranöse Laryngotracheitis. . . . . 2.–3. Tag
c) deszendierende Tracheitis, Bronchitis und Bronchopneumonie vom 4. Tag an
d) Abszeß- und Gängränbildung in den Lungen . . . . vom 10. Tag an.

In der Mehrzahl der Fälle stand die nekrotisierende und ätzende Wirkung des Giftes im Vordergrund. Man fand an der von entzündlichem Oedem gelockerten Schleimhaut Geschwürsbildungen, Nekrosen, vor allem aber pseudomembranöse Beläge von der hinteren Rachenwand an abwärts bis in die feinsten Bronchiolen. Diese gaben durch pfropfartiges Vorspringen ihrer die Bronchiallichtung auskleidenden Fibrinhäutchen Anlaß zu dem für das bloße Auge körnigen bzw. wie mit Knötchen übersäten Aussehen der Lungenschnittfläche. Nach 6–7 tägiger Krankheitsdauer zerfallen die geschädigten Wände der intrapulmonalen Bronchien geschwürig oder sterben gelegentlich mitsamt dem zugehörigen Lungengewebe reaktionslos ab und werden mit ihren toten Massen Brutstätten für Bakterien. Wahrscheinlich bilden — ähnlich wie in der Phosgenlunge — übriggebliebene Epithelien der Bronchusschleimhaut den Ausgangspunkt für strang- und drüsenförmige Wucherungen, die an präkanzeröse Bildungen erinnern können.

Der chronische Vergiftungsablauf bzw. die Spät- und Nachkrankheiten unterschieden sich in nichts von denen nach Phosgeneinwirkung. Blutungen in die Nebennieren wurden bekannt. Die Blutgerinnung schien beschleunigt zu sein.

Das *Nitrogen-Mustard* (Alkyl-2 und Tri-beta-chloräthylamin) und das *Schwefel-Mustard* (Bis-beta-chloräthylsulfid) werden leicht von Haut- und Schleimhautoberflächen resorbiert und führen zur Schädigung des lymphatischen Gewebes der Milz, des Knochenmarks und des Epithels des Dünndarms sowie zu einem verzögerten Tod nach 3–6 Tagen, wie Graef u. Mitarb. mitteilen. Die Folgen einer Vergiftung mit LD_{50} bestehen in einer relativ asymptomatischen Latenzperiode von 1–2 Tagen. Während dieser Zeit ist bei Versuchstieren (Mäusen, Ratten und Kaninchen) die Lymphschädigung plötzlich, Thymus, Milz und Lymphknoten involvieren rasch, zeigen Karyorhexis, manchmal Karyolysis auch der Lymphknoten und Verminderung dieser Zellen, Phagozytose der Kerntrümmer sowie eine Proliferation von epitheloiden Zellen. Gleichzeitig besteht eine rasche Verminderung der Lymphozyten im peripheren Blut. Die hämatopoetischen Zellen im Knochenmark zeigen Schädigung, welche sich ausdrückt durch Veränderung in der Färbung, Blasenbildung und Kernfragmentierung, Karyolysis und Kernveränderungen der Megakaryozyten. Das Epithel des Dünndarms zeigt Vakuolen und Kernschwellung. Nach diesem Zeitraum tritt Anorexie, Gewichtsverlust und schleimiger Durchfall auf, schließlich Prostration und Tod in 72—144 Std.

Bei Überleben setzt schrittweise eine Wiederherstellung des Knochenmarkes und des lymphatischen Gewebes sowie eine Rückkehr der Leukozyten ins periphere Blut ein, der Lymphozyten rascher, der Granulozyten langsamer. Während des Endstadiums erscheinen die hämatopoetischen Zellen im Knochenmark gleichförmig und das Mark wird aplastisch. Es besteht aus erweiterten Sinusoiden, Fettzellen und proteinreicher Flüssigkeit. Das periphere Blut ist hochgradig leukopenisch.

Die Vergiftung mit Kampfstoff der oberen Atemwege ist schwer und nachhaltig, und zufällige Todesfälle mit anhaltendem Gewichtsverlust und Infektion der Atemwege können lange Zeit nach der Vergiftung auftreten. Große Tiere, wie Hunde, Katzen und Ziegen, erleiden schwerere Lungenschäden und sterben eher.

Bei akuter Lost-Vergiftung sind pathologische Befunde am Gehirn berichtet, wie Hirnschwellung und petechiale Blutungen (SPIEGELBERG).

SPIEGELHOFF und WATRIN berichteten über eine Vergiftung von 12 Arbeitern mit Gelbkreuz. Nach einer Latenzzeit von mehreren Stunden zeigten sich bei fast allen Patienten Reizerscheinungen an den Augen und am Respirationstrakt. Wegen eines schweren Lungenoedems wurden 2 Patienten in die Klinik eingewiesen. Die anderen Patienten hatten in den nächsten Tagen teils ausgedehnte Hautverätzungen. Bei Nachuntersuchungen nach etwa 1 Jahr konnte mit auffallender Regelmäßigkeit eine eindeutige Sekretionsstörung der Magenschleimhaut mit Subfermentie und Subazidität beobachtet werden.

5. Blutschädigende Kampfstoffe

Die *blutschädigenden Kampfstoffe* wirken nicht bei Einatmung auf die Atmungsorgane selbst, sondern erst nach Aufnahme in das Blut (resorptiv wirksame Gifte). Dazu gehört der Arsenwasserstoff. Für ihn ist die hämolytische Wirkung besonders charakteristisch. Die Blutkörperchen werden unmittelbar geschädigt, ihre osmotische Resistenz schon bei geringgradiger Einwirkung des Giftes herabgesetzt. Pathologisch-anatomisch zeigen die Organe einen grauen Schimmer und Vergrößerung der Nieren, schwarz-rote Färbung, verwaschene Zeichnung; Vergrößerung der Milz mit Stauung, im Gehirn Purpura.

Bei der Blausäurevergiftung kommt es zu einer inneren Erstickung durch Hemmung der fermentativen-oxydativen Lebensvorgänge. An empfindlichsten gegenüber Blausäure ist das Atemzentrum, welches zuerst stark erregt, dann rasch gelähmt wird.

6. Nervenkampfstoffe

Die *Nervenkampfstoffe* sind organische Phosphorsäure-Ester. Als Fermentgifte hemmen sie die Acetylcholinesterase, wodurch es zu einer Anhäufung von Acetylcholin an den Nervenendigungen im Bereich des Parasympathikus, des Sympathikus sowie der quergestreiften Muskulatur und damit zu erhöhten Reizen kommt. Es tritt eine Muskarin- und Nikotin-artige Wirkung ein. Die Miosis ist nicht konstant, sie findet sich nur nach direktem Einwirken der Gifte auf das Auge.

Bei den mit Alkylphosphaten eingetretenen Vergiftungen und auch bei entsprechenden Tierversuchen fanden sich pathologisch-anatomisch wechselnde Angaben. Im allgemeinen ergaben sich makroskopisch und mikroskopisch keine charakteristischen Befunde, und zwar sowohl bei akuter wie bei chronischer

Vergiftung. Im Vordergrund standen die Zeichen allgemeiner Gefäßlähmung und Anoxämie als Ausdruck zentralen Versagens. Bei chronischer Vergiftung sind Degeneration der Ganglienzellen und der Myelinscheiden beschrieben. Die bisher bekannten morphologischen Befunde bei Alkylphosphatvergiftungen des Menschen stammen fast ausschließlich von E-605-Vergiftungen. Die häufigsten Befunde waren: allgemeine Zyanose, stark ausgebildete, ausgedehnte Totenstarre; ungewöhnlich harte Kontraktion, vornehmlich der Wadenmuskulatur, hochgradige Hyperämie aller Organe, flüssiges Blut.

MARESCH weist besonders auf die Streckkrampfstellung hin, mit deutlicher Streckung und Einwärtsdrehung der Füße, oft mit einer verstärkten Krümmung des Fußgewölbes verbunden. Miosis ist an der Leiche nur selten zu beobachten. Das Vorhandensein eines Schaumballes (meist bräunlich-rosa verfärbt) vor Mund und Nase ist ebenfalls nicht allzu häufig. Jedoch gibt er bei Vorhandensein in der Regel einen recht verläßlichen Hinweis auf das Vorliegen einer E-605-Vergiftung, weil er deutlich den charakteristischen Geruch besitzt. Die Leichenflecke haben eine tiefgesättigte graublau-violette Farbe. Weitere Befunde sind:

Mund: Rötung und Ätzung, Zyanose
Speiseröhre: Rötung und Schwellung
Magen: Rötung, Hyperämie, Erweiterung der Venen, Blutaustritte; Ekchymosen der Mukosa, deutliche Faltenzeichnung der Magenschleimhaut; Zeichen der akuten Gastroduodenojejunitis
Duodenum: Schwellung, Oedem, feinste Blutungen
Darm: Schwellung, Oedem, Hyperämie
Herz: Blutfüllung der Herzhöhlen, Dilatation beider Ventrikel
Leber: Toxische Parenchymschädigung, Stauungsoedem; azinozentrale Verfettung nach mehreren Stunden Überlebenszeit
Lungen: Emphysem und Oedem; Hyperämie. Möglicherweise ist das Oedem die Folge einer gesteigerten Kapillarpermeabilität
Trachea und Bronchien: katarrhalische Bronchitis; Petechien
Gehirn: Oedem und Schwellung, Hyperämie der Häute, petechiale Blutungen.

Die bei den Vergifteten festgestellten pathologisch-anatomischen Befunde bestehen also in einer hochgradigen Hyperämie der parenchymatösen Organe sowie einem Lungen- und Hirnoedem.

Bei Untersuchungen der Glandula submaxillaris fand KLEIN in 29 von 35 sicheren E-605-Vergiftungen eine verschieden weit fortgeschrittene Mitochondriolyse, vakuoläre Zytolyse bis zum völligen Zellkollaps, abhängig von der Dauer der Vergiftung. Diese Befunde konnten von KLEIN auch experimentell bestätigt werden. Störungen nach Vergiftung bestehen in Miosis, Spasmus der Ziliarmuskeln, Bronchospasmus und Hypersekretion der Nasenschleimhäute, Muskelzuckungen, Salivation, Bradykardie, Nachlassen der Atmung, Sinnestäuschungen, Erbrechen, unfreiwilliger Kotabgang, Krämpfe, Bewußtlosigkeit, Versagen der Atmung und Kreislaufkollaps.

Nach Kriegserfahrungen sind bei Kampfgasvergiftungen in der Mehrzahl der Fälle die Vergiftungserscheinungen als Mischformen dreier Krankheitstypen aufzufassen, die gekennzeichnet sind durch:

a) primäres Lungenoedem und Stauungserscheinungen in allen Organen
b) primär pseudomembranöse (meist absteigende) Pharyngolaryngitis und Tracheobronchitis
c) allgemeine Gewebs- und Capillargefäßschäden.

SPIEGELBERG hat bis 1959 laufend 129 unausgewählte Personen mit Kampfstoffschädigungen untersucht. Es handelte sich dabei um die Wirkstoffgruppen der Grünkreuz-(Lungenreizstoffe), Blaukreuz-(organische Arsenverbindungen) und Gelbkreuz-(sogenannte blasenziehende Gifte, Vesicantien) Gifte sowie die 4. Gruppe der neurotropen Kampfstoffe. Es fand sich ein psychiatrisches Spätfolgesyndrom, wobei 2 Symptomgruppen mit je 4 Einzelsymptomen oder -zeichen unterschieden werden können:

1. Bei der überwiegenden Mehrzahl der untersuchten Personen fanden sich:
   a) persistierende vitale Niveausenkung mit ausgeprägter Antriebsminderung
   b) vegetative Fehlregulationen mit Cephalgien, gastrointestinalen und kardiovaskulären Symptomen, vorzeitiger Nachlaß von sexueller Libido und Potenz
   c) Intoleranzerscheinungen (Alkohol, Nikotin, Medikamente)
   d) Eindruck vorzeitiger Alterung
2. Meist fanden sich noch eine oder mehrere Erscheinungen der 2. Symptomgruppe, wie:
   a) depressive bzw. subdepressive Verstimmungszustände vitaler Prägung
   b) cerebrale vegetative (synkopale) Anfälle
   c) leichte bis mittelgradige mnestische und dementive Ausfälle
   d) leichte organ-neurologische Ausfälle (überwiegend Mikrosymptome und Singulärzeichen extrapyramidaler Prägung).

EHRLICHER wies darauf hin, daß die umfangreichen Nachuntersuchungen von Kampfgasvergifteten aus dem Ersten Weltkrieg die sichere Aussage gestatten, daß eine Lungentuberkulose weder zu den gewöhnlichen Nachwirkungen der Reizgasvergiftung gehört, noch daß solch eine Vergiftung mehr als irgendeine andere Erkrankung zu einer späteren Tuberkulose prädisponiert. Anders verhält es sich, wenn bereits ein latenter tuberkulöser Prozeß vorliegt. Dieser vermag unter der akuten Einwirkung toxischer Reizgasdosen erneut aufzuflammen.

7. Psychokampfstoffe

Die *Lysergsäure LSD-25* (d-Lysergsäure-diäthylamid) ist der Prototyp einer Untergruppe psychotrop wirkender Pharmaca (auch als Phantastica, Halluzinogene, Psychotomimetica bezeichnet) mit spezifischer, sehr tiefgreifender Wirkung auf die Psyche, ohne ernsthafte Störungen des autonomen Nervensystems oder der körperlichen Funktionen; phantastische Veränderungen des Erlebens der Umwelt, ihrer Formen und Farben und auch der eigenen geistigen und körperlichen Persönlichkeit; andersartiges, jedoch bewußtes Erleben von Zeit und Raum. Eine derartige psychische, schizophrenieartige Veränderung wird bereits mit Dosen von 20—50 Millionstel Gramm hervorgerufen. Eine Anreicherung von LSD im Gehirn ist bisher nicht nachgewiesen.

8. Obduktion von Kampfstoff-Vergifteten

Die pathologisch-anatomische Untersuchung von Kampfstoffvergifteten hat folgende Todesursachen in Betracht zu ziehen:
— Wirkung hoher Konzentrationen klassischer Kampfstoffe
— Vergiftung durch allgemein giftige Stoffe, insbesondere organische Phosphorverbindungen
— Kampfstoffvergiftete Wunden (sogenannte Mixta) und tödliche Verwundungen durch Splitter von chemischer Sprengmunition
— Einsatz völlig neuer hochtoxischer Kampfmittel.

Bei der Sektion von Leichen, die mit Giftstoffen behaftet sein können, ist nach FINK u. Mitarb. folgendes zu beachten:

Die Leichen dürfen nicht angekleidet in die Leichenkammer des Instituts gebracht werden. Das Hilfspersonal muß Gummistiefel, dicke Handschuhe, Schürzen, am besten mit Ärmel und Rückenverschluß, sowie auch Schutzmasken tragen. Der Prosektor ist wie üblich gekleidet, eine Schutzmaske trägt er nur bei unbekannten Giften.

Bei den einzelnen Gruppen der Kampfstoffe sind folgende Vorkehrungen zu treffen:

Organische Phosphorverbindungen erfordern gründliches Waschen der Leichen mit 5%iger Lösung von Natronlauge. Die Handschuhe sind während der Obduktion in dieser Lösung abzuspülen, hauptsächlich bei der Untersuchung vergifteter Wunden.

Sonstige allgemein giftige Stoffe erfordern keine besonderen Vorkehrungen. Bei Nesselgiften gründliches Waschen mit 5%iger alkoholischer Chloraminlösung, anschließend mit Wasser. Die Handschuhe sind während der Obduktion mit Chloramin abzuspülen.

Bei Reizstoffen und Stickgiften genügt wiederholtes Abspülen unter einem Wasserstrahl.

Nach Durchführung der Obduktion sind die Leichen so schnell wie möglich zu verbrennen oder in tiefen Gräbern zu begraben. Die Instrumente müssen nach der Obduktion sorgfältig entgiftet werden. Wasser und sämtlicher Abfall aus den Prosekturen muß sorgfältig abgeleitet und mit Chlorkalk entgiftet werden, damit es nicht zur Vergiftung der Wasserläufe kommt.

Zur histochemischen Feststellung des Yperits und des Lewisits kann nur frisches, nicht fixiertes Material verwendet werden; ebenso zur Untersuchung der Cholinesterase (Aufbewahrung im Kühlschrank). Zur chemischen Untersuchung entnommenes Gewebe, Haut, Mageninhalt, Därme mit Inhalt, Lungen, Nieren ist sorgsam vorzunehmen.

KADE und ABERNETHY berichteten über die postmortale Identifizierung schädlicher Gase in der Lunge. Die Lungen wurden nach dem Abbinden der Bronchien unseziert in gut schließende Gefäße gebracht und später die Luft über den Lungen analysiert; es konnte Zyklopropan, Methan, Äthan und Propan sowie Argon nachgewiesen werden.

Literatur

ADAMS, J. A., et. al.: Tear-Gas Injuries. J. Bone Joint Surg. 48–A, 436—442 (1966).
BEEBE, G. W.: Lung Cancer in World War I Veterans: Possible Relation to Mustard-Gas Injury and 1918 Influenza Epidemie. J. of the National Cancer Institute 25, 1231 (1960).
BRAUER, K. H.: Ein Fall von tödlicher Nitrosegasvergiftung beim Autogenschweißen. Z. ges. Hyg. 9, 741—746 (1963).
CLAY, J. R., and R. G. ROSSING: Histopathology of Exposure to Phosgene. Arch. Path. 78, 544—551 (1964).
DOLDER, R.: Einsatz chemischer Kampfstoffe im Jemen? Eine ABC-technische Nachrichten-Analyse. Vierteljahresschrift Schweiz. SanOffz. 41, 173—176 (1964).
DURLACHER, S. H., et al.: Post-mortem pulmonary edema. Jale J. Biol. Med. 22, 565—572 (1949/50).
EHRLICHER, H.: Reizgasvergiftungen. Zbl. Arbeitsmed. u. Arbeitsschutz 14, 260—265 (1964).
ERDMANN, W. D.: Die Vergiftung mit sogenannten Nervenkampfstoffen und ihre Behandlung. Wehrmedizin 3, Heft 6 (1965); Beilage Katastrophenmedizin S. 9—11.
FINK, Z. u. Mitarb.: Der Gesundheitsschutz gegen chemische Kampfstoffe. Berlin: VEB Verlag Volk und Gesundheit 1962.
FISCHER, H.: Morphologische Befunde, klinische Beobachtungen und Therapie von Alkylphosphat-Vergiftungen. Fortschritte der Medizin 81, 939—941 (1963).
FOULHOUX, P.: L'arme chimique actuelle, aspects toxicologiques et thérapeutiques. Rev. Corps Santé Armées 4, 693—722 (1963).
FRITZE, E., u. a.: Ausgedehnte Lungenaffektionen bei scheinbar leichten Intoxikationen durch Nitrosegase. Dtsch. med. Wschr. 91, 899—901 (1966).
GRAEF, J., et al.: The clinical and pathologic effects of the nitrogen and sulfur mustards in laboratory animals. Amer. J. Path. 24, 1—47 (1948).
GOHLKE, H., u. K. ULLERICH: Haut- und Augenschäden durch Dichlordiäthylsulfid (Lost). Hautarzt 2, 404 (1951).

GROB, D.: Manifestations and Treatment of Nerve Gas Poisoning in Man. U. S. Armed Forces Med. J. 7, 781 (1956).
HEINSIUS, E.: Gesichtsverätzungen durch konzentriertes Tränengas (Bromaceton). Dtsch. Militärarzt 1, 27 (1936).
HENSCHLER, D.: Versuche zur Therapie von Reizgas-Lungenoedem. Naunyn-Schmiedebergs Arch. exp. Path. Pharmak. 236, 197 (1959).
— Ätiologie, Pathogenese und Grundlagen der Therapie toxischer Lungenödeme. Wehrmedizin 4, Heft 4 (1966).
HEULLY, F. et al.: Une intoxication collective par explosion d'un obus àl'yperite. Ann. Med. leg. et de Crimin 36 (1956) 195.
HOEKSTRA, J.A.: Folgen von Vergiftungen durch chemischen Nebel. Ned. Mil. Geneeskd. Tijdschr. 16, 141—147 (1963); Ref. Wehrmedizin 1, 39 (1963).
HOLSTEIN, E.: Die Arsenwasserstoffvergiftung. Zschr. f. ärztl. Fortb. 43, 316 (1949).
KADE, H. and R. J. ABERNETHY: Identification of noxious gases in postmortem pulmonary air. J. forensic. Sic. 6, 125 (1961); Ref. Dtsch. Z. ges. gerichtl. Med. 52, 310 (1961/62).
KINDRED, J. E.: Histologic changes occuring in the hemopoietic organs of albino rats after single injections of 2-chloroethyl vesicants. Arch. Path. 43, 253—295 (1947).
KLEIN, H.: Die Glandula submaxillaris bei 35 sicheren E-605-Vergiftungen. Münch. med. Wschr. 100, 1584 (1958).
LETTERER, E.: Die pathologische Anatomie des Vergiftungstodes; in: Ponsold: Lehrbuch der gerichtlichen Medizin. 2. Aufl. Stuttgart: Thieme 1957.
LOSS, K.: Synthetische Gifte. Berlin: 1958.
MACAULAY, M. B., and A. K. MANT: Smoke-Bomb Poisoning. A Fatal case following the inhalation of Zinc Chlorid Smoke. J. Royal Army Med. Corps Nr. 1 (1964); Ref. Wehrmedizin 4, 62 (1966).
MARESCH, W.: Die Vergiftung durch E 605. Münch. med. Wschr. 98, 515 (1956).
— Die Vergiftung durch Phosphorsäureester. Arch. Toxikol. 16, 285 (1957).
MINDEN, H., u. E. ZSCHUNKE: Über einen Fall ausgedehnter Hautschäden durch den Kampfstoff Lost. Das dtsch .Gesundheitswesen 13, 426 (1958).
MINKOWSKI, O.: Die Erkrankungen durch Einwirkung giftiger Gase; Handb. der ärztl. Erfahrungen im Weltkrieg 1914/1918, Bd. III, Innere Medizin, herausgegeben von Ludolf v. Krehl. Leipzig: Barth 1921.
MUNTSCH, O.: Leitfaden der Pathologie und Therapie der Kampfstofferkrankungen. 7. Aufl. Leipzig: Barth 1944.
OSTERCHRIST, W.: Vier Lostvergiftungen an Kindern. Z. klin. Chir. 172, 240 (1941).
PENTSCHEW, A.: Intoxikationen; in: Handbuch der spez. path. Anat. und Hist., Bd. 13, 2. Teil, Bandteil B, S. 1907—2502. Berlin, Göttingen, Heidelberg: Springer 1958.
PETERSEN, A.: Reizkampfstoffvergiftung; Med. Klin. 44, 1412 (1949).
PROBST, A.: Über die Vergiftung mit Nitrose-Gasen. Wien. Med. Wschr. 110, 591—596 (1960).
RICKER, G.: Beiträge zur Kenntnis der toxischen Wirkung des Chlorkohlenoxydgases (Phosgen); Samml. klin. Vorträge von Volkmann, Band 13. Leipzig: Barth 1919.
ROTHLIN, E.: Experimenteller Beitrag zur Therapie und Pathologie der Spätfolgen des durch Phosgen erzeugten Lungenoedems. Schweiz. med. Wschr. 641 (1940).
— Pathogénie et thérapeutique de l'intoxication par le phosgène. Schweiz. med. Wschr. 1526 (1941).
— Über Yperriterfahrungen bei Mensch und Tier. Schweiz. med. Wschr. 72, 385 (1942).
SCHÜTZE, K.: Beobachtungen über Kampfgaserkrankungen. Dtsch. med. Wschr. 42, 1414 (1916).
SINCLAIR, D. C.: Behandlung von Senfgas-Hautverletzungen. Brit. Med. J. 4602, 476 (1949).
SOMMER,: Spätschäden der Augen nach Dichlordiäthylsulfidverätzung. Militärarzt 3, 519 (1938)
SPIEGELBERG, U.: Psychopathologisch-neurologische Schäden nach Einwirkung synthetischer Gifte. Wehrdienst und Gesundheit. Band III (1961). Darmstadt: Wehr und Wissen
SPIEGELHOFF, W., u. H. WATRIN: Über funktionelle Spätschäden am Magen nach Lostvergiftung. Münch. med. Wschr. 95, 287 (1953).
STAEHELIN, R.: Die Spätfolgen der Vergiftung durch Kampfgase für die Respirationsorgane. Jahreskurse f. ärztl. Fortbild. B. XI. München: Lehmann 1920.
STÖHR, R.: Die chemischen Kampfstoffe. Berlin: VEB Verlag Volk und Gesundheit 1961.
SUCHOWSKY, G.: Ein Fall einer achtundzwanzig Tage lang überlebten Leuchtgasvergiftung. Zbl. Path. 94, 517—531 (1955/56).
TELBISZ, A., u. J. KUCHARIK: Beiträge zum Wirkungsmechanismus des Senfgases. Wien. Arch. inn. Med. 34, 86 (1940).
TIBURTIUS, H.: Augenverletzungen durch Tränengas- und Platzpatronen. Klin. Monatsblätter Augenheilk. 135, 113—118 (1959).
WEINIG, E.: Gerichtliche Vergiftungslehre; in: Ponsold: Lehrbuch der gerichtlichen Medizin. 2. Aufl. Stuttgart: Thieme 1957.

WINTER, E.: Über Gesundheitsschädigungen durch Propangas. Dtsch.Gesundheitswesen 1464—1467 (1960).
YAMADA, A.: On the late injuries following occupational inhalation of mustard gas, with special references to carcinoma of the respiratory tract. Acta path. jap. **13** 131—155 (1963); Ref. Ber. Path. **61**, 4 (1964).

M. Schädigung durch biologische Kampfmittel

In seiner Mitteilung über den biologischen Krieg schrieb BARDON, daß bereits 1947 ROSEBURY in zehn Punkten die für ein Mittel notwendigen Eigenschaften zusammengefaßt hat, welche es zum Einsatz in einem biologischen Krieg verwendbar machen. Diese Merkmale sind:
1. erhöhte Infektiosität für die Mehrzahl der Menschen
2. große Morbidität; verkürzte Inkubationszeit. Ein langer Dienstausfall der betroffenen Menschen kann einer hohen Mortalität vorzuziehen sein
3. Möglichkeit der Massenherstellung und Aufbewahrung in virulenter Form
4. Widerstandsfähigkeit gegenüber natürlicher oder künstlicher Dekontamination
5. Möglichkeit der Übertragung durch Luft, Wasser, Nahrungsmittel, Kontakt der Trägersubstanzen
6. epidemisches Auftreten
7. schwierige spezifische Immunisierung
8. schwierige Behandlung
9. schwierige Entdeckung und Identifizierung des Mittels oder der Erkrankung
10. verminderte Gefahr der Rückwirkung auf den Aggressor selbst.

Die biologisch verwendbaren Mittel gegen den Menschen werden unter Bakterien, Rickettsien, Virusarten, Pilzen oder Toxinen ausgewählt.

Bakterien: Bruccelose, Milzbrand, Cholera, Listeriose, Melioidose, Rotz, Lungenpest, Salmonellosen, Tularämie

Virusarten: Dengue, Zecken- oder Stechmücken-Enzephalitis, Gelbfieber, Grippe, Virushepatitis, Psittacose

Rickettsien: Typhus abdominalis, Fleckfieber, Qu-Fieber

Pilzerkrankungen: Coccidioidomycose, Histoplasmose

Toxine: Botulinus, Rizin, Staphylokokken, Enterotoxin.

An diese Liste lassen sich gewisse Tier- und Pflanzenkrankheiten anschließen, welche den Viehbestand dezimieren oder die Ernte vernichten. Dazu gehören die Rinderpest und die Meningoenzephalitis sowie auf pflanzlichem Gebiet das Schwarzrot und das Braunrot der Solanaceen und besonders die „Pflanzenhormone".

Es hat den Anschein, daß die unfähig machenden Mittel (Incapacitating agents) den letalen Mitteln vorgezogen werden müssen.

Die Melioidose, verursacht durch Bazillus Whithmori, ist eine Krankheit des Fernen Ostens. Auch Leptospirosen (Leptospira ictero-haemorrhagicae) können Verwendung finden.

Der Einsatz dieser Mittel durch Saboteure kann schwerwiegende Folgen nach sich ziehen.

Eine Untersuchung über die pathologischen Veränderungen des neuromuskulären Apparates beim Botulismus veröffentlichte TYLER. Im allgemeinen wird angenommen, daß das Toxin eine Lähmung verursache durch Hinderung der Freisetzung von Azetylcholin aus den Nervenendigungen. Es ist nicht geklärt, ob dieser Mangel das Ergebnis eines Versagens der Nervenleitung in die präsynaptischen Abzweigungen darstellt oder ob der Mechanismus der Azetylcholinfreisetzung gehemmt ist.

Bei einem Patienten trat u.a. eine Lähmung des rechten Musculus deltoideus auf. Nach dem Tode wurde dieser Muskel entnommen und gründlich untersucht. Es fanden sich dabei keine sichtbaren pathologischen Veränderungen der neuromuskulären Verbindungen, jedenfalls nicht bei der angewandten Technik. Der Verfasser weist darauf hin, daß möglicherweise andere Techniken Befunde erbringen könnten. Es ist jedoch zu betonen, daß ein ernsthafter klinischer und physiologischer Mangel beim Botulismus ohne sichtbare Veränderungen auftreten kann. Die anatomische Unversehrtheit der terminalen Nervenendigungen und Endplatten bei diesen Muskeln legt nahe, daß das Botulinustoxin primär auf „physiologische" oder „biochemische" Art und Weise mit dem Freisetzen von Azetylcholin in Beziehung tritt.

Die Verwendung von Chemikalien zur Entblätterung von Bäumen und Sträuchern (Defoliation) in Südvietnam beschrieb FAIR. Die militärische Anwendung von handelsüblichen Chemikalien, welche das Wachstum unerwünschter Vegetation verhindern, beruhte auf der Erwartung, daß die Entfernung des Laubes eine vertikale und horizontale Sichtbarkeit erleichtere, wodurch der Gegner entdeckt werden konnte. Diese Chemikalien heißen Herbizide. Sie töten die Vegetation, und dabei fallen die Blätter ab. Nur wenige Waldpflanzen entblättern auf natürliche Weise. In einem tropischen immergrünen Wald, wie er für Vietnam typisch ist, machen diese Pflanzen nur einen geringen Prozentsatz der gesamten Vegetation aus (200 und mehr Arten) auf einem Morgen Land. Eine gesunde Pflanze wird nur entblättert, wenn sie abstirbt oder nach Behandlung mit einem Herbizid.

Die militärische Verwendung von Herbiziden erfordert eine rasche und unspezifische Wirkung. Diese Forderung führte zu Dosen von Herbiziden, welche vielmals größer sind als die bei ziviler Anwendung. Die handelsüblichen Herbizide sind nicht toxisch und haben einen breiten Sicherheitsfaktor für zivilen Gebrauch. 1962 wurden diese Chemikalien, die in den USA seit mehr als 15 Jahren in Verwendung und als ungefährlich gegenüber Tier und Menschen erkannt sind, von Flugzeugen abgesprüht. Die Untersuchungen ergaben, daß die Herbizide den Großteil der in Vietnam vorkommenden Baumarten abtöten, wenn sie während des Zeitraums des aktiven Wachstums der Vegetation verwendet werden. Bei mehreren Einsätzen war praktisch die gesamte Vegetation in dem besprühten Gebiet abgestorben oder im Absterben begriffen, und es bestand eine auf 95% geschätzte Entblätterung. Die Mangrove-Bäume waren sehr empfindlich; eine fast vollständige Entblätterung trat in weniger als einer Woche ein. Die Nipa-Palme erwies sich am widerstandsfähigsten, und etwa 60 Tage waren zur Entfaltung der vollen Wirksamkeit der Herbizide erforderlich.

Die neuen beim Einsatz verwendeten Stoffe sind wirksam gegen alle Pflanzenarten von militärischem Interesse.

Literatur

BARDON, A.: La guerre biologique. Revue Internationale des Services de Santé **37**, 739—749 (1964).
DOLDER, R.: Botulin — die „Waffe des lautlosen Krieges". Vierteljahresschr. Schweiz. San.-Offz. **37**, 236 (1960).
FAIR, ST. D.: No Place to Hide. How Defoliants expose the Viet Cong. Armed Forces Chemical J. **18**, 5—6 (1964).
FOTHERGILL, L. D., Biological Warfare and its Defense. Public Health Reports **72**, 865 (1957).
GILLYBOEUF, G.: Considérations sur le Service de Santé aux armées devant l'éventualité d'une guerre atomique, biologique ou chimique. Revue du Corps de Santé Militaire **12**, 90 (1956).
HARTFORD, T. J.: Medical Defense against Biological Weapons. Military Medicine **128**, 145—146 (1963).
KRAUSS, E.: Biologische Kampfmittel. Truppenpraxis **1**, 107—109 (1957).
PETIT, A.: Possibilités de l'agression biologique. Le Medecin de Reserve **60**, 139—148 (1964).
RASKA, K., u.a.: Der Gesundheitsschutz im biologischen Krieg. Berlin: VEB Verlag Volk und Gesundheit 1962.
TYLER, H. R.: Pathology of the Neuromuscular Apparatus in Botulism. Arch. Pathol. **76**, 55—59 (1963).
VIERLING, R.: Das Botulinustoxin — ein biologischer Kampfstoff. Zivilschutz **27**, 312 (1963).

N. Traumen besonderer Art
I. Verschüttung (Crush Syndrom)

Nach Verschüttung mit mehr oder weniger intensiver, kurz oder länger dauernder Kompression von kleineren oder größeren Muskelmassen oder Okklusion ihrer arteriellen Blutversorgung mit nachfolgendem Schock- und Kollapssyndrom kommt es zu einer Myoglobinurie mit bis zur Anurie gehenden Diurese-Störungen und Rest-N-Erhöhung.

Auch bei ähnlichen schweren Funktionsstörungen der Nieren, die bis zur Anurie und Urämie gehen können, findet sich ein Bild, das im neueren Schrifttum als lower nephron nephrosis (LUCKÉ) oder als Crush-Syndrom (BYWATERS) bezeichnet wird, oder auch als Chromoproteinurie-Niere (ZOLLINGER), haemoglobinurische Nephrose, traumatische Anurie, renale Anoxie (MAEGRAITH), tubulovaskuläres Syndrom (WYATT und GOLDENBERG), Néphrite haemoglobinurique bzw. myoglobinurique, ischämische Pigmentnephrose (MOORE).

Die Bezeichnung tubulovaskuläres Syndrom weist nach SANDRITTER und SCHORN auf die beiden Komponenten hin, die zur Schädigung führen, nämlich toxische Tubulusdegeneration und Durchblutungsstörungen.

Das Crush-Syndrom findet man vorwiegend bei Zerquetschungen und Kompression der Muskulatur. BYWATERS beobachtete bei Verschütteten ein Nierenversagen mit Veränderungen der gequetschten Körpermuskulatur (Oedem, Blutungen, Nekrosen) und gleichzeitigen schweren Schockerscheinungen sowie Veränderungen der Harnsekretion von Oligurie, Anurie, sowie Myoglobin- und Haemoglobinzylinder im Harn.

Der makroskopische Befund der Nieren ist nicht spezifisch. Es findet sich gewöhnlich eine Schwellung und Vergrößerung mit Gewichtszunahme. Die Außen- und Schnittflächen der Rinde sind blaß, das Mark dunkel- oder düsterrot und zeigt verstärkte Streifenzeichnungen. Man sieht auch Nieren von schmutzig graubrauner Farbe. Mikroskopisch findet man nach SANDRITTER und SCHORN besonders in den Schaltstücken, Henleschen Schleifen und Sammelröhren Eiweißzylinder, die mit Haemoglobin oder Myoglobin imbibiert sind. Auch die Hauptstücke können betroffen sein. Außerdem werden degenerative Veränderungen an den Tubulusepithelien beobachtet (fettige Degeneration, trübe Schwellung, vakuolige Degeneration, vereinzelt auch Nekrosen). Außerdem kann es zu Tubulorhexis (Einriß der Harnkanälchen) kommen. Die Epithelien der Hauptstücke können als Zeichen der Insuffizienz abgeflacht sein. Die Interstitien sind durch Oedem verbreitert.

Die Glomerula und die proximalen Tubulusabschnitte zeigen nur relativ leichte oder gar keine Veränderungen.

Als morphologisches Substrat fallen also vor allem Farbstoffzylinder in den Harnkanälchen auf. Diese können nach HARTEL bisweilen der einzige morphologische Befund sein. Meistens finden sich jedoch schwere Schädigungen des Tubulusepithels mit Desquamation, Vakuolen, Regeneration und Nekrosen.

Aufgrund der in allen Fällen übereinstimmenden mikroskopischen Nierenbefunde (ausgedehnt trübe Schwellung der Tubulusepithelien mit Vakuolenbildung bis zum Auftreten einer reinen Nekrose), ihrer Ähnlichkeit mit den mikroskopischen Nierenbefunden im Verlauf von toxischen, infektiös-toxischen oder auf Blutgruppenunverträglichkeit beruhenden Prozessen, endlich der mikroskopischen Befunde an der Leber (zentrolobuläre Degenerationsprozesse), ist ZAULI der Ansicht, daß die anfänglich von BYWATERS u. Mitarb. aufgestellte Hypothese einer mechanischen Verlegung (Pigmentzylinder) der Tubuli nicht aufrecht zu halten ist, worauf auch schon andere Verfasser hingewiesen haben. Die Hypothese der reflexbedingten Ischämie ist nicht zu verwerfen; diese stellt jedoch wohl nur eine Teilursache dar, während die Hauptursache in der Wirkung toxischer, aus den Quetschungsherden stammender Abbauprodukte zu sehen ist.

Die Oligurie oder Anurie beruht hauptsächlich auf der Störung der Nierenzirkulation mit nicht ausreichender Glomerulumzirkulation und kann verursacht sein durch die Blockade der Tubuluslumina mit Pigmentzylinder und durch exzessive Wiederabsorption oder Durchlässigkeit des Glomerulumfiltrats durch die geschädigten Tubuluswände.

Das akute Nierenversagen nach Ischämie führt zu einer diffusen Läsion, die von Nephron zu Nephron verschieden ist. Die Läsion besteht in einer Tubulorhexis mit Zerstörung der Basalmembran, die in allen Teilen der Nephrone vom proximalen bis zum Sammelrohr auftreten kann.

Beim Crushsyndrom kommt es zumeist unmittelbar nach der Verletzung ohne Latenzzeit zur Anurie. Bevor diese festgestellt werden kann, beherrscht ein schwerer Schockzustand das Krankheitsbild.

Nach den Erfahrungen der Amerikaner im 2. Weltkrieg und während des Koreakonflikts ist bei Verwundeten, die verschüttet oder deren Gliedmaßen über eine Stunde lang einer Druckeinwirkung ausgesetzt waren, mit dem Crush-Syndrom zu rechnen. Nach der Druckentlastung schwillt der betroffene Körperteil infolge Plasmaaustritt aus den geschädigten Capillaren an. Hierdurch wird der Schockzustand noch verstärkt.

Die Pathogenese der Nierenveränderung ist nach ANDERSON nicht vollständig aufgeklärt, aber es liegt die berechtigte Vermutung nahe, daß sie auf vaskulärer Basis beruht mit Störung des renalen Blutstromes sowie auf Ischämie. Ein renaler Vasomotorenmechanismus ist dargestellt worden, welcher bei Reizung eine Nierenrindenischämie verursacht und den Blutstrom zum Mark ablenkt. Haemoglobin und die Pigmentderivate können eine Rolle spielen bei der Erzeugung dieser Gefäßstörung, zusätzlich der Wirkung der Tubulusblockade.

Über die klinischen und morphologischen Befunde an 10 Patienten mit chromoproteinämischer Nephrose zwischen dem 1. und 13. Tage nach Eintritt der Schädigung berichtete ROSEMANN. Er weist auf die Bedeutung der gegenüber Myoglobin erhöhten Nierenschwelle, die durch die Bindung des Haemoglobins an Haptoglobin bedingt ist, für das Krankheitsbild der chromoproteinämischen Nephrose hin. Die bei dieser Erkrankung festgestellte Nierenveränderung wird als Glomerulo-Tubulonephrose charakterisiert, die als Folge einer hypoxämisch und oligämisch bedingten Hypoxydose angesehen werden muß. Hypoxydotischer Nierenschaden und Chromoproteinämie führen dann zum Bilde der chromoproteinämischen Nephrose, die je nach Stärke und Dauer des die Chromoproteinämie auslösenden Schadens schließlich das Nierenversagen durch Nephrohydrose zur Folge hat.

Nach der Übersicht von POLLAK steht der Muskelfarbstoff zweifellos im Mittelpunkt der pathogenetischen Überlegungen beim Crush-Syndrom. Allerdings ist man sich über seine Rolle nicht im Klaren. Tatsache ist lediglich, daß man sowohl im ausgeschiedenen Harn als auch in den Harnkanälchen reichlich Farbstoffzylinder findet.

Mit großer Wahrscheinlichkeit ist das Freiwerden toxischer Substanzen aus den gequetschten und später nekrotisch gewordenen Muskeln für die Tubulusdegenerationen verantwortlich zu machen.

Zur Erklärung der Genese des Crush- oder Verschüttungssyndroms sind zahlreiche Theorien entwickelt worden, so die Verstopfungstheorie, die Theorie der Durchblutungsdrosselung der Niere und die Gifttheorie. Die meisten Autoren vermuten heute eine Kombinationswirkung verschiedener Faktoren, wie Schockanoxie, Chromoproteinwirkung und anderes mehr (EUFINGER).

EUFINGER glaubt auf Grund eigener Tierversuche, daß das Crushsyndrom lediglich eine Form des Spätschocks nach Muskeltraumen oder anderen Insulten ist, wobei es zu einem Freiwerden von Myoglobin komme. Eine Conditio sine qua non ist die Myoglobinurie hierbei jedoch nicht. Eine haemoglobinurische Nephrose wird in charakteristischer Weise auch in Fällen einer massiven Haemoglobinaemie und Haemoglobinurie beobachtet, wie sie bei Schwarzwasserfieber und nach der Transfusion inkompatiblen Blutes auftritt. Schwere Traumen mit Quetschung von Muskelgewebe oder länger anhaltender Ischämie der Muskulatur verursachen ebenfalls diesen Zustand (ANDERSON). Ähnliche Nierenveränderungen finden sich auch in Fällen schwerer Verbrennungen, von Hitzschlag, Sulfonamidintoxikation, Klapperschlangenbissen und nach bestimmten Vergiftungen. Schock und starkes Erbrechen sind oft mit den zur haemoglobinurischen Nephrose führenden Zuständen verbunden. Der ausgeschiedene Urin ist stark sauer und gibt eine positive Benzidinreaktion. Er zeigt pigmentiertes Material oder Pigmentzylinder bei mikroskopischer Untersuchung.

Literatur

ANDERSON, W. A. D.: Synopsis of Pathology. 6. Aufl. Saint Louis: Mosby 1964.
BYWATERS, E. G., and J. MCMICHAEL: Crush Syndrome; in: Z. Cope: Surgery. S. 673—688. London: Her Majesty's Stationary Office 1953.
MOELLER, C.: Akutes Nierenversagen nach Unfällen. Hefte z. Unfallheilk. **62**, 134—144 (1960).
POLLAK, K.: Das Crush- oder Zermalmungssyndrom — ein wichtiges wehrmedizinisches Problem. Wehrmed. Mitt. 85—88 (1958).
ROSEMANN, G.: Zur Pathogenese der chromoproteinämischen Nephrose. Beitr. path. Anat. **122**, 199—237 (1960).
SANDRITTER, W., u. J. SCHORN: Histopathologie. Stuttgart: Schattauer 1965.
ZAULI, A.: Considerazioni etio — patogenetische e medicolegali sulla cosidetta ,,Crushsyndrome". Critteria pen. Med. leg. N. S. **17**, 240 (1962); Ref. Dtsch. Z. ges. gerichtl. Med. **55**, 125 (1964).

II. Traumen bei Suizid

VERRKO berichtete, daß etwa 100000 Personen jährlich in Europa Selbstmord begehen (außer Rußland, worüber keine Zahlen vorhanden sind).

In den Vereinigten Staaten erfolgten 1960 19041 Selbstmorde, von denen 9017 (41%) mit Feuerwaffen und Explosionsstoffen vorgenommen worden sind. Es folgte dann Erhängen. Die Frauen zogen Barbiturate vor.

1000 Menschen nehmen sich in der Welt täglich das Leben. Die internationale Statistik für Todesursachen führt nach PROKOP den Selbstmord unter 50 Gruppen an 9. Stelle, noch vor der Lungentuberkulose. Die Zahl der Selbstmordversuche ist noch um ein 6faches höher als die der geglückten Selbstmorde; die noch höhere Dunkelziffer nicht bekannter Versuche findet dabei keine Berücksichtigung.

Bei einer Beurteilung von Suizidenten sind nach VEITH nicht nur die klinischen und psychopathologischen Befunde, sondern auch die Ergebnisse der morphologischen Untersuchungen heranzuziehen. Der Verfasser beweist anhand von 7 Fällen die Wichtigkeit einer eingehenden anatomischen Untersuchung auch in Fällen, bei denen sie auf den ersten Blick unnötig erscheint.

Der Selbstmord steht nach den Untersuchungen von COHEN in Dänemark, Schweden und der Schweiz an sechster Stelle der Todesursachen, in Frankreich, Deutschland und Finnland an siebenter oder achter und in den USA, Kanada,

Norwegen, Australien und Großbritannien an zehnter Stelle. Die beim Selbstmord angewandten Mittel waren:

	Japan 1960 bis 1961	England und Wales 1956 bis 1960
Erhängen	32,9%	11,7%
Ertränken	11,3%	8,8%
Gas, Vergiftungen, Pharmaka	38,1%	67,3%
Erschießen	0,6%	3,9%
Stich- und Schnittwaffen	1,4%	2,9%
Sprung von der Höhe	1,2%	2,1%
andere	14,5%[1]	3,3%

[1] Inbegriffen 8,9%, die sich überfahren ließen.

Bei 23 suizidalen Schußverletzungen des Schädels fanden GOODMAN und KALSBECK die Einschußwunde:

re. Schläfe	8mal	re. Parietalregion	4mal
li. Schläfe	2mal	Gaumendach	1mal
Stirne	5mal	submandibular	1mal
Stirne über dem re. Auge	1mal	ganzes Gesicht	1mal

Selbstmorde und Selbstmordversuche können nach COHEN in 2 Gruppen eingeteilt werden, wobei sich — je nach dem vorliegenden Material — zirka 20% der Fälle überschneiden. Nach einer dänischen Untersuchung waren bei 500 Selbstmordversuchen 4% gut geplant, 58% lebensgefährlich und 7% harmlos. In Großbritannien schätzt man die Zahl der Selbstmörder, die schon vorher versucht hatten, sich das Leben zu nehmen, auf 15—20%.

Über wiederholte Selbstmordversuche berichteten KESSEL und McCULLOCH.

Innerhalb von 10 Jahren untersuchten MCCARTHY und WALSCH 315 Selbstmorde in Dublin. ¾ aller Todesfälle waren durch Kohlenmonoxydvergiftung und Ertrinken verursacht. ⅓ der Personen ist früher in psychiatrischen Krankenhäusern gewesen.

Bei 90 über 60jährigen Einwohnern Dublins, die einen Selbstmord verübt hatten, wurden von WALSH und McCARTHY folgende Ursachen festgestellt:

Ertrinken	37 (41,1%)
Kohlenmonoxyd	26 (28,8%)
Erhängen	6 (6,6%)
Tablettenvergiftung	5 (5,5%)
Schnittverletzungen	4 (4,4%)
Ätzmittel	4 (1,4%)
Erschießen	3 (3,3%)
Sprung in die Tiefe	3 (3,3%)
Verschiedenes	2 (2,2%)

Über Art und Häufigkeit von Selbstmord und Selbstmordmotiven aus der Statistik der Stadt Münster berichtet ALTHAUS.

Die Metropolitan Life Insurance Company fand, daß Erschießen in mehr als 75% aller Selbstmorde in den USA die bevorzugte Methode ist, wobei die Männer sie doppelt so oft wie Frauen anwenden, während letztere Gifte, einschließlich Barbiturate, zweimal so häufig wie die Männer nehmen (VITANZA u. Mitarb.).

Die Analyse von 328 Suizidversuchen mit 437 Mitteln durch PÉQUIGNOT und PAILLERETS ergab:

Barbiturate	139
verschiedene Medikamente	79
Tranquilizer	56
nicht barbiturathaltige Schlafmittel	48

Eröffnung oberflächlicher Venen	32
Kohlenmonoxyd	31
Neuroleptica	16
Psychotonica	14
verschiedene Mittel (keine Arzneimittel)	13
Ertränken	4
Butangas	3
Sturz aus dem Fenster	1
Autounfall	1

Bei 21 Selbstmordversuchen von Angehörigen der amerikanischen Armee fanden OFFENKRANTZ u. Mitarb. folgende Verletzungen:

Schnittwunden an Handgelenken und Ellenbeuge	7
Arzneimittel (Aspirin, „Nervenpillen")	5
unbekannt	3
Anstich der Trommelfelle	1
Erhängen mit einem Riemen	1
auf die Straße legen	1
Einatmen von Kohlenmonoxyd	1
Einatmen von Methan	1
nicht nachgewiesene Gifte	1

Die maßgebenden Faktoren für das Zustandekommen von Selbsttötungen bei Soldaten der Bundeswehr analysierte BRICKENSTEIN. Danach haben sich in den Jahren 1957—1964 372 Soldaten das Leben genommen, und zwar auf folgende Weise:

Art der Durchführung	Zahl	Prozent
Feuerwaffen	135	36,3%
Erhängen	117	31,4%
Vergiftung	45	12,1%
Überfahrenlassen	28	7,5%
Leuchtgas	24	6,5%
Ertränken	10	2,7%
Sturz aus Höhe	9	2,4%
Hieb, Stich, Schnitt	3	0,8%
elektrischer Strom	1	0,3%

Als Erklärung der Beweggründe für die Tat durch Täter oder Umwelt wurden angegeben:

Konflikte: Liebe, Ehe, Familie	123	38,4%
Furcht vor Strafe	70	18,8%
wirtschaftliche Schwierigkeiten	25	6,7%
Alkoholmißbrauch	19	5,1%
dienstliche Schwierigkeiten	11	3,0%
sonstige	104	28,0%

Nachfolgende Tabelle veranschaulicht, daß die bestimmende Ursache fast bei ¼ aller vollendeten Suizide psychopathische Persönlichkeitsmerkmale waren:

Psychopathie	90	24,2%
Reifungskrise	61	16,4%
Schwachsinn	5	1,4%
organischer Hirnschaden	4	1,1%
Psychose	60	16,1%
Bilanz-Suizid	47	12,6%
sonstige	105	28,2%

Tiefe Halsschnittwunden bei Selbstmordversuchen beobachteten JELINEK und HRABA.

Auch multiple Stichverletzungen in Brust und Bauch können von eigener Hand stammen, wie eine Beobachtung von FAZEKAS zeigt.

OLBRYCHT kommt nach seinen Beobachtungen zum Schluß, daß der Erhängungstod oft zu einem sehr komplizierten Syndrom wird. Außer dem Hauptfaktor, d.h. der Absperrung einzelner zum Gehirn führender Arterien, sind als mitwirkende Nebenfaktoren zu nennen:

1. Umfang und Dauer der Kompression der Halsschlagadern
2. intermittierende Kompression der Hirngefäße
3. Anomalien der basalen Hirngefäße sowie das Ausmaß einer Anastomosierung zwischen beiden Carotiden
4. die Kompression der Luftwege zu den Lungen
5. der Druck der Schlinge auf die im Hals verlaufenden Nervenstränge
6. die Karotis-Sinus-Effekte

Durch den Druck auf den Sinus caroticus oder durch den Zug an den Carotiden kann ein abnorm starker reflektorischer Vagusreiz mit tödlichem Herzstillstand hervorgerufen werden.

Die Erfahrung zeigt nach BROCKHOFF, daß die Kompression der Carotiden, ja unter Umständen die sofortige Kompression einer Carotis ausreicht, um zum Tode zu führen. Auch die Kompression der Vertebralarterien allein kann zum Tode führen. Für den Verschluß der Carotis wird schon ein Druck von 3,5—5 kg für ausreichend gehalten, während die geschützt unter den Nackenfaszien verlaufende Vertebralis einen Kompressionsdruck von 16—30 kg erfordert.

Bei einer Leichenöffnung können gefunden werden:
— Kompression des Unterhautfettgewebes unter der Strangmarke; in einzelnen Fettgewebsläppchen ist statt der einheitlich großen Fetttropfen eine Bildung feinster Fettröpfchen zu sehen, eine Fettemulgierung also. Makroskopisch sieht die betroffene Partie braun aus.
— Intimaeinrisse in der Carotis, meist nur bei größerer Fallhöhe. Sie liegen quer — äußerst selten längs — zur Gefäßverlaufsrichtung ausgerichtet und sind oft blutunterlaufen.
— unblutige Frakturen der Schildknorpelhörner und Zungenbeinhörner; Blutungen im Bereich des übrigen Kehlkopfgerüstes.
— Ekchymosen im Unterhautgewebe und den Halsmuskeln. Diese Zeichen fehlen aber nach PROKOP fast regelmäßig.
— Rupturen des Dens epistrophei, Riß der Ligamenta transversum atlantis und apicis dentis mit Kompression des Halsmarkes. Auch dieser Befund ist nur bei Sturz ins Strangwerkzeug zu erwarten.

Zum Mechanismus der Strangulationsblutungen aus Nase und Ohr führt BSCHOR hinsichtlich der Stauungsblutung aus der Nase auf Grund von Serienschnitt-Untersuchungen der unteren Nasenmuscheln aus, daß der Übertritt von Erythrozyten aus den petechialen Blutungsherden der Schleimhaut in die Nasenlichtung über präformierte Lücken der Basalmembran erfolgt. Es hat sich auch gezeigt, daß der Füllungsgrad der verschiedenen Gefäßabschnitte der Nasenmuschel Hinweise auf den Grad der Blutstauung im Kopfbereich geben kann.

An 28 Fällen von Erhängen beobachteten KONTSEVICH und KABAK reaktive Veränderungen des Vagus, und zwar in Form von Austritt von Neuroplasma, Zerreißungen und Strukturveränderungen der Achsenzylinder, Oedem und Verklumpungen, Veränderungen an den Myelinscheiden, Dichromasie u.a., die teils Folge der mechanischen Wirkung des Strangulationsinstrumentes, teils als Reaktion des Nervengewebes auf den Reiz aufgefaßt werden. Die Veränderungen können mit zur Entscheidung der Frage herangezogen werden, ob die Erhängung zu Lebzeiten erfolgt ist.

Bei 22 Strangulierten und 4 Beobachtungen von Patienten mit unvollständiger Suffokation stellten SUCHENWIRT u. Mitarb. unter Berücksichtigung der verfügbaren Weltliteratur die neuropsychiatrische Symptomatik der exogen-hypoxischen zerebralen Hypoxydosen dar. Bei der Rückbildung der zerebralen Hypoxie werden ein Komastadium, die Stadien der Restitution elementarer und höherer motorischer sowie primitiver und höherer psychischer Funktionen unterschieden. Diese Stadien gehen fließend ineinander über, sind oft zwar nur angedeutet nachweisbar, werden aber regelhaft durchlaufen.

Die Befunde nach einer knapp 13 Std überlebten Strangulation schilderte GERLACH. Allgemein sollen sich disseminierte Ganglienzellveränderungen nach 2—3 Std zeigen und erst nach 8 Std weiterer Überlebenszeit generalisierte Ganglienzellschäden sowie fleckförmige laminäre Ausfälle und gliöse Reiz- oder Proliferationserscheinungen. Nach Literaturangaben läßt eine 3—10 min dauernde Strangulation ein Über- bzw. Weiterleben noch möglich erscheinen.

Bei Bolzenschußverletzungen handelt es sich in der weitaus überwiegenden Zahl der Fälle (etwa 90%) um Selbstmorde; Unfälle oder fahrlässige bzw. vorsätzliche Tötungen sind nur vereinzelt beobachtet worden (WOLFF und LAUFER).

Der Suizid mit einem Bolzenschußgerät wurde fast ausschließlich mittels eines einmaligen Einschusses in den Schädel durchgeführt, wobei der 8—10 cm lange Stahlbolzen das Stammhirn mitverletzte; als unmittelbare Folgen traten Bewußtlosigkeit und Handlungsunfähigkeit auf (WOLFF und LAUFER).

Mit wenigen Ausnahmen endeten solche Bolzenschußverletzungen nach Stunden oder Tagen letal. Entsprechend diesem Verletzungsmechanismus gehören Fälle mit zweimaligem Einschuß infolge der zu erwartenden Handlungsunfähigkeit nach der ersten Verletzung wohl zu den größten Ausnahmen und erwecken mit Recht den Verdacht auf Beibringung durch fremde Hand. WOLFF und LAUFER berichten über einen Fall mit 2maligem Einschuß in suizidaler Absicht. Die Voraussetzung dafür ist in der Regel nur bei unverletztem Stammhirn vorhanden.

Kasuistische Beiträge zum Suizid mittels Bolzenschußapparat stammen von RIEMANN. Das Motiv der Tat beim Suizid durch Bolzenschuß war im wesentlichen immer das gleiche: kriminell verfahrene Lage ohne Ausweg, familiäre Zwistigkeiten, Rauschzustand und Suchten, Geistesstörungen, Enttäuschungen, verletzte Ehre und wirtschaftliche Sorgen. Dies kann damit zusammenhängen, daß Bolzenschußgeräte in der Regel im Besitz eines bestimmten Personenkreises sind.

Weitere Fälle von Selbstmorden und eines Mordes mittels Bolzenschußapparat veröffentlichten SCHOLLMEYER und DISSE.

Suizid-Versuche mit Insulin sind ein recht seltenes Ereignis. Zu 30 in der Literatur veröffentlichten Fällen fügte SACHSSE eine weitere eigene Beobachtung hinzu. Die Insulindosen lagen nach den Literaturangaben zwischen 20 und über 3000 E. Der Verlauf war überwiegend günstig, es wurden lediglich 4 tödliche Ausgänge bekannt.

Eine seltene Art des Selbstmordes, nämlich durch Herausreißen der Zunge mit anschließender Verblutung konnte RUMPF beobachten.

Die mit Erfolg durchgeführten Selbsttötungsversuche von Kindern betreffen mehr Knaben als Mädchen. Die Verfahren, die von den Knaben in Anwendung gebracht werden, sind in der Tat „männlicher", also erfolgversprechender, wie WEILL mitteilt. So wird das Erhängen bevorzugt, es folgen Vergiftungen mit Tabletten, Leuchtgas, Ertrinken und Öffnen der Pulsader.

Literatur

ALTHAUS, K.W.: Über Art und Häufigkeit von Selbstmord und Selbstmordmotiven. Aus der Statistik der Stadt Münster. Der öffentl. Gesundheitsdienst 28, 227—235 (1966).
BRICKENSTEIN, R.: Maßgebende Faktoren für das Zustandekommen von Selbsttötungen bei Soldaten der Bundeswehr. Nervenarzt 36, 437—441 (1965).

Bschor, F.: Zum Mechanismus von Strangulationsblutungen aus Nase und Ohr. Dtsch. Z. ges. gerichtl. Med. **55**, 284—292 (1964).
Cohen, J.: Formen des Selbstmordes und ihre Bedeutung. Triangel **6**, 280—286 (1965).
Fazekas, J. G.: Differenzierung zwischen Mord und Selbstmord bei multipler Stichverletzung **132**, 136—140 (1963).
Fisch, M.: The Suicidal Gesture: A Study of 114 Military Patients Hospitalized Because of Abortive Suicide Attempts. Am. J. Psychiat. **111**, 33—36 (1954).
Gerlach, H.: Spättod nach Strangulation. Dtsch. Z. ges. gerichtl. Med. **58**, 50—54 (1966).
Goodmann, J. M., and J. Kalsbeck: Outcome of Self-inflicted Gunshot Wounds of the Head. J. Trauma **5**, 636—642 (1965).
Haffter, C., u. a.: Selbstmordversuche bei Kindern und Jugendlichen. Psychologische Praxis, Heft 39. Basel: Karger 1966.
Jelinek, R., u. M. Hraba: Schnittwunden am Hals bei Selbstmordversuchen. Soudni lék. **4**, 100 (1959); Ref. Dtsch. Z. ges. gerichtl. Med. **50**, 306 (1960).
Kessel, N., and W. McCulloch: Repeated Acts of Self-Poisoning and Self-Injury. Proc. Royal Soc. Medicine **59**, 89—92 (1966).
Kontsevich, I. A., and K. S. Kabak: On reactive changes of the vagus nerves in strangulation. Sud.-med. Ekspert **6**, 10—16, Nr. 4 (1963); Ref. Dtsch. Z. ges. gerichtl. Med. **56**, 137 (1965).
Krug, H.: Die Hirnkonsistenz bei tödlicher Kohlenmonoxydvergiftung. Dtsch. Z. ges. gerichtl. Med. **56**, 74—80 (1965).
McCarthy, P. D., and D. Walsh: Suicide in Dublin. British Med. J. 1393—1396 (1966).
Mueller, B.: Gerichtliche Medizin. Berlin, Göttingen, Heidelberg: Springer 1953.
Offenkrantz, W., et al.: Psychiatric Management of Suicide Problems in Military Service. Am. J. Psychiatry **114**, 33—41 (1957).
Olbrycht, J. S.: Beiträge zur Lehre über den Tod durch Erhängen. Dtsch. Z. ges. gerichtl. Med. **54**, 407 (1963).
Péquignot, H., et F. Paillerets: 328 tentátives de suicide observées dans un servicer de médecine générale. La Semaine des Hopitaux **41**, 2962—2970 (1965).
Ponsold, A.: Erstickungsarten; in: Ponsold: Lehrbuch der gerichtlichen Medizin. S. 366 bis 374. Stuttgart: Thieme 1957.
Prokop, P.: Lehrbuch der gerichtlichen Medizin. Berlin: VEB Verlag Volk und Gesundheit 1960.
Riemann, H.: Kasuistische Beiträge zum Suicid mittels Bolzenschußapparates. Dtsch. Gesundheitswesen **14**, 1952—1956 (1959).
Rumpf, G.: Herausreißen der Zunge in selbstmörderischer Absicht. Das dtsch. Gesundheitswesen **21**, 1065—1066 (1966).
Sachsse, B.: Suizidversuche mit Insulin. Med. Klinik **61**, 1545—1546 (1966).
Schollmeyer, W., u. M. Disse: Sechs Selbstmorde und ein Mord mittels Bolzenschußapparat. Arch. Kriminologie **127**, 85—96 (1961).
Simon, G.: Suicide, Tötungen und Verletzungen durch Viehschußapparate. Arch. Psychiat. Nervenkr. **197**, 124 (1958).
Suchenwirth, R., u. a.: Strangulation und Suffokation. Zur Klinik der exogen-hypoxischen zerebralen Hypoxydosen. Fortschr. Neurologie **33**, 561—576 (1965).
Tovo, S.: Un nuovo caso di suicido con „pistola" da macellatione. Minerva med. **76**, 126 (1956).
Veith, G.: Bemerkenswerte anatomische Befunde bei Selbstmördern. Nervenarzt **31**, 550 bis 555 (1960).
Vitanza, A., et al.: Suicide: a Review of the Literature 1945—1956. International Record of Medicine **170**, Dez. (1957).
Walsh, D., and P. D. McCarthy: Suicide in Dublin's Elderly. Acta Psychiatrica Scandinavica **41**, 227—235 (1965).
Weill, J.: Le suicide di l'enfant. La Semaine des Hôpitaux **40**, 2950—2955 (1964).

III. Selbstbeschädigung

Bei den vorgetäuschten Erkrankungen handelt es sich hauptsächlich um folgende Gruppen:

1. nicht heilende Geschwüre, besonders an den Unterschenkeln
2. künstlich erzeugte Oedeme und Schwellungen
3. übertriebene Bewegungsstörungen nach Verletzung der Gliedmaßen, aber besonders auch der Wirbelsäule

4. übertriebene Funktionsstörungen nach Nervenverletzungen oder Erzeugung von Nervenlähmungen
5. Verschlucken oder Vortäuschen eines Fremdkörpers
6. Erzeugung von Abszessen und Geschwülsten.

Bei Beurteilung derartiger Fälle ist die Frage zu berücksichtigen, inwieweit die Vortäuschung der Krankheitserscheinung voll bewußt geschieht oder inwieweit eine krankhafte psychische Anlage eine Rolle spielt (BÜRKLE DE LA CAMP).

Nicht heilende Hautgeschwüre können Folge mangelhafter Wundpflege und fehlender Ruhe sein, andererseits aber auch durch unübersehbar viele Mittel erzeugt werden.

Abszesse und bösartige Phlegmonen können durch Einspritzung von allen möglichen Substanzen hervorgerufen werden. Bei Artefakten ist zu beachten, daß Rechtshänder die linke Körperseite bevorzugen und umgekehrt Linkshänder die rechte. Die Artefakte finden sich vorwiegend an leicht zugänglichen Körperstellen.

Zur Erzeugung eines Handoedems werden Riemen, Stricke und Gummischläuche benutzt, auch zur Strangulation des Armes in verschiedener Höhe. Durch das sog. Verhämmern wird die Schwellung durch längeres Beklopfen des meist etwas abgepolsterten Handrückens hervorgerufen. Dieses Oedem hat unter Umständen auch umschriebenen Charakter mit Bevorzugung der Basen des 2. und 3. Mittelhandknochens.

Nach einer Beobachtung konnte ein Mann die Schwellung der distalen Abschnitte seines Armes dadurch hervorrufen und unterhalten, daß er den im Ellenbogengelenk stark gebeugten Arm in Seitenlage so unter den Körper brachte, daß durch den Beckenkamm und das Körpergewicht einerseits und die extreme Beugestellung des Unterarmes in der Ellenbeuge andererseits eine zeitlich und effektiv dosierbare Abflußstauung der Venen und Lymphbahnen entstand (REISCHAUER).

Über Selbstbeschädigung durch ein Hiebwerkzeug berichteten SRCH und BERAN.

Zum Nachweis dienten mikroskopische und Lupenuntersuchungen der Durchtrennungsfläche, auch im schrägen Auflicht an Röntgenbilder und durch Abdruckverfahren. Dabei ließ sich erkennen, daß die Finger von volar nach dorsal mit der dorsalen Fläche auf einer Unterlage aufliegend durchtrennt worden waren und nicht – wie angegeben – mit einem Hackmesser unfreiwillig bei der Reparatur abgehackt worden sind.

Selbstbeschädiger, Simulanten und Dissimulanten sind nur durch genaue Untersuchung der ganzen Persönlichkeit, oft nur durch langdauernde Beobachtung zu überführen.

Betrüger – „Drückeberger" – und Psychopathen sind nach BÜRKLE DE LA CAMP die hauptsächlichsten Vertreter der Selbstbeschädiger.

Über die Vortäuschung von Unfallfolgen durch unfallfremde Erkrankungen oder Anomalien berichtete DOLLHÄUBL.

Zur Frage Selbstverstümmelung (Fingerverletzungen) und private Unfallversicherung nahm RAESTRUP Stellung.

Über Anämie factitia und weitere Symptome durch Selbstbeschädigung berichteten STOBBE u. Mitarb. Sie weisen darauf hin, daß die Vortäuschung z.B. einer hämatologischen Symptomatik durch Artefakte oder Medikamente (die Einnahme von Antikoagulatien) eine Aufklärung der wahren Zusammenhänge besonders schwer machen; diese sind oftmals sogar vom Zufall abhängig.

Literatur

BÜRKLE DE LA CAMP, H.: Unfallvortäuschung, Selbstbeschädigung, Simulation, Dissimulation; in: Handbuch der ges. Unfallheilkunde. 1. Band, S. 75—82. Stuttgart: Enke 1955.
COHEN, J.: Formen des Selbstmordes und ihre Bedeutung. Triangel **6**, 280—286 (1965).
DOLLHÄUBL, J.: Vortäuschung von Unfallsfolgen durch unfallfremde Erkrankungen oder Anomalien. Wien. med. Wschr. **115**, 38—41 (1965).

JUNGMICHEL, G.: Über Selbstbeschädigungen; 18. Tg. Dtsch. Ges. Unfallheilk. usw. 1954, Hefte z. Unfallheilk.
MUELLER, B.: Gerichtliche Medizin. Berlin, Göttingen, Heidelberg: Springer 1953.
PROKOP, H.: Der Selbstmord in ärztlicher und soziologischer Sicht. Praxis 54, 959—961 (1965).
RAESTRUP, O.: Selbstverstümmelungen (Fingerverletzungen) und private Unfallversicherung. Mschr. Unfallheilk. 64, 245—255 (1961).
REISCHAUER, F.: Das sog. chronisch-traumatische Handoedem als Modell der Analyse von Selbstbeschädigung; 18. Tg. Dtsch. Ges. Unfallheilk., Hefte z. Unfallheilk.
SRCH, M., u. J. BERAN: Selbstbeschädigung durch Hiebwerkzeug. Sborn. vêd. praci Lek. fak. 4, 381 (1961); Ref. Dtsch. Z. ges. gerichtl. Med. 53, 253 (1963).
STOBBE, H., u. a.: Über Anaemia factitia und weitere Symptome durch Selbstbeschädigung. Med. Klinik 61, 375—378 (1966).

IV. Kohabitationsverletzungen

Über Kohabitationsverletzungen, insbesondere mit intraperitonealen Läsionen und Blutungen, berichtete ENGEL. Der Schweregrad der Verletzungen ist sehr verschieden. Es gibt kleine, oberflächliche Schürfungen und Risse, die kaum, aber auch sehr stark bluten, je nach Beteiligung von Gefäßen. Die Wunden können aber auch tief in das umgebende Gewebe hineinreichen und sogar Nachbarorgane perforierend betreffen. Nach der Lokalisation ergibt sich folgende Einteilung:

Verletzungen am äußeren Genitale
Verletzungen an der Vagina
intraperitoneale Verletzungen.

Am häufigsten werden Verletzungen der Scheide beobachtet. Anatomisch kann jeder Abschnitt der Vagina betroffen sein. Risse in den vorderen Bereichen sind seltener. In der Hauptsache sitzen die Verletzungen im hinteren Scheidengewölbe und hier besonders auf der rechten Seite. Bei diesen Verletzungen kann das hintere Scheidengewölbe seitlich perforiert werden, so daß Läsionen entstehen, die bis ins Parametrium reichen.

ENGEL gibt eine Literaturzusammenstellung der zeitweilig bezweifelten intraperitonealen Kohabitationsverletzungen mit Haematoperitoneum und ohne perforierende Scheidenverletzung. Anhand eines weiteren Berichtes über eine durch Kohabitationstrauma rupturierte Ovarialzyste wird die Vermutung aufgestellt und gestützt, daß intraperitoneale Kohabitationsverletzungen ohne Scheidenperforation viel häufiger vorkommen als man anzunehmen geneigt sei.

Behandlungsbedürftige Kohabitationsverletzungen können nicht nur bei der Defloration entstehen. Dabei finden sich Verletzungen entweder am Introitus vaginae oder am Damm. Besonders stark bluten Verletzungen in der Gegend der Clitoris. Auch der Harnröhrenwulst kann betroffen sein.

Möglich ist, vorwiegend beim Stuprum an jugendlichen Personen, daß unter Intaktbleiben des Hymen der Damm einreißt und das Membrum sich einen falschen Weg in das retrovaginale oder paravaginale Bindegewebe bahnt. Nach Stuprum bei einem 10jährigen Mädchen ergab die Sektion eine frische Hymenruptur, an 4 Stellen des Dünndarms Perforationen, generalisierte eitrig-fibrinöse Peritonitis, ausgedehnte Blutungen im subkutanen Bindegewebe der linken Bauchwand und geringgradige Blutungen im subkutanen Bindegewebe der linken Hüftgegend (FAZEKAS).

Einrisse oder Zerreißungen der Vagina können während des Geschlechtsverkehrs auftreten. Die Verletzungen liegen entweder am Eingang oder weiter hinten (FISH). Verletzungen der äußeren Vagina werden am häufigsten bei jungen Frauen als Ergebnis einer Vergewaltigung oder des ersten Koitus gesehen.

In der Mehrzahl finden sich bei Erwachsenen Kohabitationsverletzungen im hinteren Scheidengewölbe. Sie liegen meist etwas seitlich und zeigen einen halbmondförmigen Riß. Dabei ist eine Eröffnung des Douglasschen Raumes möglich.

Durch Übergreifen einer Infektion aus der Vagina in das Abdomen kann es zur Peritonitis kommen; auch tödliche Verblutung wurde beobachtet.

Als Faktoren, die zu dieser Verletzungsart prädisponieren, kommen in Betracht: Schwangerschaft, besonders kräftiges Eindringen des Gliedes, Position, in welcher ein tiefes Eindringen des Gliedes zu erwarten ist, Vaginismus, Atrophie nach der Menopause, frische oder länger zurückliegende gynäkologische Operationen, Vaginalnarben und Mißbildungen des Genitale.

Von 1947—1954 konnte FISH 14 derartige Fälle beobachten. Während der gleichen Zeit sind in der Weltliteratur 72 ähnliche Fälle veröffentlicht worden.

Über 18 Fälle von Rupturen der Vagina während des Koitus aus den Jahren von 1951—1954 berichteten BUJAN u. Mitarb.

Verletzungen des Genitale bei versuchter und durchgeführter Notzucht und die entsprechenden Nachweismethoden bearbeitete MORITZ.

Literatur

BUJAN, V., et al.: Ruptura vaginae sub coitu. Lijecn. vjesnik Zagreb 76, 321 (1954); Ref. Zbl. Gynaek. 82, 1911 (1911 (1960).

ENGEL, K.: Über Kohabitationsverletzungen, insbesondere mit intraperitonealen Läsionen und Blutungen. Zbl. Gynäk. 87, 1189—1195 (1965).

FAZEKAS, J.G.: Multiple Darmverletzung in Verbindung mit gewaltsamem Coitus. Dtsch. Z. ges. gerichtl. Med. 54, 231—234 (1963).

FISH, S.A.: Vaginal injury due to coitus. Amer. J. Obstet. Gynec. 72, 544—548 (1956).

MORITZ, A.R.: The Pathology of Trauma. Philadelphia: Lea-Febiger 1954.

V. Stierkampfverletzungen

Über Verletzungen bei Stierkämpfen berichtete GUINEA. Alle durch Stierhörner verursachten Wunden sind schmutzige Wunden. Von Stierhörnern konnten alle möglichen Infektionskeime gezüchtet werden; dazu enthalten die Wunden Fremdkörper, wie Kleiderfetzen, Horn- und Holzsplitter. Am meisten gefährdet sind die Oberschenkel, besonders der rechte, der Unterbauch und ganz allgemein die während des Kampfes besonders exponierten Körperteile. Nach den Worten von GUINEA kann in der Arena alles passieren, Brüche aller Knochen einschließlich des Schädels. Ein berühmter Matador hat sogar ein Ohr verloren. Bei einer sehr schweren Verletzung, die der Patient überlebt hat, drang das Stierhorn von hinten in den Rücken ein und durchstieß Lunge, Zwerchfell, beide Magenwände und die vordere Bauchwand, wobei es zu einer Evisceration der Eingeweide gekommen war.

Literatur

GUINEA, L.G.: In der Arena kann alles passieren. Dr. Kade, Internationaler Medizinischer Kurier, S. 10 (1964).

VI. Verletzungen bei Naturkatastrophen

Auf Grund ihrer histologischen Untersuchungen bei tödlichen Nephropathien von Opfern des Erdbebens in *Agadir 1960* konnten MIROUZE und PATES durch Gruppierung der Autopsiefälle nach der Überlebenszeit gewissermaßen eine Längsschnittbetrachtung des Leidens aufzeigen. Da eine Beziehung zwischen der Zahl der Pigmentzylinder einerseits und dem Schweregrad der Niereninsuffizienz andererseits nicht besteht, kommen die Verfasser zu der heute von dem Großteil der Autoren geteilten Ansicht, daß die alte Verstopfungstheorie nicht mehr haltbar sei. Hauptursache der Nierenläsion ist die Ischämie, welche zu schwerer Schädigung der distalen Tubuli führt. Die Hauptstücke sind von der Nekrose meist verschont, was gegen einen toxischen Faktor spricht. Entscheidend ist dabei wohl die mit dem Schock einhergehende Hypotonie.

Von 17 bei einem *Tornado* getöteten Personen hatten 14 schwere Schädel-Hirnverletzungen erlitten, 2 ein stumpfes Brustkorbtrauma und 1 eine Halswirbelfraktur mit Rückenmarkverletzung. 24 überlebende Verletzte sind meist von Gegenständen verletzt worden, die mit großer Geschwindigkeit durch die Luft flogen (MANDELBAUM).

Literatur

MANDELBAUM, I., et al.: Management of Tornado Casualties. J. Trauma **6**, 353—361 (1966).
MIROUZE, J., et A. PAGES: Les néphropathies mortelles du séisme d'Agadir. Données histopathologiques rénales. Presse méd. **69**, 1388—1391 (1961).

O. Traumen bei der Geburt

I. Traumen des Neugeborenen

Für die Entstehung eines Geburtstrauma des Neugeborenen sind neben den mütterlichen Geburtswegen folgende Fakten von großer Bedeutung: Erstgebärende oder Multipara, normales oder enges Becken, Geburt leicht oder schwer, langdauernd oder rasch, leichte Verletzbarkeit des Gewebes auf Grund seiner Unreife, Lage der Frucht in der Gebärmutter und Verlagerung dieses oder jenes Teiles und schließlich das Bestehen eines mehr oder weniger langen Sauerstoffmangels beim Kind oder vollständiger Asphyxie.

In der Pathogenese des Geburtstrauma spielen 2 Faktoren eine führende Rolle, und zwar

1. die mechanische Wirkung von seiten der Geburtswege der Mutter und
2. die Störung der Blutzirkulation allgemeinen oder örtlichen Charakters.

Eine aufgetretene Asphyxie kann auch die Entwicklung eines Geburtstrauma begünstigen oder verstärken.

In die Gruppe der Mortalität sub partu sind alle Kinder zu rechnen, welche von Beginn der Wehentätigkeit bis zum Austritt aus dem Geburtskanal sterben (GOLDBERG).

Die Geburtsschäden sub partu teilte GOLDBERG in 7 Untergruppen ein:

1. Geburtsverletzungen im eigentlichen Sinn
2. Asphyxie in der Eröffnungsperiode
3. Asphyxie in der Austreibungsperiode
4. Beckenendlagen (Manualhilfe und Extraktion)
5. Querlagen
6. Forceps, Vakuumextraktion
7. Aspiration, pulmonale Atelektasen

Die Zahl der Geburtstraumen schwankt von 2,1—7,6% in Beziehung zur allgemeinen Zahl der totgeborenen oder verstorbenen Neugeborenen. Die Todesursachen bei Frühgeborenen anhand von 456 Obduktionen aus den Jahren 1950 bis 1956 in Essen ergaben folgende Ursachengruppen (KREMER):

Geburtstraumen	33,0%
Lebensschwäche infolge Unreife ohne sonstige Befunde	15,2%
postnatale Infektionen	14,9%
Kreislaufstörungen	12,4%
sonstige Lungenbefunde, einschl. hyaline Membranen	10,8%
Entwicklungsstörungen	7,0%
verschiedene Befunde	5,1%
intrauterin, matern bedingte Schädigungen	1,9%

Eine weitere Arbeit über Geburtsverletzungen des Neugeborenen stammt von TODD.

Die auslösenden Ursachen der perinatalen Blutungsübel ordnete KÜNZER folgendermaßen:

1. *Erkrankungen der Mutter*
   Eklampsie
   schwere Anämien
   schwere Infektionskrankheiten
   Immun-Thrombozytopenien
   medikamentöse Behandlung mit Cumarinen, Barbituraten, Sulfonamiden

2. *Störungen des Geburtsablaufes*
   metrische Diskrepanzen
   abnorme Lagen
   verzögerte Geburten
   Zangengeburten, Vakuumextraktion
   Kaiserschnitt
   vorzeitiger Blasensprung
   Nabelschnurumschlingung
   Plazenta-Anomalien
   übermäßige Zufuhr von Wehenmitteln oder Anästhetika

3. *Erkrankungen des Fetus und Neugeborenen*
   idiopathisches Atemnotsyndrom
   fetale Blutungen aus Nabelschnur- und Plazentagefäßen
   schwere Aspiration
   Unreife, Überreife
   Morbus haemolyticus neonatorum
   kongenitale Herzfehler

1. Geburtsgeschwulst

Die *Geburtsgeschwulst* (am Schädel Caput succedaneum) hat ein sulzartiges Aussehen und ist charakterisiert durch eine örtliche Störung der Blut- und Lymphversorgung, nicht selten mit einer haemorrhagischen Durchtränkung des Gewebes. Am häufigsten liegt sie auf dem Kopf des Kindes, im Gebiet des Scheitels und des Hinterhauptes. Bei Vorliegen anderer Teile entsteht die Geburtsgeschwulst entsprechend im Gesicht, auf Gesäß, Genitalien und an Gliedmaßen. Eine starke Geburtsgeschwulst des Kopfes wird durch keinen Schädelknochen begrenzt, sondern breitet sich über die Nähte aus. Die Art der Geburt hat auf die Größe der Geburtsgeschwulst einen Einfluß. Je stärker und länger der vorangehende Teil der Frucht dem Einfluß der austreibenden Kraft der Gebärmutter ausgesetzt ist, desto größer wird die Geburtsgeschwulst. Besonders stark ausgeprägt ist sie bei der Vakuum-Extraktion. Geht der Steiß voran, so können die Hoden beim Knaben auf das 2- bis 4fache ihrer Größe gestaut sein. Ein ausgeprägtes Oedem der Hodenhüllen und Hoden wird gewöhnlich bei ihrer Quetschung in den Geburtswegen beobachtet, wenn das Gesäß als vorangehender Teil erscheint.

Neben der Geburtsgeschwulst können infolge des Zusammentreffens von Körperteilen Stauungserscheinungen in Form roter Flecken oder leichte Schürfungen bestehen sowie streifenförmige Blutaustritte und kleine Haematome. Sind Gewebe des Kopfes oder anderer Körperteile lange Zeit dem Druck von seiten der Protuberanzen der Beckenknochen ausgesetzt oder der Löffel der Zange, entstehen auch tiefergehende Veränderungen, selten Nekrosen.

Die Schädigung des Unterhaut- und Fettgewebes äußert sich durch Stauungshyperämie, Blutaustritte, Quetschung des Gewebes mit nachfolgenden Nekrosen. Um letztere entwickelt sich eine reaktive Entzündung mit Auftreten von Granulationsgewebe. Es erfolgt die Bildung dichter Knötchen (Ölgranulom), die sich manchmal multipel finden.

Über Gefahren des Vakuumextraktors wurde verschiedentlich berichtet. Kephalhaematome, Kopfschwartenverletzungen und andere Folgen sind allgemein bekannt. BAJWA berichtete über ein Neugeborenes mit einer Meningomyelozele, bei dem es zu einer Ansaugung des rechten Ventrikelsystems durch eine Lücke im Schädeldach gekommen war. CHAMBERLAIN beobachtete eine tödliche intrakranielle Blutung durch zu hohen Unterdruck infolge fehlerhaften Anzeigens des Manometers.

AGUERO und ALVAREZ berichteten über 100 Extraktionen mit dem Vakuum-Extraktor in den Monaten Juni bis November 1960. Nur 1 Kind hatte keine Verletzungen, alle übrigen zeigten oberflächliche Läsionen, Ekchymosen, Ulzerationen, Phlyktänen, tiefe Saugmarken und Hautablösungen. Am häufigsten (86,0%) fand sich ein Caput succedaneum (artificial caput), 8 hatten intrakranielle Hämorrhagien.

2. Kephalhaematoma externum

Das *Kephalhaematoma externum* wird oft bei toten Neugeborenen gefunden und ist dadurch charakterisiert, daß eine mehr oder weniger beträchtliche Blutung unter dem Periost des Schädelknochens liegt. Das Periost wird vom austretenden Blut abgelöst, und es bildet sich ein subperiostales Haematom. Das Kephalhaematom entsteht bei kräftigen Kindern am vorangehenden Kopf infolge eines starken Druckes auf den Kopf durch unnachgiebige Teile der Geburtswege, z. B. des Beckenringes, besonders bei verengtem oder flachen Becken. Meist entwickelt es sich erst im Laufe des ersten und zweiten Tages nach der Geburt. Die Geschwulst wird in der Regel von einem Knochen begrenzt, wie dem Scheitel- oder Hinterhauptsbein; es ist einseitig, selten doppelseitig. Die Begrenzung auf die Knochen ist durch die festen fibrösen Nahtgrenzen bedingt.

Bei Totgeburten hat es einen verhältnismäßig kleinen Umfang, dagegen erreicht es bei lebenden Kindern nicht selten eine beträchtliche Größe. Dies erklärt sich dadurch, daß bei lebenden Neugeborenen infolge der sich nach der Geburt fortsetzenden Blutzirkulation eine zunehmende Vergrößerung des Kephalhaematoms ausbildet. Das ausgetretene Blut wird langsam resorbiert, seine Farbe ändert sich und nimmt einen rostig-braunen Farbton an. Das abgelöste Periost verfällt der Ossifikation, wobei die sich bildende dünne Knochenschicht beim Betasten wie Pergament knirscht. Das Kephalhaematom wird nicht selten durch eine Nachblutung aus den Gefäßen des abgelösten Periostes kompliziert. Eine andere Komplikation besteht in der Infektion des Haematoms und Entstehung einer Phlegmone. Dieser Prozeß kann von einer Caries der Knochen begleitet sein und damit der Quelle einer eitrigen Meningitis. Bei der Abheilung durch Resorption bildet sich an seiner Peripherie eine Osteophytenwucherung, welche später wieder abgebaut wird und schließlich ganz verschwindet.

Zur forensischen Beurteilung des Kephalhämatoms weist BÖHM auf die allgemein bekannte Tatsache hin, daß am vorangehenden Kindsteil des Neugeborenen die Merkmale der Stauung und Kompression zu erkennen sind. Wenn jedoch gleichzeitig an anderen Körperteilen Befunde zu erheben sind, die auf Stauung und Kompression hinweisen, kann die Beurteilung solcher Befunde Schwierigkeiten bereiten. BÖHM sah ein Kephalhämatom bei unvollkommener Fußlage des Kindes einer jungen Erstgebärenden. Anhand der Literatur konnte er feststellen, daß Kephalhämatome sowohl bei Kopf- als auch bei Beckenendlagen gefunden werden; lediglich das Caput succedaneum, also die sulzig-ödematöse und blutige Durchtränkung der Kopfschwarte, sei für eine Kopflage des Kindes während des Geburtsverlaufes beweisend. Es ist also verfehlt, selbst größere Blutaustritte unter das Periost der weichen Schädelknochen bei Beckenendlage ohne weiteres als Zeichen einer nach der Geburt stattgehabten Gewalteinwirkung zu deuten.

3. Verletzungen

Muskelverletzungen werden beim Geburtstrauma ebenfalls beobachtet; bevorzugt sind die Muskeln des Halses und in erster Linie der M. sternocleidomastoideus. Seltener finden sich Verletzungen des M. masseter, der Mm. scaleni und andere. Bei einer Verletzung des Muskels entstehen Blutaustritte aus den zerrissenen Blutgefäßen und Risse des Muskelgewebes selbst. Bei stärkeren Blutungen wird die Bildung von Haematomen beobachtet. Histologisch finden sich neben einer Blutdurchtränkung der Muskulatur Risse der Fasern und dystrophische Veränderungen, die bis zur Nekrose gehen. In derartigen Fällen wird der Defekt des Muskelgewebes durch Bindegewebe ersetzt, wobei sich Narben bilden und auf Orten der hämorrhagischen Durchtränkung diffuse oder herdförmige Ablagerungen von Hämosiderin. Ein Haematom des M. sternocleidomastoideus ist häufig durch eine Zerreißung bedingt. Durch Schrumpfung kommt es dann zu einem Caput obstipum.

Das Geburtstrauma des Knochensystems kann zu Verletzungen der Knochen des Schädels, des Gesichtsskelettes, der Wirbelsäule und des Schlüsselbeins führen. Verletzungen anderer Teile des Skelettes sind verhältnismäßig selten. Knochenverletzungen treten ausschließlich bei schwerer Geburt unter Anwendung verschiedener geburtshilflicher Maßnahmen auf, z. B. bei engem oder plattem Becken, wenn die Ausmaße des Kopfes die Ausmaße des Beckenringes übertreffen. Makroskopisch sind Infraktionen, Frakturen, Impressionen und Absprengungen festzustellen. Schädigungen der Knochen werden in der Regel von Blutungen verschiedener Größe in die umgebenden Gewebe begleitet.

Die meist am Scheitelbein zu beobachtenden Impressionen sind rinnen-, löffeloder pyramidenförmig und haben ihre Ursache in Beckenanomalien, Exostosen oder falsch angelegten Zangen. Letztere können auch zur sogenannten Sternfraktur des Scheitelbeins führen, wobei das Tuber parietale das Frakturenzentrum darstellt (ESSBACH). Die Fraktur eines sogenannten Lückenschädels unter der Geburt bei gleichzeitiger Austrittsbehinderung des Kopfes durch ein Vaginalseptum der Mutter teilte CARNIER mit.

Brüche des knöchernen Gesichtsskelettes werden beobachtet beim Anlegen der Zange und Brüche des Unterkiefers bei der Extraktion des Kopfes.

GASSLER wies auf das Geburtstrauma als eine Ursache des nicht erblichen Turmschädels hin. Bei seinen Untersuchungen fand er eine auffällige Häufigkeit von protrahiertem Geburtsverlauf. Die von ihm beobachteten Turmschädelträger erwiesen sich häufig als Erstgeborene und insbesondere gehäuft als Erstgeborene von relativ alten Müttern. Nach Ansicht des Verfassers entsteht die prämature

Synostose entweder durch ein direktes Trauma der Ossifikationszentren während der verlängerten Geburt oder durch Aktivierung endogen-erblicher Defekte durch eine verlängerte Geburt.

Die Häufigkeit von *Schlüsselbeinbrüchen* schwankt zwischen 0,5 und 3%. Der Ort der Fraktur ist das mittlere Drittel des Knochens oder der Abschnitt zwischen äußerem und mittlerem Drittel. Vorzugsweise werden subperiostale Frakturen beobachtet. Ätiologisch kommen dafür in Betracht:

1. der große Umfang der Brust und des Schultergürtels einer kräftigen Frucht
2. starkes Anpressen eines Schlüsselbeines an die Symphyse
3. übermäßige Intensität und Schnelligkeit des Geburtsverlaufes, besonders bei beträchtlichem Umfang des Schultergürtels
4. operative Maßnahmen, wie Wendung und Extraktion des Kindes, die Entwicklung der Hände bei Vorlagerung im Becken usw.

Bei derartigen Maßnahmen werden Frakturen beträchtlich häufiger beobachtet als bei Spontangeburten mit vorangehendem Kopf.

SWOLINZKY und BORELL sahen in einem Jahr 1,8% Klavikelfrakturen. Von den 68 Frakturen waren alle einseitig, in 55 Fällen war das vordere Symphysennahe Schlüsselbein gebrochen; 31 Frakturen lagen rechts, 87 links. Es schien, daß die Manualhilfe eine wichtige, wenn nicht sogar die wichtigste Rolle bei der Frakturentstehung spielt.

Traumatische Luxationen sind äußerst selten; sie finden sich am Schultergelenk und Radiusköpfchen.

Eine Humerusfraktur kann durch Armlösung verursacht werden. Betroffen ist das obere Drittel oder es erfolgt eine Epiphysenlösung.

Frakturen des Oberschenkels während der Entbindung und im Neugeborenenalter finden sich typisch entweder subtrochantär oder am Übergang des oberen zum mittleren Drittel des Oberschenkels in Form eines Quer-, Spiral- oder Schrägbruches, häufig auch als Grünholzfraktur (MELIKOVÁ).

Die Verletzung der *Wirbelsäule* ist ein schweres Geburtstrauma, das bei geburtshilflichen Maßnahmen mit Beugung und Wendung der Frucht entsteht. Häufig tritt eine Zerreißung der Verbindungen der Wirbelsäule oder ein Abriß der Wirbel ein. In der Regel betrifft sie den Halsteil der Wirbelsäule und hier bevorzugt den VI. Halswirbel. Ein Trauma anderer Abschnitte wird verhältnismäßig selten beobachtet und muß den Verdacht auf eine kriminelle Handlung erwecken. Bei Verletzung der Wirbelsäule entsteht immer ein Blutaustritt in das paravertebrale Gewebe, in den Spinalkanal und in das Rückenmark. Nicht selten ist sie von einer Schädigung des Rückenmarkes und einer Zerreißung seiner Markschichten begleitet.

JATES untersuchte das Geburtstrauma der Vertebralarterien. Bei 44 perinatal verstorbenen Säuglingen und 16 Totgeburten fanden sich 27mal Veränderungen an der Halswirbelsäule, wie extra- oder subdurale Haematome, Blutungen in den Gelenkkapseln, Einrisse der Wirbelbänder oder der Dura. Blutungen in der Adventitia wurden bei 24 Fällen beobachtet.

Auch nach KEUTH spielt das spinale Geburtstrauma gegenüber dem zerebralen keine zahlenmäßig bedeutsame Rolle. Es handelt sich überwiegend um Epiphysenlösungen, welche auf erschwerte Extraktionen aus Beckenendlage, insbesondere Extraktion des nachfolgenden Kopfes zurückzuführen sind. Bezieht man jedoch die überwiegend oder rein asphyktischen Blutungen in die spinalen Weichteilverletzungen mit ein, so ergeben sich erstaunliche Häufigkeitszahlen. ELGJO fand bei 33 Sektionen bis zum 4. Lebenstag (darunter 25 Frühgeborene) in 23 Fällen spinale Hämorrhagien von kapillärem Verteilungsmuster.

Ein **Geburtstrauma des peripheren Nervensystems** von Neugeborenen wird nicht selten beobachtet und betrifft in der Hauptsache den N. facialis und den Plexus cervicalis. Als Ursache kommen Zangengeburten in Betracht. Einzelne Autoren weisen darauf hin, daß es bei Zangengeburten in 4—5% zu einem Trauma des N. facialis kommt. Die Schädigung kann sowohl den peripheren als auch den zentralen Abschnitt betreffen, den peripheren durch Zangendruck, den zentralen bei Traumen der Schädelbasisknochen und intrakraniellen Blutungen.

Bei Verletzungen des Plexus cervicalis werden die Nervenwurzeln V und VI und der I. Bruststrang betroffen, mitunter auch der M. subscapularis und der M. thoracicus longus. Große Bedeutung für die Entstehung hat der Druck der Schlüsselbeine auf das Nervengeflecht und seine Zerrung bei der Drehung des Kopfes.

4. Geburtsschäden des Zentralnervensystems

Sie äußern sich vorzugsweise

a) durch Verletzung der Falx und des Tentorium, der Hüllen und Gewebe des Gehirns selbst und Zerreißung von Gefäßen. Sie sind die wichtigsten, da auf ihr Konto die Mehrzahl der Totgeburten und des Todes von Neugeborenen kommt. Die Falx cerebri wird leicht gedehnt und verhältnismäßig leicht traumatisiert, weil ihr Gewebe wenig elastisch ist, nicht genügend fibrös und reich an venösen Gefäßen. Eine Verletzung des Tentorium cerebelli ist charakterisiert durch den tiefeindringenden Riß, der ein Blatt oder beide umfaßt und den freien Rand. In einigen Fällen kann die Blutung unter dem Tentorium lokalisiert bleiben, und das Blut fließt dann entlang dem Kleinhirn und dem verlängerten Mark in den Rückenmarkskanal. Die Verletzung des Kleinhirntentorium bildet eines der schwersten intrakraniellen Traumen. In schweren Fällen ist sie verbunden mit einem Trauma der großen Blutleiter, mit einer Zerreißung des Sinus rectus und des Sinus transversus und der V. magna Galeni. Nach Angaben wird eine Verletzung des Kleinhirntentorium in etwa $1/3$ der Sektionsfälle beobachtet, davon in 70% als Hauptursache des Kindstodes und in 30% als begleitende Komplikation. Besonders entsteht sie bei Geburt mit vorangehendem Gesäß, bei der oft geburtshilfliche Maßnahmen in Form von Wendungen, Entwicklung des Kopfes usw., angewendet werden, ebenso bei Forceps. Wichtig sind als Folge von Schädelkompression durch Anwendung der Zange, besonders der hohen Zange, Tentorium- und gelegentlich auch Falxrisse; diese werden meist nicht überlebt.

COUTELLE prüfte durch direkte Messungen an 57 Tentorien von Neugeborenen und Säuglingen, daß sich Tentoriumrisse bevorzugt bei größeren Kindern finden. Die Ergebnisse sprechen zugunsten der Ansicht, die dem mechanischen Geburtstrauma eine ausschlaggebende Rolle in der Verursachung von Tentoriumrissen zumißt.

Als Variation hat EssBACH in einigen Fällen ein Terminalis-Hygrom angetroffen, bei dem anstelle des typischen, keulenförmig gestalteten Haematoms eine seröse paraventrikuläre Quaddel gleicher Gestalt vorlag.

Heute ist dank verbesserter geburtshilflicher Maßnahmen eine Verletzung des Kleinhirntentorium beträchtlich seltener geworden.

EMMINGER fand bei 312 Kindersektionen mit nachweisbaren geburtstraumatischen Schäden 159 ein- oder beidseitige Tentoriumrisse, 13 Rißblutungen der Falx cerebri und 19 Fälle mit einer V. terminalis-Blutung. Der Anteil derartiger „Geburtsschäden" wird auf etwa 30% aller Todesfälle bei Neugeborenen geschätzt. Als Ursache dieser Hirnschäden kommen in erster Linie fötale Entwicklungsstörungen in Betracht; die Geburt habe nur die Bedeutung eines auslösenden Faktors. Auch SCHMIDTMANN hält die rein mechanische Erklärung eines Tentoriumrisses bis zu einem gewissen Grade für unbefriedigend. Sie ist überzeugt, daß ein gesundes Tentorium auch bei starker mechanischer Beanspruchung nicht reißt, sondern ein Riß nur bei entzündlichen Veränderungen im Gehirn und den Hirnhäuten zustande komme.

Demgegenüber ist nach GOERTTLER eine intrakranielle Blutüberfüllung entscheidend an der Entstehung von Rissen und Blutungen im Tentoriumbereich beteiligt. Mit der Erschwerung des Abflusses wächst die Gefährdung der zartwandigen Hirnvenen und des Tentorium, indem jetzt normalerweise tolerierte Deformationen des kindlichen Schädels zu inneren und äußeren tentoriellen Zerreißungen führen können. Blutüberfüllung und Abflußstörung sind damit wesentliche Voraussetzungen für eine Beseitigung der normalen Verschieblichkeit reifer und unreifer Tentorien, in dem das normalerweise gleitfähige Gewebe und die Faseranspannung derart verfestigt wird, daß bereits physiologische Druckeinwirkung Risse und Blutungen erzeugen kann. Eine Hypoxie hat eine besondere Bedeutung für die Entstehung von Blutungen und — indirekt — auch für Tentoriumzerreißungen, da hierdurch die venöse Hyperämie und damit die Blutfüllung des Schädelinnenraumes begünstigt wird.

Die Häufigkeit intrakranieller Blutungen ist verschieden und schwankt zwischen 24 und 60% bei toten Neugeborenen. In der Hälfte der Fälle bestehen multiple Blutaustritte. Von einzelnen Autoren werden bei $^2/_3$ der verstorbenen Neugeborenen und Säuglingen bis 5 Monaten intrapiale und intratentorielle Blutungen und Hirnerweichungen gefunden; besonders häufig intrakranielle Blutungen bei unreifen Kindern. Dabei ist entsprechend der Unreife der Kinder eine deutliche Blutung häufiger und stärker. So fand man bei Neugeborenen unter 1000 g in 90% der Fälle, von 1000—1500 g in 76,5% von 1500—2000 g in 35,3% und von 2000—2500 g in 26,7% eine Blutung.

Auch nach KEUTH ist nur ein Teil der intrakraniellen Blutungen Folge einer traumatischen, mechanisch bedingten Gefäßruptur. Ein nennenswerter Teil selbst der makroskopisch sichtbaren, z.T. auch sehr ausgedehnten Blutungen ist (abgesehen von seltenen, durch reine Gerinnungsstörungen bedingten Fällen) durch asphyktisch-zirkulatorische Störungen bedingt.

DERGATSCHEV stellte bei einigen tausend Sektionen von totgeborenen und verstorbenen Neugeborenen Blutungen in den harten Hirnhäuten in 16% der Fälle fest, in den weichen Hirnhäuten in 36,7%, im Hirngewebe in 17,2% und in inneren Organen in 31%. Die intrakranielle Geburtsblutung in diesem oder jenem Bereich ist eine überaus häufige Erscheinung bei totgeborenen und verstorbenen Neugeborenen und beendet das Leben der Frucht bei der Geburt oder in den ersten Lebenstagen.

Die statistische Auswertung von 1558 Sektionsbefunden Neugeborener durch FRITSCHE und DOHRN zeigte, daß Falx- und Tentoriumrißbildungen sowie Hodenblutungen als vorwiegend traumatisch bedingt anzusehen sind; als hypoxämisch dagegen die Blutungen im Einzugsgebiet der V. cerebralis magna Galeni, während zur Entstehung von duralen, leptomeningealen, Leberkapsel- und Nebennierenblutungen beide schädigende Faktoren zusammenwirken.

Es ist daran zu denken, daß Blutungen durch unrichtiges Öffnen des Schädels bei der Sektion eintreten können.

b) Die Ausdehnung der Blutungen reicht von geringgradigem bis vollständigem Bedecken aller Oberflächen des Gehirns oder der Füllung der Hirnkammern. Die Lokalisation hängt ab von der Verletzung eines Gefäßes der harten oder weichen Hirnhaut. Ausgedehnte Blutungen treten auf bei Überfüllung und Riß der Hauptvenen, wie V. magna Galeni, V. magna lateralis ventriculi, V. septi pellucidi, V. terminalis anterior und V. terminalis posterior. Die Blutung liegt dann lokalisiert im frontalen, parietalen oder Hinterhauptsbereich des Gehirns. Bei Schädigung der V. terminalis, V. choroidea oder des Plexus chorioideus dringt das Blut in das Vorderhorn der Seitenventrikel ein und breitet sich in den Kammern aus. Bei unreifen Kindern werden besonders oft Blutaustritte aus dem Ramus ventricularis, der V. basilaris und der V. hippocampi beobachtet. Entsprechend der Lokalisation kann man folgende Arten einer intrakraniellen Blutung unterscheiden:

1. intradurale Blutung
2. infratentorielle Blutung
3. epidurale Blutung
4. subdurale Blutung
5. subarachnoidale Blutung
6. kombinierte Blutung, bestehend aus subduralen und subarachnoidalen Blutungen mit Blutungen in die Schädelhöhle und das Hirngewebe
7. intraventrikuläre Blutung
8. Blutungen im Hirngewebe selbst.

Die intradurale Blutung liegt in der Falx cerebri. Sie erscheint unregelmäßig begrenzt, fleckig. Gleichzeitig besteht eine starke Injektion der übrigen Gefäße. Ihre Entstehung beruht auf allgemeiner Stauung und feinen Duraeinrissen.

Die intradurale Blutung hat Bedeutung nur als Indiz für die stattgehabte Gewalteinwirkung bzw. Asphyxie.

Die epidurale Blutung entsteht bei Verletzung der Schädelknochen und Dura und führt zur Bildung eines Haematoms zwischen den inneren Schädelknochen und der harten Hirnhaut. Man nennt sie auch inneres Kephalhaematom (Kephalhaematoma internum). Es tritt besonders bei schweren Geburten auf.

Das Kephalhaematoma internum ist recht selten (0,05% der Geburten und weniger). Seine Ursache ist fast immer eine geburtstraumatische Kalottenfraktur mit Zerreißung von Diploe- oder Duravenen, gelegentlich kann die A. meningica media beteiligt sein. Auch frakturfreie Fälle kommen vor; ein Teil von ihnen erklärt sich durch Blutübertritt aus einem Kephalhaematoma externum durch spaltförmige Ossifikationsdefekte (KEUTH).

Die subdurale Blutung findet sich bei Druck auf den Kopf bei engem Becken, bei verlängerter Geburt, Anlegung einer Zange und bei kurzer Geburtsdauer mit rascher Austreibung der Frucht. Dabei kommt es zu einer Verschiebung der Scheitel- oder der Scheitel- und Hinterhauptsknochen, Druck oder Dehnung des Sinus sagittalis superior und der Sinus transversus. Die in diese Sinus einmündenden Venen werden gedehnt und zerrissen. Die Blutung ist dann auf der Oberfläche der Hemisphären lokalisiert, manchmal fließt das Blut in die Schädelgruben.

Die Häufigkeit der autoptisch gesicherten Fälle beträgt etwa 0,1% der Geburten bzw. 5,4% der perinatalen Todesfälle. Entsprechend der überwiegend mechanisch-traumatischen Genese (nur vereinzelte kleine Blutungen sind asphyktischer Natur) ist sie bei reifen Neugeborenen größer als bei Frühgeborenen. Häufigste Ursache bildet die Verletzung einer Duraduplikatur mit Gefäßruptur. Diese Duplikaturrisse stellen die Mehrzahl der Duraverletzungen dar und werden bekanntlich durch brüske oder übermäßige bitemporale Schädelkompression verursacht. Sie treten demnach fast nur bei operativen Geburten nach besonders heftigen Wehen oder bei übergroßen Kindern auf.

Die Mehrzahl der Duplikaturrisse betrifft das Tentorium, die Falxrisse stellen nur 6—8% der Fälle. Das meist betroffene Gefäß ist eine Duravene, seltener ein Sinus. Bei Rissen von Venen bzw. Sinus des Tentorium breitet sich das Blut über dem Kleinhirn aus. Diese Art machen den Hauptteil der infratentoriellen Blutungen aus. Bei seitlicher Verletzung kann es auch zu einer supratentoriellen Blutung um die Occipitallappen kommen. Eine weitere Ursache der subduralen Blutung sind Risse der V. cerebralis magna Galeni und unmittelbar vor ihrer Einmündung in den Sinus rectus infolge einer Zerrung bei bitemporaler Schädelkompression.

Bei einem Teil der Kinder mit rupturbedingten Subduralblutungen entwickelt sich das sog. chronische subdurale Haematom mit Membranbildung, langsamer Größenzunahme und zunehmenden Druckerscheinungen. Es kann auch nach postnatalen Traumen auftreten. Die Abgrenzung gegen die sog. Pachymeningiosis haemorrhagica interna ist umstritten. Die Lokalisation ist in der Mehrzahl bilateral (KEUTH).

Zu den subduralen Blutungen gehören auch die über oder unterhalb des Tentorium liegenden supratentoriellen und infratentoriellen Blutungen.

Die infratentorielle Blutung entsteht bei Abriß kleiner von der Leptomeninx in den Sinus transversus mündender Venen. Sie bedeckt die Kleinhirnoberfläche und ist bevorzugt dem Sinus transversus entlang ausgebreitet.

Subarachnoidale (leptomeningeale) Blutungen liegen auf den Hemisphären und sind mehr oder weniger gedrängt, seltener ausgedehnt und zweiseitig. Sie entstehen bei schwerer Geburt mit vorangehendem Gesäß und werden häufiger bei unreifen Kindern beobachtet. Ihre Ursache haben sie in einer Verletzung der sichelförmigen Sinus und der in sie einmündenden Venen.

Subarachnoidale Blutungen sind nicht selten mit anderen intrakraniellen Blutungen kombiniert. Die überwiegende Mehrzahl ist asphyktisch-zirkulatorischen Ursprungs. Nur seltene Fälle gehen auf die Ruptur einer V. cerebralis superior oder auf Rindenkontusionen zurück. Dementsprechend findet sich häufig eine Kombination mit Erstickungsblutungen in anderen Körperregionen und bevorzugter Befall von Frühgeborenen (KEUTH).

Kombinierte Blutungen, d.h. Blutungen in die Hirnhäute und in das Gehirn selbst, sind in der Regel ausgedehnt und kräftig.

Die intraventrikulären Blutungen erfolgen in die Seitenventrikel und in den III. und IV. Hirnventrikel (Haematocephalus internus). Das Blut stammt aus der V. cerebralis media oder der V. cerebralis interna, V. pellucidi, V. terminalis, V. chorioidea, V. magna Galeni.

Da durch die Umbenennungen verschiedener Blutgefäße das Verständnis erschwert werden kann, hat HAUPT die Verhältnisse folgendermaßen kurz dargestellt:

Die beiderseits am Boden der Seitenventrikel in der Stria terminalis thalami liegende V. terminalis bzw. thalamostriata vereinigt sich in der Nähe des Foramen interventriculare mit der V. septi pellucidi und der V. chorioidea zur paarigen V. cerebri interna, welche in der Tela chorioidea des III. Ventrikels (Dach) nach dorsal verläuft. Ihre beiden Äste vereinigen sich zur V. cerebri magna, früher V. magna Galeni, deren direkte Fortsetzung der Sinus rectus darstellt.

Das Blut im Ventrikel kann auch gallertig umgewandelt werden und einen förmlichen Ausguß bilden. Wird eine Ventrikelblutung einige Wochen überlebt, so läßt sich Haemosiderin nachweisen.

Bei längerdauernden venösen Stauungen im zarten paraventrikulären System entsteht häufig die sogenannte Terminalisblutung subependymal im Sulcus terminalis. Bei 100 Frühgeburten fand sie ESSBACH 36 mal; bei reifen Kindern ist sie seltener. Diese ist vergesellschaftet mit Diapedeseblutungen aus dem Plexus chorioideus oder aus der V. chorioidea.

Die Blutungen im Gebiet der V. terminalis (thalamostriata) erfolgen unter das laterale Ependym eines oder beider Seitenventrikel, Höhlenbildung und Ventrikeleinbruch.

Die Ventrikelblutung erfolgt ein- oder beidseitig durch Einbruch einer Terminalisblutung oder bzw. und durch Plexusblutung. Die Blutausbreitung ist in das gesamte übrige Ventrikelsystem oder sogar in den ubarachnoidalraum möglich. Ursache ist zweifelsfrei die Asphyxie, in einem Teil der Fälle möglicherweise unterstützt durch eine passagere Abflußstörung infolge Verengung der V. Galeni bei starker geburtsmechanischer Schädelstreckung.

Eine Blutung in das Gehirn selbst reicht von kleinfleckigen Diapedesen bis zu einer roten Erweichung. In der Regel liegt die Blutung in der weißen Substanz, indessen kann sie auch lokalisiert sein im Kleinhirn, im Gebiet der basalen Kerne, am häufigsten im Nucleus caudatus. Eine Blutung in Rinde, Hirnstamm und verlängertes Mark wird selten angetroffen. Die Hauptmasse dieser Blutungen sitzt nach SIEGMUND regelmäßig an der Stelle vor dem Thalamus opticus, im Kopf des Nucleus caudatus, dort, wo der bogenförmige Ast der V. cerebri interna durch die Stria terminalis in das Ependym des Kernes eintritt. Recht häufig sind die Zirkulationsstörungen im Terminalisgebiet doppelseitig.

Große Substanzblutungen außerhalb der typischen Terminalislokalisation sind selten. Die Blutungen scheinen überwiegend asphyxiebedingt. Sie treten meist multipel auf, bevorzugt im Großhirnmark. Eine Perforation in den Subarachnoidalraum kommt vor.

Von diesen mehr unregelmäßig verteilten und begrenzten Blutungen sind die schärfer begrenzten, oft symmetrischen, Mark und Rinde betreffenden haemorrhagischen Infarkte abzutrennen. Sie werden offenbar durch eine passagere lokale Zirkulationsunterbrechung hervorgerufen.

Petechiale Parenchymblutungen der verschiedensten Hirnabschnitte, häufig mit anderen intrakraniellen oder sonstigen Blutungen kombiniert, sind dagegen ein sehr häufiger Befund, besonders beim Frühgeborenen. Sie sind asphyktisch-zirkulatorisch bedingt (KREUTH).

Untersuchungen der Gehirne von 275 reif- und frühgeborenen Kindern bis zu einem Alter von 3 Monaten durch SCHMIDT bestätigten die auf SCHWARZ und SIEGMUND zurückgehende Erkenntnis, daß die geburtstraumatischen Hirnschädigungen in lokalisatorischer Hinsicht elektiv auf das System der inneren Hirnvenen beschränkt sind. Darüberhinaus brachten sie den Beweis, daß die Lokalisation der geburtstraumatischen Hirnschädigungen im Abflußgebiet der inneren Hirnvenen auf eine in diesem Venensystem sich ausbildende Blutstauung zurückzuführen ist und daß die Ursachen in einer mechanischen Abflußbehinderung liegen. Diese gehen auf eine durch die Fornixschenkel bedingte Kompression der inneren Hirnvenen sowie der Venae ventriculi laterales auf der Oberfläche des Thalamus zurück. Bezüglich der geburtstraumatischen leptomeningealen Blutungen konnte SCHMIDT den Beweis führen, daß sie sich primär zumeist nicht in den subarachnoidalen Räumen, sondern zwischen Pia mater und Hirnoberfläche entwickeln und daher als mechanisch bedingte Blutungen anzusehen sind.

In ätiologischer Hinsicht hält SCHMIDT von grundsätzlich ursächlicher Bedeutung Verlagerungen und Verformungen des Gehirms mit Verschiebungen des Hirnmantels, die sich auf die hohe Plastizität des unreifen Hirngewebes zurückführen lassen. Sie erklären im wesentlichen auch die besondere Gefährdung Frühgeborener, da bei diesen die Weichheit und Plastizität des Hirngewebes noch wesentlich größer als bei reifgeborenen Kindern ist. Dies ließ sich auch durch Trockengewichtsbestimmungen der Hirnsubstanz erhärten.

Als Prädilektionsstelle der intracerebralen Blutungen gilt die foetale Keimschicht unter der Außenwand der Seitenventrikel (subependymäres Keimlager nach SIEGMUND), in der sich die intrazerebralen Äste der inneren Hirnvenen zur Vena thalamostriata (früher V. terminalis) als dem der inneren Hirnvene unmittelbar vorgeschalteten kurzen Venenstamm vereinigen.

Bei den in der späteren postnatalen Lebensperiode einsetzenden Schädigungen, die sich insbesondere in Form der Encephalitis interstitialis congenita Virchow dokumentieren, ist nach der Meinung von SCHMIDT ein die Plastizität des kindlichen Hirngewebes steigerndes, wahrscheinlich aber nur in Verbindung mit zusätzlichen lageabhängigen Verformungen des Gehirn wirksames, hiervon jedoch unabhängiges Hirnoedem von entscheidender Bedeutung, wie es vor allem bei Ikterus gravis und schweren Ernährungsstörungen entstehen kann.

Eine größere Blutung in das verlängerte Mark wurde von DERGATSCHEV bei Tausenden von Obduktionen nur einmal beobachtet. Das Auftreten einer Blutung in das Hirngewebe ist grundsätzlich verbunden mit der Zerreißung der V. terminalis und der V. cerebralis media. Kleinfleckige Diapedeseblutungen entstehen als Folge der Störung des Blutkreislaufs oder einer Asphyxie und sind multipel und doppelseitig. Kleine Diapedeseblutungen in der Formatio reticularis, also im Atemzentrum, findet man bei systematischen Untersuchungen in der Medulla oblongata häufig (etwa 60% nach ESSBACH). Bei Vorliegen leptomeningealer Blutungen im Bereich der hinteren Schädelgrube, wie auch bei Vorhandensein von Tentoriumrissen zieht ESSBACH, wenn auch mit aller Vorsicht, den Schluß, daß mit großer Wahrscheinlichkeit zumindest Blutungen im Gebiet des Atemzentrums vorhanden sein werden, wenn es sich um Frühgeburten handelt.

Weiterhin sind ischämische Nekrosen vorwiegend in der weißen Substanz zu beobachten, die gewöhnlich mikroskopisch festzustellen sind und ihre Ursache wohl in einer Hypoxie des Hirngewebes haben. Gleichzeitig finden sich dystrophische und nekrobiotische Veränderungen mit einer Reaktion der Neuroglia.

Die mikroskopische Untersuchung frischer geburtstraumatischer Gehirnblutungen bietet nach SIEGMUND nicht sehr viel Bemerkenswertes. Immer wieder überrascht die hochgradige Füllung und die Erweiterung ausgedehnter Kapillargebiete, auch mit Hervortreten von Capillaren, die sonst kaum zu erkennen sind. Die mikroskopische Untersuchung kann in den meisten Fällen entscheiden, wie weit es sich um Zirkulationsstörungen mit oder ohne Durchtritt von Blutkörperchen durch die Gefäßwand handelt. Zumeist ist Blutstockung (Stase mit Zusammensinterung der Blutkörperchen) und Diapedeseblutung miteinander eng vergesellschaftet. Kaum in einem Fall vermißt man bei ausgesprochener Stase mikroskopisch nachweisbare Diapedeseblutungen. Vielfach erscheinen diese dann auch im Neugeborenenhirn als Ringblutungen, bei denen in der Mitte das Gefäß und eine kleine Zerfallzone liegen. Zeitlich finden sie sich frühestens 10—12 Stunden nach dem Einsetzen der Zirkulationsstörung. Wie GIORDANO u. Mitarb. in ihren pathologisch-anatomischen Betrachtungen über chronische Geburtsschäden des Gehirns mitteilen, sind die verschiedenen anatomischen Bilder von Gehirnasphyxie schon von mehreren Verfassern und besonders von HALLERVORDEN und SIEGMUND beschrieben worden. Obwohl die anoxischen Gehirnschädigungen zur echten, durch Erweichung bedingten Porencephalie oder ausgeprägter Markporencephalie führen können, glauben die Verfasser, daß die häufigste Folge dieser Prozesse, welche gewöhnlich im unvollständigen Erweichungsbild ihren Ausdruck finden, sich in der Rinde als Status spongiosus oder Ulegyrie und im übrigen Gehirnbereich als gliöse Herde oder als ein echter Status marmoratus zeigten.

Blutungen in den Rückenmarkskanal und in das Rückenmark selbst werden besonders oft bei unreifen Kindern beobachtet.

Eine Asphyxie begünstigt das Entstehen einer Blutung insofern, als sie von venöser Stase und erhöhter Durchlässigkeit der Gefäßwände begleitet wird. Bei einer langen pathologischen Geburt erhöht sich die Blutfülle der Gefäße des epiduralen Gewebes und begünstigt ihre Zerreißung.

Eingehende neurologische, psychologische und elektroencephalographische Untersuchungen an „Zangenkindern" mit genauer Erhebung der geburtshilflichen Anamnese und des späteren Lebenslaufes führten unter Einbeziehung der Sektionsbefunde MÜLLER zu folgenden Schlußfolgerungen: reine Schäden durch die Zange sind selten und auf regelwidrige Handhabung der Zange zurückzuführen. Er fand jedoch eine Korrelation zwischen der traumatischen Schädigung des zentralen Nervensystems und schwerem protrahierten Geburtsverlauf. Es ist anzunehmen, daß die eine schwere Geburt bedingenden oder im Verlauf einer Geburt auftretenden Faktoren bereits vor der Entbindung durch Zange Schäden setzen. Die Zange selbst stellt dann eine zusätzliche Belastung dar, deren Folgen von den bereits bestehenden Schäden ursächlich nicht mehr zu differenzieren sind.

5. Geburtstrauma der inneren Organe

Sie werden im Verhältnis zu denen des zentralen peripheren Nervensystems beträchtlich seltener beobachtet.

Über 12 Kinder mit Geburtstraumen des Abdomen und der retroperitonealen Organe berichteten BAIROV und SOLOWSKAJA. Es handelte sich dabei um Verletzungen der Leber in 5 Fällen, Zerreißung des Magens und Verletzung der Leber 1mal, Milzruptur 1mal, Verletzung der Nabelvene 1mal und von Mesenterialgefäßen 1mal, Blutung in die Nebennieren 3mal.

Am häufigsten noch wird die Leber geschädigt, an 2. Stelle stehen die Nebennieren, dann folgen Nieren und Lungen. Die Bildung eines subkapsulären Haematoms der Leber beruht auf einer Blutung unter die Kapsel des Organs mit ihrer Abhebung. Dieses Haematom kann verschieden groß sein, bei Verstorbenen im allgemeinen erheblich. Es ist häufiger auf der Oberfläche lokalisiert, rechts unter dem Zwerchfell, aber man findet es auch links an der unteren oder hinteren Fläche. Bei großen Haematomen erfolgt ein Riß der Kapsel und eine tödliche Blutung in die Bauchhöhle. Das Haematom entsteht als Folge einer Gewebszerreißung der Leber, welche oft tief eindringt und quer durch die ganze Oberfläche von einem Rand zum anderen verläuft.

Bezüglich der Genese sieht es ein Teil der Autoren als Folge des Geburtstrauma bei schwerer Asphyxie und auch bei Steißlage an, während die Mehrzahl exogene Faktoren dafür verantwortlich macht, wie Schulzsche Schwingungen oder den Kristellerschen Handgriff. Andere wiederum halten die Entstehung bereits innerhalb der Gebärmutter für gegeben, bei allgemeiner Blutkreislaufstörung oder Asphyxie der Frucht bis zum Durchtritt durch die Geburtswege, und zwar als Folge einer rasch auftretenden Hyperämie des Organs, besonders bei Hyperämie der Kapillaren und der Venen.

b) Eine *Blutung in die Nebennieren* wird ziemlich selten gefunden. Die Blutung betrifft mehr die Markschicht und die Zona reticularis der Rinde; bei schweren Traumen umfaßt sie das ganze Organ und breitet sich auf die Kapsel und das umliegende Gewebe aus. Seltener ist eine Blutung doppelseitig. Zu bemerken ist, daß intrakranielle Traumen oft von Blutungen in innere Organe (Lungen, Darm, Nieren, Nebennieren) begleitet werden.

c) Eine Blutung in die *Nieren* kann ein- oder doppelseitig sein, wobei bevorzugt die Markschicht des Organs betroffen wird, während die Rindenschicht intakt bleibt.

d) *Blutungen in die Lungen* haben nur selten den Charakter einer blutigen Durchtränkung eines Teiles oder aller Lungenabschnitte. Bei weitem häufiger werden kleine Blutaustritte in Form dunkelroter Flecke beobachtet, die auf der Pleura verstreut sind sowie im Parenchym der Lungen und manchmal wie kleine Infarkte aussehen. Als Ursache dieser Blutungen ist die Asphyxie anzusehen.

Pleuraekchymosen sieht man in besonders starker Ausprägung, oft geradezu konfluierend bei unreifen Früchten, wenn diese an Lebensschwäche zugrunde gingen. Da gerade bei unreifen Neugeborenen die Neigung zu Blutungen unverhältnismäßig groß ist, so muß man nach WALCHER mit der Deutung der Ekchymosen besonders vorsichtig sein – gerade bei der Unterscheidung einer inneren oder äußeren (gewaltsamen) Ursache der Erstickung.

Einen ganz ungewöhnlichen intrapartalen Fruchttod durch Verblutung in die Bauchhöhle nach vorausgegangener Blutung aus dem rechten Plexus pampiniformis veröffentlichten BAAR und VOSS.

e) *Netzhautblutungen*, die mit Vorliebe um die Sehnervenscheide gruppiert waren oder sich entlang der größeren Gefäßstämme ausbreiteten, beobachteten LEMMINGSON und STARK bei 301 Neugeborenen innerhalb der ersten 48 Stunden post partum in 28,2%. Der Prozentsatz der positiven Netzhautbefunde bei Kindern Erstgebärender lag gegenüber dem Mehrgebärender eindeutig höher. Die größte Häufigkeit wurde bei asphyktischen Kindern mit 56% beobachtet. Die Entstehung der Fundusblutungen wird durch die Stauung in den Netzhautvenen infolge der Kompression des Hirnschädels und der damit verbundenen Liquordruckerhöhung während der Austreibungsperiode erklärt. Dabei scheint die Asphyxie eine unterstützende Rolle zu spielen. Die Häufigkeit der Retinahaemorrhagien ist nach Vakuumextraktion deutlich höher als nach Forcepsentbindung oder Spontangeburt (KRAUER-MAYER). Es wird auf die Wichtigkeit der zwischen Geburt und ophthalmoskopischer Untersuchung verflossenen Zeit hingewiesen, da diskrete Retinahaemorrhagien schon innerhalb Stunden resorbiert werden.

Die Untersuchung von 550 Neugeborenen mit einem Geburtsgewicht über 2500 g durch KREBS und JÄGER zeigte eine relative Häufigkeit von Netzhautblutungen in 21,4%. Dieser durchschnittliche Prozentsatz wurde u.a. bei langer Geburtsdauer, großen Kindern und Zangengeburten überschritten. Die doppelt so große Anzahl von Retinahaemorrhagien wurde bei Vakuumextraktionen (40,9%) gegenüber Spontangeburten (20%) festgestellt.

f) Eine *Melaena* der Neugeborenen erscheint als akute, manchmal profuse Blutung in den Magen-Darmtrakt. Als Quelle der Blutung kommen der Magen, der Zwölffingerdarm und die oberen Abschnitte des Dünndarms in Betracht. Bei der Sektion zeigt sich das Blut im Magen in Art kaffeesatzartiger Massen, im Zwölffingerdarm und im Dünndarm in Form von geronnenem flüssigen Blut. Auf der Schleimhaut des Magens und den oberen Dünndarmabschnitten finden sich außerdem oberflächliche kleine Geschwüre oder Erosionen. In einzelnen Fällen erfolgt eine Diapedeseblutung. Als Ursache werden vasomotorische und trophische Veränderungen angesehen oder schwere Störungen der Blutzirkulation mit weiterer Entwicklung von kleinen Nekrose- und Geschwürsherden. Es sind Fälle multipler Perforationen beschrieben aufgrund von Blutungen in die

Wand des Magen-Darmtraktes. Diese Art nennt man auch primäre Melaena im Gegensatz zur symptomatischen Melaena oder sekundären Melaena, welche als Symptom einer anderen Erkrankung, z.B. eines Trauma des zentralen Nervensystems und einer toxisch infektiösen Erkrankung des Neugeborenen, auftritt.

6. Asphyxie

Als *Asphyxie* des Neugeborenen wird ein Zustand bezeichnet, bei dem die Herztätigkeit vorhanden ist bei vollständigem oder beinahe vollständigem Fehlen der Atmung. Man unterscheidet eine Asphyxie innerhalb der Gebärmutter, bedingt durch eine Störung der Sauerstoffzufuhr zur Frucht während der Geburt und eine Asphyxie, die erst nach der Geburt entsteht. Die Ursachen dazu sind verschiedenartig; aber alle haben ihren Grund in einer Störung der Plazentadurchblutung (Abklemmung der Nabelschnur, vorzeitige Plazentalösung, übermäßig starke Kontraktion der Gebärmutter und schließlich Hypoxämie der Mutter). Die Störung der Placentadurchblutung ruft eine Reizung des Atemzentrums hervor und das Auftreten von verstärkten Atembewegungen beim Kind. Wenn diese Atembewegungen der Frucht unmöglich sind infolge Verschluß der Mund- und Nasenöffnungen, eines Zusammendrückens des Brustkorbes usw., dann tritt eine Lähmung des Atemzentrums und der Tod des Kindes ein. Wenn jedoch die Atembewegungen ablaufen, führen sie zur Aspiration von Schleim, Fruchtwasser und Mekonium, welche die Durchgängigkeit der Atemwege verlegen. Es tritt Asphyxie ein. Deutliche Herz- und Kreislaufstörungen werden beobachtet, da die Schädigung das Kreislaufzentrum betrifft. Sie äußert sich in einer starken venösen Hyperämie und Schwellung aller inneren Organe. Die histologischen Veränderungen in den Gefäßen zeigen außer starker Hyperämie eine Bildung von Koagulationsthromben, Blutstase, Oedem und Plasmadurchtritt, sowie Blutaustritt. Bei längerer Asphyxie tritt eine Erhöhung der Durchlässigkeit der Gefäßwände ein; es bilden sich Oedem und Ascites. An den inneren Organen und äußeren Hüllen treten multiple kleine Diapedeseblutungen auf.

Man unterscheidet 2 Formen der Asphyxie in Abhängigkeit von ihren klinischen Erscheinungen. Eine leichte oder blaue Asphyxie(Asphyxia livida) und eine schwere oder weiße Asphyxie (Asphyxia palida). Die weiße Asphyxie ist charakterisiert durch ein starkes Erschlaffen der Herztätigkeit infolge schwerer Störung der Hämodynamik und eines Abfalls des Blutdrucks, einer Atonie mit völligem Fehlen der Reflexe. Es kommt zu Blutdruckabfall und Gefäßlähmung, d.h. zum vasovagalen Schock. Die dabei auftretende Hyperämie der inneren Organe begünstigt das Auftreten von Trauma und Blutung. Das Geburtstrauma der Frucht, im besonderen die Asphyxie, führt zur Entstehung von Atelektasen der Lungen, die in etwa 46% der Fälle festgestellt werden. Das Lungengewebe ist blutgefüllt, von dunkelblau-roter Farbe und fleischig beim Betasten. Entstehen die Atelektasen der Lungen im Zusammenhang mit Aspiration von Schleim, Meconium, Fruchtwasser und dergleichen, so spricht man von Obturationsatelektasen. Dabei sieht man im luftleeren, zusammengefallenen Gewebe erweiterte, kleine und mittlere, mit Aspirationsmassen erfüllte Bronchien. Die großen Bronchien sind angefüllt mit dickem Schleim oder Fruchtwasserflüssigkeit. Indessen ist die Obstruktion des Tracheobronchialbaumes nicht die einzige Ursache des Entstehens von Atelektasen. Sie sind auch ein häufiger Befund bei Blutungen im Gehirn, besonders bei Schädigung des Atem- und Vasomotorenzentrums. Bei intrakraniellen Blutungen entsteht die Atelektase reflektorisch im Zusammenhang mit einer Läsion der Innervation des N. vagus; weiterhin bei Schwäche der Respirationsmuskulatur, Mißbildungen der Luftwege und des Zwerchfells. Mikroskopische Untersuchungen des verlängerten Markes zeigen nicht nur Stauungshyperämie, sondern auch multiple kleine Blutaustritte in den Kerngebieten des Vagus, des N. hypoglossus und des acusticus in ihrer Umgebung. Sie finden sich auch in der Substantia reticularis, in den grauen Kernen am Boden des Chiasma und in den Oliven. Man kann annehmen, daß die Lokalisation der Blutungen im Bereich der grauen Kerne und am Ort des Austritts des N. vagus als Reiz für die Herz- und Kreislauftätigkeit sowie für langsame und unvollkommene Ausdehnung der Lungen und ihrer vollständigen Atelektase dienen kann. Von primären (= fetalen) Atelektasen sind die sekundären zu unterscheiden, welche bei Kindern entstehen, die ohne Zeichen einer Asphyxie geboren wurden. Besondere oft werden Atelektasen beobachtet bei unreifen Kindern infolge Nichtentwicklung des Atemzentrums, wobei das Lungengewebe als Folge der Unterentwicklung seiner elastischen Fasern leicht zusammenfällt. Die sekundären Atelektasen sind in schwach entfalteten Teilen der Lungen lokalisiert wie in den paravertebralen Abschnitten, im Bezirk der Lingula und der Lungenspitzen. Die Bedeutung der Atelektasen für die Genese der Lungenentzündung, im besonderen der interstitiellen Pneumonie ist bei Kindern bekannt.

WALCHER weist darauf hin, daß die als Zeichen einer stattgehabten Atmung angesehene morphologische Erweiterung der Alveolen und Bronchiolen auch durch Fruchtwasser geschehen kann. Bei Beatmung kommt es weiter zur Abflachung des Alveolarepithels und zur Anspannung der ursprünglich wellenförmig verlaufenden feinsten elastischen Fasern um die Alveolen herum.

Die eingehende morphologische Untersuchung der Lungen von 32 künstlich beatmeten Neugeborenen durch SCHNAARS zeigt, daß die Beatmung zu einer unregelmäßigen Belüftung und zur akuten Blähung der Bronchioli respiratorii und der Atrien führt, während die Alveolen oft atelektatisch bleiben.

Weitere Gehirnschäden als Geburtsfolge können durch ein *Gehirnoedem* verursacht sein, welches zu Oedemnekrose, Status spongiosus und Porencephalie führen kann. Zu erwähnen sind ferner Gliaverfettung und Encephalodystrophieherde.

VEITH konnte bei den Sektionen von 315 Lebendgeborenen 110 mal durch Oedemfolgen sowie durch Blutungen gekennzeichnete Hirnschäden beobachten. Er faßt das eiweißreiche Hirnoedem und seine Folgen sowie die intracerebralen Blutungen als Organmanifestation einer allgemeinen Permeabilitätsstörung auf und stellt sie den pulmonalen hyalinen Membranen, dem Oedem anderer Organe und dem Morbus haemorrhagicus gleich. Die zu irreversiblen oder tödlichen Hirnschäden führende gesteigerte Gefäßdurchlässigkeit wird am häufigsten bei Frühgeborenen, seltener bei Reifgeborenen festgestellt.

SCHOLZ fand bei 2 Fällen von Geburtsasphyxie 1 mal nach Sturzgeburt und das andere Mal nach normaler Geburt im Amnion die Kombination Globus pallidus — Corpus Luysi als Systematrophie mit doppelseitiger Ammonshorn-Sklerose ohne sonstige Groß- und Kleinhirnveränderungen.

Das Geburtstrauma kann auch die *Hypophyse* beteiligen. Man findet bei vielen Totgeburten oder kurz nach der Geburt verstorbenen Kindern eine starke Hyperämie des Hypophysenvorderlappens, die auf eine Stauung im Sinus cavernosus zu beziehen ist. Vereinzelt bestehen innerhalb des gestauten Organs auch kleine Nekrosen.

FOSSEL konnte über 5 Fälle von plötzlichem Tod Neugeborener durch Ruptur des Ductus Botalli berichten. Bei der Obduktion fand sich ein mächtig erweiterter Ductus Botalli mit einzelnen umschriebenen, muldenförmigen Ausbuchtungen der Wand. Man konnte schon mit freiem Auge eine spaltförmige, mehrere

Millimeter lange, klaffende Rißstelle der Intima sehen. Bei der histologischen Untersuchung fanden sich dann partielle Wandzerreißungen und ausgedehnte Blutunterlaufungen in den tieferen Wandschichten, z.T. mit Ausbildung von mächtigen Wandhaematomen. Diese vermutlich schubweise aufgetretene Wandruptur führte zu einer Einbettung der in der Adventitia in reichlichem Maße vorhandenen Nervenfasern in Blutungsmassen und dadurch schließlich zu einem nervös-reflektorischen Herztod.

Ein Pneumoperitoneum beim Neugeborenen ist gewöhnlich Folge einer gastrointestinalen Perforation nach Obstruktion eines Darmteiles. Traumatische Darmperforationen mit Pneumoperitoneum sind in diesem Alter selten. Einzelne Veröffentlichungen befassen sich mit der Magenperforation nach Einführung eines Schlauches zur Fütterung oder nach Intubation, einzelne Fälle von Perforation des Rectum oder Rectosigmoid nach Bariumeinläufen. Perforation des Rectum durch einen Thermometer beim Neugeborenen wird selten beobachtet; in der englischen Literatur sind nur 4 Fälle mit Pneumoperitoneum aus dieser Ursache veröffentlicht. PARKER u. Mitarb. konnten eine weitere Beobachtung einer Perforation des Rektums durch einen Thermometer beim Neugeborenen mitteilen.

Für kindliche Defektzustände kann die Geburtsasphyxie eine sehr bedeutende Rolle spielen. Es handelt sich dabei um hypoxämische Schäden aufgrund funktioneller Kreislaufstörungen sowie einem Hirnoedem. Die z.Z. der Geburt im Gange befindliche Markscheidenentwicklung bedingt eine ganz besondere Anfälligkeit gegenüber oedematöser Durchtränkung.

Beachtenswert sind Zustände symptomatischer Hypoglykämien bei Frühgeborenen, auf die CORNBLATH u. Mitarb. hinweisen. Es wurden dabei Blutglukosewerte von 0—19 mg/% festgestellt. Grund dafür sind verminderte Glykogendepots in der Leber dieser Kinder.

Literatur

AGÜERO, O., and H. ALVAREZ: Fetal Injury due to the Vacuum Extractor. Obst. Gynec. **19**, 212—217 (1962).
BAAR, M., u. CL. VOSS: Ungewöhnlicher intrapartaler Fruchttod (Intraperitoneale Verblutung nach Blutung aus dem Pl. pampiniformis). Geb. u. Frauenheilk. **15**, 650—654 (1955).
BAIROV, G.A., u. W.M. SOLOWSKAJA: Geburtstrauma der Organe des Abdomen und des Retroperitoneum beim Neugeborenen. Westnik Chirurgii Imeni J.J. Grekova **94**, 107—112 (1965), (russisch).
BAJWA, R.: An unusual complication of vacuum extraction. Lancet **7386**, 630 (1965).
BÖHM, E.: Zur forensischen Beurteilung des Cephalhämatoms. Dtsch. Z. ges. gerichtl. Med. **56**, 281—285 (1965).
CHAMBERLAIN, G.: The Vacuum Extractor. Lancet 632 (1965).
COUTELLE, C.: Über Prüfungen der mechanischen Festigkeit des Tentorium cerebelli bei Neugeborenen und Säuglingen. Virch. Arch. **33**, 10—21 (1960).
CORNBLATH, M., et al.: Symptomatic neonatal hypoglycemia. Pediadrics **33**, 388 (1964).
DERGATSCHEV, I.S.: Pathologische Anatomie und Pathogenese des Geburtstrauma des Neugeborenen; in: Mehrbändiges Handbuch der pathologischen Anatomie. Bd. III, S. 563—577. Moskau: Medgis 1960 (russisch).
DOSA, A.: Leberruptur bei reifen Neugeborenen, Frühgeborenen und abortierten Früchten. Dtsch. Z. ges. gerichtl. Med. **48**, 36 (1958).
ELGJO, K.M.: Intraspinal hemorrhages in Newborns. Acta path. microbiol. Scand. **56**, 1 (1962).
EMMINGER, E.: Geburtstrauma und Tentoriumriß. Dtsch. Z. ges. gerichtl. Med. **54**, 588 (1953).
— Pränataler Schaden und Geburtstrauma. Dtsch. med. Wschr. **80**, 1182—1184 (1955).
FOSSEL, M.: Mors subita neonatorum durch Ruptur des Ductus Botalli. Verh. dtsch. Ges. Path. **44**, 195 (1959).

FRITZSCHE, FR., u. K. DOHRN: Statistische Untersuchungen über das Geburtstrauma. Zbl. Path. **99**, 429—436 (1959).
GASSLER, H.: Das Geburtstrauma als eine Ursache des nicht erblichen Turmschädels. Dtsch. Gesundheitswesen **16**, 321—324 (1961).
GIORDANO, A., et al.: Pathologisch-anatomische Betrachtungen über chronische Geburtsschäden des Gehirns. Verh. dtsch. Ges. Path. **44**, 182 (1959).
GOERTTLER, KL.: Zur Pathogenese der sog. geburtstraumatischen Blutungen im Zuflußgebiet der Tentorium-Venen. Verh. dtsch. Ges. Path. **45**, 362—367 (1961).
GOLDBERG, R.: Die kindliche Sterblichkeit unter der Geburt. Gynaecologia **160**, 255—268 (1965).
HAUPT, H.: Die geburtsbedingten Hirnschädigungen des Neugeborenen. Münch. med. Wchsr. **103**, 837, 894, 959, 1011 (1961).
HINDEN, E.: External Injury causing foetal deformity. Arch. Dis. Childhood **40**, 80—81 (1965).
HOFFMEISTER, H.P.: Beitrag zur Wirbelsäulenverletzung beim Neugeborenen. Geb. u. Frauenheilk. **24**, 1085—1090 (1964).
KEUTH, U.: Geburtstraumatische Verletzungen von Wirbelsäule und Rückenmark. Fortschr. Med. **82**, 797—799 (3) (1964).
— Systematik der intrakraniellen Blutungen des Neu- und Frühgeborenen. Fortschr. Med. **84**, 110—113 (1966).
KRAUER, F.: Über die Häufigkeit von Retinahämorrhagien beim Neugeborenen nach Forcepsentbindung und Vakuumextraktion. Gynaecologia **160**, 56—60 (1965).
KRAUER-MAYER, B.: Retinahämorrhagien beim Neugeborenen. Gynaecologia **160**, 61—65 (1965).
KREBS, W., u. G. JÄGER: Netzhautblutungen bei Neugeborenen und Geburtsverlauf. Klin. Monatsblätter Augenheilk. **148**, 483—490 (1966).
KREMER, M.: Todesursachen bei Frühgeborenen Kindern. Zbl. Path. **97**, 475—492 (1957/58).
KÜNZER, W.: Zur Problematik der perinatalen Blutungsübel. Dtsch. med. Wschr. **91**, 793 bis 801 (1966).
LEMMINGSON, W., u. G. STARK: Zur Klinik und Ätiologie der Netzhautblutungen bei Neugeborenen. Geb. u. Frauenheilk. **17**, 548—557 (1957).
MELIKOVA, T.: Oberschenkelbrüche im Neugeborenenalter. Zgl. Chir. **88**, 365—368 (1963).
MÜLLER, D.: Ursachen und Folgen der Geburtsschädigung bei Zangenkindern. Fortschr. Med. **81**, 85—88 (9) (1963).
PARKER, J.J., et al.: Traumatic Pneumoperitoneum in the Newborn. Am. J. Roentgenology **95**, 203—207 (1965).
POTTER, E.: Pathology of the fetus and the newborn. Chicago: Year Book Publishers 1957.
ROHRBACH, H.: Gehirnventrikelblutungen als häufiger Sektionsbefund bei Feten und Frühgeburten. Zbl. Gyn. **75**, 1709 (1953).
SCHMIDT, H.: Untersuchungen zur Pathogenese und Ätiologie der geburtstraumatischen Hirnschädigungen Früh- und Reifgeborener. Veröffentlich. a. d. morphol. Pathologie. Heft 70. Stuttgart: Thieme 1965.
SCHMIDTMANN, M.: Über die Ursachen des Tentoriumrisses beim Neugeborenen. Dtsch. med. Wschr. **83**, 1783—1784 (1958).
SCHNAARS, P.: Anatomische Lungenbefunde bei Neugeborenen nach Beatmung. Helvetica Paediatrica Acta **20**, Fasc. 2, S. 197—215 (1965).
SCHOLZ, W.: Die nicht zur Erweichung führenden unvollständigen Gewebsnekrosen; in: Hb. der spez. pathol. Anat. u. Histologie. Bd. XIII/1. Teil B, S. 1284—1383. Berlin, Göttingen, Heidelberg: Springer 1955.
SCHUSTER, W.: Doppelseitige Nebennierenverkalkungen als Folge geburtstraumatischer Nebennierenblutungen. Fortschr. Med. **80**, 363 (3) (1962).
SCHWARZ, PH.: Geburtsschäden bei Neugeborenen. Jena: 1964.
SIEGMUND, H.: Die geburtstraumatischen Veränderungen des Zentralnervensystems einschließlich der Encephalitis congenita Virchow; in: Hb. d. spez. path. Anat. u. Hist. Band XIII/III, S. 239—287. Berlin, Göttingen, Heidelberg: Springer 1955.
SPANN, W.: Der plötzliche Tod aus natürlicher Ursache im Säuglings- und Kleinkindesalter. Münch. med. Wschr. **101**, 929 (1959).
SWOLINSKY, K., u. U. BORELL: Die Klavikelfraktur bei Neugeborenen. Geburtsh. u. Frauenheilk. **21**, 749—755 (1961).
TODD, MC.R.: Birth Injuries. The Practitioner **197**, 297—306 (1966).
VEITH, G.: Über die Pathogenese des perinatalen Hirnschadens. Geburtsh. u. Frauenheilk. **20**, 905—917 (1960).
YATES, P.O.: Birth trauma to the vertebral arteries. Arch. Dis. Childh. **34**, 436—441 (1959).

II. Traumen der Mutter

Zu den geburtstraumatischen Komplikationen der Mutter gehören nach MARTIUS:

1. Verletzungen der Geburtswege

Scheidendammriß *1. Grad*, beschränkt auf Damm- und Scheidenhaut; er geht höchstens bis zur Mitte des Dammes; *2. Grad*, betrifft auch die Dammmuskulatur ohne M. sphincter ani externus; *3. Grad* (totaler und kompletter Dammriß) mit Durchtrennung des M. sphincter ani externus; er kann sogar bis in den Mastdarm reichen.

Nach zu raschem Durchtreten des Kopfes können Scheidenrisse durch Überdehnung entstehen.

Hochgradige Scheidenzerreißungen hinterlassen spirale Narben und Narbenstrikturen. Zerreißungen der Blase oder Überdehnungen des Blasenverschlußapparates führen zur Blasenscheidenfistel und funktioneller Blaseninkontinenz.

Ein Bericht über 80 Patientinnen mit insgesamt 97 Blasen-Rectum- und Urethra-Scheidenfisteln (spontane Geburtsfisteln) stammt von BOLDT.

Cervixrisse — können bis tief in das Gebiet der Uteringefäße reichen.

Vulvarisse. Beteiligung von Vulva und auch der Clitoris.

Vulvahaematome, meist nur in einem Labium majus. Sie können kindskopfgroß werden.

Scheidenhaematome, mit Ausbreitung in das paravaginale und parametrane Gewebe.

Uterusruptur. Die Risse finden sich während der Schwangerschaft meist im Corpus uteri und sub partu im unteren Uterinsegment. Der Riß verläuft quer und entspricht dem Verlauf der Bandlschen Reaktions- oder Grenzfurche (Orificium internum canalis isthmi). Wenn die Ruptur bei einer verschleppten Querlage oder bei einem Hydrocephalus eintritt, so reißt die Wand des unteren Uterinsegmentes gewöhnlich in der Längsrichtung ein, da die zirkuläre Dehnung des Gewebes überwiegt. Die Uterusruptur betrifft sämtliche Schichten des Uterus einschließlich der Serosa, die inkomplette durchsetzt die Muskelwand entweder nur teilweise oder auch ganz, geht aber nicht durch die Serosa hindurch, es entsteht also keine Eröffnung des Peritoneum.

Liegt die Ruptur im Bereich des Isthmus, so kann es sowohl nach außen als auch nach innen zu in die Bauchhöhle bluten oder es kommt bei erhaltenem Peritoneum zu einem subperitonealen Haematom.

Hinsichtlich der Ätiologie einer Uterusruptur ist nach ANTOINE zu unterscheiden (FRITZ):

1. Erschwerung bzw. Unmöglichkeit der Geburt per vias naturales durch Mißverhältnis zwischen Geburtsobjekt und Geburtskanal — enges Becken, zu großes Kind, Lageanomalien, Mißbildungen der Frucht, Tumoren im Geburtskanal.

2. Angeborene oder erworbene Anomalie des Uterus bzw. der Uteruswand, darunter auch Operationsnarben, wie nach Kaiserschnitt usw.

3. Violente Rupturen durch geburtshilfliche Eingriffe bei Wendung, Perforation, Austastung, Forceps usw.; falsche Anwendung von Wehenmitteln, äußere Traumen.

4. Überbeanspruchung des Uterus bei Multiparen, lange Geburtsdauer.

BALTENSWEILER gibt folgende Einteilung der Uterusruptur in graviditate an:
A. *Primäre Wandschädigung des Uterus*
Narben nach operativen Eingriffen am Corpus uteri
Narben nach Metritis
Plazenta increta
B. *Fehlentwicklung der Frucht*
destruierende Blasenmole
infiltratives Chorionepitheliom
Placenta accreta (?)
C. *Überdehnung der Uteruswand*
schwangeres Nebenhorn des Uterus
interstitielle Implantation
D. Angeborene Zerreißlichkeit (?)

Spontane Uterusrupturen sind während der Schwangerschaft selten. Zahlreicher sind Zerreißungen bei ausgetragener Frucht während der Geburt, welche häufig im Bereich des Collum bzw. des unteren Uterinsegmentes, seltener im hinteren Scheidengewölbe auftreten und vorwiegend eine quere Verlaufsrichtung haben.

Die Uterusruptur verursacht in den USA jährlich mehr als 200 mütterliche Todesfälle, d.h. 5% aller mütterlichen Todesfälle im Zusammenhang mit Schwangerschaft und Geburt. Die Häufigkeit der Uterusruptur beträgt etwa 1:1200 bis 1:2400. WEINGOLD u. Mitarb. beobachteten in 10 Jahren 51 Uterusrupturen bei 68120 Geburten (1:1310). In 35% handelte es sich um traumatische Rupturen, meist bei komplizierten Steißlagen. Spontane Uterusrupturen entstanden vorwiegend bei Vielgebärenden oder bei langer Geburtsdauer und am häufigsten bei Kombination beider Faktoren.

Über 174 Patientinnen mit Uterusrupturen, bei denen keine operativen Maßnahmen an der Gebärmutter vorausgegangen waren, berichteten BOULLE und CRICHTON. In 7 Jahren Beobachtungszeit entfiel auf 670 Entbindungen eine Ruptur. Die wichtigsten prädisponierenden Faktoren für die Spontanruptur waren Mißverhältnisse zwischen vorangehendem kindlichen Kopf und mütterlichem Becken sowie die verschleppte Querlage. Die Extraktion am Steiß und die innere Wendung waren die geburtshilflichen Operationen, die am häufigsten zu Uterusrupturen führten. Von 160 Rupturen waren 96 (60%) komplette Zerreißungen mit einer mütterlichen Mortalität von 16,7% und 64 (40%) gedeckte Rupturen mit einer Mortalität von 6,3%. Die gesamte mütterliche Mortalität betrug 12%, die kindliche 83%. Es gibt nach WARM wohl kaum eine Komplikation in der Geburtshilfe, die mit einer so großen mütterlichen und kindlichen Mortalität einhergeht wie die Uterusruptur. Bei 40 Uterusrupturen fand er folgende Lokalisationen:

an der rechten Uteruskante	11mal (27,5%)
an der linken Uteruskante	10mal (25,0%)
in der alten Sectionarbe	6mal (15,0%)
im unteren Uterinsegment	4mal (10,0%)
an der Vorderwand des Uterus mit Beteiligung des unteren Uterinsegmentes	3mal (7,5%)
an der Hinterwand des Corpus uteri	2mal (5,0%)
keine Angaben	4mal (10,0%)

Gelegentlich werden symptomlose traumatische Uterusrupturen mit Austritt des Kindes in die Bauchhöhle beobachtet (MICHELS).

Während die Anzahl von Uterusrupturen in Europa eine auf 3000 Geburten beträgt, liegt sie in Togo bei 23 (MAWUPE VOVOR).

Symphysenruptur

Varixblutungen. Varizen an Vulva und in der Scheide können unter der Geburt selbst durch geringfügiges Trauma (Hustenstoß, Pressen) platzen und sogar zu lebensbedrohlichen Blutungen führen. Auch erweiterte Venen der Gebärmutter können platzen und intraabdominale Blutungen hervorrufen.

Bauchdeckenhaematom; selten, durch Zerreißung eines M. rectus.

Leberruptur

Milzruptur

Mastdarmruptur

Nach einer Beobachtung von SLANY wurde bei einer II-Para die Sigmaschlinge mit sehr langem Mesosigma und herabtretenden Kopf des Kindes durch die rupturierte, vordere Mastdarmwand in das Lumen des Mastdarms und durch den Anus nach außen gedrückt und so vor dem kindlichen Kopf geboren.

Die spontane *Inversio uteri*, d.h. eine ohne nachweisbare Ursache spontan sofort oder einige Zeit nach der Geburt auftretende Inversion ist ziemlich selten. THOLEN konnte über 2 derartige Fälle berichten.

Nach WALCH kommt auf etwa 400000 Geburten eine spontane Inversio uteri.

Die Umstülpung der Gebärmutterwandung, meist des Fundus, stellt nach DYROFF und THOMAS eine der seltensten und zugleich folgenschwersten Stellungsanomalien dar. Je nach Ausmaß spricht man von einer:

– lokalen Inversion; beschränkt auf kleine Abschnitte der Uteruswand; auch Depression genannt;
– partiellen Inversion; die Einstülpung ist auf das Cavum corporis beschränkt;
– inkompletten Inversion; der unterste Pol der Funduswand hängt in den entfalteten Cervixkanal hinein;
– kompletten Inversion; das völlig umgestülpte Organ ist durch den äußeren Muttermund hindurchgetreten und befindet sich in der Vagina;
– Totalinversion; Kombination einer Inversio uteri completa mit einer Inversio vaginae

Einen kasuistischen Beitrag zur traumatischen Atresie des Uteruscavum lieferte HOFMANN. Diese wird in der Regel durch operative Eingriffe hervorgerufen.

Atonie der Uteruswand. Sie ist die häufigste Ursache einer Verblutung bei der Geburt. Aus häufig nicht feststellbaren Ursachen kontrahiert sich der Uterus nach dem Abgang der Plazenta nicht und die uteroplazentaren Gefäße stehen offen. Als Ursache einer solchen Atonie können Innervationsstörungen der Uterusmuskulatur oder degenerative Prozesse im Myometrium in Frage kommen. Eine vorzeitige Plazentalösung kann zu schweren, mitunter tödlichen Blutungen führen, insbesondere bei Plazenta praevia. Bei beiden Komplikationen muß infolge des häufig großen Blutverlustes mit dem Auftreten einer Hypo- oder sogar einer Afibrinogenämie gerechnet werden.

Die mütterliche Mortalität der letzten 24 Jahre hat an der Universitäts-Frauenklinik in Basel von 1,1 Promille auf 0,5 Promille abgenommen (RIPPMANN). Nach Entbindungsart geordnet wiesen während der letzten 4 Jahre die Spontangeburten mit 0,06 Promille die niedrigste Sterblichkeitsziffer auf. Die Sectiones caesareae standen mit 2,6 Promille an 2. Stelle. Wegen der Komplikationen, die zur operativen Beendigung einer vaginalen Geburt zwingen, blieb dieser Anteil an den geburtshilflichen Todesfällen mit 3,6 Promille am größten.

2. Fruchtwasserembolie

Die relativ seltene Fruchtwasserembolie ist durch plötzliche Dyspnoe, Zyanose, Schock und plötzlichen Tod während oder unmittelbar nach der Geburt charakterisiert.

In der Weltliteratur sind bis 1963 etwa 120 Todesfälle an Fruchtwasserembolie mitgeteilt worden.

MARTIN fand ziemlich blut- und oedemreiche Lungen mit einzelnen Ekchymosen auf der Pleura. Im Lungenpreßsaft fanden sich winzigste gelbe Partikelchen, die gerade noch mit freiem Auge erkennbar waren. Die mikroskopische Betrachtung des Lungenpreßsaftes im Nativpräparat ergab analog der Fruchtwasseraspiration des Neugeborenen Plattenepithelschuppen, Meconiumkörperchen, Fetttröpfchen und Cholesterintafeln. Die histologische Untersuchung der Lungen zeigte neben Oedem und akutem Emphysem sowie einer erheblichen Blutfülle mehr oder weniger reichlich Fruchtwasserbestandteile in zahlreichen kleinen Pulmonalarterienästen, Arteriolen und Capillaren, und zwar Plattenepithelschuppen, Eosinophile, körnigen Detritus, vereinzelte Lanugohaare, Fett- bzw. Talg- und Schleimmassen, spärlicher auch Meconiumkörperchen, vermengt mit Leukozyten, wobei die letzteren im Schleim reihenweise angeordnet sind. Bei offenem Foramen ovale ließen sich in kleinen Arterien und Arteriolen von Herz und Nieren Epithelschuppen und Schleimmassen nachweisen.

Von ausschlaggebender Bedeutung für das Zustandekommen der Fruchtwasserembolie wird nach MARTIN der Blasensprung aufgefaßt; denn nur nach Eröffnung der Fruchtblase, sei es spontan oder artifiziell, kann das Fruchtwasser in die mütterliche Blutstrombahn gelangen.

Weitere 3 Beobachtungen unter 895 Sektionen (0,3%), veröffentlichte CHIARI. Als wesentliche Todesursache wird ein anaphylaktischer Schock angesehen. Für die Frage der unmittelbaren Todesursache bei Fruchtwasser-Embolie kristallisieren sich nach CHIARI 3 Faktoren als besonders bedeutsam heraus:

1. mechanische Ursache durch Verlegung zahlreicher Gefäße in den Lungen durch das verschleppte Material.
2. Thromboplastische Theorie. Besonders umfängliche Thrombenbildung durch die thromboplastische Aktivität des Fruchtwassers, welche auf das schon normalerweise einen hohen Fibrinogengehalt besitzende Blut der Schwangeren einwirkt. Dies führe durch den starken Fibrinogenverbrauch zu einer Afibrinogenämie.
3. Verblutungskollaps.

Die peripartalen Müttersterbefälle des Sektionsgutes von 1962—1965 in Jena betrafen 34 Frauen. Davon konnte 11mal die histologisch gesicherte Diagnose einer Fruchtwasserembolie gestellt werden, 7mal führten Toxikosen sowie die Embolisierung thromboplastischer Substanzen der Placenta zum Tode. Auffallend war der hohe Prozentsatz an haemorrhagischen Diathesen in diesen beiden Gruppen. Thromboembolien und Fettembolien der Lungen, Septikopyämien und andere entzündliche Erkrankungen sowie Verblutung und erworbene Herzfehler waren in den anderen Fällen die Todesursachen (MÜLLER).

Auch GRUNDMANN weist darauf hin, daß besonders bei einem Hydramnion und bei starker Wehentätigkeit Fruchtwasser zwischen Eihäute und Uteruswand gelangen kann, während der Wehen zur Placenta gepreßt wird und dann in die oberflächlichen Sinus der Dezidua eindringt. Die Seltenheit dieses Krankheitsbildes läßt vermuten, daß noch andere, vorerst unbekannte Faktoren beteiligt sind. Immerhin darf schon heute als sicher gelten, daß Blasensprung und intrauterine Drucksteigerung zu den wesentlichen Voraussetzungen für die Fruchtwasserembolie gehören.

BSTEH berichtete ebenfalls über den klinischen Verlauf und die autoptischen Befunde einer tödlich endigenden Fruchtwasserembolie. Danach gewinnen jüngst durchgeführte experimentelle Arbeiten erhebliches Gewicht, nach denen in den mütterlichen Blutkreislauf eingedrungenes Fruchtwasser zu einer Thrombozytenagglutination führt, wobei Serotonin frei wird, welches seinerseits zu einer akuten Konstriktion der Lungengefäße und zum Cor pulmonale führt, und zwar besonders dann, wenn ein nicht ganz einwandfreier Herzbefund vorliegt. Möglicherweise könnte das Ereignis durch eine durchgeführte hohe Blasensprengung nach Drew-Smythe begünstigt gewesen sein.

Außer der bekannten Verlegung der Lungenstrombahn durch geformte Fruchtwasserbestandteile und Thromben bei Fruchtwasserembolie macht MÜLLER auf einen portalen Umgehungskreislauf bei behindertem normalen Abfluß des uterinen Venenblutes aufmerksam. Er konnte Schleimsubstanzen in Pfortaderästen finden und weist auf 2 Fälle einer Eklampsieleber mit Pfortaderthrombose hin, die mit Wahrscheinlichkeit ebenfalls Folge einer portalen Umleitung thromboplastischer Substanzen sind. Da das Aufschneiden der unfixierten Organe bei flüssigem Blut oft zum völligen Auslaufen der Venen führt, wodurch der Nachweis einer evtl. Fruchtwasserembolie im Abflußgebiet des Uterus nicht mehr möglich ist, schlägt MÜLLER vor, bei Verdacht einer Fruchtwasserembolie das gesamte Urogenitalsystem nach Umschneidung der Labia minora und nach Unterbindung der Aorta, V. cava caudalis und der Iliacalgefäße in toto vorsichtig herauszupräparieren, 24 Stunden in Formalin anzufixieren und dann erst die Sektion des Organpaketes vorzunehmen.

Weitere 3 Fälle einer Fruchtwasserembolie teilten GROSS und BENZ mit. In einem Fall fanden sich im Blutsediment aus der Pulmonalarterie und der V. cava inferior Mekonium und Fruchtwasserbestandteile.

Auch HAMMERSTEIN, J., STEIN, F., GRUNDMANN, KÖSSLING und KALKSCHMID brachten kasuistische Beiträge zur Fruchtwasserembolie. Patientinnen, die nicht sofort an einer Fruchtwasserembolie sterben, können zusätzlich ein Defibrinierungssyndrom entwickeln (Hypofibrinogenämie) mit einer meist unbeherrschbaren Blutung (BARNO und FREEMAN).

Das Krankheitsbild der Fibrinogenopathie ist nach SCHLAMMBERGER gekennzeichnet durch Verminderung des zirkulierenden Fibrinogens unter 100 ml% (= Hypofibrinogenämie) oder sogar bis auf 0 mg% (= Afibrinogenämie), weiter durch Verminderung von Faktor II (Prothrombin), Faktor V und Faktor VII (antihämophiles Globulin). Es kommt dabei zu schwersten unstillbaren diffusen Blutungen im Operationsbereich sowie diffusen Haut- und Schleimhautblutungen, Hämaturie usw.

Einen der sehr seltenen beweiskräftigen Fälle von Afibrinogenämie auf der Basis einer Fruchtwasserembolie veröffentlichten GOSSELIN und VERLAINE.

Über morphologische Befunde zur Pathogenese tödlicher afibrinogener Blutungen infolge Fruchtwasserembolie berichtete auch HEBER.

Als auffallenden Befund vermerkten BELLER u. Mitarb. die hohe freie Plasminaktivität im peripheren und im Leichenblut, daneben trat der Effekt der Thromboplastineinschwemmung mit dem Fruchtwasser zurück.

3. Sonstige seltene Verletzungen

Luftembolie wird in der Regel nur bei kriminellen Eingriffen beobachtet. ABITBOL berichtete über den seltenen Fall einer *Ruptur des Ductus choledochus* als Todesursache der Mutter.

Eine spontane Aortenruptur bei einer II-Para mit Aortenisthmusstenose und degenerativen Mediaveränderungen beobachteten RITZ und FRITSCH.

Postpartal kann eine Hypophysenvorderlappen-Nekrose auftreten, die durch Schockzustände mit oder ohne Blutungen nach der Geburt verursacht wird, also in einer Zeitspanne, in der die Hypophyse typische Schwangerschafts-Hypertrophie aufweist. SHEEHAN betont mehrfach, daß in jedem Falle von postpartaler

Hypophysennekrose ein Schockzustand vorhanden gewesen sein muß und daß die Ausbildung der klinischen Hypophyseninsuffizienz von der Schwere des Kollapses direkt abhängt (KERKHOVEN). DE FARIA und DE OLIVEIRA haben in 38 von 48 Schockfällen Zelldegenerationen und herdförmige Nekrosen der Adenohypophyse festgestellt. Sie konnten die Beziehung zum Schockereignis zeitlich durch Altersbestimmung anhand der histologischen Veränderungen sehr wahrscheinlich machen.

Literatur

ABITBOL, M.M.: Rupture of the Common Bile Duct as a cause of Maternal Death. A Case Report. Amer. J. Obst. Gynec. **76**, 599 (1958).
BALTENSWEILER, J.: Spontanrupturen des Uterus während der Schwangerschaft. Geb. u. Frauenheilk. **25**, 1153—1162 (1965).
BARNO, A., and D.W. FREEMAN: Amniotic fluid embolism. Am. J. Obst. Gyn. **77**, 1199 (1959).
BELLER, F.K., et al.: The fibrinolytic system in amniotic fluid embolism. Am. J. Obst. Gynec. **87**, 48 (1963).
BOLDT, W.: Über die Geschichte, Entstehung und Behandlung spontaner Geburtsfisteln. Geb. u. Frauenheilk. **20**, 1159—1170 (1960).
BOULLE, P., and D. CRICHTON: Rupture of the unscarred uterus. Lancet **7329, I**, 360 (1964).
BROZMAN, M.: Die Agglutination der Blutplättchen in den Lungengefäßen bei der tödlichen Fruchtwasserembolie. Zbl. Path. **99**, 151—157 (1959).
BSTEH, P.: Fruchtwasserembolie im Lichte neuerer Erkenntnisse. Zbl. Gynäk. **87**, 1118—1124 (1965).
CHIARI, H.: Über Fruchtwasserembolie. Klinische Medizin **20**, 557—573 (1965).
DE FARIA, J.L, u. N.R Du OLIVEIRA: Hypophysennekrose nach Schockzuständen. Beitr. pathol Anat. **127**, 213—231 (1962).
DYROFF, R., u. J. THOMAS: Die Inversio uteri und ein neues Verfahren zu ihrer Behandlung. Geb. u. Frauenkeilk. **15**, 126—231 (1962).
FRITZ, A.: Bericht über 26 in den Jahren 1953—56 operativ behandelte Uterusrupturen. Geb. u. Frauenheilk. **18**, 172—185 (1958).
GOSSELIN, O., et CH. VERLAINE: Un cas de mort par embolie amniotique. Bull. Soc. roy. belge Gynéc. Obstét. **33**, 261 (1963).
GROSS, P., and E.J. BENZ: Pulmonary Embolism by Amniotic Fluid. Surg. Gynec. Obst. **85**, 315—320 (1947).
GRUNDMANN, E.: Zur Fruchtwasserembolie. Beitr. Path. Anat. **117**, 445—455 (1957).
— Fruchtwasserembolie. Dtsch. med. Wschr. **48**, 917—919 (1959).
HAMMERSTEIN, J., u. F. STEIN: Fruchtwasserembolie als Todesursache sub partu. Geb. u. Frauenheilk. **19**, 765—779 (1959).
HEBER, J.: Morphologische Befunde zur Pathogenese tödlicher afibrinogenämischer Blutungen infolge Fruchtwasserembolie. Zbl. Path. **108**, 261—267 (1965).
KALKSCHMID, W.: Zur Kasuistik der Fruchtwasserembolie. Zbl. Gynäk. **83**, 1158—1167 (1961).
KÖSSLING, F.K.: Zur Pathologie der Fruchtwasserembolie. Geb. u. Frauenheilk. **23**, 707—720 (1963).
MAHON, R., et coll.: Les ruptures précoces de l'uterus gravide. Gyn. et Obst. **60**, 519 (1961).
MARTIN, J.: Zur Kenntnis der Fruchtwasserembolie. Frankfurt. Z. Path. **65**, 467—477 (1954).
— Die Fruchtwasserembolie als Todesursache während oder nach der Geburt. Geb. u. Frauenheilk. **16**, 463 (1956).
MARTIUS, H.: Lehrbuch der Geburtshilfe. 3. Aufl. Stuttgart: Thieme 1956.
MAWUPE VOVOR, V., and C. QUADJOVI: A propos de 60 cas de ruptures utérines, observées à la maternité de Somé (Togo). J. Chir. **89**, 445—450 (1965).
MEESEN, H.: Fruchtwasserembolie. Dtsch. med. Wschr. **87**, 752—754 (1962).
MICHELS, B.: Symptomlose traumatische Uterusruptur. Zbl. Gynäk. **69**, 660 (1947).
MÜLLER, P.: Akute und subakute Fruchtwasserembolien, ihre Häufigkeit, ihre Ausbreitungswege und ihre Folgen. Beitr. path. Anat. **130**, 262—294 (1964).
— Die Todesursachen der peripartalen Müttersterbefälle im Sektionsgut von 1962—1965 des Pathologischen Instituts der Friedrich-Schiller-Universität Jena. Das dtsch. Gesundheitswesen **21**, 447—450 (1966).
RÄMSCH, R.: Tödliche Fruchtwasserembolie — ein kasuistischer Beitrag. Zbl. Path. **101**, 470—474 (1960).
RIPPMANN, E.T.: Die mütterliche Mortalität der Jahre 1940—1963 im Frauenspital Basel. Gynaecologia **160**, 117—128 (1965).

Ritz, E., und H. Fritsch: Aortenruptur post partum bei Coarctatio aortae. Med. Klinik **61**, 639—641 (1966).
Schlamberger, H.: Drei Fälle von Fibrinogenopathie in der Geburtshilfe. Wien. med. Wschr. **115**, 1098—1099 (1965).
Schubert, W.: Fruchtwasser-Schleimembolie bei klinisch fraglicher Eklampsie. Virchow Arch. **328**, 38—48 (1956).
Sheehan, H. L.: Atypical Hypopituitarism. Proc. Roy. Soc. Med. **54**, 43 (1961).
Slany, A.: Mastdarmruptur mit Sigmaaustritt intra partum. Zbl. Gyn. **71**, 535—538 (1949).
Tholen, A.: Zwei merkwürdige Fälle einer Inversio uteri spontanea. Geb. u. Frauenheilk. **16**, 724 (1956).
Walch, E.: Zur Therapie der Inversio uteri puerperalis. Geb. u. Frauenheilk. **17**, 1034 (1957).
Warm, R.: Zur heutigen Prognose der Uterusruptur. Geb. u. Frauenheilk. **22**, 743—754 (1962).
Weingold, A. B., et al.: Rupture of the gravid uterus. Surg. Gynec. Obstet. **122**, 1233—1239 (1966).

P. Schädigung durch Nahrungsentzug (alimentäre Dystrophie)

Die alimentäre Dystrophie beruht im wesentlichen neben einer kalorisch unzureichenden Ernährung auf einem hochgradigen Mangel an tierischem Eiweiß. Fett- und Vitaminmangel dürften nur eine untergeordnete Rolle spielen. Der Eiweißmangel führt zu einer negativen Eiweißbilanz, so daß der Körper auf die eigenen Eiweißbestände zurückgreifen muß. Im allgemeinen unterscheidet man 3 Formen der Dystrophie:

1. die trockene Form: hochgradige Abmagerung
2. die feuchte Form: sogenannte Oedemkrankheit
3. die sogenannte lipophile Dystrophie im Sinne von Bansi. Sie tritt bei der Umstellung auf bessere Ernährung in Erscheinung.

Auch eine Unterscheidung in akute und chronische Verlaufsformen mit Übergängen ist möglich. Bei ersteren stehen Kreislaufsymptome und ruhrartige Bilder im Vordergrund, während bei der chronischen Verlaufsform eine Spareinstellung des Organismus mit Vagotonie vorherrscht.

Um die Auswirkungen einer schweren alimentären Dystrophie auf den Körper eines Menschen voll ermessen zu können, sei auf die morphologischen Befunde hingewiesen, die während und nach 2 Weltkriegen in Gefangenenlagern an Verstorbenen erhoben wurden. Die mengenmäßig gleichmäßig zugeteilte Lagerkost schaffte gewissermaßen einen einheitlichen Ausgangspunkt für diese traurigen Massenexperimente. Somit geriet eine größere Anzahl von Menschen unter den gleichen äußeren Bedingungen in den Zustand der alimentären Dystrophie, und zwar von Menschen, die vorher meist gesund und voll leistungsfähig waren. Warum nun die einen dem Hungertod verfielen, die anderen jedoch überlebten, hing neben einer allmählichen Verbesserung der Nahrungszuteilung auch von konstitutionellen Faktoren ab. Unter Beachtung gewisser Voraussetzungen (Alter, frühere Krankheiten usw.) dürfte es aber angängig sein, die morphologischen Befunde an Menschen, die an alimentärer Dystrophie verstorben sind, als nur quantitativ stärker als bei den Überlebenden und in mehr oder weniger hochgradiger Ausprägung auch bei diesen anzunehmen.

Die Sektionsbefunde an Dystrophietoten waren nach den Angaben der Obduzenten von einer erstaunlichen Gleichartigkeit. Im Vordergrund stand ein hochgradiger Schwund des gesamten Fettgewebes sowie der Muskulatur. Die Bauchdecken hatten teilweise nur noch eine Stärke von einigen Millimetern. Herz, Leber und Milz waren oft auf $1/3$ verkleinert. Je nach der vorliegenden Dystrophie, trockener oder feuchter, erschienen die Leichen mumienhaft oder oedematös, mit mehr oder weniger reichlichem gelblich-serösen Ascites.

OVERZIER und andere konnten am Dystrophiker folgende Befunde feststellen:

Herz: in allen Fällen stark verkleinert; vollständige gallertige Atrophie des epikardialen Fettgewebes, Schlängelung der Herzkranzgefäße als Ausdruck der Herzverkleinerung. Herzmuskel auf dem Schnitt braun. Histologisch deutliche Verschmälerung der einzelnen Muskelfasern.

Leber: starke Verkleinerung; auf dem Schnitt dunkelbraun. Die Farbe der Galle häufig hell. Verschiedentlich war das Gallenblasenbett oedematös durchtränkt. Histologisch starke Verschmälerung der Leberzellbalken; Berliner-Blaureaktion stets positiv. Das Eisenpigment lag in den Leberzellen und in den vergrößerten Zellen des retikuloendothelialen Systems. Daneben fand sich reichlich braunes Abnutzungspigment. Eine fettige Degeneration kann nicht als zum Bilde der Hungerleber gehörend angesehen werden.

Nieren: nicht verkleinert.

Hoden: zumeist kleiner als normal, braun pigmentiert. Das Epithel ist von der basalen Membran durch Oedem abgehoben. Zellen vielfach in die Lichtung abgestoßen.

Nebennieren: makroskopisch fast immer verfettet. Rinde sichtlich verbreitert und ockergelb.

Milz: starke Eisenreaktion.

Magen und Darm: häufig ausgeprägtes Oedem der Submukosa.

Eine detaillierte Darstellung der makroskopischen und insbesondere mikroskopischen Veränderungen dystrophischer Organe stammt von GIESE und HÖRSTEBROCK.

Bei zahlreichen an alimentärer Dystrophie Verstorbenen fand ZSCHAU am Magen folgende Veränderungen:

1. hochgradige Gewichtsverminderung des Organs infolge einer erschreckenden Atrophie sämtlicher Wandschichten, einschließlich der Muskulatur
2. mit großer Häufigkeit eine makroskopisch erkennbare Entzündung der Schleimhaut, die fleckige Rötung zeigte, dabei aber fast stets hochgradig atrophisch war
3. nicht selten oberflächliche Schleimhautdefekte, besonders aber haemorrhagische Erosionen und auch Blutungen in die Schleimhaut.

Auch LUBARSCH hat beim Hungeroedem häufig eine haemorrhagische Gastritis, frische Schleimhautblutungen, haemorrhagische Erosionen, umschriebene Schleimhautnekrosen und kleine Geschwüre gesehen. Bei zahlreichen Sektionen konnte ZSCHAU immer wieder feststellen, daß die haemorrhagischen Erosionen auffallend häufig kombiniert waren mit Gehirnbefunden, wie Hirnoedem, Solitärtuberkel, Meningitis u.a. STAEMMLER nimmt einen Zusammenhang zwischen Hirnschädigungen und Erosionen in Magen und Duodenum an. Er erklärt die Entstehung der Erosionen aus zentral bedingten Kreislaufstörungen.

Die Darmwände waren nach den Beobachtungen von HANSEN papierdünn und hatten eine glatte, stark atrophierte Schleimhaut sowie zahlreiche Pigmentationen, den Resten ulzeröser Prozesse. Im Rahmen der allgemeinen Oedeme und des Aszites bei der Dystrophie ist nach GIRGINSON nicht selten ein diffuses Oedem der Darmwand vorhanden. UEHLINGER hat auf das Oedem des Plexus myentericus bei der Dystrophie mit Schädigung der Ganglienzellen eindrucksvoll hingewiesen (GIRGINSON).

HANSEN bemerkte, daß die Haupttodesursache nicht die unkomplizierte Dystrophie war, sondern Dystrophie in Verbindung mit chronischer Ruhr.

Ein erstaunlicher Befund war das Fehlen jeglicher atheromatöser Veränderungen der großen Gefäße, obwohl die meisten Toten den höheren Altersklassen angehörten.

Untersuchungen von Hungerherzen durch LINZBACH zeigten eine ungleichmäßige Faseratrophie und einen Untergang von Herzmuskelfasern bei Verdickung der übrigen. Es wurden mehrere für atrophische Herzen typische und auffallende Degenerationserscheinungen erstmalig beschrieben. So vor allem die Hungerherde des Herzmuskels mit myozytärer Umwandlung der Herzmuskelfasern und das charakteristische Manteloedem der atrophischen Herzmuskelfasern.

In größerer Häufigkeit konnte ZSCHAU Spontanfrakturen an den vorderen Enden der knöchernen Rippenanteile bei Patienten mit alimentärer Dystrophie und hypo- und avitaminotischen Erscheinungen beobachten. Die Frakturen traten akut oder schleichend ein. Das Festwerden erfolgte zögernd unter Hinterlassung rosenkranzähnlicher Bilder, meist im Verlauf von 4—5 Monaten. Autoptisch zeigten viele Rippen eine so hochgradige Osteoporose, daß sie sich mit einem Messer leicht in der Längsrichtung schneiden ließen. Darüberhinaus wiesen einzelne Rippen in der Nähe der Knorpelknochengrenze eine Umwandlung des Knochenmarkes in gelbes Mark auf. Das Mark hatte zitronengelbe Farbe und gallertige Beschaffenheit. Histologische Veränderungen waren die Kennzeichen der Osteoporose wie Verdünnung der Kompakta, eine Umwandlung der Lamellen und eine Erweiterung der Haverschen Kanäle. Besonders entlang dem Endost spielten sich fibroblastische Prozesse ab.

Die Veränderungen bei alimentärer Osteodystrophie beruhen einerseits auf ungenügender Zufuhr von Nahrungsstoffen, besonders der für den normalen Stoffwechsel notwendigen, und andererseits auf Resorption des Knochens, auf dessen Kosten der Organismus die unbedingt notwendigen Eiweiße und Mineralsalze für das Säure-Basengleichgewicht erhält. Röntgenologisch zeigt sich eine mehr oder weniger ausgesprochene Osteoporose mit beträchtlicher Verminderung der Spongiosastruktur, Verdünnung und Rarefizierung der Corticalis und in einer Reihe von Fällen der sog. Loserschen Umbau-Zonen. Nicht selten sind auch Frakturen bei Personen im Wachstumsalter. Es werden die Erscheinungen der Knochenbildung nicht eingeschränkt, aber oft verkalken die von neuem gebildeten Knochenstrukturen nicht, sondern haben einen osteoiden Charakter, wodurch diese Veränderungen rhachitischen nahekommen. Dies erklärt sich augenscheinlich durch den erhöhten Bedarf des wachsenden Organismus an Vitamin-D, welches notwendig ist für die Ablagerung von Kalziumsalzen im Knochen. Bei Erwachsenen können die Veränderungen des Skeletts im Hungerzustand durch ein osteomalazisches Syndrom kompliziert sein.

GIRGINSON sezierte im Stalingrader Kessel zahlreiche verhungerte Soldaten. Fast alle waren einem akuten Kreislaufkollaps erlegen, der kurze Zeit nach dem Genuß einer kleinen Portion Fettfleischkonserve auftrat, welche als hochkalorische Nahrung bevorzugt eingeflogen wurde. Diese Tatsache war aus dem Befund einer massiven Fettresorption im oberen Jejunum zu erkennen, die im vollständig fettfreien Mesenterium eine außerordentlich eindrucksvolle Darstellung der Lymphgefäße hinterließ.

Im Hungerzustand findet sich in Milz und Leber eine gesteigerte Eisenspeicherung, wofür hämolytische Vorgänge angeschuldigt wurden sowie mangelhafte Apoferritinbildung in der Leber. Die Anämie des Hungerkranken liegt nicht in einem Eisenmangel begründet, sondern wird durch das gleichzeitig bestehende Eiweißdefizit verursacht.

Wie die Sektionsbefunde an Dystrophietoten ergaben, zeigte die Leber meist eine erhebliche Verkleinerung mit braunen, aber auch gelblichbraunen und graurötlichen Farbtönen; häufig erscheint das Bild einer Muskatnußleber. Verschiedentlich fand sich eine oedematöse Durchtränkung des Gallenblasenbettes und häufig eine helle Galle. Während VALET einen Teil seiner makroskopischen Befunde wegen der weichen, brüchigen Konsistenz und der Farbe des Organs als Leberverfettung auffaßte, hielt OVERZIER eine fettige Degeneration als nicht zum Bilde der Hungerleber gehörend, jedenfalls nicht beim chronischen Hungerzustand, während der akute Hungerzustand zur Fettleber führt, die man sich durch Fettinfiltration nach vermehrter Fettmobilisation aus den Depots entstanden denkt. Histologisch war eine starke Verschmälerung der Leberzellbalken auffällig mit reichlich braunem Pigment. Eisenpigment konnte stets in wechselnder Menge nachgewiesen werden, und zwar sowohl in den Leberzellen selbst als auch in den vergrößerten reticuloendothelialen Zellen. MEYERINGH legt die Hälfte seiner bei 3163 dystropischen Heimkehrern in 4,4% festgestellten Leberschädigungen der Dystrophie zur Last, da anamnestisch keine Gelbsucht angegeben werden konnte.

Auf das gehäufte Vorkommen einer Leberzirrhose bei Heimkehrern als Folge einer schweren alimentären Dystrophie ist in den letzten Jahren von klinischer Seite wiederholt hingewiesen worden. KALK machte darauf aufmerksam, daß nicht nur eine im Krieg oder in der Gefangenschaft durchgemachte Hepatitis als Ursache in Betracht gezogen werden müsse, sondern auch die durch den Mangelzustand erzeugte Fettleber, zumal sich anamnestisch nicht immer eine Hepatitis nachweisen ließ.

Bereits makroskopisch glaubte KALK eine aus der Fettleber entstandene Cirrhose von einer posthepatitischen Cirrhose dadurch unterscheiden zu können, daß erstere eine gleichmäßige und eher klein-höckerige Oberfläche aufweist, während die Cirrhose nach Hepatitis mehr eine ungleichmäßige Höckerung mit Höckern verschiedener Größe erkennen läßt.

Der chronische Eiweißmangel führt nach den heutigen Anschauungen zu einer Fettleber, wobei die Ausbildung einer Cirrhose möglich ist. Die Zeitdauer des möglichen Überganges einer Fettleber in eine Lebercirrhose ist nicht sicher bekannt (nach KALK 5—10 Jahre).

Der Dystrophie-bedingten Fettleber konnte im allgemeinen keine ausgesprochen ungünstige Prognose zugeschrieben werden, wenn sie frühzeitig erkannt, behandelt und zusätzliche Noxen vermieden wurden. Da dies häufig aber nicht der Fall war, kam es bei längerem Bestehen der Steatose zu sekundär entzündlichen Mesenchymreaktionen. Wenn nun bei ehemaligen Dystrophikern eine Fettleber lange Zeit und unter Umständen jahrelang unerkannt blieb, bestand reichlich Gelegenheit, daß zusätzliche Noxen eine vorgeschädigte Leber trafen. Nach den bioptischen Erfahrungen von GROSS kann der weitere Verlauf einer Fettleber auf 2 Wegen erfolgen, und zwar entweder die Weiterentwicklung der Mesenchymreaktion bei fortbestehender Verfettung oder allmähliches Verschwinden des Fettes aus der Leber, wobei parallel dazu oder erst anschließend eine Mesenchymreaktion abläuft. Histologisch stimmt das Bild vielfach mit dem einer chronischen Virushepatitis überein.

Neben der Fettleber konnte es als Folge einer langdauernden Mangelernährung auch zu einer Siderosis der Leber bzw. zu einer Siderozirrhose (BANSI) kommen. Diese Form schien sogar relativ häufig zu sein; denn unter 5 von KALK mitgeteilten Fällen von Heimkehrerzirrhosen wiesen 3 gleichzeitig eine reichliche Eisenablagerung auf. Bereits LUBARSCH machte auf die Glykogenverarmung und die Hämosiderinablagerung bei Hungeroedemleichen aufmerksam, welche zu finden ist in den Epithelzellen (Leber, Nieren, Speicheldrüsen, Schilddrüse) und in der quergestreiften Muskulatur, im Stützgewebe der verschiedenen Organe sowie im retikuloendothelialen System. Bei der Siderose fällt das bereits in der normalen Leber im beträchtlichen Umfang vorhandene und an ein Globulin als Ferritin in feiner kolloidaler Dispersion gebundene Eisen infolge des zunehmenden Proteinmangels aus seinem kolloidalen Lösungszustand aus und ist als Pigment nachweisbar. GIESE zeigte, daß bei Inanitionszuständen auch eine myoglobinogene Siderose möglich ist durch Abbau von Muskelsubstanz entweder durch einfache Hypotrophie oder gelegentlich unter Verflüssigung. Das dabei freiwerdende Eisen kann dann in den klassischen Speicherorganen Leber, Milz und Knochenmark abgelagert werden.

Laparoskopische Untersuchungen (BRÜGEL-PIETZONKA) ergaben einen statistisch gesicherten Zusammenhang zwischen Unterernährung und histologisch nachweisbarer Eisenablagerung in der Leber. Noch nach vielen Jahren fanden sich z.T. beträchtliche Eisenablagerungen. Die Folgenschwere eines alimentären Leberschadens wird deutlich, wenn KALK berichtete, daß eine Hepatitis bei Heimkehrern erfahrungsgemäß einen viel schwereren Verlauf zeigte und häufiger in irreparablen Schäden, hauptsächlich in Cirrhose, endet als bei anderen Menschen.

Zur Frage alimentärer Dystrophie und Leberspätschäden nahm GROSS auf Grund einer gutachtlichen Untersuchung zahlreicher ehemaliger Dystrophiker Stellung. Er fand unter 592 Patienten, bei denen die Diagnose laparoskopisch und histologisch gesichert werden konnte, nicht weniger als 144 (24,3%) Leberzirrhosen. Da nur in etwa ¼ der Fälle in der Anamnese eine Dystrophie angegeben wurde, sonst jedoch noch andere schwere Erkrankungen, wird die Bedeutung einer Summationsschädigung für die Cirrhoseentstehung unterstrichen.

Über organische Spätschäden am Herzen nach alimentärer Dystrophie und Gefangenschaft berichtete TIETZE. Wenn bei einer Hungeratrophie das Herz die kritische Grenze von 200 g unterschreitet, kommt es infolge ungenügender Herzleistung zum Tode. Histologisch findet sich in der akuten Phase der Dystrophie eine Verdichtung der Zellen sowie eine Verminderung der fibrillären Substanz, bei der feuchten Form auch eine hydropische Quellung und eine körnige Sarkolyse. In der Restitutionsphase sind diese Schäden im allgemeinen voll reversibel. In jeder Phase können verschiedenartige Herzbefunde erhoben werden, da sich im wechselnden Ausmaße funktionelle Momente und organische Schäden überlagern.

Untersuchungen nach dem 1. Weltkrieg haben bereits ergeben, daß das Gehirn bei Hunger und Unterernährung allgemein erst dann zu reagieren pflegt, wenn die großen parenchymatösen Organe, wie Leber und Nieren, erheblich in ihrer Funktion geschädigt sind. Untersuchungen von WILKE kommen alimentäre Hirnoedeme vor; es kann in extremen Fällen von Hunger mit der Voraussetzung stärkster körperlicher Beanspruchung bei quantitativ und qualitativ unzureichender Nahrungszufuhr das akute Hirnoedem geradezu die charakteristische Todesursache des reinen Hungertodes sein. So starben etwa 35 Mitgefangene unter den Erscheinungen eines akuten Hirnoedems im Rahmen reiner Hungerzustände ohne Komplikationen durch andere zusätzliche Erkrankungen infektiöser Genese, wie Ruhr, Typhus abdominalis, Tuberkulose (WILKE).

Über die physischen und psychischen Veränderungen bei schwerer alimentärer Dystrophie berichtete REGINATO.

Unter Verwertung des Schrifttums weist WILKE auf akute zerebrale Hungerschäden in Kriegsgefangenschaft und ihre neurologischen und psychiatrischen Folgen hin. Die neurohistologischen Veränderungen bestehen in einer Lichtung des Ganglienzellbestandes, vakuoliger Degeneration verschiedenen Grades, spongiöser Auflockerung mit Quellungs- und schollingen Zerfallserscheinungen der Markscheiden. Auch Zustände von Hirnatrophie sind bekannt geworden, die röntgenologisch festgestellt werden konnten. Psychisch stehen Verstimmungszustände im Vordergrund mit Leistungseinbuße im praktischen Leben und vegetative Regulationsstörungen.

Mit der Psychiatrie in der Kriegsgefangenschaft hat sich auch GOTTSCHICK eingehend beschäftigt.

Über Spätfolgen und Nachkrankheiten der wichtigsten in Krieg und Gefangenschaft aufgetretenen Infektionen berichtete O. FISCHER. Infektionskrankheiten spielten die Hauptrolle unter den inneren Erkrankungen, welche Kriegsdienstbeschädigungen hinterlassen können. Besonders ausführliche Erörterung finden die Folgezustände von epidemischen Darmkrankheiten und Rickettsiosen, aber auch Begutachtungsfragen von selteneren Infektionen und Parasitosen werden kritisch betrachtet, ebenso wie z. B. die in ihrem Verlauf und in ihren Auswirkungen oft falsch beurteilte Malaria.

Die Dystrophie kann nicht einfach als schwerer Hungerschaden bezeichnet werden, sondern vielmehr ist die Fehlernährung bedeutungsvoll, d. h. ein Mißverhältnis zwischen Gesamtkalorienzufuhr und Eiweißanteil der Nahrung. Bei einer Fehlernährung vorwiegend mit Kohlenhydraten und extrem eiweißarm war die Gefahr chronischer Leberschäden besonders groß. Dabei muß auch der chronische Vitaminmangel berücksichtigt werden. Eine weitere Noxe neben den alimentären Faktoren bildeten die sogenannten banalen Infekte, wie Angina, Infekte der oberen Luftwege, Furunkulosen, Abscesse, Phlegmonen usw., auf die während der schweren Gefangenschaftsbedingungen nicht besonders geachtet wurde. Unter den Infekten ist der Bacillenruhr eine große Bedeutung zuzumessen.

Es bestätigte sich auch wieder die Rolle bakterieller Infektionen, und zwar besonders chronischer Infekte, bei der Entstehung einer ulcerösen Endokarditis auf dem Boden einer allgemeinen Resistenzverminderung, wie sie bei alimentärer Dystrophie gegeben ist.

Eine Untersuchung der Grund- und Todesleiden von 92 Männern, die eine alimentäre Dystrophie infolge längerer Kriegsgefangenschaft oder KZ-Haft durchmachen mußten, ergab einen überraschend hohen Prozentsatz von Endokarditis chronica. Sie bildete in 18 Fällen das Grundleiden und in 3 weiteren wurden Restzustände einer abgelaufenen Endokarditis festgestellt (FISCHER).

Weitere Untersuchungen über die Spätfolgen einer alimentären Dystrophie durch FISCHER ergaben einen hohen Anteil der chronischen rezidivierenden Endokarditis an den Grund- und Todesleiden der betreffenden Männer. Sie fand sich ausschließlich bei den bis 1950 Verstorbenen. Beachtung verdiente auch die Beeinflussung tuberkulöser Infekte. In den Jahren ab 1954 traten die Lebercirrhosen in den Vordergrund.

Wie ausgedehnte klinische Untersuchungen ergaben, ist die Zahl der körperlichen Dauerschäden nach alimentärer Dystrophie erfreulich gering. So fand MEYERINGH unter 56000 Heimkehrern 8mal dystrophisch bedingte Hirnschäden, etwa in gleicher Zahl Leberzirrhosen und organische Herzschäden, sowie eine durchschnittlich etwas größere Zahl von Leberaffektionen im Vergleich zur übrigen Bevölkerung. Dagegen war die Zahl der vegetativen Dystonie mit 62,5% gegenüber 35% der Bevölkerung deutlich erhöht. Trotzdem dürfen die schweren Schäden, die im Rahmen einer alimentären Dystrophie auftreten können, nicht übersehen werden. Es ist weiterhin zu berücksichtigen, daß ein Großteil der schwerer geschädigten Menschen nicht mehr heimgekehrt ist.

Spätschäden als Folgen extremer Lebensverhältnisse bei Gefangenen und Internierten sind ein relativ früher Tod, eine Alterungsakzeleration und das gehäufte Auftreten einiger Erkrankungen mit ungewöhnlich früher Manifestation, Progredienz und andere Erscheinungen (SCHENCK und SCHEID). Bei den von SCHENCK und SCHEID untersuchten Heimkehrern trat der Tod etwa 10—20 Jahre eher ein als er nach den vorliegenden Statistiken zu erwarten gewesen wäre. Die ehemaligen langfristig internierten Gefangenen und Inhaftierten verstarben auffallend häufig an den Krankheiten, welche, wie die Arteriosklerose der zerebralen Gefäße, als typisch für das höhere Lebensalter angesehen werden.

So findet sich bei Spätheimkehrern aus östlichem Gewahrsam eine Altersabbaubeschleunigung in einer Stichprobe von 100 Fällen in etwa 42%. Bei Spätrücksiedlern, die nach 1957 nach Westdeutschland kamen und die in Gewahrsam relativ frei gelebt hatten, ist dieser Prozentsatz mit 18% erheblich niedriger. Vergleicht man bei den Spätheimkehrern die einzelnen Lebensaltersgruppen miteinander, so fällt auf, daß die Abweichung des Altersabbaues von der Norm mit zunehmendem Alter immer stärker wird. Dabei macht die Voralterung besonders zwischen dem 4. und 5. sowie dem 6. und 7. Lebensjahr Sprünge. Bei einer Paralleluntersuchung von ehemaligen Verfolgten des Nazi-Regims, die in der Hauptsache in Belgien in der Illegalität gelebt hatten, war eine Abbaubeschleunigung in etwa 20% der Fälle nachweisbar. Dabei zeigte sich, daß Personen, die z.Z. der Verfolgung jünger als 45 Jahre waren, deutlich erkennbare Störungen der Intelligenz aufzuweisen hatten, während bei den älteren keine allgemeine Beeinträchtigung der Intelligenzleistung mehr eingetreten ist.

Bei einer solchen Asynchronie treten starke Spannungen im Funktionsgefüge auf, die vor allem Vitalität und Lebensschwung beeinträchtigen und damit sekundär zu einer Leistungseinbuße führen. Für die Umwelt bietet nach PAUL ein solcher Mensch das Bild einer schlechten sozialen Anpassung mit starken Stimmungsschwankungen bis zur Labilität der Gemütslage, für den Psychiater und den Tiefenpsychologen ist er neurotisch bis psychosomatisch strukturiert und für sich selbst bemerkt er oft mehr oder weniger bewußt die Diskrepanz zwischen seinen Strebungen und ihrer Erfüllung. Er bezeichnet sich als Wrack, als Schatten seiner früheren Existenz, und wer ihn vor der Schädigung gekannt hat, konstatiert einen Knick in der Persönlichkeitsentwicklung, der sich von dem Persönlichkeitswandel des synchron Vorgealterten durch die Betonung reaktiver Elemente in den Stimmungen und Verhaltensweisen unterscheidet.

Unter dem speziellen Gesichtswinkel der Voralterung nach Gefangenschaft und Verfolgung gewinnt man nach den Ausführungen von PAUL bei vergleichender Betrachtung verschiedener Geschädigten-Gruppen den Eindruck, als entspräche die synchrone Voralterung in erster Linie den Folgen einer Hungerdystrophie, während die asynchrone Voralterung in einem kausalen Zusammenhang der Reaktion auf extreme Erlebnisse, insbesondere Angstkonstellationen zu stehen scheint (PAUL).

Zur theoretischen und gutachtlichen Beurteilung erlebnisbedingter Verfolgungsschäden bedarf es nach VON BAEYER u. Mitarb. einer psychiatrischen Traumatologie. Diese läßt sich nicht aus dem affektbiologischen Traumabegriff der klassischen Lehre von der traumatischen Neurose begründen. Auch triebdynamische und streßtheoretische Vorstellungen gestatten keine umfassende Einsicht in die abnormen Verarbeitungen von Extrembelastungen. Erfahrungen über die Entwurzelung in Kriegsgefangenschaft, Migrationsbewegungen usw. legen eine sozialanthropologische Würdigung des traumatisch deformierten Weltbezuges der Betroffenen nahe, die auch somatische Schädigungen (zerebrale Dystrophieschäden usw.) zu berücksichtigen hat.

Die Literatur über psychische Schädigungen durch Verfolgung ergibt übereinstimmend ein relativ einheitliches Kernsyndrom mit chronischer Angst, Depressivität und Asthenie, das nach einer Latenzzeit mit blander Erschöpfungssymptomatik in Erscheinung tritt und, je nach Orientierung der Autoren, neuropathologisch, psychosomatisch oder psychodynamisch erklärt wird. Anhaltende Charakteropathien bei Verfolgten des Kindes- und Jugendalters wurden besonders beobachtet.

Die klinisch statistische Untersuchung von 500 Begutachteten durch die Verfasser ergibt in 75% der Fälle charakter-neurotisch-psychopatische Fehlhaltungen bzw. Erlebnis-reaktive Syndrome (vorwiegend Angst, neurotische Fehlhaltungen und chronische reaktive Depressionen). Tendenziöse Fehlhaltungen wurden in 3% der Fälle beobachtet. Eine Häufung angstneurotischer und chronisch-depressiver

Verfassungen bei schweren Verfolgungsbelastungen (insbesondere langjährigen KZ- und Ghetto-Haften) ist erkennbar. Chronische Depressionen scheinen bei älteren Verfolgten vorzuwiegen, während Angstneurosen und autistisch-sensitive bzw. dissoziale Fehlhaltungen der Verfolgung im jugendlichen und mittleren Alter häufiger sind. Das Verhältnis der zeitlich begrenzten dauerhaften erlebnisreaktiven Syndrome entspricht 1:3,4.

Literatur

BAEYER, W., VON, u.a.: Psychiatrie der Verfolgten. Berlin, Göttingen, Heidelberg: Springer 1964.
BALDERMANN, M.: Wesen und Beurteilung der Heimkehrerdystrophie. Münch. med. Wschr. 93, 55 (1951).
— Die psychischen Grundlagen der Heimkehrerdystrophie und ihre Behandlung. Münch. med. Wschr. 93, 2185 (1951).
BANSI, H.W.: Das Hungeroedem. Stuttgart: Enke 1949.
— Somatische Spät- und Dauerschäden nach Dystrophie. Dtsch. med. Wschr. 78, 1318 (1953).
BERNING, H.: Die Dystrophie. Stuttgart: Thieme 1949.
BRONISCH, F.W.: Gehirnschädigungen nach Dystrophie und Erschöpfung. Dtsch. med. Wschr. 78, 89 (1953).
CAJKA, T.W.: Pathologische Anatomie der alimentären Dystrophie; Erfahrungen der Sowjet. Med. im Großen Vaterländischen Kriege 1941—1945. Bd. 28, S. 56. Moskau: 1951 (russisch).
DIETZE, A.: Über organische Spätschäden am Herzen nach alimentärer Dystrophie und Gefangenschaft. Fortschr. d. Med. 74, Nr. 23/24 (2a) S. 591 (1956).
DÖRING, G.K.: Verfolgungs-Spätschäden auf gynäkologischem Gebiet. Dtsch. med. Wschr. 91, 260—262 (1966).
FAUST, CL.: Hirnatrophie nach Hungerdystrophie. Nervenarzt 406 (1952).
FISCHER, H.: Pathologisch-anatomische Befunde nach schwerer alimentärer Dystrophie. Dtsch. Z. Verdauungs- und Stoffwechselkrankheiten 16, 103—111 (1956).
— Spätschäden nach schwerer alimentärer Dystrophie infolge von Kriegsgefangenschaft. Münch. med. Wschr. 99, 250—252 (1957).
— O.: Spätfolgen und Nachkrankheiten der wichtigsten in Krieg und Gefangenschaft aufgetretenen Infektionen. Münch. med. Wschr. 101, 53, 81 (1959).
FULLY, G.: Réflexions et essai de pathogénie vertébrale à partir de constatations anatomique faites sur des squelettes de déportés morts dans les camps de concentration allemands. Ann. Méd. lég. 43, 150—158 (1963); Ref. Dtsch. Z. ges. gerichtl. Med. 56, 12 (1965).
GAUGER, K.: Die Dystrophie als psychosomatisches Krankheitsbild. München: Urban & Schwarzenberg 1952.
GIESE, W., u. R. HÖRSTEBROCK: Allgemeine Pathologie des exogenen quantitativen Nahrungsmangels; in: Handbuch der allgemeinen Pathologie Bd. 11, S. 446—591. Berlin, Götingen, Heidelberg: Springer 1962.
GIRGENSOHN, H.: Pathologische Anatomie der Gefangenschaftskrankheiten mit Bemerkungen zu ihrer Klinik und zur Frage der Spät- und Dauerschäden. Die Medizinische 761—769 (1959).
GOTTSCHICK, J.: Psychiatrie der Kriegsgefangenschaft. Stuttgart: Fischer 1963.
GROSS, H.: Dystrophie und Leberspätschäden. Münch. med. Wschr. 106, 892—896 (1964).
HANSEN, FR.: Kriegsgefangenschaft als ärztliches Erlebnis. Münch. med. Wschr. 93, 538, 606, 690 (1951).
— Knochenmarksbefunde bei Dystrophie. Fol. haematol. 71, 215 (1953).
HENSELER, H.: Zum gegenwärtigen Stand der Beurteilung erlebnisbedingter Spätschäden nach Verfolgung. Nervenarzt 36, 333—338 (1965).
HOCHREIN, E., u. I. SCHLEICHER: Die vegetative Dystonie beim Spätheimkehrer. 1956.
HOTTINGER, H., u.a.: Hungerkrankheit, Hungeroedem, Hungertuberkulose. Basel: Schwabe 1948.
HÜLSE, W.: Die Oedemkrankheit in den Gefangenenlagern. Münch. med. Wschr. 64, 921 (1917).
KALK, H.: Hunger als Ursache der Leberzirrhose (Die Zirrhose der Heimkehrer). Dtsch. med Wschr. 75, 225 (1950).
KORNHUBER, K.H.: Psychologie und Psychiatrie der Kriegsgefangenschaft; in: Soziale und angewandte Psychiatrie. Berlin, Göttingen, Heidelberg: Springer 1961.
LINZBACH, A.J.: Mikrometrische und histologische Analyse menschlicher Hungerherzen Virchow Arch. 314, 600 (1947).

LUBARSCH, O.: Erschöpfungskrankheiten; in: v. Schjerning: Handb. der ärztlichen Erfahrungen im Weltkrieg. Bd. 8: Pathologische Anatomie, S. 66. Leipzig: Barth 1921.
MEYERINGH, H.: Über die Häufigkeit von Leberschäden nach Dystrophie. Dtsch. med. Wschr. **77**, 840 (1952).
MUELLER, B.: Gerichtliche Medizin. Berlin, Göttingen, Heidelberg: Springer 1953.
N. N.: Die Dystrophie. Spätfolgen und Dauerschäden; Arbeit und Gesundheit, Heft 65, Stuttgart: Thieme 1958.
— Les séquelles tardives de l'internement et de la déportation. Paris 1964.
OBERNDORFER, S.: Pathol.-anat. Erfahrungen über innere Krankheiten im Felde. Münch. med. Wschr. **65**, 1189 (1918).
OVERZIER, CL.: Beiträge zur Kenntnis des Hungeroedems; Virchow Arch. 314, 655 (1947).
— Herz und Kreislauf bei der Dystrophie. Med. Klinik 1316 (1950).
PASCHLAU, G.: Magengeschwüre und russische Kriegsgefangenschaft. Dtsch. med. Wschr. **76**, 1622 (1951).
PAUL, H.: Vorzeitige Alterung psychischer Funktionen nach Gefangenschaft und Verfolgung. Ärztl. Praxis **15**, 733—734 (1963).
— Psychobiologie der Voralterung. Gesundheitsfürsorge **16**, 1—4 (1966).
— u. H. J. HERBERG: Psychische Spätschäden nach politischer Verfolgung. Basel: Schwabe 1963.
REGINATO, E.: Contributo allo studio delle alterazioni fisiche e psichiche nei prigionieri di guerra dopo lungo periodo di carenza alimentare globale e di costrizione. Minerva Medica **44**, 3097—3090 (1958).
SCHÄFER, E. L.: Zur Frage der lipophilen Dystrophie. Med. Monatsschr. 511 (1949).
SCHENK, E. G.: Das menschliche Elend im 20. Jahrhundert. Herford 1965.
— u. W. VON NATHUSIUS: Extreme Lebensverhältnisse und ihre Folgen. Bd. 1—8. Bad Godesberg: 1958—1964.
— u. G. SCHEID: Die Folgen extremer Lebensverhältnisse bei Gefangenen und Internierten und ihre Beurteilung. Internist **6**, 276—284 (1965).
SCHULTE, W.: Hirnorganische Dauerschäden nach schwerer Dystrophie. München-Berlin: Urban & Schwarenberg 1953.
UEHLINGER, E.: Die pathologische Anatomie der Hungerkrankheit und des Hungeroedems; in: H. Hottinger: Hungerkrankheit, Hungeroedem, Hungertuberkulose. Basel: Karcher 1948.
VALET, W.: Über hungerbedingte Organveränderungen in ihrer Bedeutung für Spät- und Dauerschäden der Dystrophie. Med. Klinik 1360 (1951).
WILKE, G.: Zur Frage der Hirnoedeme bei Unterernährung. Dtsch. med. Wschr. **75**, 172 (1950).
— Akute zerebrale Hungerschäden in Kriegsgefangenschaft und ihre neurologischen und psychiatrischen Folgen; in: Psychiatrie der Gegenwart. Forschung und Praxis. S. 792—806. Berlin, Göttingen, Heidelberg: Springer 1961.
WINOGRADOV, T. P.: Dystrophische Knochenerkrankungen; in: Vielbändiges Handbuch der path. Anat. Bd. 6, S. 110—144. Moskau: Medgis 1957.
ZSCHAU, H.: Alimentäre Dystrophie und Magenulcus. Münch. med. Wschr. **92**, 501 (1950).
— Über Massenauftreten von Spontanfrakturen an den vorderen Enden der Rippen bei der alimentären Dystrophie. Chirurg **21**, 571 (1950).
— Die Bedeutung der Ruhr, besonders ihrer chronischen Form als endogener Faktor bei der alimentären Dystrophie. Münch. med. Wschr. **93**, 1449 (1951).

Q. Spezielle Nachweismethoden

I. Identifikation

Nach den Ausführungen von NEISS über die Röntgenidentifikation kann jedes in der klinischen Diagnostik angefertigte Röntgenbild auch eine Bedeutung für die Identifizierung erlangen (SINGLETON). Zwischen dem 5. Schwangerschaftsmonat und dem 20. Lebensjahr kann durch den Zustand der Knochenkerne eine Altersbestimmung vorgenommen werden, die sehr zuverlässig ausfällt. Im mittleren Lebensalter und im Senium läßt sich das Alter nicht so zuverlässig feststellen wie in der Jugend, jedoch geben z. B. die Zirbeldrüsenverkalkungen, die Rippenknorpelverkalkungen, die Verknöcherung der Schildknorpel, die Schädelnaht-Obliteration, senile Knochenatrophien und andere Altershinweise. Informationen über Brüche, Erkrankungen des Skeletes und Knochenoperationen sind ebenfalls wertvoll. Sie ermöglichen es röntgenologisch, Personengleichheiten auszuschließen. Auch die Form von Schädel und Nase läßt sich rekonstruieren. Weiterhin sind mannigfache Rassenmerkmale an Röntgenbildern erkennbar, und es lassen sich Hinweise auf das Geschlecht und die Konstitution finden. Ferner ist der röntgenologische Nachweis von Projektilen, Fremdkörpern und Splittern aller Art unbedingt notwendig.

Der Vergleich von intravital mit postmortal angefertigten Röntgenbildern ermöglicht die Feststellung oder den Ausschluß von Personengleichheit. An postmortal angefertigten Röntgenbildern kann ohne Vorbilder identifiziert werden, wenn Informationen über das Alter, über alte Frakturen, über die Konstitution und die Rassenzugehörigkeit der zu Identifizierenden eintreffen. Röntgenbilder der Opfer von Flugzeugunglücken können auch Hinweise über die Ursache und den Hergang des Unglückes geben.

Die Wichtigkeit der Identifizierung von Opfern tödlicher Flugzeugunfälle wird nicht immer richtig eingeschätzt, wie STEVENS ausführt.

Bei Militärflugzeugen, die nicht dem Transport dienen, ist die Identifizierung im allgemeinen einfach infolge der Rangabzeichen und der Namen auf der Fliegerbekleidung sowie der Erkennungsmarke. Schwieriger ist das Problem bei Transportmaschinen der Luftstreitkräfte und im zivilen Luftverkehr mit zahlreichen Insassen. Der Verfasser gibt Möglichkeiten zur Identifizierung an aufgrund von Untersuchungen bei 218 Passagieren und Besatzungsmitgliedern, welche bei 8 Unfällen ums Leben gekommen sind.

1. Identifizierung durch Augenschein

Diese ist sehr beschränkt, da die Körper häufig verstümmelt oder verbrannt sind; insbesondere können Verletzungen des Schädels und Einwirkungen von Wasser oder Schnee die Gesichtszüge verändern und ein Erkennen sehr erschweren.

2. Persönliche Habe

Kleidung und in ihr enthaltene Gegenstände sind wichtig. Es ist überraschend, wieviel trotz Feuereinwirkung sichergestellt werden kann. Auch kleine Stücke sind oft von Wert, wie der Name des Schneiders oder einer Waschanstalt. Die Angehörigen können sich oft auch genau an die getragene Bekleidung erinnern. Ebenso sind Ringe mit Gravuren ein gutes Erkennungszeichen, da sie Trauma und Feuer überstehen. Dergleichen Gegenstände können durch Röntgenaufnahmen gefunden werden.

3. Ärztliche Identifizierung

Hierher gehören Angabe über Größe, Alter, Hautfarbe, Farbe von Augen und Haar, besondere äußere Kennzeichen, Narben, Zähne, Tätowierungen sowie Nachweis von Erkrankungen, die bereits zur Lebenszeit diagnostiziert worden sind. Eine derartige Identifizierung machte etwa 12% der Fälle des Verfassers aus.

4. Zahnstatus

Häufig ist der Schädel erhalten, so daß das ganze oder Teile des Gebisses für die Untersuchung zugänglich sind. Wichtig ist der Vergleich mit den Behandlungskarten der Zahnärzte; gute Hinweise geben Brücken, Füllungen und dergleichen.

5. Röntgenstrahlen

Sie zeigen alte Frakturen oder Erkrankungen des Skeletsystems und erlauben Vergleiche mit Röntgenaufnahmen bei Lebzeiten. Ebenso können sie zur Bestimmung des Alters von Kindern Verwendung finden.

6. Fingerabdrücke

Die Durchführung einer Daktyloskopie an den Leichen ist für evtl. spätere Vergleichszwecke dringend zu empfehlen, obwohl sicher die Mehrzahl der Flugpassagiere nicht polizeibekannt ist.

7. Serologische Untersuchungen

können mitunter von Wert sein, insbesondere die Bestimmung der Blutformeln.

8. Identifizierung durch Ausschluß

Wenn die genaue Zahl der Toten bekannt ist und alle übrigen identifiziert werden konnten, kann die Identifizierung per exclusionem gestellt werden. Ebenso erlauben bestimmte Befunde, die auf die vorhandenen Leichen nicht zutreffen, die Identifizierung einer anderen, die weitgehend zertrümmert ist, z.B. Zahnbefunde oder ähnliche.

Wichtig ist bei diesen Untersuchungen die Verwendung von Identifizierungsprotokollen und Skeletschemata.

II. Chemische Nachweise

Für histologische und chemisch-toxikologische Untersuchungen von Asservationsmaterial geben Falk und Pfeifer folgende Hinweise:

1. Kohlenmonoxydvergiftung

Chemisch-toxikologisch: Herz- oder Hirn-Sinusblut zur CO Hb-Bestimmung. Bei faulen Leichen Fäulnistranssudate oder Organpreßsaft (Milz).

Histologisch: Bei chronischen Vergiftungen Teile der Stammganglien (besonders Pallidum), Herzmuskel (besonders Papillarmuskel) und Nieren.

2. Verätzung (Säuren u. Laugen)

Verätzte Hautpartien und Organe zur chemisch-toxikologischen und histologischen Untersuchung. Bei Oxalsäurevergiftung Nieren und Urin zur Untersuchung auf Oxalatkristalle.

3. Verkehrsunfall

Chemisch-toxikologisch: Blut und Urin zu Alkoholuntersuchung. Serologisch: Blut zu Blutgruppenbestimmung. Gesicherte Spuren, z.B. Straßenschmutz, Lacksplitter u.ä. asservieren. Von der Leiche Vergleichshaare entnehmen.

4. Tötung durch scharfe oder stumpfe Gewalt

Serologisch: Blut zur Blutgruppenbestimmung.
Verletzte Knochen u.U. zum Vergleich mit dem Tatwerkzeug mit asservieren.

5. Stromtod

Strommarken zur histologischen sowie zur histochemischen und spektographischen Untersuchung.

6. Verbrennung

Chemisch-toxikologisch: Herzblut zur CO-Bestimmung.
Histologisch: Lungen (Fettembolie), Brandblasen. Lungenpreßsaft zur Untersuchung auf Ruß.

7. Schußverletzung

Chemisch-toxikologisch: Haut und Bekleidung mit Ein- und Ausschuß sowie Vergleichsmaterial. Dieses wird außerhalb des eigentlichen Schuß- bzw. Streubereichs entnommen, in einem Abstand bis mindestens 20 cm von der Schußverletzung. Bei Kopfschüssen Hirngewebe aus dem Einschußbereich zum Nachweis vitaler Reaktionen.

8. Ertrinken

Bei Frischertrunkenen Liquor zur quantitativen Zuckerbestimmung, Leber und Knochenmark, evtl. Nieren und Gehirn zur Untersuchung auf Kieselalgen. Lungenpreßsaft zum Nachweis von Kiesel-, Grün-, Rot- und Braunalgen. Evtl. Blut getrennt aus beiden Herzkammern zu vergleichenden Untersuchungen.

9. Erhängen

Chemisch-toxikologisch: Blut aus Hirnsinus und V. cava getrennt zur Phosphatidbestimmung. Anwendung der Klebebandmethode an Händen, Strangfurche und Strangwerkzeug.

10. Sexualdelikte

Abstriche auf Spermien: Vagina, Zervikalkanal, After, Mundhöhle. Tupfer nach Anfertigung der Ausstriche zur Phosphatasereaktion verwenden. Kleider zur Untersuchung auf Spermien asservieren. Blut zur Blutgruppenbestimmung. Evtl. Bißspuren asservieren.

11. Kindsmißhandlung

Histologisch: neben den üblichen Asservaten von allen Haematomen und den ihnen entsprechenden regionären Lymphknoten Material zum Hämosiderinnachweis. Lungen und Gehirn von mehreren Stellen (Fettembolie) und beide Nieren (Crushniere).

12. Tod durch Unterkühlung

Histologisch: reichlich Material entnehmen, auch Pankreas, Nebennieren und Hoden, evtl. Liquor und Urin zur Zuckerbestimmung, wenigstens Glukotest bzw. Biophantest, Liquor und Urin zum Ketonkörpernachweis.

Ein erhöhter Adrenalinspiegel findet sich bei Erhängen oder Erwürgen im Körper —, nicht dagegen im Sinusblut. Keine Erhöhung findet sich beim Reflextod; weiterhin bei Ertrinken erhöhter Adrenalingehalt, nicht jedoch bei Badetod. Beim elektrischen Unfall (nicht sofortiger Tod) erhöhter Adrenalinwert, nicht jedoch beim Sekundenherztod (BERG).

Der Nachweis stellt eine vitale, jedoch keine postmortale Reaktion dar. Man entnimmt 50—100 ml Blut aus dem Herzen (bei Erwürgung auch aus dem Sinus sagittalis superior).

Die 50—100 ml Blut müssen zentrifugiert, das Serum abgenommen und in das Eisfach gestellt werden zum Gefrieren. Das Blut muß ohne Hämolyse sein. Auf dem Einsendezettel ist der Eintritt des Todes und der Zeitpunkt der Sektion zu vermerken, sowie Angaben über die weitere Behandlung des Blutes bzw. Serums.

Bei ultrakurzen und ganz langen Todeszeiten findet sich keine Erhöhung des Adrenalinspiegels.

Eine Zusammenstellung gebräuchlicher und bewährter Schnellmethoden zur chemischen Diagnostik bei gerichtsmedizinischen und pathologischen Obduktionen findet sich bei Falk u. Pfeifer.

Den Cholesterinasegehalt menschlicher Seren mittels Indikatorpapier (Acholest) bestimmte Rieder und wies auf einige methodische Voraussetzungen, wie Art der Ablesung, Farbkonstanz der Referenzpapiere und Tagesvariationen im Enzymspiegel, hin. Zwischen Frauen und Männern besteht ein signifikanter Unterschied in der Höhe des Enzymspiegels.

Die Verwendbarkeit des Cholinesterasetestpapiers „Biophan C" in der Klinik überprüften Vetter u. Mitarb.

Die Bestimmung des Cholinesterasegehalts menschlicher Seren mittels Indikatorpapier (Acholest), worüber Mitteilungen von Vetter und Mitarbeiter vorliegen, hat sich uns bei Leichenblut bisher nicht bewährt. Bei einer Reihe eigener Testversuche fand Blut von Leichen Verwendung, die etwa 24 Stunden nach dem Tode zur Obduktion kamen. Infolge technischer Umstände konnte das Blut erst am nächsten Morgen getestet werden. Es wurde in der Zwischenzeit in einer Kühltruhe von +4 Grad Celsius aufbewahrt. Das Serum war dadurch meist leicht hämolytisch. Es fanden sich aber auch bei nicht hämolytischem und „normal" aussehendem Plasma keine ablesbaren Ergebnisse. Die Teststreifen waren lediglich etwas verfärbt. Zur Kontrolle wurde frisches Serum von Menschen getestet; dabei ergaben sich jedesmal eindeutige Befunde.

Literatur

Berg, S.: Adrenalin- und Noradrenalinwerte im Blut bei gewaltsamen Todesursachen. Dtsch. Z. ges. gerichtl. Med. 57, 179—183 (1966).
Falk, H., u. K. Pfeifer: Praktische Sektionsdiagnostik mit Schnellmethoden für Gerichtsmediziner und Pathologen. Edition Leipzig 1964.
Mueller, B.: Gerichtliche Medizin. Berlin, Göttingen, Heidelberg: Springer 1953.
Prokop, O.: Lehrbuch der gerichtlichen Medizin. Berlin: VEB-Verlag Volk und Gesundheit 1960.
Rieder, H.P.: Zur Bestimmung des Cholinesterasegehaltes menschlicher Seren mittels Indikatorpapier (Acholest). Schweiz. med. Wschr. I. 95, 969—974; II. 1394—1400 (1965).
Stevens, P.J.: Identification in Aviation Pathology. Military Medicine 130, 653—661 (1965).
Vetter, K., u.a.: Verwendbarkeit des Cholinesterasetestpapiers „Biophan C" in der Klinik. Das dtsch. Gesundheitswesen 20, 1867—1875 (1965).

Trauma und Alkohol

Die bekannten Wirkungen der niedrigen Alkoholspiegel im Blut faßt Elbel stichwortartig zusammen, nämlich Verlust der Besonnenheit, Zunahme der Risikobereitschaft, Kritikschwäche und Persönlichkeitsdegradierung. Die gleichzeitig vorhandenen Schädigungen des motorischen und sensorischen Leistungsvermögens aktualisieren die latente Gefahr und können sie zum Unfall konkretisieren.

Die Verkehrsleistung eines Kraftfahrers wird wesentlich durch seine Aufmerksamkeit, Zähigkeit und Bereitschaft beeinflußt. Die Untersuchungen von Grüner u. Mitarb. zeigten, daß eine Blutalkoholkonzentration ab 0,1 Promille eine Aufmerksamkeitsminderung um 3% bewirkt. Einer Blutalkoholkonzentration von 0,75 Promille entspricht die Aufmerksamkeitsherabsetzung von 16% gegenüber der individuellen Nüchternleistung bei 1 Promille erreicht die Minderung etwa 24%. Aus dieser Disproportionierung — subjektiv gesteigertes Leistungsgefühl und objektiver Leistungsmangel — erwachsen erhebliche Gefahren, die den Eintritt eines Trauma begünstigen.

Nach den Untersuchungen von McFarland steigt die Unfallwahrscheinlichkeit im Straßenverkehr proportional mit dem Blutalkohol an. Pro 100 Kontrollfälle betrug die Wahrscheinlichkeit, einen Verkehrsunfall zu erleiden

    ohne Blutalkohol 9
    bei einem Blutalkoholgehalt unter 0,4 Promille 15
    bei einem Blutalkoholgehalt von 0,4—0,7 Promille 21
    bei einem Blutalkoholgehalt von 0,8—1,1 Promille 53
    bei einem Blutalkoholgehalt von 1,2—1,5 Promille 146
    bei einem Blutalkoholgehalt über 1,5 Promille 577

Nach den veröffentlichten Zahlen betrug der Anteil der alkoholbedingten tödlichen Unfälle in Amerika 1960 rund 15—20%, in Connecticut und Maryland 1957 zwischen 35 und 58% (Händel).

Eine Untersuchung von 500 tödlichen Kraftfahrzeugunfällen in Baltimore zeigte, daß 58 (37,2%) der 156 getöteten Fahrer zur Unfallzeit unter Alkoholeinfluß standen. Von den getöteten 137 Mitfahrern waren 36 (26,3%) betrunken. Bei den zu Tode gekommenen 207 Fußgängern waren es 64 (30,9%) (Freimuth).

Nach den Angaben von Waller konnte bei 37% der über 25 Jahre alten, bei Straßenverkehrsunfällen getöteter Menschen Alkohol nachgewiesen werden. 72% davon hatten einen Blutalkoholspiegel von 1,5 Promille oder höher.

Tichy gibt statistische Werte der Straßenverkehrsunfälle, die in der Tschechoslowakei rund 27000 pro Jahr zählen und in 78% durch den Fahrer verursacht sind. Alkoholeinwirkung wird mit 10%, plötzliche Erkrankung mit 1,2% angegeben.

Nach Wagner standen 1962 in Rheinland-Pfalz 52% und 1963 40% der getöteten Pkw-Fahrer unter Alkoholeinfluß von mehr als 0,8 Promille, bei Kraftrad- und Motorrollerführern waren es 48 bzw. 52,2%. Von den 1962 getöteten Fußgängern wies etwa ein Drittel eine Blutalkoholkonzentration von mehr als 1,5 Promille auf, 1963 mehr als die Hälfte. Trotz unzulänglicher Angaben der amtlichen Statistik konnte bei den Kraftrad- und Motorradfahrern mit über 0,8 Promille in 40,5% (1962), bzw. 42,5% (1963), bei Pkw-Fahrern in 36,5% (1962 bzw. 22% (1963) und bei Fußgängern in 11,6% (1962) bzw. 13% (1963) eine infolge der Alkoholaufnahme selbst herbeigeführte Versagensursache festgestellt werden.

Von 72 Kraftfahrzeuglenkern, die einen tödlichen Unfall verursacht hatten, waren nach den Untersuchungen von Selzer und Weiss 29 (40%) alkoholisiert, 7 (10%) präalkoholisch und 36 (50%) ohne Alkohol. Viele der 29 alkoholisierten Fahrzeuglenker hatten eine lange Vorgeschichte ernsthafter psychopathologischer Zustände wie paranoide Veränderungen, Erregungszustände, Depressionen und Selbstmordversuche.

Nach einer Untersuchung von Hopkinson und Widdowson (1964) in England ergab sich bei 121 Fahrzeuglenkern, daß 18,2% einen Blutalkoholspiegel über 0,5 Promille aufwiesen während der Tageszeit und 58% dieselbe Höhe zwischen 22 Uhr und 2 Uhr nachts. Unfälle ohne Beteiligung anderer Fahrzeuge oder Fußgänger ereigneten sich in der Gruppe mit einem Blutalkoholspiegel unter 0,5 Promille in 16% und bei der Gruppe mit einem höheren Blutalkoholspiegel in 50%.

Bei 1001 Trunkenheitsunfällen untersuchten Potondi u. Mitarb. die Spontanverletzungen und fanden 63% der Verletzungen am Gesicht, 37% am Schädel, 6% an der oberen, 3% an der unteren Extremität und 2% am Rumpf. Am Gesicht kommen vorwiegend Hautabreißungen, am Schädel Spaltwunden und an den Extremitäten Verrenkungen bzw. Brüche vor.

Hinsichtlich Alkohol und Medikamente schlägt Klein 3 Unterscheidungen vor:
1. Unverträglichkeit von Alkohol, durch Medikamente verursacht
2. Alkoholwirkung, durch Medikamente verstärkt und latente Medikamentenwirkung, durch Alkohol verstärkt.
3. Alkoholwirkung durch Medikamente verändert.

Unverträglichkeit von Alkohol verursachen der Falkentintling, Calciumzyanamid, Thiuramdisulfid (z. B. Antabus), Carbo animalis, Furoxon, die Blutzucker-senkenden Sulfanylharnstoff-Präparate, Sulfanylharnstoff, Irgapyrin und wahrscheinlich N-Butyraldoxin.

Verstärkte Alkoholwirkung verursachen Barbiturate, Paraldehyd, alle Barbiturate enthaltenden Kombinationspräparate mit Phenacetin, Codein und Coffein, Isonikotinsäurehydracid, Pyraninamid, Streptomycin. Eine veränderte Alkoholwirkung ist bei Medikamenten zu erwarten, welche die vegetative Reaktionslage verändern.

Von 1500 im Straßenverkehr auffälligen Personen hatten 15,2% Alkohol getrunken und gleichzeitig Medikamente eingenommen. Die am häufigsten angegebenen Medikamente waren: Neurophilin, Gelonida antineuralgica, Optalidon, Librium, Kattovit.

Als bedenklich anzusehen waren Dolviran, Eusedon, Irgapyrin und Optalidon und als nicht unbedenklich: Kattovit, Librium, Neurophilin (KLEIN).

Folgende Kombinationen sind nach SOEHRING und SCHÜPPEL besonders suspekt für gegenseitige Wirkungsbeeinflussung:

Alkohol — Hypnotica bzw. Antianaleptika
Alkohol — Psychopharmaka, einschließlich der Stimulantien
Alkohol — Isoniacid und andere Monoaminoxydatblocker
Alkohol — Antihistaminika
Alkohol — Antidiabetika (orale)
Alkohol — Analgetika vom Morphintyp
Alkohol — Pyrazolone

Im Jahre 1964 kamen nach einer Mitteilung von RAYMOND in den Vereinigten Staaten 436 Piloten bei Flugzeugunfällen ums Leben (1963: 475). Von diesen wurde bei 193 (1963 bei 158) eine Autopsie vorgenommen. Dabei ergab sich bei 78 oder 40% (1963 bei 56 oder 35%) der obduzierten Piloten eine meßbare Blutalkoholkonzentration, die in beiden Jahren in rund 10% der Fälle so hoch lag, daß ein vorgerücktes Stadium der Trunkenheit diagnostiziert werden mußte. Bei diesen Werten ist zu berücksichtigen, daß mit zunehmender Höhe über dem Meeresspiegel auch bei einer geringeren Blutalkoholkonzentration Störungen der Reaktion und Koordination, des Denkvermögens und der Motorik auftreten können. In 3000 m Höhe z. B. genügt die halbe Blutalkoholkonzentration wie in Meereshöhe, um vergleichbare Effekte zu erzielen.

Untersuchungen an jugendlichen Diabetikern zur Frage einer alkoholbedingten Hypolgykämie stammen von ARKY und FREINKEL.

Literatur

HOPKINSON, B. R., and G. M. WIDDOWSON: Relation of Alcohol to Road Accidents. British Med. J. 1569—1570 (1964).
KLEIN, H.: Alkohol und Medikamente. Fortschr. Med. 82, 169—172, 335—337 (1964).
— Alkohol und Medikamente. Bestimmung der Unverträglichkeit Fortschr. Med. 977 (1965).
RAYMOND, K.: Alkohol und Luftverkehr Bulletin of Pathology of the American Society of Clinical Pathologists 6, 120 (1965); Ref. Dtsch. med. Wschr. 90, 1977 (1965).
SELZER, M. L., and S. WEISS: Alcoholism and Traffic Fatalities: Study in Futility, Am J. Psychiat 122, 762—767 (1966)
SOEHRING, K., u. R. SCHÜPPEL: Wechselwirkungen zwischen Alkohol und Arzneimitteln. Dtsch. med. Wschr. 91, 1892—19896 (1966).
TICHY, J.: Straßenverkehrsunfall vom Standpunkt des Neurologen. Acta chir. orth. et traumat. Cst 28, 80—84 (1961); Ref. Med. d. Sowjetunion 9, 605 (1962).
WALLER, J. A.: Use and Misuse of Alcoholic Beverages as Factor in Motor Vehicle Accidents, Publ. Health Reports 81, 591—597 (1966)

Trauma und Geschwulst

Langjährige Erfahrungen haben gezeigt, daß unmittelbare kausale Beziehungen zwischen Trauma und Karzinom im allgemeinen nicht bestehen.

Voraussetzungen für die Anerkennung des Zusammenhanges zwischen Unfall und Krebs sind:
1. das gesicherte einmalige Trauma
2. eine mit sonstigen Krebserfahrungen in Einklang stehende längere Latenzzeit von 5 Monaten bis zu 26 Jahren
3. die Übereinstimmung von Ort der Gewalteinwirkung und Ort der Krebsentstehung
4. ein gewisses Maß innerer Wahrscheinlichkeit dafür, daß das Trauma aus dem späteren Geschwulstgeschehen schwer wegdenkbar ist.

Wie MEYERINGH ausführt, kann das Trauma durch den erstmaligen traumatischen Reiz den Keim zur Geschwulst legen (determinierender Faktor) oder einen aus irgend welchen Gründen vorhandenen Geschwulstkeim zum Wachstum veranlassen (auslösender Faktor). Ferner kann es durch eine Summation chronischer, vielleicht unterschwelliger Reize zur Geschwulstbildung kommen, wobei die immer wieder gestörte und schließlich „entgleisende" Regeneration das Entscheidende ist. Es ist längst bekannt, wie SIMON schreibt, daß jedes Narbengewebe eine krebsige und seltener sarkomatöse Umwandlung erfahren kann, so daß selbst einmalige Verletzungen wenigstens auf diesen Umwegen bösartige Gewächse veranlassen können.

In einer breitangelegten Auswertung des Schrifttums nehmen MOSINGER u. Mitarb. zu dem Problem posttraumatischer Tumoren und Krebse Stellung. Krebse können danach schon durch minimale Traumen verursacht oder ausgelöst werden; gelegentlich entstehen auch Leukämien. Grundsätzlich wird zwischen Krebsen nach einmaligem und nach wiederholtem Trauma unterschieden. Fünf Einteilungsmerkmale sind dabei zu beachten:

> a) einmaliges Trauma auf ein umschriebenes Territorium ohne offene Wunde, aber mit Haematom, Fraktur usw.
> b) einmaliges Trauma mit offener Wunde ohne Vernarbung
> d) einmaliges Trauma mit Narbenbildung und nachfolgender Krebsentstehung
> c) einmaliges Trauma auf bereits vorgeschädigten Bezirken
> e) wiederholte mechanische Traumen.

Die Anerkennung einer Geschwulst als Unfallfolge soll an folgende Voraussetzungen geknüpft sein:

> – der Unfall soll ausreichend schwer und als solcher gesichert sein
> – der Ort der Gewalteinwirkung und der Ort der Geschwulstentstehung sollen übereinstimmen
> – die Zwischenzeit zwischen Unfall und Geschwulstentstehung soll mit den Erfahrungen der Krebsforschung in Einklang zu bringen sein

— für die bei Krebsleiden charakteristische Latenzzeit sollen lokale Brückensymptome nachzuweisen sein
— das Geschwulstleiden soll histologisch verifiziert oder klinisch zweifelsfrei sein.

Auch MORITZ widmete der Frage Trauma und Tumorentstehung ein Kapitel. BECKER formulierte die heute gültige Ansicht folgendermaßen:

1. weder im determinierenden noch im realisierenden Sinne kann ein mechanisches Trauma auf die Krebsentstehung einwirken
2. die Rolle des mechanischen Trauma im Rahmen der Geschwulstentstehung kann nur eine disponierende sein
3. beschleunigend kann eine mechanische Verletzung nur wirksam werden, wenn die Geschwulst bereits realisiert ist
4. es ist wichtig, perforierende und stumpfe Gewalteinwirkungen voneinander zu trennen, da letztere nur unter Heranziehung experimenteller Ergebnisse und theoretischer Erwägungen in einen Zusammenhang mit der Geschwulstentstehung gebracht werden können
5. Brandverletzungen wirken gelegentlich realisierend oder die Realisierung der Geschwulst beschleunigend. In der Regel aber verhalten sie sich wie die perforierenden mechanischen Traumen
6. es müssen die Bedingungen gleicher Lokalisation von Trauma und Geschwulst und vor allen Dingen die zeitlichen Bedingungen eingehalten werden, die denen der Spontangeschwülste entsprechen sollen
7. während vom naturwissenschaftlichen Standpunkt aus ein ursächlicher Zusammenhang abgelehnt werden muß, kann bei der Begutachtung die Rolle des Trauma als wesentlich dann anerkannt werden, wenn man annehmen darf, daß ohne die Verletzung die Geschwulstbildung am gleichen Ort mit großer Wahrscheinlichkeit nicht entstanden wäre
8. eine bejahende Aussage läßt sich fast ausnahmslos nur bei Vorliegen perforierender Gewalten oder thermischer Verletzungen machen.

Eine weitere grundsätzliche und gründliche Bearbeitung des Themas Geschwulst und Trauma stammt von BAUER und FREY. Sie führen an, daß angesichts von 282 Fällen, bei denen eine Krebsgeschwulst nach einem einmaligen Trauma auftrat und durchweg mit an Sicherheit grenzender Wahrscheinlichkeit ein Krebs-Trauma-Kausalzusammenhang vorliegt, es keinem Zweifel unterliege, daß das Trauma eine unter Umständen wesentliche Bedingung für das Auftreten einer Krebsgeschwulst darstellen könne.

Wenn statistisch ein Zusammenhang zwischen einmaligem Trauma und einem bösartigen Tumor kaum in Frage kommt, so kann doch nach STAEMMLER im Einzelfall, unter ganz besonderen Umständen, eine Wahrscheinlichkeit bejaht werden. Hierher gehört das Narbenkarzinom aufgrund einer Wunde, deren Heilung sich über lange Zeit hinzog. Voraussetzung dazu sind Unruheherde mit Regeneration, Granulationen, trophische Geschwüre, Fistelbildungen, jedoch keine stationären Zustände schwieliger Umwandlung. Metallsplitter und Kunststoffe können eine Tumorbildung begünstigen. Auch Sarkome können sich in der Tiefe der Weichteile im Bereich von Narben entwickeln. Für die Begutachtung ist es wichtig zu wissen, daß Carcinome nicht konstitutionell im Sinne von endogen bedingt sind.

Einfache Wundverhältnisse schaffen nach DIETRICH keine Anlage für Geschwulstbildung. Wenn auf diesem Boden eine Geschwulst entsteht, kann nur die Auslösung einer schon ruhenden Anlage erörtert werden. Komplizierte Wundverhältnisse können eine Anlage schaffen, wenn gestörte und verzögerte Regenerationsvorgänge zur geweblichen Umstimmung (Kataplasie, Mutation) führen.

Durch traumatische Gewebszerstörungen oder Entzündungen ausgelöste Regenerationsvorgänge sind als Realisationsfaktoren der Carcinogenese anzusehen (DONTENWILL).

Ein langes Intervall zwischen Verletzung und auftretender Geschwulst im Wundgebiet ist das praktisch wichtige Kennzeichen für die Entstehung von Fistel- und Narbenkrebsen. Ein kurzes Intervall zwischen Verletzung und Auftreten einer

Geschwulst erfordert eine strengere Beurteilung, um die Auslösung des Wachstums einer vorher bestehenden Anlage zu begründen. Die Entstehung nach vielen Monaten und Jahren in einem alten Wundgebiet ist dagegen mit den Vorstellungen gestörter und bis zur Zellumstimmung getriebener Regenerationsvorgänge leicht vereinbar. Wenn anhaltende oder immer wieder auftretende Störungen durch Infektion, Fremdkörper oder mechanische äußere Reize anderer Art Brückenerscheinungen bilden, steigt die Wahrscheinlichkeit der fortlaufenden Umstimmung einer von der Verletzung geschaffenen Anlage doch wesentlich (DIETRICH).

Einen besonderen Fall stellt eine Präcancerose dar, aus der sich durch ein Trauma ein Karzinom entwickeln kann, wie aus Tierversuchen geschlossen oder auch bei Menschen für möglich gehalten wird. Hier liegen also faßbare anatomische Veränderungen vor. Im Trauma wird dann der Realisationsvorgang gesehen als wesentlich mitwirkende Ursache für ein Karzinom.

In seiner Monographie weist BECKER auf die unbestreitbar echten Verbindungen zwischen Krebs und Unfall trotz Seltenheit einschlägiger Beobachtungen hin. Es kann eine lückenlose Kontinuität von der Verletzung bis zur Geschwulstmanifestation bestehen. Ein derartiger Unfall hat eine Perforation des Epithels zur Voraussetzung wie bei den Spontantumoren epithelialer Herkunft, die durchweg aus dem Boden einer Präkanzerose hervorgehen. BECKER hält es für denkbar, daß durch fortdauernde Entzündung, Maceration des Gewebes, Sekretverhaltung und gestörter Regeneration eine Präcancerose zur Entwicklung kommt.

Ein weiterer Beitrag über Trauma und Karzinom mit Berücksichtigung unfallunabhängiger Präcancerosen stammt von KEMPF.

Auch bei Versuchstieren gelang es bis jetzt nicht, durch ein einmaliges Trauma einen bösartigen Tumor zu erzeugen.

Wie die Erfahrung zeigt, gibt es keine akuten Wundkarzinome, ebenso nicht nach Verätzungen. Anders dagegen ist die Carcinomentstehung nach Hautverbrennungen zu beurteilen; denn Brandwunden zeigen eine verstärkte Neigung zu Malignität, und es sind auch Fälle von Brandwundenkrebsen bekannt. Es gibt aber auch hier kein akutes Brandcarcinom.

Das maligne Melanom entsteht häufig aus einer präkanzerösen Melanose. Ein Trauma wird nur an einem bereits in maligner Umwandlung befindlichen Melanom wirksam. BÜNGELER lehnt Zusammenhänge zwischen Trauma und Melanom ab.

BÜNGELER weist auf die bei der Begutachtung oft unkritisch überbewertete Bedeutung mechanisch-traumatischer Faktoren in der Ätiologie der Melanome, ihrer traumatischen „Aktivierung" sowie die traumatisch bedingte „maligne Entartung" des gutartigen Naevus hin und fordert schärfere Kritik und eine größere Zurückhaltung bei der Anerkennung derartiger Zusammenhänge.

Zur Frage Traumatologie und Malignom unter besonderer Berücksichtigung der Begutachtung nahm auch KAISER-MEINHARDT Stellung.

Der Hauptanteil unter den Geschwülsten nach stumpfen Gewalteinwirkungen kommt den Hirngeschwülsten zu. Im Vordergrund steht bei allen nicht unmittelbar durchbohrenden Verletzungen des Gehirns die Prellung (Kontusion) der Hirnsubstanz, von der Ablauf und Größe der Abraumvorgänge und der Narbenbildung abhängen.

Nach ZÜLCH kann nur für wenige Hirngeschwülste eine traumatische Entstehung anerkannt werden. Eher wird man dagegen eine „Verschlimmerung" oder wesentliche Mitwirkung durch frühzeitige Auslösung der klinischen Erscheinungen bei einem Trauma anerkennen können. Eine Entstehung von neuroektodermalen Geschwülsten auf dem Boden von Traumafolgen wird abgelehnt. Weniger ablehnend ist die allgemeine Einstellung allerdings gegenüber einer traumatischen Entstehung von Geschwülsten der Hirnhäute.

Ein Meningeom wurde bei der Obduktion eines 52jährigen Mannes 21 Jahre nach der Verwundung durch Granatsplitter im Bereich einer Duranarbe gefunden (SCHAEFER).

Von 5 Millionen Kriegsverwundeten aus dem 1. Weltkrieg waren bis 1942 nur 40 Fälle bekannt geworden, bei denen sich im Bereich der Verwundung Geschwülste entwickelt hatten, und zwar 19 Carcinome, 14 Sarkome und 7 Hirntumoren, kein Melanom (DIETRICH).

Die Untersuchungen von DIETRICH zeigen, daß die Zahl der Krebsfälle am kleinsten war im Anschluß an Wunden ohne Komplikationen. Komplizierter Wundverlauf mit verzögerten Heilungsvorgängen lag 6 Beobachtungen von insgesamt 69 zugrunde. Häufiger sind Fistelkrebse (10 Fälle) entsprechend auch dem häufigeren Vorkommen unter Friedensverhältnissen. Carcinome und Sarkome in Narben der Weichteile und des Stützgewebes stellten den größten Anteil mit 26 Fällen dar, die nach einer Zwischenzeit von 2 bis 25 Jahren einsetzten. Hauptsächlich sind es Plattenepithelkarzinome, die zum Teil durch mechanischen Dauerreiz auf die Narbe ausgelöst wurden. Narben in inneren Körperpartien bildeten die Grundlage von anderen Geschwülsten. Stumpfe Gewalteinwirkungen führten in vier Beobachtungen zur Auslösung von Sarkomen. Bei Krebs innerer Organe kam eine mittelbare Begünstigung in 4 Fällen dadurch in Frage, daß Narben und Verwachsungen die Funktion des Magens und des Mastdarms beeinträchtigten.

Eine kasuistische Zusammenstellung der malignen Geschwülste in der Folge von Verwundungen des 1. und 2. Weltkrieges bei deutschen Kriegsteilnehmern gab KUNZE. Außerdem teilte er 9 eigene Beobachtungen mit, und zwar 7 Malignome nach Schußverletzungen, 1 Carcinom nach Phosphorverbrennung und 1 Carcinom nach Erfrierung. Eine statistische Übersicht ergibt, daß nach dem 1. Weltkrieg aus einer Million Verwundungen 21,0 Geschwülste entstanden, das ist reichlich doppelt so viel, als bisher angenommen wurde. Die durchschnittliche Latenzzeit betrug 21,2 Jahre, das Maximum lag bei 48 Jahren. Nach Verwundungen des 2. Weltkrieges konnten 24 Beobachtungen, darunter 5 eigene gesammelt werden.

An weiteren kriegsbedingten Schädigungen ist das Auftreten von Krebs nach Erfrierung der Füße einer Auslösung auf dem Boden von langdauernden Wundkomplikationen und Fisteln gleichzusetzen. Jedoch bleibt nach DIETRICH Krebs oder Sarkom in ursächlichem Zusammenhang mit Kriegsverletzung oder äußerer Schädigung anderer Art ein seltenes Vorkommnis, ebenso wie auch nach Unfallverletzungen.

Hinsichtlich der Krebsentstehung als Folge einer Kriegsverletzung vertreten GILLIS und LEE die Auffassung, daß ein Patient mit einer chronisch sezernierenden Fistel oder einer ausgedehnten Narbenbildung niemals von der Gefahr einer malignen Entartung sicher ist. Sie konnten 24 Patienten mit einem Plattenepithelkarzinom beobachten, das an der Verwundungsstelle entstanden war.

Ein ursächlicher Zusammenhang zwischen Lungenkrebs und Lungenschußverletzung kann nur ausnahmsweise anerkannt werden. Auch die umfangreichen Nachuntersuchungen STEFFENS ließen irgendwelche ursächliche Beziehungen zwischen der Verwundung und dem Auftreten eines Lungenkrebses nicht ersichtlich werden. Einzelne kausale Beziehungen sind jedoch bejaht worden. Nach BAUER und FREY lag die Latenzzeit von 7 Kriegsverletzungen, zumeist Steck- bzw. Durchschüsse, durchweg über 6 Jahre. Ein evtl. möglicher Zusammenhang ist in jedem Einzelfall sorgfältig zu prüfen und zu beurteilen.

Nach einer Kriegsverwundung hat sich an der Stelle der Schußverletzung nach 18 Jahren ein Fibrosarkom entwickelt (SCHINK u. BRÜCHLE). Eine weitere Beobachtung einer Sarkomentstehung nach Verwundung stammt von EBERT.

Eine Tumorentstehung an zwei verschiedenen Körperstellen nach Geschoßsplitterverwundungen zu verschiedenen Zeitpunkten bei einem Soldaten berichtete SCHWARTZ. Dieser Fall weist besonders deutlich auf das Vorhandensein und die Bedeutung eines kanzerogenen Faktors bei dem Tumorträger hin, der eine allgemeine Tumorbereitschaft geschaffen hat.

32 Jahre nach der Splitter-Steckschußverwundung einer Lunge konnte bei einem 64jährigen Mann ein Carcinom in der Umgebung des Splitters gefunden werden (KÖNIG). Eine kausalgenetische Analyse spricht dem Splitter die Bedeutung eines unspezifischen Proliferationsfaktors zu, der auf dem Boden einer Krebsanlage zum Carcinom führt.

GRABER und KÜSTER konnten ein Sarkom im Wundbereich einer Schußverletzung der Wange beschreiben, das nach 3½ Jahren in der infizierten Gesichtspartie manifest wurde und zum Tode führte; ferner ein Hautcarcinom in einem chronisch-rezidivierenden Ulcus der Hand nach Verbrennung (Latenzzeit 31 Jahre).

Über ein Narbencarcinom der Lungen mit Pancoastsyndrom als Folge einer vor 9,5 Jahren im Wehrdienst durchgemachten Pleuropneumonie mit Bildung einer Spitzennarbe und Pleuraschwiele sowie nachfolgender Emphysembronchitis berichtete LEICHER. Er wies dabei gleichzeitig auf den Wert der Obduktion als oft unentbehrliche objektive Grundlage zur Klärung zweifelhafter Gutachtensfälle hin.

Dieselbe Ansicht vertritt LINK bei der Begutachtung des Krebses als Unfallfolge.

Nach den Untersuchungen von FASSKE und VON WINTHEIM kann grundsätzlich die Möglichkeit eines Zusammenhanges zwischen einem Lungencarcinom und einer im Kriegsdienst oder während der Kriegsgefangenschaft durchgemachten und narbig abgeheilten Lungentuberkulose nicht verneint werden. Im Einzelfall wird ein solcher Zusammenhang aber nur dann wahrscheinlich sein, wenn der Beginn des Krebswachstums im Zentrum der Narbe nachgewiesen wird. Histologisch handelte es sich bei den Frühfällen um intrakanalikulär wachsende solide Krebsstränge. Carcinomatöse Epithelwucherungen können sich aber auch in anderen Narbenbildungen, z.B. in alten Lungenschußnarben entfalten.

Ein im Splitterlager eines Lungensteckschusses 20 Jahre nach der Verwundung entwickeltes Plattenepithelcarcinom beobachtete PETER. Es handelte sich um den kriegstraumatisch-bedingten Spezialfall eines Narbencarcinoms, kompliziert durch die mechanische und chemische Reizwirkung eines metallischen Fremdkörpers (Granatstecksplitter). Die Arbeit enthält weiterhin eine tabellarische Übersicht über kriegstraumatisch verursachte Narbencarcinome der Lungen.

Über den anamnestisch-klinisch und pathologisch-anatomisch gesicherten Zusammenhang zwischen einem Lungendurchschuß und einer Lungenkrebsentstehung bei einer Latenzzeit von 36 Jahren berichteten SCHÜTZ und STEIN. Sie wiesen darauf hin, daß eine vorhandene Narbe im Lungengewebe eine gewisse Bedeutung für die lokale Manifestation einer Krebsentwicklung besitzen kann. Mangelhafte Belüftung, Sauerstoffmangel und langanhaltende Regeneration der im Narbenbereich ungeordnet liegenden, z.T. abgeschnürten, chronisch-entzündlich alterierten Epithelien mögen die unmittelbaren Vorbedingungen für die Ortswahl der Krebsentstehung liefern. Die Verfasser konnten einen weiteren histologisch gesicherten Fall eines Lungencarcinoms nach Granatsplitterdurchschuß des Thorax mit einer Latenzzeit von 41 Jahren beobachten.

Eine Mitteilung über die Entwicklung eines Basalioms in einer Narbe und der Bejahung eines Zusammenhanges zwischen dem ersten Unfallereignis und der Geschwulst stammt von MORDEJA. Die Entwicklung eines desmoiden Tumors nach einer einfachen Fraktur von Radius und Ulna bei einem 8 Jahre alten Knaben verfolgte URIST.

Einen Riesenzelltumor der Patella in Verbindung mit einem Trauma beobachteten HENELT und WOUGHTER.

Auf die Möglichkeit maligner Entartung chronischer, unfallentstandener Hautulcera wiesen anhand von 2 Fällen RUEFF und SCHNUR hin. In einem Fall wurde Krebswachstum erstmals 21 Jahre, im anderen Falle 13 Jahre nach dem Unfall nachgewiesen.

RAGAGLIA und DE LUCA kamen in einer Veröffentlichung von 2 Fällen zu dem Ergebnis, daß hier ein Zusammenhang zwischen Trauma und einem Seminom des Hodens anzunehmen sei.

Nach JANTSCHEW u. Mitarb. bestand in 17,39% der untersuchten Fälle ein Zusammenhang zwischen einem Trauma und der Bildung eines Seminoms.

Über die Entwicklung eines Carcinoms 64 Jahre nach einem einmaligen Trauma in Form einer glatten Schnittwunde durch Beilhieb am linken Zeigefinger mit nachfolgender komplikationsloser Heilung berichtete ECK.

Oesophaguscarcinome, die durch eine im Jünglingsalter erfolgte Laugeneinnahme und dadurch bedingte Speiseröhrenverätzung bedingt waren, konnten DUBECZ u. Mitarb. beobachten.

Die Entstehung eines Brustbeinsarkoms bei einem 16jährigen Patienten, das sich 23 Monate nach dem Trauma an gleicher Stelle ausgebildet hatte, veröffentlichten ROCKSTROH und NEFF. Über einen Bluterguß kam es zur Bildung einer Riesenzellgeschwulst, die trotz radikaler Entfernung maligne rezidivierte.

PASCHOLD und VICK berichteten über einen Patienten, bei dem sich nach Granatsplitterverletzung beider Beine im Ersten Weltkrieg Aneurysmen im oberen Drittel beider Unterschenkel ausgebildet hatten. Nach zahlreichen chirurgischen Eingriffen, die bis zur Ablatio femoris geführt haben, ist es nach 46 Jahren zur Ausbildung eines metastasierenden angioblastischen Sarkoms im Oberschenkelstumpf gekommen.

Über die seltene Ausbildung eines Weichteilsarkoms am Oberschenkel durch ein kriegsbedingtes Aneurysma einer A. femoralis mit einer Latenzdauer von 40 Jahren berichtete LÜHMANN.

Eine weitere Beobachtung zur Frage Trauma und Sarkom stammt von SCHULTZ.

Hinsichtlich des zeitlichen Zusammenhanges für Knochensarkome wird von HELLNER die untere Grenze auf 2 bis 4 Monate festgesetzt. Wenn sich innerhalb dieser Zeit ein typisches Knochensarkom zeigt, so lag es mit überwiegender Wahrscheinlichkeit schon zu Zeit des Unfalles vor. Erscheint ein Knochensarkom jenseits des ersten Jahres nach einem bewiesenen Unfall, so ist ein Unfallzusammenhang ebenfalls höchst unwahrscheinlich, weil ein Sarkom, das im Röntgenbild nachweisbar ist, nicht länger als einige Monate bestanden haben kann und weil Knochensarkome sehr schnell wachsen. Häufig werden Knochensarkome mit Metastasen verwechselt. Daher muß auch der mikroskopische Nachweis gefordert werden.

An einem ungewöhnlichen Beispiel zur Frage Trauma und Sarkom zeigt ECK, wie sehr man BÜNGELER und KLOOS beipflichten müsse, wenn sie nachdrücklich betonen, daß eine Aufstellung allgemeiner Richtlinien für die Anerkennung geschwulstbildender und -fördernder Faktoren abzulehnen sei. Nicht der unmittelbare Unfall, sondern die Nachwirkungen, die Unfallkrankheit, wird in diesem Fall für die Tumorentstehung verantwortlich gemacht.

Die Wirkung eines Trauma auf die Ausbildung, Verbreitung oder Lokalisation eines malignen Tumors wird unter Klinikern oft erörtert. Gelegentliche Fälle von Metastasen, die am Verletzungsort sich bilden, lassen vermuten, daß das Trauma zumindestens die Lokalisation der Metastasen prädisponiert (AGOSTINO und CLIFFTON).

Ein Mesotheliom der Pleura nach Trauma wird von GRIVA beschrieben.
Der Zusammenhang zwischen Geschwulst und Wehrdienstbeschädigung unter besonderer Berücksichtigung der Verhältnisse bei der Bundeswehr ist von SCHEELE bearbeitet worden.

Literatur

AGOSTINO, D., and E. E. CLIFFTON: Trauma as a Cause of Localization of Blood-Borne Metastases. Ann. Surg. 161, 97—102 (1965).
BAUER, K. H.: Die Krebserkrankung als Schädigungsfolge. Hefte zur Unfallheilkunde 75, 51—64 (1963).
— u. R. FREY: Geschwulst und Trauma; in: Handbuch der ges. Unfallheilk. Bd. 2, S. 1—72. Stuttgart: Enke 1955.
BECKER, TH.: Tumor als Unfallfolge. Zbl. Chir. 85, 946—964 (1960).
— Krebs und Unfall. München: 1966.
BEEBE, G. W.: Lung Cancer in World War I Veterans: Possible Relation to Mustard-Gas Injury and 1918 Influenza Epidemie. J. of the National Cancer Institute 25, 1231 (1960).
BETZLER, H. J.: Weichteilsarkom und Trauma in der Unfallbegutachtung. Vorträge aus der praktischen Chirurgie Heft 67. Stuttgart: Thieme 1964.
BÜNGELER, W.: Über den Zusammenhang von Trauma und Melanom. Münch. med. Wschr. 209—212 (1957).
DIETRICH, A.: Krebs im Gefolge des Krieges. München: Urban & Schwarzenberg 1950.
— Geschwulstbildung durch äußere Einwirkung. Mschr. Unfallheilk. 57, 1—11 (1954).
DIETRICH, W.: Trauma und bösartige Geschwulst unter besonderer Berücksichtigung der Begutachtung. Zbl. Chir. 83 1878—1883 (1958).
DONTENWILL, W.: Bei welchen bösartigen Geschwülsten ist eine Anerkennung als Wehrdienstbeschädigung möglich? Dtsch. med. Wschr. 83, 1779—1782 (1958).
DUBECZ, A., u.a.: Nach Laugenverätzungen in narbigen Speiseröhrenverengungen entstandene Carcinome. Zbl. Chir. 84, 1319—1322 (1959).
EBERT, G.: Sarkomentstehung nach Verwundung. Langenbecks Arch. klin. Chir. 278, 218—228 (1954).
ECK, C.: Krebs und Trauma. Zbl. Chir. 84, 1103—1105 (1959).
ECK, H.: Trauma und Sarkom. Zbl. Chir. 89, 1752—1757 (1964).
FASSKE, E., u. K. VON WINDHEIM: Das Narbenkarzinom der Lunge. Dtsch. med. Wschr. 90, 1819—1824 (1965).
GILLES, L., and ST. LEE: Cancer as a sequel to war wounds. J. Bone and Joint Surg. 33B, 167—179 (1951).
GRABER, H., u. U. KÜSTER: Krebs als Folge von Traumen. Zbl. Path. 92, 321—327 (1954).
GRIVA, V.: Mesotelioma pleurico post-traumatico. Minerva med.-leg. 81, 249 (1961); Ref. Dtsch. Z. ges. gerichtl. Med. 52, 644 (1961/62).
HELLNER, H.: Knochengeschwulst und Unfall. Arch. orthop. Unfall-Chir. 59, 240 (1966).
HENELT, E. R., and H. W. WOUGHTER: Giant Cell Tumor of the Patella Associated with Trauma. J. Trauma 1, 608—613 (1961).
JANTSCHEW, W., u.a. :Trauma und Seminom. Z. ges. inn. Med. 18, 709—712 (1963).
JOST, A.: Das Trauma in seiner ursächlichen Beziehung zum Neoplasma. Zbl. Chir. 86, 2040 (1961).
KAISER-MEINHARDT J.: Traumatologie und Malignom unter besonderer Berücksichtigung der Begutachtung. Z. Laryngologie 44, 449—457 (1965).
KEMPE, F. K.: Das Traumacarcinom mit Berücksichtigung unfallunabhängiger Präcancerosen. Mschr. Unfallhk. 60, 18—25 (1957).
KOCH, F. W.: Karzinom und Trauma. Mschr. Unfallheilk. 56, 35 (1933).
KÖNIG, I.: Lungenkarzinom durch Splittersteckschuß. Zbl. Path. 88, 271—277 (1952).
KUNZE, P.: Carcinogenese nach Kriegsverletzungen. Arch. Geschwulstforschung 25, 97—117 (1965).
LEICHER, F.: Narbenkrebs der Lunge als Wehrdienstbeschädigung. Münch. med. Wschr. 98, 599—601 (1956)
LIEBALDT, G.: Trauma und Meningeomentstehung. Zbl. Path. 96, 260—263 (1957).
LINK, K.: Zur Begutachtung des Krebses als Unfallfolge. Münch. med. Wschr 101, 2270—2272 (1959).
LÜHMANN, H.: Weichteilsarkom am Oberschenkel nach Aneurysma der Arteria femoralis durch Verwundungsfolgen. Münch. med. Wschr. 102, 1743—1745 (1960).
MEYERINGH, H.: Krebs und Trauma. Münch. med. Wschr. 93, 1895—1898 (1951).
MORDEJA, J.: Ein Basaliom in einer Narbe. Zbl. Chir. 83, 1887—1899 (1958).
MORITZ, A. R.: The Pathology of Trauma. Philadelphia: Lea-Febiger 1954.

Mosinger, M., et coll.: Tumeurs et cancers posttraumatiques. Ann. Méd. lég. **41**, 472—509 (1961); Ref. Dtsch. Z. ges. gerichtl. Med. **53**, 31 (1965).

Müller, M. ,et J. Bar: Traumatismes et cancer. Généralirès médico-légales. Ann. Méd. lég. **41**, 510—514 (1961); Ref. Dtsch. Z. ges. gerichtl. Med. **53**, 31 (1962).

Paschold, K., u. J. Vick: Kriegsverletzung — Aneurysma — Sarkom. Zbl. Chir. 1163—1171 (1964).

Peter, L.: Lungenkarzinom nach Granatstecksplitterverletzung. Zbl. allg. Path. **109**, 158—163 (1966).

Ragaglia, G., e F. du Luca: Considerazioni cliniche su due casi di seminoma del testicolo insorti dopo un trauma. Riv. Pat. Chir. **18**, 187—199 (1963); Ref. Dtsch. Z. ges. gerichtl. Med. **55**, 124 (1964).

Rockstroh, H. u. H. Neef: Beitrag zur Traumagenese des Brustbeinsarkoms. Bruns Beitr. 347—354 (1959).

Rueff, F., u. A. Schnur: Zwei Fälle maligner Entartung unfallbedingter chronischer Hautulzera. Münch. med. Wschr. **100**, 1881—1883 (1958).

Rumenov, I.: Trauma als Ursache für die maligne Entartung einer persistenten gutartigen Geschwulst. Zbl. Chir. **87**, 1857—1860 (1962).

Schaefer, K.: Ein kasuistischer Beitrag zur Meningeomentstehung nach einem Trauma. Zbl. Path. **107**, 476—480 (1965).

Scheele, G.: Geschwulst und Wehrdienstbeschädigung. Wehrmed. Mschr. **9**, 141—147 (1965).

Schink, W., u. H. Brüchle: Traumatisch bedingte Sarkomentstehung. Bruns Beitr. **202**, 421—426 (1961).

Schmitt, W.: Posttraumatisches Sarkom 5 Jahre nach reaktionslos verheiltem Unterkieferschußbruch. Arch. Geschwulstforschung 251 (1952).

Schütz, W., u. F. Stein: Lungenkrebs nach Granatsplitterverletzung. Thoraxchirurgie **3**, 429—439 (1956).

Schultz, H.: Trauma und Sarkom. Dtsch. med. Wschr. **77**, 753—754 (1952).

Schwartz, J.: Multilokuläre Sarkomentstehung nach verschiedenen Geschoßsplitterverwundungen. Mschr. Unfallheilk. 178—180 (1954).

Simon, H.: Bösartige Gewächse und Wehrdienstbeschädigung. Med. Welt 624 (1951).

Staemmler, M.: Trauma und Carcinom. Verhandl. dtsch. Ges. Pathol. **43**, 305—313 (1959).

Steffens, W.: Verletzungen der Lunge und des Brustkorbs. Arbeit und Gesundheit, Heft 44 Stuttgart: Thieme 1951.

Urist, M. R.: Trauma and Neoplasm. Am. J. Surg. **93**, 682—693 (1957).

Zülch, K. J.: Hirngeschwülste als Schädigungsfolge. Ärztl. Forschung 535 (1953).

— Kann ein Meningeom Folge eines Unfalles sein? Dtsch. med. Wschr. **81**, 1096 (1956).

Trauma und nachfolgende Erkrankungen

1. Diabetes insipidus

MRACEK berichtete über 3 Männer im Alter von 20—26 Jahren mit kraniozerebraler Verletzung, bei denen kurz nach dem Unfall Symptome eines Diabetes insipidus auftraten. Die traumatische Ätiologie von Diabetes insipidus wird in der Literatur mit 5—10% angegeben.

2. Diabetes melitus

Die Auslösung eines echten Diabetes melitus durch ein Schädeltrauma ist nach CONSTAM außerordentlich unwahrscheinlich. Ein Schädeltrauma kann wohl eine vorübergehende Blutzuckererhöhung und Harnzuckerausscheidung hervorrufen, eine sog. extrainsuläre Reizglykosurie. Es ist jedoch nicht ausgeschlossen, ja sogar wahrscheinlich, daß ein Unfall das Auftreten der Krankheit und ihr Manifestwerden beschleunigt; die Krankheit muß aber schon vorher latent vorhanden gewesen sein.

Bezüglich Trauma und Diabetes bemerkte SOKOLOWSKI, daß jedes Trauma bei einem Kranken mit latentem Diabetes diesen offen zu Tage treten lassen kann und eine Störung des Kohlehydratstoffwechsels verursache bis zur Entwicklung einer Azidose.

Die Beobachtung einer Kompressionsfraktur eines Lendenwirbels mit Pankreasverletzung und Diabetes melitus teilte MEYERHEIM mit.

3. Gelenkrheumatismus

Bei der Zunahme von Unfallverletzungen in Industrie und Verkehr wird hin und wieder die Frage akut, ob ein nach einem Trauma auftretender Gelenkrheumatismus als Unfallfolge anerkannt werden muß. Nach RAESTRUP kann eine Streptokokkeninfektion in Verbindung mit Abkühlung und schwerer körperlichen Erschöpfung in ganz vereinzelten Fällen als auslösende Ursache eines rheumatischen Fiebers in Frage kommen. Die Entstehung eines rheumatischen Fiebers durch Unfall ist allerdings nur über ein durch den Unfall verursachtes Erysipel oder eine unfallbedingte Phlegmone in Gelenknähe denkbar. Ein kausaler Zusammenhang zwischen Unfall und primär-chronischer Polyarthritis im Sinne einer Manifestierung einer latenten Polyarthritis ist nach RAESTRUP lediglich in unmittelbar zeitlichem Anschluß (nicht über 10 Tage) bei äußerst schwerem Trauma des betreffenden Gelenkes und bei unfallbedingter chronischer Gelenkeiterung möglich.

4. Hochdruck

Die Auffassung über die Möglichkeit eines ursächlichen Zusammenhanges zwischen Schädel-Hirntrauma und Blutdrucksteigerung ist nach HEINTZ umstritten. Im ganzen gesehen dürften sichere Fälle von Hochdruckentstehung aufgrund eines Schädeltrauma sehr selten sein, und es müssen daher für die Bejahung der Zusammenhangsfrage strenge Maßstäbe angelegt werden. Als allgemeine Richtlinie muß man nach HEINTZ für die Anerkennung des Zusammenhanges Schädel-Hirntrauma und Hochdruck wenigstens folgende Voraussetzungen für notwendig erachten, wobei selbstverständlich jeweils andere Hochdruckursachen (Niere, Phäochromocytom, Aortenisthmusstenose u.a.) ausgeschlossen werden müssen:

1. Sicherer Anstieg des Blutdrucks unmittelbar oder einige Wochen nach dem Trauma bei normalem Blutdruck kurz vor dem Trauma, also ein evidenter zeitlicher Zusammenhang.
2. Eindeutige Lokalisation der Verletzung (Geschoß, Splitter, Zyste, Blutung) im Zwischenhirn, in der Medulla oblongata oder im Verlauf der Depressornerven).
3. Man wird überdies geneigt sein, die Zusammenhangsfrage zu bejahen, wenn bei einem jungen Menschen ohne familiäre Hochdruckbelastung nach einem Hirntrauma ein Hochdruck gefunden wird und gleichzeitig posttraumatisch noch andere vegetative Störungen aufgetreten sind, die für eine Schädigung der zentralnervösen Regulation sprechen.

Dagegen stellt eine wesentliche Komplikation der stumpfen Nierenverletzung der sekundäre Hochdruck dar. Er wird durch die Überproduktion von Renin hervorgerufen als Folge einer Vermehrung der epitheloiden Zellen der Vasa afferentia (SZIBERT).

Ein sicherer Zusammenhang zwischen Nierentrauma und Glomerulonephritis besteht nach REUBI nicht. Die Entwicklung einer Nephritis (glomerulärer oder interstitieller Art) ist nur möglich, wenn es im Anschluß an das Trauma zu einer sekundären Infektion kommt.

LANGE berichtete über einen 8jährigen Jungen, bei dem es bei einem Unfall entweder durch ein stumpfes Trauma oder Rotation der Niere bei Dezeleration zum Abriß der den unteren Nierenpol versorgenden Arterie kam. Der Patient hatte anlagemäßig 2 linke Nierenarterien. Die obere Arterie und der venöse Rückfluß waren intakt. Die Ischämie des unteren Nierenpols verursachte einen „renalen Hochdruck" durch Reninausschüttung im Sinne des Goldblattmechanismus. Nach Resektion der kleinen infarzierten Gebiete verschwand die Hypertonie wieder.

Als Folge einer traumatischen Ruptur des Nierenbeckens mit großem Haematom beobachtete McELROY eine Hypertension.

5. Leukämie

Ein Beitrag zur Frage: Unfall und akute myeloische Leukämie stammt von LINK. Anhand eines Beispieles bespricht er ferner die Frage: Chronische Leukämie und Unfall.

6. Lungenembolie

Zur Frage eines ursächlichen Zusammenhanges zwischen einer Fraktur und dem Tod an Lungenembolie führt BÄTZNER aus, daß die Thrombose durch Veränderungen der Blutströmung, Veränderung der Gefäßwand und Veränderungen des Blutes, die als Ausdruck einer vegetativen Dysfunktion aufgefaßt werden, entsteht, wobei als auslösender Faktor das in der Leber gebildete Prothrombin durch einen irgendwie gearteten vegetativen Reiz vermehrt ins Blut abgegeben wird. Die in den Beinen bei oder nach einem Trauma bestehenden ungünstigen Rückflußbedingungen werden noch vermehrt, wenn infolge einer Verletzung erhebliche Weichteilquetschungen stattgefunden haben, so daß auf reflektorischem Wege über das vegetative Nervensystem der Kreislauf auch über das unmittelbar betroffene Gebiet hinaus gedrosselt wird oder wenn durch das Trauma Wandschädigungen der Gefäße unmittelbar eingetreten sind. Außer konstitutionellen Momenten, wie Krampfadern und Herzfehlern, spielt vor allem die erzwungene lange Bettruhe für die Entstehung der Thrombose eine wichtige Rolle. Man wird bei einer einwandfrei erwiesenen Verletzung, die zu längerer Bettruhe zwang, kaum umhin können, eine irgendwo entstandene Thrombose zumindest als eine mittelbare Unfallfolge anzuerkennen. Gesellt sich die Thrombose zu einer so schweren Verletzung wie einer Fraktur, z. B. im geschädigten Bereich oder tritt sie während des unfallbedingten Krankenlagers auch fernab vom verletzten Gebiet ein, so ist der Unfallzusammenhang gegeben, auch wenn Herzerkrankungen oder Krampfadern vorliegen, da die Verletzung, verbunden mit der Immobilisierung, als wesentliche Teilursache für die Entstehung der Thrombose und damit auch der nachfolgenden Embolie anzusehen ist. (Siehe auch Thrombose).

7. Lymphogranulomatose

Über eine traumatische Entstehung der Lymphogranulomatose liegen nur wenige Mitteilungen im Schrifttum vor. In einem kasuistischen Beitrag vertritt BRESGAN die Ansicht, daß außer dem Trauma auch eine langdauernde Eiterung bestanden haben muß, wenn sich im Verletzungsbereich ein traumabedingtes Lymphogranulom entwickeln soll.

8. Magengeschwür

Akute Gastroduodenalulzera nach schweren Traumen konnten PROVANA und CAMPOBASSO beobachten. Bei 5 Patienten mit Schädelfrakturen und Gehirnverletzungen ergab die Obduktion einige Tage nach dem Unfall das Vorhandensein frischer Ulcera in Magen oder Duodenum. In einem Falle war es sogar zur Perforation gekommen.

FIEDLER und HALWEG teilten einen Fall mit, bei dem es Jahre nach einer Granatsplitterverletzung zu einem chronischen Magengeschwür kam. Gewisse Zusammenhänge ließen es berechtigt erscheinen, dem Granatsplitter mit überwiegender Wahrscheinlichkeit eine ätiologische Bedeutung beizumessen. Es wird hervorgehoben, daß es sich im Rahmen des anerkannten Komplexgeschehens natürlich nur um eine Mitwirkung des Splitters im Sinne eines wesentlichen Teilfaktors handeln kann.

Die Entstehung eines Ulcus ventriculi nach stumpfen Bauchtraumen wird von FARBONI und QUERCI durch eine Thrombosierung der die Magenwand ernährenden Gefäße erblickt. Sie diskutieren eingehend die Schwierigkeit der Begutachtung bei gleichzeitigem Bestehen eines Ulcusleidens vor dem Unfall.

Zur Frage einer Perforation des peptischen Magen- und Zwölffingerdarmgeschwürs bei bauchferner Verletzung bemerkt LINK, daß nach unseren heutigen Erkenntnissen ein solcher Zusammenhang gewöhnlich verneint werden muß.

Ulkus nach Verbrennung siehe entsprechendes Kapitel.

9. Multiple Sklerose

Zur Bedeutung eines Unfalls für die Entstehung einer multiplen Sklerose schreibt LINK, daß diese ebenso wie andere Erkrankungen des zentralen Nervensystems scheinbar mit einem „Unfall" beginnen kann. Es handelt sich dabei um ein Ereignis aus innerer Ursache, das sich von dem Unfall aus äußerer Ursache unterscheidet.

Zur Frage Schädel-Hirnschußverletzung und Multiple Sklerose nahm MEESEN Stellung.

10. Nierensteine

Die Entstehung von Nierensteinen im Anschluß an ein Trauma mit längerer Bettruhe wird allgemein anerkannt.

11. Osteochondrose der Wirbelsäule

Zur Frage Osteochondrose der Wirbelsäule und Unfall nimmt BAUMANN Stellung. Dabei müssen folgende Tatsachen und Überlegungen wegleitend sein:

Spondylose und Spondylarthrose haben eine vermehrte Verletzlichkeit der Wirbelsäule zur Folge, weil diese steif geworden ist und ihre elastischen Puffer verloren hat. Wird eine erhebliche Gewalteinwirkung auf eine Wirbelsäule mitgeteilt, so können sofortige Röntgenaufnahmen nicht nur vor dem nicht seltenen Übersehen schwerer Verletzungen schützen. Der rechtzeitige Nachweis einer vorbestehenden Spondylose dient einer objektiv begründeten Beurteilung besser als spätere Aufnahmen.

12. Osteomyelitis

Bei einem Trauma, das zu einer offenen Verletzung eines Knochens führt und dann innerhalb einer angemessenen Frist am Ort der Gewalteinwirkung eine Infektion des Knochenmarkes zufolge hat, wird es nach FRANK nicht schwer sein, einen Zusammenhang zu erkennen. Dies ist aber weit schwieriger bei einer stumpfen Verletzung mit längerer Frist bis zum Auftreten der Erkrankung. FRANK mahnt zur Vorsicht bei der Annahme eines Kausalzusammenhanges zwischen Trauma und Osteomyelitis.

Über eine akute haematogene Osteomyelitis der Brustwirbelsäule nach Trauma berichtete ZIESCHE. Sie wurde aufgrund zutreffender Kausalitätsbeziehungen als Unfall erkannt. Nach den neuesten Untersuchungen werden heute allergisch-immunologische Vorgänge bei der bakteriellen Infektion als bestimmend für die Entstehung und den Verlauf der Krankheit angesehen.

Die Frage Osteomyelitis und Tuberkulose als Unfallfolge wurde von KAISER bearbeitet.

13. Osteopathia fibrosa localisata

Nach Traumen werden auch lokalisierte „braune Tumoren" beobachtet (Osteodystrophia fibrosa localisata).

Über die Osteopathia fibrosa localisata nach einem Trauma an der Tibia berichteten DELAHAYE u. Mitarb.

14. Poliomyelitis

Die Beobachtungen von HARTMANN unterstreichen mit Nachdruck die Wichtigkeit des Trauma bzw. der Überanstrengung als eines dispositionellen Faktors für das Auftreten einer Poliomyelitis.

Eine eingehende Erörterung der Problematik Trauma und Poliomyelitis stammt von SCHAD.

Bei 100 unausgewählten Fällen von paralytischer Poliomyelitis fand HARRINGTON bei 5 Kranken ein Trauma in der Vorgeschichte, das dem Auftreten der Krankheit nur wenige Tage vorausging. In jedem dieser Fälle befielen die Lähmungen die Muskelgruppen, welche durch die Verletzung irgendwie betroffen worden waren.

15. Sepsis

Die besondere Schwierigkeit für die WDB-Begutachtung septischer Krankheitszustände liegt nach den Worten von TRUMMERT und BURKHARDT darin, daß es sich meist um ausgesprochene Spätfolgen von Kriegstraumen oder von wehrdiensteigentümlichen Verhältnissen handelt. Vielfach wird auch in den Rentenanträgen und sogar im Gutachten der Begriff Sepsis fälschlicherweise gebraucht bzw. unbegründet in die Kausalkette eingebaut. Daher ist für die Begutachtung die Kenntnis der pathologischen und bakteriologischen Voraussetzungen septischer Erkrankungen gerade bei der Beurteilung von WDB-Zusammenhangsfragen wichtig. Die Verfasser versuchen anhand ausgewählter Krankengeschichten die vom WDB-Gutachter gegenüber septischen Späterkrankungen einzunehmende Stellung zu umreißen. Sie gehen dabei ausführlicher auf die Probleme der Endokarditis lenta ein.

16. Spondylarthritis ankylopoetica

Zur Frage Spondylarthritis ankylopoetica und Kriegsbeschädigung bemerkt TREIBER, daß bei der Beurteilung im versorgungsrechtlichen Sinne geklärt werden muß, ob bereits vor dem Dienstantritt die Spondylarthritis ankylopoetica bestanden hat, ob außergewöhnliche körperliche und seelische Belastungen über längere Zeit nachweisbar vorhanden gewesen sind und welcher Zeitraum zwischen diesen Belastungen und den ersten objektiv nachweisbaren Erscheinungen der Spondylarthritis ankylopoetica verstrichen sind. Ein Zusammenwirken mehrerer endogener und exogener Faktoren kann über eine Irritation des neurovegetativen Systems eine derartige Erkrankung in Gang setzen. Spezifischen Infektionen und Wirbelsäulentraumen wird bei der Entstehung nur die Rolle eines Adjuvans zuerkannt, während eine sichere Vererbung abgelehnt wird.

17. Thrombose

Infolge eines Unfalls können Thrombosen entstehen
1. durch Änderung der Strombahn, z.B. infolge Fragmente oder großer Haematome und langem Krankenlager,
2. durch Schädigung der Gefäßwand, z.B. bei schwerem stumpfen Trauma, bei plötzlichen ungewohnten Anstrengungen,
3. durch Änderung der Blutzusammensetzung, z.B. bei Verbrennungen, bei großflächigen Gewebsschädigungen und im Schock (HASSE).

Auf diese Weise kommt es zu den 3 Arten posttraumatischer Thrombosen:
1. lokale posttraumatische Thrombose, die am Ort der Gewalteinwirkung entsteht und selten Embolien verursacht. Das Trauma muß geeignet gewesen sein, eine teilweise Zerreißung der Veneninnenwand hervorzurufen oder einen Bluterguß in der Wand des Gefäßes oder seiner näheren Umgebung. Zeitlich muß sich dabei die Thrombose eng an die Verletzung anschließen.
2. septische Wundthrombose.
3. Fernthrombose, die nach allen Traumen fern vom Ort der Gewalteinwirkung entstehen kann.

Fernthrombosen müssen mittelbar mit dem Unfall in Zusammenhang gebracht werden, wenn dieser zur längeren Bettruhe oder einer Überschwemmung des Blutes mit Zellzerfallsprodukten führt.

Schwieriger wird die Beurteilung einer Thrombose bei Vorliegen von Krampfadern oder chronisch-rezidivierenden Phlebitiden oder Ulcus cruris. Hier ist dann wohl höchstens die Verschlimmerung des bestehenden Leidens durch den Unfall anzuerkennen.

Auf folgende thrombembolische Prozesse als Unfallfolge weist HASSE hin:

Phlebitiden an den Armen nach Infusionen sind mittelbare Unfallfolge. Überanstrengungsphlebitiden bei Männern und Achselvenenstauungen sind gutachtlich als Unfallfolge anzuerkennen, wenn ein unmittelbarer Zusammenhang zwischen direktem erheblichen Trauma und Auftreten der Erkrankung (bis 1 Woche Latenzzeit) besteht.

Diese Venenthrombosen sind nach OCHSNER in 9,3% rein traumatisch bedingt (THIES). Die schwersten Folgen tiefer Thrombosen sind die Lungenembolien, die in 16% der Fälle tödlich enden. (Siehe auch Lungenembolie).

18. Tuberkulose

Ein ursächlicher Zusammenhang zwischen einem Trauma und einer dadurch ausgelösten Tuberkulose ist nach LEHMANN sicher selten. Eine Tuberkulose kann nach einem Trauma auf verschiedene Weise entstehen:

1. Die Inokulation von Tuberkulose durch eine Verletzung, also eine Impftuberkulose gehört zur großen Seltenheit (z.B. Leichentuberkel, Beschneidungstuberkulose).
2. Ein latenter oder aktiver tuberkulöser Herd kann durch direkte oder auch indirekte Einwirkung des Trauma zertrümmert werden, und es kommt anschließend zu einer intrakanalikulären oder haematogenen Streuung.
3. Das Trauma und seine Folgen (langes Krankenlager, häufige Operationen u.ä.) bewirken eine allgemeine Minderung der Resistenz, wodurch bisher ruhende Herde aktiviert werden und streuen.

Die Frage, ob der vom Trauma betroffene Körperteil einen locus minoris resistentiae für eine spätere haematogene Ansiedlung von Tuberkulose darstellt, wird zumindest für extrapulmonale Streuungen allgemein verneint.

Eine Lungenverletzung stellt nach FRISCH keineswegs einen disponierenden Faktor für eine Tuberkulose dar. Nach statistischen Erhebungen besteht keine Parallele zwischen der Schwere der Folgen der Lungenverletzung und dem späteren Auftreten einer Tuberkulose. Gerade die Lungenschüsse, die mit einem Empyem einhergegangen waren, wiesen eine geringere Tuberkulosemorbidität auf als glatte Durchschüsse. Nur in Einzelfällen, in denen durch ein schweres Krankenlager die Widerstandskraft des Verletzten geschwächt ist und eine Lungentuberkulose in einem unmittelbar zeitlichen Zusammenhang mit dieser Schwäche auftritt, kann ein mittelbarer Zusammenhang zwischen den Verwundungsfolgen und der Lungentuberkulose bejaht werden.

Bei der Beurteilung Trauma und Skelet-Tuberkulose kann nach LERCH der Gutachter lediglich in einer Individualentscheidung abwägen, ob der Verlauf der Skelet-Tuberkulose vor oder nach einem Trauma in seiner spezifischen Eigengesetzlichkeit von der Form abweicht, wobei bestimmte immunbiologische Beziehungen beachtet werden müssen. Abhängigkeit zwischen beiden Ereignissen ist sehr selten.

Ein kausaler Zusammenhang zwischen Trauma und einer auf haematologischem Wege entstandenen Coxitis tuberculosa nach einer Oberschenkelhalsnagelung wurde von RISKO und HARNIK angenommen und ein solcher zwischen einer tödlichen allgemeinen Miliartuberkulose und einem 9 Monate vorher erlittenen Unfall, der zu einer schweren Zertrümmerung des Unterschenkels geführt hatte, von HÜBSCHMANN.

Nach einer infizierten Stichverletzung bei der Arbeit entstand bei einem Sektionsgehilfen eine Sehnenscheidentuberkulose der Hand (FRÖLICH).

Literatur

BÄTZNER, K.: Besteht ein ursächlicher Zusammenhang zwischen einer Fraktur und dem Tod an Lungenembolie? Dtsch. med. Wschr. **84**, 164 (1959).
BAUMANN, E.: Osteochondrose der Wirbelsäule und Unfall. Langenbecks Arch. **282**, 980—985 (1955).
BRESGEN, C.: Zur Frage der traumatisch bedingten Entstehung der Lymphogranulomatose. Münch. med. Wschr. **92**, 962—966 (1959).
CONSTAM, G. R.: Kann ein Schädeltrauma einen Diabetes auslösen oder manifestieren? Dtsch. med. Wschr. **90**, 1415 (1965).
DELAHAYE, R. P., et coll.: L'ostéopathie fibreuse localisée posttraumatique du tibia. J. Radiologie **46**, 1—10 (1965).
EYSHOLDT, K. G.: Unfall — Varizen — Thrombose. Dtsch. med. Wschr. **82**, 818 (1957).
FARBONI, F., e B. QUERCI: In tema di ulcera gastrica posttraumatica. Minerva med. leg. **82**, 315 (1962); Ref. Dtsch Z. ges. gerichtl. Med. **54**, 157 (1963).
FIEDLER, H. H., u. B. HOHLWEG: Zur Zusammenhangsfrage zwischen Trauma und chronischem Magengeschwür Zbl. Chir. **85**, 1345—1352 (1960).
FLÜCKIGER, P.: Ein Fall von posttraumatischem Diabetes insipidus. Schweiz. med. Wschr. **90**, 1161 (1960).
FRANK, E.: Trauma und Osteomyelitis. Chir. Praxis 1—6 (1961).
FRISCH, A.: Trauma und Lungentuberkulose. Wien. med. Wschr. **104**, 138 (1954).
FRÖLICH, W. A.: Ein Fall von traumatischer Sehnenscheidentuberkulose, zugleich ein Beitrag zur Frage der Infektion mit resistenten Tuberkelbakterien. Tuberkulosearzt **7**, 228—230 (1953).
HARRINGTON, A. B.: Paralytische Poliomyelitis nach Verletzung. Lancet **260**, 987 (1951).
HARTMANN, O.: Praktisch wichtige Erfahrungen bei der Poliomyelitisepidemie 1952 in Essen. Dtsch. med. Wschr. **78**, 962 (1953).
HASSE, G.: Unfall und Thrombose. Münch. med. Wschr. **99**, 14—21 (1957).
HASSE, G. FR.: Begutachtung unfallbedingter Thrombosen. Zbl. Chir. **85**, 898—901 (1960).
HEINTZ, R.: Schädeltrauma und Blutdruckerhöhung. Dtsch. med. Wschr. **78**, 821—822 (1953).
HUEBSCHMANN, P.: Unfall und Miliartuberkulose. Zbl. Chir. **80** 754—759 (1955).
ISFORT, A.: Traumatischer Diabetes insipidus. Zbl. Chir. **85**, 107 (1960).
JAEGER, F.: Unfallfolgen? Beurteilung und Dokumentation. Vorträge aus der praktischen Chirurgie Heft 75. Stuttgart: Thieme 1966.
KAISER, G.: Osteomyelitis und Tuberkulose als Unfallfolge. Zbl. Chir. **85**, 941 (1960).
LANGE, K.: Renaler Hochdruck nach stumpfem abdominalen Trauma. Die Medizinische 569—571 (1965).
LEHMANN, E.: Tuberkulose und Wehrdienst. Dtsch. med. Wschr. **76**, 56—59 (1951).
LERCH, H.: Trauma und Skelet-Tuberkulose. Eine statistische Überlegung. Mschr. Unfallheilk. **64**, 427—428 (1961).
LINK, K.: Beitrag zur Frage: Unfall und akute myeloische Leukämie. Mschr. Unfallheilk. **64**, 307—314 (1961).
— Zur Frage: Chronische Leukämie und Unfall. Mschr. Unfallheilk. **64**, 818 (1957).
— Zur Bedeutung des Unfalls bei der multiplen Sklerose. Mschr. Unfallheilk. **65**, 354—358 (1962).
— Zur Frage: Perforation des peptischen Magen- und Zwölffingerdarmgeschwüres bei bauchferner Verletzung. Mschr. Unfallheilk. **65**, 131—135 (1962).
Mc EL ROY, J. R.: Traumatic Rupture of the Renal Pelvis with Haematoma Formation and Hypertension. British J. Urology **38**, 145—148 (1966).
MEESEN, H.: Fall 49: Schädel-Hirnschußverletzung und multiple Sklerose. Dtsch. med. Wschr. **90**, 182 (1965).
MEYERHEIM, G.: Kompressionsfraktur eines Lendenwirbels mit Pankreasverletzung und Diabetes mellitus. Mschr. Unfallheilk. **59**, 279—282 (1956).
MRÀZEK, R.: Posttraumatischer Diabetes insipidus. Zbl. Chir. **90**, 211—218 (1965).

Provana, A., e O. Campobasso: Le ulcere acute gastro-duodenali in corso di gravi traumatismi. Considerazioni su 5 casi osservati al riscontro autopsico. Minerva med. **83**, 175—184 (1963).
Raestrup, O.: Gelenkrheumatismus als Unfallfolge? Münch. med. Wschr. **108**, 265—269 (1966).
Reubi, F.: Welche Zusammenhänge bestehen zwischen einem Trauma und einer Glomerulonephritis? Dtsch. med. Wschr. **83**, 1410 (1958).
Risko, T., u. E. Harnik: Trauma und Knochengelenktuberkulose. Zbl. Chir. **83**, 1883—1887 (1958).
Schad, N.: Zur Problematik: Trauma und Poliomyelitis. Münch. med. Wschr. **96**, 966—969 (1954).
Solowski, W. D.: Diabetes und Trauma. Westnik Chirurgii Imeni J. J. Grekova **94**, 82—86 (1965) (russisch).
Szibert, K.: Stumpfe Nierenverletzungen, traumatischer Hochdruck. Klin. Med. **17**, 293 (1962).
Thies, H. A.: Thrombose und Embolie bei Unfallverletzten. Mschr. Unfallheilk. **63**, 241—247 (1960).
Treiber, W.: Spondylarthritis ancylopoetica und Kriegsbeschädigung. Münch. med. Wschr. **104**, 2335—2339 (1962).
Trummert, W., u. R. Burkhardt: Sepsis und Wehrdienstbeschädigung. Med. Mschr. 574—580 (1952).
Ziesche, H. W.: Osteomyelitis und Unfall. Mschr. Unfallheilk. **68** 414—423 (1965).

Sachverzeichnis

Abdomen 58 ff.
Ablederung 193
Abortus 83
Abrißfraktur 89, 98, 102
—, Darmbeinstachel 89
—, Sitzbeinhöcker 89
Abschürfung 2
Absturzerkrankung 326
Achillessehne 104
Acromio-claviculargelenk 36
Aderhautriß 12
A-Detonation 341 ff.
aerobe Keime 139 ff.
Aero-Embolismus 325
Aero-Otitis media 327
Aero-Zele 26
Afibrinogenaemie 419
air blast 328
akustisches Trauma 333 ff.
alimentäre Dystrophie 421 ff.
Alkohol 433 ff.
—, Flugverkehr 216, 435
Alkylphosphate 381
Allgemeinsyndrom, traumatisches 27
Ammoniak 183
Amputationsneurom 123
Amputationsstumpffraktur 102
Anaemia factitia 395
anaerobe Keime 139 ff.
Aneurysma 29, 74, 120
—, Aorta 53, 79
— arteriovenöses 117
—, A. carotis externa 31
—, A. carotis interna
—, A. hepatica propria 79
—, Hirnbasis 24
—, A. pulmonalis 53
Angiopathie, akute thrombotische 316
anhidrotic heat exhaustion 301
Anosmie 29
Anoxie, renale 387
Anprallverletzung 194
Anstoßverletzung 190
Anurie 387
Aorta 51 ff.

Aorta, Aneurysma 53, 79
—, Nekrose 52
—, Ruptur 51 ff., 197
—, Stenose 53
Apophysenabriß 89, 93
Apophysenlösung 93
Appendicitis 77
Arachnoiditis, chronische 28
Arbeitsunfälle 165
Armaturenbrett 195, 197
Armplexus 37, 194
Arsen 185
Arsenwasserstoff 380
Artefakte 395
Arteria
— axillaris 37
— basilaris 24
— brachialis 37
— carotis interna 10, 24, 31
— cerebralis posterior 24
— cerebri media 24
— coronaria 46
— femoralis 106, 119
— hepatica propria 79
— iliaca externa 79
— mammaria interna 41
— meningica media 21, 25
— poplitea 106, 119
— pulmonalis 53
— renalis 73
— subclavia 37
— thoraco-acromialis 37
— vertebralis 24, 25
Arterienverletzung 117 ff.
arteriovenöse Fistel 25, 41, 120
artificial caput 400
Aschleichen 308
Asphyxie 411 ff.
Aspiration 154
Atelektasen 42
Atlas 111
Auffahrunfall 9
Aufschlagverletzung 194
Aufschlitzwunde 2
Auge 12 ff.
—, Kälteschaden 14
—, Pfeilschußverletzung 14
—, Tränengas 15

Augenmuskellähmung 14
Augenreizstoffe 373
Ausschuß 265
Axis 111

Badetod 321
Bänderverletzung 104
Balkenblutung 19, 20
Ballistik 258
Ballonierung der Lungen 321
Ballspiele 229
Barbiturate 185
Barotitis 327
Barotrauma 327
Baseball 229
Bauchdeckenverletzung 88
Bauchwandhernie 88
Beckenbruch 80, 81, 88 ff.
Beckenluxation 90
Beckenrandbruch 88
Beckenringbruch 88
Belastung, körperliche 46, 247
bends 214, 326
Bennet-Fraktur 95
Betriebsunfälle 164
Bergsteigen 229, 314
Berstungsbruch 4
Beta-Strahlen 354
Biegungsbruch 4, 191
Bienenstich 146
biologische Kampfmittel 385
Bißmarken 146
Bißverletzungen 144 ff.
Blasenscheidenfistel 80
blast 328 ff.
Blaukommen 245, 326
Blaukreuz-Vergiftung 381
Blausäure, 183, *371*, 380
Blitzblendung 364
Blitzfigur 180
Blitzschlag 179 ff.
Blutaspiration 154
Blutkreislauf 130 ff.
blutschädigende Kampfstoffe 380
Blutung,
— epidurale 21
— infratentorielle 406
— intradurale 405

Blutung, intraventrikuläre 19, 406
— intrazerebrale 19, 20, 407
— leptomeningeale 406
— subaponeurotische 4
— subarachnoidale 22, 406
— subendocardiale 48
— subependymäre 18, 19, 20
— supravitale 154
— ventrikelnahe 19
Blutungsübel 399
Bobfahren 230
Bodenturnen 247
Bolzenschußapparat 267 ff., 393
Bombenbrandleichen 307
Bombensplitter 256 ff.
Botulismus 385
Boxen 230 ff.
Brandgranaten 307
Brandhaematom, epidurales 299
Brandwundenkrebs 438
Bronchusruptur 53, 54
Bruchformen 124
Brückenvenen 22
Brustbein 36
Brustwand 35 ff.
Brustwandhernie 37
Brustwirbelsäule 112 ff.
Buergersche Erkrankung 316

Caisson-Krankheit 246, 325 ff.
Calcaneus-Fraktur 103
Calcinosis interstitialis 126
Callus-Brüche 124
Canalis opticus 12, 13
Caput obstipum 401
Caput succedaneum 399
Carotis-Sinus-Schock 233
Carotis-Thrombose 31, 32
Cerebritis 273
Cervix-Riß 415
Chemikalien 182 ff.
chemischer Nebel 373
chemisch-toxikologische Untersuchungen 431 ff.
Chlorpikrin 373
chokes 214
Cholascos 63
Cholesteatom 16
Cholezystektomie 64
Cholinesterase 433
Chromoproteinniere 387
Chromsäure 183
Chylothorax 55, 56
Chylurie 77
Clavicula 36
Clostridien 140
Colon 76, 77
Commotio cerebri 5
— cordis 43
— thoracica 33
Compressio thoracis 33
Contre-coup 18, 19, 20, 22

Contusio cordis 43
Contusionspneumonie 41
Contusionsring 265
Contusio thoracica 33
Coronararterien 46, 211, 248
Coronarthrombose 48
coup de chaleur 301
Coxitis tuberculosa 449
craniozerebrale Verletzungen 17 ff.
Crush 115
Crush-Syndrom 115, 387
Curlings ulcer 298

Daktyloskopie 216, 431
Darmriß 83
Darmperforation bei Hernie 78
Darmruptur 76
Darmstenose 77
Decollement 193
decompression sickness 213 ff.
Defoliation 386
Dekompression 213 ff.
Dekompressionskrankheit 213 ff., 325
Dementia pugilistica 233
Demenz 27
Dens-Fraktur 111
Desorientierung 212
Detonation 334
Diabetes insipidus 444
Diabetes melitus 444
Diaphragma 85 ff.
Diaphysen-Fraktur 124
Diatomeen 323
Dickdarm 75 ff.
Drehbruch, Unterschenkel 241
Druckfall-Krankheit 214, 325
Drucklufterkrankung 325
Druckstoß 328 ff.
Druckwirkung, hydrodynamische 259
Ductus Botalli 412
— choledochus 64, 419
— hepaticus 64
— thoracicus 55, 117
Dum-Dum-Geschoß 254
Dünndarm 75 ff.
Duodenum 75, 76
Duodenalruptur 75, 76, 87
Duplikaturriß 406
Durchblutungsstörung 120
Durchschuß 258
Duret-Bernersche Blutung 19
Duverneysche Fraktur 89
Dysbarismus 213 ff.
Dystrophie, alimentäre 421 ff.

EEG-Befunde 19, 353
Einschuß 265
Einstauchung 7
Eisenbahn 193
Eishockey 233
Ejakulation, retrograde 82

elektrischer Strom 173 ff., 243
elektromagnetische Wellen 357
Ellenbogen 93
Emphysema aquosum 319
Endometriose 83
Endotoxin 136
Energie, kinetische 259
—, strahlende 338 ff.
engélures inapparantes 315
Enukleation 13
Enzephalopathie 27, 28
Ephyt 186
epidurales Haematom 21, 405
Epilepsie 27
Epiphysenlösung 89, 102
Epiphysenschädigung 126
Epistropheus 111
Erblindung 13
Erbsenbein 95
Erdbeben 397
Erfrierung 315 ff.
Erfrierungen, ,,invisible'' 315
Ergrauen 151
Ermüdungsbruch 125
Erschütterung, molekulare 262
Erstickungszeichen 322
Ertrinken 321 ff., 432
Ertrinkungslungen 322
Ertrinkungszeichen 321
Erythrozytenaggregation 135
E-605-Vergiftung 381
Essigsäure 183
Explosion 334
Explosivgeschoß 254
Explosivstoffe 258

Fahrradspeichenverletzung 193
Fallout 354
Fallschirmabsprung 219 ff.
Falx 403
Fasciculus opticus 14
Faustball 229
Fechten 234
Fechterstellung 308
Felsenbein-Bruch 7
Femur-Fraktur 97 ff.
Fersenbein 102 ff.
Fettembolie 155 ff., 214
Feuersturm 307 ff.
Feuerwerke 256
Fibrinogenopathie 419
Finger 95, 96
Fingerabdrücke 216, 431
Fistel, arteriovenöse 25, 120
Fistelkrebs 439
Flächenbrand 307
flail chest 35, 37
Flammenwerfer 306
Flandernfuß 315
Flugzeugunfall 203 ff.
Fluoride 185
Flußsäure 169, 185

Frakturen 124, 163, 191
Frakturen, multiple 124
Fremdkörper, intrapulmonale 42, 169
frontobasale Schädelverletzung 6ff., 196
Frostbeulen 315
Fruchttod 83
Fruchtwasserembolie 417ff.
Furchenschuß 272
Fuß 101ff.
Fußball 234ff.
Fußgangrän 315
Fußtritt 1
Fungus cerebri 273

Gallenblase 64
Gallenblasenruptur 64
Gallenfistel 64
Gallenperitonitis 64
Gallensteinbildung 64
Gallenwege 64
Gamma-Strahlen 346
Ganglion, parameniskeales 100
Ganzkörperbestrahlung 339
Gasembolie 325
Gasgangrän 141
Geburtsgeschwulst 399
Geburtstrauma, Mutter 415ff.
—, Neugeborenes 398ff.
Gefäße 24, 79, 117ff.
Gehirn 17ff.
—, primäre Läsion 18
—, sekundäre Läsion 18
—, Schädel 4ff.
—, Spätschäden 28
Gehörknöchelchen 7
Gehörschädigung 333ff.
Gelbkreuz-Vergiftung 378
Gelenkkörper, freier 101
Gelenkmaus 101
Gelenkrheumatismus 444
Genickschuß 27
Genitalorgane, männlich 81ff.
—, weiblich 82ff.
Geräteturnen 247
geriatrische Traumatologie 171
Gesichtsschädel-Fraktur 9ff.
— -Sektionstechnik 11
Geschoßembolisierung 284
Geschoßkaliber 253
Geschoß-Splitter 256ff.
Geschoßwirkung 252ff.
Gewebsembolie 159
Gewehrgranaten 258
Giftfische 148
Giftgase 370ff.
Giftschlangenbiß 145ff.
g-Kräfte 211
Glandula parotis 31
— sublingualis 31
— submandibularis 31
Glattgeschoßwunde 257

Glaukom 12
Gleichgewichtsstörung 16
Gliedmaßenstrangulation 105
Golf 12, 236
Granatsplitter 256ff.
grease-gun-injury 186
Grünkreuz-Vergiftung 373
Guérin-Fraktur 10

Haarverlust 151
Haematocephalus internus 406
Haematom, epidurales 21
— intrazerebrales 20
— paramediastinales 41
— subdurales 21
— subdurales, chronisches 22
Haematopneumothorax 40
Haematothorax 39, 40
Haemobilie 64
haemoglobinurische Nephrose 387
Haemoperikard 47
Hakenschuß (Schädel) 272
Halluzinogene 382
Hals 30ff.
Halswirbelsäule 110ff., 196
—, Sektionstechnik 112
Hand 94ff.
Handball 229
Handgranaten 258
Handlungsfähigkeit 271
Handoedem 395
Harnblase 80ff.
Harnblasenruptur 80, 81
Harnleiter 81
Harnröhre 81
Hausunfälle 165
hautschädigende Kampfstoffe 378ff.
heat stroke 301
Hemipelvektomie 195
Herbizide 386
Hernie 78
Herz 43
Herzbeutelruptur 44, *46*
Herzbeuteltamponade 45
Herz-Gefäß-Fistel 47
Herzinfarkt 47, 48
Herzklappenverletzung 43, 44
Herzruptur 43
Herzschuß 277
Herzstich 44, 46
Herztod, akuter 247
Herzwandaneurysma 46
Hiatushernie 86
Hirnbasisaneurysma 23
Hirninfarkt 28
Hirnleistungsschwäche 26
Hirnnerven 24
Hirnstammkontusion 28
Hiroshima 341
Hitze 292ff.
Hitzeblattern 301
Hitzeerschöpfung 301

Hitzekollaps 301
Hitzekrämpfe 301
Hitzepyrexie 301
Hitzschlag 300ff.
Hochdruck 445
Hochdruckschmierfett 186
Hockey 236
Hoden 81, 82
Höhenpathologie 325
Höhle, temporäre 260ff.
Hoffascher Fettkörper 101
Hornhauterosion 14
Hornissenstich 146
Hubschrauberunfall 5, 209
Hüftgelenk 88ff., 166
—, Luxation 90ff.
—, Luxationsfraktur 91, 92
Hüftgelenkspfanne 90
Hüftkopflösung 98
Hüftkopfnekrose 91
Humerus 93ff.
Hummelstich 146
Hundebiß 3, 144
Hungerödem 421
Hydarthros 99
hydrodynamische Druckwirkung 259
—, Sprengwirkung 259
Hyperpyrexie 5, 301
Hyperthermie 298
Hyphaema 12
Hypofibrinogenaemie 419
Hypoglykaemie
— alkoholbedingte 435
—, Neugeborenes 413
Hypophyse 23
Hypophysennekrose 24, 419
Hyposphagma 12
Hypotension 128ff.
Hypothermie 310ff.
Hypovolaemie 128ff.
Hypoxie 213
Hypoxydose 128ff.

Identifizierung 216, 429ff.
Ileum 76
Ileus 77
Immenstiche 146ff.
immersion-foot 315
Indianerpfeil 9
Infektion, luetische 140
Infrarotstrahlung 363
infratentorielle Blutung 406
Inkorporation 355
Insassen, Lastkraftwagen 198
—, Personenkraftwagen 195ff.
Insulin 393
Intestinalprolaps 88
intradurale Blutung 405
intrameniskeale Zyste 100
intraventrikuläre Blutung 406
intrazerebrales Haematom 19, 20

Inversio uteri 417
ionisierende Strahlen 338 ff.
Iridodialyse 12
ischaemische Pigment-
  nephrose 387

Jeep 198
Jefferson-Fraktur 111
Jejunum 76
Jochbogenbruch 10

Kälte 310 ff.
Kälteendangiitis 316
Kälte-Nässe-Gangrän 316
Kälteschaden, Auge 14
Kälteschock 312
Kampfmittel, biologische 385
Kampfstoffe 372 ff.
Kampfstoffe, blutschädigende
  380
—, hautschädigende 378
—, lungenschädigende 373
Kampfstoff-Vergiftete 382
Karbolsäure 183
Katzenbiß 144
Kavitation 18, 20
Kegeln 236
Kehlkopf 30
Keime, aerobe 139 ff.
—, anaerobe 139 ff.
Kellerleichen 307
Keloid 162
Kephalhaematoma externum
  400
— internum 405
Kieferhöhle 8
Kieselalgen 323
Kindsmißhandlung 170, 432
Klettern 229, 314
körperliche Belastung 46, 247
Knalle 333
Knallkörper-Verletzung 275
Kniegelenk 99
Kniescheibe 99
Knochen 124 ff., 163
Knochenschußloch 274
Knorpelknötchen, Wirbel-
  säule 113
Kohabitationsverletzung 396
Kohlendioxyd-Vergiftung 246
Kohlenmonoxyd 20, 212, 299,
  309, 370, 431
Kollaps 128 ff.
Kopfschwarte 3
Krebs und Unfall 436 ff.
Kreuzband-Verletzung 100
Kreuzbeinbruch 90
Kreuzotterbiß 146
Krönleinschuß 259, 272
Kugelschußapparat 267

Lähmung 123
Lärm 333 ff.
Lärmstufen 334

Larynx 30
—, Fraktur 30
—, Stenose 30
—, Zyste 54
Laser-Strahlen 367 ff.
laterobasale Schädelver-
  letzung 4, 6 ff.
Laugen 184
Lawinen 244
Leber 61 ff.
—, Komplikationen 63
—, Ruptur 62
—, Sequestration 63
Lederhautriß 12
Le Fort I—III 10
Leichtathletik 237
Leistenbruch 88
Lendenwirbelsäule 112 ff.
Lenksäule 195
leptomeningeale Blutung 406
— Zyste 26
Leuchtspurgeschoße 306
Leukaemie 445
Lewisit 378
Lichtbogen-Verletzung 176
Lidhaematom 12
Ligamentum fibulo-calca-
  neale 104
— patellae 109
Linse 12
liquid blast 331
Liquorfistel 6, 26
Lost 378 ff.
lower nephron nephrosis 387
LSD 382
luetische Infektion 140
Luftdruck 324 ff.
Luftgewehrschüsse 256
Luftröhre 53 ff.
Luftstoßtod 309
Lungen 39 ff.
—, Blutung 39
—, Embolie 445
—, Erfrierung 313
—, Haematom 39
—, Hernie 37
Lungen, Contusion 39
—, Oedem, postmortal 377
—, —, posttraumatisch 41
—, Ruptur 60
—, Zerreißung 41
—, Zyste 39
lungenschädigende Kampf-
  stoffe 373 ff.
Lungenschuß 275 ff.
—, Stecksplitter 277
—, Zerreißung 41
—, Zyste 39
Luxations-Fraktur, Hüft-
  gelenk 91, 92
Lymphogranulomatose 446
Lysergsäure 382

Magen 75
Magengeschwür 75

Malgaigne-Fraktur 89
Malleolar-Fraktur 103, 243
Mamma 35
Mandibula 10
Marklagerblutung 20
Marschfraktur 125
Marschhaemoglobinurie 249
Marschoedem 126
Marshall-Inseln 354
Mastdarm-Scheidenfistel 83
Maxilla-Fraktur 10
Mediastinalemphysem 50
Mediastinalhernie 51
Mediastinum 50 ff.
Medikamente 434
— bei Fliegern 216
Medizinball 229
Medulla oblongata, Degene-
  ration 28
Melaena 410
Melioidose 385
Meningitis, otogene 16
Meniskus 99 ff.
Menschenbiß 145
Menstruationspsyche 150
Mesenterialruptur 77
Messerstich, Wundform 2
Metallisation 177
Metallose 264
Methylalkohol 185
Mikrowellen 359 ff.
Milchsäure 213
Milz 66 ff.
Milzautotransplantat 68
—, Ruptur 66, 67
—, Zyste 68
Minenexplosion 257
Miststreumaschine 198
Mittelohr 7
Mixta 382
molekulare Erschütterung 262
Molotow-Coctail 306
Monteggia-Fraktur 94
Mopedfahrer 194
Motorradfahrer 194
Mündungsfeuerdämpfer 266
Mündungsgeschwindigkeit
  260
Mündungsknall 335
Multiple Sklerose 446
Muskulatur 115
Musculus gastrocnemius 104
— ileopsoas 98
— quadriceps 101
Muskelriß 115
Muskelzug-Verletzung 115
Mydriasis 14
Myocardinfarkt 47
Myopathia osteoplastica 116
Myopie 12
Myositis ossificans 116

Nagasaki 341
Nahrungsentzug 421 ff.
Nahschuß, absoluter 266

Nahschuß, relativer 266
Nahschußzeichen 266
Napalm-Verbrennung 305
Naphthalin 186
Narbengewebe 161
Narbenkrebs 437
Nase, Fraktur 9
Nasennebenhöhlen 6, 9
Naturkatastrophen 397
Nebel, chemischer 373
Nebennieren 74
—, Zyste 75
Nekrose 154, 262
néphrite haemoglobinurique 387
Nephropathie 397
Nephrose, haemoglobinurische 387
Nerven, periphere 122
Nervenkampfstoffe 380 ff.
Nervus acusticus 24
— axillaris 37
— facialis 24
— opticus 13
— peroneus 105
— phrenicus 41, 44, 46
— radialis 93
— serratus 37
— tibialis 105
Netzhautablösung 12
Netzhautblutung, Neugeborenes 410
Netzhautoedem 12
Neutronenstrahlung 346
Nieren 72 ff.
—, Infarkt 74
—, Ruptur 73
—, Stein 74
—, Zyste 73
Nitrogase 371
Nitrogen-Mustard 379
Nucleus-pulposus-Prolaps 113

Oberarmbruch 93 ff.
— -Luxation 93
Oberkieferbruch 9, 10
Oberschenkelbruch 97 ff.
Oedema aquosum 321
Oedemkrankheit 421
Oesophagus 31, 54, 55
—, Divertikel 55
—, Perforation 55
—, Ruptur 55
—, Verätzung 55, 184, 55
Oesophago-trachealfistel 54, 55
Ohr 15 ff.
Olecranon 94
Orbita-Boden 6
— Dach 6
Os ethmoides 8
— intermetatarseum 103
— naviculare 95
— zygomaticum 13

Ossifikation, nach neurologischen Verletzungen 126
Osteochondritis dissecans 101
Osteolyse 125
Osteomyelitis 126
Osteopathia fibrosa localisata 447
Osteochondrose 447
Osteodystrophie 423
Oxalsäure 183

Pachymeningiosis dissecans 22
— haemorrhagica interna 22
Paddeln 238
pädiatrische Traumatologie 171
Pallidumnekrose 19
Paltaufsche Ekchymosen 321
Pankreas 89 ff.
—, Fistel 71
—, Nekrose 70
—, Pseudozyste 71
—, Ruptur 69
—, Zyste 71
Pankreatitis 70, 76
Panzer 198
Panzytopenie 340
parameniskeale Zyste 100,
Paraplegie 113, 126
Parotis 31
Patella 99
— duplex 99
— partita 99
Peitschenschlagmechanismus 196
Penis 81,
Pericard 44, 45, 46
Pericarditis 47
Peritonitis, chylöse 77
Perniones 315
Peroneussehne 105
Perstoff 373
Petermännchen 148,
Pfählungs-Verletzung 2, 41, 83, 87 ff.
Pfannenbodenbruch 88,
Pfannengrundbruch 88
Pfannenrandbruch 89
Pferdebiß 144
Pfeilschuß-Verletzung 14
Phantastika 382
Pharynx 30
Phlebektasie 120,
Phosgen 374 ff.
Phosphorsäure-Ester 380 ff.
Phosphor-Verbrennung 305
— Vergiftung 306
pied de tranchée 315
Pigmentnephrose, ischaemische 387
Pigmentzylinder 387
Pilotenschwindel 212
plaie sèche 118
Plankton 323

Platzpatronen 255
Platzruptur 43
Pleuraerguß 41
Plexus brachialis 37, 194,
plötzlicher Tod, am Steuer 198
plötzlicher Zusammenbruch 247
Pneumatozele, 10
Pneumomediastinum 51
Pneumonie 41
Pneumothorax 40
Poliomyelitis 447
postmortales Lungenoedem 377
Prellschuß 254,
—, innerer (Schädel) 272
Preßluft 327
Pressorezeptoren 131
Profilspuren 192
Propangas 372
Pseudozyste, chylöse 77
—, Pankreas 71
psychiatrische Traumatologie 427
Psychokampfstoffe 382
Psychoneurose 27
Psychose 151
Psychosyndrom 27
psychosomatische Reaktionen 149 ff.
Pufferverletzung 193
Pulverschmauch 265
punchdrunkeness 233
Puppenorgane 308

Quadriplegie 111, 113,
Quallen 148
Quecksilber 183
Querbruch, supramalleolärer 241
Querschnittslähmung 113,
Quetschung 115
— -Ruptur 43

Radarwellen 357 ff.
Radfahrer 193
Radioisotope 355
Radius-Fraktur 94
Radsport 237
Ramm-Verletzung 196
rapid decompression 215
Rauhgeschoßwunde 257
Reaktion, psychosomatische 149 ff.
—, vitale 153 ff.
—, zelluläre 153 ff.
Refrakturen 124,
Reiten 237
renale Anoxie 387
Reparationsfähigkeit 161 ff.
Retina-Ablösung 12
Retinaverbrennung 363
Rindenprellungsherde 17
Ringen 238

Rinnenschuß 272
Rippen 35, 36
Rippenfellverkalkung 42
Riß-Quetschwunde 2
Rodeln 238
Röntgen-Identifikation 429
—, Katarakt 352
—, Strahlen 338
Rückenmark 113,
Rudern 238
Rußeinatmung 299

Salpetersäure 183,
Salzsäure 182
Sattelnase 9
Sauerstoffvergiftung 246
Scapula 36
Schädel 3 ff.
Schädel, Fraktur 4 ff.
—, Impression 4
—, inkomplette Fraktur 4
—, Kalotte 4 ff.
—, Knochenvariationen 8
—, komplette Fraktur 4
—, Trümmerbruch 4
Schädelbasis, Fraktur 6 ff.
Schädelbruch, frontobasaler 6 ff., 196
—, laterobasaler 4, 6 ff.
Scharnierbruch 8
Scheidendammriß 415
Scheidenhaematom 83, 415
Scheidenriß 83, 415
Schiefnase 9
Schienbeinschaftbruch 102
Schizogyrie 19
Schläfenbeinbruch 4
Schlangenbiß 145 ff.
Schleuderball 229
Schleudersitzbetätigung 219 ff.
Schleuderung 192, 196, 209,
Schlittschuhlaufen 238
Schlüsselbein 36
Schmauchhöhle 266
Schmetterlingsbruch 88
Schmutzsaum 265
Schneide, Messer 2
Schnittwunde 2, 153,
Schnitt-Quetschwunde 2
Schock 128 ff.
—, Aortennekrose 136
—, bakterielle Faktoren 136
—, Carotis-Sinus 233
—, Gewebsstoffwechselstörungen 135
—, Kälte 312
—, septischer 136
—, Solarplexus 249
—, Verbrennung 136
Schockniere 132 ff.
Schocktheorien 131
Schrotschuß-Verletzung 76, 77, 255,
Schürfring 265

Schulter 37 ff.
Schulterblatt 36
Schulterluxation 37
Schußkanal 260 ff.
Schuß-Verletzungen 252 ff., 269 ff., 432
—, Abdomen 279 ff.
—, allgemein 262 ff.
—, Aorta 284
—, A. axillaris 279
—, Extremitäten 282
—, Gefäße 284
—, Leber 280
—, Nieren 281
—, Oesophagus 279
—, Rückenmark 283
—, Schädel und Gehirn 271 ff.
—, Thorax 275 ff.
—, Urogenitalorgane 281
—, Wirbelsäule 283
Schußwaffenwirkung 252 ff.
Schützenpanzer 198
Schwefel-Mustard 379
Schwefelsäure 182
Schwerathletik 239
Schwerhörigkeit 16
Schwimmen 239
Seenot 311
Segelflug 245
Segeln 238
Segmentalschuß (Schädel) 272
Sehnenruptur 104
Sehnervenscheidenhaematom 12
Sehstörung 13
Seitenschlag 259
Sekundärgeschoß 260
Selbstbeschädigung 394
Selbstmord 389 ff.
Selbsttötung 389 ff.
Senfgas 379
Sepsis 448
shelterfoot 315
Sicherheitsbindung 241
Sicherheitsgurt 67, 201,
Siebbeinbruch 12
Sinus cavernosus 24
Sinus frontalis, Fraktur 5
Siriasis 301
Sitzgurte 200
Skalpierungs-Verletzung 3
Skeleton 238
Skijöring 245
Skilauf 240 ff.
Skispringen 244
Ski-Unfälle 240 ff.
Sklerodermie 29
Skorpion 148
Scrotum 81,
Skurfing 236
Sludge-Phänomen 134,
Sogwirkung, Geschoße 262
Solarplexus-Schock 249
solid blast 332
Sonnenstich 301

Spätapoplexie 28
Spätschäden, Gehirn 28
Spätinfarkt, zerebraler 28
Spannungspneumothorax 41, 54
Spätschock 130, 389
Speicheldrüsen 31
Speichelfistel 31
Speiseröhre 31, 54, 55, 184
Speiseröhren-Verätzung 55
Spinnen 148
Splenosis, peritoneale 68
Spondylarthritis ankylopoetica 448
Spondylolisthesis 113,
Spondylolyse 113,
Sport-Todesfälle 228, 249,
Sportverletzungen 223 ff.
Sprengkörper-Verletzung 275
Sprengwirkung, hydrodynamische 259
Spritzpistolen 186,
Sprunggelenk 103
Squeeze 245, 327
Stammbronchien 53
Stammganglien 20,
Status thymolymphaticus 248
Staubtod 309
Steckschuß 254, 258
—, Schädel 272
Sternum 36
Steuerrad 195,
Stichwunde 2
Stierkampf-Verletzung 397
Stoß-Stangen-Verletzung 191
Strahlen, ionisierende 338 ff.
strahlende Energie 338 ff.
Strahlenkrankheit 339 ff.
Strahlenreaktionen, Haut 352
Strahlensensibilität 346 ff.
Strangulation, Säugling 169
Strangulationsblutung 392
Straßenbahn 163, 193,
Straßenleichen 308
Straßenverkehrsunfälle 187 ff.
Streifschuß 272
Stress-Fraktur 125,
Strom-Marke 173 ff.
Stromstärkebereiche 174
Stuprum 396, 432
Sturz-Verletzung 7, 76, 166,
subarachnoidale Blutung 22, 406
subdurales Haematom 21, 405
—, —, chronisches 22
subendocardiale Blutung 48
subependymäre Blutung 18, 19, 20
Sublimat 183
Sudeck-Syndrom 95, 124
Sugillationen 2
Suizid 389 ff.
supravitale Blutungen 154
Symphysensprengung 89

Syndrom, tubulovaskuläres 387
Synovitis 99

Talus-Fraktur 103,
Tangentialschuß 254,
—, Schädel 272
Tarantel 148
Taubheit 16
Tauchen 245,
Tennis 12, 247,
Tentoriumriß 403
Tetanus 142
thoraco-abdominale Verletzungen 58
Thorax 33 ff.
—, unstabiler 37
Thromboendangiitis obliterans 316
Thrombose 106, 120,
Thrombozytenaggregate 135
Tibia-Fraktur 101, 102,
Tiefenrausch 246
Tonsillen 31
Tornado 398
Trachea 30, 31, 53, 54
Tracheal-Abriß 54
— -Fraktur 54
— -Stenose 54
Tränengas 373
Traktor-Unfälle 198
transorbitale Verletzung 6,
Trauma, akustisches 333 ff.
— und Alkohol 433 ff.
—, Appendicitis 77
—, Coxitis tuberculosa 449
—, Diabetes melitus 444
—, Diabetes insipidus 444
—, Fieber 5
—, Gallensteinbildung 64
—, Gelenkrheumatismus 444
—, Geschwulst 436 ff.
—, Herzkrankheiten 48
—, Hochdruck 445
—, Hypotension 5
—, Ileus 77
—, Leukämie 445
—, Lymphogranulomatose 446
—, Magengeschwür 446
—, Multiple Sklerose 446
—, Nierenstein 74, 447
—, Osteochondrose 447
—, Osteomyelitis 447
—, Osteopathia fibrosa localisata 447
—, Poliomyelitis 447
—, Sarkom 439
—, Schwerhörigkeit 16
—, Sclerodermie 29
—, Sepsis 448
—, Spondylarthritis ankylopoetica 448
—, Thrombose 448
—, Tuberkulose 448

traumatische Anurie 387
traumatisches Allgemeinsyndrom 27
Traumatologie, geriatrische 171
—, pädiatrische 171
—, psychiatrische 427
trenchfoot 315
Trochanter maior 98
— minor 98
Trommelfellruptur 7, 15 ff.
Trümmerbruch 4
Tuberkulose 449
Tuberositas tibiae 102
tubulovaskuläres Syndrom 387
tumbling 221
Turmschädel 401
Turnen 247,

Überfahrung 191,
Überlastungsschäden 105
Überlebenszeit, Straßenverkehrsunfälle 199
Überwärmung 298
Ulcus ventriculi 446
Ultraschall 365 ff.
Ultraviolettstrahlung 364
Unfallanfälligkeit 149
Unfallforschung, psychologische 150
Unfallgefährdung 149
Unfallhäufigkeit 165 ff.
Unfallneurose 151,
Unfallursachen 150,
Unfälle, Kinder 167 ff.
—, alte Menschen 171
Unfällerpersönlichkeit 149
unstabiler Thorax 37
Unterarm 94 ff.
Unterdruckerkrankung 213 ff.
Unterdruckkammer 215
Unterkiefer-Bruch 9, 10
— -Zyste 11
Unterkühlung 310 ff., 432
Unterschenkel 101 ff., 241,
Unterschenkelschaftbruch 101
Untersuchung, chemisch-toxikologische 431 ff.
Unterwasserexplosion 331
Unterwassersport 247
Ureter 80, 81,
Ureterruptur 81,
Urethra 81,
urogenitale Verletzung 80 ff.
Uterusruptur 83, 415

Vagina 83,
Vagusreiz 48, 392
Vakuum-Extraktion 400, 410,
Varix-Blutung (Vulva, Vagina) 416
Varizen 121,

Vena cava caudalis 53, 79, 118,
— cava inferior 53, 79, 118,
— cava superior 53, 118,
— jugularis interna 25, 31
— pulmonalis 53
— renalis 73
— terminalis 407
Venenverletzung 117 ff.
Ventrikelblutung 406
ventrikelnahe Blutung 19
Ventrikelseptumdefekt 44
Verätzung 431
Verblutung 48
Verbrennung 292 ff., 432
—, Kinder 169, 296,
Verbrennungskrankheit 297
—, Schock 295
—, Toxine 295
Verbrühung 300
Verfolgungsschäden 427
Vergiftungen 182 ff.
—, Kinder 169
Verhämmern 395
Verletzung, geschlossene 1
—, craniozerebrale 17 ff.
—, offene 2
—, spezielle 2
—, stumpfe 1
—, thoraco-abdominale 58
—, transorbitale 6
Verschüttung 387
Verschüttungssyndrom 387
Vesikantien 381
Vibrationen 212
Viehschußapparat 267 ff.
Vinca 353
vitale Reaktionen 153 ff.
Voralterung 427
Vulva 83
— -Haematom 415
— -Riß 415

Waschhautbildung 321
Wasserballspiel 239
Wasserspringen 239
Wellen, elektromagnetische 357
Wespenstich 146
whiplash-Phänomen 30, 110, 196,
Winddruck 221
Winkelschuß (Schädel) 272
Wirbel-Fraktur 108 ff., 142, 219
— -Kompression 109, 143,
Wirbelsäule 108 ff.
— -Fraktur 108 ff., 219
—, Knorpelknötchen 113
Wundballistik 258 ff.
Wundheilung 161
Wundinfektion 139 ff.
Wurmfortsatz 77

Yperit 378

Zahn 11
Zahn-Fraktur 11
— -Luxation 11
— -Status 430
zelluläre Reaktion 153 ff.
Zentralisation 130
zerebraler Spätinfarkt 28

Zerrungsruptur 43
Zinkchlorid 373
Zungenbein 31
Zusammenbruch, plötzlicher 247
Zweihöhlenschüsse 279
Zweihöhlen-Verletzung 58

Zwerchfell 83 ff.
— -Hernie 83
— -Ruptur 83,
Zyankali 183
Zyste, intrameniskeale 100
—, leptomeningeale 26
—, parameniskeale 100

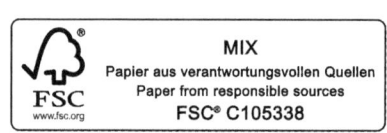

If you have any concerns about our products,
you can contact us on
ProductSafety@springernature.com

In case Publisher is established outside the EU,
the EU authorized representative is:
**Springer Nature Customer Service Center GmbH
Europaplatz 3, 69115 Heidelberg, Germany**

Printed by Libri Plureos GmbH
in Hamburg, Germany